吉林科学技术出版社

临床
急危重症诊疗精要

胡永辉 等/编著

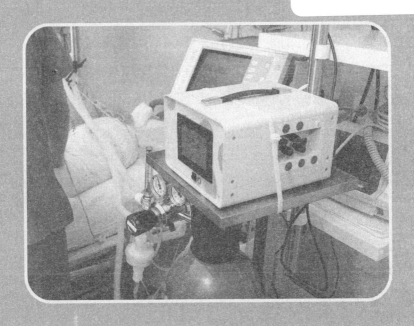

ℂ 吉林科学技术出版社

图书在版编目（CIP）数据

　　临床急危重症诊疗精要 / 胡永辉等编著. -- 长春：
吉林科学技术出版社, 2018.4
　　ISBN 978-7-5578-3868-3

　　Ⅰ.①临… Ⅱ.①胡… Ⅲ.①急性病—诊疗②险症—
诊疗 Ⅳ.①R459.7

　　中国版本图书馆CIP数据核字(2018)第075520号

临床急危重症诊疗精要

出 版 人　李　梁
责任编辑　孟　波　孙　默
装帧设计　孙　梅
开　　本　787mm×1092mm　1/16
字　　数　1304千字
印　　张　40.5
印　　数　1-3000册
版　　次　2019年5月第1版
印　　次　2019年5月第1次印刷

出　　版　吉林出版集团
　　　　　吉林科学技术出版社
发　　行　吉林科学技术出版社
地　　址　长春市人民大街4646号
邮　　编　130021
发行部电话/传真　0431-85635177　85651759　85651628
　　　　　　　　　　　　　　85677817　85600611　85670016
储运部电话　0431-84612872
编辑部电话　0431-85635186
网　　址　www.jlstp.net
印　　刷　三河市天润建兴印务有限公司

书　　号　ISBN 978-7-5578-3868-3
定　　价　238.00元

前　　言

　　危重病是指各种危及病人生命或重要器官功能的疾病,该类疾病起病急骤、进展迅速、病情严重,如不采取紧急救治措施,可使病人严重致残或导致死亡。因此,熟悉并掌握常见危重病的诊断和抢救,对于挽救病人生命、保障身体健康是极其重要的。急救医学是一门跨专业的学科,既有相对的独立性,又有全面的综合性,其水平的高低直接反映医护人员的救治水平和综合素质,也是反映一个医院、一个城市、一个国家卫生技术和管理水平的重要标志。为此,我们特组织部分从事急救、危重病以及各专科从事危重病救治的医护人员,共同编写了这本《临床急危重症诊疗精要》。

　　本书内容丰富,涵盖了各种急性疾病、各种疾病的急性阶段和危重症病人的诊疗以及应急处置。重点介绍各种急危重症疾病的诊疗思路,最新诊疗技术的进展和应用,并兼顾实用性、前沿性、可读性,以期望读者能够读之有味,尽快了解本专业的相关知识和各种诊疗方法。

　　由于编者水平有限,时间仓促,加之危重病急救医学发展十分迅速,因此本书在内容上恐存在不足或疏漏之处,恳请各位专家及同行给予批评指正,以期再版时完善。

目　　录

第一章　总论

第一节　急救医疗服务体系

急救医学,是一门以多种医学专业知识为基础,具有自身专业特点的医疗体系,凡在急救范围内的各种疾患和治疗都属于急救医学范畴。包括院前急救、院内急救、院内急诊、危重病加强医疗、急救医疗管理体系等部分。急救医学是一门跨专业、跨学科的独立医学分科,但很多内容又存在纵横交错。急救医学突出入的整体观,注重保护急危重症患者的重要脏器功能及维持内环境稳定,研究疾病急性期及重症期的共同病理生理特点,从而保证患者生命延续,为进一步专科治疗赢得时机,避免危重状态下致死、致残,有效地提高急危重症患者抢救的成功率。

一、急救医疗服务体系的概念

世界上经济发达国家都十分重视发展急救医学,美国于 1959 年开始实施急救医疗、原苏联于 1960 年开始实施急救医疗、日本于 1967 年开始实施急救医疗。1973 年美国国会通过了"急救医疗服务体系(EMSS)"法案,1976 年并完成了立法程序,形成了全国急救医疗网,配备有先按管辖区范围就近派车,并装备有直升机进行院前急救,现场和途中救护,使反应时间大为缩短。以后又建立了设备齐全的 ICU(重症加强监护病房)和 CCU(冠心病监护病房),形成了特殊医疗体系,有力保障了战时、灾时、平时伤病员的抢救工作,大大降低了突发事件的死亡率。

我国的急救医学起步较晚,但发展较快。卫生部于 1980 年 10 月颁发了《加强城市急救工作》文件,1983 年又颁发了《城市医院急诊科(室)建立方案》,明确提出城市综合医院要成立急诊科,1986 年 11 月通过了《中华人民共和国急救医疗法》。在北京、重庆率先建立了设备完善和队伍固定的急救中心;协和医院成立了最早的急诊科;天津建立了中西医结合急危重症医学研究所;第二军医大学、中国医科大学等建立了急救医学医教研基地。1987 年 5 月,中华医学会成立了全国急诊学会,正式承认其为一门独立的医学科。随着卫生部创等级医院工作的开展,全国急诊科和 ICU 纷纷崛起,各城市先后成立了急救中心(120)。

为了保障急救工作的高速、高效,保证急危重症伤员治疗的管理规范性,国际上先进的国家率先建立了 EMSS,将院前急救-急诊科院内急救-ICU 救治形成一个完整的体系。该体系既适合于平时急诊医疗工作,也适合于战争或突发事件的处理,目的是用最短的时间把最有效的医疗服务提供给伤病员。

院前急救是 EMSS 中重要的一环,院内急诊和重症监护治疗是患者生命支持治疗连续体中的核心环节,彼此密切相关。ICU 病房是专职重症监护病房,非同于各专科所谓的"重症监护室"。其组成是专职的重症医疗医护人员,融合有多学科的先进技术,专门研究和治疗所有各种重危患者,配备有医院最好的监护急救设备,擅长于疾病危重期的抢救和治疗,是医院救治危重患者的基地。多器官功能不全(MODS)的防治、脓毒症、严重休克、心肺脑复苏、严重创伤、脏器功能支持技术等内外科难点,正是急救危重病医学研究的主要方向和重点。医学科学既高度分化,又高度综合,而最终向高度综合的整体化趋势发展.危重病医学作为急救医疗服务体系的最高阶段即ICU,其专科技术水平不断进步,已成为一所医院医疗能力与水平的综合体现。

二、院前急救的建立

对于EMSS来说,急危重症的前端服务即院前急救医疗的建立与完善,必将在急救医学整体学科体系建立上起到划时代的作用。院前急救医疗服务不仅满足了需要急诊、急救医疗服务的病人及其家属的需求,同时也为院内急救医疗提供了更好的疗效保证。院前急救客观上带动与引导了院内急救与危重病ICU专业的发展,而院内急救与ICU发展又提高了院前急救医疗的水平,为急救医学三环理论(院前急救环、院内急诊环、重症监护治疗环)建立与完善奠定了基础。

院前急救有两个重要原则不可改变。第一个原则是"对症治疗"。院前急救是对"症"而不对"病",也就是说院前急救的主要目的不是为了"治病",而是为了"救命"。第二个原则是"拉起就跑"。对一些无法判断、无法采取措施或即使采取措施也无济于事的危重伤病,应该尽快将患者送到有条件治疗的医院,不要在现场做无价值的抢救。时间就是生命,院前过长的耽误将使患者丧失仅有的一线生机。

三、对EMSS的展望

我国的EMSS近20年来取得了长足的进步,有自己的特色和优点,但与发达国家相比在某些地方还存在着一定的差距和不足。借鉴国外发达国家的先进经验,探索出一条符合中国国情的EMSS发展道路,使我国的EMSS得到更迅速的发展。

(一)提高急救应急能力

2001年4月,国务院颁布了《关于特大安全事故责任追究的规定》。SARS疫情暴发后,为进一步提高急救应急能力,国务院于2003年5月又颁布了《突发公共卫生事件应急条例》,SARS疫情的成功控制使我国在应急反应能力方面有了较大幅度的提高,但与发达国家相比,我的应急反应能力相对滞后,对应急系统的资金、人力、物力的投入还应加大。

1.建立和完善城市救援系统　目前,欧美等发达国家的城市大多拥有"紧急医疗救援服务体系",其紧急救护电话与警察、消防同为一个号码,实行联网互动、资源共享。而我国目前大多城市没有或无完善的城市救援体系。院前急救网络缺乏合理布局,抢救方式单一,在救援时间与质量上与国际相去甚远。因此,我国也可以借鉴国外的经验,将消防、警察和医疗急救人员进行整合,把"110"、"119"、"120"等紧急呼救电话综合为一个号码,并建立与国际接轨的EMSS机构。根据地域设立若干个EMSS点,形成网络,以缩短救援半径和救援时间,实现城市救援网络的一体化、标准化、规范化,尽快与国际接轨。

2.实现急救装备的现代化　一是逐步改善现有急救中心站的条件环境,逐渐实现功能齐全、设施完善、职能配套的目标。二是更新和添置现代化的交通通信工具以及救护设备,有条件的地区逐步发展直升机、轻型飞机等空中救护。

(1)救护车转运:今后影响救护车运营最大可能的问题是救护车的数量骤增、转运经费不断攀升、使用救护车的人员倍增等,这些将会引起急救需求和成本之间的矛盾,其中需求的锐增将会成为全世界院前急救医疗面临的共同危机。我国救护车转运患者的问题也日益凸显,其中运营能力低下是整个急救系统需要研究解决的问题。为提高救护车分派、转运及临床交接,EI-Samir 等利用移动网络和定位技术,提出了一个急救新模式,即呼叫紧急电话时,系统能够根据患者在互联网上的健康记录(OHR),分派出离患者最近的救护车,在实施快速院前急救的同时,取得患者同意后将其送往最近医院的急诊科。

(2)急救直升机的应用:鉴于目前医疗卫生预算费用的压力,直升机救护的时间、成本、效益性一直备受争议。因此,在院前急救中启动急救直升机前对患者的初步筛查有着重要意义。我国急救直升机的使用尚属起步,各地医疗机构虽纷纷修建了直升机停机坪,但由于目前我国对低空空域尚未开放、直升机救援的规章和标准还没有明确的规定、直升机医疗救援的安全监察责任还没有明确等问题的存在,使得直升机在紧急医疗服务方面没有真正发挥应有的作用,并且我国人民平均生活水平还比较落后,养老保障制度和医疗保障制度还不完善,这些都会影响急救直升机商业化运作。

3.提高院前救援人员的救治能力　我国院前急救人员均属于医务人员,虽然多数成本远远低于国外的医务人员,但就急救能力(效益)来讲尚不如国外的急救医疗辅助员,目前院前急救职能定位和培训均参照中国香港地区的医疗辅助员的水准。因此提高我国院前急救人员的救治能力不仅是单纯技术层次的问题,而且是一个系统工程。

(二)改善院前急救及急诊科供需失衡

随着专业化治疗和先进技术的临床应用,院前急救发展也遇到了前所未有的挑战。尽管院前急救运行模式多种多样,但共同点是:在最短的时间内让患者获得最有效的治疗,送往合适的医疗机构为终极目标。院前急救医疗日益受到医学界重视,2011 年 10 月由欧洲专家组合作研究达成共识的报告中提出,院前急救的 5 大优先研究领域:即合理配置人员并对其进行专业化培训,对改善患者预后的影响;高级气道管理在院前紧急救治中的应用;确定院前急救对重症患者治疗干预的最佳时间窗;超声检查在院前急救中的作用;激活高级院前急救医务人员的最佳时机。

急诊科拥挤现象是一个全球性的问题,急诊的供需失衡导致有限急诊医疗资源出现的破绽,将会引起巨大的社会风险。欧洲很多国家指责急诊科目前的现状,包括布局设计不合理、容纳患者人数过少、工作流程繁琐等,其中最引人注目的是在院前如何限制病情紧急度较低的患者使用救护车,包括加强宣传、提高家庭医疗诊治水平、就近诊疗等。在我国如果提高社区医生的诊治水平、救护车将轻症患者全部送往社区诊疗,将会明显减少大中型医院急诊科的巨大压力。

(三)灾害医疗

灾害医疗是 EMSS 重要的急救内容。2011 年秋 American Journal of Clinical Medicine 进行灾害医疗的专栏组稿,其背景基于 2001 年美国多起恐怖袭击、炭疽杆菌发作的 10 周年,且 2011 年各地灾害频发。在此专栏中首先有 4 月份阿拉巴马州发生龙卷风导致 43 人死亡,超过 1000 人受伤的报道,指出地区核心医院应对灾害所起的作用,尤其是事先的灾害计划、完善的培训使得医护人员应对多数伤病患者得心应手。其次是应对灾害的专业人员,要有充分的灾害医学救援知识,在工作之外对于基本的灾害教育和训练的必要性进行了叙述。另外从 2007 年开始,美国灾难医学委员会(ABODM)极力主张所有全科医生学习灾害医疗,包括目前在岗医师培训灾害医疗也要成为常规。我国是一个多种灾难频发的国家,每年因各种自然和人为灾害造成的直接经济损失达数百亿元,并造成重大的人员伤亡。提高对灾难的应急救援能力,已成为社会急救发展不可缺少的环节。我国无论是体制建设,还是具体实施措施,都存在明显的不足,尤其是综合性医院应对突发公共卫生事件的研究才刚刚起步。在经历重大灾难时,大型综合医院如何在灾难和紧急事件期间,保证政府重要机关以及医疗机构本身的正常运转,提供充足的医疗支援,也是目前我们必须面对和亟待解决的问题。SARS 事件凸显我国公共卫生应对机制应急能力的缺陷,广大民众对重大灾难防范意识的淡漠、缺乏防护与急救的基本知识,暴露出灾难医学研究和灾难医学教育培训的薄弱。我国现有的医疗急救系统主要承担常规院前急救任务,一旦重大灾难导致医疗急救系统本身成为受害对象时,仅有院前急救将难以胜任救援需要。

随着现代交通、建筑的迅速发展,工矿事故、战争、恐怖主义以及地震等的发生,使创伤的发病率逐年增加。创伤已成为死亡的主要原因之一。创伤医学的地位显得日益重要。在 40 岁以下的人群中创伤致死者占首位,已引起各个国家的重视。严重创伤患者有 3 个死亡高峰:第一死亡高峰,于伤后数分钟内即时死亡,约占死亡人数的 50%,死亡原因主要为脑、脑干、高位脊髓的严重创伤,或心脏、主动脉等大血管撕裂,往往来不及抢救。第二死亡高峰,出现在伤后 6~8 小时内,约占死亡人数的 30%,死亡原因主要为脑内血肿、血气胸、肝脾破裂等。如抢救及时,大部分患者可免于死亡,这一时间称为抢救的黄金时刻,又称为“黄金 1 小时”。第三死亡高峰,出现在伤后数天或数周,约占死亡人数的 20%,死亡原因为严重感染和器官功能衰竭。此三阶段紧密相连、交叉存在。

伤后 1 小时的“黄金时间”虽已被很多临床工作者所认识,我国一些城市也已纷纷建立了急救中心或创伤中心,但 EMSS 还远不能达到应有的要求,特别是院前急救方面常常缺乏现场必要的复苏以及初步有效的处理,仍以单纯转送为目的,这就使一些重伤员未得到最初的急救,到达医院后失去抢救时机。严重创伤如交通伤、坠落伤常是多发伤,其损伤机制较复杂,在救治多发伤时要求急诊科医师具有其他专科的知识,或多科协作,在诊断上必须避免漏诊或误诊,以达到最大降低致残率和死亡率的目的。

(吴桂新)

第二节　危重症监测

一、基本概念

危重症监测是 ICU 最主要的功能之一,直接关系到危重病人的诊断与预后。ICU 每床配备床边监护系统,能进行心电、血压、血氧饱和度等基本监护;配备呼吸机、复苏呼吸气囊、输液泵、微量泵、肠内营养泵;配有心电图机、除颤仪、纤维支气管镜和电子升温、降温设备;配有心肺复苏抢救车,包括各类抢救药、各种型号的喉镜、气管插管、气管切开套管、气管切开包。其他配置包括:床旁血气分析仪,床旁简易生化仪,乳酸分析仪,持续肾脏替代治疗仪,床边 X 线摄片机,简易超声仪,简易手指血氧仪,或二氧化碳检测仪,血流动力学、呼气末二氧化碳、代谢等监测设备,心脏起搏设备,床边脑电图和颅内压监测设备。

二、常用监测方法

(一)血流动力学监测

血流动力学监测是对循环系统中血液运动的规律性进行定量地、动态地、连续地测量和分析,并将这些数据用于了解病情的发展和指导临床的治疗。血流动力学监测分为无创性和有创性两大类:无创性血流动力学监测是指应用对机体没有机械损害的方法获得的反映各种心血管功能的参数,安全方便,患者易于接受;有创性血流动力学监测是指经过体表插入各种导管或探头到心腔或血管腔内,直接测定心血管功能参数的监测方法,该方法能够获得较为全面的血流动力学参数,尤其适用于急危重症患者的诊治,其缺点是对机体有一定的伤害性,操作不当会引起并发症。

有创性血流动力学监测是利用气囊漂浮导管(Swan-Ganz 导管)经外周静脉插入右心及肺动脉直接测压,也可间接测定左心排血量。血流动力学监测的适应证是各科急危重病人,如创伤、休克、呼吸衰竭和心血管疾病,以及心胸、脑外科较大而复杂的手术。漂浮导管有双腔、三腔、四腔和五腔 4 种类型,其中以四腔漂浮导管较常用。气囊漂浮导管全长 110cm,导管表面每隔 10cm 处标有标记。导管的顶端有一个乳胶气囊,可充入 1.5ml 气体,充气后直径约 1cm,气囊将管端包裹,充气后的气囊基本与导管的顶端平齐,但不阻挡导管顶端的开口,此腔为与气囊相通的气体通道,导管借助于气囊在血管中漂浮行进。导管顶端有一腔开口,可做肺动脉压和肺毛细血管楔压监测,亦可抽取血样,此为双腔心导管。三腔管是在距导管顶端约 30cm 处,有另一腔开口,当导管顶端位于肺动脉时,此口恰好在右心房内,可做右心房压力监测;亦可由此腔注入冰盐水,以便用热稀释法测定心排血量。四腔是实心部分,在顶端 4cm 处的侧孔内嵌有热敏电阻,该腔在心房及心室这一段导管表面有一加温系统,间断性地使周围血液温度升高,热敏电阻可测定血温变化,故可获得温度-时间曲线来测定心排血量,亦称连续温度稀释法测定心排血量,此为完整的四腔气囊漂浮导管。

1.肺动脉压和肺毛细血管楔压监测　漂浮导管能够迅速地进行各种血流动力学监测,在肺动脉主干测得的压力称为肺动脉压(PAP),漂浮导管在肺小动脉的楔入部位所测得的压力称为肺动脉楔压(PAWP,又称肺毛细血管楔压,PCWP)。在心室舒张终末,主动脉瓣和肺动脉瓣均关闭,二尖瓣开放,这样就在肺动脉瓣到主动脉瓣之间形成了一个密闭的液流内腔,如肺血管阻力正常,则左心室舒张末压(LVEDP)、肺动脉舒张压(PADP)、PAWP 和 PCWP 近似相等。因此,LVEDP 可代表左心室前负荷,且受其他因素影响较小。但临床测定 LVEDP 较困难,而 PADP 和 PAWP 在一定的条件下近似 LVEDP,故监测 PAWP 可用于间接监测左心功能。

(1)肺动脉压(PAP):代表右心室收缩期压力,反映肺小动脉或肺毛细血管床的流量与梗阻情况。其正常值:肺动脉收缩压(PASP)15～20mmHg,PADP6～12mmHg,肺动脉平均压(PAMP)9～17mmHg。PAP 升高时可见于左心衰竭;PAP 下降常见于肺动脉瓣狭窄、低血容量性休克等。

(2)肺毛细血管楔压(PCWP):可反映左心房平均压及左心室舒张末压,是判断左心功能较有价值的指标。正常值为 5～12mmHg。PCWP 升高常提示左心功能不全、二尖瓣狭窄或心源性休克等。PCWP＞18mmHg 时可出现肺淤血;PCWP≥30mmHg 时易发生肺水肿;PCWP 降低见于血容量不足。

2.心排出量监测　心排出量(CO)是指心室每分钟射出的总血量,CO 是反映心泵功能的重要指标,其受心肌收缩性、前负荷、后负荷、心率等因素的影响。CO 增多见于血容量增加、正性肌力药物作用;CO 减少多见于左心功能不全、心源性休克、主动脉高压等。通过 CO 也可计算其他血流动力学参数,如心脏指数、每搏量、每搏指数和每搏功。有创测定 CO 的方法有热稀释法和连续温度稀释法;无创测定 CO 的方法有心阻抗血流图和多普勒心排量监测。可以从 CO、MAP、PAP 等计算出体循环血管阻力(SVR)和肺循环血管阻力(PVR)。

3.中心静脉压监测　中心静脉压(CVP)是指腔静脉与右房交界处的压力,是反映右心前负荷的指标。CVP 由 4 种成分组成:①右心室充盈压;②静脉内壁压即静脉血容量;③静脉外壁压即静脉收缩压和张力;④静脉毛细血管压。CVP 高低主要反映右心室前负荷和血容量,不能反映左心功能。CVP 的正常值为 5～12cmH$_2$O。如果 CVP＜2～5cmH$_2$O,提示右心房充盈欠佳或血容量不足;CVP＞15～20cmH$_2$O,提示右心功能不良或血容量超负荷。当病人出现左心功能不全时,不能只单纯监测 CVP。CVP 适用于:①各种大、中型手术,尤其是心血管、颅脑和胸腹部大手术;②严重创伤、各类休克及急性循环功能衰竭等危重病人;③脱水、失血和血容量不足;④需接受大量、快速输血补液的病人。

4.动脉血乳酸监测 动脉血乳酸值能反映全身的灌流状态。在机体缺氧时,组织细胞以增强糖酵解获取能量,导致乳酸浓度增加。组织缺氧、乳酸产量增加或肝脏对乳酸的氧化功能的降低都可以产生高乳酸血症。动脉血乳酸与动脉血氧运输量(DaO_2)和氧消耗量(VO_2)在判断缺氧方面具有一致性。比较肯定的结果是高乳酸血症的病人存在病理性氧供依赖。研究也发现高乳酸血症的 SIRS 病人,VO_2 随 DaO_2 的显著升高而升高。因此,早期测定动脉血乳酸对危重病人是一个判断组织缺氧的良好指标。

(二)呼吸功能监测

【通气功能监测】

1.肺容量 肺容量监测主要是潮气量和肺活量,是临床应用机械通气时常调整的参数。功能残气量可根据需要进行监测。

(1)潮气量(V_T):指在平静呼吸时,一次吸入或呼出的气量。V_T 约 25% 来自胸式呼吸,75% 来自腹式呼吸。可用肺功能监测仪或肺量计直接测定。正常值为 8～12ml/kg,平均约为 500ml。它反映人体静息状态下的通气功能。V_T 监测必须做动态观察,然后参考血气分析结果确定 V_T 是否适宜。尤其是应用机械通气时,测定 V_T 和呼吸频率更具实际指导意义。临床上 V_T 增大多见于中枢神经疾病或代谢性酸中毒所致的过度通气;V_T 减少多见于间质性肺炎、肺纤维化、肺梗死、肺淤血等。

(3)肺活量(VC):是尽力吸气后缓慢而完全呼出的最大气量,等于潮气量＋补吸气量＋补呼气量。正常成年男性 3.5L,女性 2.4L。VC 是反映肺一次通气的最大能力,即反映肺、胸廓最大扩张和收缩的呼吸幅度。它受呼吸肌强弱、肺组织和胸廓弹性及气道通畅的影响。VC 降低提示胸廓畸形、广泛胸膜增厚、大量胸腔积液、气胸等限制性通气障碍,亦提示有严重的阻塞性通气障碍,如哮喘、肺气肿等。

(3)功能残气量(FRC):指平静呼气后肺内所残留的气量。应用氦稀释法或氮稀释法测定。正常成年男性 2300ml,女性 1600ml。FRC 在呼吸气体交换过程中,能缓冲肺泡气体分压的变化,减少通气间歇对肺泡内气体交换的影响,FRC 减少说明肺泡缩小和塌陷。

(4)分钟通气量(VE):在单位时间内进出肺的气体量能反映肺通气功能的动态变化,主要反映气道的状态,比肺容量监测更有意义。VE 是在静息状态下每分钟呼出或吸入的气体量。它是 V_T 与每分钟呼吸频率(RR)的乘积。VE 的正常值为每分钟 6～8L,成人 VE 大于每分钟 10～12L 常提示通气过度;VE 小于每分钟 3～4L 则通气不足。

2.动脉血二氧化碳分压($PaCO_2$) 指血液中物理溶解的二氧化碳分子产生的压力,是判断肺泡通气情况以及有无呼吸性酸碱失衡的主要指标。正常范围 35～45mmHg。$PaCO_2$ 随通气量增加而下降,当 < 35mmHg 提示通气过度,二氧化碳排出增加,有呼吸性碱中毒可能;> 45mmHg 提示通气不足,体内二氧化碳潴留,有呼吸性酸中毒可能。

2.呼出末二氧化碳($PETCO_2$) 指患者呼气末部分气体中的二氧化碳分压(PCO_2)。$PETCO_2$ 监测主要根据红外线原理、质谱原理、拉曼散射原理和图-声分光原理而设计,属无创性监测方法,现已成为临床常用的监测方法。对于无明显心肺疾病的患者,$PETCO_2$ 的高低常与 $PaCO_2$ 数值相近,可反映肺通气功能,以及计算二氧化碳的产生量。另外,也可反映循环功能、肺血流情况、气管导管的位置、人工气道的状态,并能及时发现呼吸机故障、指导呼吸机参数的调节和撤机等。但由于影响因素很多,如果术中呼吸道管理不当或发生明显呼吸循环障碍和意外并发症时,此时监测的 $PETCO_2$ 不能真正代表 $PaCO_2$ 水平,如果按 $PETCO_2$ 调节通气量,则可能导致判断失误,甚至引起意外,而应立即进行动脉血气分析,以寻找原因并做相应处理。

【换气功能监测】

肺换气功能受通气/血流比例(V_A/Q_C)、肺内分流、生理无效腔(生理死腔)、弥散功能等影响,因此其功能监测包括诸多方面。

1.动脉氧分压（PaO_2）与氧合指数（PaO_2/FiO_2） 这是常用的评价肺氧合和换气功能的指标，PaO_2是指动脉血液中物理溶解的氧分子所产生的压力。正常人 PaO_2 为 $95\sim100mmHg$，可反映人体呼吸功能及缺氧程度。$PaO_2<80mmHg$，则提示有低氧血症，其中 PaO_2 $60\sim80mmHg$ 为轻度低氧血症；PaO_2 $40\sim60mmHg$ 为中度低氧血症；$PaO_2<40mmHg$ 则为重度低氧血症。因 PaO_2/FiO_2 在吸入氧浓度（FiO_2）变化时能反映肺内氧气的交换状况，故其意义更大。如 $PaO_2/FiO_2\leqslant300mmHg$ 或 $\leqslant200mmHg$ 分别是急性肺损伤（ALI）和急性呼吸窘迫综合征（ARDS）的诊断标准之一。

2.脉搏血氧饱和度（SpO_2） SpO_2 是用脉搏血氧饱和度仪经皮测得的动脉血氧饱和度值，它是临床常用的评价氧合功能的指标。临床上 SpO_2 与动脉血氧饱和度（SaO_2）有显著相关性，相关系数为 $0.90\sim0.98$，故被广泛用于多种复合伤以及麻醉过程中的监测。SpO_2 监测能及时发现低氧血症，以指导机械通气模式和 FiO_2 的调整。通过 SpO_2 的监测，可以间接了解病人 PaO_2 高低。这是通过已知的氧饱和度与氧离曲线对应关系，求出病人的 PaO_2。

3.通气/血流比例（V_A/Q_C） 有效的气体交换不仅取决于足够的肺泡通气以及吸入气体在肺内的均匀分布，更重要的是要求各个肺泡的通气量与流经肺泡周围毛细血管内的血流量相匹配。正常时每个肺泡的 V_A/Q_C 为 0.8，提示换气效能最佳。如果病变引起通气不足或血流减少均可导致 V_A/Q_C 失调。V_A/Q_C 比值大于 0.8 时表示肺泡通气正常，由于没有足够的血流与正常肺泡通气的气体交换而成为无效通气（即血流灌注不足）；反之，V_A/Q_C 比值小于 0.8 时则表示肺泡周围毛细血管内血流正常，部分血液因无足够的通气进行气体交换而成为无效灌注（即通气不足）。V_A/Q_C 失调均可引起换气功能障碍，导致缺氧发生，是肺部疾患产生缺氧最常见的原因。

4.肺泡动脉氧分压差（$A\text{-}aDO_2$） 指肺泡气氧分压（PAO_2）与动脉血氧分压（PaO_2）之差值，它是反映肺内气体交换效率的指标，其差值受 V_A/Q_C、肺弥散功能和动静脉分流的影响。成人正常值在吸空气时为 $5\sim15mmHg$，吸纯氧时为 $40\sim100mmHg$。肺泡换气功能障碍时，$A\text{-}aDO_2$ 增大。

（三）肝功能监测

1.血清酶学监测 肝脏是人体酶含量最丰富的器官，当肝细胞损伤时细胞内的酶释放入血，使血清中相应酶的活性或含量升高。反映肝细胞损害的血清酶学监测指标主要是血清氨基转移酶，它包含两个酶，即丙氨酸氨基转移酶（ALT），主要分布在肝细胞非线粒体中；天门冬氨酸氨基转移酶（AST），主要分布在心肌，其次分布在肝细胞线粒体内。正常血清 ALT 为 $10\sim40U/L$；AST 为 $10\sim40U/L$。测定肝细胞损伤的灵敏度 ALT>AST，但在严重肝细胞损伤时，因线粒体膜损伤导致大量 AST 释放，此时 AST>ALT。血清氨基转移酶升高的幅度在一定程度上反映肝细胞坏死的范围，有助于病情的动态观察。

2.胆红素代谢的监测 胆红素代谢的监测有血清总胆红素、结合胆红素和非结合胆红素。正常血清总胆红素为 $3.4\sim17.1\mu mol/L$，其中结合胆红素 $0\sim6.8\mu mol/L$，非结合胆红素 $1.7\sim10.2\mu mol/L$。若血清总胆红素 $34.2\sim170\mu mol/L$ 为轻度黄疸，$171\sim342\mu mol/L$ 为中度黄疸，大于 $342\mu mol/L$ 为重度黄疸。若总胆红素显著增高伴结合胆红素明显增高，且结合胆红素/总胆红素大于 0.5 提示为梗阻性黄疸；总胆红素增高伴非结合胆红素明显增高，且结合胆红素/总胆红素小于 0.2 提示为溶血性黄疸；三者均增高，结合胆红素/总胆红素 $0.2\sim0.5$，则为肝细胞性黄疸。

3.蛋白质代谢的监测

（1）血清总蛋白和白蛋白：正常成人血清总蛋白为 $60\sim80g/L$，其中白蛋白 $40\sim55g/L$。因肝具有很强的代偿能力，加之白蛋白的半衰期较长，急性肝病时白蛋白多在正常范围，故人血白蛋白测定不是急性肝病良好的监测指标。急性肝衰竭早期虽然已有肝细胞受损，使白蛋白减少，但肝内免疫系统受到刺激致球蛋白增多,此时总蛋白并不降低。若白蛋白持续下降,则提示肝细胞坏死进行性加重。

(2)血氨:氨对中枢神经系统有高度致毒性,氨主要通过肝鸟氨酸循环形成无毒的尿素,再经肾排出体外,所以肝脏是解除氨毒性的重要器官。血氨正常值为 $11\sim35\mu mol/L$。急性严重肝损害时可致血氨升高,出现不同程度的意识障碍,甚至昏迷。

(四)肾功能监测

肾功能监测主要包括肾小球功能和肾小管功能监测。

1.血肌酐(Scr)　肌酐是肌肉代谢产物,通过肾小球滤过而排出体外,故 Scr 浓度升高反映肾小球滤过功能减退,敏感性较血尿素氮(BUN)高,但并非早期诊断指标。正常值为 $83\sim177\mu mol/L$。

2.血尿素氮(BUN)　尿素氮是体内蛋白质分解代谢产物,主要经肾小球滤过随尿排出。其数值易受肾外因素影响。正常值为 $2.9\sim6.4mmol/L$。肾功能轻度受损时,BUN 可无变化,因此,BUN 不是一项敏感指标。但是,其对尿毒症诊断有特殊价值,其增高的程度与病情严重程度成正比。临床上动态监测 BUN 极为重要,BUN 进行性升高是肾功能恶化的重要指标之一。

3.内生肌酐清除率(Ccr)　内生肌酐为肌酸代谢产物,其浓度相当稳定。肾脏在单位时间内能把若干容积血浆中的内生肌酐全部清除出去,称为 Ccr。由于肌酐仅由肾小球滤过,不被肾小管重吸收,排泌量很少,因此 Ccr 是较早反映肾小球损害的敏感指标。成人正常值为每分钟 $80\sim120ml$。Ccr 降到正常值的 80% 以下,则提示肾小球滤过功能已有减退;降至每分钟 $51\sim70ml$ 为轻度损伤;降至每分钟 $31\sim50ml$ 为中度损伤;降至每分钟 $30ml$ 以下为重度损伤。

(五)出凝血监测

出凝血监测一般分为临床监测和实验室监测两大类,常将两者相互结合以综合判断出凝血功能。临床监测应动态观察和分析病人的皮肤、黏膜、伤口部位的出血,以及消化道、泌尿道、鼻咽部等部位有无出血情况。实验室监测能够为出凝血障碍的患者提供可靠的诊断依据,并可定量动态地监测病情的变化。

【血液凝固机制的监测】

1.出血时间(BT)　BT 主要取决于血小板计数,也与血管收缩功能有关。正常对照值为 $1\sim3$ 分钟(Duke 法)或 $1\sim6$ 分钟(Ivy 法)。血小板计数 $100\times10^9/L$ 时,BT 可延长;BT 缩短可见于高凝状态早期。由于 BT 受干扰因素较多,敏感性和特异性均差,故临床价值有限。

2.活化的部分凝血活酶时间(APTT)　正常参考值为 $31.5\sim53.5s$,反映内源性凝血途径的试验。凝血因子减少或抗凝物质增多均可导致 APTT 延长;缩短见于高凝状态早期。

3.凝血酶原时间(PT)、凝血酶原时间比值(PTR)和国际标准化比值(INR)　这是反映外源性凝血途径的试验。PT 正常值 $11\sim14s$。为使结果更准确,也可采用受检者与正常对照的比值,称为 PTR,正常参考值 $0.82\sim1.15$。为进一步达到国际统一,又引入国际敏感度指数(ISI)对 PTR 进行修正,即 INR,正常参考值与 PTR 接近。凝血因子减少或抗凝物质增加均可导致上述 3 项指标延长,如果 PT 和/或 APTT 延长至正常值的 1.5 倍,即应考虑凝血功能障碍;缩短可见于高凝状态。

4.血浆纤维蛋白原定量(Fg)　双缩脲测定法的正常值为 $2\sim4g/L$。Fg 增高见于血液的高凝状态,Fg 降低见于 DIC 消耗性低凝血期及纤溶期。

【纤维蛋白溶解的监测】

1.凝血酶时间(TT)　指血浆中加入标准化的凝血酶后血浆凝固所需的时间。正常值为 $16\sim18s$,比正常对照延长 3s 以上有诊断意义。TT 延长见于血浆中肝素或肝素物质含量增高、DIC 等。

2.血浆鱼精蛋白副凝固试验(3P)　正常人 3P 试验为阴性。3P 试验阳性常见于 DIC 早期,但 3P 试验的假阳性率较高,必须结合临床分析。

3.血清纤维蛋白降解产物（FDP）　FDP正常值为$1\sim6mg/L$。当$FDP\geqslant20mg/L$有诊断意义。FDP增高见于原发性和继发性纤溶、溶栓治疗、血栓栓塞性疾病。

4.D-二聚体（D-D）　D-D是纤维蛋白单体与活化因子ⅩⅢ交联后，再经纤溶酶水解所产生的一种降解产物，是特异性的纤溶过程标记物，故对诊断血栓性疾病和消耗性凝血病等继发纤溶疾病有较高的特异性。原发性纤溶D-D不升高，故对于鉴别继发与原发性纤溶十分重要。正常参考值$D-D<40\mu g/L$（ELISA法），胶乳凝集法阴性。

三、最新进展

（一）PiCCO的临床监测

脉搏指示连续心排量监测（PiCCO）是将肺热稀释法与动脉脉搏波形分析技术结合，只需配置中心静脉及外周动脉导管，微创，操作相对简单，能实现精确、连续、床边化监测。PiCCO既可进行心排血量（CO）、心功能指数（CFI）、全心射血分数（GEF）、胸腔内血容量（ITBV）、血管外肺水（EVLW）及肺血管通透性指数（PVPI）等指标的测定，还能进行连续心排出量（PCCO）以及每搏量（SV）、每搏量变异（SW）、动脉压（AP）、脉压变异（PPV）、左心室收缩力指数（dPmx）等的连续测定。

1.心肌收缩力指标　GEF和CFI主要依赖于左心室和右心室的收缩力，且受左心室和右心室后负荷的影响。可以用来检测左心室和右心室的功能障碍，是由SV、心脏指数（CI）与全心舒张末期容积（GEDV）通过公式计算衍生出来的。

2.容量管理相关指标　PiCCO容量性指标包括ITBV、GEDV、SW、PW。ITBV与GEDV是通过胸腔和心腔内的总血容量显示心脏的前负荷，即避开了以往采取压力代替容积不足，也消除了胸腔内部压力与心肌顺应性对压力参数值的影响，从而可真实、准确地显示心脏总容量负荷情况。GEDV是指所有心房和心室舒张末期容积之和，等于整个心脏的充盈容积。胸内血容量是指胸部心肺血管腔内的血容量，包括全心舒张末期容积和肺血容量，是反映心脏前负荷的指标。与CVP等指标不同，GEDV和ITBV是以容量参数直接反映心脏容量状态，消除了胸腔内压力和心肌顺应性等的干扰，从而更准确地反映心脏容量的真实情况。

3.肺水监测指标　肺水监测指标包括EVLW及PVPI，EVLW指分布于肺血管外的液体，该液体由血管滤出进入组织间隙的量，由肺毛细血管内静水压、肺间质静水压、肺毛细血管内胶体渗透压和肺间质胶体渗透压所决定。任何原因引起的肺毛细血管滤出过多或排出受阻都会使EVLW增加，导致肺水肿。超过正常2倍的EVLW就会影响气体弥散和肺功能，出现肺水肿的症状与体征。EVLW是一项显示病情严重程度的指标。

（二）PiCCO的临床应用

PiCCO可以通过监测GEDV、ITBV反映心脏容量状态，常把EVLW作为为床旁评估肺水肿程度的唯一指标，而PVPI则用于鉴别肺水肿的类型。PiCCO的SVV及ITBI在评价机械通气的HC大容量方面明显优于HR、MAP、CVP及PAWP。

有研究表明，脓毒性休克中GEDV比CVP更适合作为心脏前负荷的指标。在一项大范围的前瞻性研究中ELWI可以在ARDS还没有明显临床症状时就能及早地判断出肺损伤，可以帮助管理严重的脓毒症患者，在判断肺损伤和肺水肿方面优于临床症状和X线，因此在所有的脓毒症患者中使用PiCCO有益于患者的管理。据资料显示，EVLW与氧合指数呈负相关，与呼气末正压呈正相关。有学者发现，EVLW与机械通气时间以及住院死亡率均显著相关。感染性休克患者经过及时治疗，EVLW会明显降低，液体趋于负平衡,提示预后较好。Sakka 等发现,低 EVLW 患者的死亡率明显低于高 EVLW 者。有研究显示,对于严重创伤患者,用 PCWP 和 CVP 评估前负荷准确性明显减低。肖秋生等研究结果说明,PICCO 监测技术通过监测 ITBV、GEDV 及其容量复苏后的变化能准确、可靠地评估患者容量状态,对严重创伤患者的液体管理具有重要价值。

(吴桂新)

第三节　危重病营养支持治疗

一、基本概念

危重病患者或腹部、腹部外器官的疾病以及创伤患者易出现胃肠道功能障碍。急性胃肠道功能障碍是危重病患者 MODS 的一部分,甚至是中心环节,严重者将影响危重病患者的转归。

二、危重病应激状态下代谢特点

危重病应激是机体受到内外因素如创伤、感染、休克以及强烈刺激时出现的一系列反应,机体在应激状态下代谢紊乱越明显,营养支持也越困难。

1.神经-内分泌激素水平增加　应激时体内儿茶酚胺、糖皮质激素、胰高血糖素及甲状腺素水平明显增加,使血糖浓度增加,但糖氧化直接供能减少,糖无效循环增加,组织对糖的利用也发生障碍。

2.细胞因子生成增加　与代谢改变有关的细胞因子如肿瘤坏死因子(TNF)、白介素(IL)、前列腺素 E_2(PGE$_2$)、一氧化氮(NO)等在应激时明显增加,其中最重要的是 TNF、IL-1、IL-6,这些均能增加急性时相蛋白的合成,致氨基酸从骨骼肌中丢失增多,肌蛋白降解增加,其中 IL-1 还能引起谷氨酰胺活性下降,使肠道对谷氨酰胺的摄取减少,IL-1、TNF 还能减少白蛋白 mRNA 转录,并促进白蛋白自血管内向血管外间隙转移,加重低蛋白血症。

3.蛋白质代谢改变　应激时蛋白质分解代谢较正常机体增加 40%～50%,尤其是骨骼肌的分解明显增加,瘦组织群明显减少,分解的氨基酸部分经糖异生作用后生成能量,部分供肝脏合成急性时相蛋白(如 C-反应蛋白、α-胰蛋白酶等),每日约需 70g 蛋白质。由于蛋白质分解增加,机体内的肌酐、尿素生成量增加,呈明显负氮平衡,机体每日尿氮排出 20～30g。

4.糖代谢改变　危重病人糖代谢为糖异生,血糖浓度升高,但糖的氧化直接供能却减少,组织对糖的利用也发生障碍。研究发现,应激时血糖的生成速度 2mg/(kg·min),较正常血糖量增加 150%～200%。糖的利用障碍是应激状态下糖代谢的另一个特点。虽然胰岛素的分泌量正常甚至增高,但却因胰岛素受体的作用抑制,糖的氧化代谢发生障碍,糖的利用受限。

5.脂代谢改变　应激状态下脂肪动员增加,氧化加速,其脂肪氧化速度是正常时的 2 倍,血液中极低密度脂蛋白、甘油三酯及游离脂肪酸浓度增加。游离脂肪酸浓度增加又可在肝内重新转变成甘油三酯,如果甘油三酯转运障碍,则在肝内堆积形成脂肪肝导致脂肪分解加速,形成酮酸血症;并因糖无氧酵解增加,出现乳酸血症,二者均可引起代谢性酸中毒。

6.电解质及微量元素改变　严重的创伤、MODS 患者极易出现低血钾、低血镁、低血磷及电解质紊乱,这可能与高糖血症及高胰岛素血症密切相关。胰岛素促进钾离子由细胞外向细胞内转移,故引起低血钾;同时胰岛素能够促进 ATP 合成,使磷消耗增加,血磷下降;胰岛素还能够增加肌肉对镁的摄取而导致低镁血症。

三、危重病早期营养支持治疗

(一)危重病早期营养支持的原则及时机

1.早期营养支持的目的　　以往对营养支持的目的被简单地认为是供给能量、营养底物以保持氮平衡,保存机体的瘦肉群。但仅注意这些是不够的,细胞是机体最基础的功能单位,器官功能的维护与组织的修复均有赖于细胞的营养底物。当营养底物不足时,细胞产生的 ATP 量下降,细胞凋亡加速,它将与组织灌注不良、氧供不足、细胞毒素、细胞因子、炎症介质等共同导致器官功能障碍。因此,应激的早期营养支持目的是减轻营养底物不足,支持器官、组织的结构与功能,调节免疫和生理功能,阻止器官功能障碍的发生。

危重病早期营养不是提供足量营养素,因为危重状况下不可能用能量的补充量来抵消能量的消耗量。早期过度热卡供应可能反而有害,导致高糖血症、脂肪浸润和 CO_2 产量增加、免疫抑制、液体量过多以及电解质紊乱。需要指出,营养过量和营养供应不足同样有害。

个体化的营养治疗有助于合理的蛋白质和能量供应。对危重病患者来说,营养供给时应考虑机体的器官功能、代谢状态以及其对补充营养底物的代谢、利用能力。供给量超过机体代谢负荷,将加重代谢紊乱与脏器功能损害。对于危重病患者营养供给,应增加氮量、减少热量、降低热氮比,即给予代谢支持。

2.代谢支持原则

(1)支持的底物由碳水化合物、脂肪和氨基酸混合组成。能量应该以非蛋白供能为主,由碳水化合物和脂肪同时供能。

(2)减少葡萄糖供能、联合强化胰岛素治疗以控制血糖水平。脂肪补充量可达 $1 \sim 1.5g/(kg \cdot d)$,应根据血脂廓清能力进行调整,脂肪乳剂应匀速缓慢输注。

(3)根据氮平衡计算的蛋白质需要量 $1.5 \sim 2g/(kg \cdot d)$。一般以氨基酸作为肠外营养蛋白质补充的来源,静脉输注的氨基酸液含有各种必需氨基酸及非必需氨基酸。

(4)应激早期合并全身炎症反应的危重病患者,能量供给在 $20 \sim 25kcal/(kg \cdot d)$,是大多数危重病患者能够接受并可实现的能量供给目标,即所谓"允许性"低热卡喂养。

早期营养支持的血糖水平应当控制在 $5.6 \sim 11.1mmol/L$。应激和感染的代谢反应可导致应激性激素分泌增加,产生胰岛素抵抗、糖异生。高分解代谢时,即便非糖尿病患者,输注葡萄糖也常常出现高糖血症。过多热量与葡萄糖的补充可增加二氧化碳的产生,增加呼吸肌做功、肝脏代谢负担加重和淤胆发生等,特别是合并有呼吸系统损害的重症患者。随着对严重应激后体内代谢状态的认识,降低非蛋白质热量中的葡萄糖补充量,葡萄糖与脂肪比保持在 $60:40 \sim 50:50$,并联合强化胰岛素治疗来控制血糖水平,已成为重症患者营养支持的重要策略之一。

3.营养支持时机　　危重病应急后机体代谢率明显增高,出现一系列代谢紊乱、机体营养状况迅速下降,发生营养不良,是创伤危重病普遍存在的现象,并成为影响患者预后的独立因素。应激后分解代谢远远大于合成代谢,过早地增加营养不但不能利用,反而还会增加代谢负担,甚至产生不利的影响,应激后 48 小时内静脉滴注葡萄糖即可达到显著的节氮目的,营养支持时机应在应激后 48 小时。危重病由于在病情相对稳定之前多不能由膳食提供足够的营养,加上原发病和应激所致的呼吸、循环以及内环境紊乱又会影响营养支持的实施,因此营养支持应在呼吸、循环相对稳定和内环境紊乱基本纠正后才能进行。

(二)危重病早期肠外营养

1.肠外营养适应证　任何原因导致胃肠道不能使用,或应用不足,应考虑肠外营养,或联合应用肠内营养。对于合并肠功能障碍的危重病患者,肠外营养支持是其综合治疗的重要组成部分。合并营养不良而又不能通过胃肠道途径提供营养的危重病患者,如不给予有效的肠外营养治疗,患者的死亡危险将增加3倍。肠外营养在下述情况下也可能是必需的,如完全性肠梗阻、腹膜炎、无法控制的呕吐、小肠源性的严重腹泻(>1500ml/d)、重度小肠麻痹、高流量(>500ml/d)肠瘘、重度营养不良等。

2.肠外营养禁忌证　肠外营养不应用于能经口或管饲摄入足够营养素的患者;也不应用于没有明确肠外营养目标者;亦不应用于延长终末期患者的生命。

3.全合一系统(三合一)　全合一系统是指将所有肠外营养成分混合于同一个容器中。使用该系统的益处在于能更好地利用和吸收营养素、输注更容易。此外,代谢并发症的风险也较小。

全肠外营养液必须是包括患者所需全部营养素的溶液。包含氨基酸、碳水化合物、脂肪、水、电解质、维生素和微量元素。营养液应当根据患者的代谢、疾病状况、需求和治疗目标加以个体化,并不存在适用于每一个患者的"理想"肠外营养液。标准配方中的宏量和微量营养素经常需要根据充血性心力衰竭、肺或肾功能不全、急性胰腺炎以及肝性脑病等情况加以调整。营养液还需要根据患者的年龄和个体治疗需要进行调整。

常用的脂肪乳含有长链脂肪酸(LCFA,碳原子数16~20),来自于大豆或红花油。然而,其中过多的n-6脂肪酸含量对危重病患者的巨噬细胞和中性粒细胞功能、甘油廓清均存在不良影响。磷脂成分的代谢可能干扰脂质和脂蛋白代谢。其影响包括减少细胞膜胆固醇(红细胞或白细胞)、干扰低密度脂蛋白(LDL)与其受体的结合。目前临床上使用的是将中链脂肪酸(MCFA)和LCFA混合输注的脂肪乳。将LCFA和MCFA进行内乳化形成的化学混合甘油三酯分子,称为结构脂肪乳,可提供MCFA而没有不良作用,同时LCFA又可提供必需脂肪酸。危重病患者脂肪乳剂的用量一般可占非蛋白供能的40%~50%,为1.0~1.5g/(kg·d),高龄及合并脂肪代谢障碍的患者脂肪乳剂补充应减少。脂肪乳剂须与葡萄糖同时使用才有进一步的节氮作用。

4.肠外营养输注　肠外营养应当在限定的情况下根据治疗计划进行,且应当在患者的血流动力学指标稳定后进行。肠外营养输注的启动应以持续24小时为基础,尤其是对心功能不全,或无法耐受循环的全肠道外营养(TPN)输注计划所需的高速液体量的患者。为避免代谢性并发症,速度应在2~3天内缓慢增加至目标量。此外,最好采用输注泵。

(三)危重病早期肠内营养

1.肠内营养适应证及时机　经胃肠道途径供给营养应是危重病首先考虑的营养支持途径,因为它可获得与肠外营养相似的营养支持效果,只要胃肠道解剖与功能许可,并能安全使用,应积极采用肠内营养支持,任何原因导致胃肠道不能使用或应用不足,才考虑肠外营养,或联合应用肠外营养。

一旦血流动力学稳定,早期喂养(创伤后6小时内)有益于预后,可减少肠道渗透性,降低多器官功能衰竭(MOF)。早期管饲喂养可降低腹部创伤病人的感染并发症,一个创伤后6小时开始肠内营养和进入ICU24小时后开始同样的肠内营养对比的研究表明,在创伤后6小时接受肠内营养的病人,他们的MOF参数降低。

危重病早期肠内营养可以减少应激引起的高代谢反应,帮助阻止应激性溃疡,维持肠道肽、分泌型IgA和黏液的分泌,减少由于失用性萎缩引起的氮和蛋白质的丢失以及刺激消化酶的合成,维持胃肠道的吸收、免疫、内分泌和屏障功能。对于创伤患者,肠内营养较肠外营养更符合生理,费用更低。有证据显示,肠内营养可降低脓毒症并发症的发生率。肠内营养和肠外营养联合应用理论上可避免热卡摄入不足,减少 TPN 患者的感染性并发症。

2.肠内营养主要并发症　　误吸是肠内营养最可怕的并发症,在肠内营养过程中,年龄和营养的位置是误吸最显著的危险因素。在怀疑病人需要延长肠内营养的情况下,推荐早期使用经皮胃造口术或经口空肠置入术,可以减少危重病人肠内营养中断和并发症。误吸危险因素还包括神经状态的恶化、胃反流和胃排空能力的降低。

重症患者往往合并胃肠动力障碍,头高位可以减少误吸及其相关肺部感染的可能性。经胃营养患者应严密检查其胃腔残留量,避免误吸危险,通常需 6 小时抽吸一次残留量。如残留量≤200ml,可维持原速度;如残留量≤100ml,应增加输注速度到 20ml/h,如残留量≥200ml,应暂时停止输注或减低输注速度。

3.肠内营养配方　　对危重病人而言,肠内营养的选择要根据患者的代谢支持以及器官支持状态来决定。目前有许多"疾病专用配方"的肠内营养,比如针对高糖血症、低蛋白血症等,配方中以果糖或缓释淀粉作为碳水化合物供给,以降低高血糖,或配方中增加蛋白含量来纠正低蛋白血症。

通常情况下,肠内营养蛋白质中有一部分以短肽形式存在,与整蛋白和游离氨基酸相比,短肽更易消化。脂肪中也有一部分为中链脂肪酸,无需胰液与胆盐即可吸收。患者本身的消化吸收能力决定了选择哪一种配方。存在胃肠道功能不良的患者应当选择短肽型或氨基酸型的水解蛋白配方,脂肪含量较低,也可以强化精氨酸和谷氨酰胺。

在危重病患者中,可以通过肠内营养途径补充免疫营养素。有研究证实,精氨酸、n-3 脂肪酸、核苷酸等增强免疫的肠内营养有助于改善预后,包括降低感染率、促进黏膜修复、减少 ICU 患者多器官功能衰竭发生率,缩短住院时间。

四、营养素的需要量

1.简单快速的方法　　热卡需求＝25～30kcal/(kg·d)。这一简单公式要根据患者的性别、应激强度、疾病情况以及活动度作适当的调整。除烧伤外,住院患者的能量需要很少超过 2000～2200kcal/d。

2.碳水化合物　　碳水化合物是非蛋白热卡的主要供应源,容易吸收与代谢。经消化道摄入,碳水化合物产生 4kcal/g 的热量,可以提供总热卡需求的 50%～60%。在某些患者中,碳水化合物供能可以降至总热卡的 30% 左右。应激情况下患者至少需要葡萄糖 100g/d 方可避免出现酮症。

3.脂肪　　脂肪不仅提供热量,还供应人体必需脂肪酸。健康人脂肪能提供总热卡需求量的 20%～30%,通常推荐剂量是每日每公斤体重 1g。某些疾病需提供更多的脂肪热卡。譬如需要控制血糖水平、对葡萄糖不耐受的糖尿病患者、需要减少二氧化碳排出的慢性阻塞性肺疾病患者,在这些情况下,提供的脂肪最好是不饱和脂肪的植物油,如葵花籽油、橄榄油等。

4.蛋白质　　正常人每日蛋白需求取决于个人的体重、年龄。正常健康人每日蛋白质需要量是 0.8～1.0g/kg。由于应激,代谢氮丢失增加,危重患者蛋白需求应当增加,蛋白质推荐量是 1.2～2.0g/(kg·d),或患者需求的总热卡 20%～30% 由蛋白提供。除了提供足够的热卡,为减少和防止瘦体组织被动员作为能源消耗,蛋白质与能量需求应按比例供给,确定合适的热卡氮比例。按 6.25g 蛋白质相当于 1g 氮换算出供给的氮。非应激情况下热卡与氮比例为 150kcal:1g 氮,而在严重应激情况下该比例为 100kcal:1g 氮。

5.不同代谢底物提供热量的比例　　在健康人与分解代谢患者中,不同代谢底物提供热量的比例不尽相同。正常人碳水化合物提供总热卡的 60%,脂肪提供 25%,蛋白质提供 15%。在分解代谢旺盛的患者中,总的热卡需求可能一样或是增加,但不同底物提供的热量的比例则明显不同,蛋白质提供热卡可增加到总热卡的 20%～25%,而碳水化合物提供热量比例降至 45%,脂肪供能有一定增加,占到总热卡的 30%～35%。

6.其他营养素　其他营养素包括维生素、电解质、微量元素,按生理需要量补给。维生素在代谢过程中是十分重要的,任何营养支持治疗必须提供足够量维生素以预防维生素缺乏。脂溶性维生素 A、D、E、K 有着各自生理作用,多数随饮食中的脂肪被机体吸收,需要胆汁与胰酶作用确保有效吸收。脂溶性维生素与脂蛋白成分经淋巴途径运至肝脏,并储存在人体的不同组织之中。水溶性维生素是许多关键酶的成分,与能量代谢有关。水溶性维生素容易从尿中排泄,体内储存少,因此应保证每日足够量的水溶性维生素供应,避免因缺乏而影响代谢供能的改变。微量元素、维生素、矿物质在应激代谢状况下比健康人群需求增加,对于这些营养物质的需求并无特定的指标,考虑到这些物质的代谢作用,在应激患者中予以补充是合理的。

7.能量代谢与呼吸商　能量的来源应由碳水化合物与脂肪供给,前者产能按 4kcal/g,后者按 9kcal/g计算,其中脂肪供能以占总能量的 30%～50% 为宜。过度能量供应可导致高血糖,且对免疫系统有不良影响。蛋白质氧化产能为 4kcal/g。营养物在氧化、分解、产能的过程中消耗一定量的氧,并产生一定量的二氧化碳。耗氧量(VO_2)与产生 CO_2 量(VCO_2)的比值即呼吸商($RQ = VCO_2/VO_2$),不同营养物的 RQ 不同。1 分子葡萄糖氧化消耗 6 分子的氧,产生 6 分子 CO_2。葡萄糖氧化 RQ 为 1,蛋白质氧化 RQ 为 0.8,脂肪为 0.7。摄入大量碳水化合物,增高呼吸商,二氧化碳生成增多;对相同的热卡生成,脂肪氧化降低 RQ。当过量碳水化合物摄入,机体将其转化为脂肪储备,这一代谢过程中,机体可产生大量的 CO_2,RQ 可超过1,甚至高达 8.0。营养治疗中应当避免出现这样的情况,特别是肺功能差的患者应当避免。

五、最新进展

(一)药理学营养

现代临床营养支持已经超越了以往提供能量、恢复"正氮平衡"的范畴,而是通过代谢调理、免疫功能调节和营养支持发挥着"药理学营养"的重要作用,成为现代创伤危重病患者治疗的重要组成部分。也就是说,某些营养素用量的增加,可能有益于调节免疫和改善肠道功能。

1.谷氨酰胺　谷氨酰胺是人体最丰富的游离氨基酸,构成细胞外氨基酸库的 25% 和肌肉氨基酸库的60%。因此,跨细胞膜的浓度梯度高达 34:1(细胞内/细胞外)。机体最大的蛋白质库是肌肉,因而也是内源性谷氨酰胺的主要来源。肌肉中储存的谷氨酰胺估计约有 240g。谷氨酰胺不仅是蛋白质合成的前体,还是许多代谢过程的重要中间体。作为前体,谷氨酰胺作为嘌呤、嘧啶和核苷的氮供体,对蛋白质合成和细胞繁殖有重要作用。它也是谷胱甘肽的前体和肾脏合成氨的重要底物。由于其在转氨基反应中所起的多种作用,谷氨酰胺可被视为氨基酸合成的重要调节物质。谷氨酰胺还是胃肠道细胞的重要代谢能源(小肠和结肠细胞)。大量研究表明:在极量运动后、大手术后以及危重症时,谷氨酰胺水平下降;脓毒症患者的谷氨酰胺水平降低与不良预后相关。

动物实验发现:添加了谷氨酰胺的肠外营养可改善肠道的免疫功能、减少细菌易位以及刺激分泌型IgA 的恢复。在人体研究中,经肠内或肠外补充谷氨酰胺对氮平衡、细胞内谷氨酰胺水平、细胞免疫以及细胞因子产生均有促进作用。许多研究发现:高分解和高代谢条件下均存在谷氨酰胺耗竭。谷氨酰胺池的减少(低至正常的 20%～50%),在损伤和营养不良时很常见,且与损伤的严重程度、持续时间相一致。大手术后的谷氨酰胺耗竭会持续 20～30 天。

小肠是吸收谷氨酰胺的主要器官。谷氨酰胺对于维持肠道的正常结构、功能和代谢是必需的,尤其在危重症肠黏膜屏障受损时。免疫细胞也依赖于谷氨酰胺,因而谷氨酰胺的耗竭对免疫功能也有很大影响。在肠外营养中添加谷氨酰胺对重度分解代谢(如烧伤、创伤、大手术、骨髓移植)、肠功能不全(炎性疾病、感染性肠炎、坏死性小肠结肠炎)、免疫缺陷(艾滋病、骨髓移植、危重症)患者有益。

如果肠外营养添加谷氨酰胺,应当在分解代谢发生后尽快添加。如 60～70kg 的患者,肠外营养中谷氨酰胺双肽的有效剂量为 18～30g(含有谷氨酰胺 13～20g),重度损伤患者可能需要更大剂量。

2.ω-3 多不饱和脂肪酸(ω-3PUFAs) 传统的中、长链脂肪乳剂由于富含 ω-6 多不饱和脂肪酸(ω-6PUFAs),而具有增加炎症反应的趋势,往往使得临床使用处于两难处境。近年来,ω-3PUFAs 由于具有抗炎的功能而备受关注。ω-3 鱼油脂肪乳剂在脓毒症、全身炎症反应综合征、严重创伤、外科大手术后等重症患者的治疗上取得较好的疗效,相对于传统的脂肪乳剂,初步显示了其在外科重症患者营养治疗上的优越性。

ω-3PUFAs 主要代表为二十碳五烯酸(ERA)和二十二碳六烯酸(DHA),陆地动植物几乎均不含 EPA、DHA,只要高等动物的脑、眼、睾丸等含有少量的 DHA,但海洋藻类和浮游生物 ω-3PUFAs 含量较高,那些以藻类和浮游生物为食的深海鱼类富含 ω-3PUFAs。因此从这些深海鱼类中萃取的鱼油是人体摄取 DHA 及 EPA 的主要来源。研究发现:DHA 和 EPA 的代谢产物通过减少白细胞的游走及渗出、减少炎症递质的生成,而参与了炎症的消退过程。通常情况下,机体细胞膜结构中 ω-3PUFAs 与 ω-6PUFAs 保持一定的比例,肠内与肠外营养途径增加 ω-3PUFAs 摄入,使细胞膜结构中 ω-3PUFAs 与 ω-6PUFAs 比例达到 1∶2～4 的最佳比例。

(二)急性胃肠损伤的预防和处理

近年来,为了加深对急性胃肠道功能障碍的认识,提升对胃肠道功能障碍的研究、提高对 MODS 患者的救治水平,临床研究者提出了急性胃肠损伤(AGI)这一新概念。AGI 是指危重患者因为急性疾病导致胃肠道功能不正常。AGI 按严重程度可分为 4 级:Ⅰ级,存在发展至胃肠道功能障碍和衰竭的风险;Ⅱ级,胃肠道功能障碍;Ⅲ级,胃肠道功能衰竭;Ⅳ级,胃肠道功能衰竭伴有远隔器官功能障碍。AGI 的症状包括呕吐与反流、胃潴留、腹泻、消化道出血、麻痹性肠梗阻、肠扩张和肠鸣音异常。

1.肠康复治疗 AGI 肠康复总体思想是将各种可以使用的药物与营养制剂,通过肠内途径或肠外途径,应用于短肠综合征患者,促进残存肠道多种功能的代偿,以满足机体对营养物质消化吸收的需要。针对目前国内外诊断和治疗 AGI 的现状,肠康复可分为全肠外营养、肠外＋肠内营养、全肠内营养和经口饮食等 4 个阶段,但不拘泥于这 4 个步骤。临床上应根据 AGI 损伤的程度决定肠康复的起始措施,尽早恢复肠内营养。对于 AGI 较重的患者,肠内营养不是唯一治疗手段,不一定追求全量的肠内营养,当肠内营养不能满足营养物质需要量时可由肠外营养补充。

2.肠外与肠内营养 古老的"胃肠休息"概念在近 30 年来因肠道菌群异位理论的流行而受到冷落。长时间"胃肠休息"使肠黏膜缺乏腔内营养进而引起肠道屏障功能障碍。但对于因肠壁炎性水肿、小肠广泛粘连和肠道持续麻痹等以胃肠运动功能障碍为主的患者,短暂的"胃肠休息",停止肠内营养供给不失为一种明智的选择。对于这类患者强行实施肠内营养,特别是全量使用肠内营养,反而可能加重胃肠的负担、加重 AGI,引起肠穿孔、肠坏死等并发症。此时,可采取全肠外营养补充营养底物,联合使用生长抑素和胃肠减压,不仅有助于肠壁水肿的消退,减少肠液分泌,还有利于减少肠内容物,降低腹内压,从而达到让"胃肠短暂休息",最终让胃肠道恢复功能的目的。不能因为早期肠外营养会增加感染并发症发生率就放弃肠外营养支持治疗。对于病程可能较长的患者,如无法实施肠内营养,要设法使用肠外营养,避免因为能量蛋白质供给不足引起营养不良,进而影响患者康复。但是无限制的长期禁食,可能会导致肠道屏障功能障碍,使 AGI 复杂化。肠内营养是肠康复的法宝,因此,对 AGI 患者要反复尝试肠内营养。应用肠内营养时不一定追求全量,经肠道提供的营养占机体总能量需要的 1/4,即可达到肠内营养改善肠道屏障功能的药理作用。在恢复全量肠内营养后,维持一段时间,不要急于恢复经口饮食,特别是完全依赖经口饮食。胃肠道能耐受 24 小时持续的管饲肠内营养液,但不一定能耐受一次性"顿服"的经口饮食。可采用肠内营养逐步减量,经口饮食逐渐增量的方法,稳步恢复经口饮食。

3.肠黏膜特需营养因子　无论采用肠外营养还是肠内营养,均应注意补充肠黏膜特需的营养因子,如小肠黏膜所需要的谷氨酰胺、结肠黏膜需要短链脂肪酸。后者目前只能通过肠内可溶性的膳食纤维补充。谷氨酰胺则既可通过静脉以谷氨酰双肽的形式补充,也可通过肠道直接补充。即使不能成功应用肠内营养,也可通过静脉补充小肠黏膜所需要的特异营养因子,这不失为一种有效的康复治疗措施。

（吴桂新）

第二章　ICU 监护技术

第一节　心电监护技术

【设备要求】

1. **床边心电监护仪**　设置在患者床边,通过导线直接从人体引入心电信号,可以独立地进行病情监测,显示心电波形并自动记录。

2. **无线遥测心电监护仪**　通过佩戴于患者身上的无线电发射器将患者的心电信号发射至遥测心电监测仪内的无线电接收器,遥测半径一般在 30～100m。

3. **中央心电监测系统**　由一台中央监测仪和多台床边监测仪组成,床边监测仪的心电信号通过导线遥控输入中央监测台,中央台可有 4～16 个显示通道,可以同时监测多例患者的生命体征。

【监测方法】

1. **准备工作**　当患者进入 ICU 时,接通主机电源。有中央控制台的 ICU 则可依次输入患者的姓名、性别、年龄、民族、血型、身高、体重、诊断、工作单位及联系电话等资料,并校正日期,调整荧屏辉度及对比度,调整合适的脉冲、报警的音量等。

2. **心电监测**

(1) 按导联线颜色连接患者身上的电极,红、黄、绿、黑和白色导联线分别连接右肩、左肩、左下腹、右下腹和剑突下部位的电极片。

(2) 选择合适的导联:监测心率宜选择肢体导联,观察 ST-T 改变宜选择胸导联。应选择波形较典型的导联,因为高大的 P 或 T 波导联作为心率监测,显示的心率可能是实际心率的 2 倍。

(3) 可将心率报警限设置在 60～100/min,可及时发现心动过缓或过速。

(4) 心律失常报警可分为以下三等。①威胁生命的报警,监护仪发出尖锐的低调声。②严重心律失常报警,监护仪发出持续的高频声。③劝告性报警,监护仪发出持续的低频声。停搏(ASY)、室性心动过速(V_TA)和加速性室性自主节律(AVR)属威胁生命的心律失常,只要打开主机电源,报警即处于激活状态。其他心律失常报警贮存功能需临时设置。遇到安装起搏器的患者尚需激活下列功能键:如起搏心律未感知、未发现、未捕捉及起搏心律。

(5) 心律失常的准确判断还需要做完整的心电图。

3. **监测心电图时主要观察指标**

(1) 定时观察并记录心率和心律。

(2) 观察是否有 P 波,P 波的形态、高度和宽度。

(3) 测量 PR 间期、QT 间期。

（4）观察 QRS 波形是否正常。

（5）观察 T 波是否正常。

（6）注意有无异常波形出现。

4.影响心电监测的几种情况

（1）心电图导线或电极松动或连接不当。

（2）电极放置或粘贴不当,如毛发、烧伤组织、皮肤等。

（3）体动,如寒战、颤抖、外接操作或膈肌运动等。

（4）手术室设备,如电刀、体外循环机、激光设备、冲设备、诱发电位监测设备、电钻和电锯等。

（5）患者与外科医师、护士或麻醉医师接触。

【临床意义】

心电监护系统的优点在于它属于无创检查,可广泛应用,不仅对急性心脏病可持续监护,必要时予以记录,而且一旦出现心律失常,临床医护人员可予以准确、及时地处理。心电监护系统不仅用于重症患者的监护和指导处理,还用于麻醉手术期间的监护及判断处理,及各种内、外科患者的监护,以便医护人员了解患者的心搏情况并予以及时正确的诊治。

（仇晓文）

第二节　生命体征监护技术

一、体温监护

【设备要求】

目前体温监测中常用的有电子温度计、液晶温度计和红外传感器等。

【监测方法】

1.测温部位　包括皮肤、鼻咽、食管、膀胱、直肠、腋窝和鼓膜。

2.测温方法

（1）口腔温度:置舌下测,一般患者用。如张口呼吸、饮食可致误差;麻醉和昏迷患者及不合作者不适用。

（2）腋窝温度:上臂紧贴胸壁成人工体腔,探头置腋顶部,温度近心体温。腋窝测温方便、无不适,较稳定,是体温监测常用。

（3）随肠温度:即肛温,置肛门深部,小儿插 2～3cm,成人 6～10cm。

（4）血液温度:通过 Swan-Ganz 导管法测血液温度。

（5）鼻咽温度和深部鼻腔温度:于鼻咽或鼻腔顶,可反映脑温。随血液温度改变迅速,是测定体内温度常用部位。缺点是受呼吸影响,操作要轻柔,防鼻出血。出血倾向及已肝素化不宜用。

（6）食管温度:置食管上段,受呼吸道影响;置食管下 1/3,近心房所测温度与血液温度相近。对血液温度改变反应迅速。

（7）鼓膜温度:血供丰富,近下丘脑。与脑温相关性良好,是中心体温最准部位。

【临床意义】

1.判别患者末梢循环的状态。

2.评价体温对循环和血容量的影响。

3.评价麻醉对体温的影响。

4.评价小儿等体温不稳定患者的动态变化。

二、呼吸监护

【设备要求】

常用监护仪。

【监测方法】

1.一般监测：观察患者神志、自主呼吸频率、胸廓运动、心率、血压、口唇和甲床发绀、球结膜水肿以及双肺的呼吸音是否对等。

2.除一般观察外，主要是连续动态监测患者的肺容量、通气功能、换气功能、小气道功能，氧气、二氧化碳、气道反应性及呼吸动力学等指标。

3.监测异常呼吸型。

(1)哮喘性呼吸。

(2)紧促式呼吸。

(3)浮浅不规则呼吸。

(4)叹息式呼吸。

(5)蝉鸣性呼吸。

(6)鼻音性呼吸。

(7)点头式呼吸。

(8)潮式呼吸。

(9)深快呼吸。

【临床意义】

1.连续监测呼吸功能指标的变化有助于评估患者的病情，了解患者对治疗的反应和判断预后。

2.机械通气中连续测定呼吸功能指标，有助于了解基础病理生理学改变，指导各通气模式及通气策略的正确应用，预防和及时发现机械通气的并发症。

3.呼吸系统疾病各种并发症也可通过良好的监护来预防。

三、脉搏监护

【设备要求】

常用监护仪。

【监测方法】

1.常用部位　桡动脉、股动脉、颈动脉等。

2.观察内容　主要观察患者的脉搏频率、强弱及节律是否整齐。

3.异常脉搏

(1)生理性变化:脉搏可随年龄、性别、情绪、运动等因素而变动。一般女性比男性稍快。幼儿比成人快,运动和情绪变化时可暂时增快,休息和睡眠时较慢。

(2)脉搏的速率、节律、强度发生不规则的变化,如速脉、间歇脉、交替脉、奇脉等。

【临床意义】

脉搏反映心脏节律、血管张力及外周循环等状态。通过监测脉搏能了解心脏收缩、射血、动脉弹性及血液在大动脉前进的情况,是发现心律失常、血管容量及心脏瓣膜结构与功能异常的简便方法,但特异性不高,应结合其他监测方法,做出准确判断。

四、血压监护

【设备要求】

动脉血压监测可分为无创血压监测和创伤性测压法。

1.无创血压监测常用的血压计有水银柱式、气压表式和电子血压计。

2.创伤性测压通过周围动脉插管,通过溶有抗凝药的液体与检压计相连,通过换能器把机械性的压力波转变为电子信号,经放大由示波屏直接显示压力波形和数字标出压力数值,可连续记录、贮存。

【监测方法】

1.人工袖套测压法

(1)指针显示法:用弹簧血压表测压。袖套充气使弹簧血压表指压表指针上升,放气指针逐渐下降,当出现第一次指针摆动时为收缩压,但舒张压不易确定。

(2)听诊法:袖套充气后放气,听到第一声柯氏音即为收缩压,至柯氏音音调变低或消失为舒张压。

(3)触诊法:袖套充气使桡动脉或肱动脉搏动消失,再放气至搏动出现为收缩压,但舒张压不易确定。在低血压、休克或低温时,听诊法常不易测得血压,可用触诊法测量收缩压。

2.电子自动测压法 采用振荡技术,上臂缚上普通橡胶袖套,测压仪内装有压力换能器、充气泵和微机等,能定时的使袖套内自动充气和排气,当袖套充气压迫肱动脉时,动脉搏动消失。接着逐渐排气,由于动脉搏动的大小就形成袖套内压力的变化。通过压力换能器又形成振荡电信号,经放大器将信号放大,振荡幅度最大时为平均动脉压。收缩压通常取自压力振荡由最大的 25% 升高至 50% 时,舒张压取自压力振荡下降达 80% 时。

3.创伤性动脉压监测 桡动脉常为首选。也可采用肱、股、足背和腋动脉。动脉内插管成功后,用导管连接到弹簧血压计进行直接测压或通过换能器使机械能变换为电信号,经放大后显示和记录。

【临床意义】

动脉血压与心排血量和总外周血管阻力有直接关系,反映心脏后负荷,心肌耗氧和做功及周围组织、器官的血流灌注,是判断循环功能的有用指标。

(仇晓文)

第三节　有创血流动力学监护技术

【设备要求】

带血流动力学监测功能的监护仪一台;带体外起搏功能的除颤仪一台;敷料包与器械包;常规药与急救药;一副外鞘管;Swan-Ganz 导管一根。

【监测方法】

1.导管置入

(1)预热校正:将连接各种传感器终端的插件放入监护仪的插件屋或插孔,预热并校正规定的时间(一般为数分钟到 30min)。

(2)患者体位:清醒患者置管前做一些简单的说明,解除患者的顾虑以求得患者的配合。给患者吸氧或呼吸机支持。仰卧位,必要时右肩背部垫高,头偏向左侧暴露右颈内静脉,用甲紫标记胸锁乳突肌两个分叉。

(3)消毒铺单:助手递给手术者消毒纱布,手术者用碘氟消毒右颈部皮肤 2 遍(上至下颌缘、下抵上胸部、对侧到颈前正中线、内侧到颈后正中线),铺单(先铺治疗巾、后铺中单)。

(4)局部麻醉:手术者用带 7 号针头的 5ml 注射器,抽取 2% 的利多卡因 3～4ml;在右侧胸锁乳突肌锁骨头的内侧缘。与甲状软骨水平线的交点处进针麻醉皮肤、皮下组织。

(5)检查气囊:助手在导管置入前先冲洗导管,然后缓慢使气囊充气 1～1.5ml,在水杯中检查气囊完整性。

(6)穿刺放鞘(采用经导引钢丝置管的 Seldinger 方法):临床医师首选右颈内静脉,因为进路弯曲度最少,不影响患者手动,不影响胸部手术。穿刺针在上述麻醉进针点与皮肤成 30°,沿右侧乳头方向进针,见到回血后从穿刺针或注射器的后孔置入导引钢丝,退出穿刺针;用手术刀切开穿刺点的皮肤、皮下组织,将扩张管套上 8～8.5F(小儿用 4～5F)的外鞘管,经导引钢丝扩张皮肤、皮下组织,边进外鞘管边退扩张管,从外鞘管侧管抽到回血后完全退出扩张管,置入外鞘管并与皮肤固定。

(7)导管入鞘:把 Swan-Ganz 导管消毒保护套的头端套入外鞘管的末端并旋紧,将 Swan-Ganz 导管成 J 形的前 20cm 顺着心脏的血流方向,然后把导管头对准外鞘管末端的单向孔轻轻推入以免损伤气囊。

(8)推进导管:导管进入 15cm 左右出现右心房波形,将气囊缓慢充气 1～1.5ml,继续推进导管。

(9)导管定位:导管一旦进入右心室流出道后出现肺动脉波形,放气囊后再推进导管 1～2cm,再充气囊观察是否出现肺动脉嵌顿波形;反之,再放气囊后推进导管 1～2cm,再充气囊直至出现肺动脉嵌顿波形。

(10)术后检查:用手术贴膜或消毒纱布包扎穿刺点,清点和擦洗手术器械。术后 X 线胸片检查导管位置,气囊嵌顿时导管尖端位于右下肺野最理想。

2.导管维护　连接冲洗装置每 2h 冲洗导管一次(冲洗液 250ml 含肝素 500U),波形出现衰减随时冲洗;怀疑血凝块堵塞导管时,宜先回抽,不应高压冲洗导管腔。手术切口定期换药。

3.导管拔除　原则上导管放置不超过 4～7d,反之,感染机会增加;拔管前揭掉贴膜、消毒皮肤、拆掉缝线,确认气囊处于放气状态,将导管头退到鞘管内,然后连同鞘管一起拔出体外,纱布压迫包扎;拔除导管后冲洗检查导管是否有血栓形成,必要时做导管内血液微生物培养。

【临床意义】

1.体、肺循环各部位压力测量　压力换能器置于右心房水平,打开三通开关与大气相通,归零校正;测量中心静脉压(CVP)、肺动脉压(PAP)、平均动脉压(MAP)。

2.热稀释法心排血量测定　用10ml玻璃空针抽取4℃以下无菌冰盐水10ml,在呼吸周期的同一时间点,均匀而快速地从中心静脉孔注入导管,等待数秒钟后监护仪计算出第一次测量值。再重复以上操作2次,取3次的均值输入计算机(正常值:4~6L/min)。

3.血流动力学计算　将身高、体重等一般指标、各部位压力指标以及心排血量指标依次输入计算机,得出血流动力学参数的结果。

(仇晓文)

第四节　PiCCO plus 容量监测技术

【设备要求】

1.PiCCO plus 监护系统,由德国 PULSION 公司生产。

2.呼吸机及配套设备。

3.人工气道(气管插管或气管切开套管)。

4.深静脉导管。

5.静脉穿刺包。

6.PiCCO 导管。

【监测方法】

自颈内静脉置入中心静脉导管、自股动脉置入 PiCCO 导管(PV2014L16,德国 PULSION 公司)接 PiCCO 监护仪(德国 PUISION 公司)。测量开始,从中心静脉注入一定量的冰盐水(<8℃),经上腔静脉→右心房→右心室→肺动脉→血管外肺水→肺静脉→左心房→左心室→升主动脉→腹主动脉→股动脉-PICCO 导管接收端,计算机可以将整个热稀释过程画出热稀释曲线,并自动对该曲线波形进行分析,得出一些基本参数,然后结合 PICCO 导管测得的股动脉压力波形,得出一系列具有特殊意义的重要临床参数。

【临床意义】

PiCCO 监测技术,即脉搏指数连续心排血量监测,是一种微创血流动力学监测技术。采用热稀释法,可测量心排血量、心功能指数、心脏前负荷、血管外肺水、肺血管通透性和全心射血分数。通过热稀释法对动脉脉搏轮廓法进行初次校正后,可连续进行心排血量、心率、每搏量、容量反应、全身血管阻力、动脉压和左心室收缩力等指标的监测。血管外肺水(EVLW)是指分布于肺血管外的液体,由细胞内液、肺泡内液和肺间质液组成,由于细胞内液变化不大,肺泡内液和肺间质液的变化反映了 EVLW 的改变。EVLW 增多是急性呼吸窘迫综合征(ARDS)的重要病理生理特点之一,是导致 ARDS 患者顽固性低氧血症的重要原因。正常值在 3.0~7.0ml/kg,>7.0ml/kg 提示有肺水肿。肺血管通透性(PVP,正常值是 1.0~3.0)作为反映肺病理生理的指标,是 ARDS 一个比较敏感的指标。PVP 还可以用来判断肺水肿的类型:高压性水肿、通透性水肿。单纯由于渗透压过高引起的肺水肿为高压性水肿,如由低蛋白血症和继发于左侧心力衰竭的肺水肿等。单纯因肺血管通透性增高引起的水肿为通透性水肿。如患有 ARDS,PVP 可以反映肺损伤的程度,并且能评价危重病患者的预后状况。

PiCCO 监测技术适用于需要监测循环、心脏功能和肺功能的危重患者,其优点是不需要置管到肺动脉及肺小动脉,减轻了对人体的损伤;PiCCO 监测技术引入了胸腔内血容量及血管外肺水的概念,连续监测可更准确、及时地反映体内液体的变化;PiCCO 监测技术整合了直接动脉压监测,使用方便,可减少患者的医疗费用;PiCCO 监测技术能连续监测一些变异度高但临床价值大的指标,及时反映患者的病情变化;血管外肺水监测是床旁定量监测肺部状态和肺通透性损害的唯一参数,对于严重创伤、休克、ARDS 或 MODS 的治疗提供帮助;PiCCO 监测导管留置时间可达 10d 左右。禁忌证为置管部位感染者或接受主动脉内球囊反搏治疗者。并发症主要是中心静脉置管和动脉置管的并发症,如出血、导管感染等,防范措施主要是严格无菌操作,规范操作流程。

(仇晓文)

第五节 NICO 心肺功能监测系统

【设备要求】

NICO 心肺功能监测系统包括 NICO 监护仪一台,配套的主要传感器有 Novametrix 脉氧探头及其延长导线,CAP-NOSTAT® CO_2/Flow 传感器及其延长导线。

【监测方法】

NICO 心肺功能监测系统主要监测相关心肺功能参数 42 个:无创心排血量、肺血流量、体循环血管阻力、肺内分流、呼吸力学。主要监测内容如下。

1.连续监测心功能 心排血量(CO)、心脏指数(CI)、每搏输出指数(SVI)、体循环血管阻力(SVR)、肺毛细血管流量(PCBF)等。适用于危重症患者长时间持续无创呼吸与循环整体功能监测。

2.连续监测呼吸力学监测功能 解剖死腔量(Vd-aw)、肺泡死腔容量(Vd-alv)、肺泡潮气量(V_T-alv)、分钟肺泡通气量(MValv)、解剖死腔/潮气量(VC1/V_T)、吸气峰流速(PIF))、呼气峰流速(PEF)、平均气道压(MAP)、最大吸气负压(NIP)、浅快呼吸指数(RSBI)、动态顺应性(Cdyn)等数据。可显示机械通气的三个波形及两个环,连续监测保存各种数据的趋势图,了解患者病情变化及指导机械通气个体化设置,指导撤机。

3.连续监测二氧化碳血氧饱和度 呼气末 CO_2 分压(PET-CO_2)、分钟 CO_2 排出量(VCO2)、呼出气中混合 CO_2 的分压/浓度(PeCO2/FeCO2),脉搏氧饱和度(SpO2)可显示其趋势图,具备数据存储功能。

【临床意义】

1.心脏移植等各类重大手术麻醉的心肺功能监测。

2.无创测量心排血量,结合体循环阻力,指导、撤体冷疗及药物的使用。

3.快速指导最佳通气设置,减少血气分析,进行及时有效的处理。

4.提高撤机成功率,避免再次插管。

(仇晓文)

第六节 氧代动力学监测

【设备要求】

氧代动力学监测技术主要由血流动力学监测技术加上血气分析技术组成,尽管血流动力学监测技术包括:有创的 Swan-Ganz 导管技术、微创的 PiCCO 技术,无创的 NICO、经食管多普勒超声和生物电阻抗技术,但是目前临床采用的氧代动力学监测技术多采用有创血流动力学监测,所以设备要求主要分为以下两个方面。

1.有创血流动力学监测设备

(1)仪器设备:带血流动力监测功能的监护仪(或持续心排血量监护仪)一台,带体外起搏功能的除颤仪一台。

(2)器械敷料:带手术刀、针线、剪刀、止血钳、镊子等的器械包一个;带中单、治疗巾、纱布、手术衣等的敷料包一个。

(3)急救药物:常规止血药、麻醉药、镇静药,急救用血管活性药、抗心律失常药、抗过敏药。

(4)导管材料:外鞘管一副;Swan-Ganz 导管一根。

2.血气分析设备。

【监测方法】

1.氧代动力学监测的指征　氧代动力学监测主要用于以下几方面。

(1)各种类型的休克。

(2)急性呼吸窘迫综合征(ARDS)。

(3)多发伤。

(4)急性心肌梗死。

(5)严重感染。

(6)严重的急性中毒。

(7)心跳、呼吸骤停行心肺脑复苏。

(8)多器官功能不全综合征(MODS)。

(9)心血管等大手术后的监护。

(10)危重患者的营养监测。

2.操作步骤

(1)静脉穿刺置管(导管外鞘):选取颈内静脉或锁骨下静脉的穿刺点,常规消毒、铺单、麻醉,采用经导引钢丝置管的 Seldinger 方法放入导管外鞘。

(2)Swan-Ganz 导管置入:把 Swan-Ganz 导管消毒保护套的头端套入外鞘管的末端并旋紧,将 Swan-Ganz 导管弯成 J 形,顺着心脏的血流方向,然后把导管头对准外鞘管末端的单向孔轻轻推入以免损伤气囊;导管进入出现右心房波形,将气囊缓慢充气 1～1.5ml,继续推进导管,直至出现肺动脉嵌顿波形;术后 X 线胸片检查导管位置,如果气囊嵌顿时导管尖端位于右下肺野最理想。

(3)血流动力学参数测量

1)体、肺循环各部位压力测量:压力换能器置于右心房水平,打开三通开关与大气相通,归零校正;测量中心静脉压(CVP)、肺动脉压(PAP)、平均动脉压(MAP)。

2)热稀释法心排血量测定(持续法血流动力学测定可免去该步手工操作):调整监护仪进入心排血量稀释曲线待显状态;用 10ml 玻璃空针抽取 4℃以下无菌冰盐水 10ml,在呼吸周期的同一时间点,均匀而快速地从中心静脉孔注入导管,等待数秒钟后监护仪计算出第一次测量值。再重复以上操作 2 次,取 3 次的均值输入计算机(正常值:4～6L/min)。

3)血流动力学计算:将身高、体重等一般指标、各部位压力指标以及心排血量指标依次输入计算机,得出血流动力学参数的结果。

3.氧代动力学指标的计算　氧代动力学监测方法由血流动力学监测结合血气分析计算完成,主要监测指标如下。

(1)氧输送指数(DO_2I)

计算公式:$DO_2=CO×CaO_2×10(ml/min)$

$DO_2I=CI×CaO_2×10[ml/(min·m^2)]$

其中:心脏指数(CI)由热稀释法心排血量测定技术获得;动脉血氧含量(CaO_2)由血气分析获得或由公式$CaO_2=1.39×Hb×SaO_2+0.0031×PaO_2$得到,其中Hb代表有效血红蛋白含量,$SaO_2$和$PaO_2$分别为动脉血氧饱和度及氧分压。

· 正常值:$520\sim720[ml](min·m^2)][23.2\sim32.1mmol/(min·m^2)]$

(2)氧消耗指数($VO_2$1)

1)计算公式:$VO_2=CO×Ca-_{\bar{v}}O_2×10(ml/min·$

$VO_21=CI×Ca-_{\bar{v}}O_2×10[ml/(min·m^2)]$

其中:$Ca-_{\bar{v}}O_2=CaO_2-C_{\bar{v}}O_2$,而$C_{\bar{v}}O_2=1.39×Hb×S_{\bar{v}}O_2+0.0031×P_{\bar{v}}O_2$,$S_{\bar{v}}O_2$与$P_{\bar{v}}O_2$分别代表混合静脉血氧饱和度和及氧分压

2)正常值:$100\sim180[ml/(min·m^2)][4.5\sim8.0mmol/(min·m^2)]$

(3)氧摄取率(ERO_2)

1)计算公式:$ERO_2=VO_21/DO_21=Ca-_{\bar{v}}O_2/CaO_2$

2)正常值:22%～30%。

【临床意义】

1.氧冲击试验　通过氧冲击试验(如补液、强心、吸氧和输血等治疗)观察DO_2与VO_2的协变类型,可以评价组织潜在的氧代动力学异常状态。

(1)DO_2增加的同时,VO_2也增加,见于:

1)冲击或治疗本身刺激了机体的代谢。

2)患者自主改善与治疗恰好同步。

3)治疗改善了组织灌注并部分缓解了氧债。

(2)VO_2增加,但DO_2不增加,见于:

1)组织灌注自主改善与治疗巧合。

2)治疗对微循环有直接效应,但并不影响全身血流。

3)由于感染或其他原因引起体温升高或代谢增加。

(3)DO_2增加的同时,VO_2并不增加,见于:

1)由于不存在组织灌注缺陷或氧债,治疗只改善心功能,并不影响组织灌注。

2)治疗对微循环缺陷不可逆。

3)缺氧组织变得不能利用氧。

(4)DO_2与VO_2均无变化,见于:

1)心脏无代偿能力。

2)治疗本身无效。

3)患者处于顽固或不可逆休克状态。

2.混合静脉血氧饱和度($S_{\bar{v}}O_2$)的监测

(1)$S_{\bar{v}}O_2$的影响因素及其价值

$$S_{\bar{v}}O_2 = SaO_2 \frac{VO_2}{CO \times 1.39 \times Hb}$$

从上式可以看出 $S_{\bar{v}}O_2$ 涉及循环、呼吸、血液和代谢四个系统。$S_{\bar{v}}O_2$ 与混合静脉血氧分压（$P_{\bar{v}}O_2$）处在氧离曲线的线性相关部分，1mmHg 的 $P_{\bar{v}}O_2$ 产生 2% 的 $S_{\bar{v}}O_2$ 变化。

（2）$S_{\bar{v}}O_2$ 的参考值及其临床意义：如果 $S_{\bar{v}}O_2$ 在 73%～85%，表示基本正常；$S_{\bar{v}}O_2 > 60\%$，心肺功能不稳定的情况比较少见；$S_{\bar{v}}O_2 < 50\%$，常常表示存在厌氧代谢。

3.$S_{\bar{v}}O_2$ 变化的常见原因

（1）$S_{\bar{v}}O_2 \downarrow$

1）CO↓：心力衰竭。

2）SaO_2↓：肺疾患。

3）Hb↓：贫血。

4）VO_2↑：抽搐、发热、寒战。

（2）$S_{\bar{v}}O_2 \uparrow$

1）DO_2↑到组织：心排血量增加，吸氧浓度增加。

2）VO_2↓：低温，神经肌肉阻滞。

3）氧摄取率（O_2ER）↓：脓毒症，发绀，硝普钠药物。

4）左向右心内分流。

5）严重二尖瓣反流。

6）人为肺动脉导管嵌顿。

（仇晓文）

第七节　机械通气、呼吸力学监测

【设备要求】

1.呼吸机　现场急救、转运途中及急诊抢救选用便携式呼吸机。临床应用宜选用功能较齐全、性能良好的呼吸机。通气时间超过 24h 者，应配湿化器。

2.简易呼吸球囊　每间 ICU 病房应备 1～2 个。

3.气道护理盘　粗细适宜的吸痰管数根，纱布数块，气道湿化用无菌生理盐水 1 瓶，注射器 2 个（分别用于注射湿化水和气管内导管气囊充气、放气），无菌镊 2 个和盛有冷开水的治疗杯 2 套（分别用于气道内吸引和口腔内吸引）。

4.人工气道　（气管插管或气管切开套管）。

5.吸引器。

【监测方法及意义】

1.机械通气监测及意义

（1）人工气道的监测

1）口腔卫生情况，防止误吸及吸入性肺炎。

2）导管的固定牢固，防止脱落。

3）气管切开创面清洁，防止感染。

4)气囊的充足情况,防止通气不足。

（2）气道湿化监测

1)呼吸机加温湿化,防止气道干燥。

2)雾化吸入,湿化痰液,促进排痰。

（3）分泌物吸引监测

1)吸引部位如口腔、鼻咽腔、气道情况,利于病情判断。

2)吸引方法的合理性,防止继发性损害。

（4）呼吸机管路监测

1)压缩泵空气过滤网。

2)连接管道:24～36h 更换清洁、消毒,84 消毒液浸泡 30min,清水洗冲。

3)加温湿化器:塑料部分清洗消毒同管道。有与管路连接的金属部分可用碘尔康棉球擦拭后清水冲洗,晾干备用。

2.呼吸力学监测及意义

（1）气道阻力监测:由于正常气道阻力大部分来自于大气道,而吸入 80% 氦和 20% 氧的氦氧混合气可降低气道阻力,临床上可用于上呼吸道阻塞患者。

（2）胸和肺顺应性监测:顺应性与压力和容量之间的关系可以用公式表示:顺应性＝容量改变/压力改变。肺、胸廓顺应性也可按以下公式表示:肺顺应性＝肺容量改变/经肺压,胸廓顺应性＝肺容量改变/经胸壁压。又可分为静态顺应性和动态顺应性两种。静态顺应性系指在呼吸周期中,气流暂时阻断测得的顺应性;动态顺应性指在呼吸周期中,气流未阻断时测得的肺顺应性。前者相当于肺组织的弹力,不受时间的限制,主要影响因素是肺组织的应变性或弹性;后者受时间的限制,主要影响因素是气道阻力。不同呼吸频率肺动态顺应性常以实际测定值与相同潮气量是静态顺应性比值表示。正常人即使呼吸频率＞60/min,能保持在 0.8 以上。动态顺应性:使用呼吸机的患者,若记录各不同送气量及其相应的气道内压,则可获得一系列顺应性表值,称为动态顺应性。若将这一系列数值绘成曲线,即为压力-容量变化曲线。因气道压峰值中包括使用压力的组抗成分(呼吸道非弹性阻力),故动态顺应性可因气道、肺实质及(或)胸壁异常而降低。由此。若动态顺应性下降幅度超过肺、胸廓顺应性下降幅度,则提示存在气道阻力增大,如支气管痉挛、痰液阻塞、气管内插管扭曲或气流流速过快等。正常值:$50\sim100ml/cmH_2O$。

（3）顺应性环与阻力环监测:即压力-容量环(PV 环),或压力-容量曲线,主要用于测定呼吸系统压力和容量之间的关系,亦反映肺动态顺应性的变化。可采用定标注射器和测压计来测定压力-容量曲线,患者预先吸入纯氧,注射管中也预充氧气,患者呼气至静息状态下呼气末容量(功能残气量),注射器与气道相连,用注射器阶段变化 $50\sim100ml$ 容量时测量压力变化,可测定充气和放气时压力-容量曲线。下拐点和上拐点可由压力-容量曲线测得,它表明 PEEP 水平设定应高于下拐点以防止肺泡萎陷,平台压设定应低于上拐点,以避免肺泡过度膨胀。压力-容量环的临床应用时要注意,准确测量需深度镇静,且经常需肌松药,精确测量拐点十分困难,还受肺及胸壁的影响。

3.机械通气呼吸力学监测意义 从力学的观点对呼吸运动进行分析,它有助于更全面了解呼吸的生理、病理生理和发病机制。呼吸的力学机制包括呼吸动力、胸和肺的顺应性、气道阻力、呼吸功等。呼吸运动时,由于胸腔体积的变化,影响胸腔内和肺内压力的变化,并由此产生动力,驱使气体自空气吸入肺或由肺呼出。呼吸动力主要来自呼吸中枢支配下的胸腔体积变化和肺组织的弹性回缩,这些构成了肺泡与大气压之间的压力差,使得气体在吸气时进入肺内,呼气时排出。呼吸功是指空气进出呼吸道时,用以克服肺、胸壁和腹腔内脏器官阻力而消耗的能量。在平静呼吸时,呼吸肌收缩所做的功基本均用于吸气时,而肺的弹性回缩力足以克服呼气时空气与组织的非弹性阻力。呼吸力学监测对了解肺功能状况,尤其是肺力学改变,有相当重要的价值,有些呼吸机附有这些监测装置。通过对呼吸力学的监测,可全面了解肺功能状况,有利于合理掌握呼吸机治疗的指征,并有助于判断和分析病情或肺功能障碍的严重程度及类型。通过对呼吸力学的监测,还可指导调节呼吸机各参数和模式,临床上常根据肺功能测定所得的数据对患者肺功能障碍严重程度、类型进行判断和分析,指导机械通气各参数和模式的设置及调节,有的放矢地应用不同的通气模式和功能,最大限度地降低各种通气模式的不良反应。通过对呼吸力学的监测,帮助合理掌握脱机的标准,在全面了解患者的肺功能状况的基础上,合理掌握脱机、拔管的肺功能指标,尽可能地改变单凭主观分析和判断、缺乏客观指标的脱机、拔管法,减少或消除脱机、拔管过程中的盲目性,提高脱机和拔管的成功率。

(仇晓文)

第八节　微循环功能监测

目前临床上多使用胃肠黏膜 pH 监测来代替微循环功能监测。

【设备要求】

胃肠黏膜张力计可测定胃肠黏膜内 pH,通过测定不仅早期直接地反映胃肠道血液灌注和组织氧合情况,也可间接反映全身组织灌注的氧合情况。目前测定的方法主要有盐水张力计测定方法和连续气态张力计测定方法

【监测方法】

在应用 H_2 受体阻断药抑制胃酸分泌后,胃黏膜内的 HCO_3^- 浓度可以认为等于动脉血中的 HCO_3^- 浓度。氧代谢障碍时由于 H^+ 产生增多,反应向 CO_2 生成的方向进行。而张力计可以被置入胃腔,它含有一个聚硅酮膜球囊,聚硅酮膜对 CO_2 等分子有良好的通透性,但 H^+ 不能通过。该球囊可注入一定量的生理盐水,这时,胃壁内生成的 CO_2 可以通过聚硅酮膜球囊进入盐水中,放置一段时间后,球囊中的 PCO_2 和胃壁的 PCO_2 平衡。将已知的动脉血 HCO_3^- 浓度和胃壁中的 PCO_2 代入 Henderson-Haselbach 公式:

$$血浆\ pH = pKa + \log\frac{[HCO_3^-]}{[H_2CO_3]}$$

$$或血浆\ pH = pKa + \log\frac{[HCO_3^-]}{[a \times PCO_2]}$$

【临床意义】

胃肠黏膜缺血性损害在胃肠屏障功能障碍发生、发展过程中起关键作用,故监测胃肠黏膜有无缺血是了解胃肠屏障功能状况的重要手段,而胃肠黏膜 pH 是反映胃肠黏膜氧合情况的可靠指标。

(仇晓文)

第九节　床旁血液净化监测技术

【设备要求】

1.**基本要求**　高通量滤器或低通量透析器,连接管,穿刺导管或双腔导管,血泵,输液泵,注射泵,置换

液和透析液;集液器。

2.连续性肾替代治疗CRRT机器　可行连续性静脉-静脉血液滤过(CVVH)、连续性静脉-静脉血液透析(CV-VHD)、连续性静脉-静脉血液透析滤过(CVVHDF)。同时具有液体平衡控制系统和安全报警系统。

【监测方法】

1.血管通路的建立　首选双腔中心静脉导管。动脉孔在远心端,静脉孔在近心端,相距2～3mm,血液再循环量<10%。常用穿刺部位有股静脉、颈内静脉、锁骨下静脉。一般流量50～150ml/min。其他通路还包括内瘘、人工血管、肘正中静脉等。

2.管道连接和预充　根据病情需要选择血滤器或透析器。

3.抗凝方法

(1)全身肝素抗凝法:首次剂量15～30U/kg,维持剂量5～15U/(kg·h),过量以鱼精蛋白中和。

(2)局部肝素化法:动脉端肝素600～800U/h,静脉端鱼精蛋白5～8mg/h,滤器部分血PTT维持130s。

(3)低分子肝素法:法安明首剂量15～20U/kg,维持剂量7.5～10U/(kg·h)。

(4)无肝素抗凝法:主要针对高危患者及凝血机制障碍者。

(5)局部枸橼酸盐抗凝法:静脉端以氯化钙中和,易发生碱中毒。仅适用于连续性动-静脉血液透析(CAVHD)、CVVHD、连续性动-静脉血液透析滤过(CAVHDF)、CVVHDF。

4.技术模式　包括连续性动-静脉血液滤过(CAVH)、CVVH、CAVHD、CVVHD、CAVHDF、CVVHDF,缓慢连续性超滤(SCUF),高容量血液滤过(HVHF),持续高通量透析(CHFD),血浆置换(PE)和连续性血浆滤过吸附(CPFA)。

【临床意义】

1.急性肾衰竭　对于急性肾衰竭(ARF)患者,传统的血液透析可加重脏器的损害,特别是重症患者。当需要清除体内大量水分时,对于ARF合并心血管系统不稳定、严重容量负荷过多、脑水肿、高分解代谢以及需要大量补体时应选用CBP治疗。特别是CAVHDF或cvvHDF大大提高了慢性肾衰竭患者的生活质量。

2.SIRS和MODS　由感染或非感染因素刺激宿主而触发的全身炎症反应,期间产生大量炎症介质,最终导致机体对炎症过度反应和失控而引起的临床综合征。SIRS使全身内皮细胞和实质细胞受损,发展至不可逆休克和MODS。目前认为没有哪一种炎症介质起决定性作用,早期发现和干预SIRS是治疗的关键。MODS是SIRS的发展结果,也是大量炎性介质和细胞因子对机体损伤的结果。连续性血液净化(CBP)可通过体外循环对流和吸附作用清除炎症介质,改善SIRS的反应过程和预后,也使SIRS和代偿性抗炎反应综合征(CARS)处于新的平衡,稳定机体内环境,对防治MODS有重要意义。

3.ARDS　ARDS也是常见的一种危重病,SIRS患者中25%发生ARDS,而ARDS又是MODS中常见的受累器官。CBP治疗均可改善ARDS的预后。其不但清除炎性介质,同时对于肺水的清除也有益,能使肺内分流下降,改善了氧合功能。

4.重症胰腺炎　一种非感染性SIRS,其发病机制是胰蛋白酶的活化,消化自身胰腺组织,同时胰蛋白酶进入血液,作用于不同的细胞,释放出大量血管活性物质和炎性介质,导致胰腺坏死、炎性反应、血管弥漫性损伤和血管张力改变,引起多器官功能不全。应用CBP治疗重症胰腺炎,同时辅以腹腔灌洗或外科引流,可取得良好疗效。

5.严重水、电解质紊乱

(1)高钠血症:高钠血症致血晶体渗透压增高,从而导致细胞内脱水。对此患者如采用 CBP 治疗,效果更佳且安全。可根据患者的原发病情况和血液生化检查决定其净化方式和透析液或置换液的内容。

(2)低钠血症:低钠血症其晶体渗透压低,从而导致细胞内水肿,根据患者的病因及合并症情况选择净化方式,如合并水中毒则以血滤为主,合并酸碱失衡可做血液透析或血液透析滤过。

(3)高钾血症:血液净化特别是血液透析是纠正高钾血症的有效方法。一般内科常规方法是促使钾离子从细胞外向细胞内转移,这些均是临时性应急办法,不如血液净化方便、迅速。

(4)低钾血症:应用血液透析或血液透析滤过将透析液中钾离子浓度调至 510mmol/L,做净化 2～4h 血钾即可达到 315mmol/L 左右,然后根据血钾水平再决定透析液中钾的含量或者决定从静脉补钾的速度及量。血液净化纠正低钾血症既迅速又安全。

(5)水中毒:对任何原因所致的全身严重水潴留,凡一般常规方法治疗疗效不佳者,可采用 CAVH 或 CVVH。

6.肝衰竭　治疗范围为暴发性肝衰竭、慢性重型肝炎、慢性肝炎重度黄疸、胆汁淤积性肝病以及肝极量切除术和肝移植前后的肝支持替代治疗。对并发严重感染、肝肾综合征、肝性脑病的终末期肝病患者也可起到辅助治疗作用。血液净化的方式有血浆置换、血液灌流、血液吸附、体外肝辅助治疗(原代肝细胞培养、单克隆细胞株滤器)、体外肝灌流等。

7.药物或毒物中毒　当内科治疗效果不佳或伴有严重脏器损害时,应及时应用 CBP。CBP 的超滤液中含血浆中的所有药物,其含量取决于血浆药物浓度和与蛋白的结合力,只有游离的药物才能被滤出,

血液净化在中毒治疗中的目的如下。

(1)在毒物动力学上有效,即能显著增加毒物的排出。

(2)在临床上有效,即能缩短中毒患者的病程和(或)减轻病重程度。

(3)相比于其他治疗方法,如对症和解毒拮抗药治疗,具有良好的效价比和较小的风险。

(仇晓文)

第十节　血气分析监测技术

【设备要求】

全自动血气分析仪一般都包括 pH 电极、恒温装置、放大器、数字显示器、打印机和 CO_2 混合气体等。仪器应昼夜开机有利于机器的稳定,并应配备两套电极以避免一套电极老化时出现较大结果误差。

【监测方法】

1.标本的采集和保存　尽量使用动脉血标本,针头进入血管后不要用力回抽,应让动脉血液自动流入注射器,作为判断所抽的血为动脉血的依据。血标本采集后应立即将针头部封死,并立即送检,最好在 20min 内测定完毕;特殊情况下可将标本放在冰水中,并置于冰箱中,但保存一般不应超过 2h。

2.血气分析仪测定　按不同仪器操作规范向仪器注入适量血标本,分析仪自动处理标本并屏显和打印结果。血气分析中的项目和指标很多,除了 pH、PO_2、PCO_2 是由相应的电极直接测得以外,其余指标均是由 Siggaard-Andersen 列线图表通过血气分析仪附有的电脑装置间接得到。

【临床意义】

1.酸碱平衡指标

(1)pH2 由血气分析仪中的 pH 电极直接测得,主要反映酸碱内稳状态总的情况,是主要的酸碱平衡失调诊断指标。动脉血 pH 正常值为 7.35～7.45(7.40),人体赖以生存的极限 pH 为 6.80～7.80。pH 直接代表机体的酸碱状况,pH＞7.45 为碱血症,＜7.35 为酸血症,pH 值正常也不能表明机体没有酸碱平衡失调,需要结合其他指标综合分析。

(2)$PaCO_2$:动脉血 CO_2 分压,指以物理状态溶解在血浆中的 CO_2 分子所产生的分压,由血气分析仪中的 CO_2 电极直接测得。正常值 35～45mmHg。$PaCO_2$ 是主要的呼吸性酸碱平衡失调的指标,并可反映肺泡通气情况,一般情况下,＞45mmHg 提示呼吸性酸中毒,＜35mmHg 提示呼吸性碱中毒。

(3)碳酸氢根(HCO_3^-):有标准碳酸氢根(SB)和实际碳酸氢根(AB)之分,正常情况下两者是相等的,即 SB-AB。正常值 22～27mmol/L,平均 24mmol/L。SB 与 AB 均代表体内 HCO_3 含量,因此也是主要的碱性指标,酸中毒时减少,碱中毒时增加。两者的区别在于 SB 仅反映代谢因素,不能反映体内 HCO_3 的真实含量,而 AB 反映体内 HCO_3 的真实含量。AB 与 SB 的差值,反映呼吸对酸碱平衡影响的程度,有助于对酸碱失衡类型的诊断与鉴别诊断。

1)当 AB＞SB 时,提示呼吸性酸中毒,AB＜SB 时,提示呼吸性碱中毒。

2)当 AB＝SB,但均低于正常值时,提示失代偿性代谢性酸中毒。

3)当 AB＝SB,但均高于正常值时,提示失代偿性代谢性碱中毒。

(4)碱剩余或碱储备(BE):表示体内碱储备的增加与减少,是判断代谢性酸碱失衡的重要指标。正常值±3mmol/L。正值为碱储备,负值这碱缺失,碱中毒时增加,并呈正值;酸中毒时减少,并呈负值。

2.氧合状况的指标

(1)PaO_2:指动脉血液中物理溶解的氧分子所产生的分压。正常值一般为 80～100mmHg。PaO_2 是判断缺氧和低氧血症的客观指标,一般只有当＜60mmHg 时,临床才可诊断低氧血症。

(2)SaO_2:指动脉血液中血红蛋白在一定氧分压和氧结合的百分比,即氧合血红蛋白占血红蛋白的百分比。正常值 95％～97％。SaO_2 仅仅表示血液内氧与血红蛋白结合的比例,与 PaO_2 不同的是它在某些情况下并不能完全反映机体缺氧的情况,尤其是当合并贫血或血红蛋白减低时,此时虽然 SaO_2 正常,但却可能存在着一定程度的缺氧。

(仇晓文)

第三章　麻醉期间监测技术

手术麻醉期间基本监测包括无创血压监测、心电示波监测、脉搏氧饱和度监测、呼气末二氧化碳监测、温度监测。

一、无创血压监测

无创血压监测(NIBP)指没有创伤的血压测量方法,通常用袖带测量。根据血压表袖带充气方法的不同分为手动法和自动法两类。

手动法设备简单,费用低,可用于部分患者的监测,但费时费力,不能连续监测,不能及时反映术中患者的血压变化。手动法最常用的无创血压监测方法是水银柱血压计,此外还有弹簧表血压计。目前,除最基层的医院进行最小的手术外,一般已不在手术中应用。

自动法无创血压监测是当今麻醉中最常用的无创血压监测方法,是 20 世纪 80 年代监测史上的重大发现之一。自动法无创血压监测又可分为间断法和连续法。

(一)自动间断血压监测

自动间断血压监测根据振荡技术,上臂绑缚袖带,连接微机、气泵,仪器内有压力传感器,自动、定时地进行充气和排气,压力传感器感受肱动脉波动对袖带内压力的变化,测量并计算肱动脉的收缩压、平均压、舒张压以及脉率。

NIBP 的优点:无创伤,重复性好,操作简单,易掌握,使用范围广泛,可自动感知袖带和血压并自动调整充气量,而且能自动定时测量并报警。

NIBP 的缺点:长期、短间隔测量可引起肢体肿胀、缺血、皮下出血;准确性不如有创测压,心律失常时容易使测量结果失真。

(二)自动连续血压监测

目前主要有 4 种方法。

1.Penaz 法　指套套于手指中节,通过红外线的方法测量指动脉的直径计算收缩压、平均压、舒张压以及脉率。此方法容易受动脉痉挛的影响。

2.动脉张力测量法　在桡动脉附近安置特殊的压力换能器取得动脉波动的信号,计算收缩压、平均压、舒张压以及脉率。需要 NIBP 矫正。

3.多普勒法　根据多普勒效应,利用探头测量袖带远端动脉壁的运动情况,间接测量血压,用于小儿或低血容量时,但对平均压、舒张压测定不够准确。

4.动脉推迟测量法　在身体的不同部位安装光度传感器。对动脉波延长的部分进行推迟检测,计算收缩压、平均压、舒张压以及脉率。同动脉张力测量法一样,需要 NIBP 校对。

二、心电示波监测

心电示波监测是将心电图持续地、动态地显示在示波器上。早期的心电监测只能显示单一导联的心电图 P 波、QRS 波群及 ST 情况,现代心电监测已经可以多导联连续示波心电图并自动进行 ST 段分析,识别危险的心律失常,自动报警并记录。

围手术期心电示波监测的主要目的是应用于监测心率、心律和有无心肌缺血的 ST-T 改变。现代的心电示波监测均采用皮肤电极法采取心电信号,电极片的位置对结果的影响较大,推荐采用监测仪生产厂家的建议进行电极片安放位置安排,并尽量采用 5 电极的心电监测仪器,从而获得更多的数据。对于 3 电极的监测仪,应该注意正电极必须安放在负电极的左侧或下方,接地电极的位置不受限制。3 导联监测仪常用的电极片安放位置通常有 4 种:胸前 Ⅱ 导,右上电极为负极,置于右锁骨下,左上电极为正极,置于心尖部;胸前 Ⅲ 导,右上电极为负极,置于左锁骨下,左上电极为正极,置于心尖部;改良胸前导联 MC1,右上电极为负极,置于左锁骨下外侧,左上电极为正极,置于乳头下外侧;改良胸导 CM5,右上电极为负极,置于胸骨柄,左上电极为正极,置于心尖部。可根据手术的需要选用不同的导联进行监测。

杂波或干扰的问题是心电监测中较大的问题。减少干扰的常用方法有:购置合格的仪器设备;监护仪及干扰源(主要是高频电刀)良好接地;加抗干扰器、使用净化电源等。

三、脉搏氧饱和度监测

脉搏血氧饱和度(SpO_2)监测是根据血红蛋白的光吸收特性连续监测动脉血中血红蛋白氧饱和度的一种方法,为临床麻醉的常规监测。

(一)基本原理

脉搏血氧饱和度仪利用光电比色的原理,根据血中不同血红蛋白吸收光线的波长差异设计而成。它包括光电传感器、微处理器和显示器三部分。传感器探头内有两个分别发射波长 660nm 红光和 940nm 红外光的光源和一个光电二极管的接收器。其基本原理有两点:①氧合血红蛋白与还原血红蛋白有不同的吸收光谱;②通过动脉血流产生脉冲信号,但与静脉和其他组织相对无关。

血液中通常含有四种类型的血红蛋白,即氧合血红蛋白(HbO_2)、还原血红蛋白(Hb)、正铁血红蛋白和碳氧血红蛋白。除病理情况外,后两者浓度很低。脉搏血氧饱和度仪所测定的是 HbO_2 和 Hb,称为"功能性"血氧饱和度。功能性血氧饱和度 $= HbO_2/(HbO_2 + Hb)$。根据 Beer-Lambert 定律,即溶质浓度与通过溶液的光传导强度有关,将手指、脚趾或耳垂作为盛装血红蛋白的"透明容器",使用波长 660nm 红光(主要被 Hb 吸收)和 940nm 红外光(主要被 HbO_2 吸收)作为入射光源,通过测定穿透组织床的光传导强度,就可计算血氧饱和度。当入射光通过组织床时,动脉血吸收的光强度随动脉搏动而变化,形成光吸收脉波。通过光电传感器将测得的光强度传入微处理器,计算两个波长的光吸收比率。因为光吸收比率与 SpO_2 呈负相关,微处理器根据标准曲线处理,得出 SpO_2 值并在显示器上显示。

脉搏血氧饱和度仪的使用非常方便,探头可以放在手指或足趾,还有耳探头、鼻探头及软式探头。脉搏血氧饱和度仪可快速反映 SpO_2 及脉率。此外,还可显示和描计指脉搏体积图,有数字和搏动性波形显示,可记录和报警,有趋势和自动储存等功能。

(二)临床应用

脉搏血氧饱和度仪主要用于监测低氧血症。呼吸空气时,正常人 SpO_2 为 95%～98%[(PaO_2 为 10.7

～13.3kPa(80～100mmHg)],一般认为 $SpO_2$90％～95％为轻度缺氧,SpO_2<90％为重度缺氧,SO_2 降到 60％达 90s 时,有可能引起心跳骤停。发绀型先心病患者耐受缺氧的能力较强,早期缺氧在临床体征上很难识别。因脉搏血氧饱和度仪可以连续和实时监测 SpO_2,能在其他症状和体征出现之前对组织缺氧做出报警。SPO_2 与 SaO_2 显著正相关,相关系数 0.90～0.98,而 Saoz 随 PaO_2 改变而改变,它们之间的关系呈 S 形,称氧离曲线。氧离曲线受多种因素的影响而左移和右移,氧离曲线左移因素有:pH 升高、PCO_2 降低、体温下降、红细胞内 2,3-二磷酸甘油酸(2,3-DPG)减少;氧离曲线右移因素:pH 降低、PCO_2 增高、体温上升、红细胞内 2,3-DPG 增加。

麻醉中监测 SpO_2 可用于:术前评价呼吸功能;估计桡动脉、尺动脉和足背动脉情况,如辅助做 Allen 实验;监测全麻无通气期的安全期限,如气管插管时,提高麻醉诱导和气管插管的安全性;预防和及时发现麻醉失误和麻醉机的机械故障;运送患者途中对通气的监测,可较早提供低氧血症信息;麻醉苏醒期对呼吸功能恢复的监测,可提供气管导管拔管的指标;控制性低血压中结合平均动脉压和心电图 ST 段的变化,可以指导观察外周组织和心脏的灌注情况,判断控制性低血压的下限。

(三)麻醉中 SPO_2 下降时的处理

麻醉中 SPO_2 下降时,按照 DOPE 的思路进行检查,即气管导管是否移位、气道是否阻塞、是否有气胸出现(尤其是进行过中心静脉置管的患者)、仪器设备是否工作正常。

处理 SpO_2 下降前应该考虑的因素有:麻醉本身对氧合的影响、氧浓度不足(N_2O 过高)、通气不足(呼吸机设置不当)、体位(侧卧)引起的通气血流比失调、单肺通气、功能性血红蛋白减少、心血管功能抑制、氧释放障碍等。通常的处理方法如下:

(1)快速检查麻醉机、呼吸管道连接和手术野,发现和纠正明显的问题。

(2)确定脉搏信号强度和稳定性,排除以下干扰现象,如高频电刀应用、肢体运动、血压袖带充气、低温、低血压、外科医生压迫肢体和仪器探头脱落。

(3)迅速关闭 N_2O 和空气,确保纯氧通气。

(4)估计呼吸机、管道连接和肺系统情况,检查呼吸道压力,手法通气。检查呼吸道阻力和肺顺应性,检查双肺膨胀程度及其对称性,检查气管导管是否过深,检查呼气时气管导管或面罩内的雾气,可能时查看 $ETCO_2$;如果上面的检查均正常,则检查循环状态,包括 ECG、血压/皮肤颜色和脉搏等。

(5)抽动脉血气,检查 PaO_2 和 SaO_2,再做进一步的处理。

(四)准确性评价和局限性

SpO_2 监测具有迅速、连续和方便的特点,但存在某些局限性。研究表明,虽然 SpO_2 值稍高于 SaO_2,但只要仪器性能良好,操作正确,数值基本准确,二者相关性良好。

影响 SpO_2 准确性的因素有:贫血(Hb<70g/L)、低温、低血压[MAP<6.67kPa(50mmHg)]、应用血管收缩药、光线干扰、正铁血红蛋白和碳氧血红蛋白异常、黄疸(胆红素>20mg/dL,342μmol/L)及血管内染色、涂指甲油、体外循环平流灌注、外周血管疾病、脉搏细弱和探头位置的改变等。所以在临床使用中应结合其他监测指标综合判断病情。

尤其应该注意的是,动脉氧分压的测量值在 21.3～80.0kPa(160～600mmHg)之间变化时,SpO_2 的监测值均可为 98％～100％时,单凭 SpO_2 并不能全面评价和判断是否存在氧合不良。如果需要评价和判断氧合情况,仍需要依据吸入氧浓度和动脉血气分析结果进行综合判断。

四、呼气末二氧化碳监测

呼气末二氧化碳监测($ETCOO_2$)的问世,使得无创技术监测肺功能,特别是肺的通气功能变得简便,可在床边连续定量监测肺功能,为麻醉患者等进行呼吸支持和呼吸管理提供了明确指标。

临床上最常用的方法是红外线吸收技术。当红外线检测气体时,红外线的吸收率同二氧化碳的浓度相关,反应迅速,测定方便。通常根据监测点的位置不同,分为主流式监测和旁流式监测。有的厂家将二氧化碳监测同麻醉药物浓度监测设计在一起,更有厂家将呼吸力学监测也置于同一机器内,大大增加了监测机器的功能。还有价格昂贵的质谱法和应用简单但准确性还需要检验的比色法。

(一)呼气末二氧化碳波形

正常波形一般分为 4 个部分,即吸气基线、呼气上升支、呼气平台和呼气下降支。

观察呼气末二氧化碳波形应观察 5 个部分:基线,代表吸入二氧化碳浓度,一般为零,如果钠石灰失效,则基线升高;高度,代表呼出气二氧化碳浓度;波形;频率,即呼吸频率;节律,可提示呼吸中枢或呼吸机的功能。

(二)呼气末二氧化碳异常波形及其临床意义

1.呼气末二氧化碳分压($PETCO_2$)降低

(1)突然降低到 O_2 预示情况紧急,气管导管位置变化,如连接脱落或呼吸机故障、导管堵塞、监测仪故障。

(2)突然降低到非 O_2 呼吸道漏气。

(3)指数降低:生理性死腔增加或二氧化碳产生减少,原因包括失血、低血压,循环衰竭、肺栓塞和心跳骤停等。

(4)持续低浓度:没有正常的平台,说明吸气前换气不彻底或呼出气体被新鲜气流稀释。可能原因包括支气管痉挛、分泌物增加导致小气道梗阻。

2.平台正常

(1)平台偏低:生理死腔增加、过度通气、机器准确性较差。

(2)平台逐渐降低:低体温、过度通气、全身麻醉、肺血容量不足、肺灌注降低。

3.呼气末二氧化碳分压($PETCO_2$)升高

(1)$PETCO_2$:逐渐升高:气道阻塞、呼吸机漏气、设置改变;二氧化碳气腹;二氧化碳产生增加,如体温过高、感染中毒综合征(SEPSIS)、恶性高热等。

(2)$PETCO_2$ 突然升高:肺循环内二氧化碳产生增加如静脉注射碳酸氢钠、松开止血带、松开腹主动脉阻断钳;还有可能是取样管堵塞;如果基线同时增加,说明有二氧化碳重吸入。

4.异常波形　小的切迹——控制呼吸中出现自主呼吸或自主呼吸时肌松剂残余;冰山样曲线——肌松剂或麻醉性镇痛剂恢复期;驼峰样曲线——侧卧位引起;不规则波形——漏气。

(三)呼气末二氧化碳的影响因素

1.影响呼气末二氧化碳的主要因素有　二氧化碳产量、肺换气量、肺血流灌注以及机械故障;

2.影响动脉-呼气末二氧化碳差($P_{a-ET}CO_2$)的因素　呼吸、循环、年龄、碳酸酐酶抑制剂的应用。

(四)临床意义

1.$ETCO_2$ 可准确地监测肺的通气功能。

2.维持正常通气。

3.确定气管导管位置,为判断气管导管位于气管内的金标准。

4.发现呼吸机的机械故障。

5.调节呼吸机的各项通气参数以及指导呼吸机的撤除,可减少进行血气分析的次数。

6.监测体内二氧化碳产生的变化。

7.监测循环功能:$ETCO_2$ 可监测肺泡无效通气量及肺血流量的变化。$PaCO_2$ 为有血流灌注的 P_ACO_2,$P_{ET}CO_2$ 为有通气的 P_ACO_2。若 $P_{ET}CO_2$ 低于 $PaCO_2$,$P_{a-ET}CO_2$ 增加,或二氧化碳波形上升呈斜形,说明肺无效通气量增加和肺血流量减少。

(五)临床应用

1.各种原因引起的呼吸功能不全。

2.机械通气中的监测。

3.休克、心力衰竭、ARDS、肺梗塞的患者。

4.心肺复苏、脑复苏期间,当 $ETCO_2$ 持续地水平时,在排除了过度通气之后,$ETCO_2$ 逐渐低下通常表示二氧化碳产生减少,为生物学死亡即代谢减慢甚至停止的标志。

5.判断气管导管位置。

6.调节呼吸机的参数。

五、温度监测

体温的恒定是维持机体各项生理功能的基本保证,对体温的有效监测和调节是维持机体内环境稳定、保证手术成功、降低手术并发症的重要措施之一。

手术中主要应该监测和避免发生体温下降,如果突然出现体温异常升高,应该想到恶性高热的可能。

(一)低温对机体的影响

1.心血管系统 低温直接抑制窦房结功能,减慢传导,心排血量、心率下降,体温进一步降低达 30℃ 时可出现心律失常,如结性逸搏、室早、传导阻滞甚至室颤,此时,一般的治疗措施通常无效,除非患者体温恢复正常。

2.呼吸系统 低温时呼吸系统的表现为呼吸频率下降,潮气量下降,对低氧、高二氧化碳的反应下降,氧离曲线左移,$PaCO_2$ 升高,支气管扩张,呼吸节律随体温下降而减慢直到呼吸停止。

3.血液系统 低温时血黏度增加,血浆浓缩,血小板功能受损,凝血因子活性抑制,出血增加。

4.肾脏 低温使肾血流量下降,肾小球滤过率下降。

5.内分泌系统 胰岛素分泌减少,高血糖素、肾上腺素水平增加,血糖增加。

6.对氧输送的影响 低温使氧离曲线左移,氧对血红蛋白的亲和力增加,不利于氧的释放。

7.药物代谢的影响 低温使药物代谢减慢,全身麻醉的患者清醒延迟。

8.其他方面 术中低温会引起术后的寒战。而寒战可使颅内压增加,疼痛加剧,氧耗增加,对患者有不利影响。

(二)体温监测的实施

1.监测位置 中心温度常用的监测部位有鼓膜、食管、鼻咽部和肺动脉,口腔、腋窝温度与中心温度的相关性较差,直肠温度也是常见的监测部位,不同的监测点意义不同。一般情况下,麻醉中最常用的监测部位是鼻咽部。

2.监测方法 最常用的方法是水银柱温度计。其他的方法还有电子体温计。麻醉中最常用的是热敏电阻温度计。应用时,将不同的体温探头置于不同的测定部位,可连续监测体温变化。

3.临床应用

(1)低温麻醉时体温监测是不可缺少的监测项目,一般至少要监测鼻咽温(代表颅脑温度)和肛温(代表内脏中心温度)。

（2）小儿麻醉均应该进行体温监测。

（3）时间超过 1 小时的手术均应该进行体温监测,尤其是胸腹腔的大手术。

（三）手术中的保温措施

1.维持手术室内的温度　一般维持在 22～26℃为最佳。

2.使用保温床垫和保温毯　通过应用保温床垫,可很好地维持患者的体温。

3.加温输液　对大量快速输入体内的液体,可事先加温到 38～39℃;也可通过输液管路对液体进行加温。

4.手术中复温和保温　可在关闭胸腹腔前用温热的盐水冲洗胸腹腔。

（苏海文）

第四章 ICU救治技术

第一节 氧疗技术

【物品准备】

鼻导管;面罩;通气机;简易呼吸球囊:每间ICU病房应备1~2个;气道护理盘:粗细适宜的吸痰管数根,纱布数块,气道湿化用无菌生理盐水1瓶,注射器2把(分别用于注射湿化水和气管内导管气囊充气、放气),无菌镊2把和盛有冷开水的治疗杯2套(分别用于气道内吸引和口腔内吸引)。

【操作方法】

1.给氧方式的选择

(1)控制性氧疗:氧浓度从较低开始,逐步调整至最佳有效浓度,吸入氧浓度不超过50%。

(2)高浓度氧疗:指吸入氧浓度>50%,通过面罩,持续呼吸道正压(CPAP),或呼吸机等方法供氧,此法常用于呼吸衰竭、休克、重度贫血、心脏病和中毒等严重缺氧患儿的抢救。

2.给氧方法

(1)鼻导管给氧:有单鼻管、双鼻管和鼻塞等不同种类,给氧的氧浓度在30%左右。单鼻管结构简单,使用方便,依从性好,适用于轻度缺氧及病情相对稳定的患者。使用时氧流量一般设在1~3L/min,流量过大容易引起咽部刺激和不适。鼻导管吸氧的实际吸入氧浓度(FiO_2)可用下列公式估算:$FiO_2 = 21 + 4 \times$氧流量(L·min)。

(2)双鼻导管:固定方便,输氧可靠,较适宜于患儿使用。使用时将双鼻导管两头分别置入左右两侧鼻前庭内0.5cm,另一头通过Y管与输氧管连接。双鼻导管和鼻塞的吸入氧浓度较单鼻导管稍高。

(3)面罩吸氧:常用的有单纯面罩、部分重吸收式面罩和活瓣式面罩等不同类型,各类面罩的功能相似。单纯面罩的吸入氧浓度在40%~60%;使用时应选择外形大小合适、与患者面部吻合的面罩。给氧流量调至5L/min或更高(氧流量过小可引起CO_2潴留)。活瓣式吸氧面罩的吸入氧浓度可达60%~95%,用法同一般面罩,但该类面罩体积和重量较大。

(4)吸氧头罩:刺激较小,容易接受,其吸入氧浓度与面罩相似,可达50%~60%。使用时还应注意根据头部直径大小选择合适规格头罩。

(5)CPAP:分为无创(鼻塞,面罩)和有创(气管插管)两类。鼻塞法简便,较易耐受,主要用于严重缺氧或伴肺泡萎陷患者。缺点为易发生漏气,能维持的气道压力较低,不能满足高CPAP需求患儿的治疗。有创CPAP主要用于ARDS,严重低氧性呼吸衰竭等重症患者。

(6)机械通气:任何原因引起的呼吸衰竭的治疗和预防都是机械通气的适应证,具体包括严重通气不足、严重换气障碍、不能负荷过多的呼吸作功、咳嗽和排痰能力差而需借助机械通气疏通呼吸道、多根多段肋骨骨折、配合气道湿化以及药物的雾化吸入。

【技术要求】

1.防止交叉感染　所用导管、面罩、活瓣、湿化瓶、呼吸机等应定时进行适当的清洗、消毒、更换等处理。

2.密切观察供氧效果　缺氧是否改善,效果不满意时应查找原因。

3.呼吸机给氧　应观察两侧胸部起伏是否对称、呼吸音是否清楚、通气情况如何,非同步呼吸机应注意呼吸动作是否协调,检查压力表以确定呼吸道有无梗阻,管道有无扭曲、折叠或漏气,观察缺氧有无改善。

4.注意安全　用氧时应防火、防震、防油、防热,氧气筒应放稳以免爆炸。

【临床应用】

1.氧疗适应证

(1)$PaO_2 < 55mmHg$,$SaO_2 < 85\%$,$PvO_2 < 35mmHg$.

(2)$PaO_2 < 65mmHg$,但伴有缺氧症状(气促和呼吸困难等)。

(3)急性缺氧,呼吸窘迫伴 $PaCO_2$ 升高或降低。

(4)心肺复苏后、休克、心力衰竭、急性脑水肿、中毒、重度贫血等或病情不稳定者。

2.氧疗原则　正确把握给氧时机,重点观察病情和调整吸入氧浓度;氧疗须在病情控制和缺氧症状缓解后停止;根据病情给氧,使患者安静舒适,PaO_2 保持在 $50 \sim 80mmHg$;尽量减少和避免长时间高浓度吸氧。

3.氧疗效果监测　通过血氧水平来进行判断,监测方法包括血气分析和经皮氧监测。

(廖　喆)

第二节　机械通气技术

【物品准备】

1.通气机　现场急救、转运途中、急诊抢救选用便携式电动通气机,配有大容量电池者尤适用。治疗低氧血症宜选用功能较齐全、性能良好的气动通气机。通气时间超过 24h 者,应配湿化器。

2.简易呼吸球囊　每间 ICU 病房应备 1~2 个。

3.气道护理盘　粗细适宜的吸痰管数根,纱布数块,气道湿化用无菌生理盐水 1 瓶,注射器 2 把(分别用于注射湿化水和气管内导管气囊充气、放气),无菌镊 2 把和盛有冷开水的治疗杯 2 套(分别用于气道内吸引和口腔内吸引)。

4.吸引器

【操作方法】

1.通气机的准备　正确安装、连接湿化器与呼吸管道,接上电源和气源,开机测试,检查通气机工作是否正常、呼吸回路气密性是否良好。

2.通气机与患者的连接方式

(1)面罩:气密性较差,仅适用于清醒、合作患者的短期通气。

(2)经口气管插管:适用于意识丧失者较短期通气。

(3)经鼻气管插管:多数患者适用,可反复应用,痰多、吸引困难或发生鼻压疮者不宜。

(4)气管造口:适用于需长期通气者,或气管插管禁忌或插管困难者。

3.通气模式选择

(1)控制模式:潮气量或吸气压都是预先设置的,吸气时间也是预先设置的,而不管通气是否是由患者的吸气努力而同步触发的。其中预置潮气量的称容量控制(VC),预置吸气压的称压力控制(PC)。控制模式适用于自主呼吸能力很差或丧失的患者,其中 VC 用于注重潮气量而较少考虑高气道压影响的患者,PC用于管路漏气时或气压伤风险较大患者,婴幼儿一般用 PC。

(2)支持模式:主要是压力支持通气(PSV)形式,通气由患者的吸气努力触发,通气机仅在吸气期提供一个恒定的吸气压,而呼吸频率和吸气时间完全由患者决定。用于呼吸驱动力完好而呼吸力量受限的患者,或用于撤机过程。

(3)组合模式:常用间歇指令通气(IMV)形式,部分呼吸为控制模式,其余部分为支持模式或完全自主呼吸(即支持压力为零的支持模式),用于中间状态的患者,或用于撤机过程。

4.通气参数设置　根据通气模式设置相应的有关参数,具体数据应根据患者的年龄、体重、基本病情和机体代谢率等估计,且应随病情变化和监测结果不断调整。

(1)潮气量:一般为 4～10ml/kg。

(2)呼吸频率:成人 12～18/min,儿童 18～25/min。

(3)吸呼比:1:2 左右。

(4)吸气压:一般 1.2～2.0kPa。

(5)分钟通气量:成人一般 6～8L/mim。

(6)吸入氧气浓度:一般 30%～40%,尽量避免长时期>50%。

(7)呼气末正压(PEEP):通常 0.5～1.5kPa(5～15cmH_2O)。

【技术要求】

1.通气机工作状况

(1)吸气压:吸气峰压(PIP)增高表示气道阻力增大或呼吸不合拍,PIP 过高可能导致气压伤。吸气压过低常见于管路泄漏或脱管。在 VC 模式下尤应注意 PIP。

(2)通气量:包括吸入潮气量、呼出潮气量和分钟通气量。若呼出量显著小于吸入量,常表示管路漏气。在 PC 模式下尤应注意潮气量和分钟通气量。

(3)呼吸频率和节律:频率过快常表示通气不足,节律明显不规则可能是呼吸驱动力不足或压力支持水平不合适。

(4)吸入氧气浓度:若明显低于设置值,可能系供气压力不足。

2.通气效果监测　患者安静,末梢循环良好,无大汗,自主呼吸<20/min,无辅助呼吸肌剧烈收缩,两肺呼吸音适度,胸廓稍有起伏,血压、心率平稳,说明通气效果满意,否则可能有通气不足或呼吸衰竭纠正不理想。

3.血气监测　一般在开始通气后或通气参数有大的调整后 30min,应行血气分析。情况平稳的患者,一般每日复查血气 1～2 次,病情有剧烈变化者随时做血气监测。条件许可时应持续监测 SpO_2 和 PE-CO_2。

【临床应用】

1.呼吸机报警的处理　气道高压报警、气道低压报警、通气不足报警、呼吸频率过快报警、吸氧浓度报警、呼吸机工作压不足报警。

2.人机不协调、人机对抗

(1)原因:包括人工气道不适应,机械通气恐惧心理;气道分泌物存在,咳嗽;呼吸模式、呼吸参数设置不当;发热、耗氧增加;支气管痉挛、气胸、胸腔积液;心功能不全、容量不足(循环有效容量不足);呼吸管道积水;病情加重(肺部感染、坏死性胰腺炎、大出血等);肺损伤加重,V/Q失调,肺内分流增加。

(2)对策:清醒者争取患者配合,适当应用镇静药或简易呼吸器过渡;呼吸治疗中出现的问题,原因一时不清而情况紧急时先行简易呼吸器辅助呼吸,同时积极寻找诱因;排除管道漏气、积水,是否通畅,并给予诱因;调整呼吸模式、呼吸机参数;对症处理,降温、解痉、抽胸腔积液、抽气、闭式引流;对因治疗包括改善心功能、补充血容量、纠正低蛋白血症,加强抗感染;应用呼吸抑制药,如地西泮、吗啡;应用肌松药,如阿曲库铵等;禁用呼吸兴奋药。

3.呼吸道湿化

(1)加温湿化:湿化器内加适量蒸馏水,吸入气温度控制在30～35℃。

(2)喷雾湿化:用于配合药物的雾化吸入。

(3)被动湿化:在气道和Y形管之间连接一个人工鼻,使呼出气中的水分重吸入。

(4)气管内直接滴注:每15min左右往气管导管内注一次生理盐水,成人每次约2ml,儿童酌减。

4.通气机与患者呼吸不协调

(1)原因:通气不足、缺氧、存在引起过度通气的疾患、通气障碍、恐惧等。

(2)处理:查清原因并予排除;增加通气量或手控呼吸,并吸纯氧,用人为的过度通气抑制自主呼吸;用镇静药,可选用吗啡10mg或地西泮10～20mg间歇静脉注射;以上处理无效者可加用肌松药,如静脉注射潘侃罗宁2～4mg、筒箭毒碱10～20mg或苯磺阿曲库铵12.5～25mg。

5.通气机故障 应立即脱开,并换用简易呼吸球囊或备用通气机。

6.通气机的消毒 应每日换用无菌管道和湿化器,换下的物品按材料种类用相应的消毒液浸泡灭菌、冲洗、晾干,备用。每例治疗结束后,通气机应进行终末消毒,更换滤菌器,重复使用的滤菌器用环氧乙烷消毒。

(廖 喆)

第三节 支气管肺泡灌洗术

【物品准备】

1.纤维支气管镜。

2.远端带气囊的保护性导管。

3.负压吸引装置。

4.灌洗液收集瓶。

5.消毒物品,包括无菌手套、乙醇(酒精)等。

6.地西泮10mg及阿托品0.5mg。

【操作方法】

1.术前详细了解病史,复阅X线片,向患者嘱咐注意事项,以取得配合。

2.术前3～4h禁食,术前30min肌内注射地西泮10mg及阿托品0.5mg。

3.2%利多卡因鼻腔、气道局部黏膜麻醉。

4.纤维支气管镜经鼻腔插入气管,嵌入右肺中叶或左肺舌叶段支气管管口,注入2%利多卡因2～3ml局麻后,用50ml注射器将37℃生理盐水分次注入,每次25～50ml,总量100～300ml,注入后立即通过负压吸引装置吸引、回收至灌洗液收集瓶内。一般来说,回收率应在40%以上。

5.回收液用双层无菌纱布过滤,除去黏液,置于-4℃冰水中送检,并在2~3h进行检查、分析,灌洗液细胞成分,正常人肺泡吞噬细胞占90%以上才能认为是灌洗成功。

6.标本收集后应立即进行检查,若室温放置时间过长可以改变其细胞的活性,最好在4℃条件下进行离心沉淀,行细胞成分分析。

7.支气管肺泡灌洗液的实验室检查包括细胞总数和分类以及单克隆抗体测定;非细胞成分如免疫学和生化学测定,有些活性物质的测定是周围血中所不能开展的内容以及其他如肿瘤细胞、分枝杆菌、卡氏肺囊虫细菌、真菌等。

8.治疗性支气管肺泡灌洗术(BAL)主要以清洗气道内分泌物达到改善通气为目的,即只冲洗支气管、肺泡而不收集灌洗液做细胞学检查。

【技术要求】

1.咳嗽反射须基本抑制,否则将直接影响回收量。

2.灌洗的生理盐水必须加温至37℃,过冷或过热将引起支气管痉挛或刺激性咳嗽。

3.BAL过程中,纤维支气管镜必须保持楔入位置,以防灌洗液逸流及大气道分泌物污染。

4.负压吸引应保持在50~80mmHg,负压过大时可导致支气管闭陷和损伤,影响回收量,吸引应为间断性

5.对成人进行BAL检查,应使用通常成人使用的纤维支气管,即外径为5~5.9mm者。

6.分次注入的灌洗液每次回收后可混合一起进行细胞计数与分类。为防止第一份标本混有支气管内成分,也可将第一份回收标本与以后的标本分开进行检查。如何选择应根据患者的病情与研究需要决定。

7.合适的BALF有如下要求。

(1)达到规定的回收量。

(2)不混有血液(特别是含有红细胞将影响结果判断者),一般红细胞数不应超过10%。

(3)不应混有多量的上皮细胞(一般不超过3%)。

8.如对BALF的细胞成分或可溶性物质做进一步检查时,需对BALF做进一步处理,如做肺泡巨噬细胞研究时,可行锥虫蓝染色,巨噬细胞成活率不<95%;上清液准备行蛋白、酶学检查时,应贮于-20℃冰箱,贮存时间>3个月时,应放于-70℃冰箱;行微生物或肿瘤细胞检查时,需符合其他要求。

9.尽管BAL检查是一比较安全的方法,但也可引起发热、肺浸润性阴影等不良反应,纤维支气管镜检查本身也存在一定并发症,因此进行BAL检查应掌握适应证。

【临床应用】

1.支气管肺泡灌洗的适应证

(1)哮喘持续状态:对一般治疗方法无效者可采用BAL治疗,以清除小气道的黏液栓,改善肺功能。对哮喘患者做纤维支气管镜或气管插管必须事先给予大量激素,术中用琥珀酸氢化可的松静脉滴入以控制气管痉挛的发作,必要时加用异丙肾上腺素1ml溶于5%葡萄糖250ml静脉滴注。

(2)肺泡蛋白蓄积症(PAP):具体包括肺活检已确诊的;肺分流量>10%~20%;活动后呼吸困难及低氧血症加剧。

(3)呼吸衰竭:特别是对人工通气及常规治疗不能除去细支气管内黏液栓者。

(4)大咯血:在清除气道的分泌物和淤血后可用生理盐水灌洗出血病灶,一般用500ml 4℃的生理盐水,有人用稀释的冷肾上腺素局部灌注,控制出血。

(5)肺尘埃沉着病(尘肺):在早期用盐水洗出有害粉尘,不仅能改善症状而且改变预后。

(6)下呼吸道感染:有些难治的支气管扩张,各种抗生素不能控制其痰量,尤其适用于危重病需要机械通气患者。

2.注意事项

(1)患者准备同支气管镜检查,但若在机械通气患者中实施该检查时,由于支气管镜操作可使潮气量减少约30%,故在操作前15min,应将FiO_2调至100%,若此时SaO_2仍<90%时。应延迟检查。令操作前胸部X线片,以初步确定采样部位。

(2)若同时需做PSB采样,应先行PSB,再做BAL。

(3)为减少口咽部分泌物污染,术前可肌内注射阿托品以减少分泌物或先插入鼻咽导管,再从导管中插入支气管镜。

(4)为避免支气管镜活检孔道受污染,在采集标本前尽量不做吸引,必要时可在活检孔道开口加塞,即所谓"双塞保护注"。

(5)采集标本前尽量不从活检孔注射麻药,以免将上呼吸道细菌带入采样区,以及麻醉药抑制细菌生长可能。令做保护性灌洗给气囊注气时,注意应缓慢注入,一般注入1.5~2.0ml即可,当气囊充盈封住所需采样的亚段支气管后轻轻提拉导管,以确定封闭牢固。

(6)为了减少上呼吸道正常菌群的污染,在BAL操作中常弃去首次灌洗液。

(廖　喆)

第四节　深静脉置管术

【物品准备】

静脉穿刺包;深静脉套管;手套、消毒用品、注射器、局麻药;肝素稀释液(肝素15~20mg加入100ml生理盐水中)。

【操作方法及技术要求】

1.颈内静脉穿刺置管术

(1)多选中路法

1)定位:胸锁乳突肌三角的顶端作为穿刺点,距锁骨上缘2~3横指(3~5cm);颈总动脉前外侧。

2)进针:针干与皮肤冠状面成30°,紧靠SCM锁骨头内侧缘进针,直指同侧乳头或指向足端。由于颈内静脉与颈总动脉相距很近,为避免误伤动脉,在正式穿刺前应先用细针试穿,以确定穿刺的角度和深度,然后再正式进行穿刺。

3)低位中央进路:若遇肥胖、短颈或小儿,胸锁乳突肌标志常不清楚,定点会有一些困难。此时可利用锁骨内侧端上缘切迹作为骨性标志,颈内静脉正好经此而下行与锁骨下静脉汇合。穿刺时左手拇指按压此切迹,在其上方1~1.5cm进针。针干与中线平行,针尖指向足端,与皮肤成30°~45°,一般进针2~3cm即可进入颈内静脉;若未成功再将针退至皮下,略向外侧偏斜进针常可成功。

(2)操作步骤

1)体位:去枕平卧,头转向对侧;肩背部垫一薄枕,取头低位10°~15°。

2)消毒、铺巾。

3)局麻定位:1%利多卡因3~4ml;试穿,探明位置、方位和深度。

4)穿刺置管:穿刺路径,可保持负压;进入静脉,突破感,回血通畅,呈暗红色,压力不高;置导丝,用力适当,无阻力,深浅合适,不能用力外拔;外套管,捻转前进,扩管有度;置导管。

5)固定:缝线,粘贴。

(3)注意事项

1)进针深度:一般1.5～3cm,肥胖者2～4cm;若无回血可能进针方向与角度不合适,静脉张力过低,被推扁后贯穿等。

2)掌握多种进路:避免一种进路反复多次穿刺;注意患者体位和局部解剖标志。

3)置管长度:男性13～15cm,女性12～14cm,小儿5～8cm。

4)避免空气进入:体位不合适,CVP低,深吸气;重视每一个操作环节。

2.锁骨下静脉穿刺置管术

(1)锁骨下径路

1)体位:上肢垂于体侧并略外展,头低足高15°,肩后垫小枕(背曲),使锁肋间隙张开,头转向对侧。

2)穿刺点定位:锁骨中、外1/3交界处,锁骨下1.0cm。

3)皮肤消毒:按胸部手术要求消毒皮肤。上至发际,下及全胸与上臂,铺洞巾即可。

4)穿刺:先用0.5%利多卡因做穿刺点局麻,右手持连接注射器之穿刺针,保持针尖向内偏向头端直指锁骨胸骨端的后上缘前进。针干与平面成25°～30°,进针3～5cm。

5)要求:尽量保持穿刺针与胸壁呈水平位;贴近锁骨后缘。

(2)锁骨上径路

1)体位:肩部垫小枕,头转向对侧,挺露锁骨上窝。

2)穿刺点定位:胸锁乳头肌锁骨头外侧缘,锁骨上约1.0cm。消毒铺巾。

3)穿刺:针干与锁骨或矢状切面成45°;在冠状面针干成水平或略前偏15°;朝向胸锁关节;进针1.5～2.0cm。

3.股静脉穿刺置管术

(1)体位:仰卧,下肢外展外旋30°～45°。

(2)进针点:腹股沟韧带中点稍偏内侧,股动脉内侧0.5cm,腹股沟韧带下1～2cm,婴儿近韧带下方,股动脉旁进针。

(3)进针方向:向上、向后、指向内侧(脐部),针尖斜面向上,针体与冠状面成30°左右,进针深度2～5cm。穿刺针易刺破股静脉前后壁,故常在退针时出现回血。

【技术要求】

4.主要并发症

(1)穿刺并发症:误穿动脉、血肿、气胸、血胸、液胸、心律失常、其他组织器官损伤、空气栓塞、穿刺失败。

(2)留管并发症:导管错位、心脏压塞、血栓形成、导管相关感染、导管断裂、空气栓塞。

(3)感染:引起感染的因素是多方面的,如导管消毒不彻底,穿刺过程中无菌操作不严格,术后护理不当,导管留置过久,患者抵抗力下降等。

1)表现

①出现不能解释的寒战,发热。

②局部压痛和炎症反应。

③白细胞数增高,血培养确诊。

2)预防

①严格无菌操作。

②导管留置时间不宜过长,2~4周。

③穿刺点每日用碘酒、乙醇涂敷局部,更换敷料。

④保持局部周围干净,尤其股静脉置管者。

⑤增强全身机体抵抗力。

3)处理:应拔除导管,并做细菌培养,以利于治疗。应用抗生素。

【临床意义】

1.适应证

(1)治疗

1)外周静脉穿刺困难。

2)长期输液治疗。

3)大量、快速扩容通道。

4)胃肠外营养治疗。

5)药物治疗(化疗、高渗、刺激性)。

6)血液透析、血浆置换术。

7)其他(各种介入治疗)。

(2)监测

1)危重患者抢救和大手术期行CVP监测。

2)wan-Ganz导管监测。

3)心导管检查明确诊断。

(3)急救

1)放置起搏器电极。

2)急救用药。

2.相对禁忌证

(1)血小板减少或其他凝血机制严重障碍者避免进行锁骨下静脉穿刺,以免操作中误伤动脉引起局部大血肿。

(2)局部皮肤感染者应另选穿刺部位。

(3)广泛上腔静脉系统血栓形成及血气胸患者避免行颈内及锁骨下静脉穿刺。

(4)不合作、躁动不安患者。

(廖　喆)

第五节　临时心脏起搏技术

【物品准备】

1.一般准备　心电图机或心电监测仪、除颤器、急救药品。

2.插管器械　无菌敷料包、穿刺针、导引钢丝、扩张管、静脉鞘管、起搏电极。

【操作方法】

1.术前在患者双肩及双胁肋部　贴监护电极行心电监护,备除颤仪和急救药品。

2.静脉途径   可采取股静脉、锁骨下静脉或颈内静脉通路。右侧颈内静脉是最常用的静脉途径,它进入右心室最直接,并能稳定固定导线的位置。

3.穿刺方法   穿刺前先用肝素生理盐水冲洗穿刺用具。常规消毒、铺巾,利多卡因局麻。16F 或 18F 穿刺针穿刺静脉,进入静脉后回血通畅,将导引钢丝送入血管腔内,撤除穿刺针。经导引钢丝送入扩张管和静脉鞘管,退出扩张管和导引钢丝,肝素生理盐水冲管。置鞘成功后从鞘管插入起搏电极导管,进入 15 ～20cm 或右心房后,气囊充气 1.0～1.5ml,电极导管可顺血流导向通过三尖瓣。

4.电极导管定位与固定   心腔内心电图可指导电极导管的定位。插入前先将起搏电极导线的正、负极分别与临时起搏器的正、负极连接。开启起搏器,选择 VVI 模式,起搏参数设定为感知灵敏度 1～3mV,起搏电压 5V,起搏频率设定高于自身频率 20 次/分。在持续起搏状态下,沿鞘管送入起搏电极导管,在推送电极导管同时密切观察心电监护情况。导管到达右心房时呈现巨大 P 波,记录到巨大 QRS 波时表示导管穿过三尖瓣进入右心室,导管接触到心内膜时显示 ST 段呈弓背向上抬高 1.5～3.0mV 是重要的电极定位指标。依起搏图形 QRS 波方向调整电极位置直至出现稳定的起搏图形。

右心室心尖部起搏,在体表心电图上产生类左束支传导阻滞及左前分支阻滞的 QRS-T 波群,心电轴显著左偏 30°～90°,Vl 的 QRS 形态可表现为以 S 波为主的宽阔波。右心室流出道起搏,起搏的 QRS 波群呈类左束支传导阻滞型,Ⅱ、Ⅲ、avF 导联的主波向上,心电轴正常或右偏。

右心室心尖部是最稳固的部位,通常起搏与感知阈值较为满意。右心室流出道起搏作为心尖部起搏的一种替代选择及补充是可行的,从理论上讲,其血流动力学优于心尖部起搏。一般要求起搏阈值应< 1mA(0.5V),在深呼吸和咳嗽时导管顶端位置应固定不变。电极导管安置到位后,应将导管和鞘管缝合固定在穿刺部位的皮肤处。乙醇消毒后局部覆盖无菌纱布包扎。术后持续心电监护,患者取平卧位或左侧卧位。

5.起搏电参数调节

(1)起搏频率:一般为 40～120 次/分,通常取 60～80 次/分为基本频率。

(2)起搏阈值:每次都能引起心脏有效收缩的最低电脉冲度。将电压和电流逐渐降低使起搏心电图有漏波,再加大电压和电流致出现连续有效起搏的电压和电流即为起搏阈值。心室起搏要求电流 3～5mA,电压 3～6V。

(3)感知灵敏度:起搏器感知 P 波或 R 波的能力。心室感灵敏度值一般为 1～3mV。

【技术要求】

1.临时起搏期间应注意起搏器的起搏功能和感知功能是否良好、有无电极脱位或电极穿孔、穿刺部位有无感染等,并注意有无自身节律的回复。

2.临时起搏的持续时间以 2 周内为宜,最长不应超过 4 周。

3.琥珀胆碱、高钾血症、代谢性酸中毒可提高心肌起搏阈值,从而减弱起搏效果;另一方面,缺氧和低钾血症可降低心肌起搏阈值,从而可诱发心室颤动。

4.手术中应尽量不用电灼,以免干扰起搏器。如必须使用电灼,应注意以下方面。

(1)使用心室固定频率型起搏器或心室按需型起搏器。

(2)接地板尽可能远离发生器。

(3)缩短每次使用电刀的时间。

(4)尽可能降低电刀的电流强度。

(5)发生器不能位于作用电极和电刀接地板之间。

(6)心脏和胸腔手术使用电刀危险性较大,而远离心脏部位使用电刀危险性较小。

（7）备好异丙肾上腺素,以防起搏器失效。

【临床应用】

1.治疗方面

（1）阿-斯综合征发作。

（2）急性心肌梗死、急性心肌炎、药物中毒、电解质紊乱等疾病时出现的缓慢心律失常。

（3）心脏直视手术引起的房室传导阻滞。

2.诊断方面　作为某些临床诊断及电生理检查的辅助手段。

3.预防方面

（1）心脏起搏传导系统功能不全患者拟施行大手术、心血管造影检查或心律转复治疗时可安置临时起搏器保护。

（2）心律不稳患者安装永久起搏器之前。

（3）更换永久起搏器时的过渡。

（廖　喆）

第六节　血液净化技术

【物品准备】

1.置换液、生理盐水、肝素溶液、注射器、消毒液、无菌纱布及棉签等物品。

2.操作者按卫生学要求着装,然后洗手,戴帽子、口罩、手套。

3.检查并连接电源,打开机器电源开关。

4.根据机器显示屏提示步骤,逐步安装 CRRT 血滤器及管路,安放置换液袋,连接置换液、生理盐水预冲液、抗凝用肝素溶液及废液袋,打开各管路夹。

5.进行管路预冲及机器自检:如未通过自检,应通知技术人员对 CRRT 机进行检修。

6.CRRT 机自检通过后,检查显示是否正常,发现问题及时对其进行调整,关闭动脉夹和静脉夹。

【操作方法】

1.设置血流量、置换液流速、透析液流速、超滤液流速及肝素输注速度等参数,此时血流量设置在 100ml/min 以下为宜。

2.打开患者留置导管封帽,用消毒液消毒导管口,抽出导管内封管溶液并注入生理盐水冲洗管内血液,确认导管通畅后从静脉端给予负荷剂量肝素。

3.将管路动脉端与导管动脉端连接,打开管路动脉夹及静脉夹,按治疗键,CRRT 机开始运转,放出适量管路预冲液后停止血泵,关闭管路静脉夹,将管路静脉端与导管静脉.端连接后,打开夹子,开启血泵继续治疗。如无需放出管路预冲液,则在连接管路与导管时,将动脉端及静脉端一同接好,打开夹子进行治疗即可。用止血钳固定好管路,治疗巾遮盖好留置导管连接处。

4.逐步调整血流量等参数至目标治疗量,查看机器各监测系统处于监测状态,整理用物。

【技术要求】

1.检查管路是否紧密、牢固连接,管路上各夹子松开,回路各开口关/开到位。

2.机器是否处于正常状态:绿灯亮,显示屏开始显示治疗量。

3.核对患者治疗参数设定是否正确,准确执行医嘱。

4.专人床旁监测,观察患者状态及管路凝血情况,心电监护,每小时记录一次治疗参数及治疗量,核实是否与医嘱一致。

5.根据机器提示,及时补充肝素溶液、倒空废液袋、更换管路及透析器。

6.发生报警时,迅速根据机器提示进行操作,解除报警。如报警无法解除且血泵停止运转,则立即停止治疗,手动回血,并速请维修人员到场处理。

7.需要结束治疗时,准备生理盐水、消毒液、无菌纱布、棉签等物品。

8.按结束治疗键,停血泵,关闭管路及留置导管动脉夹,分离管路动脉端与留置导管动脉端,将管路动脉端与生理盐水连接,将血流速减至 100ml/min 以下,开启血泵回血。

9.回血完毕停止血泵,关闭管路及留置导管静脉夹,分离管路静脉端与留置导管静脉端。

10.消毒留置导管管口,生理盐水冲洗留置导管管腔,根据管腔容量封管,包扎固定。

11.根据机器提示步骤,卸下透析器、管路及各液体袋。关闭电源,擦净机器,推至保管室内待用。

【临床应用】

1.清除　清除代谢毒素,排除细胞因子、炎症介质、氧自由基、趋化因子、补体活化成分等。

2.平衡　纠正酸碱、水电失衡,平衡机体免疫、内分泌、代谢、凝血与纤溶等系统的紊乱。

3.保护　研究发现血液净化能够修复内皮细胞,保护心、肾、肝、肺等器官系统。

4.适应证　多器官功能障碍综合征(MODS)、脓毒症、急性呼吸窘迫综合征(ARDS)、挤压综合征、乳酸酸中毒、急性重症胰腺炎、心肺体外循环手术、慢性心力衰竭、肝性脑病、药物或毒物中毒、严重液体潴留、需要大量补液、电解质和酸碱代谢紊乱、肿瘤溶解综合征、过高热及肾功能障碍等。

5.慎用

(1)无法建立合适的血管通路。

(2)严重的凝血功能障碍。

(3)严重的活动性出血,特别是颅内出血等。

6.治疗时机　急性单纯性肾损伤患者血清肌酐＞354μmol/L,或尿量＜0.3ml/(kg·h),持续 24h 以上,或无尿达 12h;急性重症肾损伤患者血清肌酐增至基线水平 2～3 倍,或尿量＜0.5ml/(kg·h),时间达 12h;对脓毒血症、急性重症胰腺炎、MODS、ARDS 等危重病患者应及早开始;容量过多包括急性心力衰竭、电解质紊乱、代谢性酸中毒等危及生命时立即给予治疗。

（廖　喆）

第五章　机械通气治疗

当呼吸器官不能维持正常的气体交换,发生(或可能发生)呼吸衰竭时,以机械装置代替或辅助呼吸肌的工作,此过程称为机械通气,所用机械装置称为呼吸机。根据所用呼吸机的类型不同,机械通气可分为正压通气、负压通气和高频通气。正压通气是目前最普遍应用的通气技术。今天据估计全世界每天有10万例患者应用正压通气。Needham等根据Ontario的队列分析和当地人口增长的预计,到2026年,机械通气年发生率将达到291/10万,接受机械通气的人数将增加80%。

第一节　机械通气的原理

一、呼吸机的气体输送系统

呼吸机的设计原理如图5-1-1所示。其关键部件是气体输送系统,气体输送系统的重要组成部分是正压呼吸控制器,感应传感器和模式控制器。

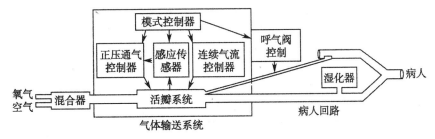

图 5-1-1　呼吸机的设计原理

现代机械通气系统经空气-氧气混合器将新鲜气体混合,通过复杂的阀门系统(包括活塞或风箱)调节它的气流。正压呼吸控制器为机器输送的呼吸设置特征。感应传感器作为辅助或无辅助呼吸担当触发器作用。某些系统设有无辅助呼吸的连续气流回路。模式控制器设置控制、辅助、支持和自主呼吸的理想结合。呼气阀控制器和阀门系统相互影响,和模式控制器一起决定呼气压。患者回路将气体传送于患者,湿化器增加运输中气体的温度和湿度

(一)正压呼吸控制器

大多数现代成人呼吸机用活塞-风箱系统或高压气源控制器以驱动气流。这种气流产生的潮气性呼吸,可以由呼吸机来控制,也可以由呼吸机与患者用力的相互作用来控制。一般用气动、电动或微处理机系统来提供各种呼吸类型。呼吸类型可分为4类,分类依据:由什么来启动(触发)呼吸,呼吸期间吸气流由什么来管理(限制),和呼吸由什么来终止(切换)(表5-1-1)。"触发"一般是由设置的机器定时(控制呼吸)或由患者用力来启动(辅助、支持或自主呼吸)。"限制"一般是靠设置流量(压力可变)或设置压力(流

量可变)来进行。"切换"一般是靠设置容量、时间(设置定时器)或流量来进行。可以输送 5 种基本的正压通气,它们可以靠 3 种变量来描绘(图 5-1-2)。

表 5-1-1　由机器和患者控制时相的变化的特殊结合来定义呼吸类型

通气方式	触发	限制	切换
指令(控制)	机器	机器	机器
辅助	患者	机器	机器
支持	患者	机器	患者
自主	患者	患者	患者

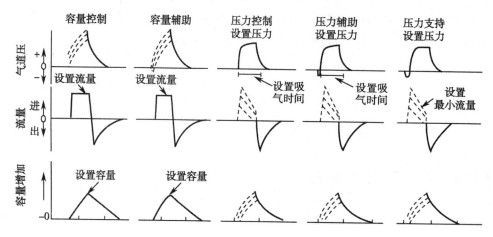

图 5-1-2　5 种基本正压通气模式的气道压力、流量、容量曲线图

这些通气模式的分类是根据触发变量(患者用力或机械定时)、限制变量(流量或压力和切换变量(容量、流量或时间)

当前这一代呼吸机提供了广泛的可调变范围:呼吸频率可高达 150 次/分,潮气量高达 2500ml,吸气峰压高达 150cmH_2O,流速高达 180Umin,吸:呼气时间比范围从 1:5 至 4:1,并可有各种吸气流速波型(即减速、方形或正弦波,加速波已逐渐弃用)可供选择。这些输送系统应安装压力释放阀或减压阀以避免过高气道压的危险性。

(二)用力(感应)传感器

当代呼吸机允许患者-呼吸机相互作用的发生,例如,可让患者触发呼吸机,呼吸机的初始流量可适应患者的需要;定压通气时,呼吸机调整流量与患者的呼吸相适应等。这通常在呼吸机管路中放置各种压力或流量传感器,以便快速和准确地监测呼吸机管路中的压力或流量变化。

如今,不少呼吸机以高流量连续气流回路来代替按需活瓣系统,这些系统内的新鲜气体足以适应或超过患者连续不断地感应通过气体运输系统所需的气流。因此,以连续气流进行的自主呼吸不需要活瓣的开动,连续高流量系统的缺点是:应用的气体量较大,在维持理想的气道压方面比较困难。

(三)模式控制器/反馈系统

所谓机械通气模式,实际上就是指令、辅助、支持和自主呼吸的理想结合和不同组合。模式控制器即是按照设置参数(设置变量)和反馈信息(制约变量)来提供呼吸方式适当组合的电动、气动或微处理机系统。新式的模式控制器将先进的监护和反馈功能也结合进来,当患者情况变化时,可对模式参数进行连续自动调整。

二、呼吸机其他系统

除了气体运输系统,在现代呼吸机内还有以下组成部分:

1.气体混合器　气体混合器将空气和氧气混合,输送从 21%~100% 的浓度的氧(FiO_2),今后将氦(He)或一氧化氮加入输入气体时,也需要混合器。

2.湿化器　因为气管插管使上气道旁路,必须将足够的温度和湿度加入吸入气体中以防止气道黏膜干燥。有效湿化器可将混合气体的温湿度调整到接近气道内生理状态(气管处温度>35℃,湿度>40mg/L)。简单、经济的热湿交换器(人工鼻)利用自主呼吸呼出气体中的温度和湿度来温热、湿化吸入的气体。这些简单装置可为大多数患者提供适当的温湿度(如温度>30℃~33℃,湿度>28~32mg/L),主要适用于短时间机械通气的患者。

3.呼气压力发生器　在整个呼气期间可维持气道正压[呼气末正压(PEEP)]以维持肺泡开放通畅和改善通气/血流(V/Q)比例,这通常依靠调节呼吸机呼气阀内的压力来实施,呼气相时气源提供连续气流也可起类似的作用。

4.气体输送回路　气体输送回路通常由柔韧的管道和呼气阀组成。当遇到高气道压力时,所输送的相当量气体仅对扩张管道回路起作用而不进入患者的肺。这部分气量常称之为"管道无效腔"或"可压缩容量"。呼气相时气源提供连续气流也可起类似的作用。

5.患者-呼吸机回路的连接界面　正压通气一般通过气管插管(经鼻或经口插管)或气管切开来进行。气管导管外附有气囊,气囊充气时封闭气道以避免漏气,也可用面罩作为患者-呼吸机的连接界面,应用面罩难免漏气,因此必须配用能提供适当潮气量和吸气定时的通气模式,为达此目的,已研制了应用于面罩的定压呼吸机,应用时间切换或具有漏气补偿功能的功能。

6.雾化器　可以通过呼吸机管路进行雾化吸入治疗,可用于雾化吸入的药物有支气管舒张剂、抗生素、激素等。呼吸机所用雾化器均是特制的,可接入呼吸机管路进行雾化,也可用特殊接头将呼吸机管路与定量吸入器(MDI)连接来完成。由于气管内导管,呼吸机管路和呼吸机各设置参数的影响,与非插管患者比较,气溶胶在机械通气患者下气道的沉降减少。文献报道应用标准的机械通气模式时,输送到下气道的气溶胶,在应用雾化器时为 0%~42%,应用定量吸入器时为 0.3%~97.5%。为此,常需要给予较高的剂量。

雾化器在呼吸机管路中的位置常影响气溶胶的沉降,理想的位置是在吸气管路靠近患者 Y 型管数厘米处。在应用喷射雾化器期间,为产生气溶胶需要额外的气流量,因此需要调整呼吸机的每分通气量和报警系统以避免辅助通气期间通气不足。最现代的呼吸机可为雾化器提供吸气流量,并在回路内提供额外的容量和气流来代偿。应用定量吸入器时,将定量吸入器接头(最好加贮雾器)设置于呼吸机吸气回路,呼吸机回路内不湿化,吸气时喷雾,应用大管径的气管内导管和减低吸气流速均可增加气溶胶的下气道沉降率。

7.监护仪和图形显示　在呼吸机吸气及呼气管道内分别安置微型高效流量传感器和压力传感器(理想的话,应该在靠近气道的部位来测定。),并接受吸、呼气时间信息,经电子计算器自动计算并将肺机械力学各参数迅速显示于视屏。临床上通常显示 3 个指标:压力、流量和容量,并将其描绘成波形,还可存贮和回顾 24~48 小时的趋势。很多现代呼吸机还配有氧传感器,可监测管路中气体的氧浓度,以保证输入 FIO_2 的准确性。此外,有些呼吸机还可根据需要配备呼出 CO_2,吸入治疗性气体(如 NO,氦-氧混合气)分析仪。

(许　镇)

第二节 人工气道的建立

一、呼吸机与患者连接的方式

无创性通气:不经人工气道连接进行的通气,包括负压通气,经面罩、鼻罩或咬口连接进行的正压通气等。有创性通气:经人工气道(气管插管或气管切开)连接进行的通气。

二、气管插管

(一)气管插管的适应证

人工气道包括气管内插管和气管切开。气管切开因为操作不那么快速简便,拔管后愈合较慢,反复切开的次数有限(一般只能做2～3次),因此只用于需要长期机械通气或替代上气道的患者。

气管插管的适应证:①保护气道和肺实质;②缓解上气道的阻塞;③分泌物过多或靠咳嗽不能有效排出分泌物的患者,可经气管插管进行吸引来改善肺的廓清;④可连接呼吸机,为呼吸衰竭患者进行机械通气。

(二)经鼻或经口气管插管的比较

气管插管可经鼻或经口进行,两者各有优缺点如下。

1.经鼻插管经口插管

优点:

(1)易耐受,增加患者舒适感,保留时间较长。

(2)易于固定,可提供较稳定的人工气道。

(3)便于口腔护理,允许口腔闭合。

缺点:

(1)管腔较小,气流阻力较大。

(2)吸痰不方便,管腔容易阻塞。

(3)不易迅速插入,不适用于急救场合。

(4)易产生鼻出血,出血素质者禁用。

(5)易发生鼻窦炎、中耳炎等。

2.经口插管

优点:

(1)插入容易,适用于急救场合。

(2)插管的管腔较大,气流阻力较小。

(3)吸痰容易,不易发生中心气道的分泌物潴留。

缺点:

(1)容易移位,脱出。

(2)不易长期耐受。

（3）不能闭口，口腔护理不便。

（4）可发生牙齿、口咽损伤。

（5）插管管腔较大，易损伤声门，拔管后易遗留声门功能异常。

气管导管的气囊压力若超过毛细血管的灌注压（约等于 $25cmH_2O$），可能引起气管黏膜缺血性溃疡或更严重的黏膜损伤形成。应用高容低压气囊和组织相容性好的气管插管，虽然可保留相当长时间（有的病例我们曾保留数月），但大多数学者认为：若保留插管 $2\sim3$ 周后，患者病情仍未取得明确和稳定的进展，或怀疑上气道异常，即应作气管切开术。气管切开可减少通气无效腔，部分恢复声门功能，改善分泌物廓清，增加舒适感，并有可能允许经口进食和语言交流。但气管黏膜糜烂，切口处肉芽肿增生仍可发生。

气管插管使正常的会厌功能丧失，导致患者不能说话，因此需尝试非语言的其他方法来与患者交流。会厌的旁路也导致功能残气量的减少，气管插管患者为维持功能残气量，常加用 $3\sim5cmH_2O$ 的 PEEP 是有益的，有人称其为"生理性PEEP"。上气道旁路对于COPD患者来说，也许存在问题，因为不能用缩唇来控制呼气，加用低水平PEEP可能有类似"缩唇"的作用。

通过气管插管的流量阻力比通过自体气道的阻力要大，经鼻气管插管的导管较长，内径要细，加上通过上气道的弯曲度，呼吸阻力可能更要大些。因此加用低水平（$5\sim10cmH_2O$）的压力支持有利于克服气管导管的阻力。然而，用成人通常大小的气管套管（例如 8mm 内径）和自主呼吸时相适合的分钟通气量（例如<12L/min）那么气管套管的阻力就没有显著的临床意义。而且，通过气管套管的阻力可能类似于拔管后通过上气道的阻力。然而，通过小管径的气管套管进行长时间的自主呼吸是不理想的，应该用低水平的压力支持或应用呼吸机的自动导管补偿功能（ATC）。

气管内导管的存在降低了廓清下呼吸道分泌物的能力，原因是：气管导管使会厌旁路，患者不能有效咳嗽。而且导管在气管内紧靠气管壁，阻挡了黏液纤毛的廓清。因此，为廓清分泌物需要经常进行气道吸引，有些患者甚至需要经气管镜吸引。因为气管导管妨碍了吞咽，分泌物也容易聚积在上气道，必须靠吸引才能排出。

三、气管切开

对什么时候需要以气管切开来代替气管插管，还没有明确一致的意见。气管切开，与气管插管比较，既有优点也有缺点。许多患者可耐受气管插管数周而没有并发症。然而长期气管插管增加会厌损伤的危险，而气管切开增加气管狭窄的危险。气管切开常应用于需要长期机械通气，需要长期气道保护（如神经疾病）或不能撤机（多次拔管尝试失败）的患者。有些不能撤机的患者在气管切开后可能成功完全撤离呼吸机。这可能与通过气管切开套管的阻力较小、无效腔较小、增加气道分泌物去除的能力和改善患者的舒适感有关。

（许　镇）

第三节　机械通气的模式及其临床应用

呼吸类型和相时变量两者的关系称之为"通气模式"。通气模式的选择通常基于医生的经验和应用习惯，但还要根据患者的病情以及初始通气模式使用后患者的适应情况。通气模式的增多，为我们救治呼吸衰竭的复杂病理生理情况增加了便利和成功的机会，同时也对医生提出了更高的要求，如能恰当应用这些通气模式,就能提高机械通气的疗效,降低其并发症。

一、临床常用通气模式

(一)辅助通气(AV),控制通气(CV),辅助·控制通气(A/CV)

AV是在患者吸气用力时依靠气道压的降低(压力触发)或流量的改变(流量触发)来触发,触发后呼吸机即按预设潮气量(或吸气压力)、频率、吸气和呼气时间将气体传送给患者。CV是呼吸机以预设频率定时触发,并输送预定潮气量。即呼吸机完全代替患者的自主呼吸。A/CV是将AV和CV的特点结合应用。如AV那样,患者的吸气用力触发呼吸机送气而决定通气频率。然而又如CV,预设通气频率的"程序"也输入呼吸机作为备用。因此,患者依靠吸气用力的触发可选择高于预设频率的任何频率进行通气。如果患者无力触发或自主呼吸频率低于预设频率,呼吸机即以预设频率取代和传送潮气量。结果,触发时为辅助通气,没有触发时为控制通气(图5-3-1)。

应用A/CV时,医生设置的频率是最低频率,患者可以以更快的频率来触发呼吸机,但每次呼吸输送的都是指令性的呼吸类型,指令呼吸可以是定容型(恒定潮气量)或定压型(恒定吸气压力)的。它既可提供与自主呼吸基本同步的通气,又能保证自主呼吸不稳定患者的通气安全,提供不低于预设水平的通气频率和通气量。

正确应用A/CV的关键是预设潮气量和触发灵敏度要恰当。预设潮气量过大或自主呼吸频率过快可导致通气过度。压力触发敏感度一般设置于-0.5至$-1.5cmH_2O$水平,采用流量触发时设置触发敏感度$1\sim3U/min$。发生内源性PEEP时,无论压力或流量触发,均可降低触发灵敏度,增加患者触发用功,应作相应调整以提高触发灵敏度。呼吸机触发和启开吸气活瓣需要用力,患者吸气用功约占通常呼吸功的20%～30%,与呼吸机的活瓣性能及触发灵敏度相关。但也要避免触发灵敏度设置过高导致自动切换。

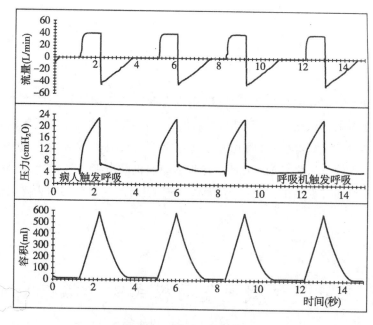

图5-3-1 辅助·控制通气

容量转换型A/CV通气模式。注意呼吸可以由患者或呼吸机来触发,在呼吸被触发后,每次呼吸的类型是指令的

现代呼吸机都已不单设辅助(A)或控制(C)通气模式,而以辅助-控制(A/CV)通气模式来代替,故A/

CV 又常称持续指令通气(CMV),CMV 和 A/CV 可互换称呼。

(二)间歇指令通气(IMW)和同步间歇指令通气(SIMV)

IMV 是指呼吸机以预设指令频率向患者传送常规通气,在两次机械呼吸之间允许患者自由呼吸。指令通气可以和患者的自主呼吸不完全同步(IMV)或同步进行(SIMV)(图 5-3-2)。老式的 SIMV 系统需要消耗较高的呼吸附加功,新一代呼吸机在这方面已得到改进。从 0~100% 的任何通气支持水平均可由 SIMV 来传送。增加指令通气频率和潮气量即增加通气支持的比例,直至达到完全控制通气。逐渐减少 SIMV 的频率即逐步增加患者的自主呼吸用力,有利于撤机的进行。如果在患者刚建立机械通气时就仅需部分通气支持,那么一开始就应用 SIMV 可比应用完全控制通气对患者的心血管系统,肝、肾血流等影响要小,更少发生机械通气并发症。

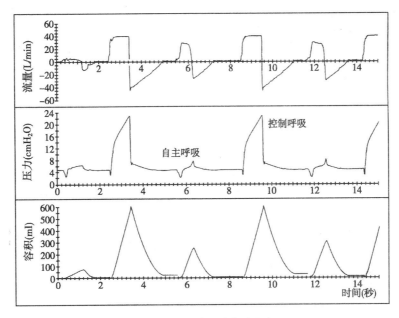

图 5-3-2　同步间歇指令通气

有指令也有自主呼吸,指令呼吸是定容的

临床上应用 IMV 和 SIMV,主要是在撤机时,作为控制通气到完全自主呼吸之间的过渡。近年来,在很多情况下,只要患者具备一定的自主呼吸功能,就可将 IMV 和 SIMV 作为自始至终的标准通气支持技术来应用。

SIMV 的缺点是:指令通气之外的自主呼吸也通过呼吸机进行,并没有得到机械辅助,需克服按需阀开放和呼吸机回路阻力做功。如果呼吸机的按需阀功能不佳,那么持久应用 SIMV 就可能加重呼吸肌疲劳,增加氧耗,甚至使循环功能恶化。为了克服呼吸机回路的阻力,可加用 $5cmH_2O$ 的吸气压力支持。

研究显示:应用 A/CV 模式时,容易发生过度通气,尤其是在用机的初始阶段,患者的高通气驱动频繁触发呼吸机时是这样。与 A/CV 相比,SIMV 时,只要参数调节恰当,过度通气较少发生。

应用 PSV 时,呼吸机以预设的吸气压力水平来辅助患者的吸气用力。根据选择恰当的压力支持水平,患者能得到所需要的呼吸辅助,而吸气触发和吸-呼切换均靠患者用力。在 PSV 期间,患者仍能自己决定呼吸频率,吸气时间和潮气量(图 5-3-3)。V_T 是由压力支持的水平,患者自己的吸气用力,以及呼吸系统的阻力和顺应性决定的。

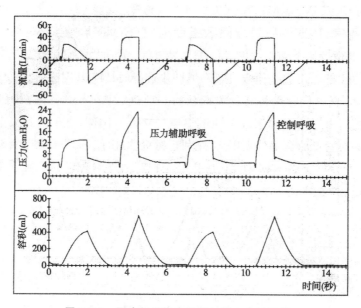

图 5-3-3 同步间歇指令通气加压力支持通气

指令呼吸是容量控制，自主呼吸是压力支持通气

（三）压力支持通气（PSV）或称吸气压力支持（IPS）

（>20cmH_2O）的压力支持时，PSV 类似于压力限制辅助通气。PSV 通常是流量切换的，PSV 的第 2 个切换机制是压力或时间切换。换句话说，当吸气流量减小到呼吸机确定的水平时，或当压力上升到呼吸机确定的水平时，或当吸气时间达到呼吸机确定的限度时，PSV 将从吸气相切换为呼气相（图 5-3-4）。呼吸机的流量切换阈值可以是固定的绝对流量（如 5L/min），也可以是基于峰流速的百分数（如峰流速的 25%）和消耗的吸气时间。新一代呼吸机可以让医生根据病人的情况，调节呼气触发灵敏度（即吸-呼切换的流量阈值），也可以让医生调节吸气压力上升时间，以进一步改善人-机协调。

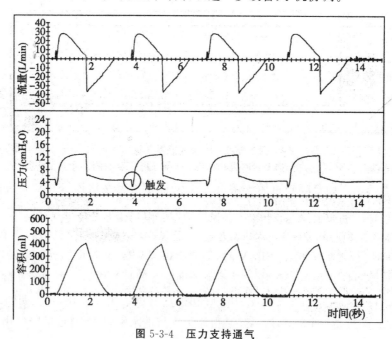

图 5-3-4 压力支持通气

注意每次呼吸是由患者触发和流量切换的

为了用好 PSV,需仔细调整两个参数:吸气触发灵敏度和压力支持(PS)水平。恰当的触发灵敏度通常为-0.5～-1.5cmH$_2$O,遇 PEEPi 或应用 PEEP 时应作相应调整。常用的 Ps 水平为5～30cmH$_2$O,偶有需更高者,选用 Ps 的高低取决于患者的通气需要、自主呼吸能力、气道阻力和肺顺应性。不同肺疾病或疾病的不同阶段,所需 PS 水平可有较大差异。过高的 PS 可导致过度通气或(和)呼吸暂停,过低的 PS 可致呼吸困难和呼吸肌疲劳,导致二氧化碳潴留或严重低氧血症。故应恰当地选用 PS 水平。在选用 PS 水平时,医生需在床旁边选用边监测。主要监测潮气量和通气频率,调整 PS 水平后两指标的改变常在1～2分钟内观察到。开始时,通常调整 PS 使潮气量达 8～10ml/kg,呼吸频率 15～25 次/分,同时观察患者是否有呼吸困难体征,如吸气时有无胸锁乳突肌收缩等。随后的观察可借助于设置每分通气量和通气频率的报警限。

近年来受到关注的一个问题是:吸气初呼吸机送气的流量,流量太快可引起压力急剧过度升高,引起压力切换呼吸,即吸气流量过早的终止。有一个所谓的"流量相关吸气终止反射",此反射的刺激可缩短吸气,导致短暂的、浅快吸气用力。这在应用 PS 模式,设置的压力较低时容易发生。在临床上这种反射的意义尚不清楚。流量设置过低,不能适应患者的需要,可引起人-机不协调。新一代呼吸机已设有"吸气上升时间"可调节的功能。所谓"上升时间"是指呼吸机从吸气开始将压力提升到预设水平所需的时间。不同品牌呼吸机应用不同的名称,如上升时间,流量加速百分数,吸气上升时间百分数,斜坡调整等,实际上指的是同一种功能。医生可根据流速和压力波形来决定和调节呼吸机输送的流量。如果患者是清醒的,也可在调整这种功能时,问患者输送哪种流量时感觉舒适。

随着患者病情好转和呼吸肌疲劳的恢复,应及时降低 PS 水平,以便让患者的呼吸肌得到锻炼,当 PS 水平降至 5cmH$_2$O(COPD 行气管插管患者 8～10cmH$_2$O)时,一般认为此时所提供的 PS 仅够用于克服呼吸机活瓣和回路的阻力所需的额外呼吸功。因此,如能以这样的 PS 水平维持理想通气数小时,即可认为患者已可撤机和拔管。

PSV 既可作为患者的长期通气支持,也可作为撤机技术应用。借助良好的面罩,还可进行无创性通气。PSV 的最重要特点是:提供的气流方式可与患者的吸气流速需要相协调,可根据患者的病理生理及自主呼吸能力改变调整 PS 水平,提供恰当的呼吸辅助功。同步性能良好,通气时气道峰压和平均气道压较低,可减少气压伤等机械通气的并发症。

PSV 的主要缺点是,当患者气道阻力增加或肺顺应性降低时,如不及时增加 PS 水平,就不能保证足够潮气量,因此,呼吸力学不稳定或病情在短期内可能迅速变化者应慎用 PSV。此外,PSV 时的吸气靠患者触发,患者没有触发,呼吸机就不提供通气支持,而可引起窒息。因此,呼吸中枢驱动受抑制或不稳定的患者也应避免应用 PSV。为了通气安全,新一代呼吸机常设有"窒息通气"功能,或称"后备通气",当患者无力触发或预定时间(通常是成人在 20 秒,婴儿在 12 秒;或 15～60 秒内可调)内未触发时,呼吸机自动转换到"窒息通气",为患者输送预定潮气量,频率、吸呼比和吸氧浓度的指令通气(定容型或定压型 CMV)。同时发出报警。PSV 也可以和 SIMV,双相气道正压(BiPAP)、压力释放通气(APRV)等模式联合应用。PSV 可以和 SIMV 一起应用,此时在两次指令呼吸之间的自主呼吸是压力支持。低水平的压力支持(合用或不合用 SIMV)可用以克服气管内导管或老一代呼吸机中反应性差的按需阀引起的阻力。

二、自主通气模式

自主通气模式以连续气道正压通气(CPAP)为基本工作模式,包括双相气道正压(BiPAP)和气道压力释放通气(AP-RV)。在应用定容型通气模式时,加用 Autoflow 功能,也可让患者在定容通气过程中无妨碍的自主呼吸。

(一)连续气道正压通气(CPAP)

CPAP是在自主呼吸条件下,整个呼吸周期内(无论吸气或呼气时)气道均保持正压。CPAP的实施通常经面罩来进行。所加压力水平根据病情和治疗的需要,一般在 $0\sim15cmH_2O$ 之间选择。凡应用CPAP者,其中枢呼吸驱动应正常或偏高,具有较强的自主呼吸能力,因为CPAP时,基本不提供通气辅助功。

CPAP的功效:①增加肺泡内压和功能残气量,使肺泡一动脉氧分压差[$P(A\text{-}a)O_2$]减小,有利于氧向血液内弥散;②使萎陷的肺泡复张,在整个呼吸周期维持肺泡的通畅;③对容量和血管外肺水的肺内分布产生有利影响。

CPAP是一自主呼吸模式。应用老一代呼吸机时,此模式是与增加额外呼吸功相关的,但应用当代的呼吸机已不再有此问题(尤其是联合应用低水平PSV时)。CPAP模式常用于评价患者撤机和拔管之前患者的自主呼吸能力。为了患者能长期的自主呼吸,在CPAP时医生喜欢同时加用低水平的PSV以降低通过呼吸机系统和气管内导管时所附加的呼吸功能。

(二)双相气道正压(BiPAP)

BiPAP是让患者的自主呼吸在双压力水平的基础上来进行,气道压力周期性地在高压力和低压力两个水平之间转换,每个压力水平均可独立调节。以两个压力水平之间转换引起的呼吸容量改变来达到机械通气辅助的作用。有人将其视为两个不同压力水平的CPAP交替应用,称其为Dua-PAP。在应用BiPAP时,机械通气是一"开放"系统,在任何时候,患者均可进行自主呼吸,因此BiPAP属于自主呼吸支持模式组。

原来应用BiPAP的目的,是想用CPAP系统为患者提供通气支持,研究表明,应用BiPAP模式比应用CPAP对增加患者的氧合具有更明显作用。一般认为BiPAP和APRV仅适用于轻中度呼吸衰竭,因为它提供的机械辅助功并不是很高的。但近年临床应用的经验表明:在疾病的各个阶段,均可用Bi-PAP模式作为患者自主呼吸的通气辅助,操作简单方便且无创伤性。

在急性呼吸衰竭时,BiPAP添加自主呼吸的主要优点是:①减少机械通气对肺的致伤作用(靠部分补充自主呼吸用力);②血流动力学较少受抑制,因此可改善氧输送;③在连续应用BiPAP期间,能较有效地使肺泡复张。

(三)气道压力释放通气(APRV)

APRV作为CPAP的辅助产生肺泡通气。气道压一过性的释放到低水平,然后又迅速恢复到肺重新充气位。APRV是一种属压力控制,时间触发,压力限制和时间切换型通气模式,也是一种减轻肺过度扩张的技术,在整个机械通气周期允许自主呼吸。APRV呼吸的潮气量取决于肺顺应性,气道阻力,压力释放的大小,压力释放的时间和患者自主呼吸用力的大小。应用此模式时,维持CPAP(常为 $10\sim20crrlH_2O$)直到释放活瓣开放时,允许呼吸机系统内压力降低到预定的水平,常常降到功能残气量或较低的预定呼气末压(EEP)。当释放活瓣重新关闭时,迅速充气恢复原来的气道吸气压。APRV的目的是限制气道峰压,因为APRV期间吸气峰压不超过CPAP水平,故与气道压相关的危险(例如肺泡过度扩张、气压伤、血流动力学损害)可以减少。APRV时压力释放时间是预定的;与常规间歇正压通气加PEEP比较,在急性呼吸衰竭患者,APRV时气道峰压和呼气末压较低,平均气道压相似,氧合有相当改善,通气时血流动力学的影响较小。

APRV的优点:允许自主呼吸,减少肺泡过度扩张和医源性肺损伤的潜在危险。而且在低气道峰压和EEP的情况下,使通气/血流灌注(V/Q)比例改善,血流动力学的损害较小。

APRV的缺点:对于顺应性差的患者,应用APRV的效果尚未评价。严重气流阻塞患者不能应用AP-

RV。必须仔细监测每分通气量。呼吸频率宜在15次/分以内,如果呼吸频率增至30次/分,可产生过高的PEEPi。故APRV时应监测PEEPi。还值得关心的是APRV期间压力释放时肺泡重新萎陷的可能性。

三、双重控制模式

机械通气模式可分为定压型和定容型通气。两型比较,定压型通气的优点是人-机协调性好,易限制气道峰压和有利于气体交换。缺点是不能保证恒定潮气量。定容型通气的唯一优点是能保证恒定潮气量。双重控制模式(是让呼吸机建立自动反馈功能,在患者的呼吸阻力和呼吸用力不断变化的情况下,对通气压力和容量进行双重控制来达到预定的目标潮气量,从而使通气支持水平能适应患者的呼吸能力和通气需要。双重控制通气模式努力保留定压型和定容型两大类模式的优点,同时避免它们的缺点;以定压型通气的方式工作,不足气量以定容型通气来补充,或通过持续监测肺顺应性,自动调节吸气压力来达到预定的潮气量。

(一)容积保障压力支持

容积保障压力支持(VAPS)的工作原理是将压力支持通气(PSV)与容量辅助-控制通气(VA/CV)有机结合,通气由患者或呼吸机触发,触发后的吸气由PSV的无限制按需流速与容量预置型的恒定流速同时输送,呼吸机以尽快速度达到预定压力支持水平,此时呼吸机内的微机快速测算出已输入的气量,并与预设潮气量比较,如输入气量已达到预设潮气量,即转换为呼气,那么该呼吸实际上是PSV。若达预定压力水平后输入气量少于预设潮气量,随着PSV的流量减速,呼吸将从PSV转换到容量预置型通气,此时流量仍保持恒定,但增加吸气时间直至达预设潮气量。设计VAPS模式的目的是希望通气过程主要以PSV模式来实施,潮气量不足时以定容型通气来补充和保障。为成功应用VAPS,选择适当的压力支持水平、(定容通气的)流量和预定潮气量十分重要,如果设置的压力太高或潮气量太小,所有呼吸都将是PSV,容量保障不起作用,并可能发生实际输入潮气量大于预设潮气量的情况。如果恒定流量设置太高,所有呼吸都将从PSV转换为定容型通气。如果压力设置太低,峰流量就过低,PSV转换到定容通气将发生于吸气的晚期,吸气时间可能不必要地延长。但若吸气时间超过3秒,呼吸机会自动切换为呼气。较常用的一种方法是设置的压力支持水平等于容量控制通气潮气量理想时的平台压,吸气流量的设置和调整应使患者的吸气时间恰当。

有几种肺疾病状态选用VAPS可能有好处,例如肺顺应性或阻力不稳定(如严重的支气管痉挛或肺水肿)。中枢呼吸驱动不稳定的患者,例如应用镇痛药物或镇静剂的患者也可能从应用VAPS中获益。对于有很高吸气流量需要,或每次呼吸的流量需要不断变化的患者,或应用定容型A/CV模式后发生人-机不协调的患者,均可试用VAPS模式。

(二)压力调节容积控制(PRVC)

PRVC通气模式的工作原理是:呼吸机在开始时先给予连续4次压力为$10cmH_2O$的试验性呼吸,微电脑连续测定肺胸顺应性,根据容积-压力关系,计算下一次通气要达到预设潮气量所需的吸气压力,自动调整预设吸气压力水平(通常调至计算值的75%)。通过每次呼吸的连续测算和调整,使实际潮气量与预设潮气量相符。吸气压力水平可在呼气末气道压至预设吸气高限压力水平以下$5cmH_2O$的范围内自动调整,但每次调整幅度$\leqslant 3cmH_2O$。如今的PRVC,开始的试验性呼吸为预设潮气量的定容通气,随后马上转为以其平台压为吸气压的压力控制通气。以便使实际潮气量很快达到预设潮气量。PRVC基本通气模式是压力控制通气(PCV),为了保证PCV时V_T的稳定,微电脑根据每次呼吸测定的肺胸顺应性的压力-容积关系,自动调节PC水平。以保证V_T达预设值。

PRVC兼具压力控制通气(PCV)和容量控制通气(VCV)两种模式的特点,主要优点是:①人-机协调好,可减少或避免应用镇静剂或肌肉松弛剂;②潮气量恒定,可保障自主呼吸力学不稳定患者的通气安全,避免了应用PCV时应密切监测潮气量和频繁调整吸气压力的需要;③吸气流速波型为减速波,气道阻塞时可减少涡流,从而减少压力消耗,降低吸气峰压。但预设吸气高限压力水平不能太低,否则可因微电脑自动调整吸气压力的范围太小而难以达到预设潮气量。

(三)容积支持通气(VSV)

vsv的基本通气模式是PSV,但为了保证PSV时潮气量的稳定,微电脑根据每次呼吸测定的肺胸顺应性的压力-容积关系,自动调节PS水平。以保证潮气量达预设值。开始时的试验性呼吸是预设潮气量的定容通气,随后马上转为以其平台压为吸气压的压力支持通气。如果实际通气频率低于预设频率,呼吸机会自动增加V_T以维持预设V_E,但V_T最大不超过预设V_T的150%。新一代呼吸机迈科维Servo-i没有这种代偿功能,它输送的目标V_T是不变的。随着患者呼吸能力的增加,可自动降低Ps水平,直至自动转换为自主呼吸。如两次呼吸间隔时间过长(成人20秒,儿童15秒,新生儿10秒),呼吸机将自动从VSV模式转换为PRVC模式。

应用VSV时,应设置触发灵敏度,V_T、频率和压力上限。设置触发灵敏度应恰当,否则人-机不协调,可致呼吸机的监测误差,使PS水平时高时低,增加患者不适感。V_T的选择与定容通气时相同。此外,预设压力水平不可过低,以避免实际潮气量难以调到预设潮气量而致通气不足。

VSV适用于下列临床情况:①自主呼吸能力不健全、呼吸力学(阻力、顺应性等)不稳定者,如大手术后恢复期、麻醉苏醒期等;②应用vcv模式,气道压很高,而应用PSV又不能保证潮气量或需频繁调整PSV水平者,如重症哮喘;③临床病情复杂,呼吸病理生理多变,如急性肺损伤致ARDS,多脏器衰竭;④撤机过程中应用。

PRVC和VSV具有以下共同的特点:①减少镇静剂和肌肉松弛剂的用量;②改善人,机协调性,患者感觉舒适;③便于限制过高的肺泡压和过大潮气量,保持较低的气道峰压;④改善机械通气对循环的不良影响;⑤能按照肺功能的监测指标自动设置和调整呼吸机参数,以辅助或支持通气取代控制通气;⑥缩短撤机过程,缩短住ICU时间;⑦能以最低的气道压来满足适当的潮气量,减少肺气压伤等机械通气并发症。

主要缺点是:①容量的补充或压力的调整都取决于潮气量(V_T)的测定,V_T测定的任何误差均会导致呼吸机自动调控上的失误。②如果患者因呼吸困难加重而增加吸气用力,在患者非常需要增加通气支持水平时,呼吸机提供的压力却可能减低;③当呼吸机降低压力水平时,患者的平均气道压下降,潜在降低氧合的可能性。

双重控制模式(如VAPS、PRVC和VSV等)均为兼具定容和定压双重特点的新通气模式,是近年来我们喜欢应用的通气模式。当应用定容通气,遇气道压高,人-机不协调,需用镇静剂和肌肉松弛剂时,我们常用双重控制模式代替定容通气,或在定容通气基础上加自动变流,从而可保证以最低的气道压来输送既定的潮气量,免于定容转定压通气模式时的繁琐换算。在为气胸或支气管胸膜瘘患者进行机械通气时,我们也曾多次应用PRVC或定容通气加自动变流,在选择恰当潮气量的同时,又降低气道压,减少了气体的漏出,促进支气管胸膜瘘的愈合。但支气管胸膜瘘时,似不宜应用vsv,因为它的基本工作模式是PSV。

四、闭合环通气模式

所谓"闭合环通气"(CLV),通俗地说,可称为智能化通气。呼吸机模拟医生实施机械通气的全过程,获取患者的通气需要和各相关资料,自动监测各项指标,分析监测结果并及时自动地调整呼吸机参数。常用闭合环通气模式有：

（一）适应性支持通气（ASV）

ASV 利用微电脑系统监测患者的情况，自动设置和调整呼吸机参数来适应患者的呼吸能力和通气需要。患者无自主呼吸时，提供控制通气，自主呼吸功能恢复时提供支持通气，而且它所提供的控制或支持通气，均是在患者当时的呼吸力学状态下，以最低气道压和最佳频率来适应通气目标（每分通气量）的。

其基本工作原理是：根据体重和临床情况，设置每分通气量（MMV），呼吸机先提供 5 次试验通气，自动测出患者的动态顺应性（Cdyn）和呼气时间常数（RCexp），然后根据计算"最小呼吸功"的 Otis 公式，算出理想频率（f）和理想潮气量（V_T），再用 P-SIMV（无自主呼吸时）或 PSV（自主呼吸时）来实施。ASV 也可理解为：MMV＋P-SIMV＋PSV 的理想组合。

ASV 的优点：①适应各种患者和不同临床情况；②尽量简化参数的设置和通气过程中的调试；③避免过高气道压和过大潮气量，增加入一机协调性以减少机械通气并发症；④有利于尽早撤机。

ASV 只需设置 3 个参数：①每分钟通气百分数（%MV），若设置 %MV 为 100%，即呼吸机提供的每分通气量为 0.1L/kg（成人）或 0.2L/kg（儿童）；②气道压报警上限；③体重（kg）。

呼吸机一旦感知患者的自主呼吸用力，ASV 规则系统就会通过减少指令通气的频率来鼓励患者呼吸。在自主呼吸期间，ASV 通过吸气压的调整指导患者达到理想的呼吸方式。每次呼吸都是以压力限制流量切换的方式（如压力支持通气）来进行。

（二）成比例辅助通气（PAV），在 DragerEvita4 呼吸机中称之为成比例压力支持（PPS）。

所谓 PAV，是指吸气时，呼吸机给患者提供与吸气气道压成比例的辅助压力，而不控制患者的呼吸方式（如潮气量、吸呼时比及流速方式）。患者通过改变自己的呼吸用力，也可相应改变呼吸机提供呼吸功的大小，而呼吸功比例维持不变。PAV 是为尚有自主呼吸用力，但由于高阻力和（或）低顺应性而呼吸功增加，需要给予通气辅助的患者提供的一种呼吸支持方式。

15 年前就有文献描述了 PAV，但它的技术并不成熟，并没有在临床上得到较好的应用。初始的 PAV，尽管对患者的通气需要有较好的反应，但对于患者的通气负荷的任何改变，PAV 需要人工的调节去适应。这是 PAV 临床应用的主要障碍。

近年已有研究证实，常规 PAV 与其他通气模式比较，在临床上没有优势。如 Rusterholtz 等对严重心源性肺水肿患者进行前瞻性随机对照研究来比较 CPAP 和 PAV，结果两组失败率相似（失败的定义是，患者达到预定气管插管标准，发生严重心律失常或患者拒绝应用）。

最近，已有文献报道了 PAV 期间无创测定呼吸系统阻力和顺应性的方法，以这些方法为基础研制了 PAV＋的软件，PAV＋自动调整流量和容量增益系数，以便使其总能代表呼吸系统阻力和弹性的测定值的恒定分数，可部分解决常规 PAV 的问题。

Xirouchaki 等进行的随机单中心研究，对以控制通气模式行机械通气至少 36 小时的一大组患者，随机进行 PAV＋与 PSV 两种通气模式的有效性比较，结果显示 PAV＋期间，通气失败率和严重人-机不协调患者的发生率明显降低，提示 PAV＋可安全应用于危重病患者。与 PSV 比较，增加保留患者自主呼吸的可能性。

然后比较 PAV＋和 PSV 期间，两组患者的医疗干预次数（医疗干预包括调整呼吸机参数、给予镇静剂、镇痛剂和血管活性药物以及调整剂量），将治疗干预的改变分为有利于撤机的改变或对病情加重作出反应的改变。结果在 PSV 期间，改变呼吸机参数的平均次数，以及改变镇静剂剂量的平均次数明显增加，而在这些改变中，有利于撤机的改变比 PAV＋期间明显减少。

尽管该研究证明 PAV＋有较好的结果，也取得了较多应用 PAV＋的经验，但在建议将 PAV＋作为常规部分通气支持模式广泛应用于临床之前，还需要更多的研究资料。此外，还必须注意其固有特点，即 PAV＋的应用，必须限于绝对没有漏气的有创机械通气领域。

（三）德尔格 Smartcare 撤机模式

Drager 公司最新推出的 Smartcare 是一种智能化撤机模式，它能根据患者在机械通气过程中的潮气量、呼吸频率以及呼气末 CO_2 分压的变化，自动调节压力支持水平，缩短撤机时间。

Smartcare 的基本模式是 PSV。监测指标是潮气量（V_T）、呼气末 CO_2 分压（$PetCO_2$）和呼吸频率（R），同时规定了一个 V_T、$PetCO_2$ 和 R 的安全范围。将安全范围设定为 R：12～28 次/分，V_T＞250ml（体重＜50kg），或＞300ml（体重＞50kg），$Pet-CO_2$＜55mmHg（非 COPD 患者）或＜65mmHg（COPD 患者）。电脑每两分钟自动检测患者的 R、V_T 和 $PetCO_2$，如果患者在某一个压力支持水平这 3 个指标均在上述安全范围内，稳定 30 分钟，电脑就自动下调压力支持水平 2crrlH$_2$O，反之只要有一个指标在安全范围之外，连续观察 4 分钟仍然不回到安全范围，电脑就自动上调压力支持水平 2cmH$_2$O。最后如果患者在气管插管或气管切开时，分别在 7 或 5cmH$_2$O 的压力支持下，能维持呼吸频率、潮气量和呼气末 CO_2 分压在上述安全范围内 1～2 小时，呼吸机就自动显示患者可以撤机。作者在一组患者持续运行这一程序 2～24 小时后，电脑得出的撤机建议阳性预测值是 89％，而浅快呼吸指数的阳性预测值是 81％。两者相差不大。表明这一系统对撤机诊断的预测是可靠的。将这一程序应用到患者撤机中，发现它可以按照患者通气需要改变辅助支持水平，可以使患者机械通气的 95％时间稳定在"安全范围"内。

我们在试用这一呼吸模式的过程中，发现 Smartcare 模式除有上述优点外，它还可以在机械通气的更早阶段，识别患者是否已具备停机条件，同时这一模式自动变换压力支持水平，使得压力支持水平刚刚满足患者当时的需要，减少了人工设置 PS 可能出现的压力支持不足和支持过度的现象。

（四）神经调节通气辅助（NAVA）

神经调节通气辅助（NAVA）是机械通气的一种新模式，严格地说，"神经调节"并不准确，而应该说是，由膈肌的电活动（EAdi）来控制呼吸机。

其基本工作原理是：通过微创法采集人体内与呼吸相关的最早信号——膈肌的电兴奋信号（EAdi），并将 EAdi 与呼吸机连通，让持续采集到的 EAdi 来控制呼吸机的工作，也就是说，让呼吸机输送的通气辅助与患者的 EAdi 信号同步和成比例。从而实现将呼吸机与呼吸中枢相连接的目标。这也就等于将呼吸机变成膈肌的一部分，来承担或减轻由于疾病引起的呼吸功负荷的增加。

其具体实施方法是：将多个（8～12 个）微电极安装在一条电缆（称 Edi 电缆）线上，Edi 电缆可通过一根特制的"胃管"（称 Edi 导管）经食管插入，Edi 电缆上的电极放置于食管内于膈肌水平，电极采集 EAdi 信号被增强，滤去心脏和食管的电子信号、高频杂波和其他干扰；通过独立的放大器，A/D 转换器，信号被转换为数字，数字信号经计算机处理，传送给呼吸机，呼吸机持续开启以维持呼吸管路内的压力与 EAdi 信号强度乘以固定的增益常数，辅助水平靠改变增益常数来获得。

NAVA 与以往的通气模式，包括 PAV，存在以下的明显不同：以往通气模式的触发和所提供通气辅助依赖于呼吸回路内流量和容量的计算，而 NAVA 不管肺和胸廓弹性、流量阻力、内源性 PEEP、管道漏气或腹部的顺应性。膈肌和呼吸机的工作用的是相同的信号，在两者之间的耦合实际上是同时的。

应用 NAVA 的好处：改善人-机同步和协调；减少患者的不适和焦虑，同时促进自主呼吸；避免通气辅助的过度或不足，有利于肺保护；可用 Edi 信号作为独特的监测工具，提供患者呼吸驱动的信息、通气容量的需要，通气设置的作用，获得应用镇静剂和撤机的适应证的相关信息；对于医生解释新生儿常见的紊乱呼吸方式的背景，提供了一个有效的工具。

应用 NAVA 的必要条件：膈神经的传导通路和肌电的耦合必须是正常的。电极的敏感性是否会受放置的位置和放置时间长短的影响，深度镇静剂和肌肉松弛剂是否会受影响，需要有后备通气，以保证患者的安全。目前 NAVA 已应用于成人、儿童或新生儿的有创或无创通气，但还需更多的临床应用，以积累经验。

（五）变化性 V_T 通气或变化性压力支持通气

Suki 等首先提出机械通气期间潮气量和呼吸频率的随机改变可改善肺功能。他们认为肺的行为像一个随机的反应系统，输入信号的 noise（潮气量的变异）可能影响输出信号（气体交换和炎症）的调幅。

正常人自主呼吸显示潮气量的变异常数大约是 33%，在肺疾病时减小，这种变异性在危重病患者辅助通气时也是减小的。有研究显示，在急性肺损伤（ALI），无变化的容量或压力控制通气是与呼吸力学和气体交换恶化相关的，相反，在实验动物，noisy 通气诱发表面活性物质释放的增加，并伴随肺的炎症前反应的减轻，改善 ALI、不张的肺和麻醉期间的肺功能，现行的 noise 通气，主要是潮气量的变异，呼吸频率的变异通常是小的。

Spieth 等报道：应用"变化性潮气量通气"（用 DragerEV-LTAXL4）呼吸机，应用容量控制模式，V_T 平均 6ml/kg，变异系数 40%，f 维持恒定；流速 30Umin，吸/呼比固定于 1:1，每分通气量不变，以 600 次呼吸为一个周期。Spieth 等研究显示：变化性 V_T 通气可改善实验性肺损伤的肺保护通气：在去除表面活性物质的猪肺损伤模型，与单用 ARDSnet 或开放肺策略（OLA）比较，变化 V_T 通气可改善动脉血氧合，减低平均 Ppeak 和肺弹性（Ers）可减轻肺组织的损伤，并没有增加肺的炎症或肺的机械性牵拉。在依赖性或非依赖性肺区带，安非调节素双向调节因子，TNC，IL-6，IL-8 或 TGF-β 的基因表达均没有增加。

作者解释其机制：①在 noisy 通气期间，偶有成比例的大 V_T 发生，使不张的肺区带复张；②肺血流的重新分布，使通气较好的肺区域得到更多的血流，改善 V/Q 比例；③增加表面活性物质的释放；④呼吸系统的随机的反响（共振）行为（输入信号，如 V_T 的 noise 增加）；⑤增加呼吸的窦性节律。

辅助通气可减少应用镇静剂和心血管支持的需要，包括通气朝基底部依赖肺区域分布。这种概念现在已转用到 PSV，noisyPSV 将 noisy（潮气量变异）通气和 PSV 辅助呼吸两种方法结合，这种通气模式，至少理论上是吸引人的。最近，Gama 等评价了表面活性物质减少的猪以 noisyPSV 通气时对肺生理参数的影响。与 PSV、PSV 加吸气功能比较，noisyPSV 明显增加潮气量的变异性，改善氧合，但没有影响未充气肺组织的数量。

与常规 PSV 比较，不同的变异性水平改善了呼吸系统的弹性，气道峰压、氧合和肺内分流、中介水平的变异性（30%）改善氧合和静脉血掺杂最明显。而弹性和气道峰压的改善与变异性的增加呈线性相关。可惜的是，至今还缺乏对人的研究证据。

（许　镇）

第四节　呼吸机参数的设置和调整

一、呼吸机参数的设置

呼吸机参数的设置和调整应体现医生为患者制订的通气目标和策略。不分患者的基础病理生理状况和呼吸力学，机械地规定一套呼吸机参数让初学者套用是不可取的，两位患者即便年龄和身材相仿，一位患 ARDS，一位患 COPD，就不应该设置相同的参数为患者通气。一般说来，开始通气时预设呼吸机参数，依据患者身材(身高体重)、疾病和病情,通气需要;以后呼吸机参数的调整依据通气疗效,动脉血气值、心肺监测结果及临床病情的进展。现代呼吸机有以下参数可供选择:

(一)潮气量(V_T)和通气频率(f)

成人预设的 V_T 一般为 $5\sim15ml/kg$,$f15\sim25/min$,将 V_T 和 f 一起考虑是合理的,因 $V_T\times f=V_{min}$,V_{min} 为每分通气量。预设 V_{min} 需考虑患者的通气需要和 $PaCO_2$ 的目标水平。V_T 的设置要根据患者的阻力,顺应性以及个体的病理生理学。具有正常肺(如药物过量,手术后)的患者可以设置较大的 V_T 和较慢的 f,而慢性或急性限制性肺病的患者可能需要设置较小的潮气量和较快的频率。此外还要考虑呼吸机的类型。当应用对管路的可压缩容量能自动代偿的呼吸机时,比应用不能自动代偿的呼吸机时,V_T 要减小,因为此时设置的 V_T 就是实际输送给患者的 V_T。V_T 过大,可导致气道压过高(平台压通常不应超过 $30cmH_2O$,除非胸壁顺应性降低)和肺泡过度扩张,诱发呼吸机相关肺损伤,这在急性呼吸窘迫综合征(ARDS)患者尤易发生。V_T 过小,易引起通气不足。f 过快,易致呼气时间不足而诱发气体陷闭和内源性 PEEP(PEEPi)。此外,在固定 V_{min} 的情况下,f 过快,必然使 V_T 减小,有效 V_T 和有效 V_{min} 随之减小而致通气不足。从气体交换的效率考虑,有效 V_{min} 是比 V_{min} 更重要的。

设置了 V_T 和 f 以后,要看监测显示的 VE,实际 f 和 PEEPi 结果。应用同步间歇指令通气(SIMV)时,设置的 V, 和 f 是指令通气的 V_T 和 f,自主呼吸的 V_T 和 f 则取决患者的呼吸能力。有些呼吸机可分别自动显示指令通气和自主呼吸的每分气量。设置的 V_T 和 f 是否恰当,还要考虑到人-机协调的问题,不恰当的 V_T 和 f 会引起人-机对抗和患者的不适感。定压型通气通过设置吸气压力来预设 V_T,并与气道阻力,顺应性和自主呼吸用力相关。

(二)吸气流速

只有定容型通气模式才需要和可以设置吸气流速,临床上常用的吸气流速,成人 $40\sim100L/min$,平均约 $60L/nun$,婴儿约 $4\sim10L/min$,吸气流速取决于 V_T、患者的吸气用力和通气驱动。有些呼吸机通过选择流速波型(如方波,减速波或正弦波)来设置吸气流速。吸气流速可影响:①气体在肺内的分布;②CO_2 排出量;③VD/V_T 和 QS/QT,因此也影响 PaO_2;④与吸气峰压和吸气时间(TI)相关。峰流速的设置应能保证吸气时间≤1秒,如果呼吸机是由患者触发的,这尤为重要,因为吸气流速和时间应与自主呼吸的吸气需要相一致,主动呼吸的患者的吸气时间罕有需要超过 1 秒的,大多仅需要 0.7~1 秒。近年提倡应用较高的吸气流速或减速波形以增加人-机协调。定压型通气时,其流速均呈成指数的减速波形以便迅速达到预设压力并维持吸气期压力的恒定。近年有些呼吸机建立了"压力上升时间"可调的功能,以控制定压通气吸气初期的过快流速。

(三)吸气时间(或吸呼气时比)

正常的呼吸方式均是吸气时间(TT)长,呼气时间(TE)短,故吸呼(I∶E)时比通常设置为 $1\colon1.5\sim2.5$,平均 $1\colon2$。延长 TT 即会增加平均气道压,改善动脉血氧合,但在 f 不变情况下,必然减少 TE,可能引起气体陷闭和内源性呼气末正压(PEEPi)。当 I∶E 时比≥1 时,称为反比通气,应用延长吸气时间策略或反比通气时,虽可改善氧合,但会导致人-机对抗和血流动力学的损害,并需监测 PEEPi。

(四)触发敏感度

应用辅助或支持通气时,呼吸机送气要靠患者触发,不敏感或无反应的触发系统可显著增加患者的吸气负荷,消耗额外呼吸功。现代呼吸机有压力触发和流量触发两种系统。压力触发是对气道内压力降低所发生的反应。理想的情况,压力触发的延迟时间(从患者吸气用力到呼吸机输送气体的时间)是 110~120 毫秒,但实际上有些呼吸机的触发延迟时间要长得多(>200 毫秒),这取决于呼吸机系统和设置的触发压力。

呼吸机的触发敏感度应设置于最灵敏但又不致引起与患者用力无关的自发切换。因为患者呼气末气道压通常为零,故触发敏感度常设于$-0.5\sim-2cmH_2O$。气管插管管径过小或狭窄、气道阻塞、肺实质僵硬等均可增加触发系统的不敏感性。应用流量触发时,呼吸机是对吸气流量而不是气道内压力减低发生反应。这可以以几种方法来达到。如有些系统,将呼吸速度测定器放置于呼吸机回路和患者之间来测定吸气流量。而在另一些系统,则设置基础流量和流量触发敏感性,当呼气管路内流量减少到流量触发敏感性阈值时,则触发呼吸机。例如,如果基础流量被设定为$10U/min$,流量触发敏感性被设定为$3U/nun$,当呼吸机呼气管路内流量降至$7U/min$(假定患者吸气$3L/mim$),呼吸机则被触发,Bench对流量触发的研究发现,用这种系统的延迟时间<100毫秒,研究还表明流量触发可减少应用CPAP时的呼吸功。然而,应用压力支持通气,SIMV指令呼吸,或A/CV时,流量触发并没有优于压力触发。除CPAP以外,$-0.5\sim1.0cmH_2O$的压力触发可能等于流量触发。流量触发敏感度一般设置于最敏感水平:$1\sim3L/min$。

如果存在内源性PEEP(PEEPi),那么无论压力或流量触发,其设置的触发敏感度都将减低,在存在PEEPi的情况下,患者的吸气用力在压力或流量改变在气道内被发现之前,必须先克服PEEPi的水平。为克服PEEPi引起的触发灵敏度降低问题,可加用适当水平的外源性PEEP(所加PEEP通常为PEEPi的70%~80%,例如,PEEPi为$10cmH_2O$,那么加$7\sim8cmH_2O$的PEEP)。但如果PEEPi是由于高分钟通气量或呼气时间不足引起的,那么采用这种技术是无效的。如果不能测定PEEPi,也可以采用一些简单的方法来估计需加用的PEEP值。①逐渐增加PEEP,直至吸气峰压(PIP)开始增加。PIP的增加表明已有更多的压力和容量添加于肺。②另一估计需加PEEP值的方法是,随着PEEP的增加,辅助呼吸肌(如胸锁乳突肌)的活动是否减低;③还有一种方法是比较触发呼吸的次数与患者吸气用力的次数,随着所加PEEP的增加,触发呼吸的次数应逐渐接近直至等于患者吸气用力的次数。

触发灵敏度也受湿化系统类型的影响,如果湿化器是安装在患者和呼吸机触发检测装置两者之间的,患者必须做更多触发功才能触发呼吸,但若触发检测装置靠近患者气道,那么触发就容易。

二、呼吸机参数的调整

呼吸机根据初始参数为患者进行机械通气治疗以后,应严密观察患者病情变化,根据呼吸机上的监测和报警参数,尤其是定期测定的动脉血气结果来调整呼吸机参数。不仅要注意即时的血气指标和各种监测结果,更重要的是要与以前的测定结果进行分析比较,应根据其发展趋势和变化速度来调整通气参数,调整参数的目标仍是为了达到并维持"治疗终点"。

(一)为达到并维持PaO_2目标值的呼吸机参数调整

严重呼吸衰竭机械通气患者氧合的目标值通常为在吸氧浓度(FiO_2)<0.6情况下,$PaO_2>60mmHg$,氧饱和度(SaO_2)>90%;若为慢性呼吸衰竭,因机体已有一定的适应和代偿能力,故目标值可改为在FiO_2<0.6情况下,$PaO_2>50mmHg$,$SaO_2>85\%$。更高的PaO_2和SaO_2常无必要,因为>60mmHg的PaO_2已处于氧合解离曲线的平坦段,再增加PaO_2,氧饱和度的增加也很有限。而倘若为了更高PaO_2而增加FIO_2,就可能面临氧中毒的危险;为了增加PaO_2而增加PEEP,就可能面临PEEP影响的血流动力学改变,显著减少心输出量可使向组织输送的氧含量减少;以扩大V_T或增加压力来进一步提高PaO_2,即可能导致局部肺区带来的过度扩张,诱发或加重呼吸机相关肺损伤。

(二)为维持恰当$PaCO_2$和pH目标值的呼吸机参数调整

建立机械通气以后,如果不是实行控制性低通气和容许高碳酸血症,患者的$PaCO_2$通常能下降,pH能逐渐回升。一般说来$PaCO_2$只要能下降到60mmHg以下,pH$\geqslant7.30$,对于慢性呼吸性酸中毒患者来说,已可认为达目标值。$PaCO_2$ 下降的速度不宜过快,在 2～3 天内让 $PaCO_2$ 降至目标值即可,以避免 CO_2 过快的排出,而慢性贮存的碳酸氢盐来不及排出,致使发生代谢性碱中毒,或发生呼吸性碱中毒。希望 pH 能尽快达 7.30～7.45。pH<7.30 或>7.45 均对患者不利。调节 pH 和 $PaCO_2$ 的最直接方法是调整通气量,可以在 V_T 不变情况下,通过调节通气频率来增加(或降低)每分通气量;也可在频率不变情况下改变 V_T,或 V_T 和频率同时改变。$PaCO_2$ 下降过慢可上调通气量,$PaCO_2$ 下降过快可减小通气量,让 $PaCO_2$ 和 pH 的变化速度控制在理想水平并最终达目标值。

在 ARDS、危重型哮喘等实行控制性低通气时,允许 $PaCO_2$ 逐渐增加,但希望增加的速度最好控制在每小时上升少于 10mmHg 的水平,以便肾脏能较好地发挥代偿作用,而不致使 pH 严重降低。在颅脑创伤,颅内压增高的患者实行有意过度通气时,希望维持 $PaCO_2$ 在 25～30mmHg,以便降低颅内压。这都需要精确地调整通气量来达到。

(三)为加强患者-呼吸机协调的呼吸机参数调整

应用机械通气后,如果患者的自主呼吸与呼吸机的机械呼吸不协调甚至对抗,可增加患者的呼吸功耗,增高气道压,减少通气量,并给患者的血流动力学带来不良影响,增加患者的不适感觉。发生人-机不协调的原因很多,总的说来,不外乎两方面的因素,患者方面的因素和呼吸机方面的因素。从通气参数调整的角度说,发生人-机不协调的原因主要有:触发敏感度设置不当,吸气流量过高或过低,与患者的吸气流量需要不相配,潮气量过大或过小,吸呼气时比不当以及通气频率过快或过慢。改进入-机协调性的措施如下。

1.触发敏感度 增加触发敏感度或用流量触发。

2.吸气流量 增加设置的峰流速,试用不同的吸气流量波形、试用压力控制或压力支持通气。

3.潮气量 试用较高或较低的 V_T。

4 呼吸频率 试用较高或较低的通气频率。

5.烦躁不安 给予适当水平的镇静。

必要时还可酌情应用镇静剂或肌肉松弛剂。但我们反对不认真查清原因,盲目地给患者应用镇静剂。原则上说,凡能通过呼吸机参数调整来改善人-机协调的,就尽量不用或少用镇静剂。

(许　镇)

第五节　机械通气的并发症及处理

机械通气与自主呼吸不同,吸气时的气道正压对呼吸生理、血流动力学及重要脏器的血流灌注均可产生不利影响。许多与正压通气相关的危险,如果没有及时的识别和处理,可引起严重并发症,甚至死亡。

一、呼吸机相关肺损伤(VALI)

VALI 包括 3 种类型:①气压伤:临床上诊断气压伤,需有明确的肺泡外积气的放射学证据。包括肺间质气肿、肺实质气囊肿、纵隔气肿、心包积气、皮下气肿、腹膜后积气、气腹、气胸;②系统性气栓塞;机械通气者若同时或先后发生多个脏器栓塞症状难以解释时,也可能(虽不能证实)与系统性气体栓塞相关。③弥漫性肺损伤。

引起 VALI 的机制,最重要的致伤因素有三点:①高吸气压或大潮气量通气引起的局部或普遍的肺泡过度扩张,称之为气压伤或容积伤;高吸气压以平台压而不是气道峰压表示更准确;因为气道峰压包括两部分的压力:用于扩张肺泡的压力(约等于平台压)和用于扩张气道的压力。临床上以平台压≤30cmH$_2$O 作为避免肺损伤的安全界限指标;②萎陷肺泡的反复开放和闭合,导致肺泡壁的反复牵拉和组织结合处局部形成高剪切力,以及导致这些不稳定肺单位的表面活性物质的丧失。剪切力损伤和表面活性物质丧失引起的肺损伤称之为"肺不张伤";③近年研究表明,各种不同机制产生的肺泡损伤最后都诱发细胞介导的局部炎症反应,释放的多种炎性介质和细胞因子可进入体循环,影响远端器官,导致多器官功能不全,称为生物伤。

除外因以外,内因也很重要,患者肺的原有结构和功能改变,如是否已原有肺损伤(如 ARDS)、肺大泡、肺气肿、坏死性肺炎等也对通气引起的肺损伤有很大影响。

随着近年对 VALI 研究的深入,通气目的和通气策略已发生重大改变。已从以前的片面地以追求动脉血气的正常为目的,改变为维持适当的血气,同时尽量避免或减轻 VALI 的通气目的。通气策略也从以前的大潮气量(10～15ml/kg),慢通气频率(10～15 次/分)低呼气末正压(PEEP)的"常规方法",转变为小潮气量(5～8ml/kg),适当 PEEP 水平,尽量使萎陷的肺泡复张,并保持呼气末肺单位的开放的"肺保护策略"上来。

二、呼吸机相关肺炎(VAP)

呼吸机相关肺炎是指急性呼吸衰竭患者在接受机械通气至少 48 小时以后发生的肺炎,主要是细菌性肺炎。

呼吸机相关肺炎的最重要感染途径是口咽部或胃内菌丛的定植并吸入到无菌的肺,气管插管患者,尽管气管内导管周围有气囊充气保护,但已有充分的证据表明,气囊周围仍可发生微误吸,上气道菌丛吸入的发生率仍很高。其他感染途径包括:其他部位的感染引起菌血症经血源播散到肺,雾化液被病原菌污染后雾化吸入到肺。此外,近年来有人提出了来自于胃肠道的细菌的转移,也是发生细菌性肺炎途径之一。

从呼吸机相关肺炎标本分离出的细菌常分为内源性和外源性两类,典型的外源性细菌常为污染医院环境的铜绿假单胞菌,内源性细菌常为人体肠道内菌属——大肠杆菌。在 52 例呼吸机相关肺炎患者培养出的主要细菌中,革兰阴性菌占 61%,革兰阳性菌占 38%,厌氧菌占 10%,约 40%患者为多菌种混合感染。

呼吸机相关肺炎的诊断可分为临床诊断和病原学诊断。肺炎的通常诊断标准为:发热,咳脓性痰,白细胞增加,胸片上出现新的浸润影。很多患者在建立机械通气之前就存在肺炎,这应与呼吸机相关肺炎加以区别。1993 年美国有关机械通气专题研讨会提出要诊断呼吸机相关肺炎,X 线胸片上必须要有新的浸润影,并至少具备下列之一表现:肺炎的组织学证据、阳性血或胸水培养并与气管内吸引发现的致病原一致、新的发热和白细胞增高,和脓性气管吸引物。为了证明肺炎与应用呼吸机相关,新的浸润影必须在建立机械通气至少 48 小时后发生。

鉴于呼吸机相关肺炎诊断和治疗上的困难,以及指导合理应用抗生素的需要,近年来国内外学者均推荐应用一些特殊的检查技术来明确呼吸机相关肺炎的致病原。这些诊断呼吸机相关肺炎病原学的各种检查技术和方法有经气管导管吸引、微小支气管肺泡灌洗(mini-BAL)、保护性标本刷(PSB)、盲目保护性标本刷(blindPSB)、支气管肺泡灌洗(BAL)、保护性 BAL。

在诊断呼吸机相关肺炎时,是否应用有创或无创技术现仍在争论中,可想而知,有创性检查方法有较好的敏感性和特异性。然而这些研究都是非常依靠细菌定量培养的阳性阈值的。至今尚缺乏前瞻性的研究结果来评价这些诊断方法对患者预后的影响,即根据患者临床情况来治疗或根据有创检查结果来治疗,两者的死亡率有何不同。

病原学未明确前,经验性的选用抗菌药物,经过各种检查,明确呼吸机相关肺炎的致病微生物后,即可有针对性地调整和选用对致病原更有效的抗菌药物。调整和选择抗菌药物的依据是:初始经验性治疗的疗效和反应,致病原的类型及其抗生素的药敏结果。

呼吸机相关肺炎的死亡率很高,初始治疗效果不佳,甚至失败是经常可能发生的,遇此情况应积极寻找原因,针对原因采取相应措施,而不是仅仅依靠频繁地更换抗生素或盲目地升高抗生素档次,或大量联合用药。只有这样才能提高呼吸机相关肺炎的治疗效果,降低其病死率。常见治疗失败的原因有:病原学的诊断错误,抗菌药物选用不当,药物剂量不足,细菌产生耐药性,治疗过程中发生继发感染,二重感染,或发生药物毒性反应和过敏反应(如药物热);没有采取综合治疗,如没有采取措施治疗患者的心力衰竭,糖尿病,水电解质失衡和酸碱紊乱等。

三、氧中毒

吸入过高浓度的氧,可引起氧中毒,这早已是众所周知的事实,但至今尚不清楚,究竟吸入多少浓度的氧和吸氧多长时间对患者是安全的。也不清楚危重症患者的肺对高浓度氧的耐受性是增加了还是降低了。一般认为,吸氧浓度(FiO_2)<0.5持续长时间,不会引起氧中毒,而FiO_2>0.6具有氧毒性,FiO_2>0.8应尽量避免。

四、人工气道的并发症

(一)气管插管的并发症

1.循环系统紊乱,如一过性高血压、心率过快、心律不齐等,对于高血压、严重心脑血管疾患者有潜在危害性。

2.导管可能出现扭折、阻塞、误入一侧总支气管或食管、误吸、呛咳及气管黏膜压迫缺血及纤毛损伤。

3.喉痉挛、误吸、喉或声门下水肿、喉溃疡、气管炎、鼻窦炎、气管狭窄、声带麻痹及构状软骨脱臼、鼻穿孔等。

(二)气管切开的并发症

1.术后早期阶段,较易发生切口部位出血,皮下气肿和气管套管脱出等并发症。

2.气管狭窄是气管切开后的主要并发症,主要发生于气道的3个部位,声门下狭窄,气囊水平或切口部位。

3.仔细地进行日常气道处理和精心护理可减少气道并发症的发生。

五、呼吸机的功能故障

现代高品质呼吸机的功能通常是可靠的,然而机械通气系统的某一部分偶尔也可发生功能故障。呼吸机最易发生故障的部分是呼出流量传感器(每年高达2%的故障率),这不奇怪,因为呼气流量传感器是接触患者分泌物和雾化液的机械部分,现代微处理机系统通常有许多自检报警功能可以应用。报警装置很少发生故障,更常见问题是关闭报警系统或报警范围设置不当,关闭报警系统往往是因为报警范围设置过于敏感而产生过多的虚假报警。应恰当设置报警范围,但不能关闭报警系统,在关闭报警系统的情况下应用呼吸机是危险的。

(廖　喆)

第六节　机械通气的撤离

撤机时机的掌握很重要,过早易招致撤机失败,多个循证医学研究的结果表明:快速撤机,必须与过早地进行自主呼吸试验(SBTs)的危险进行权衡。动物研究和对患者的临床观察显示:不成功的撤机可诱发呼吸肌疲劳,可引起呼吸肌结构的损伤,延长机械通气时间。撤机失败也可诱发心功能不全和患者的心理障碍,以致对以后的撤机丧失信心。过迟则增加机械通气并发症,延长住 ICU 时间和增加费用。

一、撤机前的准备

(一)患者临床情况

医生需对患者病情作全面分析和客观评价,患者临床情况的改善,包括:呼吸衰竭病因已基本纠正,血流动力学相对稳定,没有频繁或致命的心律失常,休克和低血容量已彻底纠正,感染基本控制,体温正常,神志清醒或已恢复机械通气前较好时状态,自主呼吸平稳,呼吸动作有力,具有足够的吞咽和咳嗽反射。吸氧浓度应逐渐降至 40% 以下而无明显呼吸困难或发绀,撤机前 12 小时应停用镇静安定药物。经过积极准备,医生需对患者病情作全面分析和客观评价,并作出是否撤机的决定。

(二)有效治疗呼吸衰竭原发病

控制肺感染,解除支气管痉挛,使气道保持通畅和有效廓清。

(三)纠正电解质和酸碱失衡

撤机前代谢性或呼吸性碱中毒是导致撤机困难的重要因素,应积极予以纠正。要求 COPD 患者维持 $PaCO_2$ 和 PaO_2 达通气前的理想水平(并不要求达正常水平)。

(四)各重要脏器功能改善

心、肝、肾、胃肠、脑等脏器的功能对撤机能否成功有重要影响,机械通气过程中应注意保护并给予必要治疗。如治疗心衰,争取撤机前患者的心输出量、血压、心率能大致正常并保持稳定,胃肠出血停止,贫血基本纠正,肝肾功能达较好水平。

(五)高呼吸负荷的纠正

寒战、发热、烦躁、情绪激动均增加氧耗,高碳水化合物饮食可使体内 CO_2 产量增加,这些加重呼吸负荷的因素在撤机前应尽量去除。

(六)保持良好营养状态

营养不良可降低呼吸肌收缩强度和耐力并影响中枢的通气驱动,若严重营养不良状态下撤机,机体将难于适应撤机过程中呼吸功耗的增加。故机械通气过程中需积极适当补充营养。纠正低蛋白血症,保持良好营养状态有利于撤机。

(七)患者的心理准备

做好思想工作,解除患者对呼吸机的依赖心理和对撤机的恐惧,争取患者对撤机的充分配合。

二、自主呼吸试验(SBT)

(一)自主呼吸试验的时机和条件

在临床情况明显改善以后,即可进行自主呼吸试验(SBT),SBT可以由医生来进行,但近年来,已有越来越多的证据表明,可以由呼吸治疗师或ICU的护士来承担此项工作。如果患者的病因是可以迅速逆转的(例如心源性肺水肿,某些药物过量等),那么在气管插管和机械通气数小时后则可进行撤机前的自主呼吸试验,但对于其他病因的呼吸衰竭,则通常应给予完全通气支持和让呼吸肌休息24~48小时后,才可考虑进行SBT。

欲鉴定患者是否适合作SBT,仅凭主观的评估是不够的,需要有客观的标准来补充或代替。这些客观性测定指标如下。

必须达到的标准(适用于所有患者):

1.$PaO_2/FiO_2 \geqslant 150$或$SaO_2 \geqslant 90\%$(在$FiO_2 \leqslant 40\%$和$PEEP \leqslant 5cmH_2O$的情况下)。

2.血流动力学稳定[无或仅小剂量应用升压药,例如多巴胺$\leqslant 5\mu g(kg \cdot min)$]和没有活动的心肌缺血。

附加标准(理想的标准,有些研究者采用):

1.撤机指标:呼吸频率$\leqslant 35$次/分,自主呼吸潮气量$>5ml/kg$,吸气负压$<-20 \sim -25cmH_2O$,$f/V_T < 105$次/(L·min)。

2.血红蛋白$\geqslant 8 \sim 10mg/dl$。

3.核心体温$\leqslant 38℃ \sim 38.5℃$。

4.血清电解质正常。

5.意识状态清醒和警觉,或易于唤醒。

(二)正规的自主呼吸试验

正规的自主呼吸试验有以下几种:①低压力水平($<7cmH_2O$)的压力支持通气(PSV);②连续气道正压通气($CPAP=5cmH_2O$);③T型管法。因为满足撤机前准备的标准而直接撤机的患者中,几乎有40%的患者需要重新插管,所以进行SBT一般是指令性的。但对哪种SBT是理想的,尚存争议。主张用T型管者认为:这是最接近于拔管后的呼吸功状态的;相反,其他专家则喜欢用低水平的压力支持(PS)抵消气管插管所添加的阻力负荷。但抵消这种阻力负荷所需要的Ps水平存在较大的变异,不能以无创的方法准确测定。因此要给某位患者加一定的压力支持来抵消负荷就可能代偿不足或代偿过度。已有随机对照研究比较了压力支持法与T型管法,CPAP法与T型管法,结果显示在撤机和拔管成功率方面是大致相同的。然而,CPAP和PSV法都可以在不断离呼吸机的情况下来进行,不需要其他装置,并可利用呼吸机的报警监护系统来迅速发现患者对SBT的不忍受性,如果需要,可以方便和迅速地重新机械通气。此外,对484例患者的随机对照研究中,T型管法的SBT失败率高于压力支持法(22%对14%),这可能是T型管增加了患者的呼吸功负荷所致。

120分钟的自主呼吸能力通常表明不再需要通气支持,尚不清楚SBT的最短时间是多少?有一随机对照研究显示,30分钟和120分钟的T型管试验,在撤机成功率上没有差别。但该研究选择的都是SBT的第一次试验,至于随后的SBT或以其他方法进行的SBT的理想时间仍不清楚,但可能要长于120分钟。例如,有一对75例COPD,机械通气$\geqslant 15$天的患者的研究发现,试验失败的平均时间是120分钟。我们的经验,对高龄老人患者,尤其是机械通气$\geqslant 15$天的COPD患者120分钟的SBT不足以检查呼吸肌的耐力,常需延长SBT时间至8~12小时,甚至更长时间,才有较高的撤机成功率。

当患者进行 SBT 时,仔细地对患者情况进行评价是非常重要的,评价的指标可分为客观和主观标准两方面。

【客观标准】

1.$SaO_2 \geq 0.9$ 或 $PaO_2 \geq 60mmHg$(在 $FiO_2 \leq 0.40 \sim 0.50$)或 $PaO_2/FiO_2 > 150$。

2.$PaCO_2$ 的增高 $\leq 10mmHg$ 或 pH 降低 ≤ 0.10。

3.呼吸频率 ≤ 35 次/分钟。

4.心率 ≤ 140/分钟或比基础心率增加 $\leq 20\%$。

5.收缩压 $\geq 90mmHg$ 或 $\leq 160mmHg$ 或基础血压的改变 $< 20\%$。

【主观标准】

1.没有增加呼吸功的体征,包括胸腹矛盾运动,辅助呼吸肌的过度应用。

2.没有其他窘迫的体征,如大量出汗或焦虑的征象。

虽然有这些通常适用的标准,但理想的阈值界限尚未确定,一些指标也缺乏特异性,例如呼吸急促和心动过速,可因心理紧张而不是真正的对撤机不耐受而发生。特异的标准包括脉氧计,氧分压和二氧化碳水平,和没有表明增加呼吸功的临床体征。例如,有些拔管后呼吸衰竭的患者有膈肌疲劳的肌电图证据,或在成功的拔管前 SBT 期间有混乱的呼吸。

大约 75% 的患者在初次 SBT 时即可达到撤机的标准。这些患者通常可安全地撤机和拔管。另外 25% 的患者在初次试验时显示对 SBT 不能耐受,需要循序渐进的较长撤机过程。需要将呼吸机所承担的呼吸功逐步地移交给患者的自主呼吸。这些患者撤机过程所占的时间大约占整个机械通气时间的 40%,COPD 患者甚至占 60%。鉴定和纠正 SBT 或撤机失败的可逆因素,将有利于撤机的成功。

在限制撤机的可逆因素纠正以后,就有再次进行撤机试验的指征。但初次试验失败以后,究竟多长时间再进行试验,则有不同意见。Laghi 等发现呼吸肌疲劳以后需要 24 小时或更长时间,膈肌的收缩强度才能完全恢复。但不能耐受 SBT 的患者发生呼吸肌疲劳是不常见的。大宗病例的随机对照研究发现,每天进行多次或每天只进行一次 SBT(在下一次 SBT 前休息 24 小时)对撤机结果的影响没有差别。

下一步医生还必须决定,是进行另一次 SBT,还是建立逐渐减低通气支持水平的模式,后一方法也称为逐渐撤机法,则将呼吸机所负担的呼吸功逐渐移交给患者负担,直至患者达到能完全自主呼吸的能力。

三、撤机方案的制订和实施

无对照的临床研究和随机对照研究均已证明,为患者制订一个切实可行的撤机方案,由医生或呼吸治疗师和 ICU 护士来实施,可改善撤机后果。每天检查撤机方案可用于确定自主呼吸试验的准备情况,决定应用逐渐撤机的撤机进度,或指导寻找撤机失败的可治疗的原因。在这 3 方面的应用中,文献表明第一方面比第二方面更重要,第三方面的应用则尚无科学的研究来评价。

Ely 等随机将 300 例机械通气患者分为两组,一组应用标准的治疗,另一组每天检查 SBT 的准备情况。对每天检查完全符合标准的患者进行 2 小时的 SBT(连续气道正压通气或 T 型管法)。如果患者耐受 SBT,就要求医生予以撤机拔管。结果,每天检查撤机方案组可明显减少撤机时间(1 天对 3 天)、机械通气时间(4.5 天对 6 天)、并发症的总发生率(20% 对 41%)和 ICU 的费用。在住 ICU 或住医院的时间,住院费用或死亡率方面,两组无明显差别。随后有两个在内科或外科 ICU 进行的随机对照研究表明,由呼吸治疗师或 ICU 护士来实施撤机方案,与医生指导的撤机一样,也能缩短机械通气时间。尽管有这样的研究,但要大规模地由呼吸治疗师或 ICU 护士来实施撤机方案,关键是医生要指导和支持,并对他们进行培训。制订的撤机方案必须根据每例患者的情况个体化,方案实施过程中还需密切观察患者的情况作出临床判断和一定的随机处置能力,过分死板地实施方案,反可不必要地延长撤机和拔管时间。方案的制订和实施还需适合不同 ICU 的情况。

四、拔除气管内导管

(一)拔管时机

能撤机者并不就意味着能马上拔管(拔除气管插管或气管切开套管),能否拔管应单独作为另一问题来考虑。建立人工气道的目的,除为了供连接呼吸机应用之外,尚有供气管吸引和肺灌洗、保护气道、预防气道阻塞等用途。只有当这些用途都不需要时才可拔管。具体地说,适宜拔管者应是能完全撤机,并具有完整气道保护反射,能自主有力地咳嗽咳痰,食物反流误吸的危险性不高,预计拔管后发生喉头水肿和上气道阻塞的可能性不大的患者。

文献报道 2%～25% 的患者在拔管 24～72 小时后需要重新插管,大多数研究报道的拔管失败率为 10%～15%,在内科或外科 ICU,尤其是 70 岁以上老年患者的拔管失败率较高。已有多个研究表明,患者在计划拔管失败以后重新插管,增加住院死亡率,延长住 ICU 和住院时间。另一方面,不必要的延迟拔管也延长住 ICU 时间,增加发生呼吸机相关肺炎的危险和增加住院病死率。

因为拔管延迟和拔管失败均与不良后果相关,所以临床医生需要更准确地预计拔管的适当时机。研究显示:通过恰当地实施和监测 SBT 可有 85% 的成功拔管预计值。

在完全撤机后,确定能否拔管的过程通常为 5～10 分钟,若难以判断,也可延长时间。

(二)拔管的方法步骤

拔管后喉痛、声音嘶哑可持续 48～72 小时。拔除气管内导管时需准备的装置和拔管操作步骤如下:

【所需装置】

1.复苏袋(手控呼吸器),氧气源和氧面罩。

2.吸引装置,包括吸引导管和 Yankauer 吸引管。

3.重新插管需要的仪器和导管(必要的话)。

4.肾上腺素和小容量雾化器(拔管后发生哮喘时用)。

5.正常的生理盐水(5ml 单位剂量)或 5ml 注射器,准备为吸引时(必要的话)用盐水灌洗。

6.10ml 注射器,准备用来给气管插管(ET)的气囊抽气。

【操作步骤】

1.床旁备有随时可用的充分湿化的氧气源。

2.备有随时可重新插管的各种器具。

3.一般安排在上午拔管。

4.为患者安放心电图监护仪。

5.向患者说明拔管的步骤和拔管后注意事项。

6.抬高头部,和躯干成 40°～90°角。

7.检查临床的基础情况(物理体征和血气等)。

8.用手工复苏器(皮球)或呼吸机和 100% 氧为患者预氧合。

9.经气道仔细吸引,吸净气囊以上口咽部的分泌物,然后放松固定气管导管的胶布。

10.在完全放松气囊的同时,手捏皮球迫使分泌物从气囊以上进入口腔并吸引之(有些医生剪断指示气囊),或让患者咳嗽,驱动分泌物向上移出。也可以在气囊放气前让患者深吸气,放气囊时让患者咳嗽,迫使分泌物随气流进到口腔。

11.给患者氧合和高充气,当压力在肺内增加到吸气峰压时(声带最大外展时)拔出导管,另一技术是让患者深呼吸和咳嗽,随着患者的咳嗽(咳嗽开放声带),拔出导管。

12.拔出气管内导管后,经鼻导管吸入充分湿化的与拔管前同样 FiO_2 的氧,有些医生在拔管后给予凉雾吸入。如果患者拔管前是用着 PEEP 的,那么拔管后增加 FiO_2 10%。

13.拔管后让患者咳嗽,鼓励用力咳嗽、咳痰,必要时给予吸引。

14.鼓励患者咳嗽和深呼吸同时,密切监护患者,听诊呼吸音,尤其是在颈部区域,频繁监测呼吸频率、心率、血压、脉氧计测血氧饱和度(SpO_2)大约 30 分钟。

15.在以后的时间里继续监测患者的病情变化,必要时查动脉血气,以确定患者情况是否稳定。

16.检查重要体征和血气,仔细观察有无喉痉挛、喉头水肿的征象(如仔细听诊,有无吸气性喘鸣音)。

17.如发生进行性缺氧,高碳酸血症,酸中毒或喉痉挛,对治疗无反应,即重新插管。

五、撤机和拔管失败的常见原因及其治疗

高达 1/3 的患者对初次 SBT 不能耐受,需要更加延长的撤机过程。对每一例 SBT 不耐受的患者,应仔细地鉴定和彻底治疗导致 SBT 失败的可逆因素。

撤机和拔管失败(包括 SBT 失败)的常见原因有:

(一)气道分泌物潴留

常因气道分泌物增加,导致气道阻力增高和 V/Q 比例失调加重,徒增呼吸功,减少肺内气体交换。

1.原因　①气道分泌物过多,常因肺感染未有效控制;②由干咳嗽无力,黏液纤毛廓清系统受损,气管吸引不经常或操作不当,使气道和肺内分泌物潴留。

2.治疗　给予有效抗生素,加强气道清洁处理技术的应用,包括气道适当湿化,让患者深呼吸和用力咳嗽,施行气管吸引,胸部理疗(叩背和体位引流)等增加气道分泌物廓清的方法。

(二)吸气肌疲劳

引起吸气肌疲劳的原因很多:①基础肺疾病没有完全控制,呼吸肌疲劳没有完全恢复或呼吸功增加;②心输出量降低;③低氧血症;④机械通气时呼吸机与自主呼吸不协调,呼吸肌功能储备下降或撤机过程中发生呼吸肌的亚临床疲劳。

治疗:①基础肺疾病的理想治疗以减少呼吸功耗和防止低氧血症;②纠正血流动力学异常(如心输出量降低等);③应用适当的撤机技术(如 PSV),改善呼吸机与自主呼吸的协调性;④给予茶碱类药物,改善膈肌收缩力。

(三)上气道阻塞

发生的危险性随着插管创伤性,插管时间延长和女性而增加。原因:声门水肿,表现为吸气时喘鸣,通常在拔管后 24 小时内发生,声门下水肿或狭窄也产生类似表现。拔管前评估上气道通畅性的方法是:当将气管插管的气囊放气时,可听诊漏气情况(漏气试验)来发现。或应用辅助-控制通气,监测吸入和呼出潮气量差,如果气囊漏气量<110ml,或<输入潮气量的 10% 则提示拔管后喘鸣的危险性增加(定量气囊漏气试验阳性),但拔管后喘鸣常可有效地治疗而不一定需要重新插管。此外,气管插管外周黏附分泌物可引起试验假阳性,或由于机械潮气量加上从导管周围自主吸入气体而使吸入潮气量隐性增加导致吸入潮气量增加。尽管有这些影响,但不少气道漏气处理专家仍推荐,当为患者拔管时气囊漏气试验仍有参考价

值。随机对照研究并没有证明拔管前应用皮质激素可减少拔管后喘鸣的发生率。

治疗：如临床情况许可，可先试用肾上腺素（0.5ml 肾上腺素稀释于 3ml 生理盐水）雾化吸入，常可在 15～20 分钟内缓解症状，如疗效明显，必要时可重复应用，每 20～30 分钟给另外 1～2 个剂量。应用肾上腺皮质激素因生效时间长，通常即时效果差。有条件可吸入氦氧混合气体，如用药后没有快速显著的效果，需重新气管插管，插管后留置导管 48～72 小时，以便在拔管前有足够时间让组织水肿改善。若反复发生水肿或严重上气道狭窄需气管切开。

（四）心功能不全

通常为患有基础心血管疾病、心功能障碍、冠脉病变的患者，或高龄老人。在撤除正压通气以后，回心血量增加，增加了心脏的前负荷。同时，自主呼吸做功的增加，增加氧耗，导致心功能不全的发生和冠脉缺血的加重。治疗可给予硝酸盐制剂，利尿剂等。

（五）发生新的临床情况

拔管后可能发生新的疾病和病情改变，应及时发现和治疗。

六、恢复机械通气的标准

什么情况下需要恢复机械通气，各学者的主张并非一致。有学者提出：在撤机过程中，如出现下述生理指征之一时，应立即恢复机械通气：①血压：收缩压升高或降低>20mmHg 或舒张压改变 10mmHg；②脉搏>110 次/分，或每分钟增加 20 次以上；③呼吸频率>30 次/分，或每分钟增加 10 次以上；④潮气量<250～300ml（成人）；⑤出现严重心律失常或心电图改变；⑥PaO_2<60mmHg；⑦$PaCO_2$>55mmHg；⑧pH<7.30。

以上指标中，PaO_2 和 $PaCO_2$ 标准不适用于 COPD 患者，COPD 患者应酌情降低 PaO_2，提高 $PaCO_2$ 标准。以上标准也只适用于撤机过程，若患者已拔管，是否需重新插管和恢复机械通气即应参照"建立机械通气的生理指标"。撤机和拔管后发生的呼吸衰竭加重，若经积极的治疗，仍无明显疗效，则迅速重建通气支持是必要的。已有多个研究显示，拔管后 12 小时内重建有创性通气支持是与较低的死亡率相关的。在临床实践中，我们的通常作法是：若拔管后患者呼吸功能逐渐恶化，应寻找原因积极治疗，如病情并非紧急，可先试用无创性通气，如经面（鼻）罩应用压力支持通气＋PEEP 进行通气，无效时再迅速重新插管和机械通气。不少研究表明，无创正压通气（NPPV）对于防止撤机和拔管失败是有效的，可使 2/3 的拔管失败者避免重新插管。然而，随机对照的研究显示，所有拔管者均常规应用 NPPV，或在拔管失败的除 COPD 以外患者中应用，并没有减少重新插管的需要或改善存活率。只有 COPD 患者拔管后发生早期高碳酸血症性呼吸衰竭的症状和体征时，NPPV 方可有效减少重新插管的需要。拔管后不能撤离机械通气的患者建立无创正压通气的标准如下。

1.导致呼吸衰竭的问题已经解决。

2.能耐受自主呼吸试验 10～15 分钟。

3.有强烈的咳嗽反射。

4.血流动力学稳定。

5.较少的气道分泌物。

6.需要的 FiO_2 较低。

7.胃肠道功能尚好。

8.理想的营养状态。

七、撤机后患者的管理

撤机后不能放松对患者的监测和治疗,因患者重病后体质虚弱,免疫力下降,易致重新感染、水电解质紊乱和酸碱失衡。只有加强对患者的治疗和管理,才能避免上述情况发生,并可争取肺功能的进一步改善。一般在撤机和拔管后 1～2 天,患者可离开重症呼吸监护病房(RICU),转到普通呼吸病房继续巩固治疗。

(廖　喆)

第七节　无创正压通气

常规的气道内正压通气需要气管插管或气管切开,给患者带来一定的痛苦和可引起多种并发症(如呼吸机相关性肺炎等),因此,也有称作为有创正压通气。无创正压通气(NPPV)是指无需气管插管或切口,通过罩或接口器连接患者与呼吸机的正压通气方法。1989 年 Meduri 等报道 NPPV 可以成功应用于治疗慢性阻塞性肺疾病急性加重(AECOPD)导致的呼吸衰竭后,启迪了随后的 NPPV 临床应用的广泛研究。近 20 多年来,随着临床应用研究的不断深入,其应用范畴不断地扩展,已经成为临床上常用的辅助通气技术。

一、NPPV 在机械通气中的地位

NPPV 被认为是近 20 多年机械通气领域的重要进步之一,体现在几个方面。首先,NPPV 使得机械通气的"早期应用"成为可能。由于"无创"的特点,可以用于呼吸衰竭的早期,减轻呼吸衰竭导致的病理生理学改变和器官功能损害。其二,减少了气管插管或气管切开的使用,从而减少人工气道的并发症。其三,NPPV 提供了"过渡性"的辅助通气选择。在单纯氧疗与有创通气之间,NPPV 无疑是一种有效的过渡性治疗。在决策应用有创通气有困难时,可尝试应用 NPPV 治疗。在撤机过程中,NPPV 可以作为一种"桥梁"或"降低强度"的辅助通气方法,有助于成功撤机。其四,扩展了机械通气的应用领域。NPPV 作为一种短时或间歇的辅助通气方法,已经应用于多种临床情况,比如说:辅助进行纤维支气管镜检查,长期家庭应用,康复治疗,插管前准备等。随着 NPPV 技术的进步和临床研究的进展,NPPV 临床应用日趋广泛,其应用范畴也逐步扩大。形成了有创与无创通气相互的密切配合的机械通气新时代,提高了呼吸衰竭救治的成功率。

二、NPPV 应用指征和禁忌证

目前有关 NPPV 的应用指征尚无统一标准,与呼吸衰竭的严重程度、基础疾病、意识状态、感染的严重程度、是否存在多器官功能损害等多种因素相关,也与应用者的经验和治疗人力设备条件有关。

(一)NPPV 的应用指征

总的来说,NPPV 主要适合于轻中度呼吸衰竭的患者。在急性呼吸衰竭中,其参考的应用指征如下:

1.疾病的诊断和病情的可逆性评价适合使用 NPPV。

2.有需要辅助通气的指标。

(1)中至重度的呼吸困难,表现为呼吸急促(COPD 患者的呼吸频率>24 次/分,充血性心衰患者的呼吸频率>30 次/分);辅助呼吸肌肉动用或胸腹矛盾运动

(2)血气异常[pH<7.35,$PaCO_2$>45mmHg,或氧合指数(OI)<200mmHg]

3.排除有应用 NPPV 禁忌证。

氧合指数(OI):动脉血氧分压/吸入氧浓度(PaO_2/FiO_2)

NPPV 的临床切入点见图 5-7-1。

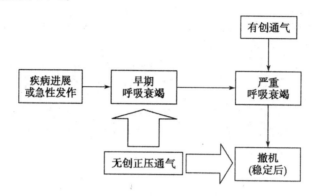

图 5-7-1　无创正压通气的临床切入点

粗箭头代表应用指征与有创通气有一定的重叠

(二)NPPV 的应用范畴

呼吸衰竭的病因众多,其病理生理学变化也有较大的差异。因此,NPPV 在不同基础疾病的患者中应用的价值和依据也有比较大的差异。

(三)"试验治疗-观察反应"策略

由于 NPPV 的应用指征缺乏公认的统一指征和成败预测指标,临床上多数采用"试验治疗-观察反应"的策略(动态决策)。其工作和决策流程见图 5-7-2。换而言之,如果没有 NPPV 禁忌证的呼吸衰竭患者,则先试用 NPPV 治疗观察 1~2 小时,根据治疗后的反应来决定是否继续应用 NPPV 或改为有创通气。

在动态决策实施过程中,关键的问题是如何判断 NPPV 治疗有效与失败。NPPV 失败的指标如下,如果出现下列指征,应该及时气管插管,以免延误救治时机:

1.神志恶化或烦躁不安。

2.不能清除分泌物。

3.无法耐受连接方法。

4.血流动力学不稳定。

5.氧合功能恶化。

6.CO_2 潴留加重。

7.治疗 1~4 小时后如无改善[$PaCO_2$ 无改善或加重、出现严重的呼吸性酸中毒(pH<7.20)或严重的低氧血症(FiO_2≥0.5 条件下,PaO_2≤8kPa 或 OI<120mmHg)]。

(四)禁忌证

由于 NPPV 的气道保护能力和通气保障性较低等原因,气管插管进行有创通气仍是治疗严重的急性呼吸衰竭的"金标准"。当存在 NPPV 应用的禁忌证时,其治疗的失败率高或增加患者死亡的风险。NPPV 的禁忌证可以分为绝对的禁忌证和相对的禁忌证。值得注意的是,其中一些"禁忌证"主要来源于文献报道的病例排除标准,并没有得到研究的证明。因此,不少的所谓禁忌证仍然有待进一步深入研究。

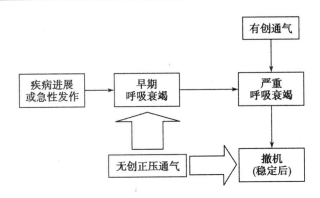

图 5-7-2　动态观察选择应用 NPPV 和有创通气的策略

1.心跳或呼吸停止。

2.自主呼吸微弱、昏迷。

3.误吸危险性高及不能清除口咽及上呼吸道分泌物、呼吸道保护能力差。

4.合并其他器官功能衰竭（血流动力学不稳定、不稳定的心律失常，消化道大出血/穿孔、严重脑部疾病等）＊。

5.未引流的气胸。

6.颈部面部创伤、烧伤及畸形。

7.近期面部、颈部、口腔、咽腔、食道及胃部手术＊。

8.上呼吸道梗阻。

9.明显不合作或极度紧张＊。

10.严重低氧血症（PaO_2 < 45mmHg）、严重酸中毒（pH ≤ 7.20）＊。

11.严重感染＊。

12.气道分泌物多或排痰障碍＊。

＊属于相对的禁忌证，在此类患者中，需要特别认真权衡 NPPV 的利弊后决策是否应用 NPPV

三、NPPV 的临床应用流程和注意事项

NPPV 治疗的成败，除了与疾病和 NPPV 技术的特点有关外，实施人员、程序和条件对效果有显著的影响。接受过规范培训的实施者，依据规范的操作流程操作，对提高依从性、临床疗效、减少不良反应和并发症具有重要的影响。

（一）NPPV 的基本操作程序

NPPV 的操作程序如下。

1.患者的评估：适应证和禁忌证。

2.选择治疗场所和监护的强度。

3.患者的教育。

4.患者的体位：常用半卧位（30°～45°）。

5.选择和试配戴合适的连接器。

6.选择呼吸机。

7.开动呼吸机、参数的初始化和连接患者。

8.逐渐增加辅助通气的压力和潮气量（适应过程）。

9.密切的监护(包括漏气、咳痰等)。

10.治疗 1~4 小时后评估疗效。

11.决定治疗的时间和疗程。

12.监控和防治并发症和不良反应。

13.辅助治疗(湿化,雾化等)。

(二)操作过程中需要注意的问题

1.患者教育　患者的教育对提高依从性和安全应急均具有重要意义。教育的内容应包括:①治疗的作用和目的;②罩或接口器的配戴和与呼吸机管道连接的方法以及如何紧急拆除;③有规律地放松均匀呼吸;④剧烈咳嗽和吐痰时需要临时断开呼吸机管道;⑤特别注意是否有明显的漏气;⑥有任何特别的不舒适可以先断开呼吸机的连接,同时通知医务人员。

2.连接方法的选择与配戴流程　由于不同的患者的脸型和对连接的方法的偏好不一样,应该提供不同大小和形状的连接方法给患者试用。通常轻症的患者可先试用鼻罩、鼻囊管或接口器;比较严重的呼吸衰竭患者多数需要用面罩;老年或无牙齿的患者口腔支撑能力较差,主张用面罩。配戴的过程本身对患者的舒适性和耐受性有影响。建议在吸氧状态下将罩或接口器连接,摆好位置和调节好头带的松紧度后,再连接呼吸机管道。

3.通气参数的初始化和适应性调节　刚开始治疗时,需要从低的吸气压力开始,可以用 CPAP4~5cmH$_2$O 或低的双水平气道内正压(吸气压 6~8cmH$_2$O、呼气压 4cmH$_2$O)开始,经过 3~15 分钟左右逐渐增加到合适的治疗水平(见常用通气参数部分)。当然,整个 NPPV 治疗过程还需要根据患者的病情的变化随时调整通气参数。最终以达到缓解气促,减慢呼吸频率,增加潮气量和改善动脉血气为目标。

4.密切监测　监测是判断疗效、根据病情调节参数、发现不良反应和问题的重要措施,对提高患者的耐受性和疗效有重要的意义。监护的强度可以根据临床实际情况来安排。通常在开始治疗的前 4~8 小时,病情比较严重的患者,需要加强监护。而对治疗已经比较适应的、呼吸衰竭较轻的患者,可以降低监护强度或者请家属协助监护。基本的监测应该包括:生命体征、气促程度、呼吸频率、呼吸音、血氧饱和度、心电图、通气参数、人机同步、漏气等。监护强度和治疗场所的选择也是临床上经常需要考虑的问题,选择在普通病房、观察病房或 ICU 中进行治疗的参考因素如下。

(1)呼吸衰竭的严重程度。

(2)多种伴发病的存在。

(3)估计 NPPV 成功可能性。

(4)如 NPPV 失败,是否需要气管插管。

(5)患者的护理需求水平。

(6)病房医护人员整体水平、专业知识和应用 NPPV 的经验。

5.疗效判断　NPPV 属于呼吸支持治疗,而不是病因的治疗。其疗效受到基础疾病是否得到控制等众多因素的影响,因此,判断应该从两个层面进行评估。

(1)起始治疗效果的评估:起始治疗后 1~4 小时是评价 NPPV 是否起到辅助通气的效果,使呼吸衰竭的临床和生理学指标改善。观察临床和动脉血气的变化来判断。判断标准如下:①临床表现:气促改善、辅助呼吸肌肉动用减轻和反常呼吸消失、呼吸频率减慢、血氧饱和度增加,心率改善等。②血气标准:PaCO$_2$、pH 和 PaO$_2$ 改善。

(2)最终治疗效果的评估:最终评估指标通常用气管插管率和病死率。

（三）呼吸机选择与常用的通气模式和参数

1.呼吸机的选择　　多种类型的呼吸机均有应用于 NPPV 治疗的报道。针对 NPPV 治疗过程中几乎无法避免漏气的重要特点,选择有漏气补偿功能的呼吸机有其优势。因此,目前临床上多数采用专用的无创呼吸机进行 NPPV 治疗。近年来,一些常规有创通气的呼吸机(有创呼吸机)也增设了无创通气模块,其主要的改进就是对漏气的补偿能力加强和可以提供较高的吸气流量。

2.常用的通气模式和参数　　对于Ⅱ型呼吸衰竭,目前最常用的模式是压力支持＋呼气末正压[在部分呼吸机中称作双水平气道内正压];而对于Ⅰ型呼吸衰竭,连续气道正压通气和 BiPAP 均有较多的应用。近期也有应用一些新的通气模式,如:压力调节容量控制、比例辅助通气等应用于 NPPV 的报道。这些通气模式的性能特点可以参考有关机械通气的专著,其在 NPPV 中的临床地位有待进一步的系统研究。

关于通气参数的设定,目前通常采用"患者可以耐受的最高吸气压法"。也就是说,CPAP 的压力或 NPPV 的吸气压力从低压开始,在 3～15 分钟内逐渐增加压力,根据患者的感觉能够耐受的最高压力。在治疗慢性阻塞性肺疾病急性加重期的报道中,平均的吸气压力为 $17～18cmH_2O$,呼气末正压 $4～5cmH_2O$。

四、常见不良反应与防治

NPPV 的常见不良反应有口咽干燥、罩压迫和鼻梁皮肤损伤、恐惧(幽闭症)、胃胀气、误吸、漏气、排痰障碍、睡眠性上气道阻塞等。尽管发生率不高和通常比较轻微,然而,应该注意观察和及时防治,有利于提高 NPPV 的临床疗效。

1.口咽干燥　　多见于使用鼻罩又有经口漏气时,寒冷季节尤为明显。避免漏气(能够明显降低通过口咽部的气流量)和间歇喝水通常能够缓解症状。严重者可使用加温湿化器。然而,由于水蒸气冷凝的作用,会有较多的水在罩和管道内沉积;也有患者诉闷热不适。因此应该根据每个患者的具体情况和环境因素而选用。

2.罩压迫和鼻梁皮肤损伤　　罩对脸部有一定的压迫感、是难以避免的,通常可以耐受。过度的长时间压迫可造成患者明显的不适,甚至鼻梁皮肤的损伤,使患者无法耐受。首先的处理方法是选择合适形状和大小的罩、摆好位置和调整合适的固定张力。间歇松开罩让患者休息或轮换使用不同类型的罩(避免同一部位长时间的压迫),有利于减少压迫感和避免皮损。使用额垫可以减少鼻梁的压力,也能减少罩的上下滑动。在鼻梁贴保护膜可以减少罩上下移动对鼻梁皮肤的损伤。

3.胃胀气　　主要是由于反复的吞气或者上气道内的压力超过食道贲门括约肌的张力,使气体直接进入胃。昏迷和一般状态差的患者贲门括约肌的张力降低,容易有胃胀气。防治的方法是在保证疗效的前提下避免吸气压力过高($<25cmH_2O$)。有明显胃胀气者,可留置胃管持续开放或负压引流。

4.误吸　　口咽部分泌物、反流的胃内容物或呕吐物的误吸可以造成吸入性肺炎和窒息。尽管发生率较低,但后果严重。所以应该避免在反流、误吸可能性高的患者中使用 NPPV。在 NPPV 治疗时,应避免饱餐后使用,适当的头高位或半坐卧位和应用促进胃动力的药物,有利于较少误吸的危险性。

5.排痰障碍　　由于没有人工气道,排痰主要依靠患者的咳嗽。咳嗽排痰能力较差的患者,由于痰液阻塞而影响 NPPV 的疗效,也不利于感染的控制。建议在 NPPV 治疗期间鼓励患者间歇主动咳嗽排痰,必要时经鼻导管吸痰(清除口咽部分泌物和刺激咳嗽)。特殊的病人,权衡利弊后,可以考虑用纤维支气管镜吸痰后再进行 NPPV 治疗。

6.漏气　　漏气可以导致吸气触发困难、人机不同步和患者感觉吸气气流过大等,是导致 NPPV 治疗过程中患者感觉不舒服、不耐受和影响治疗效果的最常见的问题。国外文献报道其发生率可达 20%～25%，日常临床实践中的发生率可能更高,甚至有学者认为漏气几乎发生于所有的接受 NPPV 治疗者,只是程度不同和是否明显感染通气效果而已。密切监护,经常检查是否存在漏气并及时调整罩的位置和固定带的张力,用鼻罩时使用下颌托协助口腔的封闭,可以使多数的患者避免明显的漏气。

7.不耐受　是指患者感觉 NPPV 治疗过程导致不适,无法耐受治疗。其原因众多,可能与连接方法、人机同步、通气模式与参数、患者的不适应和基础疾病等因素有关。处理上主要从下列的因素考虑:

(1)选择合适的连接方法:通常建议备用多种的连接方法,让患者试戴盾,选择适合每一个体的连接方法。新型的罩比较强调舒适性,患者容易接受。多数患者对鼻罩的耐受性较好,而对接口器、鼻囊管的耐受性较差。

(2)正确操作次序和逐渐适应过程:不正确的操作次序是造成不耐受的常见原因之一。

(3)人机的同步性:人机不同步造成呼吸对抗,使呼吸困难加重,无法坚持治疗。常见的原因有:不能触发吸气、漏气、通气模式和参数设置不合理等。采用同步触发性能较好的呼吸机(如流量触发、容量触发、流量自动追踪等)、合理使用 PEEP、经常检查有无漏气和应用同步性能较好的模式(如 PSV、PRVCV 等)有利于改善人机同步性。对于呼吸明显增快的患者(呼吸频率＞30 次/分时),有时较难达到理想的人机同步。可以先用手控同步或用简易人工呼吸气囊辅助呼吸,使患者的呼吸频率和呼吸费力情况改善后,再连接呼吸机,有利于达到理想的同步性。

(4)严密监护:通过监护,可以及时发现问题,寻找引起患者不适和不耐受的原因,及时处理,可以明显提高耐受性。

(5)患者的心理和经济因素:由于配戴罩进行呼吸,部分患者心理上不接受;也有考虑经济负担的原因不愿接受治疗。

对于多数的患者,只要认真寻找不耐受的原因,及时给予相应的处理,多数可接受 NPPV 治疗。

8.恐惧(幽闭症)　部分患者对带罩,尤其是全面罩有恐惧心理,导致紧张或不接受 NPPV 治疗。合适的教育和解释通常能减轻或消除恐惧。观察其他患者成功地应用 NPPV 治疗,有利于提高患者的信心和接受性。

9.睡眠性上气道阻塞　由于睡眠时上气道肌肉松弛,有可能出现类似阻塞性睡眠呼吸暂停-低通气的表现,使送气时间明显缩短,潮气量下降,影响疗效。甚至有部分患者入睡后因上气道阻塞而憋醒。建议对患者入睡后的呼吸情况进行观察。如果有上气道阻塞的表现者,可采用侧卧位、增加 PEEP 水平(清醒后需要下调至基础的水平)的方法。

五、做好 NPPV 的条件建设和需要重视的问题

尽管 NPPV 的临床价值已经得到学术界的公认,然而,NPPV 需要有较好的应用程序和技巧。临床上做好 NPPV,必须重视下列的问题。

1.重视人员培训和队伍建设　实施者的技能对 NPPV 治疗的依从性和成败均有非常显著的影响,应该由受过培训的医务人员实施。人员的培训需要通过规范的理论和操作方面的培训,定期开展相关的学术研讨和经验交流。相关的临床研究也是培养人才的重要途径。从专业队伍的构成的角度来看,应该有两个层面的人员。其一,主要负责人。通常由高年资的医生担任,其任务把握发展的方向,培养人员和指导具体工作者,打造开展 NPPV 治疗的工作平台和解决一些疑难问题。其二,具体实施操作人员。通常由住院医生或护士担任,负责日常的具体实施和监护的工作。这样组成的团队,才能够使 NPPV 的临床应用

常规化和规范化,提高应用水平。

2.完善开展 NPPV 的平台建设　平台建设主要包括 NPPV 的设备,监护设备,应急处理与紧急插管的条件,工作场所和人力资源配备等。

3.重视治疗不耐受和失败的原因分析　有针对性地改进和提高对 NPPV 治疗不耐受仍然是临床上常见的问题,有操作经验者可以明显降低不耐受的情况。NPPV 治疗的失败,除了本身的局限性和基础疾病因素外,需要注意适应证的掌握,通气模式和参数设定,连接方法的特点,罩和管道的重复呼吸,痰液清除能力等。对每一例不耐受和治疗失败的患者,需要进行原因进行分析和讨论,找出原因。近年来不少的专家的观点认为,NPPV 治疗"不要轻易放弃"。当然,客观专业的评估 NPPV 治疗的利弊需要综合考虑基础疾病、肺部感染、全身状况和能否修正 NPPV 治疗不耐受和失败的原因等因素。

4.不断开展相关的询证医学研究　从现有的研究报道的结果来看,无论哪一种基础疾病导致的呼吸衰竭,NPPV 治疗均有可能是成功或失败,只是比例上的差别。无论应用的范畴、具体应用指征、治疗的方法学和成败预测的指标等,均有待进一步的研究。然而,这些指标尚不能够很好预测 NPPV 的临床效果,需要进一步论证和探索。

（廖　喆）

第六章　心肺脑复苏

呼吸、心搏停止时所采取的一切救治措施称为心肺复苏(CPR)，这是抢救呼吸心搏停止病人首要而关键的步骤。争取时间可提高抢救成功率。由于心肺复苏后尚有脑缺血、缺氧问题的存在，而复苏的最终目标是争取病人意识、智能和运动功(PCR)面恢复。所以在心肺复苏的同时就要采取保护脑功能的措施，称之为心肺脑复苏。

呼吸循环骤停可能由突然发生的意外事故引起，也可能是心肺疾病过程中的一个阶段。无论哪种情况，复苏都是一个时间紧迫、对技术要求较高的急救过程，延误时间即丧失了抢救生命的时机。

心肺脑复苏的过程可概括为 3 个阶段：①基本生命支持(BLS)：目标是尽快恢复全身组织器官的氧供，保证机体最低的需氧量。主要有 3 个步骤，即保持气道通畅、呼吸支持、循环支持。②进一步生命支持(ad-ALS)：是在 BLS 基础上，应用药物、辅助设备和特殊技术恢复并保持自主呼吸和循环。包括给药和输液、心电监测、除颤治疗，③持续生命支持(PLS)：脑复苏及重要器官支持。此期包括三个步骤，即对病情及治疗效果加以判断、争取恢复神志及低温治疗、加强治疗。

上述 CPCR 步骤不能完全按先后次序排列，往往有些步骤是同时进行的，且相互关联，不能截然分开。

一、心搏骤停的概念和类型

心搏骤停是指原来并无严重器质性病变的心脏因一过性的急性原因而突然中止泵血导致的循环和呼吸停顿的临床死亡状态。心搏骤停的类型有：

1.心室颤动　心搏呈无效收缩的排血动作，根据颤动大小分为粗颤、细颤两种。心电图示大小形状各异的粗颤波或细颤波，频率＞250 次/分钟。

2.心室停顿　肉眼见心脏完全静止，毫无动作；心电图上无心电波型，呈一直线。这一型最为多见。

3.心电机械分离　心电图有心室波，但心搏无力。

二、猝死及其判定

猝死是"看来健康的人或病情稳定或正在改善的病人，突然非暴力、不可预料的瞬间自然死亡"。从发生到死亡的时间，1970 年定为 24h 内，1976 年定为 6h 内，目前规定为＜1h。

猝死的判定：①突然意识丧失(10s 内)，可有抽搐，刺激无反应；②大动脉(颈动脉、股动脉等)搏动消失，血压测不出；③呼吸停止，胸壁无起伏，口鼻无气流(30s 内)；④心音消失，面色发绀、苍白；⑤瞳孔散大，对光反射消失(40~60s)。

三、心搏骤停的判断

1.意识突然丧失　意识消失是心搏骤停出现最早的表现之一。

2.血压和大动脉搏动消失　测不到血压虽是心搏停止的最早的征象,但并不等于已发生心搏停止。如伴大动脉搏动消失即应按心搏骤停处理。

3.呼吸停止　病人因缺氧、缺血而发生心搏停止时,呼吸常同时消失,或短时间内有喘息,继之停止。在吸入纯氧时突然发生心搏骤停,在呼吸尚未同时停止时,若及时进行心脏按压等紧急处理,呼吸可继续存在。

4.瞳孔散大　瞳孔直径可达 7～8mm。单凭瞳孔变化不能断定心搏是否停止。

5.心电图表现　心搏骤停时心电图上最常见的心律失常为心室颤动或心室扑动。单凭有正常心电活动不能判断心脏是否肖有排血能力。

四、心肺脑复苏(CPCR)的方法与步骤

心肺复苏应争分夺秒,同时应把好心脏与呼吸复苏、脑水肿的防治和酸中毒的纠正这"三关"。心肺复苏可按照基本生命支持(BLS)、进一步生命支持(ALS)、持续生命支持(PLS)3 个阶段以及 A.B,C,D,E,F,G,H,I 9 个步骤进行,即

1.初期或基本生命支持(BLS)

A:开放气道;

B:人工呼吸;

C:循环支持。

2.进一步生命支持

D:给药和输液;

E:心电监测;

F:除颤。

3.持续生命支持

G:病情估计;

H:脑复苏;

I:重症监测。

(一)基本生命支持

一旦判定呼吸、心搏停止,立即捶击心前区(胸骨下部),并按以下步骤进行。

1.A-开通气道　采用仰头抬颏法,使舌离开咽后壁,开放气道;清除口内呕吐物和气道异物,保持呼吸道通畅。

2.B-人工呼吸　当呼吸道通畅后,立即施行人工通气,以气管插管行机械通气效果最好,但在现场,如无此设备,可采用口对口或面罩吹气行人工呼吸。有关心脏按压与吹气比例,《指南2005》指出,单人操作为 30∶2,双人操作为 5∶1。

3.C-循环支持　采用胸部按压,手掌根部与胸骨长轴重合,双肘伸直,有节奏地垂直下压。

(1)成人胸外心脏按压:①按压部位:在剑突以上两横指处,相当于胸骨中下 1/3 交界处。②按压手

法:双手重叠,在下的一只手之掌根部接触胸骨,垂直下压。③用力方式:抢救者双臂伸直,双肩在病人胸骨上方正中,垂直向下用力;有规律地进行,不能间断;不能冲击式的猛压;下压及向上放松的时间应大致相等;按压至最低点处,应有一明显的停顿;放松时定位的手掌根部不要离开胸骨定位点,但应尽量放松.使胸骨不受任何压力。④按压频率:成人 100 次/分钟左右。虽然并无证据证实最佳按压/通气比,指南工作组作出 30:2 的建议,目的在于简化复苏程序、减少胸外按压中断时间。⑤按压深度:使胸骨下段及相连的肋软骨下陷 4~5cm。⑥按压与人工呼吸比例:《指南 2005》要求,单人复苏为 30:2,双人复苏为 5:1。

(2)8 岁以下儿童的胸外心脏按压:①按压部位:婴儿在乳头连线与胸骨正中线交界点下一横指处;儿童在胸骨中部。②按压方法:婴儿采用食指和中指两个指头按压;儿童用一只手掌根。③下压深度:婴儿为 2cm 左右,儿童为 3cm 左右。④按压频率:婴儿 100 次/分钟左右;儿童为 80~100 次/分钟。⑤按压与呼吸比例:单人为 5:1,双人仍为 15:1。

(3)注意事项:①优先使用 BLS 技术,不间断地实施心肺复苏术。②复苏时建立高级人工气道会中断胸外按压,应充分考虑二者之间利弊得失。有时为保证按压连续性,建立气道需延迟到复苏开始后数分钟,而且气管插管仅限于经过充分培训者使用。③如人工气道已建立,不应中断按压,应连续给予胸外按压(100 次/分钟),另一人实施 8~10 次/分钟的通气。④最大程度减少中断胸外按压(心率/脉搏检查、除颤、人工气道和建立血管通路)的时间。⑤双人以上 CPR,应每 2min 或 5 个周期 CPR(每周期 30 次按压和 2 次人工呼吸)更换按压者,在 5s 内完成转换。过多中断按压,冠脉和脑血流中断,复苏成功率明显降低。同时《指南 2005》也指出:操作者仅 1~2min 后按压质量即开始下降(频率、幅度、胸壁复位均不理想),而直至 5min 或更长时间的按压,虽未报告疲劳,但 50% 的胸外按压不合格。⑥按压时要注意动作的协调性,不得压断肋骨。⑦如需除颤或换人,时间不应超过 5~10s。⑧婴儿和儿童心率<60 次的胸外按压:婴儿和儿童心动过缓是最常见的临终心律,所以应当给予充分通气和供氧,心率低于 60 次/分钟且伴有外周灌注不良表现时,应积极实施胸外按压。

(4)按压有效的指标:①大动脉有搏动;②测到血压(直接动脉压);③瞳孔变小;④心前区搏动;⑤心室细颤转换为粗颤。

(二)进一步生命支持

1.D-药物常用药物　有肾上腺素(首选)、阿托品、碳酸氢钠、利多卡因等。修订的指南指出,血管、骨髓通途径给药(IV/IO)优于气管内给药,并提出肾上腺素首剂及每次给药均使用标准剂量(0.01mg/kg,IV/IO),强调了胺碘酮在心肺复苏中的地位。

(1)给药途径:静脉或骨髓内仍作为首选。虽然利多卡因、肾上腺素、阿托品、纳洛酮和血管加压素均能通过气管内给药吸收,但 IV/IO 途径给药仍作为首选。但是当 IV/IO 通路无法建立时,仍可气管内给药。大多数药物气管内给药剂量是静脉途径的 2~2.5 倍,溶于水中或生理盐水 5~10ml 注入气管。

(2)给药时机:复苏药物应该在脉搏检查后、除颤器充电时或除颤后尽早给药,而且给药时不应中断 CPR。应在下一次检查脉搏前准备下一剂药物,以便在脉搏检查后尽快使用。

(3)液体选择:建议用生理盐水,不宜用糖水。因缺氧时代谢为乳酸,加重酸中毒;生理盐水可使浓缩的血液稀释,有利于循环重建。

(4)常用药物:①肾上腺素:仍是公认的首选药。强调专人抽药、及时注药和加倍给药。心搏骤停、心动过缓静脉给 0.01mg/kg,用 20ml 液体稀释。气管给药剂量为 0.1mg/kg,每隔 3min 后重复给药一次。不再推荐使用大剂量(0.1mg/;kg)首次给药,研究表明大剂量首次给药并未改善心肺复苏病人的存活率。②血管加压素:血管加压素对难治性室颤可能较肾上腺素更为有效。成人室颤可用加压素作为肾上腺素的替代药物,40U 静脉滴注,每 10~20min 重复一次。但复苏其他类型心搏骤停和儿童病人,尚缺乏有力的证据,不主张常规使用。

2.E-心电监测(ECG)及各类型心搏骤停的处理　在 CPR-ABC 开始后,应尽早监测 ECG 波型,主要区别心搏骤停的类型,诊断心肌缺血和心律失常,以及判断药物及电击除颤治疗的效果。

各类型心搏骤停的处理:

(1)心室颤动(VF)/无脉性室速(V_T):心肺复苏、2～3 次除颤、注射血管加压素后,如 VF/无脉性 V_T 仍持续时,考虑给予胺碘酮或利多卡因。

(2)心脏停搏和无脉电活动(PEA):仍推荐每 3～5min 给予肾上腺素(1mg,IV/IO),可用一次血管加压素(40U,IV/IO)替代第一或第二剂肾上腺素。阿托品(1mg,IV/IO,可给药 3 次)也可应用于心脏停搏和缓慢的 PEA。

(3)缓慢性心律失常:有效剂量为每次 0.5mg,可重复至总量 3mg。发现高度房室传导阻滞,立即准备经静脉安置临时起搏器,期间可给予阿托品,如无效则安置临时起搏器。准备期间或起搏无效,可考虑肾上腺素(2～10μg/min)或多巴胺 2～10μg/(kg·min)静脉滴注,并积极处理原发病。

(4)快速性心律失常:病情不稳定病人首选同步直流电复律。如病人情况稳定,可根据 12 导联心电图 QRS 波群的宽窄、节律规整与否进行分类后,选用不同的治疗。

3.F-除颤　心搏骤停早期行心电图检查,发现 50% 以上病人的表现为室颤,随着心搏骤停时间的延长,室颤波幅逐渐降低并最终成为等电位。

一般认为除颤最好在室颤发生 2min 内进行。电击除颤每延迟 1min,复苏成功率下降 7%～10%。心搏骤停 1min 内给予心肺复苏或电击除颤的对照研究表明,前者复苏存活率为 40%～60%,后者为 90%。

对于细颤病人应先行机械通气和胸外心脏按压,待心肌氧合改善后再行电击除颤。

心搏骤停后,成人应先行除颤。有除颤装置时,任何人目击成人突然意识丧失应立即除颤。多人抢救时,一人实施心肺复苏至电极接毕并分析心律。如为儿童,先电话求救(或指派他人),然后实施心肺复苏 5 个周期(约 2min),尽快实施除颤。

院外急救时,急救人员到达现场后,检查心电图和除颤前应先给予 5 个周期的心肺复苏。

室颤(VF)和无脉室速(V_T),连续给予 3 次除颤,电击能量分别为 200J,200～300J,360J。电击后立即实施心肺复苏,心跳检查应在实施心肺复苏 5 个周期(约 2min)后进行。

(三)持续生命支持(PLS)

持续生命支持(PLS)又称复苏后治疗。治疗原则是:维持有效循环呼吸,预防再次心搏骤停,维持水电酸碱平衡,防治脑水肿、急性肾衰竭、消化道出血和继发感染,避免过度通气对于脑灌注不良影响,强调体温升高的危害以及昏迷病人控制性低体温(32～34℃)的潜在益处。

心功能支持:电除颤和心停搏后缺血-再灌注损伤可导致一过性心肌顿抑,常需血管活性药。严格控制血糖。危重病人血糖大于 11.1mmol/L 时加用胰岛素可改善预后。

1.G-病情估计(Gauge)　要判断心搏停止或呼吸停止的原因,采取对因措施,并决定是否继续抢救。病人能否生存并全面恢复意识和活动能力主要取决于下述条件:

(1)所受打击的严重程度以及心搏停止的时间长短;

(2)初期复苏或基础生命支持是否及时、得当;

(3)后期脑复苏是否及早进行并具有高质量。任何后期复苏处理都不能改变最初的损害,只是消除或减轻生命器官在重新获得血流灌注和氧供应后所发生的继发性改变。

意识恢复是脑复苏的重要标志。缺氧后脑细胞死亡与损伤开始时间及不同部位脑细胞的半数死亡时间有关。死亡细胞不足一半,功能恢复可能是可逆的。

2.H-低温脑保护

(1)控制性低体温:控制性低体温对于神经功能恢复可能有益。对院前由室颤引起的心搏骤停,复苏后昏迷但血流动力学稳定者,应将其体温降至32～34℃,维持12～24h。非室颤引起的心搏骤停,类似低体温疗法可能获益。发热病人应尽早降温治疗。方法是半小时内降至37℃以下,肛温33～35℃,直到听觉痛觉恢复,出现四肢协调活动,一般为2～5d。复温速度不可过快,以每天上升1～2℃为宜。复温速度过快可导致脑水肿反跳。

(2)防治脑水肿:心搏骤停者毫无例外地发生脑水肿,仅有程度的差别。故复苏成功后,应在限水的基础上脱水。脱水开始时间:复苏成功后立即开始,前提是血压≥80/50mmHg,肾功能正常。

临床上常用20%甘露醇,0.5～1g/kg,于15～30min内快速静脉输入,3～4次/天,同时记录出入量,如每日尿量超过3000ml暂停使用。若病人血压过高,有左心衰、肺水肿或中心静脉压过高时,可选用呋哺苯胺酸(速尿)等,亦可达到防治脑水肿的目的。脱水剂的应用应在血容量基本恢复正常、循环比较稳定后,并应根据尿量的多少补充平衡盐等电解质液。

3.I-重症监护　复苏成功均应送入ICU。给予机械通气支持;维持循环系统稳定,避免低血压,必要时有创血流监测;监测尿量、复查心电图及心肌酶,并作相应处理。由于复苏后常可并发应激性溃疡和消化道出血,复苏后常规应用质子泵抑制剂或H_2受体阻滞剂。注意病人肠鸣音,及时行肠内营养。

(1)维持呼吸功能:人工机械辅助呼吸是理想的通气方法,常采用同步间歇指令呼吸(SIMV)或同步压力支持呼吸;如果出现ARDS应改为呼气终末正压呼吸(PEEP)。人工通气理想指标:$PaCO_2$降至35～45mmHg,PaO_2上升至80mmHg以上。

(2)纠正低血压和改善微循环:①低血压休克时可选用正性肌力药物,如多巴胺、多巴酚丁胺、间羟胺。氨力农为非肾上腺素能正性肌力药物,剂量首剂0.5～0.3mg/kg,静注2～3min。当自主循环恢复后,既要用升压药提高主要脏器灌注,也要应用扩张血管药物以加大脉压,降低体循环血管阻力,减轻心脏负荷。②根据不同血流动力学状态选用扩动脉药(硝普钠、酚妥拉明等)或扩静脉药(硝酸甘油、硝酸异山梨酯)等。钙通道阻滞剂(维拉帕米、硝苯地平)可用于改善损伤后低灌注和细胞损害,氟桂利嗪、纳洛酮、脑活素、吡硫醇(脑复新)在CPR时可使脑皮层血流量保持正常,改善脑细胞代谢.有利于脑复苏。

(3)注意监测和防治多脏器功能衰竭:CPR后由于各脏器急性缺血、缺氧,引起组织细胞不同程度低氧或再灌注损伤,常可出现心、肺、肝、肾、消化道、血液系统等多器官功能衰竭,加强心电、血压、血流动力学、血气、体温、肝、肾功能、血凝系统等监测,尽早采取措施,及时处理,以便防治多器官功能障碍综合征(MODS)发生。

(4)控制抽搐:复苏后抽搐,通常是严重脑缺氧的表现,可为间歇抽搐或持续不断抽搐,多在复苏后数小时内出现。抽搐时耗氧量成倍增加,脑静脉压及颅内压升高,脑水肿可迅速发展,故必须及时予以控制。对偶发的、轻微的抽搐及特别易出现的面部小肌肉抽动,可用安定10～15mg或哌替啶(杜冷丁)50mg,加异丙嗪25mg静脉缓慢注入予以控制。若四肢明显呈肌强直性抽搐,持续时间较长或发作频繁,应迅速使用强效抗痉挛药,可先用2.5%硫喷妥钠150～200mg静脉推注,抽搐控制后,用0.3%溶液静脉点滴,以能控制抽搐发作的最低滴速滴入。一般经12～24h,抽搐可基本控制。

(5)预防感染:病人复苏后易发生感染,尤其是肺部感染。心搏骤停后,机体的免疫功能下降,容易发生全身性感染;长期留置尿管致泌尿道感染;或长期卧床发生褥疮。复苏后应使用广谱抗生素,以防感染的发生。

(6)营养支持:对复苏后因昏迷而不能进食者,须注意体液、电解质及热量的平衡,提供足够的蛋白质及热量,以增强机体的免疫功能。可每1～2d输1U全血、血浆或人体白蛋白,或每日输入一定量的葡萄糖氨基酸及脂肪乳剂,使氮与热量比值为1∶150～1∶160。对长期昏迷者可置鼻饲管,根据病人胃肠功能恢复情况,于复苏后3～5d开始鼻饲流质。

五、终止心肺复苏的标准

(一)脑死亡的诊断

脑死亡是指脑及全脑组织的不可逆损害。判断脑死亡可作为是否坚持继续抢救的依据,以防止人力、物力的浪费。目前国内外判断脑死亡已有明确标准。

国外脑死亡标准:①不论有无声音刺激,即使放大至2ntV/nxn,脑电图等电位线仍持续30min以上;②自主呼吸动作已停止3min,$PaCO_2$大于50mmHg;③脑神经反射及反应全部消失;④注射阿托品后心率不增快,2h后复查心率仍然不增快(排除中枢抑制药、肌松药及低温的效应),脑干和大脑的活动全部消失(脊髓活动可能存在)。

国内脑死亡标准:①对环境反应完全消失;②反射和肌张力完全消失;③自主呼吸消失;④PaO_2大幅下降(无人工呼吸的条件下);⑤在最好的条件下,刺激大脑时,也不能记录到正常的脑电活动。

脑死亡的诊断:排除可逆昏迷＋临床4条[GCS≤5,脑干反射消失,无自主呼吸,12h以上无变化者(成人)]。

(二)终止CPR的指标

1.如有条件确定下列指标时,可考虑终止CPR:

(1)脑死亡主要依据临床表现判断:①深度昏迷,对任何刺激无反应;②脑干反射消失[包括:瞳孔对光反射、角膜反射、吞咽反射、睫毛反射(脊髓反射除外)]。③自主呼吸停止;呼吸暂停试验阳性(即$PaCO_2$>60mmHg仍无自主呼吸)。

(2)无心跳及脉搏:有以上两点条件,再加上已进行CPR30min以上,可以考虑终止CPR。

2.现场抢救人员停止CPR的条件为:

(1)自主呼吸及心搏已有良好恢复;

(2)有其他人接替抢救,或有医师到场承担了复苏工作;

(3)有医师到场,确定病人已死亡。

(邹子扬)

第七章　休克

第一节　概述

　　休克是临床各科常见的急危重症和战伤死亡的主要原因,也是患者需要入住 ICU 的常见原因。由于其病死率高,一直受到医学界的广泛重视,20 世纪 80 年代以来,国内外对休克的研究从低血容量性休克转向感染性休克,从微循环学说向细胞、亚细胞及分子水平深入,发现休克的发生与许多具有促炎或抗炎作用的细胞因子等炎症介质有关,相应提出了全身炎症反应综合征(SIRS)、多器官功能障碍综合征(MODS)等新概念,并研究了这些炎症介质对微循环、细胞和器官功能的影响。目前,多数学者认为休克是各种强烈致病因子作用于机体引起的急性循环衰竭,其特点是微循环障碍、重要脏器的灌流障碍和细胞与器官功能代谢障碍,是一种危重的全身调节紊乱性病理过程。

【临床分类】

　　随着研究的深入,临床监测技术水平的提高,特别是肺动脉导管的广泛应用,国内外趋于一致的是将休克按发生原因的病理生理改变来分类,这是人们对休克的认识从临床描述向病理生理水平过渡的必然结果,新分类法有新名称,但也沿用了一些旧名称,这可能引起一些混乱,但好处是能为更好理解和治疗休克提供直接的依据。

　　1.低血容量性休克　因各种原因导致的患者血管内容量不足是这类休克的主要临床病理生理改变,包括失血和失液、烧伤、创伤、炎性渗出等。

　　2.分布性休克　这类休克的共同特点是外周血管失张及阻力血管小动脉失张使大血管内压力损失,容量血管失张使回心血量锐减,这两种情况可以单独或合并存在,血流在毛细血管和(或)静脉中潴留,或以其他形式重新分布,而微循环中有效灌注不足,主要包括感染性休克、过敏性休克、神经源性休克等。

　　3.心源性休克　作为循环动力中心的心脏尤其是左心室发生前向性功能衰竭造成的休克,其诊断的主要依据是 CI<1.8L/(min·m²),PCWP>18mmHg,SBP<80mmHg,尿量<20ml/h。主要包括急性心肌梗死、心力衰竭、严重心律失常、严重室间隔穿孔等。

　　4.阻塞性休克　这类休克的基础是心脏以外原因的血流阻塞.血流阻塞导致左室舒张期不能充分充盈、从而降低心排血量。临床包括大块肺栓塞、原发性肺动脉高压、主动脉缩窄、急性心脏压塞、缩窄性心包炎、夹层动脉瘤、腔静脉阻塞、心脏压塞及心内人工瓣膜血栓形成和功能障碍等。

　　值得注意的是在临床实际中,一休克患者可能同时合并多种休克,如低容量性休克合并分布性休克(感染或药物中毒)、心源性休克合并低容量性休克等。这些混合性休克的临床表现常是各类休克症状的综合,也可能在治疗一种休克时呈现另一种休克的特征。

【临床分期】

尽管休克的原因很多,而其基本病理生理变化为心排血量减少及动脉血压降低。根据病理和症状的发展将休克分为三期。

1.休克早期 又称缺血性缺氧期或低血压代偿期。

(1)微循环变化特点是微动脉、后微动脉、毛细血管前括约肌痉挛性收缩,大量真毛细血管关闭和微静脉收缩,微循环处于缺血状态,导致组织细胞代谢紊乱。

(2)发生微循环缺血的主要机制是:①在低血容量、内毒素、疼痛、血压降低等因素作用下,通过不同途径导致交感-肾上腺髓质系统(SAS)兴奋,儿茶酚胺(CAs)大量释放;②交感神经兴奋,CAs 释放增多及血容量减少均可引起肾缺血,使肾素血管紧张素-醛固酮系统(RAAS)活性增高,产生大量血管紧张素Ⅱ(AngⅡ),致使血管强烈收缩;③血容量减少可反射性地使下丘脑分泌超生理水平的血管升压素(ADH)引起内脏小血管收缩;④增多的儿茶酚胺可刺激血小板产生更多的缩血管物质血栓素 A2(TXA2)当其作用超过血管内皮细胞产生的扩血管物质依前列醇的作用时,小血管发生收缩;⑤胰腺在缺血、缺氧时,其外分泌腺细胞内的溶酶体破裂释出蛋白水解酶。后者分解组织蛋白而生成的心肌抑制因子(MDF),可使腹腔内脏的小血管收缩。

(3)微循环变化对机体有一定的代偿意义,主要表现在:①保证心、脑的血液供应:由于脑血管的交感缩血管纤维分布最少,α受体密度也低,因而对交感神经兴奋、儿茶酚胺的反应较弱,此期脑血管无明显改变。冠状血管受 α、β受体双重支配,但α受体密度低,同时由于心脏活动加强,代谢产物如腺苷等扩血管物质增多因而使冠状动脉扩张。此外,休克初期的动脉血压正常,也保证了心、脑的血液供应。②回心血量增加,心排血量增多:交感神经兴奋和儿茶酚胺增多,使含有较多交感缩血管纤维α受体又占优势的皮肤、腹腔内脏和肾的小动脉,细动脉、微动脉、微静脉和毛细血管前括约肌发生收缩,尤其是微动脉和毛细血管前括约肌(前阻力血管)的收缩更明显。结果,既提高了总外周血管阻力维持正常血压,又降低了微循环血管内的血压,使其血流量减少,有助于组织间液回流入毛细血管,使回心血量增加。此外,醛固酮与血管升压素增多,可使肾小管对钠、水重吸收增多,增加循环血量。由于静脉回心血量增多引起的心室舒张末期容量增加和交感肾上腺髓质系统兴奋,均可引起心率加快、心肌收缩力增强,导致心排血量增多。③动脉血压维持正常:在外周血管总阻力增高,回心血量增多和心排血量增加的作用下,休克初期动脉血压常维持正常或略升高,此时,机体发生明显的血液重新分布,一方面保证了心、脑的血液供应,表现出休克早期的代偿特点;另一方面引起皮肤、腹腔内脏、肾等许多组织、器官的缺血缺氧性改变,进一步造成组织、细胞的代谢紊乱和损伤。

(4)患者因应激反应,可出现轻度烦躁、恐惧、紧张。由于 SAS 兴奋表现面色苍白、四肢厥冷、出冷汗、血压正常或偏高、脉压减小、心率加快、呼吸急促等。此期是抢救休克的良好时机,应积极消除病因,采用各种有效措施如及时止血、镇痛、保温、清创、控制感染、补充足够血容量,改善组织灌注等以解除微循环缺血,而使休克逆转。但此期为时较短,常因血压正常而贻误诊治,致使休克过程继续发展进入休克期。

2.休克期 又称可逆性失代偿期或淤血缺氧期。

(1)由于病因未去除,休克初期又未得到及时合理治疗,休克进一步发展,全身小血管持续收缩,组织血流灌注明显减少,微循环持续性缺血缺氧,进而发展为微循环血管扩张淤血,回心血量明显减少,表现为外周血管总阻力降低,动脉血压明显下降,病情显著恶化。

(2)微循环淤血发生的主要机制是:①微循环持续性缺血使组织缺氧而发生乳酸性酸中毒。由于微动脉和毛细血管前括约肌对酸性物质耐受性小,因而对儿茶酚胺等反应性降低致使血管舒张;而微静脉、小静脉对酸性物质耐受性强,故仍对儿茶酚胺产生反应而收缩;酸中毒还使毛细血管网大量开放。结果微循环处于灌入大于流出而发生微循环淤血。②组织缺氧、内毒素激活补体系统所形成的 C_{3a} 与 C_{5a} 以及引起过敏性休克的变应原再次进入机体都能使肥大细胞释放组胺。组胺使微循环前阻力血管强烈舒张和毛细血管通透性升高(而毛细血管后阻力降低木明显),因而微循环淤血,大量血浆外渗,血液浓缩,血细胞比容升高、红细胞聚集、白细胞嵌塞及血小板黏附和聚集,导致血流阻力增加,血流缓慢,甚至淤滞,故回心血量减少。③细菌内毒素可激活凝血因子Ⅻ,形成Ⅻa,促进凝血;同时可激活补体系统形成 C3b,Ⅻ a 和 C3b 能激活血管舒缓素系统而形成大量的激肽,激肽类物质具有较强的扩张小血管和使毛细血管通透性增高的作用。④休克时,内啡肽在脑和血液中增多,它对心血管系统有抑制作用,表现为心肌收缩力减弱、血管扩张和血压下降,进一步使微循环淤血加重。⑤由于缺氧,组织内某些代谢产物如腺苷、核苷酸等增多,对微血管亦有扩张作用。

(3)上述变化的结果是微循环内血液淤滞,血管通透性增强,血浆外渗,有效循环血量进一步减少,血压明显下降,微循环缺氧更加严重,使休克进一步恶化。本期全身组织器官处于严重淤血性缺氧状态,可出现休克的典型临床表现。皮肤因淤血缺氧而出现发绀、花斑纹或大理石样改变;由于心排血量急剧减少故血压进行性下降,脉压缩小,心率加快,脉搏细数;肾血流量急剧减少而致尿量更少,甚至无尿;当血压降到 50mmHg 以下时,心脑血管失去自身调节,冠状动脉和脑血管灌注不足,出现心肺功能障碍,甚至衰竭。患者出现神志淡漠、意识模糊,甚至昏迷。回心血量减少,使中心静脉压降低及出现静脉塌陷。休克中期,病情逐渐恶化,抢救的关键是疏通微循环,解除微循环淤血。为此,应立即补充血容量,合理选用血管活性药物,纠正酸中毒和防止发生 DIC。如果本期仍未得到及时正确的治疗,则休克将转入晚期。

3.休克晚期　为微循环衰竭期,可出现 DIC 和 MODS 的症状。

(1)临床可见皮肤黏膜和内脏广泛出血、少尿、尿闭、呼吸困难、发绀、休克肺、昏迷、抽搐、黄疸等,此期为休克的不可逆阶段。由于严重的淤血、缺氧和酸中毒使微血管高度麻痹、扩张,并使其对活性物质失去反应,同时血管内皮受损。高度淤血使血流更加缓慢,血小板和红细胞易于聚集。这些改变均有利于启动凝血过程而发生 DIC。

(2)休克过程中 DIC 发生的时间早晚与引起休克的原因有关,如严重创伤或重症感染者 DIC 发生较早,而失血性休克,则 DIC 发生较晚。DIC 一旦发生,休克病情将进一步恶化,表现为广泛性微血管阻塞、继发性纤溶而引起出血和微血管内溶血等,使回心血量显著减少,血压持续性下降;可溶性纤维蛋白多聚体及其裂解产物等可封闭单核巨噬细胞系统、使来自肠内的内毒素不能被充分清除。严重缺氧和酸中毒可使细胞内的溶酶体膜破裂,释放出的溶酶体酶可造成细胞损伤,导致全身各重要器官功能和代谢严重阻碍,致使休克转入难治阶段,故此期又称为难治性休克期、不可逆性失代偿期。应该指出,并非所有休克患者都会发生 DIC。DIC 只是休克转为难治的重要因素之一。近年来研究证实在休克晚期,除微循环衰竭和细胞损伤可使休克从可逆性向不可逆性阶段转化之外,而病理性自由基反应和序贯性发生多器官功能障碍也是使休克转为难治的重要原因。

(3)休克时多器官功能障碍的发生是细胞损伤的必然结果,而细胞损伤首先表现在生物膜发生损害。休克时细胞的生物膜损伤最早表现为细胞膜和细胞器膜的通透性增高,Na^+-K^+ 泵障碍,使细胞内 K^+ 逸出而细胞外 Na^+ 和水进入细胞内,引起细胞水肿和细胞器肿胀;细胞膜上腺苷酸环化酶系统受损,使细胞内各种代谢过程发生紊乱。线粒体损伤最早表现为呼吸功能和 ATP 合成受抑制,此后发生线粒体结构改变,线粒体明显肿胀,直至破坏。溶酶体损伤则表现为溶酶体膜通透性增加,溶酶体肿大,溶酶体酶释放增加,甚至溶酶体膜破裂。细胞受损的主要原因是缺氧、酸中毒、内毒素和氧自由基生成过多等因素通过直接或间接作用破坏生物膜系统的功能和结构。由于细胞的完整性在维持细胞生命活动中起重要作用、当膜完整性遭受破坏时,细胞即开始发生不可逆性损伤。为改善细胞代谢,防治细胞的损伤,可应用溶酶体膜稳定剂如糖皮质激素、前列腺素（PGI_2、PGE1）和组织蛋白酶抑制药,山莨菪碱能抑制 Ca^{2+} 内流,也有保护溶酶体膜的作用。近年临床应用氧自由基清除剂如奥古蛋白(超氧化物歧化酶,SOD)、亚硒酸钠、维生素 C 等,也可防止或减轻细胞的损伤。

注意:并不是所有休克都依次经历上述三期变化。一般低血容量性休克、心源性休克和部分感染性休克可从微循环缺血期开始,而过敏性休克多从淤血期开始,严重烧伤性休克,可能一开始即出现微循环衰竭期表现。在临床工作中既要掌握和运用休克发生发展的共同规律,又要具体分析各型休克患者的变化特点,做到积极抢救,合理治疗。

【诊断】

1.诊断依据　休克为一临床综合征,诊断以低血压、交感神经代偿性亢进,微循环灌注不良等方面的临床表现为依据。美国国家心肺研究所曾经以下列几点作为休克的诊断依据:①收缩压低于 90mmHg 或较原基础血压降低 30mmHg 以上;②具备下列脏器血流减少的全部证据,如尿量少于 20ml/h,尿 Na 下降;意识障碍;外周血管收缩,皮肤湿冷。

2.诊断标准　1982 年 2 月,全国急性"三衰"会议制定的休克诊断标准:①有发生休克的病因;②意识异常;③脉细数,超过 100 次/min 或脉不能触知;④四肢湿冷,胸骨部位皮肤指压试验阳性(压后再充盈时间>2s),皮肤花纹,黏膜苍白或发绀,尿量<30ml/h 或尿闭;⑤收缩压<80mmHg;⑥脉压<20mmHg;⑦原有高血压者收缩压较原水平下降 30% 以上。凡符合以上①,以及②、③、④中的二项,和⑤、⑥、⑦中的一项者,即可诊断为休克。

3.注意事项　鉴于休克是严重的循环障碍综合征,有明显的生理学变化及由此而引起的临床表现,故诊断一般并不困难,但在诊断处理时对出现下列情况者应予注意。

(1)在诊断休克的同时应积极做出病因诊断,特别是患者神志不清,又无家属或伴送者提供发病情况及现场资料,体表无明显外伤征象,此时需加强对原发病的追溯,能否及时处理原发病常是抢救成败的关键。

(2)应注意一些不典型的原发病,特别是老年患者、免疫功能低下患者发生严重感染时往往无发热、无白细胞数升高。不典型心肌梗死往往以气急、晕厥、昏迷、腹痛、恶心、呕吐等为主要表现而无心前区疼痛及典型的心电图表现。要防止只重视体表外伤而忽略潜在的内出血消化道穿孔或由于脊髓神经损伤及剧烈疼痛导致的血流分布障碍。

(3)应重视休克患者的早期体征,如脉搏细数、心音低钝、心率增速、奔马律、呼吸急促、表情紧张、肢端厥冷、尿量减少、少数血压升高等。因这些症状往往发生在微循环障碍或血压下降之前。须知血压为休克的重要体征,但并不是休克的同义词,而尿量及比重、pH 的监测常可客观地反映组织灌注情况。血气分析和氧饱和度监测常能了解缺氧和 CO_2 及酸碱变化情况。

(4)要提高对重要脏器功能障碍的早期认识,以便及时采取抢救措施。应按需要及时做中心静脉压、肺小动脉楔压、肝肾功能、凝血指标和血气分析等检查。

(5)常采用 Swan-Ganz 导管热稀释法(间歇或持续)或非创伤性阻抗法监测血流动力学改变。

①动脉血压与脉压:在感染性休克情况下,上臂袖带式听诊法常出现听不清,无法了解血压真实数值,故主张桡动脉或股动脉插管直接测压法,当收缩压下降到 80mmHg 以下,或原有高血压者下降 30%,即患者的基础血压值降低超过 60mmHg,脉压<20mmHg 者,组织微循环血液出现灌流减少,临床上可诊断休克。脉压大小与组织血流灌注紧密相关,加大脉压有利于改善组织供血供氧。一般要求收缩压维持在 80mmHg,脉压>30mmHg 以上。

②中心静脉压(CVP):主要反映回心血量与右心室搏血能力,有助于鉴别是心力衰竭还是血容量不足

引起的休克,对决定输液的量和质以及选用强心、利尿或血管扩张药有较大指导意义。正常 CVP 为 6～12cmH$_2$O,它与右心室充盈压成正比,在无肺循环或有心室病变情况下,也能间接反映右心室舒张末压和心脏对输液的负荷能力。

③肺动脉楔压(PAWP):与左心房平均压、左心室舒张末压密切相关。在无肺血管和二尖瓣病变时测定 PAWP,能反映左心室功能,对估计血容量、掌握输液速度和防止肺水肿等是一个很好指标,其正常值为 5～16mmHg。

④心排血量(CO):反映心脏泵功能的一项综合指标,受心率、前负荷、后负荷及心肌协调性和收缩力等因素的影响,其正常值为 4～8L/min。

⑤脉搏和静脉充盈情况:感染性休克早期脉搏细数(120～140 次/min),在休克好转过程中脉搏强度恢复较血压早。休克时需观察静脉充盈程度,当静脉萎陷,且补液穿刺有困难,常提示血容量不足;而静脉充盈过度则反映心功能不全或输液过多。

【急救措施】

急救原则是尽早去除引起休克的原因,尽快恢复有效循环血量,纠正微循环障碍,增进心脏功能和恢复人体正常代谢。

1.病因治疗 积极防治引起休克的原发病,去除休克的原始动因(如止血、控制感染、输液、镇痛等)。

2.一般措施 休克患者体位一般采取卧位,抬高下肢 20°～30°或头和胸部抬高 20°～30°,下肢抬高 15°～20°的体位,以增加回心血量和减轻呼吸的负担。应及时清除呼吸道分泌物,保持呼吸道通畅。必要时可做气管插管或气管切开。予间断吸氧,增加动脉血氧含量,减轻组织缺氧。保持患者安静,通常不用镇静药。必须避免过多搬动,以免加重休克,甚至造成死亡。注意保暖,但不加温,以免皮肤血管扩张而影响生命器官的血流量和增加氧的消耗。

3.补充血容量 遵循充分扩容的原则,及时补充血容量恢复组织灌注是抢救休克的关键。补液量、速度最好以血流动力学监测指标作为指导。当 CVP 超过 12cmH$_2$O 时,应警惕肺水肿的发生。关于补液的种类、盐水与糖水、胶体与晶体的比例,按休克类型和临床表现而有所不同,血细胞比容低宜补全血,血液浓缩宜补等渗晶体液,血液稀释宜补胶体。液体补充可以 CVP 和 PAWP 作为指导。

4.合理使用血管活性药物 在纠正血容量和酸中毒并进行适当的病因治疗后血压仍未稳定时,应及时采用血管活性药物。血流分布性休克属低排高阻型时宜选用扩血管药物,神经性、过敏性休克时为保证心脑等主要脏器的供血则以缩血管药物较妥,感染性、心源性休克时常两者同时合用。常用血管活性药物有去甲肾上腺素、多巴胺、多巴酚丁胺等。

5.纠正酸中毒 休克时缺血缺氧,必然导致乳酸性酸中毒。临床应根据酸中毒的程度补碱纠酸。既往认为,酸中毒可能降低血管内皮对血管活性药物的反应性,并没有确切的循证医学证据。目前在 pH≥7.15 时并不推荐应用碳酸氢盐治疗。

6.防治细胞损伤 休克时细胞损伤可以是原发的,也可以是继发于微循环障碍之后发生的。改善微循环是防止细胞损伤的措施之一。此外,尚可用稳定细胞膜和能量补充的治疗。对细胞功能障碍的纠正应引起重视。糖皮质激素有抗休克、抗毒素、抗炎症反应、抗过敏、扩血管、稳定细胞膜、抑制炎性介质等作用,各类休克救治中可以考虑应用。

7.抑制 SIRS,防治 MODS

(1)单纯的促炎介质拮抗药在动物实验中有一定效果,但在实际临床实践并未显示出疗效。纳洛酮可以拮抗内啡肽,SOD 是氧自由基的清除剂,别嘌醇是黄嘌呤氧化酶的抑制药,均能减少氧自由基的损伤,可能有一定的抗休克作用。

（2）应预防 DIC 和重要器官功能衰竭,如一旦出现,除采用一般的治疗外,还应有针对性的脏器支持治疗。如出现急性心力衰竭时,除停止或减少补液外,尚应强心、利尿,并适当降低前、后负荷;如出现休克肺时,则正压给氧,改善呼吸功能;如出现肾衰竭,应尽早利尿和进行透析等措施,并防治多器官功能衰竭。

（3）连续性血液净化治疗（CBPT）作为一种符合生理性肾脏替代治疗方法,溶质清除率高并能滤过和吸附清除细胞因子和炎症介质,为休克并发 MODS 患者的救治提供了非常重要的及患者赖以生存的内稳态平衡,可以考虑应用。

（胡永辉）

第二节　低血容量性休克

低血容量性休克是循环血容量下降所导致的结果。最常见原因是钝性或穿透性创伤所导致的显性或隐性失血。此外,大量抽放腹水或胸腔积液也可产生低容量性休克。低血容量性休克的严重程度不仅取决于损失容量的多少,还与患者的年龄和基础疾病有关。容量丢失的速度是影响代偿反应的关键因素。容量缓慢丢失,即使对于老年人或身有多种疾病的患者,也比快速丢失更容易耐受。对于既往合并多种严重疾病的患者,即使少量出血也可能会有致命的危险。

【临床分级】

临床上,根据失血量将低血容量性休克分为轻、中、重三个等级（表 7-2-1）。

表 7-2-1　低血容量性休克的病理生理学和临床特征

休克程度	病理生理学	临床特征
轻度（丢失<20%的血容量）	皮肤、脂肪、骨骼肌、骨等能够耐受缺血的器官血流量下降。血液重分布至重要器官	主诉寒冷,血压和脉搏可随体位改变而波动,皮肤苍白、湿冷,颈静脉平坦,尿液浓缩
中度（丢失 20%～40%的血容量）	胰腺、脾、肾等对缺血耐受性差的器官灌注减少	主诉口渴,仰卧位时血压低于正常,少尿
重度（丢失>40%的血容量）	脑和心脏灌注下降	患者坐卧不安、易激惹、烦躁,且常反应迟钝。低血压伴脉搏细弱。可出现呼吸急促。进一步进展将导致心脏停搏

【代偿反应】

发生低血容量性休克时,几乎所有器官都产生代偿反应。

1.心血管系统反应　心血管系统通过内环境稳定机制对失血做出反应,以维持心排血量和血压。

（1）心率增快和外周血管阻力增加是两个基本反应,都是通过交感神经系统所介导的。神经内分泌系统反应性升高血管紧张素和血管升压素的水平,增强交感神经兴奋的效应。

（2）当循环血量锐减时,血管内压力下降,主动脉弓和颈动脉窦的压力感受器反射性使延髓心搏中枢、血管舒缩中枢和交感神经兴奋,作用于心脏、小血管和肾上腺等,使心搏加快提高心排出量,肾上腺髓质和交感神经节后纤维释放大量儿茶酚胺,使周围皮肤、骨骼肌和内脏（肝、脾等）的小血管和微血管的平滑肌（包括毛细血管前括约肌）强烈收缩。

（3）容量性微静脉和小静脉收缩,静脉容量下降,促使血液回流入心脏,从而使舒张期心室充盈量和心排血量增加,这可能是低容量性休克时最重要的一个循环代偿机制。毛细血管前括约肌和小动脉收缩,导致血流方向改变,保证心、脑重要脏器的血液供应。直径小且阻力大的血管进一步收缩,使缺血性血管床的血流速度加快且血液黏稠度下降,使微循环更加有效,有利于组织供氧,并减少组织酸中毒。

(4)当发生低血容量性休克时,血管内压力下降,促使水和电解质从组织间返回血管内,起到"自身输液"的作用。当液体转移至毛细血管内的同时,组织内的蛋白并未迁移,使血管外的胶体渗透压升高。因此,这种液体迁移是有一定限度的。代偿性血管收缩增强这一过程,这种液体迁移常仅限于1~2L。血管再充盈不仅与血管内渗透压下降有关,还与低血容量性休克患者复苏前的血细胞比容下降有关。

2.神经内分泌反应　各种类型的休克启动时,儿茶酚胺释放和肾素、血管紧张素的分泌是神经内分泌机制代偿,即SAS和RAAS兴奋的结果,其共同作用使血管收缩,促使液体从组织间转移至血管内,并维持心排血量。主张微循环学说的部分学者一度甚至认为儿茶酚胺是休克和休克各期自始至终起决定作用的因素。临床用α和β受体阻滞药配合来治疗休克患者取得一定疗效。然而,值得注意的是,此类阻滞药在阻断交感神经过度兴奋的同时,也阻断了机体的许多代偿性调节反应,因而对部分患者有效。随着大量其他体液因子的不断发现,认识到休克发病的多因素机制,如今不再将儿茶酚胺看作是休克和休克各期自始至终起决定作用的因素,认为还存在其他激素或调节肽反应。

(1)血管紧张素和醛固酮的分泌:RAAS是机体调节水盐代谢和维持内环境稳定的重要系统。除循环RAS外,心、脑、肺、血管等也具有自身的组织RAS,通过自分泌、旁分泌、胞内分泌等方式释放AngⅡ,调节心血管系统功能状态:在组织器官水平上,与循环RAS协同参与血压调节;在细胞水平上,通过影响Ca^{2+}运转,参与平滑肌收缩;在分子水平上,影响蛋白质的合成,促进心肌肥大及平滑肌生长。休克等病理过程中,RAS活性显著升高,其确切作用尚有争议。循环RAS作用及地位有待重新评价。组织RAS作用可能更为重要,组织AngⅡ在休克早期升高,具有代偿保护作用,抑制其增加对机体不利;休克晚期抑制组织AngⅡ的过度分泌,则有明显的抗休克作用。醛固酮分泌增加了肾脏对水和钠的重吸收,维持循环血量。

(2)肾上腺素、皮质类固醇和高血糖素的分泌:升高血糖,提供细胞代谢的能量储备;增加脂肪动员,降低血胰岛素水平。

(3)血管升压素的分泌:即ADH,通过抗利尿和缩血管作用可能在休克早期起代偿作用。

(4)心房钠尿肽(ANP)的分泌:循环中的ANP,除了具有强大的利钠、利尿作用外,还有舒张血管、支气管平滑肌,抑制肾素释放的作用。ANP是肾素-血管紧张素系统的内源性拮抗药,两者协同调节心血管系统功能。

(5)内源性阿片肽的分泌:对心血管系统的作用是降低血压、减少心排血量和减慢心率。休克时血中β-内啡肽水平增加与休克程度相平行,且随休克治疗的好转而降低。

3.呼吸系统反应　休克早期由于出血、创伤、感染等刺激使呼吸中枢兴奋,呼吸加快,通气增强,可出现低碳酸血症和呼吸性碱中毒。休克进一步发展时,SAS的兴奋及其他缩血管物质的作用使肺血管阻力升高。严重休克患者晚期,经复苏治疗在脉搏、血压和尿量都趋于平稳后,仍可出现休克肺,即急性肺损伤(ALI)或急性呼吸窘迫综合征(ARDS)。

【主要影响】

1.对肾功能的影响　低血容量性休克时肾脏血流迅速下降。肾流入量下降导致肾小球滤过压下降至低于滤过至肾小囊所需的压力水平。肾脏的代谢率很高,要维持这一较高的代谢率,肾脏需要较大的血流量。因此,长时间低血压可导致肾小管坏死。

2.对代谢的影响　休克时由于微循环功能障碍,组织细胞获得的氧量减少,无氧糖酵解转换增加,ATP

合成减少,组织代谢明显受损,同时乳酸生成增多,产生代谢性酸中毒。可见,影响无氧糖酵解转换的最重要的一个因素为可获得的氧量。

氧输送(DO_2)、氧消耗(VO_2)和氧摄取率(O_2ER)可由如下公式计算。

$$CaO_2 = 1.34 \times Hb \times SaO_2 + 0.0031 \times PaO_2$$

$$DO_2 = CaO_2 \times CO \times 10$$

$$VO_2 = C_{(a-v)}O_2 \times CO \times 10$$

$$O_2ER = VO_2/DO_2$$

式中:CaO_2代表动脉氧含量(单位 ml/dl),Hb 代表血红蛋白浓度(单位 g/dl),SaO_2代表动脉氧合血红蛋白浓度(%),PaO_2代表动脉血氧分压(mmHg),CO 代表心排血量(单位 L/min),$C_{(a-v)}O_2$代表动静脉氧含量差(单位 ml/dl),DO_2、VO_2单位 ml/min。

公式表明氧输送取决于循环中的氧含量和心排血量。当低容量休克心排血量下降时,氧输送也随之下降,其下降程度不仅取决于心排血量,还取决于血红蛋白下降程度。氧供下降时,大多数器官都增加其从动脉血中的摄氧能力,因此静脉循环中的血氧饱和度相对降低。$C_{(a-v)}O_2$和O_2ER增加是低容量性休克的代谢特征。

组织摄氧能力的差异很大。摄氧率一般在 0.3 左右。在正常情况下,心脏和大脑都最大限度地摄取氧,都依赖于足够的血流量来提供氧。低血容量达到一定低的阈值前,VO_2都基本保持恒定不变。当达到这个阈值时,即使增加摄氧也不能满足氧供。

3.对中枢神经系统的影响　休克早期,由于血液重新分布和脑循环的自身调节,交感神经兴奋并不引起脑血管明显收缩,保证了脑的血液供应。随着休克的发展,血压进行性下降,当平均动脉压<50mmHg时,中枢神经系统血流失去自我调控或脑血管内出现 DIC,脑组织缺血缺氧,意识很快丧失继之自主功能下降。

4.对胃肠道的影响　休克早期腹腔内脏血管收缩,胃肠道血流量大为减少。胃肠道缺血、缺氧、瘀血和DIC 形成,导致胃肠黏膜变性、坏死、黏膜糜烂,形成应激性溃疡。动物实验显示,胃肠道组织含氧量急剧下降可导致缺血再灌注损伤或肠内细菌易位。

5.对免疫系统的影响　低血容量性休克可以产生一系列炎症反应,从而恶化病情。

(1)循环中的和固定的巨噬细胞的激活可诱导肿瘤坏死因子(TNF)产生和释放,进一步导致中性粒细胞和凝血系统的激活。中性粒细胞激活后可产生氧自由基、溶酶体酶、白三烯 C_4 与 D_4。这些炎症介质和细胞因子不仅进一步激活炎症细胞,释放炎症介质和细胞因子,形成恶性循环,还可以破坏血管内皮完整性,导致血管内液向组织间隙渗出。

(2)失血性休克后,黏附分子这一糖蛋白可导致白细胞的动员和迁移。最常涉及的细胞黏附分子包括选择素、整合素及免疫球蛋白。有研究表明,损伤严重程度与可溶性细胞黏附分子(SCAMs)的释放有关。

(3)氧不完全还原为水时则产生氧自由基,包括超氧阴离子、过氧化氢等,对脂质双层膜结构、细胞内膜、结构蛋白、核酸和糖类都有毒性作用。巨噬细胞通常会产生氧自由基来帮助消灭已消化的物质。从巨噬细胞漏出的抗氧化物质也能保护周围组织。缺血再灌注损伤可以加速炎症细胞产生有毒的氧代谢产物,导致周围组织的进一步破坏,并可能在决定短暂低容量性休克的最终预后的诸多因素中起重要作用。

(4)其他:动物实验还证实了一些低容量性休克引起的重要免疫反应,包括肝内 Kupper 细胞抗原递呈失败、肠道细菌易位进入体循环。

6.对血液学影响　呕吐、腹泻,烧伤或低蛋白血症产生大量腹水等原因引起的体液丢失所导致的低容量性休克时,血管内血液浓缩,黏滞度增加,易导致微血管内微血栓形成,远端血管床缺血。

7.对凝血-纤溶系统影响　低容量性休克早期,由于"自身输液"作用,血液稀释,血细胞比容降低,血液黏滞度下降。当"自身输液"停止后,血浆外渗到组织间隙,且由于炎症介质或细胞因子的作用,血管内皮损伤,毛细血管通透性增加,加上组织间液亲水性增加,大量血浆和体液组分被封闭和分隔在组织间隙,引起血液浓缩,血细胞比容上升血液黏滞度升高,促进了红细胞聚集,呈现高凝状态,启动 DIC 的发病过程。

【临床特征】

1.低容量性休克的表现随患者年龄、既往病史、失血量和失血速度的不同而不同。注意心率、血压并不总是判断失血量多少的可靠指标。较年轻的患者可以很容易地通过血管收缩来代偿中等量的失血,仅表现为轻度心率增快。严重的低血容量在终末期可以表现为心动过缓。动态血压监测非常有帮助。患者从仰卧位变为坐位时血压下降超过 10mmHg,并在数分钟内不能恢复正常。仰卧位血压正常的老年患者转为直立位时常常出现低血压。对可能存在不稳定型脊椎损伤的患者,体位改变试验应慎重。

2.低灌注可导致毛细血管再灌注下降、皮肤温度下降、皮肤苍白、皮下静脉塌陷,其严重程度取决于休克的严重程度。这些症状并不是低血容量性休克的特异性症状,也可能是心源性休克或心脏压塞或张力性气胸所致的休克表现。低血容量性休克常出现颈静脉塌陷,但也可能是尚未充分液体复苏患者循环抑制的表现。检查颈静脉时,最好将患者头部抬高 30°。正常情况下,右心房的压力可使胸骨柄上方近 4cm 的颈静脉扩张充盈。

3.低容量性休克患者常出现明显的尿量减少[<0.5ml/(kg·h)]。当临床上出现休克但无少尿时,要考虑是否存在高血糖和造影剂等有渗透活性的物质造成的渗透性利尿,并进行相应检查。

【辅助检查】

1.实验室检查　在查找低血压原因时可能很有帮助。然而,在抢救休克时,强调不要因等待化验结果而中断抢救进程。

(1)血细胞比容:根据休克原因和进程的不同,低容量性休克患者的血细胞比容可以是低、正常或较高。失血时,由于组织液对前毛细血管的再灌注,导致血细胞比容处于正常范围。反之,如果缓慢失血,延迟发现或已开始液体复苏的情况下,血细胞比容则降低。当丢失非血性体液(呕吐、腹泻、瘘)而导致低容量休克时,血细胞比容通常较高。

(2)动脉血乳酸监测:当严重休克导致无氧代谢发生时,乳酸可在患者体内堆积,造成严重的代谢性酸中毒。其他非特异性检查包括血气分析和血常规、生化常规检查。

2.血流动力学监测

(1)中心静脉压(CVP)监测:有助于了解是否存在低血容量,并指导液体复苏;并可指导已知存在或怀疑存在充血性心力衰竭的老年患者的治疗,因为对于这类患者,过多输液可迅速导致肺水肿。必要时还可以应用 Swan-Ganz 漂浮导管来指导液体复苏。但要注意低血容量常导致静脉塌陷,这时进行中心静脉插管不易成功。当进行液体复苏后患者血压和神志未见好转时,需要考虑是否存在持续性出血或警惕是否已经诱发了 DIC。

(2)二氧化碳监测:常显示呼气末 CO_2 分压下降,这是由于通过肺的血流减少所致。与动脉血气比较,可发现动脉和呼气末 CO_2 梯度明显增大。如果肺功能正常,血氧饱和度只发生轻度改变。因此,脉搏氧饱和度的监测可为正常。

【诊断依据】

主要依据:①心动过速和低血压;②体温低及四肢末梢发绀;③颈静脉塌陷;④少尿和无尿;⑤静脉输液后上述体征可很快被纠正。

【鉴别诊断】

低容量性休克需要与其他原因引起的休克相鉴别。

1.心源性休克　常表现为颈静脉扩张,除此以外,其他体征与低容量性休克类似。当液体治疗不充分时也可不存在这种扩张。CVP监测有助于鉴别诊断。

2.创伤或脊髓损伤所致休克　创伤或脊髓损伤可导致外周血管扩张而休克,对液体治疗相对较顽固。低血容量是创伤后休克的首要因素,在液体治疗尚未充分时,不考虑其他因素。

3.乙醇中毒　常使低血容量难以诊断。血中乙醇浓度升高使表浅血管扩张,导致皮肤温暖、潮红、干燥,患者尿液比重低。仰卧位可以发生低血压,但直立性低血压变化更为明显。

4.低血糖性休克　对于急重症患者,常常因为需要控制应激性高血糖(SHG)而静脉应用胰岛素。注意如果胰岛素输注过多过快,将可能出现低血糖性休克,患者表现心慌、心悸、多汗、皮肤苍白湿冷,甚至出现脑功能障碍,应与低容量性休克鉴别。检测血糖明确诊断后,静脉注射50%葡萄糖溶液或停用胰岛素后可迅速改善症状。

【急救措施】

1.一般原则

(1)在任何紧急情况下,都要首先考虑按顺序进行,即建立有效人工循环、畅通呼吸道、建立人工呼吸。尽管有很多患者并不存在呼吸道问题或已控制了呼吸道,但仍要首先考虑这些问题。

(2)建立至少两条较粗的静脉通路(首先考虑16号套管针)是很有必要的。对低容量性休克患者进行紧急复苏时,不要首先考虑中心静脉穿刺插管。肺动脉导管端口和三腔导管的端口相对较小,并不能满足快速输液的需要,只在用较大套管针建立静脉通路前应用。

(3)应该迅速寻找丢失血液或体液的原因,并进行有针对性的病因学治疗。存在外出血时,应该持续压迫出血部位直到通过外科手术控制出血。使用止血钳对出血部位进行盲目探查,不但不能控制出血,还可能造成进一步损伤。潜在出血原因包括胃肠道出血、通过瘘丢失液体过多、输液通路脱落伴回血以及血管缝合线的脱落。对于闭合性胸腹部外伤,要努力探及明确是否有实质脏器如肝、脾破裂,或胸腹腔内血管撕裂等情况。

2.液体复苏　低容量性休克的常规疗法是迅速恢复血容量,即对患者进行快速液体复苏,要求输液速度应快到足以迅速补充丢失液体。有研究认为在出血未控制之前这样抢救可能会增加出血,使预后更差。尽管有人对此提出批评,但在止血之前限制补液(仅补到休克逆转时)的观点已得到很大程度认同。对于老年或既往有心脏病史的患者,为避免高血容量带来的并发症,一旦发生相应的反应,则应减慢输液速度。低容量休克所用输液种类依其所含物质的最大分子量一般分为晶体液和胶体液,目前尚未有确切的循证医学证据证实使用哪一种溶液更具有优势。

(1)晶体溶液:晶体溶液所含溶质相对分子量均<6000,黏滞度低,可以通过外周静脉快速输注,用于低容量性休克液体复苏治疗时是十分安全和有效的。常用晶体溶液主要包括生理盐水、乳酸林格液、高渗盐溶液。因为等渗液与体液的渗透压相同,所以在细胞内外间隙不产生渗透压变化使液体发生迁移。因此,电解质和水分会按照人体体液成分进行分布:75%位于血管外,25%位于血管内。当使用等渗晶体溶液进行液体复苏时,因为其存在血管内外的再分布,所以需要使用失血量的3~4倍的晶体液。液体再分布通常在开始输液30min后发生。2h后,输入的晶体液仍维持在血管中的容量仅不到20%。过量输入晶体液可导致全身水肿。大量输液导致流体静力压上升到很高水平(一般>25~30mmHg),将会发生肺水肿。严重的皮下水肿将限制患者活动,增加发生压疮的可能性,并潜在限制呼吸动度。

选择哪种晶体溶液大部分取决于医师的个人习惯。生理盐水的优点在于它是广泛适用的,而且是唯一的可以和血制品混合的晶体液。因为其所含氯离子浓度高于血液,因此应用生理盐水复苏治疗的患者还可能发生高氯性代谢性酸中毒,这可通过肾脏排泄氯化物来纠正。乳酸林格液的优点在于其电解质组分更接近生理情况,除非极危重的患者,所含有的乳酸在肝脏能轻易地转变为碳酸氢盐。高渗盐溶液通过产生的渗透压效应使水分从细胞内转移到细胞外,从而可以用有限的液体量扩充细胞外容量,减轻脑水肿和降低颅内压。

(2)胶体溶液:胶体溶液是依靠其分子量溶质产生渗透压效应的一组溶液。因为血管壁这一血管内外间隙的屏障对这些分子仅有部分通透性,因此胶体溶液在血管内存留的时间比晶体溶液长,因此仅需要较少量胶体溶液来维持循环血容量。由于胶体液有一定的渗透压,所以它可使水分从血管外进入血管内。尽管所需胶体液的容量少于晶体液,但其价格却昂贵得多。目前临床应用的胶体液有白蛋白、羟乙基淀粉、右旋糖酐、尿联明胶、改良液体明胶(MFG)等。

①白蛋白(正常血清白蛋白):是最常用的胶体溶液,分子量在 66000～69000ku,常用浓度为 5％和 25％。正常血清白蛋白大约含 96％的白蛋白,而血浆蛋白中白蛋白比例为 83％。每克白蛋白在血管内可与 18ml 液体结合。尽管输入 2h 后只有不到 10％移到血管外,但外源性血清白蛋白的半衰期仅不到 8h。当输入 25％的白蛋白时,将导致血管内容量增加输入量的 5 倍。

②羟乙基淀粉:是一种人工合成的物质,以 6％的浓度溶解于生理盐水中,平均分子量为 69000ku。输入后,其 46％在 2d 内通过肾脏排出,64％在 8d 内消除完毕,42d 后仍可检测到淀粉浓度。羟乙基淀粉是一种有效的扩容剂,其扩容效果可维持 3～24h。血管内增加的容量大于实际输入的剂量。多数患者使用 500～1000ku 的羟乙基淀粉即可产生疗效。当输入剂量超过 20ml/(kg·d)时,可能发生肾、肝和肺部并发症。由于存在抗Ⅷ因子作用,羟乙基淀粉会引起血小板计数下降和部分凝血酶时间延长。过敏较少见。

③喷他淀粉:是一种改良的中分子羟基淀粉(HES)溶液,它去除了分子量 10～1000ku 以外的分子,是均质和不良反应小的溶液。另有一种改良的 HES(贺斯 20％),剂量为 20～36mg/kg 时,不但无不良反应,还可减轻毛细血管渗漏,减少血管活性物质释放,降低血液浓度,维持血容量和改善微循环,使患者心脏指数、氧供/氧耗比显著提高。

④右旋糖酐:应用右旋糖酐扩容的程度和时程取决于输入右旋糖酐的种类、输入量、输液速度以及其血浆清除率。通常用的右旋糖酐有右旋糖酐-70(90％的分子量在 25000～125000ku)和右旋糖酐-40(90％的分子量在 10000～80000ku)两种。分子量较小的分子可通过肾脏滤过并产生利尿作用;分子量较大的右旋糖酐代谢为 CO_2 和 H_2O,在血管内存留时间更长。右旋糖酐-70 更适于扩容,其半衰期可长达几天。

右旋糖酐相关并发症包括肾衰竭、过敏和出血。右旋糖酐 40 通过肾脏滤过,可产生渗透性利尿,因此实际上可减少血容量。在已知肾功能不全的患者应避免使用。右旋糖酐-70 与肾衰竭关系不大。过敏反应可见于糖酐抗体滴度较高的患者,其发生率在 0.03％～5％。两种右旋糖酐都可通过已知ⅧR:Ag 的活性来抑制血小板黏附和聚集。右旋糖酐-70 的影响更为显著。两种制剂均可影响交叉配血反应和血糖检测。

⑤尿联明胶和 MFG:分别以 4％和 3.5％的浓度溶解于生理盐水中,不会引起肾衰竭,也不影响库存血技术,是有效的血浆扩容剂。但由于其分子量低,可快速被肾脏清除。最常见并发症是过敏反应,发生率约 0.15％。快速输入尿联明胶可导致肥大细胞和嗜碱性粒细胞大量释放组胺。MFG 的过敏反应发生率较低。另外明胶可引起血清纤维结合素受抑制。

(胡永辉)

第三节　分布性休克

分布性休克是因为血液再分布至内脏而命名的，包括感染性休克、过敏性休克、神经源性休克、中毒性休克、内分泌性休克及全身炎症反应（重症急性胰腺炎早期）引起的休克。感染性休克是分布性休克中最常见类型。

一、感染性休克

【主要特点】

严重感染及其相关的感染性休克和继发的 MODS 是当前入住 ICU 患者的主要死亡原因，也是当代重症医学面临的主要焦点及难点。在美国，每年 75 万例严重感染病例发生，其中有一半病例发展为感染性休克，病死率达到 20%～63%。其在高龄以及因创伤、糖尿病、恶性病、烧伤、肝硬化或因使用抗肿瘤化疗等原因而处于免疫功能抑制状态的人群中有较高的病死率。最常见的原因为需氧革兰阴性细菌感染，葡萄球菌等革兰阳性菌和真菌也可引起感染性休克。

【发病机制】

1.细胞因子和炎症介质作用　感染性休克的发病机制极为复杂，目前的研究已深入到细胞、亚微结构及分子水平。当机体抵抗力降低时，侵入机体或体内正常寄居的病原得以大量繁殖，释放其毒性产物，并以其为动因激活人体体液和细胞介导的反应系统，产生各种炎性介质和生物活性物质，从而引起机体一系列病理生理变化，使血流动力学发生急剧变化，导致循环衰竭。

一般认为，革兰阴性细菌胞壁脂多糖、革兰阳性细菌菌壁磷壁酸和肽糖酐、真菌的酵母多糖、金黄色葡萄球菌的毒素（中毒休克综合征毒-1，TSST-1）等可直接损伤组织细胞，或形成抗原抗体复合物损伤组织细胞，引发感染性休克。至于病毒、立克次体和寄生虫的毒性物质尚未弄清。既往对感染性休克发病机制的研究主要集中在革兰阴性细菌菌壁 LPS 与各体液途径的相互作用上，而目前研究的焦点集中于被刺激的巨噬细胞和其释放的细胞因子方面。LPS 对多个调节系统都有影响，包括补体、激肽、凝血、血浆磷脂酶、细胞因子、β-内啡肽、白三烯、血小板活化因子（PAF）和前列腺素等。

感染性休克中有几种血浆蛋白酶被激活，包括激肽系统、凝血级联和补体系统。LPS、磷壁酸、肽糖酐、TSST-1、酵母多糖等可经替代途径和经典途径激活补体，经典途径可由抗原抗体复合物激活，替代途径由上述产物直接激活。补体激活产生的 C2b、C4a 具有激肽样作用，使血管通透性增加，产生 C3a、C_5a，称过敏毒素，能使肥大细胞、血流中的嗜碱细胞释放组胺，引起血管扩张，通透性增加，形成局部水肿，还使平滑肌痉挛；中性粒细胞活化，中性粒细胞聚集并黏附于血管内皮细胞上，进而血小板凝集，血栓形成。最后导致血流动力学改变。诸多因素造成组织、血管内皮细胞损伤，细胞膜损伤导致胞膜磷脂在磷脂酶 A2 作用下释放花生四烯酸，产生大量的白细胞产物。被动员的花生四烯酸可通过脂氧酶途径转化为白三烯（LT）或通过环氧酶途径产生依前列醇（PGI_2）和血栓素（TXA2），这些产物均有明确的作用。磷脂酶 A2 还可释放膜复合烷基磷脂，后者可转化为 PAF。中细粒细胞、嗜碱性粒细胞、内皮细胞和血小板均可以产生 PAF。

补体激活不仅增加血管通透性还可通过激活吞噬细胞释放毒性氧代谢产物，增强中细粒细胞和巨噬细胞的吞噬作用。激活的吞噬细胞可产生氧自由基，杀死被吞噬的细胞，当这些产物从细胞漏出的时候可产生严重的组织损伤。伴随凝血因子ⅩⅡa 的激活与感染引起的 DIC 有关。凝血因子ⅩⅡa 的激活还可导致环激肽的释放,引起低血压。内毒素和 TNF 作用于中性粒细胞、血管内皮细胞和库普弗细胞等细胞系,产生 NO。NO 是内皮源性舒张因子(EDRF),是另一种毒性自由基。少量 NO 可以改善微循环血流,较高浓度则可引起血管扩张和低血压。

循环中的 LPS 可以刺激白细胞产生多种细胞因子,激发炎症反应过程。研究表明 TNF、IL-1、IL-2、IL-6 与人类感染反应明确相关。在动物实验中,TNF 可导致低血压和心室功能下降。细胞因子可使反向调节激素如高血糖素、肾上腺素和皮质醇释放,这些激素产生的反应都与感染的反应有关。细胞因子如 IL-4、IL-6、IL-10、IL-11、IL-13、IL-lRa(受体拮抗药),与调节免疫反应有关。IL-8、IL-12、IL-18 及 PAF、血清素和二十烷类还与扩大免疫反应有关。

2.血流动力学影响　感染性休克最明显的表现为体循环阻力下降和血压下降同时伴有心排血量正常或增加,肺循环阻力通常略有升高。心动过速与维持血压稳定有关。体循环阻力下降被认为是感染性休克的首要血流动力学改变,这种状态通常被称之为高动力型血流动力学状态。过去曾认为感染性休克存在高血流动力学期和低血流动力学期的观点已遭到质疑。近期的研究表明感染性休克的心排血量持续升高到终末前期发生心排血量下降为止,早期的研究可能是对未充分液体复苏的患者进行研究的结果。

严重感染常导致左右心室的功能受到明显抑制,表现为左、右室射血分数以及左心室心搏做功均下降,心肌顺应性下降。与低容量性休克不同,通过输液增加前负荷仅轻度增加左室心搏做功,这可能与心室顺应性改变有关。常于早期发生的肺动脉高压也与右心功能不全部分有关。心脏肾上腺素受体下调,受体数量和其亲和力下降。从感染性休克恢复的患者可见左心室搏出功增加,相反死于感染性休克的患者未见这种改变。放射性核素扫描显示,在休克发生 1～2d 内即发生左心室扩张。这使得心脏在射血分数降低的情况下,增加舒张末容积以增加心搏量。左心室扩张可以促进患者的恢复。除了心室的异常以外,冠状动脉循环也表现高于正常的血流、正常的心肌氧耗和心肌乳酸的产生。

血流动力学改变的基础是外周血管的收缩舒张功能的异常,从而导致血流的分布异常。在感染性休克发生的早期,由于血管的扩张和通透性的改变,可出现循环系统的低容量状态。经过容量补充后,血流动力学则表现为高动力状态。外周阻力下降、心排血量正常或升高,作为循环高流量和高氧输送的形成基础而成为感染性休克的主要特点。感染性休克的这种氧输送正常或增高状态下的组织缺氧是分布性休克的主要特征,与低容量性休克、心源性休克和梗阻性休克氧输送减少的特点有明确的不同。

严重感染时,组织对氧的摄取和利用功能也发生改变。微循环的功能改变及组织代谢功能障碍可以存在于感染过程的始终。炎症反应导致毛细血管内皮系统受损、凝血功能异常、血管通透性增加,使血管内容量减少、组织水肿;组织内通血微血管密度下降,无血流和间断血流的微血管比例增加。这些改变直接导致微循环和组织间的物质交换障碍,在器官功能不全的发展过程中起着关键作用。同时,炎症反应导致的线粒体功能障碍使细胞对氧的利用也受到明确的影响。这些改变的共同作用使组织缺氧及代谢功能障碍进行性加重,加速了休克的发展。

感染产生的心肌抑制因子(MDF)是一种低分子量蛋白质(<1000)的蛋白质,合并心脏疾病、存在感染但未出现休克的患者不表现出 MDF 的活性。MDF 主要由缺血的胰腺产生,除引起心肌收缩力下降外,还可以引起肠系膜上动脉等内脏阻力血管收缩,进一步减少胰腺血流量,胰腺灌注减少又更促进 MDF 的形成。MDF 还可以抑制单核-巨噬细胞系统,使已产生的 MDF 清除减少,导致体内 MDF 不断形成和积累,进一步加重了血流动力学障碍。从感染的血流动力学病理生理学角度看,循环血容量的下降是由于毛细血管的通透性增加所致。心脏前负荷下降的原因除了毛细血管渗漏导致液体转移到组织内以外,还有外周血管的淤血、肝脾血管的淤血、胃肠道和伤口的失血以及特发性多尿。

血流分布形式的改变是感染性休克的特征。存在血流和代谢所需不匹配,有些器官氧供过量时,其他器官却存在缺氧。此时,摄氧受到影响,导致血流依赖性氧耗,存在混合静脉血氧饱和度正常或升高以及动静脉氧含量差值降低。乳酸性酸中毒提示存在病理性氧供依赖性氧耗。

3.代谢异常　感染后代谢性影响程度不仅取决于疾病的病程和严重程度,还与既往营养状态及免疫状态有关。尽管系统氧耗是下降的,但感染时代谢率是明显上升的,混合性能量供应作为能源,表现为高分解代谢,合成代谢减弱,分解代谢增强,糖异生增加,加上胰岛素低抗作用,应激性高血糖(SHG)十分常见。急性期反应物生成量增加,而白蛋白和转铁蛋白下降。

4.多器官功能障碍　感染性休克几乎影响所有器官(表10-4)。常见器官衰竭为呼吸、肝脏、肾衰竭。病死率与器官衰竭的数目成正比,当存在3个以上器官功能衰竭时,其病死率80%～100%。

呼吸功能障碍发生率较高,据统计高达83%～100%,这种损伤过去称为"休克肺"。如果损伤较轻,称为急性肺损伤(ALI),病情进一步发展可导致急性呼吸窘迫综合征(ARDS),其特征为呼吸频数、顽固性低氧血症、肺内分流增加,增加吸氧浓度并不能改善低氧血症,伴有肺动脉高压、非心源性肺水肿以及肺顺应性下降。呼吸肌乏力和膈肌收缩受限进一步加重了上述情况。常需要机械通气支持治疗。

由于肝脏的解剖部位和组织学特征,肝功能障碍的发生率也较高,可高达95%左右。肝功能障碍表现为高胆红素血症以及转氨酶和碱性磷酸酶升高。肝脏氨基酸清除率下降伴血清氨基酸浓度上升为后期表现。组织学检查可发现肝内淤胆和微小管坏死。

肾功能障碍发生率仅次于肺和肝。严重感染引起的急性肾衰竭常发生在感染5d后。患者一般经临床治疗后,病情趋于稳定,甚至有所好转,以后又再次出现恶化,即属于迟发双相型。肾衰竭的存在与否在决定MODS患者的预后上起关键作用。

感染常是导致胃黏膜损伤的重要因素。休克早期腹腔内脏血管收缩,胃肠道血流量大为减少。胃肠道缺血、缺氧、淤血和DIC形成,导致肠黏膜变性、坏死、黏膜糜烂,形成应激性溃疡。另外,肠道细菌大量繁殖加上长期静脉高营养,没有食物经消化道进入体内,引起胃肠黏膜萎缩,屏障功能破坏,大量LPS甚至细菌经肠道和门脉系统入血。消化道功能紊乱是休克晚期发生肠源性败血症和SIRS、MODS以至MSOF的主要原因之一。

【临床特征】

在休克尚未明显表现出来之前,患者的体征可提示休克的进展。在血流动力学改变发生前,通常先表现出感染的症状。感染性休克通常定义为临床上有感染证据的患者的MBP<60mmHg(SBP<90mmHg),或SBP较基础血压下降40mmHg以上,伴有发热或体温低、心动过速和呼吸急促。患者通常反应迟钝。如无低血容量发生,患者的皮肤是温暖的。

肺动脉导管显示心排血量增加且系统循环血管阻力下降。当心排血量下降时,应该考虑到可能存在血容量不足。由于血管的反应性和肺血管阻力增加,肺动脉压升高十分常见。右室射血分数和每搏量下降,左室心搏做功指数同样下降。PCWP常下降或正常。为提高PCWP而增加输液量,仅轻度升高心排血量。

【辅助检查】

1.血常规检查　常见白细胞增多伴幼稚细胞比例升高。少数患者白细胞减少,常提示预后不良。还常见DIC伴凝血时间延长、纤维分解产物增多以及纤维蛋白原浓度下降。50%患者出现血小板减少。不到5%的患者可以发生出血。

2.血生化检查　应激性高血糖十分常见。低血糖是病程晚期表现。血乳酸浓度升高,反映细胞内灌注不足。肝功能检查显示胆红素、转氨酶和碱性磷酸酶升高。

3.血气分析　动脉血气常提示轻度低氧血症和代谢性酸中毒。当发生严重的呼吸肌疲劳,$PaCO_2$一般正常或仅轻度升高。动脉低氧血症的程度与伴随的 ARDS 的严重程度相关。CO_2 浓度的下降可能会大于乳酸浓度升高的程度。静脉血气分析提示血红蛋白氧饱和度增加。尽管外周氧供提高,但外周氧耗和氧摄取能力下降。动静脉血氧含量差变小,$<3ml/dl$。随着血容量的改善,相应的氧耗也会增加。这种氧供依赖性氧耗是感染的一个特征。

4.微生物学检查 约45%患者发现血培养阳性。革兰阴性需氧菌属占据主要地位。研究表明血培养阳性和阴性患者相比,病死率无差别。真菌感染在一些合并全身免疫抑制如糖尿病的患者中尤为重要。长期应用广谱抗生素和多重细菌感染病史也提示可能存在真菌感染。

【诊断】

1.诊断依据 必须具备感染及休克综合征这两个条件,其要点包括:①血压下降的同时心排血量增加;②外周氧耗减少;③系统血管阻力下降;④心室射血分数下降;⑤相关多器官功能衰竭。

2.诊断标准

(1)临床上有明确的感染。

(2)有 SIRS 的存在,即出现下列两种或两种以上的表现:①体温 $>38℃$ 或 $<36℃$;②心率 >90 次/min;③呼吸频率 >20 次/min 或 $PaCO_2<32mmHg$;④血白细胞 $>12×10^9/L$,$<4×10^9/L$,或幼稚型细胞 $>10\%$。

(3)收缩压 $<90mmHg$ 或较原基础值下降的幅度 $>40mmHg$ 至少 1h,或血压依赖输液或药物维持。

(4)有下列一条以上证据证明器官灌注不良或功能衰竭:①神志差或有改变;②低氧血症($PaO_2<75mmHg$);③血浆乳酸增高;④少尿 $>1h$[尿量 $<30ml/h$ 或 $<0.5ml/(kg \cdot h)$]。

【鉴别诊断】

真正的感染性休克与感染综合征的差别只是病情轻重程度的问题,主要差别在于后者无低血压。另外,需要与分布型休克的其他类型包括过敏性休克和神经源性休克相鉴别。诊断时要考虑近期用药史,创伤等因素。

【急救措施】

1.液体复苏 保证足够的循环血容量对于感染性休克是最早的,也是最重要的治疗措施。血管内容量的丢失可能是由于毛细血管漏出、瘘、腹泻或呕吐。患者经口摄入液体不足或静脉输液不充分。肺动脉漂浮导管有利于指导液体治疗,根据左心室充盈压和心排血量来调节输入液体量。由于感染时伴随心肌抑制,所以在心排血量和血压尚未达到正常范围前,PCWP 常常需要升高超过正常值。一般情况下,PCWP 需要在 $10～15mmHg$ 之间,这需要输入数千毫升的平衡盐溶液才能达到。而毛细血管渗漏还要求进一步加强输液治疗。可能发生血液稀释,从而需要输血。血红蛋白需要维持到一定水平。如果心排血量持续较低,则需要提高血红蛋白浓度来改善外周氧供。同样,因 SaO_2 不足导致低氧血症的患者也需要输血来增加其携氧能力,改善氧供。

一旦临床诊断严重感染,应尽快进行积极的液体复苏,6h 内达到复苏目标:CVP8 ～ 12cmH$_2$O($1cmH_2O=0.098kPa$),PAWP12 ～ 15mmHg;平均动脉压 $≥65mmHg$;尿量 $≥0.5ml/(kg \cdot h)$;中心静脉或混合静脉血氧饱和度(ScvO$_2$ 或 SvO$_2$)$≥0.70$;若液体复苏后 CVP 达 8 ～ 12cmH$_2$O,而 ScvO$_2$ 或 SvO$_2$ 仍未达到 0.70,需输注浓缩红细胞使血细胞比容达到 0.30 以上,和(或)输注多巴酚丁胺[最大剂量 $20μg/(kg \cdot min)$]以达到上述复苏目标。

复苏液体包括天然的或人工合成的晶体或胶体液,尚无证据表明某种液体的复苏效果优于其他液体;对于疑有低容量状态的严重感染患者,应行快速补液试验,即在 30min 内输入 500～1000ml 晶体液或 300～500ml 胶体液,同时根据患者反应性(血压升高和尿量增加)和耐受性(血管内容量负荷过多)来决定是否再次给予快速补液试验。

2.呼吸支持　感染性休克患者极易并发 ALI 或 ARDS,不能满足增加呼吸做功这一要求。在发展至呼吸骤停前,推荐使用机械通气来降低呼吸做功。机械通气治疗策略推荐早期采用小潮气量(如在理想体重下 6ml/kg),使吸气末平台压不超过 $30cmH_2O$,允许 $PaCO_2$ 高于正常,即达到允许性高碳酸血症;采用能防止呼气末肺泡塌陷的最低呼气末正压(PEEP)。为防止并发呼吸机相关肺炎,患者应采用 45°半卧位;需要应用高吸氧浓度(FiO_2)或高气道平台压通气的 ARDS 患者,若体位改变无明显禁忌证,可考虑采用俯卧位通气。

3.升血压药物支持　如果充分的液体复苏仍不能恢复动脉血压和组织灌注,有指征时应用升压药。存在威胁生命的低血压时,即使低血容量状态尚未纠正,液体复苏的同时可以暂时使用升压药以维持生命和器官灌注。必要时还应辅以应用低剂量的糖皮质激素。常用的药物包括去甲肾上腺素、多巴胺、血管升压素和多巴酚丁胺。前两者是纠正感染性休克低血压的首选升压药。

(1)去甲肾上腺素:去甲肾上腺素具有兴奋 α 和 J3 受体的双重效应。其兴奋 α 受体的作用较强,通过提升平均动脉压(MAP)而改善组织灌注;对 β 受体的兴奋作用为中度,可以升高心率和增加心脏做功,但由于其增加静脉回流充盈和对右心压力感受器的作用,可以部分抵消心率和心肌收缩力的增加,从而相对减少心肌氧耗。因此被认为是治疗感染中毒性休克的一线血管活性药物。其常用剂量为 $0.03\sim1.50Ug]$(kg·min)。但剂量>$1.00\mu g/(kg·min)$,可由于对 β 受体的兴奋加强而增加心肌做功与氧耗。近年来的一些研究还报道:对于容量复苏效果不理想的感染性休克患者,去甲肾上腺素与多巴酚丁胺合用,可以改善组织灌注与氧输送,增加冠状动脉和肾的血流以及肌酐清除率、降低血乳酸水平.而不加重器官的缺血。

(2)多巴胺:作为感染性休克治疗的一线血管活性药物,多巴胺兼具多巴胺能与肾上腺素能 α 和 β 受体的兴奋效应,在不同的剂量下表现出不同的受体效应。小剂量[<$5\mu g/(kg·min)$]多巴胺主要作用于多巴胺受体(DA),具有轻度的血管扩张作用。中等剂量[$5\sim10\mu g/(kg·min)$]以 β_1 受体兴奋为主,可以增加心肌收缩力及心率,从而增加心肌的做功与氧耗。大剂量多巴胺[$(10\sim20\mu g/(kg·min)$]则以 a1 受体兴奋为主,出现显著的血管收缩。既往认为小剂量[<$5\mu g/(kg·min)$]多巴胺还可以通过兴奋多巴胺受体而扩张肾其他内脏血管,增加肾小球滤过率,起到肾保护效应。但近年来的国际合作研究提示,小剂量多巴胺并未显示出肾保护作用。

(3)肾上腺素:由于肾上腺素具有强烈的 α 和 β 受体的双重兴奋效应,特别是其较强的 β 受体兴奋效应在增加心脏做功、增加氧输送的同时也显著增加着氧消耗,其促进组织代谢的产热效应也使得组织乳酸的生成增多,血乳酸水平升高。因此目前不推荐作为感染中毒性休克的一线治疗药物,仅在其他治疗手段无效时才可考虑尝试应用。

(4)血管加压素:已发现感染性休克患者血中的血管加压素水平较正常显著降低。某些观察显示在感染中毒性休克患者,血管加压素通过强力收缩扩张的血管,提高外周血管阻力而改善血流的分布,起到提升血压、增加尿量的作用;也有人推测其作用可能与抑制交感神经冲动及增益压力反射有关。血管加压素还可以与儿茶酚胺类药物协同作用。由于大剂量血管加压素具有极强的收缩血管作用,使得包括冠状动脉在内的内脏血管强力收缩,甚至加重内脏器官缺血,故目前多主张在去甲肾上腺素等儿茶酚胺类药物无效时才考虑应用,且以小剂量给予($0.01\sim0.04U/min$)。

(5)多巴酚丁胺:多巴酚丁胺具有强烈的 β_1、β_2 受体和中度的 α 受体兴奋作用,其 β_1 受体正性肌力作用可以使心脏指数增加 25%～50%,同时也相应使心率升高 10%～20%;而 β_2 受体的作用可以降低 PAWP,有利于改善右心射血,提高心排血量。总体而言,多巴酚丁胺既可以增加氧输送,同时也增加(特别是心肌)氧消耗,因此在感染性休克治疗中一般用于经过充分液体复苏后心脏功能仍未见改善的患者;对于合并低血压者,宜联合应用血管收缩药物。其常用剂量为 $2\sim20\mu g/(kg\cdot min)$。

(6)糖皮质激素:严重感染和感染性休克患者往往存在有相对肾上腺皮质功能不足,当机体对血管活性药物反应不佳时,可考虑应用小剂量糖皮质激素。一般选择氢化可的松,每日补充量不超过 300mg,分为 $3\sim4$ 次给予,持续输注。超过 300mg 的氢化可的松并未显示出更好的疗效。

(7)抗胆碱能药:为我国创造性使用,有良好的解除血管痉挛作用,并有兴奋呼吸中枢、解除支气管痉挛以及提高窦性心律等作用。大剂量阿托品可致烦躁不安,东莨菪碱可抑制大脑皮质而引起嗜睡。在休克时山莨菪碱用量可以很大,患者耐受量也较大,不良反应小,临床用于感染性休克,常取代阿托品或东莨菪碱。常用剂量山莨菪碱成人每次 $10\sim20mg$,阿托品成人每次 $0.3\sim0.5mg$,儿童每次 $0.03\sim0.05mg/kg$;每隔 $15\sim20$ 分钟静脉注射 1 次。东莨菪碱成人每次 $0.3\sim0.5mg$,儿童每次 $0.01\sim0.03mg/kg$,每 30 分钟静脉注射 1 次。有青光眼者忌用本组药物。

4.抗感染治疗　确定感染来源是首要任务。要及时准确地评估和控制感染病灶,根据患者的具体情况,通过权衡利弊,选择适当的感染控制手段。若感染灶明确(如腹腔内脓肿、胃肠穿孔、胆囊炎或小肠缺血),应在复苏开始的同时,尽可能控制感染源。如果受累组织未引流或菌血症未治疗,预后将极其不利。若深静脉导管等血管内有创装置被认为是导致感染性休克的感染源时,在建立其他的血管通路后,应立即去除。

一旦确定感染可能来源,即可用覆盖常见病原体的抗生素进行抗感染治疗。早期经验性抗感染治疗应根据社区或医院微生物流行病学资料,采用覆盖可能致病微生物(细菌或真菌)的广谱抗生素,而且抗生素在感染组织具有良好的组织穿透力。经验性抗生素的选择是否合适,是影响感染性休克患者预后的关键性因素。已行腹部手术的外科患者,应着重考虑是否有革兰阴性菌和厌氧菌感染。注意抗生素治疗前应尽可能首先进行及时正确的病原学培养。

应该明确认识到,多数感染性休克患者的血培养为阴性。因此,应该根据临床治疗反应及其他培养结果做出决定,或继续使用目前的抗生素,或改用窄谱抗生素。当然,若认为症状由非感染因素引起,就应果断停用抗生素,以减少耐药和二重感染。

5.营养支持治疗　尽管支持治疗本身不是感染性休克治疗的一部分,但必须注意营养支持。感染性休克患者处于严重的高分解代谢状态,持续利用结构蛋白作为能量来源。为提供足够的蛋白和热卡,完全胃肠外营养通常是必要的。如果能安全使用肠内营养,则应用肠内营养支持。

6.其他治疗

(1)镇静药物常用于辅助治疗感染性休克患者的焦虑和躁动。注意每天需中断或减少持续静脉给药的剂量,以使患者完全清醒,并重新调整用药剂量。机械通气患者可能在充分镇静条件下仍存在与呼吸机不同步,为降低呼吸肌氧耗需要可应用肌松药,但应注意到有延长机械通气时间的危险。

(2)循证医学证据表明血糖水平与感染性休克患者的预后明显相关,严格控制血糖能够明显降低其病死率。患者早期病情稳定后应维持血糖水平低于 8.3mmol/L,并尽可能保持在正常水平。研究表明,可通过持续静脉输注胰岛素和葡萄糖来维持血糖水平。早期应每隔 $30\sim60$ 分钟测定 1 次血糖,稳定后每 4 小时测定 1 次。

(3)并发急性肾衰竭时,需要实施肾替代治疗以维持机体内环境稳定,清除炎性介质,抑制炎症反应,避免 MODS 的发生。目前尚缺乏证据证实何种肾脏替代治疗方法更优越。持续静脉-静脉血液滤过与间断血液透析治疗效果相同。但对于血流动力学不稳定的全身性感染患者,持续血液滤过能够更好地控制液体平衡。

(4)其他措施:包括预防 DV_T、应激性溃疡等治疗措施。

【预后】

预后取决于下列因素：①治疗反应，如治疗后患者神志清醒安静、四肢温暖、发绀消失、尿量增多、血压回升、脉压增宽，则预后良好；②原发感染灶能彻底清除或控制者预后较好；③伴严重酸中毒和高乳酸血症者预后多恶劣，并发 DIC 或多器官功能衰竭者病死率亦高；④有严重原发基础疾病，如白血病、淋巴瘤或其他恶性肿瘤者休克多难以逆转；合并其他疾病，如糖尿病、肝硬化、心脏病者预后亦差。

二、过敏性休克

【病因】

1.药物　过敏性休克病因复杂，多数为药物所致，而药物中最常引起过敏性休克的为青霉素，部分合成和合成青霉素及头孢菌素（表 10-5）。近年来发现，能引起过敏性休克的肿瘤化疗药物及中药也在逐渐增多，并且随着现代影像技术的发展，造影剂的广泛使用，碘造影剂所致的过敏性休克的发病患者数也在逐年增多。

2.输注血制品

(1)供血者的特异性 IgE 与受血者正在接受治疗的药物（如青霉素 G）起反应。

(2)选择性 IgA 缺乏者多次输注含 IgA 血制品后，可产生抗 IgA 的 IgG 类抗体。当再次注射含 IgA 的制品时，有可能发生 IgA-抗 IgA 抗体免疫复合物，发生Ⅲ型变态反应引起的过敏性休克。

(3)用于静脉滴注的丙种球蛋白（丙球）制剂中含有高分子量的丙球聚合物，可激活补体，产生 C3a、C4a、C5a 等过敏毒素；继而活化肥大的细胞，产生过敏性休克。

3.类过敏性休克反应　有些药物如碘造影剂、阿片类药物、非甾体抗炎药（NSAIDs）等并不产生 IgE 抗体，亦会引起如过敏性休克同样的反应，称之为类过敏性休克反应。该反应涉及许多途径，包括补体介导的免疫反应、巨细胞的非免疫性激活和介质的产生。对 NSAID 的类过敏反应是特别危险的，因为 NSAID 是环氧化酶抑制药，它抑制环氧化酶途径，从而间接地促进花生四烯酸通过脂氧化酶途径生成炎症介质，包括 LTC4、LTD4、LTE4 和 LTB4。LT 和其中间代谢产物（5-HETE 和 5-HPETE）增强血管通透性增加，导致支气管痉挛。

【发病机制】

过敏性休克累及机体的多个系统器官，其中心血管及呼吸系统的损伤常可危及生命。多数是敏感机体接触抗原物质所致以 IgE 介导的抗原抗体反应，属Ⅰ型变态反应，是真正的过敏反应。过敏原初次进入机体诱发机体产生抗体（IgE），结合到肥大细胞（结缔组织）和嗜碱性粒细胞（血液）表面后机体处于致敏状态，相应的过敏原再次进入机体，与被 IgE 致敏的肥大细胞和嗜碱性粒细胞结合，同时与靶细胞表面的 IgE 结合，激活的靶细胞、肥大细胞和嗜碱性粒细胞迅速脱颗粒释放大量的组胺和血小板活化因子至血液循环中。这些炎性介质导致血管舒张、支气管痉挛、皮肤瘙痒、支气管出血、血小板聚集和血管通透性增加。后者可导致喉头水肿甚至气道阻塞。青霉素过敏性休克就属于典型的Ⅰ型变态反应。

【临床特征】

机体经呼吸系统吸入，皮肤接触，消化系统摄入，以及注射等途径致过敏原进入体内 0.5h 内出现的休克，为急发型过敏性休克，占 80%～90%；0.5～24h 发作者为缓发型过敏性休克，占 10%～20%。其三个重要临床标志：

1.血压急剧下降到休克水平（80/50mmHg 以下）。

2.患者出现意识障碍。

3.出现各种各样的过敏相关症状。

初发症状一般有瘙痒和压迫感,几秒钟或延迟至 1h 后可进展至明显症状。患者感咽部异物感,逐渐进展至呼吸困难、发音困难、声音嘶哑和咳嗽。如果肺毛细血管通透性增加导致肺水肿,患者即有明显的呼吸困难和发绀。心血管系统表现在最初有乏力,头晕,可能伴有心悸。随着休克的进展,发生心律失常、传导障碍和心肌缺血。皮肤症状包括潮红和瘙痒,逐渐进展至荨麻疹、血管性水肿和出汗。患者可能感觉到恶心、腹痛或腹胀,甚至腹部绞痛。并可进展至出现呕吐、腹泻、间断呕血和便血。其他尚有结膜充血、泪液过度分泌、鼻溢和鼻充血,甚至晕厥、癫痫发作等表现。

【辅助检查】

血管通透性增加引起血液浓缩通常导致血细胞比容增加。血清肥大细胞类胰蛋白酶通常增加。

【诊断】

1.诊断依据　根据食用或接触上述过敏原物质发生过敏性休克,即必须采取紧急急救措施。一般而言,当机体短暂暴露于某一致敏因素,迅速出现典型多系统器官损伤,尤其是皮肤,心血管及呼吸系统功能障碍的症状及体征,如皮肤瘙痒发红、荨麻疹、血管性水肿、低血压、急性上呼吸道阻塞、支气管痉挛等,应考虑诊断过敏性休克。

2.诊断要点

(1)皮肤潮红,瘙痒。

(2)腹胀、恶心、呕吐、腹泻。

(3)喉头水肿所致气道阻塞。

(4)支气管痉挛,支气管出血,肺水肿;心动过速,晕厥,低血压。

(5)心血管萎陷。

【鉴别诊断】

几个在 ICU 常见的疾病需要与过敏性休克和类过敏反应相鉴别:心律失常、心肌缺血或梗死、低容量性休克、感染性休克、肺栓塞、误吸、支气管炎、COPD 急性发作、癫痫发作、低血糖和脑血管意外。结合病史或药物使用情况,一般并不难鉴别。

【急救措施】

过敏性休克是突发的多系统器官损伤的严重过敏反应,若诊治不及时,相比较于其他类型的休克,患者可因心血管及呼吸系统功能的严重阻碍而迅速死亡。急救措施概括为下述四个方面。

1.确定并消除致敏因素　立即停用可疑过敏原或过敏药物,由接触过敏原而引起者应立即离开现场;结扎注射或虫咬部位以上的肢体以减缓吸收,亦可在局部以 0.005％肾上腺素 2～5ml 封闭注射。对消化道摄入的致敏原,可考虑放置胃管洗胃,以及灌注药用炭。

2.基础生命支持　要对病情进行连续的评估,并稳定循环及呼吸功能。循环及呼吸功能的障碍是过敏性休克致死的主要因素。主要措施有给予肾上腺素,紧急气管插管,气管切开,以保持气道的通畅,充分供氧。建立静脉通道,快速的扩充血容量等。

3.特异性药物治疗

(1)肾上腺素:是救治初期的主要措施,当患者出现休克、气道水肿、或有明确的呼吸困难,应及时给予肾上腺素 0.3～0.5ml(1：1000)皮下注射,按需要可以每 5～10 分钟重复应用。如果患者对初始剂量无反应或存在严重的喉痉挛或症状明显的心功能衰竭,应该静脉注射 5～10ml(1：10000)。如果静脉通道没开通,可以肌内注射 0.5ml 的 1：1000 稀释液,或气管插管内滴注 10ml 的 1：10000 稀释液。当静脉注射肾上腺素时,可能引起严重的心动过速、心肌缺血、血管痉挛和高血压。肾上腺素通过增加细胞内 cAMP 的浓度而减少部分Ⅰ型变态反应的炎性介质释放,而且能通过β受体效应使支气管痉挛快速舒张,通过α受体效应使外周小血管收缩,对抗许多过敏性反应介质的有害作用。因此是救治本症的首选药物,在病程中可重复应用数次。一般经过1～2次肾上腺素注射,多数患者休克症状在半小时内可逐渐恢复。

(2)糖皮质激素:若休克持续不见好转,应及早静脉注射地塞米松10～20mg或琥珀酸氢化可的松200～400mg或甲泼尼龙120～240mg静脉滴注,每6小时重复1次。

(3)抗过敏或抗组胺药:应该尽早应用组胺拮抗药。优先考虑应用盐酸苯海拉明(1mg/kg,静脉注射)和雷尼替丁(50mg,静脉注射,时间为5min)。也可氯苯那敏10mg或异丙嗪25～50mg肌内注射,或静脉注射10%葡萄糖酸钙10～20ml。慎用西咪替丁,因其快速静注可致低血压或心脏骤停。

(4)血管活性药物:如果重复应用肾上腺素和组胺拮抗药后仍存在低血压,需要积极地补充液体。如果血压仍低,可以选用多巴胺、去甲肾上腺素、间羟胺。患者应该尽早停用升压药。

(5)解除气道痉挛:可以考虑静脉应用氨茶碱或间羟异丙肾上腺素雾化吸入等。

4.连续观察　初期救治成功后,对过敏性休克的连续观察时间不得少于24h。对于病情不稳定的患者或仍需要持续注射升压药的患者,有条件应该放置肺动脉导管。动脉导管插管可以有效监测压力和获得血气标本来调整通气装置。

有高达25%的患者存在双相发作,即在初期成功的救治后经历一个最长达8h的无症状间期后,再发危及生命的过敏症状。研究表明临床给予糖皮质激素对过敏的双相发作有明显的控制作用。每6小时静脉注射氢化可的松100～250mg有助于阻止双相过敏反应的迟发表现。糖皮质激素不用于急性过敏反应的紧急治疗。

过敏反应发生时使用了β受体拮抗药的患者,可能对肾上腺素的作用有抵抗性。阿托品和高血糖素可能有助于改善这些患者的心脏症状。

【预后】

通常接受抗原后出现本症的症状越迟者,预后越好。某些高度过敏而发生闪电样过敏性休克者,预后常较差。有冠心病背景者在发生本症时由于血浆的浓缩和血压的下降,常易伴发心肌梗死。神经系症状明显者恢复后亦易残留脑缺氧后的各种并发症。

三、神经源性休克

【主要特点】

神经源性休克常发生于深度麻醉或强烈疼痛刺激后(由于血管运动中枢被抑制)或在脊髓高位麻醉或损伤时(因为交感神经传出径路被阻断)。其病理生理变化和发生机制比较简单,预后也较好,有时不经治疗即可自愈,有的则在应用缩血管药物后迅速好转。有学者认为这种情况只能算是低血压状态,而不能算是休克,因为从休克的概念来看,在这种患者,微循环的灌流并无急剧的减少。

【发病机制】

在正常情况下,血管运动中枢不断发放冲动沿传出的交感缩血管纤维到达全身小血管,使其维持着一定的紧张性。神经源性休克是由脊髓损伤、区域阻滞麻醉或是应用自主神经阻滞药物所致的外周血管舒缩调节功能丧失导致的。当血管运动中枢发生抑制或传出的交感缩血管纤维被阻断时,小血管就将因紧张性的丧失而发生扩张,结果使外周血管阻力降低,大量血液淤积于外周,静脉回心血量减少,心排血量降低,血压下降,引起神经源性休克。如果脊髓损伤水平在中胸段以下,那么损伤水平之上存留的肾上腺素能神经系统被激活,导致心率增快和心肌收缩力增强。如果心脏交感神经输出端受累,则出现心动过缓。

因血液淤积于外周静脉池中,血压可降低到极低水平。所有脊髓外伤的患者在未确诊前,都应假设其存在损伤所致的低血容量性休克。

【临床特征】

如无头部损伤,患者可以意识清楚,反应正常,损伤平面之上四肢温暖,之下四肢厥冷。血压可能极低,伴心动过速。创伤后骨骼肌受累,外周静脉的"肌泵"作用丧失,进一步影响静脉回流,并出现脊髓损伤症状和体征及脊髓休克。

【辅助检查】

1.实验室检查　无助于诊断。因为毛细血管通透性正常,无血浆渗漏。在液体复苏之前,血细胞比容通常是正常的。

2.影像学检查　颈椎、胸椎、腰椎的放射学检查对确定是否存在骨折是非常重要的,这些部位的骨折通常是不稳定型骨折。检查时应注意明确患者的搬动不会导致进一步的脊髓损伤。CT、MRI 有助于确定脊髓内的碎片是否导致脊髓受压。如果受压存在,需进行神经外科解压手术。

【诊断依据】

主要包括:①创伤后或脊髓麻醉后;②低血压伴心动过缓;③无神经支配区域皮肤温暖及潮红;④静脉淤血。

【鉴别诊断】

外伤所致的脊髓损伤的患者拟转入 ICU 前,必须经过外科和神经外科的病情评价。必须排除并存的、未识别的腹部、胸部和四肢出血所致的低血容量性休克。单纯的头部损伤不会导致休克,相反,它可升高血压并降低心率。

【急救措施】

1.保持呼吸道畅通和建立静脉通道　当脊髓麻醉过程中因阻滞的水平太高而出现神经源性休克时,因为呼吸肌受累所以有必要行气管插管。对于外伤患者,如果需要气管插管,必须确定颈髓损伤的稳定性。条件允许,最好经纤维支气管镜引导气管插管。必须进行细致的查体,以明确创伤患者其他脏器的损伤。根据损伤的水平不同,患者可能出现膀胱功能障碍,应留置导尿。

2.液体复苏　因外周静脉池淤血,有效循环血量减少,需进行液体复苏。某些患者仅给予液体复苏血压即可升高。

3.升压药物支持　如果输液不能恢复血压,可给予血管活性药物维持血压。通常选用多巴胺或间羟胺,维持 MBP 在 60～80mmHg 即可。

4.外科治疗　如果存在完全性脊髓横断,外科治疗的作用仅仅是脊髓骨折部位的固定,以防止进一步的损伤。如果是外生物所导致,那么在脊髓完整的前提下摘除外生物可促进功能恢复。

5.康复　急性期后,患者病情稳定,应制订长期康复计划。

(胡永辉)

第四节　心源性休克

心源性休克是指心排血量减少而致的周围循环衰竭。由于心脏排血能力急剧下降,或是心室充盈突然受阻,引起心搏量减少,血压下降,造成生命器官血液灌注不足,以迅速发展的休克为其临床特征。

【病因】

绝大多数心源性休克既可以发生于心脏疾病进展恶化之后,也可以发生于急性心脏不良事件(如急性心肌梗死、心瓣膜或间隔破裂)之后。导致心源性休克的常见原因见表7-4-1。受累心肌的绝对数量是决定预后的重要因素。当左室心肌坏死超过45%时,心源性休克的临床表现会非常明显。

表 7-4-1　心源性休克的病因

非机械性原因	机械性原因
急性心肌梗死	间隔或游离壁破裂
低心排血量综合征	二尖瓣或主动脉瓣反流
右心室梗死	乳头肌断裂或功能不全
终末期心肌病	严重主动脉瓣狭窄

心动过缓和心律失常可导致心源性休克的发生。少于每分钟50次的心率不足以维持正常的心排血量。同理,心律失常可显著地改变心脏充盈方式及阻碍心脏正常的足量泵出。

【临床分期】

可根据病程进展进一步分期:

Ⅰ期:代偿性低血压期,血量降低,低血压激发代偿机制,系统血管阻力增加。

Ⅱ期:失代偿性低血压期,心排血量进一步下降,失代偿,血压和组织灌注下降。

Ⅲ期:不可逆性休克期,血流量显著减少激活补体系统等缺血性介质,膜损伤进一步恶化,不可逆性心肌和外周组织损伤。

【临床特征】

1.症状和体征　当急性不良事件后发生心源性休克时,疼痛可成为明显的临床症状。当慢性病程急性恶化或另一疾病导致心源性休克时,症状可不明显。体检发现与低心排血量和绝对高血容量潜在的病理生理机制相符合的体征:血压低于90mmHg。心率可能极快,甚至超过最大有氧极限(230减去患者年龄)。至失代偿期时,常出现心动过缓、颈静脉怒张、肢端厥冷;腹部触诊可发现瘀血肝;右心室功能正常的患者肺部可闻及湿啰音;当存在全心衰竭或肺动脉高压时,肺部听诊可无异常体征;心脏听诊可闻及典型的第三心音,也可能存在瓣膜病所特有的杂音。

2.血流动力学效应　事实上所有心源性休克患者都需要应用肺动脉导管监测病情及评价患者对治疗的反应。监测通常提示 CVP 和 PCWP 增高,$CI<1.8L/(min \cdot m^2)$。

【辅助检查】

1.实验室检查　如果心源性休克为急性心肌梗死所致,则有心肌酶谱增高。长期服药的患者,应监测血药浓度以明确是否存在药物中毒或药物不良反应。常规生化检查可明确血 K^+ 和 HCO_3^- 水平。当休克持续时间长时,血乳酸水平增高。检测血细胞比容和血红蛋白水平,以决定是否需要输血。

2.影像学检查　X线胸部 X 线片检查示常发现肺水肿。放射性核素心室造影有助于评价心室和瓣膜功能。怀疑心脏压塞,超声心动检查可明确诊断。

3.心电图检查　心电图检查可以提示有价值的心脏疾病线索,必要时做动态心电图检查。

【诊断依据】

1.病史　有急性心肌梗死、急性心肌炎、原发或继发性心肌病、严重的恶性心律失常、具有心肌毒性的药物中毒、急性心脏压塞以及心脏手术等病史。慢性心脏疾病的患者,病情突然恶化常提示可能发生心源性休克。

2.症状　早期患者烦躁不安、面色苍白,诉口干、出汗,但神志尚清;以后逐渐表情淡漠、意识模糊、神志不清直至昏迷。

3.体征　心率逐渐增快,常＞120 次/min。收缩压＜80mmHg,脉压＜20mmHg.后逐渐降低,严重时血压测不出。脉搏细弱,四肢厥冷,肢端发绀,皮肤出现花斑样改变。心音低钝,严重者呈单音律。尿量＜17ml/h,甚至无尿。休克晚期出现广泛性皮肤、黏膜及内脏出血,即 DIC 表现,以及多器官功能障碍。

4.血流动力学监测　提示 CI 降低、左室舒张末压升高等相应的血流动力学异常。

【鉴别诊断】

急性心肌梗死可以合并室间隔破裂、乳头肌断裂和乳头肌功能不全;缩窄性心包炎和室壁瘤破裂可导致心脏梗阻性休克;有冠心病的患者出现腹主动脉瘤破裂常使诊断困难,其疼痛症状与急性心肌梗死产生的疼痛类似。心电图可发现心肌缺血,无颈静脉扩张是具有鉴别意义的关键体征。钝性外伤所致的心肌挫伤可导致严重的心源性休克。

【急救措施】

1.一般处理

(1)立即解除患者的紧张状态,绝对卧床休息,有效止痛,阿片类药物不仅可镇静和减轻疼痛,而且可抑制肾上腺素的释放,减轻心脏的应激状态。吗啡起始剂量为 3～5mg,静注或皮下注射,并根据患者的主观反应和血压情况调整剂量。注意到吗啡是血管扩张药,可以降低右心室充盈量,对低容量休克患者的血压不利。动脉导管和肺动脉导管有助于对此有效处理。

(2)建立有效的静脉通道,必要时行深静脉插管。留置导尿管监测尿量。持续心电、血压、血氧饱和度监测。

(3)氧疗:持续吸氧,氧流量一般为 4～6L/min,必要时气管插管或气管切开,人工呼吸机辅助呼吸。

2.液体复苏　虽然心源性休克可发生于全身体液过量的患者,但有效血容量可能并不充足。补充血容量首选 250～500ml 右旋糖酐-40 静脉滴注,或 0.9％氯化钠液、平衡液 500ml 静脉滴注,最好在血流动力学监护下补液,前 20min 内快速补液 100ml,如 CVP 上升不超过 1.5mmHg,可继续补液直至休克改善,或输液总量达 500～750ml。如 PCWP＜10～12mmHg,应输注平衡盐液。PCWP 每变化 2～3mmHg,应测心排血量 1 次。充盈压需达到 20mmHg 时,才有可能增加心排血量。

无血流动力学监护条件者可参照以下指标进行判断:诉口渴,外周静脉充盈不良,尿量＜30ml/h,尿比重＞1.02,CVP＜6mmHg,则表明血容量不足。

3.药物支持　容量状况被充分改善后,衰竭心肌的支持治疗常是必需的。应给予强心药、血管扩张药和利尿药。

(1)洋地黄制剂:一般在急性心肌梗死的最初 24h,尤其是 6h 内应尽量避免使用洋地黄制剂,在经上述处理休克无改善时可酌情使用毛花苷 C0.2～0.4mg,静脉注射。

(2)拟交感胺类药物:对心排血量低,PCWP 升高,SVR 正常或低下,合并低血压时可选用多巴胺,用量同前;而对于心排血量低,PCWP 高,SVR 和动脉压在正常范围者,宜选用多巴酚丁胺 5～10μg/(kg·min),

(3)双氢吡啶类药物:常用氨力农 0.5～2mg/kg,稀释后静脉注射或静脉滴注,或米力农 2～8mg,静脉滴注。

(4)血管活性药物的应用:首选多巴胺或与间羟胺(阿拉明)联用,从 2～5μg/(kg·min)开始逐渐增加剂量,在此基础上根据血流动力学资料选择血管扩张药。

①肺充血而心排血量正常,即 PCWP>18mmHg,CI>2.2L/(min·m²)时,宜选用静脉扩张药,如硝酸甘油 15～30μg/min 静脉滴注或泵入,并可适当利尿。

②无肺充血,心排血量低且周围灌注不足,即 PCWP<18mmHg,CI<2.2L/(min·m²),而肢端湿冷时,宜选用动脉扩张药,如酚妥拉明 100～300μg/min 静脉滴注或泵入,必要时增至 1000～2000μg/min。

③有肺充血及外周血管痉挛且心排血量低,即 PCWP>18mmHg,CI<2.2L/(min·m²),而肢端湿冷时,宜选用硝普钠,10μg/min 开始,每 5 分钟增加 5～10μg/min,常用量为 40～160μg/min,也有高达 430μg/min 才有效。

4.其他疗法

(1)纠正酸中毒:常用 5%碳酸氢钠或克分子乳酸钠,根据血气结果计算补碱量。

(2)激素应用:早期(休克 4～6h)可以尽早使用糖皮质激素,如地塞米松 10～20mg 或氢化可的松 100～200mg,必要时每 4～6 小时重复 1 次,共用 1～3d,病情改善后迅速停药。

(3)机械性辅助循环:经上述处理后休克无法纠正者,可考虑主动脉内气囊反搏(IABP)体外反搏、左室辅助泵等机械性辅助循环。

(4)原发疾病治疗:当心源性休克为急性心肌梗死所致,早期的治疗目的在于控制梗死的面积。心率、血压和心肌收缩力的改变加剧了心肌氧供和增加的心肌氧耗之间的不平衡,可进一步扩大梗死面积。如果治疗开始于心肌梗死后的 3h 内,心源性休克的发生率为 4%。如果治疗延迟,则 13%的患者将出现心源性休克。急性心肌梗死患者应尽早进行再灌注治疗,溶栓失败或有禁忌证者应在 IABP 支持下进行急诊冠状动脉成形术。

对于急性心肌梗死患者,静脉滴注硝酸甘油和给予 β 受体拮抗药是主要的治疗措施。硝酸甘油可以降低右心室的前负荷和左心室的后负荷。后负荷的下降降低了舒张末压,同时降低了室壁张力和心肌氧耗。而且硝酸甘油可舒张心包脏层血管,并增加缺血区域的氧供。硝酸甘油的早期应用既可以减少梗死面积,还能降低病死率。应用硝酸甘油前必须排除右心室梗死和心脏压塞的可能性。β 受体拮抗药降低心肌的输氧量,拮抗血液循环中的儿茶酚胺,而且具有抗心律失常的作用。β 受体拮抗药和抗凝药合用可有特殊的益处,β 受体拮抗药最好在梗死后 2h 内应用。钙通道阻滞药也可以给予,但在急性期其有效性尚不确定。应用钙通道阻滞药可增加肺水肿患者的病死率。

急性心脏压塞者应立即心包穿刺减压;乳头肌断裂或室间隔穿孔者应尽早进行外科修补等。

(5)心肌保护:可以选用 1,6-二磷酸果糖 5～10g/d,或磷酸肌酸(护心通)2～4g/d,酌情使用血管紧张素转化酶抑制药等。

5.防治并发症　　并发其他脏器功能障碍的患者,应采取相对应的脏器支持治疗。

(胡永辉)

第五节　阻塞性休克

阻塞性休克的病理基础是心脏或大静脉受压等原因引起血流阻塞,阻碍血液回流,导致左室舒张期不能充分充盈,影响心脏泵血功能,从而降低心排血量。临床见于急性心脏压塞、缩窄性心包炎、肺动脉主干栓塞、原发性肺动脉高压、主动脉缩窄等。

心脏压塞是由于液体潴留于心包腔致使心腔受压,阻碍心腔正常的充盈。多在穿透性创伤所致的冠脉撕裂后突然发生,也可以是慢性疾病(如尿毒症和结缔组织病)进行性发展的结果。腹部膨隆致膈肌上抬压迫心脏可导致休克。机械通气应用高 PEEP 可明显增加胸腔压力,使上、下腔静脉受压,降低跨血管的压力梯度,从而降低心脏充盈量。同样,张力性气胸也因增加胸腔内压力,从而降低静脉回流量。

【临床特征】

1.外周低灌注　常见体征为低血压、心动过速、肢端厥冷、少尿和意识障碍。颈静脉怒张往往是诊断的关键体征,但也可因低血容量而无颈静脉怒张。

2.张力性气胸　胸部叩诊可发现患侧鼓音,呼吸音消失,纵隔向健侧移位。气管移位伴颈静脉怒张是张力性气胸特有的体征。患者自主呼吸时,吸气时颈静脉怒张程度增加,称为 Kussmaul 征。自主呼吸时可发生奇脉,为吸气时收缩压下降超过 10mmHg,伴有脉搏减弱或消失。

3.胸壁穿透伤　常发生阻塞性休克。钝性创伤后心脏压塞少见。可根据血压突然下降或休克、颈静脉显著怒张、心音低钝、遥远等,称为 Beck 三联征而做出心脏压塞的诊断。如患者阻塞性休克为慢性疾病进行性恶化所致,多数存在心包积液病史。

4.机械通气　出现以下情况时可导致心脏阻塞性休克:①膨胀的肺脏压迫上、下腔静脉;②膨胀的肺脏压迫肺血管,增加右心室射血阻力;③右心房和右心室受压。PEEP 的增加可能加重低血压和心动过速。

【辅助检查】

1.血流动力学监测　发生心脏压塞时,CVP、PAP、PCWP 均增高。

2.影像学检查　胸部右前斜位放射学检查可显示增大的心影,但无特异性。显示张力性气胸时,应尽早治疗。B 超可以明确诊断心包积液。

【诊断依据】

主要依据:①低血压伴心动过速;②少尿;③意识状态改变;④颈静脉充盈。

【鉴别诊断】

主要与无阻塞性的心源性休克相鉴别,两者均存在低心排血量和高静脉压。急性心肌梗死或急重病进行性恶化患者出现的休克多考虑心源性休克。大多数创伤后出现的气胸或心脏压塞者考虑阻塞性休克。被忽略的创伤偶尔会发生阻塞性休克,需要与创伤所致的冠状动脉气体栓塞相鉴别,后者通常会引起严重的心律失常和迅速恶化的病程。

【急救措施】

1.液体复苏　注意 CVP 通常在输液前已明显升高,不能指导输液治疗。快速的液体输注仅可暂时代偿心室充盈压的降低。

2.手术治疗　外科解除病变区域的阻塞是治疗的关键。疑为失代偿性创伤性心脏压塞的治疗不能等待影像学检查而延迟。对于张力性气胸,可立即用粗针头刺入患侧胸腔迅速排气缓解胸腔内压力,不要因无条件进行更有效的胸腔引流而延误置入较小的导管。如果心脏阻塞是胃膨胀所致,插入胃管常有助于缓解症状。如果是其他原因,则需要手术探查加以明确。心脏压塞时应进行心包减压术。根据病情适当降低机械通气压力并增加循环血量,纠正 PEEP 造成的阻塞。

(胡永辉)

第八章　多器官功能障碍综合征

多器官功能障碍综合征(MODS)是一种在严重感染、创伤、休克及大手术等原发病发生24h后,机体同时或序贯发生两个或两个以上器官或系统功能障碍的临床综合征。大多数病人在发生MODS前,脏器功能良好,且在发生后一经治愈,不留有器官永久性损伤。一些慢性病终末期,虽也涉及多器官功能损伤,但不属本综合征范畴。

MODS多具有以下特征:

1.发生功能障碍的器官往往是直接损伤器官的远隔器官。

2.从原发损伤到发生器官功能障碍在时间上有一定的间隔。

3.高排低阻的高动力状态是心血管系统的特征。

4.高氧输送和氧利用障碍及内脏器官缺血缺氧,使氧供需矛盾尖锐。

5.持续高代谢状态和能源利用障碍。MODS强调了该综合征的连续性和动态变化特点,强调了早期发现、早期防治的重要性。而传统的多器官功能衰竭(MOF),是MODS继续发展的严重终末期结果。当病人诊为MOF时,器官功能已到晚期。

【临床表现】

MODS的临床表现复杂,个体差异大,主要取决于器官受累的范围及损伤是一次打击还是多次打击。一般MODS病程为14~21d,不同的原发病有不同临床表现及远位脏器功能衰竭的表现,可以有或没有休克过程。临床常表现炎症反应,但不一定查得到细菌,脏器衰竭来势凶猛,变化快,不同于慢性病的脏器衰竭发生有一定可预测性。原发病不同,但有相似的多脏器表现和结局,病死率高。可有休克、心率快、呼吸困难、低氧、肺水肿、肺部感染、少尿、Cr及BUN增高、黄疸、血清酶高、烦躁、嗜睡、昏迷、胃肠道出血、水肿、血糖不稳、发热、高凝或出血倾向等,且对治疗反应差,病人可能死于MODS的任一阶段。

(一)全身炎症反应综合征(SIRS)临床表现

根据临床表现可将SIRS分为以下六期:

1.败血症或全身感染、SIRS早期　体温过高或过低,心率增快,呼吸加快,白细胞计数异常。

2.败血症综合征　败血症加以下任意一项:①精神状态异常;②低氧血症;③高乳酸血症;④少尿。

3.早期败血症休克　败血症综合征＋血压下降、微循环充盈差,对补液和(或)药物治疗效果良好。

4.难治性败血症休克　败血症休克＋血压下降、微循环充盈差,持续＞1h,需用正性血管活性药物。

5.多器官功能障碍综合征　发生DIC,ARDS以及肝、肾和脑功能障碍或它们其间的任何组合。

6.死亡。

(二)MODS临床表现

阶段Ⅰ:一般情况尚好,循环对输液要求高,血糖高,轻度呼碱,烦躁或意识错乱,肾、肝、血液可能无异常。

阶段Ⅱ:感觉不适,高动力循环,呼吸快,呼碱,低氧,轻度氮质血症,重度分解代谢,实验室黄疸,WBC、

PLT 改变。

阶段Ⅲ:明显不稳定,休克、水肿,严重低氧,氮质血症,血凝障碍(高或低),多种中枢神经系统表现异常。

终末期:休克,心衰,呼酸,代酸,少尿,昏迷。

【诊断】

其原则是尽量达到早治疗早预防。准确评价 MODS 病人的病情严重程度,对于判断病人预后,指导治疗,有效地降低与 MODS 相关的高病死率,具有重要意义。目前 MODS 的诊断和病情严重度评估尚无统一标准,临床上有可能通过早期诊断、动态诊断和早防早治来提高抢救成功率。

一般说每个脏器的病变都可分为功能受损期、衰竭早期、衰竭期 3 个阶段,所以包括 3 阶段在内的动态诊断标准为:

诱发因素＋脓毒反应＋器官功能不全。

脓毒反应即:①体温＞38℃ 或＜36℃;②心率＞90 次/分钟;③呼吸频率＞20 次/分钟或 $PaCO_2$＜32mmHg;④WBC＞$12×10^9$/L 或＜$4×10^9$/L。

急性肺损伤(ALI)、呼吸窘迫(ARDS)早期:呼吸频率＞28 次/分钟;PaO_2＜60mmHg.但≥50mmHg;$PaCO_2$＜35 mmHg;PaO_2/FiO_2≤300mmHg,但＞200mmHg;胸片示肺泡实变≤1/2 肺野。

ARDS 诊断标准:①急性呼吸困难呈窘迫状;②氧合指数(PaO_2/FiO_2)≤200mmHg;③ PaO_2＜60mmHg,$PaCO_2$＜35mmHg;④吸纯氧 15min 后 PaO_2＜350mmHg;⑤双肺浸润性改变,肺动脉楔压(PAWP)＜18mmHg 或无左心衰依据。

根据国内外文献和临床实践及 MODS 的演变过程,有作者提出将 MODS 分为早期表现为多器官功能不全(MOI)和晚期表现为多器官功能衰竭(MOF)。随着病情演变,MODS 的病程又可分为 4 期,见表8-1。

表 8-1 MODS 分期

器官系统	1 期	2 期	3 期	4 期
一般表现	无明显体征	病情相对稳定	明显不稳定	终末期表现
心血管	补液需求量增大	高排容量依赖	休克,心输出量减少,水肿	心肌收缩力下降,容量超负荷
呼吸	轻度呼吸性碱中毒	呼吸增快,低碳酸血症,缺氧	严重缺氧	高碳酸血症
肾	反应受限	尿量固定,轻度氮质血症	氮质血症	少尿
代谢	胰岛素需要量增加	严重分解代谢	代谢性酸中毒,高血糖症	严重酸中毒,耗氧量增加
肝	实验室黄疸	临床黄疸	肝性脑病	
血液	血小板减少,WBC	增加或减少	凝血障碍	幼稚细胞,凝血障碍
神经系统	精神恍惚	嗜睡	有一定反应	昏迷

【救治措施】

MODS 的急救原则为祛除病因、控制感染、控制触发因子、有效地抗休克、改善微循环、重视营养支持、维持机体内环境稳定、增强免疫力、防止并发症、实行严密监测,注意脏器间相关性,实行综合防治。

1.改善心脏功能和血液循环 MODS 常发生心功能不全,血压下降,微循环淤血,动静脉短路开放血流分布异常,组织氧利用障碍,故应对心功能及其前、后负荷和有效血容量进行严密监测,确定输液量、输液速度、晶体与胶体、糖液与盐水、等渗与高渗液的科学分配,血管活性药合理搭配,在扩容基础上联合使用多巴胺、多巴酚丁胺和酚妥拉明加硝酸甘油、消心痛或硝普钠,对血压很低病人加用阿拉明,老年病人宜加硝酸甘油等扩冠药。白蛋白、新鲜血浆应用,不仅补充血容量有利于增加心搏量,而且对维持血压、胶体渗透压,防止肺间质和肺泡水肿,增加免疫功能有益。血管扩张剂使用有利于减轻心脏前、后负荷,增大脉压,促使微血管管壁粘附白细胞脱落,疏通微循环。洋地黄和中药人参、黄芪等具有强心补气功效。纳洛酮对各类休克均有效,尤其感染性休克更需使用。

2.加强呼吸支持　ALI,ARDS 时肺泡表面活性物质破坏,肺内分流量增大,肺血管阻力增加,肺动脉高压,肺顺应性下降,导致 PaO_2 降低。呼吸机辅助呼吸应尽早使用,PEEP 是较理想模式,但需注意对心脏、血管、淋巴系的影响,压力宜渐升缓降。一般不宜超过 $15cmH_2O$。潮气量宜小,防止气压伤和肺部细菌和其他病原体向血液扩散。吸氧浓度不宜超过 60%,否则可发生氧中毒和肺损害。加强气道湿化和肺泡灌洗是清除呼吸道分泌物,防治肺部感染,保护支气管纤毛运动的一项重要措施。避用呼吸兴奋药,糖皮质激素使用宜大剂量短疗程,气道内给地塞米松有利于提高 PaO_2 水平,对 ALI、ARDS 治疗有好处。晚近使用一氧化氮(NO)、液体通气膜肺(ECMO)和血管内气体交换(IVOX)等治疗。

3.肾功能衰竭防治　注意扩容和血压维持,避免或减少用血管收缩药,保证和改善肾血流灌注。多巴胺和酚妥拉明、硝普钠等扩肾血管药物,具有保护肾脏功能,阻止血液中尿素氮、肌酐上升。床旁血液透析和持续动静脉超滤(CAVHD)及血浆置换内毒素清除具有较好效果。速尿等利尿药对防治急性肾衰有一定疗效,但注意过大剂量反而有损于肾实质。

4.胃肠出血与麻痹和肝功能衰竭处理　MODS 的研究热点转移至消化道,其难点是肠源性感染及其衰竭。消化道出血传统采用西咪替丁、雷尼替丁等 H_2 受体拮抗剂,降低胃酸,反而促使肠道细菌繁殖,黏膜屏障破坏,毒素吸收,细菌移居引起肠源性肺损伤,肠源性脓毒血症加剧 MODS 发展。中药大黄具有活血止血、保护肠黏膜屏障、清除氧自由基和炎性介质、抑制细菌生长、促进胃肠蠕动、排出肠道毒素等作用,对胃肠道出血、保护胃肠功能、防治肝衰竭均有较好疗效。剂量为 $3\sim10g$,每日 $2\sim3$ 次,亦可灌肠。大剂量维生素 C 对保肝和体内氧自由基清除有益。

5.DIC 防治　一旦血小板进行性下降,有出血倾向,应尽早使用肝素,因 MODS 各器官损害呈序惯性而 DIC 出现高凝期和纤溶期可叠加或混合并存,故肝素不仅用于高凝期,而且亦可在纤溶期使用,但剂量宜小,给药方法采用输液泵控制,静脉持续滴注,避免血中肝素浓度渡动。血小板悬液、新鲜全血或血浆、冷沉淀粉、凝血酶原复合物和各种凝血因子等补充以及活血化淤中药均有较好疗效。

6.营养与代谢管理　营养支持的目的是:①补充蛋白质及能量的过度消耗;②增加机体免疫和抗感染能力;③保护器官功能和创伤组织修复需要。热卡分配为非蛋白热卡 $125.52kj/(kg \cdot d)$,葡萄糖与脂肪比为 2:1 至 3:1,支链氨基酸比例增加,如需加大葡萄糖量必须相应补充胰岛素,故救治中需增加胰岛素和氨基酸量。新近发现此类病人体内生长激素和促甲状腺素均减少,适当补充可有较好效果。中长链脂肪乳剂可减轻肺栓塞和肝损害,且能提供热能防治代谢衰竭。重视各类维生素和微量元素补充。深静脉营养很重要,但不能完全代替胃肠营养,进行肠内营养有利于改善小肠供血,保护肠黏膜屏障。代谢紊乱除与缺乏营养支持有关外,主要与休克、低氧和氧耗/氧供(VO_2/DO_2)失衡关系密切,故要重视酸碱、水电解质失衡和低氧血症的纠正。

7.免疫与感染控制　重点在于控制院内感染和增加营养。MODS 病人细胞、体液免疫、补体和吞噬系统受损易产生急性免疫功能不全,增加感染几率。应选用抗革兰阴性杆菌为主的广谱抗菌药,注意真菌防治。全谱标准化血清蛋白(Biesko)和丙种球蛋白使用有利于增强免疫功能。

【预防】

1.快速充分复苏,提高血压与心功能,改善微循环,保证组织供血、供氧。

2.清除坏死组织和感染病灶,控制脓毒血症,合理使用抗生素,避免 SIRS 和二重感染发生。

3.维持胃肠功能,保证充分供氧,H_2 阻滞剂尽量避免使用。

4.及时使用机械辅助通气,做好气道管理,避免"呼吸机相关性肺炎"发生。

5.重视营养支持,增强免疫力、抵抗力和脏器功能保护。

6.严密监测,注意脏器间相关性,实施综合防治。

（吴桂新）

第九章　呼吸系统急危重症

第一节　肺功能检查

一、概述

肺功能检查是运用呼吸生理知识和现代检查技术来了解和探索人体呼吸系统功能状态的检查,是临床上胸、肺疾病诊断、严重度评估、治疗和预后评估的重要检查内容,广泛应用于呼吸内科、外科、麻醉科、儿科、流行病学、潜水及航天医学等领域。与胸部 X 线影像、电子计算机断层扫描(CT)、呼吸组织病理及免疫组化等检查反映的静态研究相比,肺功能检查逐渐发展至呼吸流量、肺内气体交换、气道反应性、呼吸力学(动力与阻力)、呼吸节律调节等众多检查,并且与其他功能学科和形态学科等逐渐结合,临床应用面不断扩大,如运动心肺功能检查、睡眠呼吸检查、影像肺功能检查等多种检查已应用于临床。此外,检查技术也不断推陈出新。每一检查项目可有多种方法测定,并且测定的指标也非常多,反映的临床意义各不相同。这有助于人们从不同的角度、不同的层面去分析呼吸生理的改变以及疾病对呼吸功能的影响,也因此为临床上的疾病诊治提供了全方位服务。

限于篇幅,本文将重点讨论与临床关系最为密切的肺容量、通气功能、气道反应性和换气功能。

二、肺容量检查

在呼吸运动中,由于呼吸肌肉运动、胸肺的固有弹性回缩及肺泡表明张力等作用,引起胸廓的扩张和回缩,并进一步导致胸腔内肺组织容纳的气量发生相应的变化。肺容量是呼吸道与肺泡的总气体容量,为具有静态解剖意义的指标。肺容量是肺功能检查中最早开展的项目,也是最重要的指标和临床肺功能评估的基础。胸肺部疾患引起呼吸生理的改变常表现为肺容量的变化。

【肺容量的组成及常用指标】

肺容量由以下几部分组成(图 9-1-1):

1.潮气量(V_T)　平静呼吸时每次吸入或呼出的气量。

2.补吸气量(IRV)　平静吸气后所能吸入的最大气量。

3.补呼气量(ERV)　平静呼气后能继续呼出的最大气量。

4.残气量(RV)　补呼气后肺内不能呼出的残气量,其与肺总量的比值是判断肺内气体潴留的主要指标。

以上四种称为基础容积,彼此互不重叠。

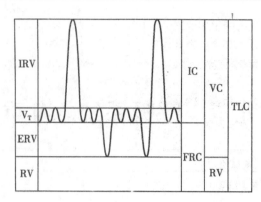

图 9-1-1　肺容量检查曲线及常用参数

V_T:潮气量;IRV:补吸气量;ERV:补呼气量;RV:残气量;IC:深吸气量;VC:肺活量;FRC:功能残气量;TLC:肺总量

5.深吸气量(IC)　平静呼气后能吸入的最大气量,由 V,r+IRV 组成,判断吸气代偿的能力。

6.肺活量(VC)　最大吸气后能呼出的最大气量,由 IC+ERV 组成,是判断肺扩张能力的主要指标。

7.功能残气量(FRC)　平静呼气后肺内含有的气量,由 ERV+RV 组成。是判断肺内气体潴留的主要指标。

8.肺总量(TLC)　深吸气后肺内所含有的总气量,由 VC+RV 组成。

以上四种称为混合容积,是部分基础容积的叠加,利于临床描述和理解。

【检测方法】

部分肺容量如潮气量、肺活量、深吸气量、补呼气量等可通过简单的肺量计作慢肺活量直接测量,在一定意义上可反映呼吸功能的潜在能力,临床应用较为广泛;而另一部分肺容量如残气量、功能残气量、肺总量等用肺量计不能直接测量,需通过氦稀释法、氮冲洗法或体积描记法测定。

(一)慢肺活量检查方法

1.受试者取坐位,口接咬口器,上鼻夹,保证口鼻不漏气。

2.平静均匀呼吸,至少四个周期,待呼气末基线平稳后,可采取一次呼吸气或分次呼吸法以中等速度尽量吸气至完全(TLC 位),然后呼气至完全(RV 位)。

3.重复上述步骤检查 3 次以上,取 VC 最大值。

(二)氮冲洗法和氦稀释法

氮冲洗法和氦稀释法都依据闭合回路中的物质不灭定律而设计,氮冲洗法需要有氮气浓度分析仪分析肺内经充分氧气吸入冲洗后剩余在肺内的氮气浓度,而氦稀释法则在呼吸定量氦气达到肺内平衡后通过氦气浓度分析仪定量分析计算求得。

1.慢肺活量测定方法同前。

2.平静均匀吸入纯氧(氮冲洗法)或一定浓度(通常是 10%)的氦气(氦稀释法),并同步检测呼出标示气体浓度,呼出气氮浓度随时间逐渐下降,而呼出气氦浓度随时间逐渐增加,待标示气体浓度稳定后停止测试,并计算求得功能残气量。

3.结合慢肺活量测定可求出其他肺容量值。

(三)体积描记法

体积描记法依据 Bohr 定律,即密闭容器内压力与容积的乘积恒定,利用体积描记仪通过检测描记箱内压、经口压和经口呼吸流量计算所得。

1.受试者准备:受试者进入体描箱,取坐位,上鼻夹,口含咬口器。

2.关闭体描箱门。

3.平静呼吸 4 个周期以上,以求得平静呼吸末的 FRC 位。

4.阻断呼吸阀,并同时令受试者作浅快呼吸(呼吸频率 90～150 次/分,潮气量约 300ml)或慢浅快呼吸(呼吸频率为 60 次/分)。记录口腔压-箱压关系曲线,求得 FRC。

5.继续测定慢肺活量,依受试者情况测定深吸气量和深呼气量,可分次测定或一口气完成。也有体描仪首先测定慢肺活量,然后进行功能残气量检查,并计算各肺容量值。慢肺活量检查用于进一步计算肺总量(TLC)、残气量(RV)等指标。

6.重复检查,选取质控满意的 3 次结果的均值报告。

【肺容量的临床应用】

(一)适应证、禁忌证与注意事项

1.适应证　慢肺活量检查几乎适用于任何呼吸系统疾病的检查,常用于基础肺功能检查如体检筛查、临床疑有限制性病变如肺纤维化、阻塞性病变如慢性阻塞性肺疾病等的检查。

2.禁忌证　配合欠佳者(如神志不清、年幼、不能理解配合等)不适宜肺容量。体积描计法测定中需将受试者置于密闭体描箱内,精神抑郁较重者不适宜。

3.注意事项　无论何种测试方法,受试者基础肺容量测定均需在平静状态下测定,如测试平静呼吸状态下的基线不稳,会对各项肺功能指标造成较大的影响。

(二)临床意义

肺容量是反映呼吸功能的重要指标,气道的阻塞性病变、肺和胸廓的限制性病变等可导致肺容量的改变,如哮喘的急性发作期及慢性阻塞性肺疾病等气道病变可使肺活量减少、深吸气量减少,而残气量、肺总量以及残气量/肺总量比值等均增加。肺组织切除可直接损害肺容量,TLC、VC、RV、FRC 等下降,其中以VC 在临床上最常用,因其常与有功能的肺组织的切除量呈比例下降,且测定简便。其他引起肺实质损害的病变(如肺炎、肺部巨大占位性病变等)、支气管病变(单侧主支气管或叶、段支气管完全性阻塞)、胸腔病变(胸腔大量积液、胸膜广泛增厚硬化等),均可引起肺容量的减小,肺间质性病变(如肺间质纤维化、间质性肺炎等)使肺弹性回缩力增高亦可致 TLC、VC、FRC、RV 等减小;而肺气肿等使肺弹性回缩力下降的疾病则 TLC、RV、FRC 等增高。

三、肺通气功能检查

与静态的肺容量不同,肺通气功能反映的是动态的容量变化。肺通气功能是指单位时间随呼吸运动进出肺的气体容积,即呼吸气体的流动能力,是临床评估肺功能最常用和最广泛使用的检查方法。肺通气功能正常与否受到以下因素的影响,包括:①呼吸中枢及其支配神经通路;②呼吸肌肉功能(主要为膈肌);③气道通畅性;④肺顺应性(肺泡可扩张及可回缩性);⑤胸廓顺应性。任何一方面功能的下降都可导致通气功能异常。

肺通气功能项目及常用指标

肺通气功能检查项目有每分通气量、肺泡通气量、每分最大自主通气量、用力呼气量等,其中以用力呼气量检查最为常用。

(一)每分通气量(VE)

是指静息状态下每分钟所呼出的气量,即维持基础代谢所需的气量。

每分通气量(VE)=潮气量(V_T)×呼吸频率(RR)

(二)肺泡通气量(VA)

是指静息状态下每分钟吸入气能达到肺泡并进行气体交换的有效通气量,为潮气量(V_T)与生理无效腔量(V_D)之差,即 $VA=(V_T-V_D)\times RR$。潮气量包括可在肺内进行气体交换的肺泡气量、不能在肺内进行气体交换的肺泡无效腔量及在气道内未能进行气体交换的解剖无效腔量。肺泡无效腔量加上解剖无效腔量合称生理无效腔量(V_D),肺泡通气正常情况下解剖无效腔量与生理无效腔量基本一致,生理无效腔量的增加可反映通气功能的异常。临床上通过测定呼出气二氧化碳分压($PECO_2$)及动脉血二氧化碳分压($PaCO_2$)可间接求出无效腔气量。

$$\frac{V_D}{V_T}=\frac{PaCO_2-PECO_2}{PaCO_2}$$

肺泡通气量能确切反映有效通气的增加或减少,是人工机械通气监测的重要指标。

(三)最大自主通气量(MW)

是指在单位时间内以尽快的速度和尽可能深的幅度重复最大自主努力呼吸所得的通气量(图 9-1-2)。MVV=每次呼吸气量 xRR,通常测定 10、12 或 15 秒,分别乘以 6、5 或 4 求得 1 分钟的最大通气量。MVV是一项简单而实用的负荷试验,用以综合了解肺组织的弹性、气道通畅性、胸廓的弹性和呼吸肌的力量,亦是通气储备功能的指标,可反映通气功能的代偿能力,常用于胸腹部外科手术前的肺功能评价。

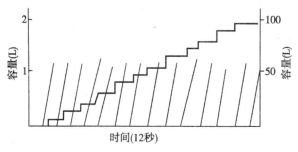

图 9-1-2　最大自主通气量(MW)

(四)用力呼气量(FEV)

指单位时间用力呼气时的呼气量。在整个用力呼气过程中,容积随时间变化的关系为时间容积曲线(图 9-1-3)。在呼吸过程中,呼吸容积的时间微分即为流量,相反,流量的时间积分即为容积。因而,无论肺量计检查的是容积还是呼吸流量,只要同步记录呼吸时间,都可将容积和流量相互转换。用力呼吸过程中的流量与容积的关系见流量容积曲线(图 9-1-4)。

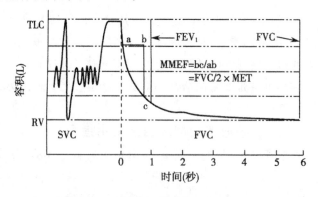

图 9-1-3　时间-容积曲线上的常用指标

　　FVC:用力肺活量;FEV_1:第一秒用力呼气量;MMEF:最大呼气中期流量;TLC:肺总量;RV:残气量;SVC:慢肺活量;MET:用力呼气中段时间(图中 ab 段)

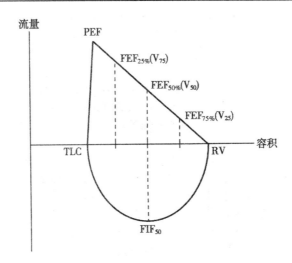

图 9-1-4　流量-容积曲线及其常用指标

PEF:最高呼气流量;FEF25%(V75):用力呼出 25%肺活量位气体的瞬间流量;FEF5%(V50):用力呼出 50%肺活量位气体的瞬间流量;FEF75%(V25):用力呼出 75%肺活量位气体的瞬间流量;FIF50%:用力吸入 50%肺活量位气体的瞬间流量;TLC:肺总量;RV:残气容积

1.时间容积曲线及其常用指标

(1)用力肺活量(FVC):指最大吸气至 TLC 位后以最大的努力、最快的速度呼气至 RV 位的呼出气量,正常情况下与肺活量一致,临床上常代替肺活量,是肺通气功能的最主要指标之一。

(2)第 1 秒用力呼气容积(FEV_1):指最大吸气至 TLC 位后 1 秒内的最快速呼气量,简称 1 秒量。FEV_1 既是容量测定,也是 1 秒之内的平均流量测定,是肺通气功能的最主要指标之一。无论阻塞性病变还是限制性病变均可导致 FEV_1 的下降,因此,美国胸科协会(ATS)和欧洲呼吸学会(ERS)2005 年的共同指南中肺通气功能的损害程度依据 FEV_1 进行判断。

(3)1 秒率:是指第 1 秒用力呼气容积与用力肺活量(FVC)或肺活量(VC)的比值($FEV_1/FVC\%$ 或 FEV_1/VC),是判断气流受限的常用指标,用以区分阻塞性或限制性通气障碍。慢性阻塞性肺疾病(COPD)全球防治创议(COLD2%)中 COPD 的诊断标准以吸入支气管扩张剂后的 1 秒量低于 0.7 作为判断有无不完全可逆的气流受限的金标准。

(4)最大呼气中期流量(MMEF):又称用力呼气中期流量(FEF25%～75%),是指用力呼气 25%～75%肺活量时的平均流量,是判断气流受限(尤为小气道病变)的主要指标。

2.流量容积曲线及其常用指标　　流量容积曲线的特点是呼气相早期流量迅速增至最高值,峰值点约位于肺总量位至 75%肺总量位之间,其值与受试者的努力程度有关(即存在高肺容量呼气流量用力依赖性),在呼气相中后期,即低肺容量时呼气流量与用力无关(为低肺容量呼气流量用力非依赖性),呼气流量随肺容积降低而缓慢下降,曲线逐渐向下倾斜至残气位;吸气相流量图形呈半圆形,约在吸气中期达最高吸气流量。

(1)最高呼气流量(PEF):是指用力呼气时的最高流量,是反映气道通畅性及呼吸肌肉力量的一个重要指标,与 FEV_1 呈高度直线相关。

(2)用力呼气 25%肺活量的瞬间流量(余 75%肺活量)($FEF_{25\%}$,V_{75}):是反映呼气早期的流量指标,胸内型上气道阻塞时该指标下降。

(3)用力呼气 50%肺活量的瞬间流量(余 50%肺活量)($FEF_{50\%}$,V_{50}):是反映呼气中期的流量指标,在气流受限或小气道病变时下降。

（4）用力呼气75％肺活量的瞬间流量（余25％肺活量）（$FEF_{75\%}$，V_{25}）：是反映呼气末期的流量指标，意义与$FEF_{50\%}$同。

二、用力通气功能检查的检查方法及质控标准

肺通气功能的检查结果受到诸多因素的影响，如检查仪器的特性、受试者的状况及良好配合、检查人员的素质及对受试者的指导能力、检查过程的规范化、对检查结果的评估、解释等，其严格的质量控制是正确评估用力肺活量结果的前提。

（一）检查方法

1.受试者取坐位，口接咬口器，上鼻夹，保证口鼻不漏气。

2.令受试者平静呼吸后完全吸气，然后用力、快速、完全呼气，一气呵成。要求暴发力呼气，起始无犹豫，呼气中后期用力程度可略减，但在整个呼气过程中无中断，直至呼气完全，避免咳嗽或双吸气；呼气时间应按指导者的要求尽可能地延长，在时间容积曲线上显示出现呼气平台。

3.在呼气完全后按指令立刻用力快速吸气至完全。检查结果可被接受。

4.重复测定3～8次，FVC以及FEV_1取质控满意曲线的最大值，其余参数取质控满意且FVC＋FEV_1最大值所在曲线上的数值。

（二）用力肺功能检查的质量控制标准

如表9-1-1所示，质控标准包括外推容积、呼气时间、T-V曲线和F-V曲线监控、检查次数、可重复性和取值标准等。

三、用力通气功能检查的临床应用

1.适应证　未明原因呼吸困难、未明病因咳嗽、支气管哮喘、慢性阻塞性肺疾病、药物或其他治疗方法的效果评价、肺功能损害的性质和严重程度评价、胸腹部手术者及其他手术项目术前评估、鉴别气道阻塞的类型、职业性劳动力鉴定、体格检查等。

2.禁忌证

（1）绝对禁忌证：近3个月内患心肌梗死、休克者，近4周内严重心功能不稳定、心绞痛、大咯血或癫痫大发作者，未控制的高血压患者（收缩压＞200mmHg，舒张压＞100mmHg），心率＞120次/分，主动脉瘤患者，严重甲状腺功能亢进者等。

（2）相对禁忌证：气胸、巨大肺大疱且不准备手术治疗者、心率＞120次/分、孕妇、鼓膜穿孔患者（需先堵塞患侧耳道后测定）、近期呼吸道感染（＜4周）等。

呼吸道传染性疾病［如结核病、流感、严重急性呼吸综合征（SARS）等］或感染性疾病（如各种肺炎）患者急性期不宜进行肺功能检查，免疫力低下者也不宜做肺功能检查。如确有必要，应严格做好疾病控制的防护。

3.注意事项　凡能影响呼吸频率、呼吸幅度和气体流量的生理、病理因素均可影响肺通气功能。气道阻塞性疾病以及肺容积扩张受限性疾病均可导致通气功能受损。

通气功能在不同的时间或季节可有波动变化，这种变化在气道敏感性增高的病人如支气管哮喘更加明显，气道反应性检查多在通气功能检查的基础上进行。

表 9-1-1　用力肺功能检查的质量控制标准

参数	标准	解释
外推容积	<5％ FVC 或<150ml,取最大值	是判断用力呼气起始努力程度的标志,其值增大说明开始呼气时暴发努力不够。外推容积增大会导致呼气峰流量(PEF)和第一秒用力呼气容积(FEV$_1$)减小
呼气时间	≥6 秒	是判定是否完全呼气的重要标志。如呼气时间<6 秒,则可参考时间容积曲线是否出现平台。呼气时间过短可使用力肺活量(FVC)减小,尤其见于气流阻塞者
呼气相时间容积曲线	显示呼气容积线出现平台(容积变化<30ml),持续时间≥1 秒	
流量-容积曲线（F-V曲线）	起始无犹豫;PEF 尖峰迅速出现,呼气无中断,无咳嗽,曲线平滑,一气呵成。吸气相同样应尽最大努力,流量环闭合	是 FVC 检查重要的质控内容。呼气相 F-V 曲线呈三角形,升支徒直,降支几乎呈直线均匀下降。吸气相呈半圆形。气流受限时呼气相降支呈特征性的向容积轴凹陷
检查次数	3~8 次	次数过少不能做出重复性判断,过多可能会导致受试者的疲劳
重复性	最佳 2 次 FVC 及 FEV1 的变异<5％ 或<200ml	可通过直观的 V-T 曲线和 F-V 曲线观察曲线重叠情况做出初步判断,重复性检查的判断等级分为 5 级 *
取值标准	从不同的检查曲线中,FVC 和 FEV1 取其中的最大值。其余参数(如 PEF、FEF50％、FEF75％ 及 MMEF 等)可取最佳曲线 FVC+FEV1 值最大的 ma 线上的参数值	

*重复性检查的判断等级:

在满足检查次数要求的基础上,一般要求最佳 2 次 FVC 及 FEV$_1$ 的变异<5％ 或<0.2L。依重复性检查结果,可分为五个等级判断:

A 级:最佳两次可接受的 FEV$_1$ 的差值≤0.1L

B 级:最佳两次可接受的 FEV$_1$ 的差值≤0.2L

C 级:最佳两次可接受的 FEV$_1$ 的差值>0.2L

D 级:只有一次 FEV$_1$ 满足可接受的质量控制标准

F 级:所有肺功能检查均不满足可接受的质控标准

四、肺通气功能障碍的评价

(一)通气功能障碍的类型

临床上通气功能障碍包括阻塞性通气障碍、限制性通气障碍及混合性通气障碍。

1.阻塞性通气障碍　是指由于气流受限引起的通气障碍,主要表现为 FEV,及其与 FVC 的比值 FEV$_1$/FVC％的显著下降,该比值与年龄呈负相关,年龄越大 FEV$_1$/FVC％越低,一般情况下少年儿童>85％,青年>80％,中年>75％,老年>70％。MVV、MMEF、FEF$_{50}$％等指标也有显著下降,但 FVC 可在正常范围或只轻度下降。RV、FRC、TLC 和 RV/TLC％可增高。流量容积曲线的特征性改变为呼气相降支向容量轴的凹陷,凹陷愈明显者气流受限愈重。

引起气流受限的病变常见有支气管哮喘发作期、慢性阻塞性肺疾病(COPD)、气管支气管疾患(如气管肿瘤、气管结核、气管淀粉样变、气管外伤狭窄等)、原因不明的如纤毛运动障碍等。

特殊类型的阻塞性通气障碍:

(1)小气道病变:小气道是指吸气末管径≤2mm 的支气管。小气道病变是许多慢性疾病早期的病变部位,其数量多,总横截面积大,但对气流的阻力仅占总阻力的 20% 以下,因此,当它早期发生病变时,临床上可无症状和体征,通气功能改变也不显著(FVC、FEV_1 及 FEV_1/FVC 比值尚在正常范围),但呼气时间容量曲线的 MMEF 及流量容积曲线的 V_{50},V_{25} 均可有显著下降,反映该病对通气功能的影响主要为呼气中、后期的流量受限,呼气流量的改变是目前小气道功能检测中最常用而简便的方法。

(2)上气道阻塞:上气道是指气管隆凸以上的气道,上气道阻塞(UAO)是阻塞性通气障碍的一种特殊类型,气管异物、肿瘤、肉芽肿、淀粉样变、气管内膜结核、喉头水肿、声门狭窄等均可发生上气道阻塞。依位于胸廓入口以内或胸外的上气道阻塞部分可分为胸内型或胸外型,依阻塞时受吸气或呼气流量的影响与否可分为固定型或可变型(图 9-1-5)。

1)可变胸内型上气道阻塞:由于吸气时胸内压下降,胸内压低于气道内压,肺因向外扩张而牵拉致气道扩张。吸气相气流受限可能不甚明显,但呼气时胸内压增加高于气道内压,使气管趋于闭陷,气道阻力增加因而阻塞加重,表现为呼气流量受限,尤为呼气早中期,$FEF_{200\sim1200}$、$FEV_{0.5}$ 等反映呼气早中期的流量显著下降,流量容积曲线表现为呼气相平台样改变(图 9-1-5A)。

2)可变胸外型上气道阻塞:与可变胸内型上气道阻塞刚好相反,由于阻塞发生于胸廓入口以外,吸气时气道内压下降低于大气压,使气管壁趋于闭陷,吸气阻力增加致吸气流量受限明显,但呼气时因气道内压高于大气压而使气道趋于扩张,故气流受限可不明显,流量容积曲线上表现为吸气相平台样改变,FEV_{50}/FIF_{50} 比值>1(图 9-1-5B)。

由于胸外型上气道阻塞表现为吸气性呼吸困难,临床上出现三凹征,喉头部可闻哮喘音,临床上较易发现及处理,但胸内型上气道阻塞临床上不易诊断,易被误诊为慢阻肺或支气管哮喘等疾病而延误治疗,应引起临床重视。

3)固定型上气道阻塞:当上气道阻塞病变部位较广泛或因病变部位较僵硬,气流受限不受呼吸相的影响时,则为固定型上气道阻塞,吸、呼气流量均显著受限而呈平台样改变,FEF_{50}/FIF_{50} 比值接近1(图 9-1-5C)。

上气道阻塞者其 MVV 下降较 FEV_1 下降更甚,有作者提出 MVV/FEV_1≤25 时应考虑上气道阻塞可能。

(3)单侧(左或右)主支气管阻塞

1)单侧主支气管阻塞完全阻塞:此时因只有健侧肺通气,而患侧肺无通气,形同虚设,故肺功能检查可表现如限制性通气障碍,肺容量指标 VC(FVC)、TLC、RV 等显著下降,应与引起限制性障碍的其他疾病鉴别。

2)单侧主支气管不完全阻塞:典型者流量容积曲线表现为双蝶型改变(图 9-1-5D),这是因为健侧气流不受限而患侧气流受限,因而吸(呼)出相的早中期主要为健侧通气,患侧气则在后期缓慢吸(呼)出所致,此类型病者的呼气相曲线易与一般的阻塞性通气障碍混淆,应结合吸气相的改变及临床资料分析。

2.限制性通气障碍　是指肺容量减少,扩张受限引起的通气障碍,TLC、VC、RV 减少,RV/TLC% 可以正常或增加。流量容积曲线显示肺容量减少。众多指标中,以 TLC 下降为主要指标,若没有测定 TLC,则可参考 VC。

常见于：①肺脏病变：如肺手术切除后、肺间质纤维化、肺泡蛋白沉着症、肺巨大肿瘤、硅沉着病等；②胸廓活动受限：如胸膜腔积液、胸膜增厚粘连、胸廓畸形；③腹部受压致膈肌活动受限，如腹水、妊娠、肥胖等；④呼吸肌无力：如膈肌疲劳，肌无力，肌萎缩，营养不良等；⑤单侧主支气管完全性阻塞（见上述）。

3.混合性通气障碍　兼有阻塞性及限制性两种表现，主要表现为 TLC、VC 及 $FEV_1/FVC\%$ 的下降，而 FEV_1 降低更明显。流量容积曲线显示肺容量减少及呼气相降支向容量轴的凹陷，气速指数则可正常，大于或小于 1。此时应与假性混合性通气障碍区别，后者的 VC 减少是由于肺内残气量增加所

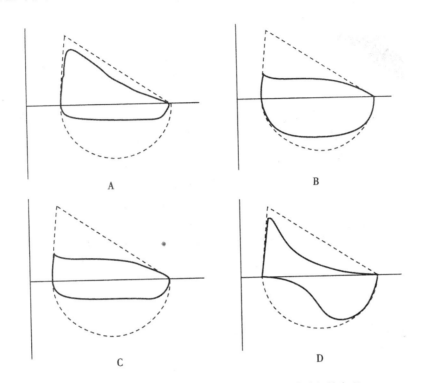

图 9-1-5　上气道阻塞（UAO）的流量容积曲线的特征性表现

虚线为正常的流量容积曲线。图中 A 显示可变胸外型 UAO，以吸气流量受限为主要特征，吸气相流量呈平台样改变；图中 B 显示可变胸内型 UAO，以呼气流量受限为主要特征，呼气相流量呈平台样改变；图中 c 显示固定型 UAO，吸气和呼气流量均明显受限，受呼吸时相改变的影响较小，呼、吸双相流量均呈平台样改变；图中 D 显示单侧主支气管不完全性阻塞，流量-容积曲线表现为双蝶型改变，吸/呼气流量受限主要表现在呼吸时相的后期致，常见于慢阻肺及哮喘病者，作肺残气量测定或支气管舒张试验可资鉴别。

混合性通气障碍常见于慢性肉芽肿疾患，如结节病、肺结核、肺囊性纤维变和支气管扩张、硅沉着病、肺尘埃沉着病以及充血性心力衰竭等疾病。

（二）通气功能障碍的程度

通气功能障碍程度的划分主要是协助临床医师判断疾病的严重程度，对患者的疾病知识教育，也有部分协助用药选择的目的，但应强调的是，肺功能损害程度的判断必须结合临床资料进行具体分析，综合判断。

不同的专业协会、学术团体对通气功能障碍的程度定义有所不同。美国胸科协会（ATS）和欧洲呼吸学会（ERS）在 2005 年的肺功能共同指南中，依 FEV_1 的损害程度将肺通气功能障碍分为轻、中、中重、重和极重度 5 级（表 9-1-2）。

表 9-1-2　肺功能损害程度的分级判断

严重程度	FEV_1％预计值
轻度	≥70％,但＜正常预计值下限或 FEV_1/FVC 比值＜正常预计值下限
中度	60％～69％
中重度	50％～59％
重度	35％～49％
极重度	＜35％

慢性阻塞性肺疾病全球防治创议(GOLD)将不完全可逆的气流受限定义为吸入支气管舒张剂后 FEV_1/FVC 比值＜0.7,在此基础上依 FEV_1 分为轻、中、重和极重度 4 级。轻度:FEV_1 大于 80％正常预计值;中度:在正常预计值的 50％～79％区间;重度:在正常预计值的 30％～49％区间;极重度:低于正常预计值的 30％。但需注意肺功能分级与临床严重度分级有时候并不完全一致。

支气管哮喘全球防治指南(GINA)则将 FEV_1＞80％预计值归入间歇发作和轻度持续哮喘,将 FEV_1 在 60％～79％区间的正常预计值者归入中度哮喘,而将 FEV_1＜60％预计值者判断力重度哮喘。

五、肺弥散功能检查

肺除了具有通气的作用外,也是人类进行气体交换的唯一器官。气体分子[有呼吸生理意义的主要为氧气(O_2)及二氧化碳(cO_2)]通过肺泡膜进行气体交换。肺泡膜由肺泡上皮及其基膜、肺泡毛细血管内皮及其基膜以及两个基膜之间的结缔组织所构成。由于气体交换是通过被动扩散或称弥散的方式进行,因而也称为肺的弥散功能。

(一)影响肺内气体弥散的决定因素

1.呼吸膜两侧的气体分压差　气体交换的动力取决于该气体的肺泡压与毛细血管压之间的差值,依气体的压力梯度(或浓度梯度)从高压区移向低压区,由于肺泡中的氧气分压(或浓度)较肺泡毛细血管的高,而肺泡毛细血管中的二氧化碳分压(或浓度)较肺泡的高,因而氧气从肺泡进入肺泡毛细血管,而二氧化碳则从肺泡毛细血管进入肺泡。

2.气体的溶解度　气体在肺泡内弥散至液体的相对速率与气体的密度及气体在液体中的溶解度有关,后者是气体在液体中弥散的重要因素,CO_2 的弥散能力比 O_2 大 20 倍,当患者弥散功能发生异常时,氧的交换要比二氧化碳更易受影响,在临床上肺弥散功能的障碍可明显影响动脉血氧水平,而非至终末期不会发生 CO_2 弥散障碍,故弥散实际上指 O_2 的弥散是否正常。

3.弥散距离　气体在肺内的弥散路程包括表面活性物质层、呼吸膜、毛细血管中血浆层、红细胞膜及红细胞内血红蛋白,其中呼吸膜的厚度对弥散功能有重要影响,呼吸膜任何部分的病变(如增厚、渗透等)均可使弥散距离增加进而影响肺弥散。由于氧在液体(血液)中的溶解度很低。氧气必须和血液中的血红蛋白结合才能携带足够的氧气供机体的新陈代谢所需,因而临床上肺的弥散功能试验还包括了氧与毛细血管红细胞内血红蛋白结合的过程,血液中的血红蛋白量少亦会导致弥散距离增加从而影响弥散能力。

4.弥散面积　是指与有血流通过的毛细血管相接触的具有功能的肺泡面积,任何损害肺血流或肺泡膜结构的因素均可影响肺的通气与血流灌注比例($\dot{v}/\dot{q}$),导致弥散功能下降。

临床上,影响肺泡膜两侧氧分压差的主要原因是环境低氧(如高原);影响气体通过肺泡膜的主要原因是气体交换面积减少(如毁损肺、肺气肿等)或弥散距离增加(如肺纤维化、肺水肿等);$\dot{V}/\dot{Q}$ 异常常见于肺气肿、肺动静脉分流、大面积的肺栓塞等;血红蛋白含量减少(如失血、贫血)或特性改变(如血红蛋白异常、中毒等)也会导致肺的弥散能力下降。

使用氧气进行弥散功能检查是最有临床意义的方法,然而有许多原因限制了氧的弥散能力的测定。临床上,一氧化碳(CO)是测定气体弥散功能的理想气体,因其透过肺泡毛细血管膜以及与红细胞血红蛋白反应的速率与氧气(O_2)相似;除大量吸烟者外,正常人血浆内一氧化碳含量几乎是零,因而便于计算检查中一氧化碳的摄取量;一氧化碳与血红蛋白的结合力比氧气大 210 倍,因此生理范围内的氧分压不是一个主要干扰因素;另外,一氧化碳在转运过程中是几乎没有溶解在血浆中的。因此临床多利用 CO 做弥散功能检测。

由于 CO 弥散量除受气体被动扩散过程的影响外,同时受气体分子与血红蛋白结合速度的影响,因而亦可用转移因子(TL)替代弥散量。TL 反映的是气体克服通过肺泡-毛细血管膜的阻力和克服气体与血红蛋白结合的化学阻力。

(二)弥散功能测定的常用指标

1.肺一氧化碳弥散量(DL_{co}、TL_{co})　指 CO 气体在单位时间(1 分钟)及单位压力差(1mmHg＝0.133kPa)条件下所能转移的量(ml),是反映弥散功能的主要指标。弥散功能的改变主要表现为弥散量的减少,且均为病理性的改变。

2.一氧化碳弥散量与肺泡通气量比值(DL_{co}/V_A、TL_{co}/V_A)　也称弥散常数(Krogh 系数,Kco)。由于弥散量受肺泡通气量影响,肺泡通气量减少可致 DL_{co} 减少,故临床上常以 DL_{co}/V_A 比值作矫正,这有助于判断弥散量的减少是由于有效弥散面积减少或弥散距离增加所导致。

3.一氧化碳弥散量与血红蛋白的比值(DL_{co}/Hb)　弥散值亦受 Hb 影响,严重贫血时(Hb 减少),CO 从毛细血管壁到红细胞 Hb 间的弥散距离增加,及 Hb 与 CO 的结合量减少,使 CO 反馈压产生而影响 CO 的继续弥散。因而亦常以 DL_{co}/Hb 比值矫正,有作者报道 Hb 每下降 1g,肺弥散量约下降 7%。

弥散功能的测定方法有一口气法,稳态法、重复呼吸法等,临床上大多采用一口气法。

(三)一口气法检查方法及质控标准

【检查方法】

受试者平静呼吸,然后呼气至残气位(RV),继之吸入含有 0.3%CO、10%He、20%O_2 以及 N_2 平衡的混合气体至肺总量位,屏气一定时间(10 秒)后呼气至残气位。在呼气过程中连续测定一氧化碳及氦气(He)浓度,并描记呼吸-容量曲线及指示气体-浓度曲线。

【质控指标】

1.快速均匀吸气　吸气容量(Vi)应≥90%VC;吸气时间(Ti)应≤2.5 秒(健康人)或不超过 4.0 秒(气道阻塞者)。为保证受试者的吸气容量足够,必须让其首先尽可能地呼气到残气位。通过实时的呼气时间-容量曲线监测,当该曲线显示呼气容量不再改变而呈平台位,此时可指引受试者快速吸气。吸气速度过慢会影响弥散气体在肺内的充分平衡和弥散,导致弥散量下降,因此应尽可能地指导受试者在 2.5 秒以内吸气至完全。

2.屏气时间　10 秒。屏气时间过短则弥散气体在肺内的弥散时间不足,会使弥散量下降,屏气时间过长可致受试者不适,部分病人不能达到,故通常采用屏气时间 10 秒的方法。屏气应平稳,无漏气、Valsalva(在声门关闭情况下用力呼气,胸腔内正压增加)或 Muller 动作(在声门关闭情况下用力吸气,胸腔内负压增加)。

3.均匀中速呼气至完全,无犹豫或中断 呼气时间应控制在 2～4 秒内。呼气过快或过慢会影响呼出气体的采样,尤其需要注意呼气过程中不要中断。呼出气体浓度时间曲线有助于确定采集肺泡气进行分析(图 9-1-6)。

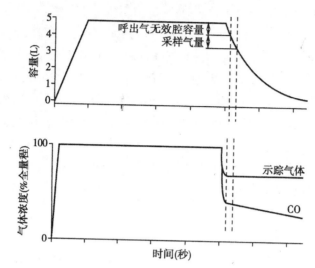

图 9-1-6 连续采样分析技术通过示踪气体的拐点明确标出呼出气无效腔容量

4.重复性及检查次数 检查次数由检查者依据受试者的情况和配合程度决定。至少检查 2 次,两次间 DL_{co} 的变异系数(CV％)＜＋10％或在平均值＋3ml/(min·mmHg)范围内,报告均值。

【结果判断】

1.正常 DL_{co}、DL_{co}/V_A＞正常预计值的 95％可信限(或≥80％预计值)。

2.异常

(1)轻度损害:低于正常预计值的 95％可信限或 79％～60％预计值之间。

(2)中度损害:在 59％～40％预计值之间。

(3)重度损害:＜40％预计值。

【注意事项】

1.整个检查过程中必须保证没有漏气,特别注意口角和呼气阀。有些配戴义齿的受试者在检查中最好继续配戴,有助于其咬紧咬口器避免漏气。

2.吸气流速取决于吸气回路的阻力和吸气阀的敏感性,以及受试者的用力程度和其气道通畅性;吸气流速过低、时间过长可使 DL_{co} 下降。

3.某些病人确实不能屏气 10 秒,但临床也确需了解弥散功能指标,可依据病情需要缩短屏气时间至少不低于 7 秒,但在检验报告中必须注明屏气时间供临床参考。

4.屏气方法不当对 DL_{co} 也有较大影响,如 Valsalva 动作使 DL_{co} 下降、Muller 动作使 DL_{co} 增加,应注意避免。深吸气后提醒受试者放松(声门),或继续保持吸气方式。目前有些检查仪器在屏气测试时呼气口阀门关闭,利于受试者屏气,但同时应注意避免受试者故意呼气使气道内压力增大。

5.在整个吸气、屏气及呼气动作中注意不要出现顿挫或梯级样的呼吸动作。

6.吸氧浓度的影响:某些受试者气促明显或合并有呼吸衰竭,需要持续吸氧。吸氧对弥散功能测定值会有明显影响,吸入氧浓度增加可使 DL_{co} 下降,由于吸入氧浓度的影响较大,在病人情况许可的范围内,建议检查前至少停止吸氧 5 分钟。

7.重复检查间隔时间:重复检查间隔时间过短将影响下次检查结果,因此其间隔应至少 4 分钟。检查间隔中应尽量保持坐位,避免运动。做数次深呼吸动作有助于促进排出测试气体,缩短检查间隔。如采用连续追踪示踪气体的检查技术可检测吸入的测试气体是否排空,示踪气体浓度应小于全量程的1%。

8.有些受试者尽管尽了最大努力和多次测试,但仍不能满足以上理想的检查标准。对于这些受试者的检查,应在结果报告中详细说明不符合检查标准的情况(如因气促不能屏气10秒、吸气容量<90%VC、不能停止吸氧等),说明原因,提醒医师对结果的判断。

(四)临床应用

【适应证】

引起弥散面积减少、弥散距离增加及通气-血流不均的疾病均可导致弥散能力下降。因而有上述病理生理指征的临床疾病均适宜做弥散功能测定。

适应证:

1.肺间质性疾病,如特发性肺纤维化。

2.肺泡填塞性疾病,如肺泡蛋白沉着症。

3.肺泡损坏性疾病,慢性阻塞性肺疾病肺气肿与支气管哮喘肺过度充气的鉴别。

4.其他低肺活量性疾病,需鉴别有无肺实质性病变。

【禁忌证】

一口气法:

1.配合欠佳,不能完成按质控标准要求的测试者。

2.肺容量过小,通常VC<1.5或肺泡呼出气<0.75L者。

3.屏气时间过短(<10秒),某些患者呼吸困难较重,呼吸短促不能长时间屏气者。

【临床意义】

引起弥散功能增加或减少的常见疾病和生理状况见表9-1-3。

表 9-1-3　常见疾病的弥散功能改变

	DLCO	DLCO/VA
慢性阻塞性肺疾病	↓	↓
支气管哮喘	→	→
气胸	↓	↑
胸腔积液	↓	↑
肺组织切除	↓	↑
肺间质性病变	↓	↓或→
肺栓塞	↓	→
左向右分流的肺血管病	↑	↑
红细胞增多症	↑	↑
贫血	↓	↓
胸廓畸形	→	↑
剧烈运动后	↑	→

六、支气管激发试验

自然界存在着各种各样的刺激物,当被吸入时,气道可做出不同程度的收缩反应,此现象称为气道反应性。气道反应的强度可因刺激物的特性、刺激物的作用时间以及受刺激个体对刺激的敏感性而有所不同。正常人对这种刺激反应程度相对较轻或无反应;而在某些人群(特别是哮喘),其气管、支气管敏感状态异常增高,对这些刺激表现出过强或(和)过早出现的反应,则称为气道高反应性(AHR)。

气道反应性的改变可表现为气道的舒张和收缩,通过气道管径的大小反映出来。由于在整体上检查气道管径有困难,根据流体力学中阻力与管腔半径的 4 次方成反比这一原理,临床他实验室检查常用测定气道阻力的大小来反映气道管腔的改变。同时,由于气道阻力与气体流量成反比,因而气体流量也常用于反映气道管径的大小。

支气管激发试验是通过某些人工刺激(如物理、化学、生物等)刺激诱发气道收缩反应的方法,借助肺功能指标的改变来判定支气管缩窄或舒张的程度。通过对刺激物的量化及相应的反应强度的分析,还可对气道高反应性的严重程度进行分级。

(一)支气管激发试验的分类

按刺激因素的性质分类可分为刺激物激发试验(如醋甲胆碱、组胺)、生物激发试验(如尘螨、花粉)、物理激发试验(如运动、冷空气)等;按刺激的方法可分为吸入型激发试验和非吸入型激发试验;按激发试验的机制是否直接引起气道平滑肌的收缩,可分为直接激发试验和间接激发试验。目前,以直接激发剂吸入的激发试验临床应用最为普遍。

(二)试验前准备

1.肺通气功能检查的准备   因多数激发试验是在基础通气功能检查的基础上进行,需注意受试者是否适宜做用力通气功能检查。

2.避免影响试验结果的因素   有些因素或药物会影响气道的舒缩功能和气道炎症,从而影响气道反应性,导致试验出现假阳性或假阴性,因此需要在试验前停用这些药物或避免这些因素(表 9-1-4)。

表 9-1-4   支气管激发试验影响因素及药物停用时间

影响因素	停用时间(小时)
支气管扩张药	
吸入型:短效(如:沙丁胺醇、特布他林)	4~6
中效(如:异丙托溴铵)	8
长效(如:沙美特罗、福莫特罗、噻托溴铵)	24
口服型:短效(如:氨茶碱)	8
长效(如:缓释茶碱或长效 β_2 受体兴奋剂)	24~48
糖皮质激素	
吸入型:(如:布地奈德、氟替卡松、丙酸倍氯米松)	12~24
口服型:(如:泼尼松、甲泼尼龙)	48
抗过敏药及白细胞三烯拮抗剂	
抗组胺药(如:氯雷他定、氯苯那敏、酮替芬)	48

续表

影响因素	停用时间(小时)
肥大细胞膜稳定药(如:色甘酸钠)	8
白细胞三烯拮抗剂(如:孟鲁司特)	24
其他	
食物(如:茶、咖啡、可口可乐等饮料、巧克力)	6
剧烈运动、冷率气吸入	2

(三)激发试验方法及流程

1.方法　常用的激发剂吸入方法有 Chai 氏测定法(间断吸入法)、Yan 氏测定法(简易手捏式雾化吸入法)、Cockcroft 测定法(潮气吸入法)及强迫振荡连续描记呼吸阻力法等。

2.流程　激发前先作肺功能测定(基础值),然后吸入用作稀释激发剂的稀释液(常用生理盐水),以作吸入方法的训练与适应,再测定肺功能(对照值)。观察稀释液是否对肺通气功能有所影响,若对照值与基础值变异<5%者,取其最大值为基础参考值,否则以对照值为参考值,接着吸入起始浓度的激发剂(起始激发浓度常为醋甲胆碱 0.075mg/ml,组胺 0.03mg/ml,抗原 1:1000000)再测定肺功能,继续倍增吸入下一浓度的激发剂和测定肺功能,直至肺功能指标达到阳性标准或出现明显的临床不适,或吸入最高浓度的激发剂仍呈阴性反应时,停止激发剂吸入,若激发试验阳性且伴明显气促、喘息,应予支气管扩张剂吸入以缓解病者症状(图 9-1-7)。

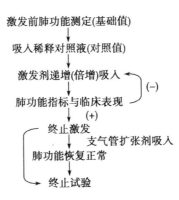

图 9-1-7　激发试验程度

(四)结果评估

1.常用的肺功能评估指标　主要有 FEV_1,比气道导气性(sGaw)及最高呼气流量(PEF)等。FEV_1 通过肺量计测定,重复性好;sGaw 通过体积描记仪测定,敏感性较高;PEF 常通过简易呼气峰流量仪测定,操作简便,尤其适用于流行病学调查、现场调查和病人在家中自我监测随访。目前,在医院检查中以 FEV_1 最为常用。

肺功能指标改变率的计算:

$$改变率=\frac{基础值-测定值}{基础值}\times100\%$$

2.结果评定

(1)定性判断:①阳性:吸入激发剂后 FEV_1 下降 20% 或以上;②阴性:达不到上述指标。如 FEV_1 下降 15%~20%,无气促喘息发作,诊断为可疑阳性,应 2~3 周后复查,必要时 2 个月后复查;如 FEV_1 下降<15%,判断为阴性,但应排除影响气道反应性测定及评估的因素(如吸入方法、使用药物、过敏原接触、呼

吸道感染等)。

(2)定量判断:通过累积激发剂量(PD)或激发浓度(PC)可定量测定气道反应性。通常以使 FEV_1 较基础值下降20%时吸入刺激物的累积剂量($PD_{20}FEV_1$)或浓度($PD_{20}FEV_1$)来判断。由于吸入激发药物的剂量(或浓度)呈几何级递增,故以对数(反对数)模型计算,方法如下(图9-1-8):

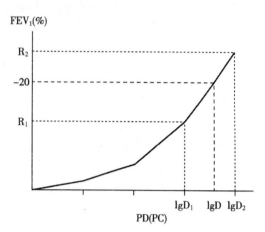

图9-1-8　$PD_{20}FEV_1$($PC_{20}FEV_1$)的计算方法

$PD_{20}(PC_{20}) = antilg[lgD_1 + (lgD_2 - lgD_1)(20-R_1)/(R_2-Rl)]$。$D_1$ 为使 FEV_1 下降20%前的累计剂量(浓度),D_2 为使 FEV_1 下降20%后的累计剂量(浓度),R_2 为 D_2 时的 FEV_1 改变率(%),R_2 为 D_2 时的 FEV_1 改变率(%)

支气管高反应性(BHR)依 $PD_{20}FEV_1$(组胺)可分为四级:$<0.1\mu mol$(0.03mg)为重度 BHR;$0.1\sim0.8\mu mol$($0.03\sim0.24mg$)为中度 BHR;$0.9\sim3.2\mu mol$($0.25\sim0.98mg$)为轻度 BHR;$3.3\sim7.8\mu mol$($0.99\sim2.20mg$)为极轻度 BHR。

(五)激发试验的适应证、禁忌证和注意事项

1.适应证

(1)不能解释的咳嗽、呼吸困难、喘鸣、胸闷或不能耐受运动等,为排除或明确哮喘的可能性。

(2)因临床征象不典型或不能取得预期疗效的未被确诊的哮喘病人。

(3)对临床诊断哮喘病人提供客观依据及作随访疗效的评价。

(4)其他疑有气道高反应性的各种疾病,并为科研提供数据。

2.禁忌证　对诱发剂吸入明确超敏;肺通气功能损害严重(如 $FEV_1/FVC<50\%$、$FEV_1<1.5L$);心功能不稳定;有不能解释的荨麻疹或血管神经性水肿;妊娠(妊娠者作支气管激发试验有可能引起早产或流产)。

3.注意事项　由于支气管激发试验可诱发气道痉挛,因此在进行本试验时应注意备有支气管扩张剂(β受体兴奋剂),最好备有雾化吸入装置;备有吸氧及其他复苏药和器械;试验中应有富有经验的医生在场,以利必要时的复苏抢救。

支气管激发试验主要适用于协助临床诊断气道反应性增高,尤其是对支气管哮喘的诊断。此外,激发亦用于对气道高反应性严重度的判断和治疗效果的分析,并可用于对气道疾病发病机制的研究。

(六)临床意义

1.气道反应性增高(BHR)是确诊支气管哮喘的重要指标之一,尤其对隐匿型哮喘病者的诊断,气道反应性测定是主要的诊断条件之一。

2.BHR 的严重程度与哮喘的严重程度呈正相关,重度 BHR 者通常其症状较明显,且极易发生严重的喘息发作;轻度 BHR 哮喘者病情较稳定;濒临死亡的患者有严重的气道反应性升高。

3.评价疾病的治疗效果,治疗前后的比较能为治疗效果的评价提供准确的依据。

4.研究哮喘的发病机制及流行病学。

七、支气管舒张试验

气道受到外界因素的刺激可引起痉挛收缩反应。与之相反,痉挛收缩的气道可自然或经支气管舒张药物治疗后舒缓,此现象称为气道可逆性。气道反应性和气道可逆性是气道功能改变的 2 个重要的病理生理特征。与支气管激发试验的原理相同,由于直接测定气道管径较为困难,临床上也常用肺功能指标来反映气道功能的改变。通过给予支气管舒张药物的治疗,观察阻塞气道的舒缓反应的方法,称为支气管舒张试验,亦称支气管舒张试验。常用于支气管哮喘、慢性阻塞性肺疾病的临床诊治。

(一)常用的舒张支气管平滑肌的药物及给药途径

常用药物有肾上腺素能 B:受体兴奋剂、胆碱能(M)受体阻滞剂、茶碱等;给药方式包括吸入性给药和非吸入性给药(如口服、静脉给药等),但以吸入性支气管舒张试验为常用,吸入方式有定量气雾剂(MDI)吸入、MDI+储雾罐吸入、干粉吸入、雾化吸入等方式。

常用吸入支气管舒张药物有:β_2 受体激动剂如沙丁胺醇 MDI400μg 吸入、沙丁胺醇溶液 1000μg 稀释后雾化吸入、特布他林 MDI500μg 吸入,M 受体阻滞剂如异丙托溴铵 80μgMDI 吸入等。

(二)检查方法

受试者先测定基础肺功能,然后给予支气管舒张剂。如吸入的是 β_2 受体激动剂,在吸入药物后 20~30 分钟重复肺功能检查,可达最佳改善程度;也可在吸入后 5 分钟、10 分钟、15 分钟、20~30 分钟分别测定。后者并可了解药物的起效时间,如已达阳性标准也可终止试验,以减少试验耗时。如吸入的是 M 受体拮抗剂,在吸入后 20~30 分钟必要时 45 分钟后重复检查。其他途径给药者,按药物性质给药数分钟至 2 周后复查肺功能。

(三)结果评定

支气管舒张剂的反应可以在肺功能实验中的单剂量舒张剂后测试,也可通过 2~8 周的临床试验后测试。评价支气管舒张试验的常用肺功能指标有 FEV_1、FVC、PEF、FEF25%~75%、FEF50%)、比气道导气性(sGaw)、气道阻力(Raw)、呼吸阻抗响应频率(Fres)等。其中以 FEV_1 最为常用。

【评定指标】

1.变化率　可用下式计算:

$$肺功能指标变化率(\%)=\frac{用药后肺功能值-用药前肺功能值}{用药前肺功能值}\times100\%$$

2.绝对值改变　绝对值改变=用药后肺功能值-用药前肺功能值

【舒张试验判断标准】

1.FEV_1 指标

(1)阳性:FEV_1 增加率≥12%,绝对值增加≥0.2L。

(2)阴性:达不到上述标准。

2.其他肺功能指标　其他肺功能指标的阳性标准见表 9-1-5。

表 9-1-5　其他支气管舒张试验阳性诊断标准

指标	改变率(%)
FET25%~75%	25%
FET50%	25%
PEFR	20%
sGaw	35%
Fres	100%

(四)临床应用

【结果判断】

1.支气管舒张试验阳性　结果阳性提示患者的气流受限是因气道平滑肌痉挛所致,经用舒张药物治疗可以缓解,且对所用药物敏感。这对临床诊治和正确选用支气管舒张药物有十分重要的指导意义。

2.支气管舒张试验阴性　结果阴性有以下可能原因:①轻度气道缩窄者,因其肺功能接近正常,用药后气道舒张的程度较小;②狭窄的气道内有较多的分泌物堵塞气道,如重症哮喘患者支气管腔内常有大量黏液栓,影响吸入药物在气道的沉积和作用;③药物吸入方法不当,致使药物作用不佳,为保证药物的吸入,可采用雾化吸入方法;④使用药物剂量不足,故有时为明确了解支气管的可舒张性,常用较大剂量,如 MDI 或干粉吸入 400μg 沙丁胺醇;⑤缩窄的气道对该种支气管舒张剂不敏感,但并不一定对所有的支气管舒张剂都不敏感,此时应考虑改用别的支气管舒张剂再作检查,如由沙丁胺醇转为异丙托品;⑥在做支气管舒张试验前数小时内已经使用了舒张剂,气道反应已达到极限,故此时再应用舒张剂效果不佳,但并不等于气道对该舒张剂不起反应;⑦狭窄的气道无可舒张性,作此结论应排除上述 6 点因素。

因此,作舒张试验前 4 小时内应停用 β 受体激动剂吸入,12 小时内停用普通剂型的茶碱或 β 受体激动剂口服,24 小时内停用长效或缓释剂型的舒张药物。

【适应证、禁忌证及检查注意事项】

1.适应证

(1)有合并气道痉挛的疾病如支气管哮喘、慢性阻塞性肺部疾病(COPD)、过敏性肺泡炎、泛细支气管炎等。常用于了解气道可逆性改变及对治疗药物的敏感性,如支气管哮喘或慢性阻塞性肺疾病的诊断,支气管舒张药物的选用等。

(2)有气道阻塞征象,需排除不可逆性气道阻塞的疾病:如上气道阻塞。

2.禁忌证

(1)对已知支气管舒张剂过敏者,禁用该舒张剂。

(2)测定用力肺活量评价气道可逆性改变者,禁忌证同用力肺活量检查。

(3)肺功能检查证实无气流受限者,无需作本项检查。

3.注意事项

(1)为避免舒张药物对试验结果的影响,舒张试验前应停用支气管舒张剂(见表 13-6-1)。

(2)由于支气管舒张试验主要了解阻塞的气道是否能舒张恢复到正常,因此如基础肺功能已经正常者,一般就无需做支气管舒张试验了。此时如有必要可考虑做气道反应性检查,建议进行支气管激发试验。

(3)由于呼气峰流量变异率(PEFR)也能较好地反映气道的舒缩功能的改变,因此也可作为气道可逆性检查,在临床上也被广泛应用。如病人通气功能检查正常无需做舒张试验时,可考虑给病人做 PEFR 检查。

(4)有些医师认为舒张试验阳性即可诊断为哮喘,舒张试验阴性则是慢性阻塞性肺疾病(COPD),这种看法并不全面。长期迁延发作的哮喘,由于气道黏膜水肿、痰液堵塞等因素,短期的舒张试验可能并无明显改善;而 COPD 虽然其阻塞气道的可逆性较少,但并不是完全不可逆。实际上,达到舒张试验阳性诊断标准的 COPD 病人并不在少数,只是在其最大可逆程度时 FEV./FVC 比值仍然<0.7。因此,应避免以舒张试验结果作为唯一鉴别支气管哮喘或 COPD 的标准。

八、呼气峰流量及其变异率检查

呼气峰流量(PEF)是指用力呼气时的最高流量,亦称最高呼气流速、最大呼气流量、最高呼气流量等。PEF 能较好地反映气道的通畅性,是通气功能的常用检查之一。

呼气峰流量变异率(PEFR)是指一定时间(如 24 小时)内 PEF 在各时间点的变异程度。人体有一定的生物钟规律,人体的某些代谢和功能会随时间的变化有一定的改变。即使是正常人其 PEF 也有波动,一般在清晨最低,下午最高,但变异程度较小(<12%)。支气管哮喘病人因气道敏感性较高,舒缩变异较大,故最高呼气流量的变异也增大(常>15%)。此外,最高呼气流量的变异也可随着病情的好转而减少,或病情恶化而增大。因此监测 PEFR 可准确地反映哮喘的病情严重程度和变化趋势。PEFR 能较好地反映气道的舒缩功能,从而也作为气道可逆性检查或气道反应性检查在临床中广泛应用。

(一)检查仪器

PEF 检查主要用微型峰流量测定仪(亦称峰速仪),也可通过肺量计测定,但临床上更多使用的是前者。机械式微型峰速仪利用呼气气流推动峰流量仪上的滑杆游标,使游标在相应的流量刻度上标识出来。亦可使用能自动存储记录和有低流量报警的电子峰流量仪。

由于峰流量仪构造简单、体积小、重量轻、携带方便、价格便宜,且易教易学,特别是能在家中自我监测和实时记录,所以使用峰流量仪测量最高呼气流量已成为当今最简单和最有价值的肺通气功能检查。近年来国内外学者推荐每位哮喘病人应随身携带峰速仪。

(二)呼气峰流量检查

【检查方法】

呼气峰流量的检查,依赖于受试者的努力和正确的技能掌握,应按以下方法进行:

1.受试者采取站立位或坐位(推荐站立位),水平位手持峰流量仪。

2.深吸一口气,然后迅速口含峰流量仪咬口并立即用最大力气和最快速度将肺内气体呼出。注意口角尽可能不漏气。

3.读取峰流量仪游标箭头数值。

4.重复检查最少 3 次,取最高值。

【结果判断】

如 PEF 测定值高于预计值的 80%,可判断为正常(可用绿灯或绿区表示);如 PEF 测定值在正常预计值的 50%～80%区间,提示轻度至中度的气遭阻塞(可用黄灯或黄区表示);如 PEF 测定值<50%预计值,提示气道阻塞程度较重(用红灯或红区表示)。

由于部分哮喘病人的气道可能发生气道重塑,其肺功能已经不可能完全恢复正常。此时,峰流量监测可取患者的个人最高值作为判断参考标准,低于个人最高值的 20%可视为病情加重,可能是合并喘息发作的指征。

（三）呼气峰流量变异率检查

【检查方法】

1.PEF 的检查 检查方法见上述。

2.PEFR 的检查时间 依实际情况而定,可有昼夜检查、多次检查、按需检查及用药后检查等多种方法,这些检查方法也可交叉混合使用,更有临床指导意义。

3.PEFR 的计算 有两种方法:

$$PEFR = \frac{2 \times (PEF_{最高值} - PEF_{最低值})}{PEF_{最高值} + PEF_{最低值}} \times 100\%$$

或

$$PEFR = PEF_{最低值} / PEF_{个人最高值} \times 100\%$$

上述两种办法中,第 1 种目前应用较多,我国的支气管哮喘防治指南也推荐采用该法,但计算相对复杂,病人的自我监测计算不够方便。第 2 种办法中,只要患者在此前的 PEF 检查中能确定其个人最高值,则计算简单,易为患者使用,临床实用性更强。

4.PEFR 时间曲线 将各时间点检查的 PEF 值可记录在 X-Y 坐标图上,横坐标为时间,纵坐标为 PEF 值。然后将各时间点的 PEF 值连在一起描绘出 PEF 随时间变化的曲线(图 9-1-9)。该曲线使 PEFR 的变化显示得更为直观易懂,更利于病情的判断和追踪随访。PEF(L/min)

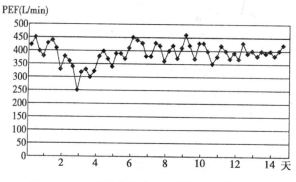

图 9-1-9 一个哮喘病人在 2 周内 PEF 的变异

检查时间每天 4 次(06:00;12:00;18:00;24:00)。第 1 周的变异率为 57.5%,第 2 周的变异率为 27.5%

【注意事项】

由于 PEFR 监测常需连续多天监测,故需病人配合及掌握正确检查的方法。当病人检查 PEFR 后复诊时,医师应再次要求患者重复测定表演,看其是否真的掌握 PEF 的检查方法,从而判断其检查数据的准确性。

PEFR 变异率检查受到检查仪器的影响,需注意排除仪器故障,且由于不同仪器的检查可能误差较大,因此做 PEFR 检查需要使用同一个 PEF 检查仪。

【结果判断】

1.PEFR≥20% 或 60L/min,两者中取最高值。可判断为气道舒缩功能变异程度较高,亦即气道可逆性阳性,提示支气管哮喘。

2.PEFR 低于上述标准,为气道可逆性阴性。但受病者能否很好地掌握检查技术的因素影响。另外,如果气道阻塞并非主要由于气道平滑肌痉挛收缩所引起时,虽然 PEF 可能较低,但 PEFR 也不一定会明显变大。

（四）临床应用

PEF 反映患者的气道通畅性,并与患者的努力程度、肺容积和呼吸肌肉力量有关。当排除后三者的影响时,PEF 常直接反映气道的通气功能情况。

峰流量变异率的检查常用于哮喘和慢性阻塞性肺疾病(COPD)病人,不同人群 PEF 及其变异率 PEFR 有各自的特点,正常人 PEF 可有轻度波动,夜间哮喘发作的病人在发作时 PEF 下降,但白天 PEF 可基本恢复正常;COPD 患者的 PEF 较低,并且其波动率通常较低;重症哮喘患者除了 PEF 较低外,其波动率较大可与 COPD 相鉴别。

峰流量及其变异率检查除用于诊断哮喘外,也常用于哮喘病人的自我检测。如果近期的最高呼气流量明显降低,波动率增大,表明哮喘的病情有加重,需到医院就诊或积极给予治疗。

此外,还可用于评价药物疗效,指导治疗。经治疗后最高呼气流量值有所上升,且一直维持在接近预计值或个人最佳值(病人哮喘得到控制时所达到的最高呼气流量值)水平,说明治疗有效,应继续治疗一段时间;如果治疗过程中,最高呼气流量值初有上升,中间几天下降,后又上升提示病情不稳定,须加强治疗;如患者吸入 β_2 激动剂后最高呼气流量值仍没有提高,提示病情确实严重,积极治疗 6 小时其值没有明显上升,则需加大治疗力度,甚至考虑住院治疗。如经过积极治疗后 PEF 逐步提高且 PEFR 减少,提示治疗后病情得到改善,趋于稳定。

峰流量及其变异率检查还用于检查气道反应性。在部分医院可能没有配置肺功能仪器检查 FEV,等肺功能指标,此时可考虑使用便携的微型峰流速仪。在运动或吸入刺激药物前后分别检查 PEF,并计算 PEFR,可对气道是否有高反应性做出初步的筛查判断,此法更适用于气道反应性流行病学的现场调查研究。

(王玉峰)

第二节　急性呼吸窘迫综合征

急性呼吸窘迫综合征(ARDS)是指由心源性以外的各种肺内外致病因素导致的急性进行性缺氧性呼吸衰竭,其病理基础是由多种炎症细胞(巨噬细胞、嗜中性粒细胞和淋巴细胞等)介导的肺脏局部炎症反应和炎症反应失控所致的肺毛细血管膜损伤。临床表现为呼吸频数和呼吸窘迫、顽固性低氧血症。胸部 X 线显示双肺弥漫性浸润影,后期常并发多器官功能衰竭。急性肺损伤(ALI)是 ARDS 的早期表现,而严重的 ALI 即为 ARDS。

【临床表现】

1.往往急性起病,原先心肺功能相对正常,有致 ARDS 相关的肺内或肺外因素。

2.常在原发病后 24～48h 内发生,除原发病的症状外,早期可表现为胸痛、呼吸频率增快、过度通气,随着病情的发展出现呼吸窘迫、发绀、顽固性低氧血症等,并呈进行性加重。

3.呼吸频数和呼吸窘迫是 ARDS 的主要临床表现。呼吸频率大于 20 次,/min,并进行性加快,可达 30 ～50 次/min·甚至达 60 次/min 以上。随着缺氧的出现和加重,临床表现可有心率增快>100 次/min,焦虑、烦躁不安,甚至意识障碍。常规氧疗不能缓解。

4.肺部体检。早期可无异常体征,随后可有少量干、湿性罗音,辅助呼吸肌运动增强等。

【实验室检查】

1.动脉血气分析　根据血气分析可了解动脉血氧分压(PaO_2)、血氧饱和度(SaO_2)、肺泡动脉氧分压差

（PA-aDO$_2$）、动脉分流率（QS/QT）、氧合指数等，是 ARDS 诊断和评价病情严重程度的主要指标。PaO$_2$ 与氧合指数（PaO$_2$/FiO$_2$）是反映 ARDS 低氧血症程度的主要指标，将 ARDS 分为早期的 ALI 和后期的 ARDS，并与 ARDS 病人的预后直接相关，该指标也常用于肺损伤的评分。QS/QT 可用于病情分级，正常小于 15%，轻度大于 15%，中度大于 25%，重度大于 35%。肺泡动脉氧分压差（PA-aDO$_2$）可反应弥散功能和动静脉分流状况。在 ARDS 早期，血气分析常表现为呼吸性碱中毒和不同程度的低氧血症。常规方法高浓度吸氧，低氧血症多难以纠正。当肺损伤恶化到一定程度，低氧血症进一步加重。

2.胸部 X 线检查　早期胸片常为阴性，进而出现肺纹理增加和斑片状阴影，后期为大片实变阴影，并可见空气-支气管征。与心源性肺水肿相比，ARDS 病人胸片中斑片状阴影多分布于外周，而且密度较低。ARDS 的 X 线改变常较临床症状迟 4～24h。

3.CT 扫描　CT 扫描能更准确地反映病变肺区域的大小。CT 上可表现有损伤区肺泡浸润、实变和不张，间质性改变以及非受累区的相对正常。另外，CT 扫描能发现气压伤及小灶性的肺部感染，如间质性肺气肿、脓肿等。

4.床边肺功能监测　ARDS 的床边肺功能检查表现为死腔通气（VD/V$_T$）增加，若大于 0.6 则为机械通气指证之一。此外肺顺应性降低，其改变对病情的严重程度及疗效有判定价值。

5.血流动力学监测　肺毛细血管楔压（PCWP）、肺循环阻力（PVR）、QS/QT 及心输出量（CO）等，对诊断、治疗和病情判断极有价值。PCWP 是 ARDS 的诊断条件之一，若 PCWP≤18mmHg 则可排除急性左心衰竭。

【诊断】

ARDS 的诊断包括两个阶段，即肺损伤早期的 ALI 和病情发展到一定程度的 ARDS。2000 年中华医学会呼吸病分会制订了《ALI 急性呼吸窘迫综合征诊断标准（草案）》，内容如下：

1.有发病的高危因素，如脓毒症、多发伤、胃内容物误吸、肺挫伤、重症肺炎、淹溺和急性胰腺炎等。

2.急性起病，呼吸频数和（或）呼吸窘迫。

3.低氧血症。ALI 时氧合指数（PaO$_2$/FiO$_2$）≤300mmHg，ARDS 时氧合指数≤200mmHg。

4.胸部 X 线胸片表现为两肺浸润影。

5.肺毛细血管楔压（PCWP）≤18mmHg 或临床上能除外心源性肺水肿。

凡符合以上五项可诊断为 ALI 或 ARDS。

【救治措施】

ARDS 是一种急性重危病，早期诊断和治疗对改善预后十分重要。治疗原则包括：积极控制原发病，改善氧合功能，纠正缺氧，保护重要器官功能.防治并发症。

1.祛除病因　积极处理原发疾病，如创伤的处理、骨折的固定、休克的纠正、有效的止血、严重感染的控制、重症胰腺炎的治疗以及羊水栓塞作子宫切除等，将有利于 ARDS 的治疗和改善预后。

2.氧疗　纠正低氧血症是 ARDS 治疗中重要手段。通常早期轻症病人可先面罩高浓度（FiO$_2$＞60%）吸氧，使 PaO$_2$＞60mmHg 和 SaO$_2$＞90%。如血氧分压不能改善＜60mmHg.则进行机械通气。

3.机械通气　目前认为机械通气是治疗 ARDS 的主要手段，多数学者认为诊断确立，即进行机械通气。早期轻症病人可试用无创性通气方法，如鼻（面）罩通气，高频通气、持续性气道正压通气（CPAP）、双水平气道内正压通气（BiPAP）等；多数病人需要行气管插管或切开作机械通气。在应用呼气末正压通气（PEEP）时，应选择"最佳 PEEP"，即用最小 PEEP 值达到最佳的血氧效果。PEEP 从低水平开始，先用 3～5cmH$_2$O（1cmH$_2$O＝0.098kPa）开始逐渐增加至合适的水平。对血容量不足的病人，适量补充血容量，以代偿回心血量的不足。

机械通气中必须进行密切监测,包括气道压力、肺顺应性、潮气量、PEEP、持续氧饱和度和呼吸频率监测等,并根据血气分析调整有关参数。

4.维持适当的液体平衡　ARDS 的液体疗法应量入为出,以晶体液为主。以最低有效血管内血容量来维持有效循环功能,要避免过多的液体输入加重肺水肿,出入液体量宜轻度负平衡。由于 ARDS 肺毛细血管通透性增加,可致大量胶体渗出至肺间质,故一般认为在 ARDS 的早期,除非伴有低蛋白血症,否则不宜输胶体液。

5.其他治疗　肺部或全身感染可能是 ARDS 的病因,且在疾病的后期亦常合并细菌或真菌的感染,及时有效地控制感染有助于提高生存率。目前多主张选用针对性强的或广谱抗生素,可联合用药及多途径给药。

对于某些原因引起的 ARDS,如创伤、脂肪栓塞综合征、刺激性气体吸入等,应用糖皮质激素对控制 ARDS 病情有一定帮助,主张短程、大剂量、静脉应用,如地塞米松 20～40mg/d,或相应量的甲基强的松龙。

治疗中应注意对心脏、肝脏、肾脏、胃肠道功能的监测和保护,防治多器官功能障碍综合征(MODS)。营养支持对病程较长的病人有意义,对机械通气病人给予足够热量,包括碳水化合物、脂肪乳剂、低蛋白血症者补充血浆蛋白。动态监护呼吸、循环、水电解质、酸碱平衡、肝肾功能、氧代谢状况以及生命体征。

(吴桂新)

第三节　哮喘持续状态

支气管哮喘是由于机体反应、植物神经功能失调所引起的气管、支气管反应过度增高所导致的广泛性、可逆性小支气管炎症及痉挛性疾病,其临床特点为发作性伴有哮鸣音的呼气性呼吸困难,可自行或经治疗后缓解。哮喘严重发作持续 12h 以上未能控制者,称哮喘持续状态。

【临床表现及诊断要点】

1.有反复发作的支气管哮喘病史,本次发作严重,持续 12h 以上,应用一般治疗不能缓解。

2.病人极度呼吸困难,呈张口呼吸,伴咳嗽不畅、大汗淋漓,听诊呼气延长、哮喘音和肺气肿体征。

3.循环障碍,心率增快常大于 100 次/min 或出现奇脉。若循环进一步加重,胸腔压力增高,静脉回心血量减少,可使血压降低。

4.心电图可出现肺动脉高压,如电轴右偏,P 波高尖等,胸部 X 线检查常有肺气肿征。

5.病人有以下特点常为病情严重的象征:①意识障碍;②血液气体分析:$PaO_2<60mmHg$,$PaCO_2>50mmHg$ 表示病人除有严重缺氧外,还有二氧化碳潴留;③并发气胸或纵隔气肿。

【鉴别诊断】

1.心源性哮喘　有左心病变史,常并有心源性肺水肿,常在夜间睡眠中惊醒,发生呼吸困难,胸片及心电图符合左心疾患,强心利尿剂效果好。

2.气胸　常因咳嗽和在剧烈运动的情况下,突然出现剧烈的胸痛后呼吸困难,叩诊为鼓音,听诊呼吸音减弱,胸片示有气胸征象。

3.上呼吸道梗阻　因异物、肿瘤、炎症等引起的上呼吸道梗阻,可听到局限性哮鸣音,但与哮喘时两肺广泛哮鸣音不同,支气管扩张剂无明显效果。喉部或纤维支气管镜检查可明确诊断。

【救治措施】

哮喘持续状态的救治原则是：①解除支气管痉挛；②纠正缺氧状态；③积极控制感染；④及时对症处理。

1.吸氧　哮喘持续状态时,呼吸困难、心动过速、缺氧均危及生命,应立即给予氧气吸入,用鼻导管或面罩吸氧,鼻导管氧流量 $1.5\sim2L/min$,面罩氧流量 $>5L/min$ 。根据缺氧情况可适当加大每分钟氧流量,严重缺氧或 $PaCO_2$ 升高时应给予气管插管和机械通气。

2.应用支气管扩张剂　哮喘持续时应立即使用支气管扩张剂物。

(1)氨茶碱:对哮喘持续状态的病人首先用 $5\sim6mg/kg$ 加入 5% 葡萄糖注射液 20ml 稀释后缓慢静注 $(15\sim30min$ 内注射完),继之以 $0.6mg/(kg\cdot h)$ 静脉滴注,24h 不超过 1.0g。吸烟者所需剂量较大,可达每小时 0.9mg/kg;有充血性心力衰竭、肺炎与肝病的病人,则适当减量,每小时 0.5mg/kg。如病人同时应用西咪替丁、红霉素,也必须减少用量,因它们干扰肝脏微粒体酶。对伴有心动过速的病人宜选用二羟丙茶碱(喘定)注射液。

(2)糖皮质激素:糖皮质激素主要作用有:①抑制炎症细胞释放炎症介质;②抑制细胞因子的产生;③抑制嗜酸细胞的活化与聚集;④减轻微血管渗出;⑤增强气道平滑肌对β受体的反应。糖皮质激素可以吸入、口服或静脉滴注,在哮喘持续状态时以静脉给药为宜,待症状减轻后可改为口服。一般首次以地塞米松 $5\sim10mg$ 静注或加入 250ml 液中静滴,临床主张短疗程 $3\sim5$ 天。停药要逐渐减量,同时要注意糖皮质激素可引起骨质疏松等副作用,儿童、绝经期妇女慎用。

(3)色甘酸钠:是一种非激素抗炎药,可部分抑制炎症细胞释放炎症介质,可以预防抗原和运动引起的气道收缩,能抑制嗜酸细胞反应。用量为 5mg 雾化吸入或 20mg 喷雾吸入。

3.纠正酸碱和电解质失衡　哮喘持续状态者血钾、钠、氯化物一般正常,但在入量不足或大量应用肾上腺皮质激素,产生低钾血症时,应口服或静脉补充氯化钾。根据血气分析及酸碱度测定,进行调整酸碱失衡,常见的包括呼吸性碱中毒,代谢性酸中毒,代谢性碱中毒及呼吸性酸中毒。为纠正明显代谢性酸中毒,并部分代偿呼吸性酸中毒,可小量应用碳酸氢钠。碳酸氢钠也可使支气管β受体对β受体兴奋药的敏感性增加,但使用碳酸氢钠时必须有有效的通气状态,应用量宜从小剂量开始。

4.补液　哮喘持续状态因呼吸用力和大量出汗,易发生脱水,痰不易咳出,应适当补液,每日补液 2000 $\sim3000ml$,补液时注意心脏的功能。

5.积极控制感染　哮喘持续状态时感染机会较多,应酌情加用抗生素,有呼吸道感染时应积极控制感染。可按痰培养和药效试验结果,及时选用有效抗生素。一般可首选青霉素,可与庆大霉素联用。

6.处理并发症　哮喘持续状态时可并发自发性气胸、纵隔气肿、肺不张、肺炎等,应严密观察,及时发现并积极处理。

7.综合救治　在一般救治后症状在 12h 内不能控制,可加用下列药物:多巴胺 10mg、山莨菪碱 $10\sim20mg$ 、雷尼替丁 0.2g、10% 硫酸镁 $5\sim10ml$ 加入 $5\%\sim10\%$ 葡萄糖注射液 250ml,静脉滴注,$20\sim30$ 滴/min,每日 1 次。

【监测与护理】

(一)监测

1.一般监测　体温、脉搏、心率、血压;尿量,皮肤及肢端的颜色和温度;神志、瞳孔、神经反射,有无眼球结膜水肿及水肿程度。熟悉掌握病人病情及其变化情况。

2.血气分析监测　目前多采用动脉血气分析,采血前注射器用肝素处理,采血部位一般选择股动脉、肘动脉或桡动脉。采血后须立即排出针尖处的血液和泡沫,速用橡皮胶或软木密封针头。动态监测 PaO_2、

$PaCO_2$、pH 值、HCO_3、BE 等值的变化。还可采用脉氧仪进行监测,将探头戴于指尖即可了解血氧饱和度(SpO_2)。

3.心电监护　缺氧、酸中毒、使用氨茶碱、西地兰,以及继发电解质紊乱等均可导致心律失常,重者危及生命。心律失常的出现提示病情加重,需要及时处理。

4.中心静脉压(CVP)监测　CVP 可反映血容量的变化,正常值为 5～12cmH_2O(0.49～1.18kPa)。过低提示血容量不足或静脉回流受阻,过高提示补液量过多及心力衰竭。

5.血液生化监测　根据病情需要或变化定期复查电解质、肝肾功能等指标供临床参考。

6.氨茶碱血浓度监测　氨茶碱代谢的个体差异较大,且肝肾功能受损、使用喹诺酮类抗生素等因素可使氨茶碱代谢减慢,易产生毒副作用,甚至心搏骤停而死亡。故应动态观察氨茶碱的血浓度。若血浓度为 6～15μg/ml 属安全有效范围;＜6μg/ml 为无效浓度.应加大药物剂量;＞25μg/ml 为中毒浓度,应立即停用氨茶碱;15～25μg/ml 为接近中毒浓度,须减少药物剂量。

(二)护理

1.病房环境要求　无烟、无尘、无刺激性气体,无可疑过敏原,无动物皮毛及羽绒制品。安静、温暖、湿润,空气流通,阳光充足。

2.饮食护理　避免摄入过敏性食物(鱼、虾、蛋、奶)及辛辣刺激食物。食用清淡易消化、富有维生素的饮食。哮喘病人可因大量出汗及经呼吸道大量丢失水分,使痰干不易排出及肺不张等,应补足水分。

3.心理护理　哮喘病人多有紧张、焦虑,易因极度呼吸困难而感到恐惧。这些不良的心理因素可加重支气管平滑肌痉挛。应作好心理护理。

4.观察药物的毒副作用　氨茶碱可引起各种心律失常。恶心、呕吐及抽搐等反应,应仔细观察,及时发现及时处理。β_2 受体兴奋剂也可引起心律失常。激素可加重呼吸道感染及口腔真菌感染。氧疗不当可致氧中毒。合并有心脏病者若过分强调水化治疗有可能诱发和加重心衰。

5.呼吸道护理　保持呼吸道通畅。尽量采用咳嗽和体位排痰方式将痰液排出体外,亦可用吸引器负压吸痰。吸痰时间每次不宜超过 15s,吸引负压不宜超过 100mmHg。痰干者可滴入 3～5ml 生理盐水湿化吸痰。吸痰管应严格消毒,一次性使用。湿化送入肺内的气体须经湿化瓶或呼吸机上的雾化装置充分湿化。

6.使用呼吸机病人的护理　注意观察呼吸机用后病人情况是否改善,如神志、血压、脉搏、呼吸等,尤其是应用呼吸机的头几个小时内;注意潮气量是否适当,注意气管套囊是否漏气,充气是否满意,呼吸机每个环节有无漏气,防止呼吸器接头与气管套管脱开。使用定容呼吸器时,应注意压力的变化,压力过高多有痰堵,压力过低表示有漏气。使用定压呼吸器时,应注意潮气量变化。每周更换消毒管道一次。呼吸道吸痰原则上每小时一次,严格无菌操作。

7.口、眼、皮肤护理　用 3％硼酸或 3％过氧化氢洗漱口腔,3 次/d,防治口腔炎。用 1％～4％的碳酸氢钠溶液漱口,3 次/d。使用消炎眼药水或眼膏可防治眼球干燥、感染及溃疡。对不能主动翻身者应用气垫床或臀部加气垫圈,受压部位皮肤保持洁净。必要时局部使用红花酒精或滑石粉。每小时翻身 1 次,防治褥疮。注意勿牵拉呼吸机管道。

8.呼吸机的使用与保管　应专人负责使用和保管。熟练掌握所使用的呼吸机的类型、性能特点、操作方法。用毕之后及时清洁消毒。将管道、接头、面罩洗净后置于福尔马林熏箱内 2h 以上。不宜熏蒸的部件用 70％酒精浸泡不少于 1h。

(田　丽)

第四节　呼吸衰竭

呼吸衰竭是由各种原因引起的肺通气或换气功能严重障碍,不能进行正常的气体交换,导致严重的低氧血症,伴(或不伴)二氧化碳潴留,从而引起一系列生理功能和代谢紊乱的综合征。临床上以海平面大气压下静息呼吸室内空气时,当动脉血氧分压(PaO_2)$<60mmHg$,或伴有二氧化碳分压($PaCO_2$)$>50mmHg$作为诊断呼吸衰竭的依据;若 $PaO_2<60mmHg$,$PaCO_2$ 正常或低于正常时为 I 型呼吸衰竭;若 $PaO_2<60mmHg$ 且 $PaCO_2>50mmHg$ 时为 II 型呼吸衰竭。

【临床表现】

1.呼吸异常的表现　呼吸异常的表现如呼气性或吸气性呼吸困难、潮式呼吸、点头样呼吸、间歇呼吸等。

2.缺氧的临床表现

(1)中枢神经系统:中枢神经对缺氧十分敏感,轻度缺氧即引起注意力不集中、头痛、兴奋等症状。重度缺氧出现烦躁不安、谵妄、惊厥,甚至引起脑水肿、呼吸节律改变和昏迷。

(2)心血管系统:开始时出现代偿性心率增快,心搏量增加,血压增高。当缺氧严重时,则出现心率减慢、血压降低、心律失常,同时还可引起肺小动脉收缩、肺动脉高压,导致肺心病的出现。

(3)呼吸系统:缺氧可通过刺激颈动脉窦和主动脉体的化学感受器,反射性地增加通气量,但其对呼吸的影响远较 CO_2 小。

(4)其他:缺氧可损害肝细胞,使转氨酶增高。轻度缺氧使肾血流量、肾小球滤过率增加,但当 PaO_2 下降至 $40mmHg$ 时,肾血流量开始减少.肾功能受到抑制,出现蛋白尿、血尿和氮质血症。慢性缺氧通过肾小球旁细胞产生促红细胞生成素因子,刺激骨髓,引起继发性红细胞增多。

3.二氧化碳潴留的临床表现　(1)中枢神经系统:CO_2 潴留使血管扩张,脑血流量增加,早期起到代偿作用,如果病情持续或加重时,出现脑水肿,颅内压增高。由于 pH 值下降,引起细胞内酸中毒,初期抑制大脑皮层,表现为嗜睡,随后皮层下刺激增强,间接引起皮层兴奋,表现为躁动不安、兴奋、肌肉抽搐、失眠等。晚期则皮层和皮层下均受到抑制而出现"二氧化碳麻醉",病人表现为肺性脑病的症状。

(2)心血管系统:早期使血管运动中枢和交感神经兴奋,回心血量增加,使心率增快,血压升高,脉搏有力,也可引起肺小动脉收缩,而导致肺心病。脑循环对 CO_2 亦非常敏感,可使脑血流量增加,出现搏动性头痛。

(3)呼吸系统:CO_2 潴留可兴奋呼吸中枢,使呼吸加深加快。但随着 CO_2 浓度的增加,呼吸中枢反而受到抑制。

4.酸碱平衡失调与电解质紊乱　在 II 型呼吸衰竭中呼吸性酸中毒最为常见,主要是因为肺泡通气不足,导致 CO_2 在体内潴留引起。病情较重者可合并代谢性酸中毒,多由于无氧代谢引起乳酸增加和无机盐积聚所致。另外,由于利尿剂的使用、大量葡萄糖的输入、皮质激素的应用等,可导致低钾、低氯血症,以及肾功能障碍等,都可引起代谢性碱中毒。少数病人可因机械过度通气导致呼吸性碱中毒,甚至还可出现三重酸碱失衡。酸碱失调时,又与电解质紊乱密切相关,如酸中毒时,细胞外 H^+,Na^+ 进入细胞内,而 K^+ 自细胞内移到细胞外,产生高钾血症;碱中毒时则相反。其他尚有低氯血症、低钠、低钙和低镁血症等。

5.肺性脑病　发生的原因主要是呼吸性酸中毒使脑细胞内 H^+ 浓度增加,pH 值下降导致脑组织酸中毒所致。低氧血症对于肺性脑病的发生居次要地位。临床表现为头痛、淡漠不语、多汗、嗜睡,随着 $PaCO_2$

增加而出现兴奋、躁动不安、抽搐及无意识动作和行为、幻听等精神症状,最后昏迷、死亡。

6.其他表现　其他尚可出现肺心病、心力衰竭、胃肠道出血、肾功能不全、DIC等。

【诊断】

临床上根据血气分析的结果,以 $PaO_2 < 60mmHg$ 和(或)伴有 $PaCO_2 > 50mmHg$ 作为诊断呼吸衰竭的标准;若仅 $PaO_2 < 60mmHg$, $PaCO_2$ 正常或低于正常时,即为 I 型呼吸衰竭;若 $PaO_2 < 60mmHg$, $PaCO_2 > 50mmHg$ 时,即为 II 型呼吸衰竭。

【救治措施】

呼吸衰竭的急救原则是迅速改善通气,积极控制感染,纠正缺氧和二氧化碳潴留,为基础疾病的治疗争取时间和创造条件。

1.保持呼吸道通畅

(1)清除呼吸道异物:清除堵塞于呼吸道分泌物、血液、误吸的呕吐物或其他异物,解除梗阻,改善通气。对痰液黏稠者,可用祛痰药,如溴己新、祛痰合剂、氯化铵、氨溴索(安普索)等,无效者注意增加水分,多饮水和静脉补液(不少于 $1000 \sim 1500ml/d$),并用药物雾化吸入或超声蒸气雾化吸入。常用吸入药物:①庆大霉素 4 万 U+地塞米松 5mg+氨茶碱 0.25g+生理盐水 20ml;②-糜蛋白酶 $5 \sim 10mg$+生理盐水 20ml;③青霉素 G40 万 U+链霉素 0.5g+氨茶碱 0.25g+α-糜蛋白酶 5mg+生理盐水 20ml。对咳痰无力者,可采用翻身、拍背、体位引流等措施帮助排痰。病情严重者,可用纤维支气管镜进入气管、支气管进行冲洗、抽吸。

(2)解除支气管痉挛:①避免诱发因素。引起支气管痉挛的因素很多,除疾病本身外,吸痰操作不当、吸入高浓度干燥氧过久、吸入气过冷、气管内给药浓度过高或药量过多等均可加重气管痉挛。②氨茶碱是最常用的药物,剂量 $0.25 \sim 0.5g$,加入 5％葡萄糖液 250ml 缓慢静滴,一般每日不超过 1.0g,也可用 0.25g 溶入 25％葡萄糖 40ml 内缓慢静注。该药直接舒张支气管平滑肌,而且还有兴奋延髓呼吸中枢、提高膈肌收缩力、降低肺动脉阻力及利尿、强心的作用。但剂量过大会引起恶心、呕吐等症状,严重时有心悸、兴奋、心律失常等。对于老人、心肾功能减退者,应减量,或改用副作用较少的二羟丙茶碱,用量为 $0.25 \sim 0.5g$ 加入 5％葡萄糖液 250ml 静滴。③β$_2$ 受体兴奋药,常用的有沙丁胺醇、特布他林、沙美特罗(强力安喘通)、丙卡特罗(美喘清)等,气雾剂有沙丁胺醇(喘乐宁、舒喘宁)、特布他林(喘康速)等。④肾上腺皮质激素多用于重症支气管痉挛者,地塞米松 $10 \sim 20mg/d$ 或氢化可的松 $200 \sim 400mg/d$,一般 $3 \sim 5$ 天后减量。

(3)机械通气:当上述方法仍不能改善通气时,应立即建立人工气道。适应证:病情变化急剧、危及生命、意识障碍者,应立即行气管插管;其他如肺性脑病或其早期,经氧疗、呼吸兴奋药等积极治疗后,PaO_2 继续下降,$PaCO_2$ 继续升高,自主呼吸微弱、痰液不易排出等情况下也应建立人工气道。应急时可进行气管插管,但不宜久置。估计病情不能短期恢复者,应进行气管切开,长时间的切开时,要加强消毒隔离等护理手段和抗感染治疗,要注意继发感染的发生。过分干燥的气体长期吸入将损伤呼吸道上皮细胞,使痰液不易排出,细菌容易侵入而发生感染。因此,保证病人有足够液体摄入,保持气道的湿化是相当重要的,气道滴入的量以 250ml/d 左右为宜。目前已有多种提供气道湿化作用的湿化器或雾化器装置,可以直接使用或与呼吸机连接应用。湿化是否充分的标志就是观察痰液是否容易咳出或吸出。

2.氧气疗法　氧疗的指证:低氧血症($PaO_2 \leqslant 80mmHg$),即是氧疗的指证。一般根据 PaO_2 的不同,将低氧血症分为 3 种类型,PaO_2 $60 \sim 80mmHg$ 为轻度、$40 \sim 60mmHg$ 为中度、$< 40mmHg$ 为重度低氧血症。吸氧浓度亦分为低浓度($\leqslant 35％$)、中浓度($35％ \sim 50％$)、高浓度($> 50％$)。轻度低氧血症一般不需要氧疗。

(1) I 型呼吸衰竭病人,多为急性病,以缺氧为主,因不伴有 CO_2 潴留,氧浓度可以提高到 50％,流量 4

～5L/min,将 PaO_2 提高到 70～80　mmHg。待病情稳定后,逐渐减低氧浓度。吸氧浓度可按下列公式推算:实际吸氧浓度(%)=21+4×O_2 流量(L/min)。

(2)Ⅱ型呼吸衰竭病人既有缺氧,又有 CO_2 潴留,宜用低流量(1～2L/min)、低浓度(24%～28%)持续吸氧。力争在短期内将 PaO_2 提高到 60mmHg 或以上,将 $PaCO_2$ 降至 55mmHg 以下。若在氧疗过程中 PaO_2 仍低于 60mmHg,PaO_2＞70mmHg,应考虑机械通气。

(3)吸氧途径:常规有鼻塞法、鼻导管法、面罩法等。对危重病人常规吸氧无效时,应考虑气管插管或气管切开进行机械通气治疗。吸入氧温度应保持在 37℃,湿度 80%左右。

(4)氧疗有效的指证:发绀减轻或基本消失,呼吸改善、平稳,神志好转,心率减慢,瞳孔恢复正常,出汗减少等。实验室检查:无 $PaCO_2$ 增高时,PaO_2＞60mmHg,有 $PaCO_2$ 增高时,PaO_2 应达到 50～60mmHg。

3.呼吸兴奋药的使用　呼吸衰竭经常规治疗无效,PaO_2 过低,$PaCO_2$ 过高,或出现肺性脑病表现或呼吸节律、频率异常时,均可考虑使用。常用药物有:

(1)尼可刹米(可拉明):直接兴奋呼吸中枢,使呼吸加深加快,改善通气。剂量:0.375～0.75g 静脉缓慢推注。随即以 3.0～3.75g 溶于 5%葡萄糖液 500ml 内静脉滴注。总量＜5.0g/d。一般 3 天为一疗程,无效即停用。副作用有恶心、呕吐、颜面潮红、肌肉抽动等。

(2)洛贝林(山梗菜碱):3～9mg,静脉推注,2～4h 一次,或 9～15mg 加入液体静滴,可与可拉明交替使用。

(3)甲弗林(回苏林):8～16mg 加入液体静滴,起效快,维持时间长。

(4)多沙普仑(吗乙苯吡酮):除具有兴奋呼吸中枢作用外,还可通过颈动脉体化学感受器反射性地兴奋呼吸中枢。该药特点是呼吸兴奋作用强,安全范围大,对改善低氧血症和高碳酸血症优于其他呼吸兴奋药。剂量:100mg 加入液体 500ml 中以 1.5～3mg/min 静滴。

(5)阿米西群(阿米脱林):口服 2h 药浓度达高峰,半衰期 40h,副作用少,通常用 50～100mg,每日两次。

4.纠正酸碱失衡与电解质紊乱

(1)呼吸性酸中毒:治疗原则是改善通气,增加肺泡通气量,促使二氧化碳排除。当 pH 值＜7.30 时应用氨丁三醇(THAM)进行纠正,它与二氧化碳结合后形成 HCO_3,使 $PaCO_2$ 下降,提高 pH 值。用法:3.64%THAM 溶液 200ml 加 5%葡萄糖 300ml 静脉滴注,每日 1～2 次。快速大量滴注可致低血糖、低血压、恶心、呕吐、低血钙和呼吸抑制。值得注意的是,如果呼吸性酸中毒病人的 HCO_2 增高或正常时,不要急于使 $PaCO_2$ 下降过快,否则当 $PaCO_2$ 突然降至正常时,而 HCO_3^- 不能及时降低,导致呼吸性酸中毒过度代偿,出现碱中毒。

(2)代谢性酸中毒:如果合并有代谢性酸中毒,$PaCO_2$ 增高,缺氧纠正后即可恢复.可不给碱性药,尤其不宜使用碳酸氢钠,因碳酸氢钠分解后形成更多的二氧化碳,使 $PaCO_2$ 更加增高($NaHCO_3 \rightarrow Na^+ HCO_3^- - H+HCO_3^- H2CO_3 \rightarrow H2CO_2 + CO_2$)。但如果 HCO_3^- 明显降低.pH 值减低严重者可少量补碱,选用 THAM 为宜。单纯 HCO_3^- 减低,$PaCO_2$ 正常时,当 pH 值＜7.20 时可予补碱。

(3)代谢性碱中毒:多由于利尿剂、皮质激素等药物的使用.导致低钾、低氯性碱中毒,所以要积极补充氯化钾、谷氨酸钾、氯化铵等,严重者可补酸性药物如盐酸精氨酸。

(4)电解质紊乱:常见有低钾血症、低氯血症、低钠血症等,其原因与摄入不足或排出过多有关,尤其是与利尿剂的使用不当有关,治疗措施是找出原因,补充相应电解质。

5.控制感染　呼吸道感染是引起呼吸衰竭或诱发慢性呼吸衰竭急性加重的主要原因,迅速有效地控制感染是抢救呼吸衰竭的重要措施。应在保持呼吸道引流通畅的情况下,根据细菌及药物敏感试验的结果选择有效的抗生素。而且应该注意：①如果没有痰培养的条件，应联合使用抗生素；②以大剂量、静脉滴注为主；③不可停药过早，以免复发；④一般在急性发作缓解后仍巩固治疗3～5天，如用药2～3天无效时可更换或加用抗生素；⑤对广谱抗生素使用时间长、剂量大，又同时使用糖皮质激素的病人，要注意有继发真菌感染的可能。

6.其他疗法

(1)营养支持：由于呼吸衰竭病人的呼吸做功增加，且多伴有发热，导致能量消耗增加，加上感染不易控制，呼吸肌容易疲劳，因此，应给病人补充营养，以满足机体的需要。常用鼻饲高蛋白、高脂肪和低碳水化合物饮食，以及多种维生素。必要时补充血浆、人血白蛋白、脂肪乳、氨基酸等。

(2)脱水疗法：缺氧和二氧化碳潴留均可导致脑水肿，肺性脑病病人更是如此，故应进行脱水疗法。但过多的脱水又可引起血液黏度增加，痰不易咳出，所以脱水以轻或中度为宜。

(3)糖皮质激素：激素具有减轻脑水肿、抗支气管痉挛、稳定细胞溶酶体膜和促进利尿等作用，常用于严重支气管痉挛、肺性脑病、休克和顽固性右心衰竭病人的治疗。用量为泼尼松10mg，口服，3次/d，或氢化可的松100～300mg/d、地塞米松10～20mg/d静脉滴注，减量时注意逐步递减。

(4)防治并发症：对于出现心律失常、心力衰竭、休克、消化道出血、DIC等并发症，要予以相应的治疗和预防措施。

【监测与护理】

(一)监测

1.一般监测　体温、脉搏、心率、血压、呼吸、尿量、皮肤及肢端颜色和温度、神志、瞳孔、神经反射及有无眼球结膜水肿。

2.血气分析　PaO_2、$PaCO_2$、pH值、HCO_3、BE等。可用动脉血法、漂浮导管法、经皮监测法，以及脉氧仪、耳血氧计监测法、呼出气二氧化碳监测法。

3.肺功能及呼吸动力学监测　呼吸频率、潮气量、每分钟通气量、肺顺应性、气道阻力、呼气峰值流速、最大吸力压力等。

4.循环功能监测　心输出量及心脏指数、中心静脉压、肺毛细血管楔压、肺动脉压。

5.其他　心电图、电解质、肝功能、肾功能等。

(二)护理

1.病房环境要求　室温18～20℃，湿度60%左右。空气清新、洁净、无烟、无尘。每日紫外线消毒一次，每次30～60min。室内安静，减少探视。定时开窗通风换气，每日1～3次，每次15～20min。

2.呼吸道护理　保持呼吸道通畅，尽量采用咳嗽和体位排痰方式将痰液排出体外，使用呼吸机者用吸引器吸痰。每次吸痰时间<15s，痰干者可滴入3～5ml生理盐水湿化后吸痰。吸痰管严格消毒，一次性使用。送入肺内的气体须经湿化瓶或呼吸机上的雾化装置湿化。除雾化法外，还可在气管切开处向气管内滴少许液体加强湿化效果。应用上述方法效不佳者可采用抗生素、蛋白酶和激素的雾化吸入法：庆大霉素8万U，氨茶碱0.25g，地塞米松5mg，α糜蛋白酶5mg，加生理盐水至50ml，雾化吸入，每次15～30min，2次/d。药物经雾化吸入后直接在呼吸道产生抗炎、解痉和化痰作用，有利于保持呼吸道通畅。发生痰块或血块阻塞气道而窒息时应立即吸出或挖出。对严重病人进行气管切开或气管插管机械通气。

3.气管插管及气管切开的护理　气管插管者，保障插管位置适当，避免导管位置过深或过浅；保障导管气囊的小容量充气和正常通气的进行；保持湿化装置的无菌状态。气管切开病人，采用双带打死结固定导管；保持切开部位伤口清洁干燥；金属套管的内管定期消毒，常规每4h一次；床边备有全套呼吸急救设备，当人工气道意外脱出，备用套管不能置入时，可经喉行气管插管。

4.昏迷病人的护理　昏迷者应在无菌操作下行导尿术,保留导管,用0.02%呋喃西林冲洗,2次/d。已有大小便失禁者应将会阴及臀部洗擦干净,及时更换衣服及床单。

5.用药的护理　应用呼吸兴奋剂时若瞬间药物浓度过高可引起抽搐,甚至昏迷,故静注速度应适当控制。呼吸兴奋剂应配合抗感染、解痉、氧疗或机械通气等措施,否则反而加重耗氧。氨茶碱可引起各种心律失常、恶心、呕吐及抽搐等反应,应仔细观察,及时处理。β₂受体激动剂也可引起心律失常。激素可加重呼吸道感染及口腔真菌感染。合并有心脏病者过分强调水化治疗可能诱发和加重心衰。不宜使用对呼吸中枢有抑制作用的药物,如吗啡、哌替啶或镇静催眠药。

6.口、眼、皮肤护理　每天用3%硼酸或3%过氧化氢洗漱口腔,3次/d,防治口腔炎。口腔黏膜出现白斑应考虑真菌感染,及时作相应处理。每日漱口2～3次。使用各种消炎眼药水或眼膏可防治眼球干燥、感染及溃疡。对不能主动翻身者应用气垫床或臀部加气垫圈,受压部位皮肤保持洁净。必要时局部使用红花酒精或滑石粉。每小时翻身1次防治褥疮。注意勿牵拉呼吸机管道。

7.防治交叉感染　室内空气,各种器械、物品、操作人员的手,工作服及口罩帽子均应按有关常规作好清洁及消毒,以防交叉感染,特别是绿脓杆菌感染。

8.呼吸机的使用与保管　熟练掌握所使用的呼吸机的类型、性能特点和操作方法。判断和排除机械故障,观察病人使用后的反应。用毕之后及时清洁消毒。

9.心理护理　专人守护,向病人表示或暗示有生存希望,驱除其消极心理,争取主动配合。

10.特别注意　在观察病情中,若发现呼吸衰竭病人有睡眠颠倒、幻觉、兴奋或类似癔病的症状应考虑肺性脑病已经或即将发生;对原无肺部疾病的病人出现了难于解释的呼吸困难,应警惕 ARDS 的发生。对中枢神经系统疾患,及可能导致呼吸动力功能障碍的周围神经及呼吸肌病的病人应备好呼吸机,并作好气管切开或气管插管的准备。

(田　丽)

第五节　肺栓塞

肺栓塞为肺动脉及其分支被内源性或外源性栓子堵塞而引起的临床病理、生理综合征,并发出血或坏死者称肺梗死。最常见的栓子来自静脉系统,肺动脉或左右分支的栓塞可致心搏骤停,肺叶动脉栓子完全阻断血流,使阻塞血管远端肺组织梗死,粟粒状小栓塞则可引起肺动脉高压及亚急性肺心病。由于肺组织的氧来自肺动脉、支气管动脉及肺泡,因此,肺栓塞后肺梗死的发生率不到10%。

【临床表现】

肺栓塞症状和体征均为非特异和不敏感,主要取决于肺血管受损程度、发生发展速度和心肺的基础状态。

1.临床症状

(1)呼吸困难:是肺栓塞的常见症状,轻者呈阵发性过度通气,重者突然出现濒死感。

(2)胸痛:较大的栓子可引起类似心绞痛样胸痛,较小栓子位于肺周边,可表现为胸膜性疼痛。

(3)咯血:常提示肺梗死存在。

(4)咳嗽:多为干咳或伴少量黏痰。

(5)晕厥:主要因为大块肺栓塞引起的脑供血不足,多伴有心衰、低血压、低氧血症,小的栓塞可引起阵发性头晕。

(6)发热:一般不超过 38.5℃。

(7)烦躁、恶心、呕吐、出冷汗:往往是急性肺栓塞的表现。

2.体格检查

(1)一般症状:低热,发生率 40%。出现心功能不全时可有发绀、颈静脉怒张。

(2)心脏体征:主要是急慢性肺动脉高压和右心功能不全的体征。

(3)肺部体征:可出现干湿性罗音,部分病人可有胸腔积液征。

3.辅助检查

(1)血液检查:白细胞计数增多,血沉增快,血清胆红素、乳酸脱氢酶升高。

(2)动脉血气:约 85% 病人 $PaO_2 < 80mmHg$,$PaCO_2 < 35mmHg$。

(3)心电图:无特异性,可有窦性心动过速,不同程度右束支传导阻滞,电轴显著右偏,少数左偏,ST 段下降及 T 波倒置,Ⅲ导联出现深 Q 波。

(4)胸部 X 线检查:慢性肺栓塞的 X 线表现肺纹理呈网状,肺不张或充血性肺水肿,肺梗死多位于肺下部,典型表现是肺内有圆形或三角形密度不均匀阴影,三角形基底常与胸膜粘连,并有少量胸腔积液。亦可有支气管肺炎、肺不张或粟粒性浸润表现。

(5)放射性核素扫描:常用[99m]锝(^{99m}Tc)标记的人体白蛋白单纯肺灌注扫描。如扫描结果正常,一般可排除明显的肺栓塞。肺通气扫描常用吸入[127]氙,肺通气扫描和肺灌注扫描对比分析可提高栓塞诊断的准确率。

(6)肺动脉造影:尤其是栓塞发生后的 72h 内,选择性肺动脉造影对诊断有极高的准确性、敏感性和特异性。在明确诊断的同时,可测定肺动脉及右心室压力,可判断肺栓塞对血流动力学的影响。

【诊断与鉴别诊断】

(一)诊断

肺栓塞的诊断应包括以下三个方面,疑诊病例、确诊检查、寻找危险因素。

1.临床疑诊

(1)对存在有形成栓子的原发病或高危因素的病例,要有较强的诊断意识。

(2)突然发病,出现不明原因的呼吸困难、胸痛、晕厥、咯血和休克等。或伴有单侧或双侧不对称的下肢肿胀、疼痛等对诊断具有重要的提示意义。

(3)心电图呈右心负荷增大。X 线胸片有片状阴影或呈楔形阴影者,动脉血气分析为 PaO_2 降低和 $PaCO_2$ 降低者可以初步疑诊肺栓塞。

(4)常规进行 D-二聚体检测,据此以辅助诊断或作出可能的排除诊断。

(5)超声检查示肺动脉高压、右室高负荷和肺源性心脏病,或发现肺动脉近端的血栓、右房或右室血栓、下肢深静脉血栓的证据则更有助于诊断。

2.确定诊断

(1)核素肺通气/灌注扫描检查:在不能进行通气显像时亦可进行单纯灌注扫描。典型征象是呈肺段分布的肺灌注缺损,并与通气显像不匹配。如结果为非诊断性异常,则需要作进一步检查,包括作肺动脉造影。

(2)螺旋 CT、电子束 CT 或 MRI:可发现肺动脉内血栓的直接证据。

(3)脉动脉造影:目前仍为肺栓塞诊断的"金标准"。肺动脉造影可显示肺动脉的充盈缺损或肺动脉的截断,为诊断肺栓塞的依据。

(4)检出下肢血栓:对诊断也有帮助。因肺栓塞的栓子多来自下肢,可行下肢静脉造影、电阻抗检查或多普勒超声检查下肢有否血栓存在,有助于肺栓塞的诊断。

3.寻找危险因素

(1)对于疑诊病例,同时运用超声检查、核素或静脉造影、MRI 等手段积极明确是否存在深静脉血栓形成(DV_T),并对两者发病联系作出评价。

(2)对于确诊病例或存在 DV_T 的病例,应进行临床评价,作相关检查以发现其危险因素,并据此采取相应的预防和治疗措施。

(二)鉴别诊断

1.急性心肌梗死　急性肺栓塞可有剧烈胸痛,伴酷似心肌梗死的心电图形,但仔细询问病史,能发现两者在起病及临床表现体征上略有一些不同,血清酶的检查,动态心电图的观察也有助于鉴别。

2.主动脉夹层瘤　此类病人也有胸痛、休克等症状,但常有高血压病史,疼痛部位广泛,与呼吸无关。超声心动图可帮助鉴别。

3.肺炎　肺炎是肺栓塞最多误诊的疾病,若 X 线胸片出现多处浸润性改变,肺炎治疗无效,要考虑肺栓塞的可能。

【救治措施】

急救原则为针对性治疗发病因素,纠正低氧血症,缓解栓塞和防止再发展,维持循环血量和组织供氧,治疗原发病等。

1.对症处理

(1)一般处理:卧床、吸氧、止痛,严密观察生命体征。

(2)抗休克:适当补液,多巴胺 10～20mg 及多巴酚丁胺 5～15mg/kg 加入 100～200ml 葡萄糖液中静滴。降低肺循环阻力,增加心排量,维持收缩压在 90mmHg 左右,必要时可用异丙肾上腺素和肾上腺皮质激素。

(3)维持心肺功能:可用异丙肾上腺素 1～2mg 加入 5％葡萄糖液 500ml 静脉点滴,慎用毛花苷 C 和利尿剂。阿托品 0.5～1mg 静脉注射防止肺血管及冠脉痉挛,降低肺循环阻力,增加心排量。氨茶碱可改善气道痉挛。

2.抗凝治疗　抗凝治疗为肺栓塞治疗的基础疗法,可有效防止血栓的形成,降低复发性血栓而致死亡的危险性。常用肝素 5000～7500U 静脉滴注,每 6h 一次;或 10000U 深部肌内注射,每 8h 一次。维持凝血时间为正常对照的 2～2.5 倍,每日用量多为 25000U 以下,通常用 7～10 天。肝素治疗 2 天后口服华法林,首剂 15～20mg,第 2 日 2～10mg,以后 2.5～5mg/d;或双香豆素首剂 200mg,第 2 日 100mg,以后 25～75mg/d 维持。维持凝血酶的时间为通常对照的 2 倍左右,疗程约为 3 个月。一旦发生出血,应立即中止治疗,由肝素引起者用等量鱼精蛋白静脉滴注;口服抗凝药引起者,给予维生素 K 静脉注射,20mg/次,必要时输血。

3.溶栓疗法　肺栓塞出现明显心力衰竭或伴呼吸衰竭时应即采用溶栓疗法。常用药物为尿激酶、链激酶及组织纤溶酶原激活物。溶栓药可经静脉导管直接注射到受累动脉使血栓溶解。

4.手术治疗　手术治疗常包括下腔静脉阻断术,肺栓塞取栓术等。

【监测与护理】

1.对高度疑诊或确诊肺栓塞(APE)的病人进行严密监护,监测呼吸心率、血压、心电图及血气的变化。要求绝对卧床,保持大便道畅,以防止栓子再次脱落。对于有焦虑、胸痛、发热、咳嗽等症状可给予镇静、止痛、镇咳等相应的对症处理。

2.呼吸循环支持,采用经鼻导管或面罩吸氧。当合并严重的呼吸衰竭时,可使用经鼻面罩无创性机械通气或经气管插管进行机械通气。应避免气管切开防止出血。对于右心功能不全、血压正常的病例,可用多巴酚丁胺和多巴胺。若出现血压下降,可增大剂量或使用其他血管加压药物,如间羟胺、肾上腺素等。补液治疗中应注意液体入量,保护心功能。

3.溶栓和抗凝治疗注意监测 3P 试验、纤维蛋白原、纤维蛋白降解物、血小板、凝血酶原时间等血液学指标。

4.昏迷者应在无菌操作下行导尿术,保留导管,用 0.02% 呋喃西林冲洗每日 2 次。已有大小便失禁者应将会阴及臀部洗擦干净,衣服、床单及时更换,防止肺部感染、泌尿系感染及褥疮的发生。

5.作好心理护理,消除其恐惧心理,争取其主动配合治疗。

（田　丽）

第六节　误吸性肺炎

误吸性肺炎系由于误吸入胃液、颗粒性物质或分泌物以及其他刺激性液体和碳氢化合物,引起的肺部损伤,严重者可发生呼吸衰竭或 ARDS。

【临床表现】

1.化学性肺炎　在吸入胃内容物 $1\sim2h$ 后,出现急性呼吸困难。呼吸急促,可有支气管痉挛,常见发绀、心动过速、低热或早期出现高热,往往咯粉红色泡沫样痰。可出现血压下降,早期为反射性引起,后期则为血容量不足所致,肺动脉压也可下降,严重者出现 ARDS 表现。

胸部 X 线示两肺散在不规则片状边缘模糊阴影,肺内病变分布与吸入时体位有关,常见于中下肺野,以右肺多见。发生肺水肿时,则两肺出现的片状、云絮状阴影融合成大片状,从肺门向外扩散,以两肺中内带为明显,与心源性急性肺水肿的 X 线表现相似,但心脏大小和外形正常,无肺静脉高压征象。

动脉血气分析可见 PaO_2,$PaCO_2$ 降低,呈呼吸性碱中毒。

根据吸入量、吸入物 pH 值和病人状态,有不同的转归。其中误吸后需要接受人工呼吸、演变为 ARDS 者死亡率高,约 10% 病人吸入后不久可致死亡。多数病人在 $24\sim36h$ 后,临床趋向稳定,X 线示 $4\sim7$ 天后病变吸收,部分病人在好转后又可出现肺内继发感染。

如为误吸入汽油和煤油,则出现呼吸道刺激症状,如咳嗽、呼吸困难、胸痛。导致化学性肺炎者有剧烈咳嗽、咯血痰或血性泡沫痰、发绀。对中枢神经系统作用为先兴奋、后抑制,可表现乏力、恍惚、酒醉状态,肌肉纤维颤动、运动失调,严重者烦躁不安、谵妄、惊厥、昏迷。

2.下气道细菌感染　其病情进展比胃酸性肺炎缓慢。常见的症状即细菌性感染的症状,出现咳嗽、发热和咳脓性痰。肺部 X 线检查显示受累的肺段浸润,在一定程度上由病人吸入时的体位所决定。当有厌氧菌感染时常见的后果为肺坏死并由于有支气管胸膜瘘或空腔(即肺脓肿)而出现脓胸。由干咳痰对检查厌氧菌无意义,所以一般用气管内抽出物作为标本。在医院以外发生吸入性肺炎,一般有厌氧菌感染;医院内的吸入性肺炎除涉及厌氧菌外,还涉及其他细菌,包括革兰阴性杆菌和金黄色葡萄球菌感染。这种差别对药物选择非常重要。

3.下气道机械性阻塞　症状取决于阻塞体及阻塞气道的直径。气管高位阻塞可产生急性窒息,往往出现失音和迅速死亡。较远端的气道阻塞会造成刺激性咳嗽,往往伴有阻塞远端的反复感染。胸部 X 线检查在呼气时可清楚看到患侧肺膨胀不全或膨胀过度,部分阻塞使心脏阴影在呼气时向健侧移动。另一诊断线索是同样的肺段有反复肺实质感染。

【诊断】

根据临床病史及 X 线表现,诊断不难。通常病人在吸入胃内容物后 1～2h 出现气促,进展快,伴发绀、心动过速,随之 X 线见肺部渗出阴影,多数在 1～2 天后病情趋向稳定,肺部阴影逐渐消散。由于支气管分泌液和肺水肿液的中和作用,气管吸引物 pH 值测定并无价值。

【治疗和预防】

预防误吸性肺炎的主要措施为防止食物或胃内容物吸入,如手术麻醉前应充分让胃排空,围麻醉期特别是麻醉诱导期间可应用 H2 受体拮抗剂预防呕吐,对昏迷病人尽早置胃管,根据病情采取头低或侧卧位,必要时作气管插管或气管切开,加强护理,严格无菌操作与严密消毒。

1.化学性肺炎　紧急情况下立即用高浓度氧吸入,及早应用纤维支气管镜或气管插管反复气道吸引、冲洗,保持呼吸道通畅,加用呼气末正压呼吸治疗。纠正血容量不足可用白蛋白或低分子右旋糖酐等。为避免左心室负担过重和胶体渗漏入肺间质,可使用利尿剂。

对肺损害尚无特效疗法。因为损伤是突然发生的,而且酸性物质很快被肺分泌物中和,所以恢复化学性损伤的机会很小。

肾上腺糖皮质激素可能有减少炎症反应、缓解支气管痉挛、稳定溶酶体膜等作用,但效果尚未证实,有时反而导致继发感染。

抗生素只用于控制继发感染。有抽搐及精神不安时可给镇静剂,有脑水肿、肺水肿者及时对症处理。

2.下气道细菌感染　其主要治疗办法是针对病原体使用抗生素。在开始使用或更换抗生素治疗之前应作细菌培养和药敏试验,但有时在未获检验结果之前即需根据临床细菌学拟诊和对药物敏感性的判断开始用药。需氧菌感染一般对亚胺培南和头孢哌酮敏感,对头孢他啶、头孢噻肟和阿米卡星敏感性较低;厌氧菌感染首选替硝唑,其次为甲硝唑和氯霉素,对林可霉素的敏感性较差;有腐败性肺脓肿者有时氯林可霉素效果较好。因混合性感染多见,故应联合应用抗厌氧菌和需氧菌的药物。在治疗误吸感染时皮质类固醇和免疫抑制剂的药量应减少。对严重粒细胞异常的病人确已发生感染者输以粒细胞可能会有好处。

3.下气道机械性阻塞　其主要治疗为吸出阻塞物,通常借助于支气管镜。如合并感染,及时处理。

【监测与护理】

（一）监测

1.一般监测　体温、脉搏、心率、血压、呼吸、尿量、皮肤及肢端颜色和温度、神志、瞳孔、神经反射及有无眼球结膜水肿。

2.血气分析　PaO_2,$PaCO_2$,pH 值、HCO_3^-,BE 等。

3.肺功能及呼吸动力学监测　呼吸频率、潮气量、每分钟通气量、肺顺应性、气道阻力、呼气峰值流速、最大吸力压力等。

4.其他　心电图、电解质、肝功能、肾功能等。

（二）护理

1.室温 18～20℃,空气清新、洁净、无烟、无尘。室内安静,减少探视。定时开窗通风换气,每日 1～3次,每次 15～20min。

2.化学性肺炎最重要的治疗办法是维持呼吸,在紧急情况下,应立即用高浓度氧吸入,严重病人行气管切开或气管插管机械通气。

3.气管插管者,保障插管位置,避免导管位置过深或过浅;保持湿化装置的无菌状态。气管切开病人,保持切开部位伤口清洁干燥;金属套管的内管定期消毒;床边备有全套呼吸急救设备,当人工气道意外脱出,备用套管不能置入时,可经喉行气管插管。

4.昏迷病人的护理。昏迷者应在无菌操作下行导尿术,保留导管,用0.02%呋喃西林冲洗,2次/d。已有大小便失禁者应将会阴及臀部洗擦干净,及时更换衣服及床单。

5.每天用3%硼酸或3%过氧化氢洗漱口腔,3次/d,防治口腔炎。使用各种消炎眼药水或眼膏可防治眼球干燥、感染及溃疡。对不能主动翻身者应用气垫床或臀部加气垫圈.受压部位皮肤保持洁净。每小时翻身1次防治褥疮。

6.有抽搐及精神不安时可给镇静剂,有脑水肿、肺水肿者及时对症处理。

7.针对病原体使用抗生素。因混合性感染多见,故应联合应用抗厌氧菌和需氧菌的药物。

8.作好心理护理,驱除其消极心理,争取主动配合。

（田　丽）

第七节　自发性气胸

自发性气胸是指不明原因或肺部疾患导致肺泡破裂,肺内气体进入胸膜腔而引起的胸腔积气。临床上发生于原无肺部疾患表现者,称特发性(原发性)自发性气胸;继发于肺部疾病者,称为继发性自发性气胸。自发性气胸分为3类:①闭合性气胸;②开放性气胸;③张力性气胸。

【临床表现】

1.症状　患侧胸痛常突然发生,因咳嗽及深呼吸而加重;呼吸困难与胸痛同时发生。如肺脏本身无明显病变或病灶范围不大,肺功能良好,肺萎陷少于20%者,呼吸困难可不明显。如原有肺功能不全,虽然肺压缩只占10%,仍可出现严重呼吸困难。张力性气胸常有进行性呼吸困难,甚至休克、呼吸衰竭等。

2.体征　小量气胸可仅有呼吸音减弱。胸腔积气多时,可见气管及心脏向健侧移位,患侧饱满,肋间隙增宽,呼吸运动减弱,叩诊呈鼓音,语颤及呼吸音减弱或消失。左侧气胸时心尖搏动可触不到,心音遥远。

3.辅助检查　胸部X线检查气胸部位透亮度增高,且无肺纹理可见。肺组织受压,向肺门处萎陷。在萎陷肺的边缘,脏层胸膜呈纤细的发线影。纵隔、心脏、气管可同时向对侧移位,膈肌下降。如有积液,可见液平面。

【诊断与鉴别诊断】

根据胸痛、呼吸困难、休克、呼吸衰竭等临床表现,气管向健侧移位,患侧肋间隙增宽,呼吸运动减弱,语颤及呼吸音减弱,结合胸部X线检查,临床不难诊断。需与以下疾病鉴别:

1.急性心肌梗死　可突然发生胸痛、胸闷,甚至呼吸困难、休克等。病人常有高血压、动脉粥样硬化、冠心病史。心肌酶学检查、心电图检查、胸部透视可资鉴别。

2.肺栓塞　突发的胸痛、呼吸困难、发绀等酷似自发性气胸。肺栓塞病人常有咯血和低热,并常有下肢或盆腔栓塞性静脉炎、骨折、严重心脏病、心房颤动等病史,或发生在长期卧床的老年病人。详细体格检查和X线检查可作出鉴别。

【救治措施】

（一）排气治疗

气胸量少于20%,症状轻微或无症状,如轻度单纯性气胸,气体可自行吸收,不需排气,但须严密观察呼吸循环状况;气胸量较大,有呼吸困难,特别是张力性气胸,必须尽快排气。

1.紧急简易排气法　病情急重、无专用设备情况下,可用50ml或100ml注射器,在患侧锁骨中线第二肋间或腋前线第4~5肋间穿刺排气,至病人气急缓解后,再进行其他处理。另一急救处理可用一粗注射针,在其尾部扎上橡皮指套,指套末端剪一小口,插入胸腔排气。橡皮指套形成单向阀,高压气体只能排出,外界空气不能进入。

2.闭式引流排气　开放性或高压性气胸经反复抽气不能缓解呼吸困难,或胸内压不能下降至负压时,应作胸腔插管水封瓶引流。插管部位一般取锁骨中线第二肋间。如为局限性气胸或引流积液,须在X线透视下选择适当部位进行。

(二)手术治疗

可行肺部分切除、肺缝合术。适用于反复发作的气胸伴有多发性肺大泡者;经引流排气无效的张力性气胸;经引流排气肺脏不能复张者。

【监测与护理】

1.监测指标:体温、脉搏、心率、血压、呼吸等生命体征的监测;呼吸频率、潮气量、每分钟通气量、肺顺应性、气道阻力、呼气峰值流速、最大吸力压力等呼吸动力学监测;心电图和血气分析、电解质、肾功能等血液监测。

2.保持室内安静,平稳呼吸,避免用力。单纯性气胸,气体可自行吸收;气胸量较大,有呼吸困难,必须尽快胸腔闭式引流排气。

3.吸氧、保持呼吸道通畅;若病人出现休克,取平卧位,补液、迅速纠正休克;纠正呼吸、循环功能紊乱。待全身情况得到改善后,进行手术治疗。

4.昏迷病人行导尿术,保留导管,用0.02%呋喃西林冲洗,2次/d。作好口腔、皮肤护理,防止褥疮及口腔溃疡。

5.自发性气胸(特别是张力性气胸)一般不用呼吸机治疗。

6.加强营养支持,防止电解质紊乱;作好心理护理,争取其主动配合。

(田　丽)

第十章　循环系统急危重症

第一节　急性心力衰竭

一、概述

急性心力衰竭是继发于心功能异常急性发作的症状和体征,也称为急性失代偿性心力衰竭。它既可以与先前的心脏疾病同时存在,也可以不伴有基础心脏疾病。广义的急性心力衰竭包括以下两个方面:①以往心功能正常,当出现原发或继发心肌损害及心脏前、后负荷突然增加的情况下,心肌收缩力急剧下降使得心排血量迅速降低所导致的临床综合征。②慢性心力衰竭急性失代偿。诱因使原发心脏疾病慢性心力衰竭突然急性恶化,出现急性心力衰竭的症状和体征。心力衰竭因累及部位不同,临床表现也不相同。急性左心衰竭主要表现为左心排血受阻和周围器官灌注不足的临床特征,而心源性肺水肿是急性左心衰竭的最常见类型。

【病因】

1.基础病因　导致心排血量在短时间内急剧降低的常见病理改变有急性弥漫性心肌损害,如心肌细胞的急性变性及坏死而导致心肌细胞数量减少和心脏整体收缩功能的急剧降低;心脏前或后负荷急剧增加;严重心律失常、急性心室舒张受限等,这些病理改变可以单独也可以部分地同时或先后出现。由于病因的不同,急性心力衰竭的表现也不尽相同,了解基础病因及诱因对急性心力衰竭的及时诊断和治疗将起到至关重要的作用。

2.老年人引起和加速急性左心衰竭的因素

(1)先前存在的慢性心力衰竭失代偿(如心肌病)。

(2)急性冠状动脉综合征:①心肌梗死/大范围缺血的不稳定型心绞痛和缺血性功能不全;②急性心肌梗死的血流动力学并发症。

(3)其他心血管因素:①高血压危象;②急性心律失常(室性心动过速、心室纤颤、心房扑动或心房颤动,其他室上性心动过速);③瓣膜反流(心内膜炎、腱索撕裂、原有的瓣膜反流加重);④重度主动脉瓣狭窄;⑤心脏压塞;⑥主动脉夹层。

(4)非心血管因素:①对治疗缺少依从性;②容量负荷过重;③感染,特别是肺炎或败血症;④大手术后;⑤肾功能减退;⑥药物滥用;⑦酒精滥用;⑧嗜铬细胞瘤;⑨高心排血量综合征,如败血症、贫血、动静脉分流综合征。

【诊断】

诊断急性左心衰竭要求存在心力衰竭的症状和(或)诊断需要的指示性体征。急性左心衰竭的病因和发病机制不同,自然病程各异、表现类型不同。

1.临床表现

(1)急性左心衰竭临床表现的决定因素包括3个方面:①患者的基础疾病;②心排血量减退的速度、程度和持续时间;③心脏代偿功能。

(2)急性左心衰竭临床表现:①呼吸困难:其表现形式可分别为呼吸频率的加快、端坐呼吸、夜间阵发性呼吸困难、潮式呼吸和急性肺水肿;②双侧肺(泡)间质水肿:大汗淋漓、面色苍白、血压显著升高可以是部分患者急性左心衰竭特征性体征,急性心源性肺水肿是急性心力衰竭的最常见临床表现。

(3)急性左心衰竭表现类型:①心力衰竭急性失代偿(新发或慢性心力衰竭失代偿)。具有急性心力衰竭的症状和体征,相对较轻微,并不符合心源性休克、肺水肿或高血压危象的标准。②高血压性急性心力衰竭。具有心力衰竭的症状和体征并伴有高血压和相关的左心室功能不全,胸部 X 线片示急性肺水肿。③肺水肿。通过胸部 X 线片证实并伴有严重的呼吸困难,满肺的爆裂音和端坐呼吸;治疗前呼吸室内空气,其血氧饱和度<90%。④心源性休克。心源性休克是在前负荷纠正后,由心力衰竭引起的组织低灌注。心源性休克的特征通常是血压降低(收缩压<90mmHg 或平均动脉压下降 30mmHg)和(或)少尿[<0.5ml/(kg·h)],脉搏>60/min,有或没有器官充血的证据。低心排血量综合征可以发展为心源性休克。⑤高心排血量急性左心衰竭:高心排血量,通常心率较快(由心律失常、甲状腺功能亢进、贫血、Paget 病、医源性或其他机制引起)、四肢温暖、肺充血,有时在感染性休克中伴有低血压。

另外,对急性左心衰竭患者还应注意区分左心衰竭不同血流动力学类型,如左心前向衰竭和左心后向衰竭及混合型左心衰竭。在急性左心衰竭患者发生单纯性前向或后向性左心衰竭的比例较大。①左心前向衰竭可以只表现为轻度的劳力性呼吸困难,严重时亦可有心源性休克的表现,包括休息时组织灌注减低的表现如虚弱、谵妄、嗜睡、面色苍白、发绀、皮肤湿冷、低血压、脉搏细速和少尿等。②左心后向衰竭的表现与左心室功能不全的程度有关,可以为轻度的劳力性呼吸困难,亦可有肺水肿,表现为气促、面色苍白甚至发绀,皮肤湿冷,血压正常或升高。全肺可听到小水泡音。胸部 X 线片可见肺充血或间质水肿,血流动力学通常显示肺毛细血管楔压超过 18mmHg。

2.辅助检查　急性左心衰竭的患者还应进行一系列的实验室及物理检查作为病因诊断、病情程度及并发症、排除诊断的依据。

(1)实验室检查

①血清脑钠肽测定对急性左心衰竭的诊断和排除诊断有一定辅助诊断价值。心室释放的 B 型脑钠肽(BNP)是对血管张力和容量负荷升高的反应。在急诊室测定有呼吸困难的患者 BNP 含量以排除和(或)确定是否有心力衰竭。NT-proBNP<300pglml,BNP<100pg/ml 是排除急性心力衰竭较好的阴性指标。

②血气分析:动脉血气分析,可以评估氧含量(PO_2)、呼吸充分(PCO_2)、酸碱平衡(pH)和碱缺乏。在非低心排血量和血管紧张性休克时应用非侵入性检查,如脉搏的血氧和潮气末的 CO_2(循证医学证据 C 级)的测定。颈静脉氧饱和度测量可用于评估全身的氧供需平衡。

③进行其他相关的实验室检查,以评估病情程度和器官受累程度。

④住院急性左心衰竭患者的实验室检查项目见表 10-1-1。

表 10-1-1　住院急性左心衰竭患者实验室检查项目

实验室检查项目	选择
血细胞计数	检查
血小板计数	检查
INR	在抗凝或严重的心力衰竭时检查
CRP	检查
D-二聚体	检查（若 CRP 升高或患者较长时间住院可能有假阳性）
尿素和电解质	检查
Na^+、K^+、尿素、血肌酐、血糖	检查
CK-MB，cTnT/cTnl	检查
动脉血气分析	严重的心力衰竭或糖尿病患者，应考虑检查
转氨酶	应考虑检查
尿常规	应考虑检查
血浆 BNP 或 NT-pro BNP	应考虑检查

（2）物理检查

①心电图：可以确定心律失常及相关电解质紊乱（低钾血症等）；发现房室劳损、心肌缺血及心肌梗死的心电表现。

②心脏超声：评价瓣膜结构和功能、心腔结构、心室肥厚及收缩和舒张功能等心脏功能参数，明确急性左心衰竭的基础病因和心脏的功能状态。

③X 线：肺淤血的征象，并且有助于排除可导致上述症状的肺部疾病，发现肺部感染。

④肺动脉导管：通过监测血流动力学变化，尤其是肺毛细血管嵌顿压可以帮助诊断急性左心衰竭。

⑤冠状动脉造影：有助于诊断冠状动脉疾病导致的急性左心衰竭。

【鉴别诊断】

急性左心衰竭的不同临床表现中，肺水肿是最常见的临床表现类型，因此，特别需要对心源性肺水肿与非心源性肺水肿进行鉴别。临床上，最常见及难以鉴别的是重症支气管哮喘和肾衰竭引起的肺水肿。

1.支气管哮喘　患者有哮喘病史，表现为严重的气短和哮鸣、哮鸣音明显、峰呼气流速<200L/min，严重哮喘发作时峰呼气流速<80L/min、血细胞比容升高、不伴大汗，NT-proBNP 无明显升高，此时，应考虑支气管哮喘而不是急性肺水肿的诊断。

2.肾衰竭　测定血清尿素氮和肌酐、蛋白等对于因容量负荷增加而产生与心力衰竭相同症状肾衰竭的鉴别诊断，以及之后的心力衰竭治疗至关重要。

【分级】

急性左心衰竭包括收缩功能不全和舒张功能不全，目前急性左心衰竭的评价有 3 种方法，即 Killip 分级、Forrester 分级和"临床严重性"分级，但是，在心脏监护病房常使用前两种分级方法。

1.Killip 分级　在治疗急性心肌梗死时，临床上主要用此种分级来评估冠心病心肌梗死的严重性。

Ⅰ级：无心力衰竭。没有心功能失代偿的症状。

Ⅱ级：心力衰竭。诊断标准包括啰音、奔马律和肺静脉高压。肺充血，中下肺野可闻及湿啰音。

Ⅲ级：严重的心力衰竭。明显的肺水肿，满肺湿啰音。

Ⅳ级：心源性休克。症状包括低血压(SBP≤90mmHg)，外周血管收缩的证据，如少尿、发绀和出汗。

2.Forrester 分级　同样适用于急性心肌梗死患者，其评价依据是临床特点和血流动力学特征两方面，共分为 4 级。临床上根据外周低灌注(脉搏细速、皮肤湿冷、末梢发绀、低血压、心动过速、谵妄、少尿)和肺充血(啰音、胸部 X 线片异常)进行临床分级；根据心脏指数降低[≤2.2L/(min·m²)]和肺毛细血管楔压升高(>18mmHg)进行血流动力学分级。

【治疗】

1.治疗原则　降低心脏前后负荷、提高心排血量、改善周围组织器官、治疗能够逆转的原发疾病、去除诱因。由于急性肺水肿是急性左心衰竭的主要和常见临床表现，根据基础疾病的不同，急性肺水肿的治疗差别很大。

2.治疗措施　应兼顾 3 个方面：①一般性的紧急治疗措施。目的是为了通过纠正缺氧状态、降低肺循环压力、消除或减轻患者的焦虑，从而减轻急性症状。②诱发因素的治疗。对血压的急剧增高、心律失常、电解质紊乱、感染等诱发因素予以及时果断的撤除和治疗。③基础病因的治疗。往往需要根据基础病因区别对待，选择不同的治疗措施。另外由于老年人伴发其他基础疾病较多，急性左心衰竭的发生往往可促发多脏器功能衰竭，因此，除了需要紧急治疗外，还需要注意药物剂量，以避免其他器官的继发损害等。

(1)改善通气、提高血氧浓度：纠正缺氧和呼吸费力的情况，保证 SaO₂ 在正常范围(95%～98%)，以使氧气最大限度输送到器官和保证组织氧灌注，从而有利于心功能的改善，预防终末器官功能不全和多器官衰竭。可根据病情采取常规鼻导管吸氧、面罩给氧和机械通气等方法。

近年来，机械通气尤其是无创正压机械通气治疗在急性左心衰竭发挥了越来越重要的作用。机械通气分为无创机械通气和有创机械通气。机械通气治疗肺水肿的作用机制：①减少呼吸肌作功，降低耗氧量；②适量正压通气造成胸内正压，使静脉系统回心流量减少，减轻心脏前负荷，有利心功能改善，从而缓解肺淤血；③正压通气特别是呼气末正压通气能增加肺泡内压力，减少肺泡内液体渗出，减轻肺泡间质水肿，改善肺顺应性，增加肺泡功能残气量，防止肺泡和小气道萎陷，增加氧合功能，改善通气/血流比例失调。无创双水平气道正压通气(biPAP 呼吸机)可以适用于重度急性心力衰竭、经常规治疗及鼻导管或面罩吸氧后症状仍不能缓解，有自主呼吸且稳定，动脉血气达到呼吸衰竭标准的患者。

急性左心衰竭患者的机械通气参数设置包括备用呼吸频率 16～18/min，吸气压力自 6～8cmH₂O 开始逐渐增加；呼气压力 4～6cmH₂O，30min 内吸气压力达到 10～15cmH₂O，氧流量应从 2～3L/min 逐渐增加至 5～6L/min，最大可达 6～8L/min，湿化瓶内加入去泡沫剂乙醇等。

机械通气时，应注意事项有：①应用呼吸机过程中应严密观测 PaO₂ 和 PaCO₂；②机械通气初期，低血压是常见的临床并发症，尤其是存在低血容量的情况下更易发生，注意观测血压变化，及时调整机械通气参数。

(2)镇静：急性左心衰竭患者由于缺氧而烦躁不安、恐惧，可静脉注射 3～5mg 吗啡，除了镇静作用外，吗啡还能舒张小血管、降低肺动脉压，由于心力衰竭患者表观分布容积降低，应尽量避免皮下或肌内注射造成吗啡的生物利用度降低。

(3)降低肺循环压力：通过改变体位、应用利尿药、血管扩张药等减轻肺循环压力。

对急性心源性肺水肿患者应采取坐位垂腿或四肢轮流扎紧束脉带，从而减轻静脉回心血量。

①利尿药：能迅速控制急性左心衰竭发作期时的体液潴留和有效缓解心力衰竭症状，凡血容量充足者，大多应首先选择静脉推注。立即单次突击应用襻利尿药呋塞米 40～120mg 或托拉塞米 20～40mg 静脉注射，除了利尿作用外，襻利尿药还有扩张肺小动脉的作用。常规大剂量襻利尿药无效时，可于襻利尿药应用前加用氯噻嗪 500～1000mg 静脉注射，从而产生协同作用。当大剂量襻利尿药未起到预期效果时，

通过追加性襻利尿药的持续静脉滴注,如呋塞米 $0.25\sim1.0mg/(kg\cdot h)$,托拉塞米 $5\sim20mg/h$ 常会达到预期效果。另外,同时应用小剂量多巴胺和呋塞米,或在应用小剂量多巴胺后加用突击量的呋塞米,由于改善了肾血流,从而产生利尿利钠效应。老年患者心功能依赖于 Starling 曲线,其压力受体反射异常较为常见,利尿治疗很容易造成低血容量的症状和疲劳,需多注意。

②血管扩张药:通过扩张小静脉和小动脉减轻心脏前后负荷,降低肺循环压力,改善呼吸困难状态。常用的血管扩张药有硝普钠、硝酸甘油、乌拉地尔、酚妥拉明及重组型人 B 型尿钠肽(奈西利肽)等。

选择性 α 受体拮抗药酚妥拉明、α_1 受体拮抗药乌拉地尔等,适合在急性左心衰竭发作期短期使用,尤其是高血压导致的急性左心衰竭。静脉推注能有效阻断 α 受体,使动脉扩张从而缓解症状,静脉用药有即刻改善血流动力学效应,但如静脉维持时间过长,疗效下降或消失,易引起水钠潴留。

钙通道阻滞药,如盐酸尼卡地平、盐酸地尔硫草等静脉用药,均具强烈的小动脉扩张效应,使动脉血压显著下降,因后负荷降低而增加心排血量。由于有减低心肌收缩功能的作用,需慎用。

硝酸酯类药物经肝脏脱硝后产生非酶促类一氧化氮(NO)产生血流动力学效应,小至中等剂量静脉滴注,以静脉扩张为主,大剂量静脉滴注,对阻力血管具显著扩张作用,对急性冠状动脉综合征引起的急性左心衰竭可选用。

硝普钠经肝脏代谢后产生的非酶促类一氧化氮(NO),使动-静脉均衡扩张,静脉应用硝普钠从 $10\sim20\mu g/(kg\cdot min)$ 开始,逐渐增加剂量[每 $5\sim10$ 分钟增加 $5\mu g/(kg\cdot min)$]至出现明显疗效,增加硝普钠剂量时需要注意血压变化并避免氰化物蓄积。

奈西利肽为美国 Scios 公司研发的重组型人 B 型利钠肽(γBNP),γBNP 与血管平滑肌和内皮细胞的可溶性鸟苷酸环化酶受体结合,导致细胞内 $3',5'$-环鸟苷磷酸(cGMP)浓度的增加,引起平滑肌细胞的松弛,降低心脏前、后负荷,改善慢性心脏病患者急性发作时的症状。常用剂量为 $0.01\sim0.03\mu g/(kg\cdot min)$,本品最常见的不良反应为剂量相关性低血压,通常无症状或症状轻微。输注后 24h 内可能发生的不良反应还有室性心动过速(异常快速心率)、心绞痛(胸痛)、心动过缓(异常慢速心率)、头痛、腹痛、背痛、失眠、头晕、焦虑、恶心、呕吐等。

③正性肌力药物:包括洋地黄类药物、β_1 受体激动药、磷酸二酯酶抑制药等。

在除外禁忌证后,洋地黄类药物是治疗肺水肿的十分有效的方法,对伴快室律的室上性心动过速的肺水肿患者尤为适合。对 1 周内未使用过洋地黄者则可以用毛花苷 C0.4mg,稀释后缓慢静推。老年人对地高辛或洋地黄的不良反应更敏感,应用剂量应随年龄调整、个体化。稳态时,地高辛在 $70\sim90$ 岁的老年患者平均消除半衰期延长大约 2 倍。肾功能改变及与其同时存在的胸部感染可引起强心苷的蓄积和中毒,应密切监测血清地高辛/洋地黄水平,将其保持在正常范围的偏低水平($0.7\sim1.2ng/ml$),在此剂量水平可以获得最佳的血流动力学效应。

如确属洋地黄类药物禁忌,可选用 β_1 受体激动药多巴胺和多巴酚丁胺静脉滴注。多巴胺和多巴酚丁胺,与心肌细胞膜 β_1 受体结合后,通过 G 蛋白耦联,激活腺苷酸环化酶催化 ATP 生成环磷酸腺苷(cAMP),促使钙内流增加,增强心肌收缩力。多巴胺的血流动力学效应呈剂量依赖性,小剂量[$2\sim10\mu g/(kg\cdot min)$]静脉滴注,仅兴奋肾脏多巴胺受体,增加肾血流量,尿量增多,改善心力衰竭体征。多巴酚丁胺结构类似异丙肾上腺素,有较强的 β_1 受体兴奋作用,多巴酚丁胺常被小剂量应用来增加左心室射血分数。虽然 β_1 受体激动药短期应用产生血流动力学效应显著,但是,由于 β_1 受体激动药具有的激活神经内分泌系统作用,长期使用缺乏持续血流动力学效应,症状无改善和运动耐量不增加、严重的室性心律失常的发生等,从而增加死亡率,因此,不宜作为第一线强心药制剂长期临床使用。

磷酸二酯酶抑制药(PDEI)是 cAMP 依赖的正性肌力药物,抑制 cAMP 降解。氨力农、米力农为本类药物的代表制剂。静脉用药后,正性肌力作用迅速出现,心排血量增加,肺毛细血管楔压轻度下降。但本药半衰期短,易出现室性心律失常和猝死。宜在急性左心衰竭时短期选用。米力农通常于用药初期 10min 内给予负荷量 50tig/kg 后,0.5pLg/(kg·min)持续静脉滴注。磷酸二酯酶抑制药与多巴酚丁胺联合应用有协同作用。

在急性左心衰竭早期尽可能静脉联合应用正性肌力药物。对慢性心力衰竭急性失代偿患者可以联合应用多巴胺和米力农;血压相对稳定的患者,可选用小剂量多巴胺和米力农、氨力农或正性肌力药物与利尿药联合应用。

(4)主动脉内球囊反搏(IABP):这是临床上一项极为有效的治疗急性左心衰竭的辅助循环手段,它是将一定容积的球囊放置于主动脉部位,由体表心电图进行自动程序控制,使球囊充盈与排空限定在特定的时限,球囊充气发生在舒张压早期主动脉瓣刚刚关闭时,使主动脉内舒张压增高,提高冠状动脉的灌注压,改善心肌供血;球囊排空发生在舒张压末期,主动脉瓣开放前的瞬间,降低左心室射血阻抗,减低心脏的氧耗,使左心室的每搏输出量和射血分数增高。IABP 的适应证为各种原因引起的心脏泵衰竭,对有 IABP 适应证的患者应尽早使用,若使用得当,并发症少,能取良好疗效

(5)去除诱因:①控制输液速度及输液量;②控制血压;③纠正心律失常;④控制感染;⑤防止过度疲劳及情绪激动;⑥纠正电解质平衡紊乱。

(6)治疗能够逆转的原发疾病。

3.治疗目标　肺淤血和呼吸困难减轻、外周灌注和器官功能改善,左心室充盈压减低、无药物导致的临床情况恶化或低血压、心律失常等。

【预后】

取决于原发病及其器官损害程度,另外,脑钠素的持续增高是预后不佳的标志。

二、急性左心衰竭的常见临床类型

(一)急性缺血性心力衰竭

在许多国家由于人群年龄的多层次性、急性心肌梗死(AMI)存活率的提高,使得当前慢性心力衰竭(CHF)患者的数量快速增长,相应急性失代偿性心力衰竭的数量增加。60%～70%的急性心力衰竭患者特别是老年人有冠心病。

由于冠心病急性心肌梗死或不稳定性心绞痛,"罪犯"动脉急性梗死后所灌注区域心肌因急剧缺血,部分心肌细胞呈坏死心肌、顿抑心肌、冬眠心肌等使心肌收缩力急剧下降,所导致的心排血量短时间显著减少。

【病理生理】

当左心室心肌受损量达到 25%～40%时,即可发生急性肺水肿;受损量超过 40%时就会产生心源性休克。急性心肌梗死时由于代谢障碍、自主神经调节失常、坏死心肌周围组织的急性缺血后电生理改变、循环中的儿茶酚胺水平升高使血中的游离脂肪酸升高等导致快速型心律失常、急性心肌梗死合并室间隔穿孔或乳头肌断裂造成心脏负荷的急剧增加等,这些因素均可诱发或加重心力衰竭。下壁合并右心室梗死房室传导阻滞时,由于失去房室同步收缩使得心排血量急剧降低,可导致低血压或休克。

【诊断】

患者同时具有急性心肌梗死或不稳定型心绞痛的临床表现及急性左心衰竭的临床表现:心前区疼痛,以及突发胸闷气短,渐出现呼吸困难,不能平卧,大汗淋漓,咳嗽,咳粉红色泡沫样痰等,部分老年患者无明

显疼痛。心电图提示心肌梗死或缺血性改变,心脏标记物的心肌酶学及肌钙蛋白的动态变化等,即可诊断,冠状动脉造影是诊断缺血性左心功能不全的确诊手段。急性心肌梗死患者出现心力衰竭的症状和体征,应进行心脏超声检查以评估心室功能及相关的瓣膜功能不全(主要是二尖瓣反流)。

急性缺血性心力衰竭还需要进行 Killip 分级或 Forrester 分级判断心功能。

【鉴别诊断】

主要与肺栓塞、肺部感染、主动脉夹层动脉瘤、气胸、心包炎、心肌炎等相鉴别。

【治疗】

急性缺血性肺水肿的治疗原则是尽早、尽可能完全开通梗死相关动脉,恢复和增加濒危心肌血供。

1.内科辅助治疗　包括改善通气,严重者需行气管插管和辅助呼吸治疗;抗血小板及抗凝,以及相应的对症治疗,如镇痛、镇静、使用血管扩张药(主要选择静脉应用硝酸酯类药物)减轻心脏负荷。对同时合并低血压者可以加用肾上腺素能药物多巴胺或多巴酚丁胺。左心衰竭引起的肺水肿紧急处理措施与其他原因引起的肺水肿处理措施相似。

机械辅助循环:急性缺血性肺水肿时使用正性肌力药是有害的。当所有的措施亦不能使血流动力学保持稳定时,尤其对准备心脏移植的患者,应通过左心室辅助装置进行机械支持。如进行主动脉内球囊反搏,应用主动脉内球囊泵反搏辅助可以增加心排血量和冠状动脉血流。

2.病因治疗　急性冠状动脉综合征(不稳定型心绞痛或心肌梗死)并发急性左心功能不全患者应进行冠状动脉造影。在急性心肌梗死患者,再灌注可以显著地改善或预防急性心力衰竭,因此,早期即应进行急诊 PCI 或手术,如较长时间后才可进行,则应早期溶栓治疗。

(二)伴血压升高的急性肺水肿

高血压是急性心力衰竭最常见的病因之一,慢性高血压病患者在血压突然升高、感染、过度劳累,电解质紊乱的情况下,可出现急性失代偿性心力衰竭。对新发急进型或恶性高血压病患者,在持续性重度血压升高的情况下,也容易发生急性左心衰竭。由于出现得非常迅速,需要有效及快速的治疗。但是在有肺水肿和高血压的住院患者中左心室射血分数常>45%;而表现为左心室顺应性下降的舒张功能异常,此类心力衰竭约占急性左心衰竭的1/3。

广义伴血压升高的急性肺水肿是指原发或继发性高血压导致左心室后负荷过重,心排血量骤然减少,双肺充血、肺(泡)间质水肿,主要脏器灌注不足,或是原有左心室心肌显著受损,心排血量的减少,使交感神经兴奋,肾上腺素大量分泌导致血压继发升高;而狭义伴血压升高的急性肺水肿主要是指原发性高血压病血压急剧升高(收缩压>180mmHg 或舒张压>130mmHg)或在原有冠心病/高血压心脏病的基础上血压升高(未达到高血压危象的血压标准),从而出现左心功能不全的症状与体征,往往表现为充盈受限、舒张功能减低,而收缩功能正常或稍低。

【病因】

高血压患者可以出现以下变化:①心肌细胞本身肌膜 Ca^{2+} 通道异常,肌浆网 ATP 酶活性降低,引起肌浆网对 Ca^{2+} 回吸收异常,这些均导致肌浆内舒张期钙浓度增加,待置时间延长,并延缓舒张期肌浆内钙浓度下降,引起心脏舒张早期主动性松弛和舒张晚期被动性僵硬异常。②肾素-血管紧张素-醛固酮系统慢性激活,导致细胞外基质的原纤维肌丝蛋白成分增加,而原纤维肌丝蛋白胶原是影响心脏舒张功能的最重要成分,以上2项变化均使心脏舒张功能障碍。另外,由于长期高血压,全身小动脉持续性痉挛,外周阻力增加,心脏要维持正常的排血量,就必须加强心肌收缩,克服比正常血压时大得多的阻力加强作功,而供给心肌的毛细血管数量和血流量并未增加,心肌处于相对缺血状态,从而影响了心脏功能。另一方面,由于冠状动脉在高血压的长期作用下,容易导致动脉粥样硬化的发生和发展,造成潜在的冠状动脉供血不足和心肌代谢障碍。随着病情进展,肥厚的左心室也会逐渐扩张,在急性血压升高的情况下发生急性失代偿,而发生急性左心衰竭。

【诊断】

表现为不同程度的血压升高和呼吸困难,如胸闷、气喘、干咳、夜间阵发性呼吸困难劳累性呼吸困难、端坐呼吸,还可以伴有咳嗽、咳粉红色泡沫样痰、气促、大汗淋漓、面色苍白,查体有两肺湿啰音、大部分病例可闻及散在的干啰音。少数病例可闻及奔马率,心率≥100/min。

1.多普勒超声心动图检查　舒张早期峰值速度减低,心房收缩期峰值速度增高,E/A<1.0 而左心室射血分数>45%。大部分病例心肌显著肥厚,心室腔大小正常或相对缩小,左心室射血分数不降低或轻度减低,左心房增大。

2.心电图　左心室高电压、劳损,部分病例 T 波低平或倒置。

3.X 线　心脏正、侧位片示肺淤血、左心室增大或正常。

【治疗】

急性肺水肿是高血压急症的并发症之一。对急性肺水肿反射性交感神经亢进导致的高血压的治疗仅需常规治疗。与高血压危象相关的急性心力衰竭的临床征象通常只有肺充血的征象,可能是轻微或严重的急性肺水肿。伴高血压的急性肺水肿的治疗目标是抗高血压治疗应早期、快速(在几分钟内)使收缩压或舒张压降低 30mmHg,或使血压在最初 48h 内降低、但幅度不超过治疗前平均动脉压的 25%,再逐步使血压降至高血压危象评定以下,从而减轻左室前、后负荷,减少心肌缺血、消除水肿。

治疗步骤:吸氧;CPAP 或非侵入性通气,若病情需要,可进行短期侵入性机械通气。静脉应用抗高血压药物,早期快速降低血压应遵照如下处理;如果高血压持续,可以联合应用静脉抗高血压药物。

1.静脉应用襻利尿药,特别是对于有长期慢性心力衰竭病史伴明确的液体负荷过重的患者。

2.静脉应用硝酸甘油或硝普钠以减少前、后负荷并增加冠状动脉血流;对急性缺血性肺水肿伴有血压增高时,可以选择襻利尿药及硝酸酯类联合应用。

3.应用钙通道阻滞药(如尼卡地平、维拉帕米、地尔硫䓬等),伴血压升高的急性肺水肿患者,通常有舒张功能不全伴后负荷增加,盐酸尼卡地平、盐酸地尔硫䓬等静脉用药,均具强烈的小动脉扩张效应,使动脉血压显著下降,因后负荷降低而增加心排血量。需静脉推注动脉血管扩张药时,收缩压必须≥180mmHg 方可选用,在推注过程中尚需严密监测血压、心率、左心室充盈压和心排血量。当收缩压降至 150mmHg 或收缩压下降≥30mmHg,必须改为静脉滴注,维持 2~3d。尼卡地平,起始剂量为 $0.5\mu g/(kg \cdot min)$,静脉滴注,根据血压每 5min 调整剂量 1 次。维拉帕米,起始剂量为 5~10mg(或按 0.075~0.15mg/kg 体重),稀释后缓慢静脉推注。地尔硫䓬:起始剂量为 10mg,稀释后,缓慢静脉注射,地尔硫䓬对心肌负性传导、负性收缩力作用显著,慎用。

4.高血压引起的急性肺水肿一般不应使用 β 受体拮抗药。但是,在某些情况下,特别是嗜铬细胞瘤引起的高血压性肺水肿,可以静脉注射具有 α、β 受体拮抗作用的拉贝洛尔 10mg,随后以 50~200mg/h 静脉滴注,同时监测心率和血压。

5.静脉应用 α_1 受体拮抗药乌拉地尔 12.5~25.0mg 用生理盐水或 5% 葡萄糖液 20ml 稀释后静脉推注,继之以乌拉地尔 50~100mg 加入生理盐水或 5% 葡萄糖液中 250ml,以 0.1~0.4mg/min 静脉滴注,必要时可重复静脉推注 1 次。

高血压性肺水肿为舒张性急左左心衰竭不伴明显收缩功能障碍时,不宜用洋地黄类药物。

(三)伴血压轻度降低的急性肺水肿

急性肺水肿发病进程中,伴有持续性或一过性的血压降低,往往收缩压<100mmHg 和(或)舒张压<

60mmHg、但未达到休克的诊断标准,则称为伴血压轻度降低的急性肺水肿。

老年人各器官功能均衰退、神经调节功能低下,使得老年人在急性肺水肿时更容易出现低血压,但是老年人动脉硬化使得动脉弹性减小,其基础收缩压往往高于年轻人,因此,当出现急性肺水肿低血压时,收缩压可能略高于年轻人。

【病因及诊断】

急性肺水肿病程中有时伴有血压轻度降低,尤其在老年人比较常见,持续性的低血压不仅影响到了重要器官的循环代谢,而且使肺水肿治疗中降低心脏前、后负荷的药物选择受到了限制。急性肺水肿伴血压轻度降低的原因很多,主要为原发性和继发性两方面,继发性为绝大部分低血压的原因。对既往有基础心血管病史的患者,首先应详细询问用药(尤其是利尿药和扩血管药)的剂型、时间、剂量等情况。通过对急性肺水肿患者既往低血压病史的询问能够判定是否为伴有原发性低血压;另外,药物过敏引起的急性肺水肿常同时伴有低血压。而在老年急性肺水肿患者伴发低血压往往是继发性的。

1.急性肺水肿血压降低的继发性原因

(1)心源性

①心脏压塞直接导致心排血量减少。

②心脏瓣膜及乳头肌结构功能异常导致的瓣膜反流等。

③心律失常,如房室传导阻滞、快速性心律失常、窦性心动过缓等。

④心肌梗死面积扩大直接导致心排血量减少。

(2)非心源性

①血管扩张药(尤其是长效制剂):过度降低充盈压和(或)过度扩张血管。

②利尿药过量或大量应用:过度降低充盈压。

③感染未纠正、毒血症、脓毒血症或败血症。

④电解质及酸碱平衡紊乱(低钠血症、低钾血症,酸中毒时,血压减低且难以纠正)、低血容量。

⑤血液透析。

⑥机械通气初期。

⑦肺栓塞。

⑧精神神经系统疾病:老年性痴呆(阿尔茨海默病),长期应用抗精神抑郁药导致自主神经功能减退。

⑨内分泌和代谢系统疾病:慢性肾上腺皮质功能减退、甲状腺功能减退、糖尿病。

2.诊断　具有急性肺水肿的症状和体征,同时血压降低,收缩压<100mmHg及或舒张压<60mmHg。

【治疗】

老年人急性肺水肿时,需明确血压降低的原因、积极进行病因治疗和纠正血压同时进行,只有这样才能在对症处理的基础上,迅速改善心力衰竭症状。老年人急性肺水肿时,部分患者在原发疾病改善后低血压可逐渐纠正。在少数患者,持续性血压降低的存在可能是休克的先兆。

一般处理同前,当病情要要选择机械通气时,由于机械通气能减少回心血量和心排血量而进一步降低血压,需慎用,最好在改善血压的同时应用。

纠正血压:对轻度血压降低,可以选用多巴胺或多巴酚丁胺,血压降低持续存在时,需进行肺动脉导管监测肺毛细血管嵌顿压从而明确前向性或后向性心力衰竭,对肺毛细血管楔压减低的急性肺水肿患者可予补充液体、扩容。

多巴胺:多巴胺的血流动力学效应呈剂量依赖性,小剂量[$2\sim5\mu g/(kg \cdot min)$]静脉滴注,仅兴奋肾脏多巴胺受体,增加肾血流量,尿量增多,改善心力衰竭体征,当中到大剂量时具有正性肌力和血管收缩作用,伴有低血压时静脉应用多巴胺应从 5μg/(kg·min)以上的剂量开始。在缺血性左心衰竭伴血压减低时可联合应用中等剂量多巴胺和硝酸酯类药物,对后向性心力衰竭患者,也可以选择联合应用硝普钠和多巴胺。

多巴酚丁胺:对轻度血压降低(平均动脉压未低于 70mmHg)的急性肺水肿患者,也可以选用多巴酚丁胺。尽管多巴酚丁胺有致低血压的倾向,但其引起心律失常的概率小于多巴胺。

另外,在无禁忌证,有休克先兆,尤其在感染存在时,可以酌情选用肾上腺素,以 0.2μg/(kg·min)的速度静脉应用。

同时,治疗原发病或诱因对低血压的改善有积极的意义。

三、急性右心衰竭

(一)急性右心心肌梗死引起的右心衰竭

由于右冠状动脉和或左冠状动脉急性血管闭塞导致右心室心肌缺血、坏死引起的急性心功能不全称为急性右心心肌梗死性急性右心衰竭。

【诊断】

1.临床特点

(1)呼吸困难和低血压。

(2)颈静脉怒张。

(3)肝-颈静脉反流征。

(4)右心室第 3 心音和第 4 心音。在急性右心室梗死时,经常闻及病理性第 3 心音或第 4 心音,有文献认为这两种心音的出现是右心室顺应性下降的特征,所以又称为右心室 3 音或右心室 4 音。

(5)右心室奔马律。急性期由于右心室收缩功能的降低,右心室顺应性下降及右心房排血阻力增高,常可产生右心室第 3 心音奔马律和第 4 心音奔马律。

(6)文献提及的其他相关体征:①三尖瓣区收缩期杂音。三尖瓣的结构与二尖瓣不同,缺少强有力的支持结构,右心室梗死时右心室扩张,瓣环扩大,从而产生功能性三尖瓣反流,此时可在剑突下(三尖瓣区)闻及收缩期杂音。②肺动脉瓣区第 2 心音分裂。右心室容量和压力的增高,使肺动脉瓣关闭延迟,故可于肺动脉瓣区闻及第 2 心音分裂。

2.实验室检查

(1)血流动力学测量

①平均右心房压>1.3kPa(10mmHg),右心房压>肺毛细血管楔压,并且右房压/肺毛细血管楔压≥1.0。据此标准诊断的急性右心室梗死无假阳性,但敏感性仅 45%。

②排除其他干扰,可使用右心房压≥1.3kPa(10mmHg),平均右心房压/肺毛细血管楔压>0.65 为标准,同时心排血指数<2.2L/(min·m²),此时基测量心腔压力曲线,则显示右心房压曲线呈 M 形或 W 形(Y 斜率≥X 斜率),右心室压力曲线舒张早期凹陷,舒张晚期抬高,图形呈"平方根"样改变。

③近来 Cohen 等指出,右房压曲线呈 M 形或 W 形,单独使用该指标或联合应用右心室舒张末压/肺毛细血管楔压比值升高是最佳指标,其检出急性右心室梗死的敏感性、特异性、阳性预测价值、阴性预测价值和诊断准确率分别为 92%、94%、90%、87% 和 89%。

④临床证明经扩容治疗后能使部分隐匿型急性右心室梗死的血流动力学特征呈现。一般来说,只有合并右心室衰竭存在的患者,才会显示以上特征性的血流动力学改变。有一部分右心室梗死面积较小的

患者,即使给予充足的容量负荷,也不能诱发右心室衰竭的血流动力学改变。

(2)超声心动图

①多普勒超声心动图监测右侧心脏血流动力学的主要内容

a.中心静脉压。多普勒超声主要由检查肝静脉血流的情况来间接反映中心静脉压的状况。

肝静脉血流由3种成分组成。前向血流为心室收缩峰、心室舒张峰;反转血流为收缩末期峰。肝静脉血流除反映中心静脉压的状况外,还可以用于评估右心房压、肺动脉压和三尖瓣反流严重程度的估测;另外,中心静脉压的评估还可以通过上腔静脉血流的监测获得。将脉冲式多普勒超声取样容积置于上腔静脉入口,记录上腔静脉血流频谱,即可评价中心静脉压。

b.右心房压。取剑下下腔静脉长轴切面,测量下腔静脉直径。分别于深吸气后屏气测量下腔静脉最小直径($IVCD_{min}$)和呼气后的下腔静脉最大直径($IVCD_{min}$)。深吸气后下腔静脉最小直径>8mm,平均右房压>1.3kPa(10mmHg);$IVCD_{min}/IVCD_{max}\geqslant 50\%$,平均右房压>1.3kPa(10mmHg)。

c.三尖瓣血流的监测。三尖瓣口血流频谱。脉冲式多普勒超声取样容积置于三尖瓣口,可记录舒张期三尖瓣口血流频谱,用以评价右心室舒张功能。三尖瓣反流频谱。脉冲式多普勒超声取样容积置于三尖瓣口右房侧,记录收缩期三尖瓣反流频谱。检测收缩期三尖瓣反流最大血流速度和最大反流压差,可计算收缩期右心室至右心房之间的压力阶差,评价右室压和肺动脉压。

d.肺血流的监测。肺动脉瓣口血流频谱。脉冲式多普勒超声取样容积置于肺动脉瓣口,记录收缩期肺动脉瓣口血流频谱,主要用于评价肺动脉收缩压,右心室功能(须除外肺动脉瓣狭窄和右心室流出道狭窄)及右心室的容量负荷状况。

e.右心室收缩压。多普勒超声心动图检测右心室收缩压(RVP)的方法是通过测量收缩期三尖瓣反流最大压力阶差(TRPG)和右房压(RAP)计算得出。三尖瓣反流最大压力阶差反映右心室与右心房之间的压力差,由一简单的数学公式 TRPG=RVP-RPA 推导出 RVP=TRPG+RAP,因此右心室收缩压可从上述方法获得。

f.右心室充盈压。正常情况下,右心室充盈压可由中心静脉压和右心房平均压代替。

②急性右心室心功能受损的超声心动图评估

a.右心室作功指数。右心室心肌梗死时右心室作功指数下降,下降程度取决于右心室损失的心肌量。观察18例左心室下壁梗死伴休克患者,分为合并右心室梗死组(6例)和非右心室梗死组(12例)。两组左心室作功指数无明显区别,系统血管阻力、肺血管阻力也无明显区别。但右心室梗死组的右心室作功指数、肺动脉压却低于非右心室梗死组。

b.右心室射血分数。正常情况下右室射血分数>50%。有文献报道,二维超声心动图测算的右心室射血分数与放射性核素心室造影检测的右心室射血分数的对照表明,前一种方法计算右心室射血分数的敏感性为92%,特异性为79%,对左心室下壁梗死的研究说明,左心室下壁梗死后发生右室功能不全,常为右心室缺血的证据,并与后间隔的活动缺陷紧密相连,说明室间隔受累对右心室功能的影响。

c.右心室面积变化率。正常右室变化率>50%。由于右心室形态不规则,既不是椭圆体也不是圆锥体。因此,若将计算左心室射血分数的容量体积公式直接套用右心室,显然不合适。所以,许多研究者采用右心室面积变化率来评估右心室功能,且方法较简单,心尖四腔切面上分别画出右心室舒张末期和收缩末期的面积,代入公式即可得出。该参数在评价右心室功能方面。同样具有较高的敏感性和特异性。

d.右心室短轴缩短率。正常右心室短轴缩短率(Fs%)>30%。从心尖四腔切面分别用右心室两个短轴和一个长轴来计算右心室短轴缩短率,在正常对照组,右心室长轴径、最大短轴径中部短轴径的 Fs% 分别是31.25±9.6,33.12±7.8 和30.68±9.1。而右心室心肌梗死组上述任何径所测 Fs% 均低于单纯左心室梗死组和正常对照组(P<0.005)。

【鉴别诊断】

1.肺动脉栓塞　典型临床表现为胸痛、呼吸困难、咯血、晕厥、右心负荷增重等,须与右心室梗死鉴别,可供鉴别的主要方法如下。

(1)肺动脉栓塞时的血流动力学改变特点:肺动脉栓塞时的血流动力学改变不同于急性右心室梗死,此耐虽然右心压力增高,但是肺毛细血管楔压不高,而肺动脉压力(肺动脉收缩压和肺动脉舒张压)明显增高可供鉴别。

(2)肺栓塞的超声心动图特点:肺栓塞后的右心室收缩功能不全有一个明显的局部特征,即右心室游离壁从基底至游离壁运动减弱,但心尖部的运动几乎保持正常,同时多普勒能显示肺动脉高压的系列征象,高度提示肺动脉栓塞。

2.心包和心肌病变

(1)心包积液:特征主要有心腔内压力升高;心室舒张期充盈减少;心搏量减少。由于急性心脏压塞和急性右心室梗死时心包压力都会呈现升高的状态,临床须进行鉴别。不仅心脏超声检查可鉴别,两者的右心房、右心室和肺毛细血管楔压的压力图形也有很大的不同。

(2)缩窄性心包炎或限制型心肌病:须与急性右心室梗死鉴别。右心室梗死,既不是心包缩窄也不是心内膜缩窄,而右心室扩张,心脏超声检查或心血管造影均可鉴别。

3.慢性肺部疾病急性发作引起的右心衰竭

(1)慢性肺部疾病病史及急性发作的诱因和临床表现。

(2)心电图、超声心动图和心肌酶学排除急性右心室梗死的诊断。

【治疗】

1.一般处理　吸氧、嚼服阿司匹林片、充分止痛、抗凝治疗等同左心室梗死。

2.容量负荷治疗　容量负荷治疗的目的是维持最佳的右心室前负荷,以确左心排血量。容量负荷一度被认为是对右心室梗死治疗学研究的突破性进展,右心室梗死的快速容量负荷治疗方法,就是在短时间内从静脉快速补充液量,以期尽快纠正低血压状态或心源性休克。此方法在大多数急性右心室梗死患者的救治中取得了良好效果,由于右心房压性能稳定,易测量,用它作为右室充盈压的参考指标来监测,若充盈压过于升高,则静脉滴注硝酸甘油降低充盈压。

3.药物治疗

(1)多巴胺在急性右心室梗死中的主要治疗指征

①快速扩容治疗中,若肺毛细血管楔压已升至合适高度,但心排血指数不提高或周围灌注仍无明显改善时,需加用多巴胺。

②低血压患者,需要用多巴胺维持扩容后升高的血压,否则血压会重新回落。

③重症右心室梗死重度低血压患者,休克期及低血压期均需多巴胺或和多巴酚丁胺与血管扩张药同时作用,加上适量的补液(滴速视病情调整)方有希望渡过休克。

(2)多巴酚丁胺在急性右心室梗死中的主要治疗指征:多巴酚丁胺系多巴胺衍生物,主要选择性激动β_2肾上腺素能受体,激活腺苷酸环化酶,使 ATP 转化为 cAMP,促使 Ca^{2+} 进入心肌细胞膜,从而增强心肌收缩力,增加心排血量,强心作用优于多巴胺,并且对心率的影响较小,不易引起心律失常,也不致心肌缺血缺氧,对急性心肌梗死亦无不良后果。静脉给药 1~2min 即可奏效,5~10μg/(kg·min)用量时最有效。

通过增加心肌收缩力,使右心室收缩末容量降低,左心室充盈量增加,同时增加了舒张期的冠状动脉血流、增加了侧支血液流到缺血区,进而使左右心室射血分数及心排血量增加。因此重症右心室梗死患者仍以首选多巴酚丁胺的治疗为宜,多巴酚丁胺较容量负荷更能促进血流动力学的改善,但同时应注意药物剂量要合适。

(3)硝酸甘油在急性右心室梗死中的治疗指征

①近年来的实践表明,在补足血容量的前提下接受硝酸甘油在救治右心室梗死患者中,仍有治疗价值,问题的关键是如何使用。在以下情况可考虑使用。

②快速容量负荷时,可用静脉滴注硝酸甘油的方法使过高增加的右心房压在短时间内适当地下降。

③对部分重症患者,可用硝酸甘油代替硝普钠,与多巴胺、多巴酚丁胺合用,抢救休克患者。在保证容量的前提下,静脉滴注硝酸甘油能明显降低血清 CK-MB 活性,笔者的体会是急性右心室梗死患者在补足血容量的前提下,可常规静脉滴注硝酸甘油,即使血压偏低亦可加用多巴胺或放慢硝酸甘油滴速,一般患者均能耐受。

④硝酸甘油片。对于已经发生右心室心肌梗死的患者,应避免使用硝酸甘油片。

(4)利尿药在急性右心室梗死中的治疗指征

急性右心室梗死患者,其颈静脉怒张和肝大决不是使用利尿药的指征,笔者的体会是仅在右心室梗死中个别患者出现明确的急性左心衰竭症状时方可考虑。如不能平卧,肺内闻及突然增多的中到大量的湿啰音,肺毛细血管楔压>2.7kPa(20mmHg)等。即使在这种情况下,呋塞米注射液首次剂量仅给 10mg,总之须慎用。因为利尿药应用不当,可引起严重的血管容量急骤转移,导致左心室充盈压不足、低血压、心动过速和低血容量性休克。

(5)洋地黄类制剂应用的指征:临床判断是由于房性快速心律失常引起右心功能不全可小剂量应用。

【预防】

1.改变生活方式。

2.积极控制各种危险因素(高血糖、高血压、高血脂、肥胖和过度劳累等)。

四、慢性肺源性心脏病急性发作引起的急性右心衰竭

由于慢性肺源性心脏病急性发作致肺循环阻力增加,肺动脉高压而引起的右心室肥厚、扩大和右心心力衰竭。

【诊断】

1.一般诊断标准

(1)慢性肺、胸廓或肺血管病的历史(数年至数十年)。

(2)肺动脉高压、右心室肥大的诊断依据。

2.心电图诊断标准

(1)主要条件

①额面平均电轴≥90°

②重度顺针向转位:V5R/S≤1。

③avRR/S 或 R/Q≥1。

④$RV_1 + SV_6 \geq 1.05mV$。

⑤$V_{1\sim3}$ 呈 QS、Qr、qs(除外心肌梗死)。

⑥肺型 P 波:P≥0.22mV,或 P≥0.2mV 呈尖峰型结合 P 电轴>80°,或当低电压时 P>1/2R,呈尖峰型,结合 P 电轴>80°。

(2)次要条件

①肢导低电压。

②右束支传导阻滞(完全性或不完全性)。

具有 1 条主要条件即可诊断,2 条次要条件为可疑肺源性心脏病的心电图表现。

3.超声心动图诊断标准

(1)右心室流出道≥30mm(正常<30mm)。

(2)右心室内径≥20mm(正常<20mm),左、右心室内径比值<2.0(正常>3.0)。

(3)室间隔厚度≥15mm(正常 7～12mm)。

(4)右肺动脉内径≥18mm。

(5)右心室前壁厚度≥5mm 或前壁波动幅度增强。

以上 5 条均为主要条件。

4.X 线诊断标准

(1)右肺下动脉于扩张,横径≥15mm。

(2)肺动脉段突出其高度≥3mm。

(3)中心肺动脉扩张和外围分支显细,两者形成明显对比。

(4)圆锥部显著突出(右前斜 45°)或"锥高"≥7mm。

(5)右心室增大(结合不同体位判断)。

具备以上 5 项中 1 项可以诊断为肺源性心脏病。

【临床表现】

1.症状　主要由慢性持续性体循环淤血引起各脏器功能改变所致。上腹部胀满是右心衰竭较早的症状。常伴有食欲缺乏、恶心、呕吐、尿少等。

2.体征

(1)视诊:有颈静脉充盈或怒张,出现对称性、凹陷性水肿,首先出现于身体下垂部(重力性)水肿。经常卧位者以腰背部为明显。能起床活动者以脚、踝内侧较明显,常于晚间出现,休息一夜后可消失。

(2)触诊:肝大和压痛,肝颈静脉反流征阳性,下肢或腰背部凹陷性水肿。病程晚期可出现全身水肿。

(3)叩诊:可出现心界扩大。可有胸腔积液(多位于右侧)和腹腔积液。

(4)听诊:胸骨左缘第 3、第 4、第 5 肋间可听到右心室舒张期奔马律。三尖瓣区可有收缩期吹风样杂音,吸气时增强。

【鉴别诊断】

1.与冠心病鉴别　冠心病与肺源性心脏病均多见于中年以上患者,均可出现心脏扩大,心律失常及心力衰竭,两者心脏杂音不明显,肺源性心脏病心电图有类似梗死图形,造成诊断的困难,鉴别要点:①肺源性心脏病患者多有慢性支气管炎,肺气肿的病史和体征,而无典型心绞痛或心肌梗死表现;②肺源性心脏病心电图 ST-T 波改变多不明显,类似心肌梗死图形多发生于肺源性心脏病急性发作期,随病情好转这些图形可消失,肺源性心脏病也可出现多种心律失常,多在诱因解除后转为正常,即短暂而易变性是其特点。冠心病常有心房颤动及各种传导阻滞,与肺源性心脏病相比较恒定而持久。

肺源性心脏病伴发冠心病诊断较难,且常漏诊,国外报道肺源性心脏病伴冠心病误诊率达 8%～38%,漏诊 12%～26%。因两者合并存在时症状互相掩盖,故不能套用肺源性心脏病或冠心病的诊断标准,应结合临床综合判断,以下几点支持肺源性心脏病伴冠心病的诊断:①因长期缺氧及肺气肿存在,典型心绞痛症状少,如有心前区不适、胸闷加重,服用硝酸甘油 3～5min 缓解者;②主动脉瓣第 2 音大于肺动脉瓣第 2

音,心尖 3 级以上易变性收缩期杂音,提示乳头肌功能不良;③X 线示左、右心室均增大,主动脉弓纡曲、延长、钙化、心脏增大,外形呈主动脉型、主动脉二尖瓣型及左室大为主的普大型;④心电图改变,心肌梗死图形能排除酷似心肌梗死者,完全性左束支传导阻滞,左前半阻滞和(或)双束支传导阻滞者,左心室肥厚或劳损而能除外高血压者,二至三度房室传导阻隔滞者,电轴重度左偏(<-300。)而能除外高血压者;⑤超声心动图示左心室后壁运动幅度下降,左心室舒缩末期内径差<10mm。

2.与风湿性心脏病鉴别 风湿性心脏病二尖瓣狭窄可引起肺动脉高压,右心受累,心力衰竭时心肌收缩无力不易听到典型杂音,易与肺源性心脏病混淆。肺源性心脏病三尖瓣相对关闭不全,心脏顺时针方向转位,在原二尖瓣区可闻及Ⅱ～Ⅲ级吹风性杂音,肺动脉瓣关闭不全在肺动脉瓣区有吹风样舒张期杂音,右心室肥大及肺动脉高压易误为风湿性心脏病。鉴别要点:①肺源性心脏病多在中年以上发病,而风湿性心脏病青少年多见;②肺源性心脏病有多年呼吸道疾病史,呼吸功能降低,常在呼吸衰竭基础上出现心力衰竭,风湿性心脏病常有风湿史,风湿活动及劳累常是心力衰竭诱因;③心力衰竭后肺源性心脏病杂音增强,而风湿性心脏病,可减弱;④肺源性心脏病常表现右心衰竭,风湿性心脏病常表现左心衰竭;⑤X 线,改变,肺源性心脏病以右心室大为主,风湿性心脏病以左心房大为主呈二尖瓣型心脏改变;⑥血气分析,肺源性心脏病常有 PaO_2 下降或 $PaCO_2$ 升高,风湿性心脏病可正常;⑦心电图,肺源性心脏病有肺性 P 波及右室肥大,而风湿性心脏病有二尖瓣 P 波。

3.与缩窄性心包炎鉴别 缩窄性心包炎起病隐匿,临床表现有心悸、气短、发绀、颈静脉怒张、肝大、腹水,心电图低电压与肺源性心脏病相似,但无慢性支气管炎史,脉压变小,X 线心腰变直,心搏弱或消失,可见心包钙化,而无肺气肿及肺动脉高压,可与肺源性心脏病鉴别。

4.与原发性心肌病鉴别 原发性心肌病心脏扩大、心音弱、房室瓣相对关闭不全所致的杂音及右心衰竭引起的肝大、腹水、下肢水肿与肺源性心脏病相似。肺源性心脏病有慢性呼吸道感染史及肺气肿体征,X线有肺动脉高压改变,心电图有电轴右偏及顺时针方向转位,而心肌病以心肌广泛损害为特征,超声心动图表现"大心室、小开口",血气改变不明显,可能有轻度低氧血症。

【治疗】

急性加重期的治疗以治肺为主,治心为辅。肺动脉高压及呼吸衰竭控制后,心功能即可明显改善。肺源性心脏病住院患者中心力衰竭所占比例仅次于呼吸道感染,发生率在 25%～70%,病死率 10%～20%,仅次于肺性脑病,占死因第二位。积极治疗心力衰竭是减少死亡率的重要环节,肺源性心脏病右心衰竭主要是急性呼吸道感染、缺氧、高碳酸血症、细菌毒素、电解质紊乱所致,如及时纠正以上诱因,心力衰竭可以控制,肺源性心脏病所致心力衰竭有其特殊性,在治疗上有以下特点。

1.控制感染 根据病情和痰细菌结果合理选择抗生素。

2.改善通气 化痰、平喘、湿化气道,必要时采取机械通气。

3.氧疗 低流量持续吸氧。

4.控制心力衰竭

(1)强心药的应用:目前多数认为应用抗生素和利尿药效果不佳的肺源性心脏病心力衰竭患者应选用强心药。应用原则是选用速效药,剂量为常用量的 1/2～2/3,如地高辛 0.125～0.25mg,1/d,毒毛花苷 K0.125mg 或毛花苷 C0.2～0.4mg,溶于 50% 葡萄糖溶液 20ml 中缓慢静脉注入。不同患者或同一患者在不同状态下对强心药反应差异很大,故应根据临床表现调节用量,缺氧时心率增快,故不能单纯观察心率作为调节用量的指标。

(2)血管扩张药物应用:近来对心力衰竭时血流动力学研究发现,扩血管药物能扩张肺动脉,降低肺血管阻力与右心室后负荷,增加心排血量,常用药物有如下几类。

①酚妥拉明,10～20mg 溶于 10% 葡萄糖溶液 500ml,静脉滴注,1/d。

②硝普钠 25～50mg 加入 10% 葡萄糖溶液 500ml,静脉滴入,从开始剂量 5～10μg/min,避光静脉滴注,以后每 5～10min 增加 5～10μg,可用至 25～50μg/min;根据血压调整滴速,防止低血压。

注意事项:应密切观察血压、心率的变化。长期或输入较大剂量硝普钠时,应注意氰化物中毒。

③硝酸酯类:硝酸甘油静脉滴注,从 5～10μg/min 开始,每 10～15min 加 5μg,至 20～50μg/min;硝酸甘油 0.5～0.6mg 舌下含化,3～6/d,连用 5～10d,硝酸异山梨酯 10～20mg,3/d,病情缓解后酌情减量或停用。

(3)环腺苷酸依赖性正性肌力药物的静脉应用:环磷酸腺苷(cAMP)依赖性正性肌力药物包括 β 肾上腺素能激动药(如多巴酚丁胺)和磷酸二酯酶抑制药(如米力农)。这两种药物均通过提高细胞内 cAMP 水平而增加心肌收缩力,而且兼有外周血管扩张作用,短期应用均有良好的血流动力学效应。用法:多巴酚丁胺 2～5μg/(kg。min);米力农 50μg/kg 负荷量,继以 0.375～0.75μg/(kg·min),短期应用 3～5d。

(4)利尿药:利尿药可解除右心衰竭引起的水钠潴留,减少肺血管阻力和负荷,从而改善心肺功能,应掌握缓慢、间歇、小量、联合、交替的原则,仅在特殊情况下用强力快速利尿药。注意防止:①快速利尿后血液浓缩,痰液黏稠,不易咳出,影响通气功能;②电解质紊乱尤其易引起低钾、低氯、低镁和碱中毒,可抑制呼吸中枢、降低通气量,碱中毒使氧离曲线左移,不利组织供氧;③利尿过量可使心脏前负荷降低,心排血量下降。目前常用的排钾利尿药有氢氯噻嗪、呋塞米、依他尼酸,保钾利尿药有螺内酯、氨苯蝶啶,应用时以排钾利尿药与保钾利尿药合用为好。中药可选用复方五加皮汤、车前子、金钱草等。

(5)降低血液黏稠度对红细胞增高者可用肝素 50mg 加入 10% 葡萄糖溶液 50～100ml 静脉滴入,或 50mg 皮下注射,1/d,阿司匹林 0.1g/d,仍无效者可试用等溶血液稀释疗法,即放血 100～300ml 后快速输入等容 409 代血浆或低分子右旋糖酐,使血细胞比容控制在 50% 以下,可减低肺血管阻力,降低肺动脉压,改善微循环,增加右心排血量。

(胡永辉)

第二节 急性冠状动脉综合征

急性冠状动脉综合征(ACS)是冠心病心肌缺血急性发作过程中的一个类型,冠状动脉粥样硬化是其病理基础,心肌急性缺氧是其发病原因,大多是由慢性稳定性心绞痛演变或恶化而来。ACS 根据其临床表现可分为不稳定性心绞痛、心电图 ST 段不抬高的心肌梗死及 ST 段抬高性心肌梗死。不论引起不稳定性心绞痛是何种原因,持续心肌缺血的结果将是心肌梗死。ACS 的早期识别,快速有效的治疗,能挽救部分缺血心肌,缩小梗死面积,甚至避免心肌梗死发生。

【临床分类】

1.ACS 分类

第一类:包括不稳定性心绞痛及非 ST 段抬高心肌梗死。非 ST 段抬高心肌梗死的发病率为 75%,高于 ST 段抬高性心肌梗死(发病率 25%)。非 ST 段抬高心肌梗死的血栓是以血小板为主,又称白色血栓,血管腔未完全闭塞。

第二类:为 ST 段抬高心肌梗死。其血栓是以纤维蛋白为主,又称红色血栓,血管腔完全闭塞。

2.心肌标志物 肌钙蛋白是鉴别不稳定心绞痛与非 ST 段抬高心肌梗死的主要依据。目前测定的肌钙蛋白有两种,即肌钙蛋白 T(TnT)与肌钙蛋白 I(TnI)。不稳定心绞痛,肌钙蛋白不升高。急性心肌梗死时肌钙蛋白升高。TnI 的特异性高于 TnT。TnI 及 TnT 一般每 6h 测一次,连续两次正常,可除外心肌梗死。

3.ACS 危险程度分类

ACS 低危——发作时 ST 段抬高<1mV,胸痛<20min,TnI 及 TnT 正常。

ACS 中危——发作时 ST 段抬高<1mV,胸痛<20min,TnI 及 TnT 轻度升高。

ACS 高危——发作时 ST 段抬高>1mV,胸痛>20min,TnI 及 TnT 明显升高。

【临床表现、诊断与鉴别诊断】

ACS 诊断主要依据冠心病病史及临床表现。包括冠心病易患因素、心肌缺血临床表现(由稳定性心绞痛转为不稳定心绞痛或心肌梗死)、心电图及心肌标志物的改变等,可以作出诊断。

1.稳定性心绞痛　胸痛发作持续时间多为 5～15min,一般不超过 l5min,多于劳累后过度紧张激动后发病,休息及服用硝酸酯类药物可以缓解。

2.不稳定性心绞痛　胸痛发作持续时间一般达到或超过 15min,主要有以下三种类型:

(1)新近发生的劳累后心绞痛,发病时间在一个月之内。

(2)心绞痛发作频率及持续时间增加,硝酸甘油不能缓解。

(3)静息性心绞痛,包括变异性心绞痛、卧位性心绞痛等。

不稳定性心绞痛肌钙蛋白 TnT 及 TnI 不升高。

3.心电图 ST 段不抬高的心肌梗死　临床有不稳定性心绞痛表现,肌钙蛋白 TnI、TnT 升高,应考虑有心肌梗死可能。

4.ST 段抬高心肌梗死　根据超早期巨大 T 波及弓背型 ST 段抬高、ST-T 波动态演变、肌钙蛋白阳性等,结合临床表现不难诊断。

胸痛是 ACS 诊断的重要依据之一,但也有少数病人可以无痛或疼痛部位不典型或仅有颈、颌、耳、上腹等不适。

【ACS 治疗】

1.院前治疗　开放静脉通路,氧气吸入,舌下含硝酸甘油,氧饱和度监测,心电监测等。2000 年国际复苏指南建议采用 MONA 方针,M(吗啡)能有效止痛,降低氧需及前负荷;O(氧气)改善缺氧;N(硝酸甘油)能对抗血管痉挛,降低心脏前后负荷及氧需;A(阿司匹林)抑制凝血酶诱导的血小板聚集。

2.院内治疗

(1)ST 段抬高心肌梗死的治疗:无禁忌的病人立即给予溶栓或直接作介入治疗。急诊溶栓不再受到年龄限制。溶栓时间窗由 6h 延长至 12h。

溶栓治疗常用药物:①尿激酶(UK)2 万单位/千克,30min,静注;②链激酶(SK)150 万单位,30min,静注;③重组纤溶酶原激活物(rt-PA)50～100mg,90min,静注;④重组链激酶(r-SK)150 万单位,30min,静注。

介入治疗(PTCA)指证:AMI 发生于老年,年龄>75 岁,或有溶栓禁忌证,有心衰或心源性休克者。

(2)非 ST 段抬高心肌梗死或不稳定性心绞痛的治疗:加强临床观察,监测 EKG 及 TnI、TnT 的动态变化,进行综合治疗,包括抗凝、硝酸甘油、β-受体阻滞剂、钙拮抗剂等。

1)抗凝药物:①阿司匹林 160～324mg/d,最低维持量为 75mg,/d。②低分子肝素 1mg/(kg·d),皮下注射,每 12h 一次,该药半衰期长,生物利用度高,出血危险少。③塞氯匹啶、氯吡格雷是 ADP 受体拮抗剂,对阿司匹林不能耐受者可选用此类药物。塞氯匹啶剂量为 250mg,口服,每日 2 次,氯吡格雷首服 300mg,口服,继以 75mg,每日 1 次。④阿昔单抗是强效广谱抗凝药物,可使血小板聚集减少 80%,静脉注射后作用持续 48h,适用于 PTCA。用法为 $0.25\mu g/kg\cdot$静注,继以 $0.125\mu g/(kg\cdot min)$,静注,共 12h。最大剂量为 $10\mu g/min$。

2)抗心肌缺血治疗:可用下列药物:①硝酸酯类含服、口服或静脉内注射。②β 受体阻滞剂。有抗心律失常,抗高血压,降低心肌缺血,减少心肌氧供需不平衡,缩小心肌梗死面积,改善近期及远期预后。口服倍他乐克,自小剂量开始,12～25mg,每日 2 次。有心衰、哮喘及传导阻滞者忌用。③钙拮抗剂:能扩张冠脉,改善侧支循环,有稳定斑块作用。

非 ST 段抬高心肌梗死不主张溶栓,也不作直接 PTCA,而应给予综合治疗、观察,必要时择期作间接 PTCA。

(邹子扬)

第三节　急性心肌梗死

急性心肌梗死(AMI)大多数是由于冠状动脉粥样硬化所引起(偶见由于冠状动脉炎症、栓塞及先天性畸形),当冠状动脉在粥样硬化病变基础上发生血供急剧减少或中断,以致供血区域的心肌发生持久而严重的缺血性损害,形成不可逆坏死。

不同类型的冠状动脉阻塞使梗死的心肌呈现为不同类型的病理改变,从而亦造成病人的临床表现、心电图演变及血清心肌损伤相关标记物出现不同的改变。归纳起来大致有以下几种心肌梗死病理类型:①贯穿全层心壁的区域性、透壁性梗死;②非透壁性梗死;③呈层状(或环状)的坏死;④在层状梗死基础上有局部小范围透壁梗死(即呈镶嵌型);⑤镜下灶性梗死。

急性心肌梗死根据其临床症状结合心电图表现及血清中心肌损伤相关标志物的测定,常分为急性期(坏死损伤期)、亚急性期(恢复期)及愈合期(纤维疤痕形成期)。此可为临床治疗、预后判断提供指导。

【临床表现】

1.前驱症状(先兆征象)　有 20%～60% 的病人有前驱症状,以频发心绞痛和/或心绞痛加重为最多见,亦可表现为休息时或较轻活动时发生胸部不适。

2.胸闷痛症状　除呈典型心肌梗死表现外,也有胸痛为反复多次发作与缓解交替,呈波浪形发展而难以确定哪一次是造成心肌梗死的胸痛;亦有无胸痛症状者,特别是 70 岁以上的高龄者。

3.其他症状　有 50% 以上的病人可出现恶心和呕吐,特别多见于有下壁梗死的病人;少数还会出现难治性呃逆;其他尚可有极度虚弱、出冷汗、心悸甚至濒死感觉。

4.体征　随病人所出现的血液动力学变化、心电图变化及心脏组织结构受损情况而出现相关体征。

【心电图表现】

常规 12 导联心电图检查获得的阳性显示仅 70%～80%,增加检查导联并按临床情况增加检查频度可提高阳性率,但无 S-T 段抬高、无病理性 Q 波甚至始终显示为正常心电图者亦为数不少。以下情况常会造成心电图上不出现病理性 Q 波:①并发完全性左束支传导阻滞;②外层心肌仍保留未坏死(>1/4);③坏死灶<15mm;④初始向量的影响(0.03～0.04s);⑤预激综合征;⑥电轴+30～+90 度;⑦起初梗死坏死量小;⑧梗死的边缘地区血供较好;⑨血管未完全阻塞;⑩血栓已有自动溶解。

【血清心肌损伤相关标志物测定】

急性心梗时出现血清相关心肌酶的变化。由于与心肌相关的大多数酶也存在于心脏以外的组织,故其特异性并不高,除须考虑心脏以外的许多情况外(如胰腺炎、胆囊炎、肺炎、脑血管病等);还要考虑心脏本身其他情况(如心肌炎、心力衰竭等);另更要考虑其敏感性又与检测的时间、方法、梗死的范围相关。

急性心梗时血清相关心肌结构蛋白的变化以肌红蛋白出现时间最早,但特异性远不及

肌钙蛋白I及T,后者还具有较长的诊断时间窗,并还可应用作为判断再灌注的参考指标。

【相关影像学的检查】

冠状动脉造影不仅对急性心梗具有确定性诊断价值,而且对治疗选择、病情及预后判断具有较高的客观依据,但对微血管性梗死(又称镜下梗死)及冠脉痉挛性梗死尚不能提供依据,前者临床上仍依靠心肌肌钙蛋白的测定,后者则主要根据心电图及与临床结合。

【诊断与鉴别诊断】

(一)诊断

对于具有典型的临床表现、特征性心电图改变和实验室检查发现的病人可诊断本病。

(二)鉴别诊断、

1.不稳定性心绞痛　心绞痛部位和心肌梗死相同,但心绞痛的时间一般不超过半小时,不伴有恶心、呕吐、休克、心力衰竭,也无血清酶的改变,发作时虽有 ST 段和 T 波的改变,但多为一过性,

2.肺动脉栓塞　可发生胸痛、气促、休克等,无咯血症状者类似于 AMI,心电图表现电轴右偏,工导联 S 波加深,一般不出现 Q 波,Ⅲ导联 Q 波加深,V_1 呈现 QR 型,有时出现肺性 P 波。肺动脉栓塞较心肌梗死心电图改变快速而短暂,血清乳酸脱氢酶稍高。发热及白细胞升高多在 24h 内出现。

3.主动脉夹层动脉瘤　表现为突然的前胸痛,开始即较为剧烈。疼痛范围广泛,可同时有相应的脏器受累的症状和体征。发病常伴有休克症状,血压可以很高,X 线检查主动脉进行性增宽,超声检查、CT 和 MRI 检查可明确诊断。

4.急性心包炎　急性心包炎在胸痛的同时或以前有发热和白细胞增高,在发病当天或数小时内即听到心包摩擦音,其疼痛与体位有关,常于深呼吸时加重。心电图上多个导联 ST 段抬高,ST 段升高的程度<0.5mV,不具有定位性。伴有心包积液时可出现低电压,不引起 Q 波,也无心肌酶升高。

5.急腹症　急性胆囊炎、胆石症、胃及十二指肠穿孔、急性胰腺炎、急性胃炎等产生的急性上腹部疼痛常伴有呕吐或休克,可与 AMI 的胸痛波及上腹部痛相混淆。但急腹症的腹部体征明显,根据病史、腹部平片、心电图及心肌酶谱检查,可作鉴别。

6.其他　如肺炎、急性胸膜炎、肋间神经炎、自发性气胸、纵隔气肿、胸部带状疱疹等疾病均可引起胸痛,但注意体征、X 线胸片和心电图特征不难鉴别。

【治疗】

(一)急性心肌梗死治疗发展史

第一阶段(1912~50 年代末)——临床观察阶段,住院死亡率在 30% 左右。

第二阶段(60 年代早期~70 年代)——心电监护+心律失常处理,使住院死亡率下降 50%,但后期死亡及病残率升高。

第三阶段(70 年代末开始)——高新技术应用阶段,医院内死亡率下降至 10% 以下。但治疗过度、昂贵及不必需的检查做得太多,诊疗费用猛涨。

第四阶段(目前推广采用)——按临床资料论据进行诊治。即在病程中连续作好评估,包括:早期再通,心律失常,心功能情况,冠脉病变,心室重构,预后判断及二级预防等,并根据评估予以处理。

(二)急性心梗治疗原则

急性心梗治疗原则是提高心肌供氧、降低心肌耗氧、改善心肌代谢、防止因不稳定引起心律紊乱、缩小

甚至消除梗死区域、保护心功能、控制避免心脏泵衰竭的发生。

（三）冠脉再通治疗

1.溶栓治疗

(1)以下情况在选择溶栓治疗时应予考虑：①心电图上仅表现为 T 波倒置者溶栓治疗无益处。②心电图正常的急性心梗病人常预后良好，其进行溶栓治疗的死亡率与不作溶栓治疗者无显著差异，故不能从溶栓治疗中得益，应密切监测，一旦出现 S-T 段抬高可立即进行溶栓治疗。③心电图上仅表现为 S-T 段下降者，有认为非但不能从溶栓治疗中受益反而可能有害。④对临床诊断为急性冠脉综合征者，当扩冠、抗凝、降纤等治疗均无效时可以试行溶栓治疗，但药物剂量应选择小剂量(不超过正常用量一半)。⑤确定为心绞痛病人原则上不宜行溶栓治疗(对小剂量溶栓仍有争议)。

(2)溶栓药物选择：①链激酶与重组链激酶；②尿激酶与重组尿激酶；③组织型纤维蛋白酶原激活剂(rt-PA)；④酰化纤维蛋白溶酶原-链激酶激活剂复合剂(APSAC)。

(3)冠脉再通的判断：

1)确切指标：冠脉造影-TIMI 达到Ⅲ级

2)间接指标：①溶栓后 2h 内胸痛基本缓解。②溶栓后 2h 内抬高的 ST 段下降≥50%。③溶栓 2h 内出现新的心律失常。④心肌酶峰值前移(CK-MB≤14h)。具备上述 4 项中 2 项或以上可判断再通，但 2 与 3 组合不能判定再通。⑤早期终末 T 波倒置(必须在溶栓后 1h 之内)。

(4)溶栓治疗存在的主要问题：①严重出血并发症(发生率为 0.5%~1%)，并且无法预测，若发生在脑部常是致死性的。②再灌注损害，再灌注心律失常，其出现时间常与再通相吻合，但如不及时处理亦可致命。③再灌注顿抑，可影响心肌收缩功能，其发生与恢复无法预测。

(5)溶栓治疗禁忌证：①有脑出血或蛛网膜下隙出血史。②近期(2 周内)有各种活动性出血情况或手术史。③近半年内有头颅损伤。④颅内占位性病变或动静脉畸形。⑤出血性疾病或有出血倾向。⑥妊娠。⑦严重未控制的高血压(收缩压>200mmHg，舒张压>120mmHg)。⑧出血性视网膜病变或其他出血性眼病。

另外，发病在 12~24h 之间的病人仍可从溶栓中受益，但要具体分析对待，超过 24h 的病人已无治疗价值。

2.经皮冠脉腔内成形术(PTCA)　大致可分为以下三种情况：①立即 PTCA(直接 PTCA)；②补救性 PTCA；③延迟 PTCA(选择性 PTCA)。

对溶栓成功者均应避免进行立即 PTCA。冠脉造影显示狭窄<50%者进行 prrCA 要慎重考虑，对≥90%狭窄者要尽早行 PTCA。

对发现新鲜斑块者要作支架安置。

3.冠状动脉旁路移植术(CABG)　急诊冠脉搭桥术的适应证有：①PTCA 治疗失败，有持久的胸痛和(或)血流动力学不稳定；②冠状动脉左主干或 3 支血管病变者心肌梗死发生后仍有心绞痛发作，或左前降支近端病变，有两支血管受累，或双支血管病变并左室功能差，不宜行 PTCA 者；③合并急性室间隔缺损或急性二尖瓣关闭不全行手术修补的同时行冠脉搭桥术；④其他不适合行 PTCA 者。

（四）急性心肌梗死的药物治疗

1.硝酸酯类药物　硝酸甘油 10mg 加入 5%葡萄糖注射液 500ml 中静脉滴注，或硝酸异山梨酯 50mg 加入葡萄糖注射液 250~500ml 中静脉滴注，能扩张冠状动脉及外周动脉。根据血压来调整滴速，必要时适当加用升压药物。

2.钙拮抗剂　主要有硝苯地平 10~20mg/d，口服 20min 起效，半衰期 3~4h。

3.β-受体阻滞剂的应用 如果病人心率较快,血压不低而且无心力衰竭,可给予β-受体阻滞剂。严重心力衰竭,房室传导阻滞及下壁心肌梗死病人忌用。

4.血管紧张素转换酶抑制剂(ACEI) 可减小外周阻力,减轻心脏负担,缩小梗死面积。应在血压稳定后从小剂量开始,逐步调整剂量。

5.抗血小板药物 阿斯匹林 75～150mg,口服,1 次/天。氯噻匹定 250mg,口服,1～2 次/天。氯吡格雷 75mg,口服,1 次/天。

6.止痛、镇静 疼痛剧烈者可给予吗啡 5～10mg 或哌替啶 50～100mg 肌注,以后每 4～6h 可重复应用。上述药物有降低血压、抑制呼吸以及致恶心、呕吐等副作用。对于高龄、慢性肺疾患、房室传导阻滞、心动过缓等应慎用吗啡。疼痛较轻者给予可待因或罂粟碱 0.03～0.06g 肌注。

7.极化液 10%氯化钾 10ml＋25%硫酸镁 20ml＋胰岛素 8～12U 加入到 10%葡萄糖注射液 500ml 中静滴,以改善心肌细胞代谢及维持心电活动稳定性。

8.抗心律失常药物 不支持常规预防性应用抗心律失常药物.但对急性心梗时出现的室性心律失常及其他严重心律失常仍宜尽早应用。而频发复杂室性早搏及室速常是病人预后不良的独立危险因素。

(五)心源性低排与泵衰的治疗

右室梗死应慎用利尿剂和硝酸甘油制剂,并需在应用时密切注意血流动力学变化。当右室梗死出现低排时可试以扩容治疗,以维持右室足够的前负荷,而近来更倾向于应用多巴胺加上适当扩容治疗,必要时亦可再加阿拉明、多巴酚丁胺治疗。对急性心梗并发心源性休克,单用内科药物治疗,其死亡率可高达 80%～100%。近年来临床治疗表明及时恢复梗死心肌的血供,减轻受累心肌的负荷,能明显提高存活率。其治疗方法应根据临床具体情况,权衡利弊来考虑。

对并发心源性休克病人直接 PTCA 治疗可使死亡率由传统疗法的 80%以上降至 40%左右。

尽早溶栓治疗亦可降低死亡率,如果失败可即刻行补救性 PTCA。

对行 PTCA 失败或无指证的心源性休克病人可在主动脉内球囊反搏术(IABP)或人工心肺旁路的支持下进行急诊冠脉搭桥术。

（邹子扬）

第四节 高血压急症

【基本概念】

高血压急症是指高血压患者在疾病发展过程中或在某些诱因作用下,短期内(数小时或数天)血压显著的或急骤的升高[收缩压(SBP)＞200mmHg,舒张压(DBP)＞130mmHg],常同时伴有心、脑、肾及视网膜等靶器官功能损害的一种严重危及生命的临床综合征,若 DBP＞140～150mmHg 和(或)SBP＞200mmHg,无论有无症状亦视为高血压急症。

在发达国家和比较发达国家,原发性高血压是成年人最常见的多发病之一。我国曾进行了 3 次普查,1959 年的患病率不到 5%,1979～1980 年全国 29 个省市对 15 岁以上的人群进行普查,升为 7.7%,1990～1991 年第 3 次普查,估计全国至少有 6000 万高血压患者,其中高血压急症的发病率占 5%左右,目前估计全国至少有 1.6 亿高血压患者。我国高血压患者高血压急症并发的心、脑血管病又是使人致残、致死或猝死的常见原因,因此对高血压急症的诊治理应引起医务人员的重视。

高血压急症根据临床表现可分为 3 类:①高血压危象:是在高血压的基础上,因某些诱因使周围细小动脉发生暂时性强烈痉挛,引起血压进一步急骤升高而出现的一系列血管加压危象的表现,并在短时间内发生不可逆的重要器官损害,可发生于各期缓进型高血压,亦可见于急进型恶性高血压。②高血压脑病:是指在高血压病程中发生急性脑部循环障碍,引起脑水肿和颅内压增高而产生的一系列临床表现,可出现于任何类型的高血压,但多见于近期内血压升高者,如急性肾小球肾炎、妊娠高血压综合征,也可发生于急进型或严重缓进型高血压伴明显脑动脉硬化的患者。③急进型恶性高血压:是由各种原因引起血压持续显著地升高(DBP 常>130mmHg),病情迅速发展,出现严重的视网膜病变(K-W 眼底分级 Ⅲ级以上)和肾功能障碍,如不及时恰当治疗,易导致尿毒症、急性左心衰、甚至死亡,预后不良。眼底改变为视网膜出血、渗出为急进型高血压,若出现视盘水肿即为恶性高血压。本病为一种特殊类型的高血压,其典型的病理变化为小动脉纤维坏死和(或)增殖硬化,以肾脏的改变最为明显。各型高血压均可发展为急进型恶性高血压,其中以肾脏疾病引起者最多。

从治疗的观点出发,将高血压急症分为两类:①需在 1 小时内将血压降至适当水平的高血压急症:包括高血压脑病、高血压并急性左心衰、不稳定型心绞痛和急性心肌梗死、高血压合并肾功能不全、先兆子痫、嗜铬细胞瘤危象,这类患者常伴有急性靶器官损害。②需在 24 小时内将血压降至适当水平的高血压急症:包括急进型恶性高血压、妊娠高血压、围术期高血压等。

高血压急症的病因复杂,临床表现多样,预后亦随病因、病情轻重不同而有所不同。多数患者病情较温和,进展较慢,虽症状明显但发作持续时间较短,对降压药物较敏感,预后较好。但少数患者病情严重,进展较快,预后差。

急进型恶性高血压如不及时有效的治疗预后极差,一年生存率为 10%～20%,多数在半年内死亡,死因为尿毒症、心力衰竭、急性脑血管病、心肌梗死、主动脉夹层分离等。该病的预后与血压水平、靶器官损害程度有密切关系。

【常见病因】

1.高血压危象　在原发性高血压和某些继发性高血压患者中,某些诱发因素易引起高血压危象,其发生的病因有多种,常见的有:①缓进型或急进型高血压,其中一期和二期患者均可发生;②多种肾性高血压包括肾动脉狭窄、急性和慢性肾小球肾炎、慢性肾盂肾炎、肾脏结缔组织病变所致高血压;③内分泌性高血压,其中有嗜铬细胞瘤、肾素分泌瘤等;④妊娠高血压综合征和卟啉病(紫质病);⑤急性主动脉夹层血肿和脑出血;⑥头颅外伤等。在上述高血压疾病基础上,如有下列因素存在,高血压患者易发生高血压危象。研究已证实的诱发因素是:①寒冷刺激、精神创伤、外界不良刺激、情绪波动和过度疲劳等;②应用单胺氧化酶抑制剂治疗高血压或同时食用干酪、扁豆、腌鱼、啤酒和红葡萄酒等,一些富含酪氨酸的食物;③应用拟交感神经药物后发生节后交感神经末梢的儿茶酚胺释放;④高血压患者突然停服可乐定等某些降压药物;⑤经期和绝经期的内分泌功能紊乱。

2.高血压脑病　常见病因包括:①原发性高血压:原发性高血压的发病率占 1% 左右,高血压病史较长,有明显脑血管硬化者更易发生高血压脑病。既往血压正常而突然出现高血压的疾病亦易发高血压脑病,如:急进性高血压和急性肾小球肾炎。②继发性高血压:如妊娠高血压综合征、肾小球肾炎性高血压、肾动脉狭窄、嗜铬细胞瘤等血压中等程度增高,也有发生高血压脑病的可能。③某些药物或食物诱发高血压脑病:少见情况下,高血压患者应用单胺氧化酶抑制剂的同时,又服用萝芙木类、甲基多巴或节后交感神经抑制剂,也会引起与高血压脑病相似的症状;进食富含胺类的食物也可诱发高血压脑病。④颈动脉内膜剥离术后:高度颈动脉狭窄患者行颈动脉内膜剥离术后,脑灌注突然增加,亦可引起高血压脑病。

3.急进型恶性高血压　常见病因:①1%～5% 的原发性高血压可发展为急进性(恶性)高血压。②继发性高血压易发展成该型的疾病有:肾动脉狭窄、急性肾小球肾炎、嗜铬细胞瘤、库欣综合征、妊娠毒血症等。

诱因:在极度疲劳、寒冷刺激、神经过度紧张和更年期内分泌失调等诱因促使下易发生急进型恶性高血压。

【发病机制】

1.高血压危象的发病机制　多数学者认为由于高血压患者在诱发因素的作用下,血液循环中的肾素、血管紧张素Ⅱ、去甲肾上腺素和精氨酸加压素等收缩血管的物质突然急剧升高,引起肾出、入球小动脉收缩,这种情况持续存在,导致压力性多尿,继而发生循环血容量减少,血容量减少又反射性引起血管紧张素Ⅱ、去甲肾上腺素和精氨酸加压素生成增加,使循环血中血管活性物质和血管毒性物质达到危险水平。小动脉收缩和舒张交替出现,呈"腊肠"样改变,小动脉内皮细胞受损,血小板聚集,导致血栓素等有害物质释放形成血栓。组织缺血、缺氧,并伴有微血管病性溶血性贫血及血管内凝血,血小板和纤维蛋白迁移,内膜细胞增生,动脉狭窄,血压进一步升高,形成恶性循环。此外,交感神经兴奋性亢进和血管加压性活性物质过量分泌,不仅引起肾小动脉收缩,而且也会引起全身周围小动脉痉挛,导致外周血管阻力骤然增高,则使血压进一步升高,从而发生高血压危象。

2.高血压脑病的发病机制　其发病机制尚未完全阐明,有两种学说:①过度调节或小动脉痉挛学说:正常情况下,在一定的血压范围,脑血管随血压变化而舒缩,血压升高时脑部血管收缩,血压下降时血管扩张,以保持相对稳定的脑血流量,此即脑血流的自动调节机制。当血压急剧升高,脑膜及脑细小动脉强烈收缩,导致脑缺血和毛细血管通透性增加,引起脑水肿、颅内压增高。②自动调节破裂学说:当血压明显上升时,自动调节机制破坏,原先收缩的脑血管因不能承受过高的压力而突然扩张,产生所谓强迫扩张现象,结果脑血流量增加,脑灌注过度,血浆渗入血管周围组织而导致脑水肿和颅内高压,产生一系列临床症状。

3.急进型恶性高血压的发病机制　本病发病机制还不明确,其发生可能与下列因素有关:①血压升高的水平、速度及同时存在的靶器官损害;②肾素-血管紧张素系统功能亢进;③免疫功能的异常;④吸烟;⑤激肽系统的异常。

【临床特征】

(一)一般症状与体征

可出现头痛、头晕、烦躁不安、精神萎靡、意识障碍、视力障碍、胸痛、气短、呼吸困难、心悸、水肿、少尿、无尿及血尿等症状。体征表现为血压明显增高,心率增快,心律失常,心脏杂音,奔马律,双肺湿性啰音,腹部血管杂音。神经系统体征,如肢体肌力、语言表达、定向力改变等。

(二)三种高血压急症的临床表现

1.高血压危象

(1)发病突然,历时短暂,但易复发。

(2)SBP升高程度比DBP显著,可达200mmHg。

(3)自主神经功能失调的征象:如烦躁不安、口干、多汗、心悸、手足震颤、尿频及面色苍白等。

(4)靶器官急性损害的表现:①冠状动脉痉挛时可出现心绞痛、心律失常或心力衰竭。②脑部小动脉痉挛时出现短暂性脑局部缺血征象。表现为一过性感觉障碍,如感觉过敏、半身发麻、瘫痪失语,严重时可出现短暂的精神障碍,但一般无明显的意识障碍。③肾小动脉强烈痉挛时可出现急性肾功能不全。④其他:当供应前庭和耳蜗内小动脉痉挛时,可产生类似内耳眩晕的症状;视网膜小动脉痉挛时,可出现视力障碍;肠系膜动脉痉挛时,可出现阵发性腹部绞痛。

2.高血压脑病

(1)多发生于原有脑动脉硬化的病人,以DBP升高为主,常>120mmHg,甚至达140~180mmHg。

(2)脑水肿、颅内压增高和局限性脑实质性损害的征象。首发表现为弥漫性剧烈头痛、呕吐,一般在12~48小时内逐渐加重,继而出现烦躁不安、嗜睡、视物模糊、黑蒙、心动过缓。如发生局限性脑实质损害,可出现定位体征,如失语、偏瘫、痉挛和病理反射等。

(3)脑积液检查显示压力明显升高,约10%并发心、肾功能危象。经积极降压治疗,临床症状体征消失后一般不遗留任何脑部损害后遗症。

3.急进性恶性高血压

(1)多见于肾血管性高血压及大量吸烟患者,且年轻男性居多。

(2)SBP、DBP均持续升高,少有波动,DBP常持续≥130mmHg。

(3)症状多而明显,进行性加重,并发症多而严重。常于1~2年内发生心、脑、肾损害和视网膜病变,出现脑卒中、心力衰竭、尿毒症和视力障碍。

【辅助检查】

1.尿常规   可有蛋白尿、血尿。

2.尿   VMA可呈阳性。

3.血液游离   肾上腺素和/或去甲肾上腺素增高。血糖升高,血清肌酐、尿素氮升高,电解质紊乱。

4.心电图   可有心肌缺血,心律失常、左室高电压的表现。

5.眼底检查   视盘水肿、渗出和出血。

6.脑脊液   偶见少量红、白细胞,蛋白含量稍增加。高血压脑病时脑脊液检查压力明显增高。

7.脑电图   可出现局限性异常或双侧同步锐慢波,有时表现为节律性差。

8.X线胸片   可有肺水肿或心脏增大的表现。

9.超声心动图   室间隔和左室后壁对称性肥厚,主动脉内径增宽等。

【诊断思路】

(一)高血压急症的诊断

(1)收缩压大于200mmHg和/或舒张压大于140~150mmHg时,无论有无症状均应诊断为高血压急症。

(2)短期内(数小时或数天)血压显著的或急骤的升高(SBP>200mmHg,DBP>130mmHg),伴有心、脑、肾、视网膜和大动脉等重要器官发生急性功能严重障碍,甚至衰竭。

(3)多数患者有原发性或继发性高血压病史,少数患者可因首发高血压急症而发病。需注意高血压患者血压升高的速度比血压水平更重要,如短期内平均压升高大于30%有重要临床意义。

(二)高血压急症的靶器官损害

1.心血管系统   出现急性心力衰竭或急性心肌缺血的症状和体征,如发绀、呼吸困难、肺部啰音、缺血性胸痛(心绞痛/急性心肌梗死)、心率加快、心脏扩大等。

2.中枢神经系统   出现头痛、头晕或眩晕、耳鸣、平衡失调、眼球震颤、视力障碍、抽搐、意识模糊、嗜睡或昏迷等。伴有自主神经功能失调症状:如异常兴奋、发热、出汗、口干、皮肤潮红(或面色苍白)、恶心、呕吐、腹痛、尿频、手足震颤等;并发急性脑血管病者可有神经系统定位体征。

3.肾脏   肾脏受损会出现少尿、无尿、蛋白尿、管型、血肌酐和尿素氮升高。

4.眼底   出现三度以上眼底改变(渗出、出血、视盘水肿)。

(三)鉴别诊断

高血压急症鉴别诊断见表10-4-1。

表 10-4-1　高血压急症鉴别诊断

	高血压危象	高血压脑病	急进性恶性高血压
小动脉变化	周围细小动脉 暂时强烈痉挛	脑细小动脉 持久性痉挛	坏死性小动脉炎 视盘水肿
发病特点	突然、短暂、复发	突然、较长、恢复慢	起病缓、进展快
血压升高	收缩压为主	舒张压为主	舒张压持续升高
交感神经	兴奋	无兴奋	无兴奋
自主神经	失调	无失调	无失调
颅内高压	不明显	明显	明显
肾衰竭	失调	少见	常见

【救治方法】

1.一般治疗　吸氧、卧床休息、心理护理、环境安静、监测生命体征,维持水、电解质平衡、防治并发症等。

2.迅速降低血压　选择适宜有效的降压药物,放置静脉输液管,静脉滴注给药,同时应经常不断测量血压或无创血压监测。静脉滴注给药的优点是便于调整给药的剂量。如果情况允许以及早开始口服降压药治疗。

3.控制性降压　高血压急症时短时间内血压急剧下降,有可能使重要器官的血流灌注明显减少,应采取逐步控制性降压,即开始的 24 小时内将血压降低 20％～25％,48 小时内血压不低于 160/100mmHg。如果降压后发现有重要器官的缺血表现,血压降低幅度应更小些。在随后的 1～2 周内,再将血压逐步降到正常水平。

4.合理选择降压药　高血压急症处理,要求降压药起效迅速,短时间内达到最大作用;作用持续时间短,停药后作用消失较快;不良反应较小。另外,最好在降压过程中不明显影响心率、心排出量和脑血流量。硝普钠、硝酸甘油、尼卡地平和地尔硫卓注射液相对比较理想。在大多数情况下,硝普钠往往是首选的药物。

5.避免使用的药物　应注意有些降压药不适宜用于高血压急症,甚至有害。利血平肌内注射的降压作用起始较慢,如果短时间内反复注射会导致难以预测的蓄积效应,发生严重低血压,引起明显嗜睡反应,干扰对神志状态的判断。因此,不主张用利血平治疗高血压急症。治疗开始时也不宜使用强力的利尿降压药,除非有心力衰竭或明显的体液容量负荷过度,因为多数高血压急症时交感神经系统和 RAAS 过度激活,外周血管阻力明显升高,患者体内循环血容量减少,强力利尿是危险的。

6.高血压急症常用降压药物及应用

(1)血管扩张剂:①硝普钠是目前最有效的降压药物之一,也最常用于治疗高血压急症。特点起效快(即刻),持续时间短(2～3 分钟),便于调节。用法:硝普钠 25～50mg 加入 5％ 葡萄糖 250～500ml,以每 100μg/ml 滴入,剂量由小到大 0.25～10ug/(kg·min)逐渐增加滴速,最大滴速时间不超过 10 滴/分钟,血压控制后用小剂量维持。血压一般控制在 150～160/90～100mmHg 为宜。注意药物使用时应避光,避免光照下易分解而增加毒性。硝普钠可用于各种高血压急症,在通常剂量下不良反应轻微,有恶心、呕吐、肌肉颤动。滴注部位如药物外渗可引起局部组织和皮肤反应。硝普钠在体内红细胞中代谢为氰化物,长期或大剂量使用可能发生硫氰酸中毒,尤其是肾功能损害者。②硝酸甘油:扩张静脉和选择性扩张冠状动脉与大动脉。用法:开始时以 5～10ug/mm 速率静滴,然后每分钟增加滴注速率至 20～50ug/mm。降压起效迅速,停止后数分钟降压作用消失。硝酸甘油主要用于急性左心衰或急性冠脉综合征时高血压急症。不良反应有心动过速、面部潮红、头痛、呕吐等。

(2)肾上腺素能受体阻滞剂:①乌拉地尔(urapidil),为选择性 α_1 受体阻滞剂,是近年来临床上应用较多的一种新型强力降压药,通过阻滞血管突触后 α_1 受体和兴奋中枢 5-HTIA 受体而起降压作用。能抑制延髓心血管中枢的交感反馈调节,从而可防止反射性心动过速,对阻力血管和容量血管均有扩张作用,故可用于伴肾功能不全者,也可用于伴脑卒中者。用法:一般 25mg 加入 20ml 生理盐水中缓慢静注,5 分钟无效者可重复一次,也可继之以 75～125mg 加入 250～500ml 液体内静滴。②酚妥拉明(phentolamine),为非选择性 α 受体阻滞剂,最适用于血液循环中儿茶酚胺升高引起的高血压危象,如嗜铬细胞瘤。用法:5～10mg 加入 20ml 葡萄糖液中静注,待血压下降后改用 10～20mg 加入 250ml 葡萄糖液中静滴,以维持降压效果。酚妥拉明可引起心动过速,增加心肌耗氧量,故伴冠心病者慎用。③拉贝洛尔(labeto10l),同时阻滞 α 和 β 肾上腺素受体,其 β 受体阻滞作用无选择性,静注时其自身 α_1 和 D 阻滞作用强度为 1':6。适用于高血压伴心绞痛和心肌梗死者,对慢性肾功能不全者无不良影响,亦适用于主动脉夹层分离者。因血压降低之同时不减少脑血流量,所以亦可用于脑卒中。用法:一般以 25～50mg 加入 20～40ml 葡萄糖液中缓慢静注,15 分钟后无效者可重复一次,也可以 2mg/mm 速度静滴。伴哮喘、心动过缓、房室传导阻滞者禁用。

(3)钙拮抗剂:①硝苯地平:二氢吡啶类钙通道拮抗剂。用法:4mg 加入 200ml 葡萄糖中静滴,初始 10 分钟,滴速为每分钟 30 滴,一般在 5 分钟内出现显著降压效应,如血压不降则可加至每分钟 60 滴。②尼卡地平:二氢吡啶类钙通道拮抗剂,作用迅速,持续时间较短,降压同时改善脑血流量。用法:开始从 0.5ug/(kg·min)静脉滴注,逐步增加剂量到 6ug/(kg·min),主要用于高血压危象或急性脑血管病时高血压急症。不良反应有心动过速、面部潮红等。③地尔硫卓:非二氢吡啶类钙通道拮抗剂。降压同时具有改善冠状动脉血流量和控制快速性室上性心律失常作用。用法:配置成 50mg/500ml 浓度,以 5～15mg/h 速率静滴,根据血压变化调整速率。主要用于高血压危象或急性冠脉综合征。不良反应有面部潮红、头痛等。④维拉帕米:非二氢吡啶类钙通道拮抗剂,用法:5～10mg 加入 20ml 葡萄糖液中缓慢静注,最大降压效果出现在注射后 2～5 分钟,维持 30～60 分钟,也可根据血压情况以 3～25mg/h 的速度静滴 1～2h。窦性心动过缓、病窦综合征、房室传导阻滞及合并心力衰竭者禁用。

7.几种常见高血压急症的治疗　急性脑血管病、高血压急症合并急性左心衰竭、高血压急症合并急性心肌梗死、高血压急症合并心律失常、高血压急症合并肾功能不全的治疗参见有关章节。

(1)主动脉夹层分离:大约有 80％的主动脉夹层分离患者伴有高血压。高血压是促使主动脉夹层分离形成的因素之一,也是导致夹层血肿扩展的原因之一。控制血压、降低心肌收缩力、解除疼痛是治疗主动脉夹层分离的关键。治疗的目标是:将收缩压控制在 100～120mmHg,心率控制在 60～75 次/分,这样才能有效终止主动脉夹层继续分离,缓解疼痛。可选用拉贝洛尔,或血管扩张剂硝普钠与 β-受体阻滞剂普萘洛尔合用,既能降低血压、控制心率,又能降低心肌收缩力,减慢左室收缩速度使夹层不再扩展,缓解疼痛。

(2)嗜铬细胞瘤:此为儿茶酚胺诱发的高血压危象,典型发作有 4"P"症状:头痛、心悸、苍白、出汗,其特点是交感神经张力突然增高。应首选 β 受体阻滞剂酚妥拉明,次选柳氨苄心安或硝普钠加 β-受体阻滞剂。若同时有心动过速或室性早搏需用 α 受体阻滞剂,为防止 α 介导的周围血管收缩作用不受对抗,在给予 β-受体阻滞剂之前,均应给予 α 受体阻滞剂。

(3)妊娠高血压:血压>170/110mmHg 时应及时予以治疗,以防止母亲发生中风或子痫。①首选硫酸镁解除小动脉痉挛,一般采用 25％硫酸镁 10ml 加入 50％葡萄糖 20ml 缓慢静推,继以 25％硫酸镁 40ml 加入 10％葡萄糖 1000ml 静滴(lg/h),每日 1 次,将血压降至 140/90mmHg。②如无效,可加用冬眠疗法。③

硝普钠或硝酸甘油静滴亦可选用。应避免血压下降过快,幅度过大,影响胎儿血供。④钙拮抗剂可抑制子宫平滑肌收缩,影响产程进展,不宜用于妊娠晚期。⑤妊娠高血压急症常伴血容量不足,故利尿剂慎用。⑥ACEI 和所有 AgⅡ受体拮抗剂应避免使用。

【最新进展】

（一）高血压与自身免疫

近年来发现,高血压病患者中存在着针对心血管调节受体的自身抗体,尤其是抗 G 蛋白偶联受体的自身抗体,可能在高血压病尤其是恶性高血压、难治性高血压中起着较重要的作用。在难治性高血压病患者中,自身抗体阳性组的蛋白尿和肾功能损害发生率明显高于抗体阴性组,提示高血压病的进展与自身免疫反应有关。有研究表明,高血压患者的血清中有高滴度的抗核抗体(ANA)、抗平滑肌抗体等自身抗体。ANA 是机体免疫细胞产生的针对自身细胞核成分的抗体,这些抗体在高血压病患者中的出现也提示存在自身免疫现象。也有研究发现,部分高血压患者体内有 P1 受体和 M2-受体自身抗体,可能参与了肾损害的病程,可能是引起高血压肾损害的重要因素之一。这进一步提示自身免疫反应在高血压的发展以及并发症中也具有重要意义。过高的血压可以引起外周血管阻力的急剧升高,进而引起血管和肾脏组织更大地损害,导致具有免疫原性的受体成分释放和血管抗原暴露,在部分易感人群中可以诱导自身免疫应答,产生抗血管受体自身抗体。这些自身抗体可能参与了高血压病特别是难治性高血压的病理过程、促进了靶器官损害的发生。

高血压一直认为是肾脏功能、血管功能以及变化的中枢神经系统信号相互作用的结果,然而大脑中的氧化应激、血管功能以及肾脏病变促进高血压的机制并没有完全被弄清:这些系统是如何参与 T 细胞活化以及氧化事件是如何促进 T 细胞激活的。David 等发现,大脑的室周器(CVO)存在氧化应激,尤其是穹窿部可能参与了这个过程,因为这些区域缺乏良好的血脑屏障,因此受循环中信号物质的影响,比如说血管紧张素-Ⅱ。10b 等通过对心率和血压多变性的研究表明,室周器胞外过氧化物歧化酶编码基因(SOD3)的切除显著地增强了交感神经的活性,认为交感神经的激活能够促进 T 细胞活化。Ishizaka 等研究还表明,高血压可能与体内新型抗原有关,认为这些新型抗原可能是氧化调节物质,如蛋白质、脂肪、类核酸或是核酸、细胞膜组成成分暴露后的反应性产物等,它们通过诱导细胞凋亡和细胞质内抗原的释放起作用,这些抗原一般是免疫特有的,或是通过其他未知的机制起作用。小分子的热休克蛋白被认为与动脉粥样硬化中新型抗原有关,在高血压动物肾脏中也是增加的,这很可能与血压小幅度的升高和机械的牵拉伤害血管外周组织有关。在缺乏 T 和 B 细胞的大鼠中,血管紧张素能够升高收缩压达 135mmHg,该结果与缺乏 p47-phox 抗体的大鼠用抗氧化物治疗是相似的,因此,氧化信号系统和炎性物质缺乏时,甚至是高剂量的血管紧张素-Ⅱ或是其他一些刺激物仅能将血压增加到高血压的亚临床水平。David 等认为,高血压性刺激物通过中枢神经系统和外周器官引起中介物质的增加,导致新型抗原物质的形成,促进了 T 细胞的活化,进而又导致靶器官如肾脏和外周血管炎性物质形成,最终导致血压的升高,致使没有治疗的亚临床高血压进展为最终的严重性高血压,甚至出现高血压急症,这可能解释了临床上可观察到的普通的亚临床高血压发展到显性高血压的进程。

（二）新型超短效钙拮抗剂-丁酸氯维地平

氯维地平是第三代二氢吡啶类钙拮抗剂,目前在急诊室针对难治性高血压有重要地位,通过阻断 L 型通道选择性地抑制细胞外 Ca^{2+} 内流,从而起到舒张小动脉平滑肌、降低外周血管阻力的作用,同时可以增加每搏出量和心输出量。由于其大约 1 分钟的超短半衰期,氯维地平静脉应用起效迅速,停药后失效迅速,便于短时间内滴定式调整剂量,减少过量导致低血压的风险,降压治疗可控性更高。氯维地平的代谢和清除所需的血浆酯酶广泛存在,不依赖基础肝、肾功能。在心肌缺血的动物实验中,氯维地平被证实可以减轻缺血/再灌注损伤,改善肾脏功能和内脏血流量。氯维地平治疗重症高血压有效性研究评价了氯维地平的安全性和有效性。该研究共入组 126 例高血压危象患者,其中 81% 已有靶器官损害,在应用氯维地平 30 分钟后,89% 的患者降到了目标血压,达目标血压平均用时 10.9 分钟,平均用量为 5.7mg/h。

(黄忠毅)

第五节　主动脉夹层动脉瘤

主动脉夹层动脉瘤是指由各种原因造成主动脉壁内膜破裂,主动脉腔内血液从主动脉内膜撕裂处进入主动脉中膜,使中膜分离,并沿主动脉长轴方向扩展,形成主动脉壁的两层分离状态。绝大部分胸主动脉夹层动脉瘤病人发病急骤凶险,如果不及时诊治死亡率很高。约 50% 的病人在 48h 内死亡,70% 在 1 周内死亡,90% 在 3 月内死亡。胸主动脉夹层动脉瘤一经诊断,须积极地抢救治疗。

【病因与病理生理】

胸主动脉夹层动脉瘤的病因很多,包括动脉硬化、高血压病、动脉中层囊性坏死、主动脉缩窄、马凡综合征、梅毒、妊娠及外伤等,其病变基础主要是动脉壁弹力纤维层(中层)和平滑肌层发生退行性变。

各种诱发因素使主动脉壁中层变薄,在流体动力学和剪力的作用下产生内膜撕裂。主动脉夹层分离的外层部分或全部中层和外膜受主动脉腔内压力及血流冲击力的影响,促使夹层分离范围进一步扩展,管壁膨大形成夹层动脉瘤。涉及主动脉根部的夹层分离可引起主动脉瓣关闭不全。主动脉内膜破口最易发生于升主动脉的近心段和降主动脉的起始段,内膜一旦撕裂,则由于血流的顺向和逆向冲击,内膜剥离的范围迅速扩大,此时高血压如不能很好控制,则病情会进一步恶化。夹层血肿蔓延,可破入胸腔、心包,导致猝死或心脏压塞致死。

目前常用的分类方法有 DeBakey 和 Stanford 两种。根据主动脉夹层剥离的部位和涉及的范围,DeBakey 将其分为三型:Ⅰ 型,破口在升主动脉,但夹层剥离累及升主动脉、主动脉弓及降主动脉;Ⅱ 型,破口在升主动脉,但夹层剥离限于升主动脉;Ⅲ 型,破口在左锁骨下动脉远端,夹层剥离限于胸降主动脉(Ⅲa)或延及腹主动脉(Ⅲb)。Miller 等根据手术的需要提出 Stanford 分类,将胸主动脉夹层动脉瘤分为两型:A 型,夹层分离涉及升主动脉段,而不论其内膜破口源自何处(相当于 DeBakey Ⅰ 型和 Ⅱ 型);B 型,夹层分离未涉及升主动脉者(相当于 DeBakey Ⅲ 型和该型兼有弓部夹层分离者)。Stanford 分型法应用最为广泛,而且对选择治疗方法及预后更有确切的价值。

临床上根据病情的缓急,将胸主动脉夹层动脉瘤分为急性和慢性两类。主动脉夹层动脉瘤急性发病在 2 周以内者属急性,急性发病后病程超过 2 周或无急性发病史者属慢性。

【临床表现】

病人常有高血压病史,发病时血压通常升高,很难用药物控制,多数病人表现为突然发作的剧烈胸痛,呈撕裂样,难以忍受,往往有濒死感。约 10% 病人并无胸痛,约 30% 病人因主动脉的分支动脉受累而出现脏器缺血表现。如颈动脉分支夹层可以出现晕厥、精神异常、脑卒中、偏瘫;四肢动脉夹层缺血可以出现肢体麻木、疼痛、发凉、(间歇性)跛行,脉搏消失、四肢血压不对称;肾动脉夹层可出现腰痛或肾功能不全;肠系膜上动脉受累可引起腹胀、腹痛、肠坏死、腹膜炎等症状和体征。如果夹层破裂到心包可引起急性心脏压塞而突然死亡,破入胸腔则可出现胸腔积液,也可破入腹腔、食管、气管等出现休克、胸痛、呼吸困难、心悸及咯血、呕血等表现。当夹层撕裂累及主动脉瓣时可引起主动脉瓣膜关闭不全,出现相应的症状和体征。此外,主动脉瘤样扩张可以压迫气管、食管、喉返神经、交感神经丛、上腔静脉引起相应的症状,分别表现为呼吸困难、吞咽困难、呛咳和声音嘶哑、Homner 综合征、上腔静脉阻塞综合征。部分病人可有心动过速、轻度黄疸及发热等症状。

【诊断与鉴别诊断】

首先要确定是否存在主动脉内膜撕裂剥离,内膜剥离的位置、范围,撕裂部位与近心端与主动脉瓣情况.主动脉大血管分支血管的情况,明确真、伪腔等。病史和体检可以提供重要的临床依据,确诊及分型则主要依据影像学检查。磁共振成像(MRI)结合超声(包括经食管腔探头)检查多能取得可靠的诊断;CT 亦可确诊,唯其为横断面成像,对明确内膜破口的位置和夹层分离的范围受到一定的限制。必要时可做主动脉造影,但创伤性检查具有一定的风险。

急性主动脉夹层动脉瘤的胸痛很容易被误诊为心肌梗死,心肌梗死的胸痛不会向胸部以下放射,很少引起两侧肢体脉搏、血压不等,心电图的特征性改变可资鉴别。

【救治措施】

手术仍然是 Stanford 分类 A 型夹层动脉瘤的首选治疗方法,对 B 型夹层动脉瘤则药物保守治疗优于手术治疗。近年来介入治疗的应用,为 B 型夹层动脉瘤的治疗提供了全新的治疗手段。

急性主动脉夹层动脉瘤的处理原则:①急性主动脉夹层动脉瘤一经诊断应立即将病人送入 ICU,并采取有力措施尽快使生命体征稳定;②立即开始镇痛、降压和减低心肌收缩力的药物治疗,以便减缓或防止主动脉夹层的剥离范围进一步扩展,缓解或消除疼痛。最好将血压控制在 100～120mmHg,平均动脉压在 60～70mmHg,心率控制在 60～70 次/分钟;③生命体征平稳后应尽快完善影像学检查,以便明确病变范围和类型,选择适当的治疗方案;④如果出现威胁生命的严重并发症,应立即考虑手术治疗。

(邹子扬)

第六节　急性心包填塞

心包腔过快的液体聚集导致其压力迅速升高而挤压心脏,严重影响心脏的充盈功能,称为急性心包填塞。其后果是心输出量明显减少,甚至最终导致休克或死亡。临床主要表现为急性体循环衰竭,如低血压、休克、颈静脉怒张、奇脉等。超声心动图是确诊的主要手段。急救原则是心包腔排液减压,心包穿刺或切开引流是有效的急救手段。

【病因与发病机制】

1.病因

(1)心包、心脏和大血管外伤破裂出血。

(2)AMI 后的心脏破裂、主动脉瘤、冠状动脉瘤破裂。

(3)心脏术后出血、心肺复苏并发症、心血管介入诊治等医源性因素。

(4)急性全身感染或邻近器官组织感染穿破至心包腔的产气菌感染。

(5)心包结核或新生物出血、出血性疾病所致的心包出血等。

2.发病机制　积液的速度是决定急性心包填塞的主要因素,慢性心包积液时由于心包逐渐膨胀扩大,1000～2000ml 也不一定引起明显的症状,但快速的积液只需 200～300ml 液体即可导致心脏舒张期充盈受限而引起体循环静脉淤血,心输出量减少,从而出现急性心包填塞症状。

【临床表现】

1.低血压休克症状　如出汗、面色苍白、四肢冷、呼吸浅快、烦躁不安,甚至意识障碍等。

2.体静脉淤血体征　如颈静脉怒张,肝脏可不肿大,但肝颈回流征阳性,测量肘静脉压明显升高(>200mmHg),Kussmal征阳性,吸气时颈静脉充盈更明显。

3.奇脉　即吸气时脉搏减弱或消失,是心包填塞的重要体征之一。

4.心音与呼吸音　心音遥远低钝,心界可不增大,两肺呼吸音清晰。

5.辅助检查　心脏超声波是检查心包积液最简单和准确的一种非侵入性诊断方法,特异性98%;心电图可出现电交替、T波高尖等改变;X线检查积液量少于250ml者,心影可正常,但计波摄影可见心脏搏动减弱。

【诊断与鉴别诊断】

(一)诊断

临床根据低血压休克症状、体静脉淤血、奇脉等症状体征,结合心脏B超、心电图、X线等辅助检查,一般可作出诊断。

(二)鉴别诊断

1.充血性心力衰竭　可出现低血压休克症状和体静脉淤血体征及少量心包积液,但一般有慢性心脏病病史,多数能听到心脏收缩期杂音及肺部湿性啰音,无奇脉及Kussmal征,超声检查见心腔扩大而无或仅有少量心包积液。

2.急性充血性右心衰竭　亦可有低血压和体静脉淤血等表现,但一般都继发于右室心肌梗死或大面积肺梗死,超声波检查可见右心扩大而无或极少量心包积液。

【救治措施】

急性心包填塞一旦确诊,需立即行心包抽液减压,如心包穿刺术、心包开窗引流或心包切开术等。

1.吸氧、心电血压监测

2.抗休克

(1)扩容及升压药:可于30min内快速滴注300～500ml晶体溶液,同时给予升压药多巴胺5～30μg/(kg·min)或阿拉明2～4μg/min,若能维持收缩压在90mmHg左右较为安全。

(2)强心药:异丙肾上腺素能增加心率和心肌收缩力,同时降低外周血管阻力,可改善心包填塞病人的心输出量,但其有降低血压的作用,不宜用于血压较低病人或单独使用;其他如肾上腺素、洋地黄制剂不宜使用。

(3)无论静脉压多高,避免使用利尿剂和静脉扩张剂,以保持心脏的适当充盈。

3.心包穿刺　放液一旦确诊急性心包填塞,在给予抗休克治疗的同时,应迅速行心包穿刺放液,放出100～300ml液体即能迅速有效缓解心脏压迫症状,改善生命体征,为进一步诊治争取时间。若高度怀疑心包填塞又来不及行心脏超声检查证实,亦可先行紧急心包穿刺放液以挽救病人生命,再行心脏超声检查明确诊断。

心包穿刺部位常选剑突下或心前区两个穿刺点,剑突下径路较安全,不易刺破冠状血管和心肌,是最常用的穿刺径路,但进针较深,要求操作技巧要高些;心前区穿刺点进针较浅,易进入心包腔,但相对较易损伤冠状血管和心肌,故一般均需在心脏超声标测引导下穿刺,尤其是积液量不大时。

4.心包开窗　引流或心包切开术对心包穿刺失败或化脓性积液不易抽出时,应采取心包开窗引流术。对活动性出血引起的心包填塞在穿刺放液后很快又出现心脏压塞者应立即行心包切开术来探查及修补出血点。

(邹子扬)

第七节　先天性心脏病

一、动脉导管未闭

【历史回顾】

动脉导管未闭是小儿先天性心脏病常见类型之一,占先天性心脏病发病总数的 10%～15%。胎儿期动脉导管被动开放是血液循环的重要通道,出生后早期即发生功能性关闭,出生后一年在解剖学上应完全关闭。若动脉导管于出生后持续开放,并产生病理生理改变,即称动脉导管未闭。虽然早在公元前 181 年,Galen 就首次报道了动脉导管未闭,但直至 1628 年,Harvey 才详细描述了动脉导管在胎儿循环中所起到的重要作用。1907 年,部分学者开始认识到动脉导管未闭应该进行早期结扎治疗的必要性,从而避免其引起的心内膜炎,心脏功能衰竭等不良心血管并发症。1938 年,Gross 成功地完成了第一例动脉导管结扎术,从而拉开了近代外科治疗动脉导管未闭的新篇章。

【胚胎发育学及病理生理】

在胎儿期,右心承担了大约 65% 的心输出量,而只有约 5%～10% 的血液进入肺部(胎儿期由于无通气状态,肺血管阻力较高),其余则经由动脉导管由主肺动脉进入降主动脉,从而确保了全身的灌注,如果动脉导管提前闭合,将导致严重的胎儿发育异常。胎儿血液中胎盘产生的高含量 PGE, 及 PGI_2 也确保了动脉导管的开放。胎儿出生后,随着肺部氧合的开始,血压中血氧饱和度陡然上升,抑制动脉导管内皮钾通道的开放,从而促使钙离子内流导致动脉导管收缩,同时随着肺功能的发育,血液中的 PGE_2 和 PGI_2 开始被降解。出生大约 24～48 小时之后,肺动脉导管发生功能性关闭,在未来的 2～3 周里,动脉导管内壁的内膜开始增生及纤维化,并最终关闭,最终演变成动脉韧带。

动脉导管未闭的病理生理基础是其所产生左向右分流,而其分流量则取决于动脉导管内的血流阻力(由导管大小,形态,导管壁的弹性等因素决定),以及主动脉及肺动脉压力差(心输出量和体/肺循环阻力决定)。血液分流将导致肺动/静脉血管及左心的容量负荷增加,同时也能导致肺顺应性降低;继而增加呼吸做功。同样,分流也将导致左心房及左心室舒张末压力升高,最后导致左心室代偿性肥厚。而对于肺部血管而言,肺毛细血管网长期暴露于高压及高流量环境下,将导致血管内皮中层平滑肌细胞增生,内膜纤维化,最终将导致血管腔变窄,导致血管网阻力增加,虽然该过程的具体机制尚不清楚,目前已经证实内皮细胞的损害,血小板激活,血管生长因子的分泌均在该过程中起到了至关重要的作用。而当肺血管网阻力高于体循环血管阻力时,由经动脉导管未闭的血液分流方向将发生改变(由左向右变为右向左),即所谓的艾森门格综合征。

【外科解剖,诊断与评估】

在左位主动脉弓患者,动脉导管通常发自左肺动脉近端,与主动脉弓平行走行,并最终进入左锁骨一般而言,动脉导管发自左肺动脉,并于弓降内侧小弯处进入降主动脉,在行动脉导管未闭解剖时除了要避免大血管损伤,也应尤其注意避让迷走神经及其分支下动脉起始部远端的降主动脉,左迷走神经主干从颈根部的左锁骨下动脉和左颈总动脉间沟进入胸腔,跨过主动脉弓和动脉导管继续向下走行,喉返神经环绕动脉导管并返回,向上进入颈部。动脉导管可发育成多种不同的大小及形态,通常情况下,动脉导管肺动脉开口处较窄,降主动脉开口较宽大。

动脉导管未闭患者临床表现多样,从完全无任何临床症状至心力衰竭及艾森门格综合征。多数患者就诊时往往仅表现出典型的心脏杂音,或者体检时行超声心动图检查偶然发现。尽管在婴幼儿时期,身体代偿机制可以使动脉导管未闭无任何临床表现,但随着年龄的增长,便会出现诸如心力衰竭,肺动脉高压引起的发绀,心房纤颤等等。增粗的肺动脉甚至可能压迫喉返神经,引起声音嘶哑等症状。同样,对于此类患者,也较常人更易罹患感染性心内膜炎。

动脉导管未闭的诊断主要依赖影像学技术,但传统的体格检查仍是作为常规疾病筛查的有效手段。

1.体格检查　动脉导管未闭患者,心脏查体可发现心前区隆起,心尖搏动强,心浊音界向左下扩大。胸骨左缘第2～3肋间连续性机器样杂音,心尖区舒张期杂音,肺动脉第二音亢进。偏外侧有响亮的连续性杂音,可向左上颈背部传导,伴有收缩期或连续性细震颤。出现肺动脉高压后,可能仅听到收缩期杂音。可出现周围血管征:股动脉枪击音,水冲脉,毛细血管搏动征。

2.超声心动图　超声心动图是确诊动脉导管未闭最有效的方法,同样其也可以帮助对动脉导管的解剖,分类进行有效的评价,评价心室功能,估算分流量的大小,估测肺动脉压力,同时其也可以帮助诊断其他心内合并畸形。

3.心脏CT及MRI检查　相比超声心动图,CT及MRI能够更为清晰的显示动脉导管的解剖形态及其与邻近组织结构的关系,同时如果合并其他大血管疾病(诸如主动脉缩窄,和主动脉弓发育异常),CT及MRI同样能够清晰的显示。除此之外,CT还能够评价动脉导管钙化情况,从而帮助外科手术方案的制订与风险评估。

4.心导管造影　诊断性心导管造影能够完善的评估动脉导管未闭所导致心脏及血管血流动力学改变,对于成人,或是怀疑有肺动脉高压的儿童,心导管评价肺血管阻力情况(静息状态下及肺血管扩张试验后)尤为重要,同样在导管室,采用球囊临时阻断动脉导管后测量血流动力学参数的改变,也能帮助直观评价行动脉导管介入治疗的可行性。采用造影检查的方式,可帮助评价动脉导管未闭的解剖信息,制订有效的治疗方案。而对于多数患者,心导管造影检查后一站式的内科介入封堵治疗,已经成为一种有效的治疗动脉导管未闭的方式。

【治疗】

(一)治疗指征的选择

对于有临床症状的动脉导管未闭的患者(无论是儿童抑或成人),都应积极的行手术治疗(内科介入封堵或外科修补),但如果怀疑合并肺动脉压力增高,应行心导管检查评估肺动脉压力及肺血管阻力情况,如果肺血管阻力$>8U/m^2$,则应行进一步的肺活检以明确肺血管发育情况,研究显示,此类患者如果＋关闭动脉导管分流后,将导致肺动脉压力陡然增高,从而导致低心排及右心衰竭等情况。对于较小的无临床症状的动脉导管未闭,其治疗的指征仍然存在争议,但如果出现诸如心内膜炎症、动脉导管血管瘤等并发症,应积极的采用外科的方式进行治疗。

(二)内科治疗

内科主要采取对症治疗的方式,如利尿,强心,控制心脏前负荷等,如出现心律失常,则使用抗心律失常的药物。而对于出现肺动脉高压失去手术机会的患者,可以使用PGI_2,钙通道受体阻断药,内皮素阻断药的药物缓解肺动脉高压。近些年来,随着内科介入方法的不断进步,有很大一部分的动脉导管未闭都可以采用微创介入封堵的方式进行很好的治疗,该方法通过股动脉或股静脉通路,将封堵器(或弹簧圈等)放入动脉导管内,从而消除分流。目前的临床证据显示,其远期发生残余分流的概率仅约5%,但仍存在血管损伤,封堵器移位,栓塞等并发症。

（三）外科手术治疗

虽然相比内科介入治疗,传统外科手术的创伤及并发症发生率均较高,但对于一些较大的或者解剖形态特殊,合并心内膜炎的动脉导管未闭,或患儿在新生儿期不易行内科封堵治疗时,仍然需要外科手术的方式闭合导管。

（四）手术方式,并发症及预后

经左胸小切口能够很好的暴露动脉管,已成为经典的手术入路;也有学者采用腋下切口进行动脉导管的暴露,同样随着技术的进步,采用微创腔镜下动脉导管结扎术,也能大大减少对患者的创伤。如果动脉导管内口较大,抑或钙化严重无法进行结扎,则需采用正中接口,于体外循环下缝合动脉导管的内口(或补片缝合)。经典的手术入路需游离动脉导管,应避免用直角钳直接分离导管的后方;导管较粗大时可经降主动脉的后方游离导管。解剖主动脉时,应注意避免损伤肋间动脉,明确迷走及喉返神经的位置,以免损伤。闭合动脉导管时麻醉医师应充分降低血压,以降低导管破裂的风险。结扎方式有:直接结扎,金属夹子钳夹,血管钳阻断后直接缝合。在此过程中,应尽量避免损伤大血管结构,避免肺动脉狭窄及肺部损伤。目前已有研究显示,外科动脉导管结扎/修补术后,发生残余反流的比例<5%,手术死亡率从0%～2%不等(平均约0.5%),术后主要并发症包括了出血,气胸,感染等,但发生率均较低。同样动脉导管未闭的远期预后也十分良好。

【启示与展望】

虽然目前开胸外科手术已经不再是治疗动脉导管未闭的主要方式,但其诊疗的演变仍反映出心脏外科医生勇往直前的进取精神,从有创到微创,依托现代科技及医疗水平的进步,该类疾病的诊疗再一次说明了目前心脏疾病诊疗领域对于患者围术期恢复质量的重视。依托完善的术前评估,结合多学科不同的技术,从而为患者制订更为个体化的完善治疗方案。

二、主动脉缩窄

【病因、病理及其临床意义】

主动脉缩窄(CoA)是一种比较常见的缺陷,占所有先天性心脏缺陷的5%～8%。可单独出现,也可合并其他各种病变,最常见的是主动脉瓣二叶畸形和室间隔缺损(VSD)。主动脉缩窄容易被漏诊,往往要等到患者出现充血性心力衰竭(CHF)、高血压等症状,才得到诊断。1760年Morgagni最早在尸检时发现并描写了此畸形。

（一）流行病学资料

1.发病率　主动脉缩窄是常见的缺陷,在先天性心脏病患者中占6%～8%。然而,在一岁以内出现症状的婴儿中,主动脉缩窄所占的比例更高。亚洲国家的主动脉缩窄发生率(<2%)似乎比欧洲和北美国家低。虽然一些作者认为,主动脉缩窄是在亚洲人中不太常见,主动脉缩窄没有明确的种族差异。男女发病比例约2:1;但在罕见的腹主动脉缩窄中,主要是女性受累。腹主动脉缩窄与胸主动脉缩窄的比率是大约1:1000。在老年患者中观察到的男性优势不是婴幼儿主动脉缩窄。

2.病因学　主动脉缩窄的确切机制不明确。最常被引用的假设一个是血流动力学异常,另一个是导管组织异位。血流动力学异常理论认为,导管前的异常血流或动脉导管与主动脉间的异常角度,增加了动脉导管内右向左的血流,减少峡部的血流,导致主动脉缩窄可能性增大,而出生后动脉导管自发关闭最终引起主动脉梗阻。

如果先天性心脏畸形患儿在胎儿期有主动脉前向血流减少,出生后主动脉缩窄的发病率会明显增高;

而如果是右心梗阻畸形，则患儿不会发生主动脉缩窄。这一现象孕育了血流动力学理论。导管组织异常扩展进入主动脉（异位导管组织），可能产生缩窄隔膜，随导管关闭，形成主动脉缩窄。但这种理论不能解释各种不同程度的峡部缩窄以及主动脉弓发育不良伴主动脉缩窄。

3.自然病史　一般情况下，主动脉缩窄患者会早期出现 CHF，或稍后出现高血压症状。资料显示，主动脉缩窄常常在一岁以内漏诊；一项研究中，转诊到儿科心脏病专家的中位数年龄为 5 岁。在小儿心脏关爱联盟从 1985—1993 年报告的 2192 个患者中，婴儿 1337 人、儿童 824 人，成人 31 个。

既往的尸检研究表明，主动脉缩窄如不进行外科手术矫治，在 50 岁时，有 90％死亡，平均年龄为 35 岁。在当代，主动脉缩窄死亡率通常取决于患者的年龄、体重和合并的心血管畸形类型。

可能导致死亡或严重并发症的情况，包括高血压、颅内出血、主动脉破裂或夹层、心内膜炎和充血性心力衰竭。

（二）解剖学特征

主动脉缩窄是指一段狭窄的主动脉，其局部的中层组织内翻、内膜组织变厚。局部缩窄可能形成一个偏心开口的板状结构，也可能是一个中央或偏心开口的膜状结构。主动脉缩窄通常较局限，但也可能是一长段。

既往，根据主动脉缩窄段在动脉导管的近端还是远端，主动脉缩窄分为小儿型或成人型。然而，仔细的解剖表明所有的主动脉缩窄都累及动脉导管近端和远端。

典型的主动脉缩窄位于左锁骨下动脉开口远端、动脉导管位置的胸主动脉上。极罕见的情况下，缩窄段可位于胸主动脉下段，甚至低至腹主动脉。在这种情况下，缩窄段可很长，呈梭形与不规则管道；许多人认为这种缩窄是由炎症或自身免疫引起的，可能是多发性大动脉炎的变种。

主动脉缩窄段远端的降主动脉通常有扩张，称为窄后扩张。在胸主动脉缩窄患者中，左锁骨下动脉开口与动脉导管之间的主动脉峡部，会出现不同程度的发育不良；在有症状的新生儿和婴儿，峡部发育不良可能很严重；而在儿童和成人主动脉缩窄，主动脉峡部可能只有轻度缩小。在有症状的新生儿和婴儿中，横向的主动脉弓（右无名动脉开口和左锁骨下动脉开口之间）也可能有发育不良。可见到侧支血管连接上半身动脉和主动脉缩窄段远端的血管，这些侧支血管可能在出生后几个星期到几个月就形成了。

最常见的合并畸形包括动脉导管未闭、室间隔缺损、主动脉瓣狭窄。婴儿越早出现症状，就越有可能合并一个重大的畸形。主动脉瓣二瓣化畸形可见于近三分之二的婴儿主动脉缩窄，而在儿童期出现症状的患者，只有 30％合并这种畸形。

二尖瓣异常比主动脉瓣异常少见到，但也是可能的合并畸形。有时候，主动脉缩窄只是更复杂的发绀型的心脏畸形的一部分，如大动脉转位、陶西平畸形、左室双入口、三尖瓣闭锁和左心发育不良综合征。

在严重的右室流出道梗阻，如法洛氏四联症和肺动脉闭锁伴室间隔完整患者中，主动脉缩窄极为罕见。一些主动脉缩窄患者可能有脑动脉瘤，在以后生活中重度高血压更易引起脑血管意外。主动脉缩窄是特纳综合征最常见的心脏缺陷。

（三）病理生理

主动脉缩窄明显增加了左心室（LV）的后负荷，结果导致左室壁应力增加和代偿性心室肥厚。

新生儿重症主动脉缩窄的动脉导管关闭时，后负荷急剧增加，这些患儿可能会迅速发生充血性心力衰竭和休克。动脉导管的快速收缩，造成突发的严重主动脉梗阻，应该是最可能的解释。随着导管（主动脉端）收缩，左心室后负荷迅速增加，结果增加了左心室压力（收缩压和舒张压）。这将导致左心房压力升高，使卵圆孔开放，引起左向右分流和右心房、右心室的扩大。如果没有卵圆孔开放，肺静脉压力和肺动脉压力增加，也会引起右心室的扩大。

严重主动脉梗阻快速进展的间接征象,包括胸片提示心影增大,心电图和超声心动图提示右心室肥大。

在主动脉缩窄不严重的儿童,LV后负荷是逐渐增加的,并生成部分绕过主动脉缩窄段的侧支血管。除非检测到高血压或其他并发症,这些儿童可能没有症状。

高血压病发生的机制还不完全清楚;可能和机械梗阻性因素和肾素-血管紧张素介导的体液机制有关。

机械梗阻理论认为,只有保持较高的血压,才能维持通过缩窄段和侧支血管的血流量。心脏的每搏输出量,进入有限的主动脉腔内,致使主动脉缩窄近端产生较高压力。然而,这种理论不能解释以下内容:血压升高的程度与梗阻的严重程度不相关;缩窄段远端的外周血管阻力增加;缩窄解除后,血压并不是马上下降,或是根本不下降。

体液理论认为,继发于肾血流量减少的肾素-血管紧张素系统激活,可解释大部分的临床特点。但是,在早期研究中,无论是动物模型还是人类受试者,测定的血浆肾素活性都没有显示血浆肾素水平持续升高。近期的研究表明,患者的肾素,血管紧张素,醛固酮系统存在异常。此外,中央交感神经系统的激活也可能引起主动脉缩窄患者高血压。

合并的畸形也极大地影响了病理生理学。合并室间隔缺损的机会很大,主动脉缩窄加重了左向右的心内分流。如果存在其他不同程度的左心梗阻(主动脉瓣狭窄、主动脉瓣下狭窄),会加重LV的后负荷。

充血性心力衰竭的神经体液变化很大。交感神经系统激活,从而导致心率增快和血压(BP)升高。而主动脉缩窄使下半身BP下降、肾血流灌注减少,CHF患者的肾素-血管紧张素系统被激活。肾素-血管紧张素系统激活会导致血管收缩、细胞肥大和醛固酮的释放。CHF患者中,肾素-血管紧张素系统的作用以及通过药物来调节此系统,是研究的热点领域。与大多数的CHF不同,由于存在缩窄段前和缩窄段后不同的血流动力学,主动脉缩窄的病情更复杂。

通常用来治疗充血性心力衰竭的药物,如ACE抑制剂和血管紧张素Ⅱ阻断药,对主动脉缩窄患者可能产生不利影响。如果试图用这些药物来使缩窄段前的血压达到正常,可能会导致下半身灌注不足并造成肾功能衰竭。

心脏衰竭时血管加压素也增加,主要是由血管紧张素Ⅱ刺激释放的。加压素影响游离水的排出,并可能会导致低钠血症。在主动脉缩窄患者中,加压素的血管收缩性可能会进一步提升BP。

CHF还可能激活人脑钠尿肽(BNP)、内皮素等其他物质,但他们在主动脉缩窄中的具体作用还不清楚。

主动脉缩窄的另一个原因,是主动脉夹层动脉瘤导致的狭窄。主动脉真腔变窄,可以导致下肢动脉搏动减弱,与主动脉缩窄的临床状况相似。在这种情况下需要紧急干预。

【诊断难点及应思考的问题】

(一)病史

主动脉缩窄(CoA)的症状因人而异,但常分为两类,一类是早期出现症状,合并充血性心力衰竭(CHF)的患者;另一类是较晚出现症状,多合并高血压的患者。

1.早期症状　合并的心脏畸形、主动脉弓畸形、动脉导管的开放口径及闭合速度、肺血管阻力的情况,都影响症状出现的早晚及严重程度。小婴儿可能在出生的头几个星期,就出现喂养困难、呼吸急促、嗜睡,并恶化到明显的充血性心力衰竭和休克。这些患儿可能在出院前情况还好,可一旦动脉导管闭合,病情会迅速加重。如合并有大的心脏畸形,如存在室间隔缺损(VSD),会加速病情的变化。

2.晚期症状　在新生儿期之后,患者的症状往往是高血压或心脏杂音。由于存在动脉侧支血管,这些患者往往不会有明显的充血性心力衰竭。在处理其他问题,如创伤或常见疾病评估时,发现有高血压,进一步检查后,才作出主动脉缩窄诊断。其他症状包括头痛、胸痛、疲劳,甚至危及生命的颅内出血。虽然有些患儿出现下肢疼痛或无力,但真正的跛行很少见。除了偶然发现的高血压,很多患者没有症状。通常情况下,主动脉缩窄不是由初诊医师发现的。常规触诊股动脉搏动和测量血压,可避免延误诊断。

(二)体征

同病史一样,体征也分成 2 组:早期出现心力衰竭体征和晚期出现高血压体征。

1.早期体征　新生儿可有呼吸急促、心动过速和呼吸困难,甚至可能会因休克而奄奄一息。诊断要点包括上下肢血压(BP)差异、下肢动脉搏动减弱或消失。患儿迷走右锁骨下动脉如起源于主动脉缩窄段远端,则右侧上下肢压差可能不存在,但颈动脉的搏动会比下肢强很多。

当血流从未闭的动脉导管右向左分流到身体下部时,则可能发生差异性发绀(粉红色上肢与青紫的下肢)。虽然肉眼往往很难分辨,但导管前和导管后的经皮血氧饱和度监测会记录到差异性发绀。当心内有大量的左向右分流时(如 VSD),肺动脉血氧饱和度可接近主动脉饱和度,因而上下肢血氧饱和度监测的结果差别可能不会很明显;但合并大动脉转位、动脉导管未闭和肺动脉高压,存在左到右导管分流时,可能会出现反常的差异性发绀,即青紫色上肢与粉红色的下肢。

低心输出量和左室功能不全的患者,脉搏搏动弱,BP 差异也很小。因此,除了主动脉缩窄,对围生期循环功能不全的鉴别诊断包括左心室(LV)流出道梗阻,包括主动脉瓣及瓣下狭窄、主动脉瓣上狭窄,以及重度二尖瓣狭窄或关闭不全。

主动脉缩窄的杂音可能没有特异性,但通常是在左锁骨下区和左肩胛骨下收缩期杂音。如合并室间隔缺损或主动脉瓣狭窄,也可听到相关的心脏杂音。喷射性喀喇音往往提示二叶主动脉瓣,而奔马律则提示有心室功能不全。

2.晚期体征　较大的婴儿和儿童可能因高血压或杂音而转院诊治。很容易将婴儿或儿童高血压归因于兴奋不安,因此,测量并比较四肢血压是重要的。如果左锁骨下动脉起源于主动脉缩窄段远端,左胳膊的血压会低于右手臂的血压。同样,迷走右锁骨下动脉(开口低于主动脉缩窄段的水平)可能会造成右上肢血压低或右手脉搏弱。仔细的上肢与下肢脉搏触诊可帮助确认可疑的主动脉缩窄。

在较大的儿童、青少年和成年人,可同时触诊股动脉和肱动脉的脉搏,来诊断主动脉缩窄。双上肢和单下肢的血压需要测定,上下肢存在超过 20 毫米汞柱的压力差可被视为主动脉缩窄的证据。

左锁骨下区和左肩胛骨下可有收缩期杂音,但如存在多个侧支或严重主动脉缩窄时,可听到连续性杂音。二叶主动脉瓣可听到喷射性喀喇音,主动脉瓣狭窄或关闭不全时可有相应的杂音。同样,也可能听到二尖瓣狭窄或 LV 流出道梗阻的杂音。左心室肥厚顺应性差时,可能会出现奔马律。

其他体征包括在视网膜上的异常血管和胸骨上窝的明显搏动。严重的主动脉瓣狭窄患者,可在胸骨上窝扪及震颤。腹主动脉缩窄的情况很少,可在腹部听到血管杂音。

(三)实验室检查

1.新生儿休克患者的实验室检查包括以下内容:脓毒症检查包括血液、尿液及脑脊液(CSF)培养;测试电解质水平、尿素氮、肌酐和葡萄糖浓度;动脉血气分析和血清乳酸水平。

2.年长患者高血压就诊的实验室检查包括尿液分析、电解质水平、尿素氮、肌酐和葡萄糖浓度。

(四)辅助检查的选择

1.胸部 X 线平片检查　婴儿出现充血性心力衰竭时,胸部 X 线平片可显示心脏扩大、肺水肿。成人主动脉缩窄的胸部 X 线平片可有不同程度的心脏增大。食道钡餐检查时可显示食道呈倒立"3"标志,也可能在正位片上发现主动脉缩窄段上下呈一个"3"字征。侧支动脉压迫、侵蚀肋骨骨质可显示"虫蚀样切迹"。

2.超声心动图　超声心动图可清楚显示心腔内解剖结构,了解心腔内的合并畸形。胸骨上窝的二维超声心动图切面,可评估主动脉弓、峡部和主动脉缩窄的严重程度。多普勒超声心动图可用于测量主动脉缩窄处的压力阶差。

3.心电图 在新生儿或婴儿中,心电图可能有右心室肥厚的表现。随着年龄增长,心电图结果可能正常,也可能出现左心室肥厚或左心室缺血、劳累的迹象。有时,左心室肥厚可表现为 V5 和 V6 导联上 S 波增高,即所谓的后底壁左心室肥厚。

4.CT 及磁共振 主动脉 CT 及磁共振血管成像,可以清晰显示狭窄部位、长度及与主动脉分支血管的关系,判断是否存在弓发育不良或动脉瘤,为目前最有效的无创检查方法。如果之前手术使用了银夹或支架,则复查需要使用超高速 CT。

5.心导管 可明确缩窄部位及其与左锁骨下动脉的关系,动脉导管的情况和侧支循环的状态及范围。此项有创性检查目前已逐渐为主

6.其他检查 在新生儿患者中,分别测定动脉导管前、后的经皮血氧饱和度检查,可明确有没有动脉导管水平的右向左分流。

(五)鉴别诊断

主要依靠病史和体征,结合超声心动图、心导管和心血管造影和其他实验室检查,对其他有相似症状的疾病进行鉴别,包括肾上腺功能不全、主动脉瓣狭窄、扩张性心肌病、肥厚性心肌病、先天性肾上腺增生症、心内膜弹力纤维增生症、高血压、左室发育不良综合征、病毒性心肌炎、败血症、休克等。

【手术的演变及各种术式的评价】

1944 年瑞典的 Crafoord 和 Nylin 第一次报告主动脉缩窄手术,进行缩窄段切除端端吻合成功。此后,各种改良术式相继出现。当今,主动脉缩窄已是一种可作出明确诊断与治疗效果良好的一种疾病。

(一)干预指征

严重高血压或充血性心力衰竭(CHF)是进行干预的指征。可选择外科手术,或采用导管介入技术(球囊血管成形术和支架),来解除主动脉梗阻。有症状的新生儿和婴儿,在病情稳定后,应该进行紧急手术。无症状婴儿、儿童、青少年和成年人,应择期手术。如果没有高血压和心力衰竭症状,儿童建议在 2～5 岁时,择期进行外科或介入治疗。有证据表明,患儿过了 5 岁,再进行介入或手术治疗,远期还是会有残存的高血压。

(二)药物治疗

1.早期出现症状的主动脉缩窄药物治疗 充血性心力衰竭(CHF)患者治疗包括利尿剂和正性肌力药物的使用。前列腺素 El(0.05～0.15 毫克/(公斤·分钟)经静脉注入,维持动脉导管开放。如果出现呼吸困难,需要用呼吸机辅助呼吸。如果出现左室功能不全,尤其是低血压时,可输注正性肌力药物(多巴胺、多巴酚丁胺、肾上腺素)。插导尿管来评估肾灌注和尿量。动脉血气分析监测酸中毒情况。在新生儿患者,可放置脐动脉导管,评估前列腺素的应用是否改善了下半身血流量。通过上述干预措施,可稳定病情,为外科手术或导管介入创造条件。

2.晚期出现症状的主动脉缩窄药物治疗 高血压的治疗。

术前高血压用 β 受体阻断药可得到有效治疗。治疗的目的是降低上肢高血压,但要注意,激进用药使上肢血压(BP)达到正常,可能会导致下半身灌注不足。手术前使用 β 受体阻断药可减少术后高血压的严重程度,但要明确的是,尽早解除主动脉缩窄比降压药物治疗高血压效果更好。

术后高血压可用短效血管舒张药物,如硝普钠、静脉用 β 受体阻断药(如艾司洛尔)治疗。如果不存在残余梗阻,长期降压治疗可继续使用 β 受体阻断药,还可添加 ACE 抑制剂或血管紧张素 Ⅱ 阻断药(血管紧张素 Ⅱ 阻断药的儿童用量还不明确)。

关于 β 肾上腺素受体阻断药的使用,目前已有相关的指南。最近一项研究显示,β 受体阻断药在儿童 CHF 的作用不明确。

(三)多种外科术式的应用与改良

自 Crafoord、Nylin(1945 年)和 Gross、Hufnagel(1945 年)在 40 年代初期进行主动脉缩窄矫治手术以来,外科治疗已成为主动脉缩窄治疗的首选方法。各种外科手术技术已经被用来治疗患者主动脉缩窄,如狭窄段切除术和端端吻合术、主动脉补片成形术、左锁骨下动脉垂片成形术以及用管道搭桥术。这些技术可联合应用或改良,以适应个体的需要。

例如,可将左锁骨下动脉横断,做成反向左颈总动脉的血管补片,来扩大发育不良的主动脉弓。此外,还可以将降主动脉切成斜口,上提到主动脉弓底,进行扩大的端端吻合,来治疗主动脉弓发育不良。要根据患者的年龄、体重、合并畸形和主动脉弓的解剖情况,来确定采用哪种方法。一般采用左后外侧切口进行主动脉缩窄矫治;但对于复杂的主动脉弓部病变,可采用胸骨正中切口。

对 1337 例婴儿期主动脉缩窄手术的回顾,结果如下:左锁骨下动脉血管补片扩大 763 例(57%);缩窄段切除＋端端吻合术 406 例(30%);人工补片扩大 133 例(9.9%);此外,有 20 例患者采用血管连接或血管旁路手术。在这组报告中,出生后一周内手术的新生儿死亡率风险最高,而接受手术的 279 例 3 个月至 1 岁的婴儿,只有 8 例死亡。小婴儿的死亡率也较高,尤其是体重少于 3 公斤的婴儿和合并心脏畸形的婴儿。如果合并室间隔缺损(VSD),死亡率将从 0.9% 增加至 6.8%;而合并复杂畸形,如单心室或大动脉转位,则死亡率明显增加到 16.6%。如果动脉导管不能维持开放而患儿出现尿少和酸中毒,则需要急诊手术。

外科手术的并发症包括:严重的再狭窄(婴儿中 6%～33%,儿童中 0%～18%);动脉瘤的形成,特别是在人工材料补片成形术式中;截瘫;矛盾性高血压;锁骨动脉血管补片术式可引起坏疽、上肢缩短和缺血。

(四)球囊血管成形术

尽管大多数学者认为外科手术是治疗主动脉缩窄的首选,也有一些医生考虑在外科干预前,先进行球囊血管成形术来治疗一些类型的主动脉缩窄。有一些作者报告了他们的球囊血管成形术的经验。然而,治疗主动脉缩窄球囊血管成形术的使用存在争议。

球囊血管成形术尚处于摸索阶段。球囊血管成形术后,截瘫、矛盾性高血压等并发症很罕见,即使出现,也很轻微,不会造成严重后果。但球囊血管成形术后可发生主动脉瘤,还可能出现股动脉闭塞。

(五)主动脉支架植入术

球囊血管成形术可以打开狭窄的血管,但由于血管壁弹性回缩,球囊导管撤出后,血管腔可能回复到扩张前的大小。血管内支架植入术可以阻止球囊扩张术后的血管回缩和血管损伤。Dotter(1969 年)在 1960 年代后期,提出血管支架这一概念,但直到 1980 年代初,才出现了气囊扩张支架和自膨支架的设计和应用。最初,支架用于治疗周围动脉疾病与冠状动脉狭窄病变,之后扩大到其他血管狭窄病变,包括主动脉缩窄。相对于单纯球囊扩张,支架植入具有以下优点:

可扩大长段管状的主动脉缩窄、发育不良的峡部,以及远端的主动脉弓;即使出现内膜撕裂,还是可以用支架来扩大缩窄段的主动脉直径;支架能够减少再狭窄的发生率;支架使撕裂的内膜与中层组织贴合,防止出现血管夹层;主动脉壁得到支架和内膜的支持,可防止发生动脉瘤。

由于支架没有生长能力,并且支架植入需要较大的鞘,目前支架应用仅限于青少年和成年患者。以下是使用支架适应证:长段的主动脉缩窄;缩窄累及峡部或主动脉弓;主动脉再缩窄,或之前外科或球囊治疗术后出现动脉瘤。

(六)不同的治疗方式的比较

Forbes 等人在近期发表的多中心研究报告中,比较了 350 个患者采用外科手术、球囊成形术和支架植入3种方法来治疗先天性的主动脉缩窄,发现3组患者在术后近期和随访中都有改善。然而,支架组的并发症更少(与外科手术和球囊成形术的患者相比)、住院时间更短(与外科患者相比),并且在随访中缩窄段的压差更低(与球囊成形术患者相比),但有较高的"计划再干预"率(与外科和球囊患者相比)。

此研究存在缺陷,因为3组患者分配比例失衡(217个支架患者,61个球囊血管成形术患者,72个外科手术患者),患者随访数量少(仅35.7%,而这些患者中有影像资料评估的又不到75%),组间存在显著的年龄和体重差异(P<0.001),而且这是一个非随机对照研究。因此作者说明应非常谨慎地解释这些结果。

与其讨论哪种处理更好,更审慎的做法是根据患者的年龄和缩窄段及周围组织的病理解剖来决定治疗方式。对新生儿和1岁以内婴儿主动脉缩窄,大多数心脏病专家首选外科手术。1岁以上的儿童如有广泛性的主动脉缩窄,适合球囊扩张。如果主动脉缩窄段很长,年幼的儿童要选择外科治疗,而青少年和成人则更适合支架植入。

【治疗结果与前景展望】

主动脉缩窄是终身的疾病,可能在手术成功多年之后,其并发症才逐渐显现。

(一)再缩窄

再缩窄与患者手术时的大小、年龄以及是否合并主动脉弓和峡部发育不良有关。主动脉壁上的动脉导管组织可收缩引起再狭窄,吻合口瘢痕形成也可能引起狭窄。一些外科医生认为,吻合口前壁采用间断缝合可使主动脉继续生长,从而降低再狭窄的风险。有时,手术吻合口是畅通的,但主动脉弓部或峡部未能像其余部位一样相应生长,也会出现血流梗阻。这种梗阻一般会在初次手术很多年后才出现。

(二)主动脉瘤

主动脉缩窄没有矫治也可能发生主动脉瘤。此外,心内膜炎可以导致主动脉弓动脉瘤(霉菌性动脉瘤),通常发生在狭窄段的远端。

用补片来矫治主动脉缩窄,主动脉瘤的发病率较高(通常发生在补片的对侧),在术中切除了缩窄的隔膜组织的患者发生率更高。主动脉瘤患者可完全无症状。主动脉瘤压迫喉返神经会引起声音嘶哑。与普通胸片相比,MRI在确定动脉瘤的大小和范围时很有用。

(三)高血压

即使主动脉缩窄得到成功矫治,高血压可能持续存在,这通常与术前高血压的持续时间和严重程度有关。可能由肾素-血管紧张素系统与交感神经的作用变化引起。与其他形式的难治性高血压一样,患者存在早期动脉粥样硬化、左室功能不全和脑动脉瘤破裂的风险。

(四)脑动脉瘤

多达10%的主动脉缩窄患者可发生脑动脉瘤,动脉瘤可以是多发的。动脉瘤会随年龄而增大,破裂的风险增加。难治性高血压促进动脉瘤的生长,并增加破裂的风险。有些患者在动脉瘤破裂之前,可能会有头痛、畏光、虚弱,或其他症状,但大多数患者在动脉瘤破裂前,没有任何症状。脑动脉瘤破裂出血的死亡率较高,只有及时治疗动脉瘤和主动脉缩窄才能减少此类事件。

(五)瘫痪

虽然罕见,但如果脊髓前动脉的血液供应受阻会造成脊髓缺血,引起截瘫。动脉侧支血管少、主动脉阻断时间过长、术中肋间动脉损伤等因素,都会增加瘫痪的风险。

如果动脉侧支供应完全,瘫痪不容易发生,因此评估手术前的侧支动脉血流非常重要。防止脊髓缺血的方法包括低温、使用体外循环,或建立旁路血流(Gott分流)+主动脉部分钳夹。

(六)心肌病

婴儿严重主动脉缩窄,尤其存在不同程度的左心流出道梗阻,如主动脉瓣或瓣下狭窄,往往会有心肌病。有些患者会出现心内膜弹力纤维增生症改变,导致慢性扩张性心肌病,需要药物治疗甚至心脏移植。也可能会出现肥厚型心肌病的变化,患者出现心内膜缺血、心律失常,或因心脏舒张功能不全出现充血性心力衰竭(CHF)。

(七)乳糜胸

手术时广泛游离可能会损伤胸导管,导致乳糜胸。术后患者进食时可确认是否并发乳糜胸。持续性乳糜胸腔积液,可能需要长期的胸管引流。有些患者通过饮食限制中链甘油三酯、脂肪,或通过全肠外营养,得到有效治疗。而顽固性乳糜胸患者可能需要进行胸膜固定术或胸导管结扎术。

(八)缩窄切开后综合征

肠系膜上动脉恢复搏动性血流,可能会导致肠系膜上动脉炎,其中动脉变得肿胀,并可能会破裂。作为血流量自动调节的一部分,小动脉血管发生反射性收缩,从而导致缺血。临床表现可从轻度腹部不适到急腹症:严重腹胀、呕吐、肠梗阻、肠道壁出血或穿孔。此综合征可能与主动脉缩窄矫治术后早期肠道喂养有关。因此,通常在手术48小时后再开始缓慢肠道进食,持续鼻胃管减压,直到患者耐受正常进食。重度缩窄切开综合征患者,可能需要剖腹探查治疗肠坏死或穿孔。仔细监测和控制术后BP,可降低缩窄切开综合征的风险。

(九)主动脉瓣狭窄、主动脉瓣下隔膜狭窄和二尖瓣狭窄

这些问题可能在随访期间发生;如果问题严重,则需要通过导管介入或外科手术治疗。

三、房间隔缺损

【历史回顾】

1953年,Gibbon在体外循环下成功为一例患者进行了心脏房间隔缺损修补术,使得房间隔缺损成为第一种在体外循环技术支持下进行心内矫治的心脏疾病,这次手术对心脏外科学界具有划时代的意义,标志着心血管外科步入了一个崭新的体外循环时代。而在此之前,由于缺乏人工辅助循环的支持,心内直视手术只能依赖低温降低全身代谢及流入道的阻断(避免气体栓塞)抑或人体间并行循环来完成,而该类方法创伤大,手术窗口短,有极高的死亡率。

【分类及病理生理】

房间隔缺损是胚胎发育期原始心房分隔成左、右心房过程中,因某种影响因素,第一房间隔或第二房间隔发育障碍,导致的间隔遗留缺损,左、右心房存在血液分流的先天性畸形。依据房间隔缺损位置的不同,其通常被分为三种不同类型,继发孔型房缺、原发孔型房缺及静脉窦型房缺。继发孔型房缺是最常见的房间隔缺损,其位于靠近卵圆窝的房间隔中部,静脉窦型房间隔缺损通常位于房间隔与上腔静脉开口处,也可位于下静脉开口及冠状静脉窦开口处(导致无顶冠状静脉),此类房缺经常伴有肺静脉异位引流(肺静脉异位引流的外科治疗将在相关章节中详细介绍)。房间隔缺损是一种常见的先天性心脏病,其中继发孔型房缺以女性患者为主,约占65%~75%,其他类型的房间隔缺损男女比例类似。

心内的分流决定了房缺病理生理的改变,而房缺分流量的大小取决于缺损的大小及左右心室顺应性,肺血管发育情况等因素。一些因素诸如左心室肥厚(纤维化)所导致的左心顺应性降低,二尖瓣狭窄等因素均会导致左向右分流增加,相反导致右心室顺应性下降的因素(诸如肺动脉高压或肺动脉瓣狭窄)及三尖瓣狭窄也能够导致左向右分流减少甚至产生右向左分流。通常情况下显著的左向右分流定义为其肺循

环血流量/体循环血流量(Qp/Qs)比值大于 1.5 或者出现右心明显扩张,而此种程度的分流往往可导致远期不良预后,需要及早干预。

【临床表现,诊断及评估】

房缺患者在早期可无任何临床症状,仅在体格检查时发现心脏杂音而得以确诊,但随着年龄增长绝大部分会出现症状,出现症状的时间具有很大的个体差异,其与房间隔缺损大小有一定的联系。心房水平的大量分流量,可以导致肺充血明显,而易患支气管肺炎,同时因体循环血量不足而影响生长发育。当剧哭、屏气、肺炎或心力衰竭时,右心房压力可超过左心房,出现暂时性右向左分流而呈现出青紫。随着患者年龄增大,房间隔缺损患者可表现出生长发育落后、活动耐力降低、反复呼吸道感染及不明原因的栓塞等表现,并且出现心脏增大、肺循环压力及阻力增高、心力衰竭以及房性心律失常等。

目前,对于房间隔缺损的诊断方式主要依赖临床影像学手段,但传统的体格检查,胸片及心电图仍是有效的早期筛查及评估方式。

1.体格检查 对于部分出现心脏增大的患者,心脏检查可见心前区隆起,心界扩大,扣诊可有搏动增强;在肺动脉瓣区可听到由于肺动脉瓣相对狭窄产生的 Ⅱ~Ⅲ 级收缩期杂音,肺动脉第二音增强及固定分裂。左向右分流量大时,可在胸骨左缘下方听到三尖瓣相对狭窄所产生的舒张期隆隆样杂音。肺动脉扩张明显或伴有肺动脉高压者,可在肺动脉瓣区听到收缩早期喀喇音。

2.心电图 典型表现有右心前导联 QRS 波呈 rSr 或 rSR,或 R 波伴 T 波倒置。电轴右偏,有时可有 P-R 延长,如果出现房颤,心电图可以帮助诊断。

3.超声心动图 经胸超声心动图能够评价房缺的种类,大小,分流的方向以及肺静脉的解剖回流情况,也能够评价心脏房室大小及功能情况,如果合并三尖瓣反流,通过多普勒测定反流速度,也能估算肺动脉收缩压指标。

4.心导管检查 随着越来越多无创的检查方式的问世,心导管检查已经不再作为单纯的诊断手段,但其仍作为评价肺循环体循环血流比(Qp/Qs),肺血管阻力以及各心腔内压力及血流动力学参数的金标准。同时经心导管介入房间隔封堵治疗也是治疗部分类型房间隔缺损的经典方法。

近些年来随着影像学技术的进步,越来越多的影像学技术帮助我们不仅能够准确全面的评估房间隔缺损,更能直接发现继发的心脏结构功能的改变,从而指导外科治疗方案的选择。其中以三维食道超声心动图(TEE)及磁共振显像(MRI)尤为突出,不同于传统影像学检查,MRI 能够提供较超声更为清晰的房间隔缺损图像,及其周边解剖结构的详细信息,同时还能够对双心室(尤其是右心室)功能及形态提供准确的评价。同样,三维 TEE 的独特之处在于能够全面地显示房间隔缺损及周边结构(提供外科视角级的图像),精确地测量房间隔大小,测定分流的方向及程度,并能够实时地引导介入治疗。

【治疗手段及评价】

一般而言,只要房间隔缺损有明显分流(Qp/Qs>1.5 或者出现右心室扩张),都应给予及时的干预,表 10-7-1 中详细地列举了房间隔缺损干预指征。但是如果出现以下情况,则不需要或者不能够关闭房间隔缺损:

1.房间隔缺损较小<10mm,且分流量也较小的患者,此类患者需要定期进行监测及评估。

2.明确的晚期肺动脉高压,肺血管阻力>8U/m^2,合并右向左分流。

3.妊娠患者诊断房缺应于分娩后 6 个月进行手术治疗。

4.出现严重的左心功能降低,也不适合立即行手术。

目前治疗房间隔缺损的方式有内科介入治疗及外科治疗。

表 10-7-1　房间隔缺损 ASD 临床干预指征

ASD 的干预指征
MRI,超声或 CT 提示右心室/房扩张并含有以下情况之一
1.ASD 最大径＞10mm
2.Qp:Qs＞1.5(超声心动图,MRI 或者心经导管测量)。
应排除确诊肺动脉高压的患者

（一）内科介入治疗

通过股静脉通路,通过特殊的输送装置,将房间隔封堵器放置于房间隔上,从而达到消除分流的作用。但经导管内科封堵治疗仅适合于部分原发孔型缺损且直径较小并且有很好边界的缺损,而对于静脉窦型,原发孔型房间隔缺损,以及一些较大的且边界不良的继发孔型缺损,或合并其他心内畸形的患者,外科治疗仍是唯一有效的治疗方式。同样,也有研究证实,接受介入治疗的患者远期可能发生封堵器脱落、移位,对心内组织结构的磨损等严重并发症,长期的随访至关重要。

随着外科治疗水平的日新月异,外科治疗的方法也变得更为丰富,除了传统的经正中胸骨体外循环下心内直视手术,一些新的技术如体外循环微创外科手术(腔镜辅助经侧胸小切口房缺修补或机器人手术等)也开始作为常规的治疗手段,同样,我国一些心血管中心采用不停搏经胸外科微创房间隔封堵术的方法,通过右胸肋间隙切口,暴露左心房,在三维食道超声引导下,通过输送系统,将封堵器放置于房间隔上从而关闭封堵,也取得了不错的效果。与内科介入封堵相比,其优点主要在于易于准确调整封堵器位置,无需 X 线引导,适合于一些较大边界较差的原发孔房间隔缺损的患者。

（二）外科治疗

1.外科解剖　尽管在形态学上右心房构成了单一的腔室,但它是由 2 个部分组成的:静脉窦部和心房体部,静脉窦部略呈水平,其实为上下腔静脉的延续,窦房结位于上腔静脉入口处静脉窦部和心房体部的交界区域,其容易受到在右心房上外科操作的损伤。与内壁光滑的静脉窦部形成对比的是,心耳侧壁有诸如梳状的肌肉结构。静脉窦部上方的内侧壁中央为卵圆窝,而在前内侧心房壁后方为主动脉根部,此区域无冠窦和右冠窦与心房毗邻。三尖瓣位于右心房内的前下方,三尖瓣环跨过膜性室间隔将其分为心室间部位及心房间部。传导束就位于该区域心室部附近的区域。

2.手术方式,并发症预防及预后　所有类型的房间隔缺损均可以使用胸骨正中切口(或低位正中切口及乳房下右胸切口),对于不同类型的房间隔缺损,体外循环的静脉插管策略也有所不同,对于静脉窦性房缺选择上腔静脉直角插管能够更大程度的帮助暴露缺损。如果对于小切口及机器人微创手术,通常采用股动静脉插管(或是股动脉＋切口内上下腔静脉插管)的插管方式,但由于是右心手术,在主动脉阻断时必须对上下腔静脉进行阻断,其操作难度较传统的开胸手术高。建立体外循环后,应仔细探查房间隔缺损位置,大小,肺静脉引流情况以及三尖瓣功能。应避免损伤窦房结,主动脉根部结构,并防止肺静脉狭窄,对于较小的房间隔缺损可采取直接缝合的方式,应缝合房间隔两侧较厚的心内膜组织,对于较大的房间隔缺损,应采用补片修补的方式以分担潜在张力。对于静脉窦型房缺合并右上肺静脉异位引流,依据其肺静脉的粗细,开口的位置选择不同的手术方式:①对于肺静脉异位开口于右心房上部并距离缺损较近的患者,可以采用补片在关闭缺损时,直接将肺静脉隔入左心室。②如果肺静脉异位开口于上腔静脉内且距离缺损位置较远,且肺静脉较细,流量较低,可不行处理,但如肺静脉粗大,流量大,则应采用针对肺静脉异位引流的特殊手术方式完成外科修复。目前,房间隔缺损外科治疗已经成为一种极为安全的手术,其远期预后也较为良好。

【启示与展望】

心脏房间隔缺损的外科治疗是第一种运用人工辅助循环技术治疗的心脏疾病,其演变过程从某种程度上反映了整个心脏外科领域技术的转变。近些年来,依托科技在计算机技术及材料学领域的巨大突破,一些先进的临床诊断设备,人工材料以及外科微创手术设备的问世,使得我们对这一古老疾病诊断及治疗方式再一次发生了巨大的变化,安全、微创的内外科综合治疗理念已经成为治疗房间隔缺损新的方向。

四、室间隔缺损

【历史回顾】

室间隔缺损是最为常见的先天性心脏病,约占先天性心脏病总量的50%,其中20%是单纯的室间隔缺损,近些年来,随着影像学诊断水平的提高,室间隔缺损的诊出率已经有了很大的提升(新生儿约(1.56~53.2)/1000)。室间隔的解剖结构较为复杂,其发育于胚胎期第4~5周,各部分如果发育不全或互相融合不良,则导致相应部位的室间隔缺损。早在1879年和1897年,Roger和Eisenmenger就分别报道了心脏室间隔缺损及其终末期肺血管阻塞性改变的病例,1932年,Abbott详细地描述了室间隔缺损的临床表现及其与病理解剖的关系,接下来的研究也陆续阐述了室间隔缺损的病理生理及血流动力学变化的过程。Dammann于1952年首次报道了采用肺动脉束带的方式姑息性治疗室间隔缺损的方法,1954年Lillehei完成了第一例人体并行循环支持下的心内直视的室间隔缺损修补术,1956年随着体外循环技术诞生,Kirlin完成了第一例体外循环下室间隔缺损修补术,由此拉开了治疗该类疾病的崭新篇章。近些年来,随着外科技术围术期管理,体外循环技术的不断进步,以及内科经导管微创介入治疗的发展,室间隔缺损治疗的成功率,并发症,以及其远期预后均得到了显著提升。

【解剖命名及病理生理】

目前常用的Soto标准将室间隔分为膜部及肌部两个大类。膜部室间隔(由非肌性纤维组织构成)是一个相对较小的区域,其位于肌部室间隔流入及流出道上缘及三尖瓣及主动脉瓣之间的膜性区域,三尖瓣半环将这一区域分为房间隔部及室间隔部。肌部室间隔范围较广(除了膜部间隔以外的其他区域),其实是个非平面结构,可分为流入道部,肌小梁部以及漏斗部室间隔。室间隔缺损的分类对于其治疗方式至关重要,其取决于其所处的室间隔解剖位置,一般而言学者们习惯于将室间隔分为膜周部缺损,肌小梁部(肌部)缺损,流入道室间隔缺损(合并于心内膜垫缺损,又名房室间隔缺损),以及漏斗部室间隔缺损(可进一步分为脊内型及脊上型,或称之为双动脉干下缺损)。

室间隔缺损病理生理基础是其所产生左向右分流,分流量取决于缺损的大小,左、右心室压力阶差及肺血管阻力。婴幼儿出生早期由于左右心室压力近乎相同,室间隔缺损分流量较小,所以早期可以无任何症状,但随着双心室压力差的变化,患儿将逐渐出现症状。如不合并右心室流出道梗阻,或肺动脉高压,室间隔缺损将导致左向右分流,继而导致肺动脉、左心房及左心室容量负荷增加。随着室缺病程进展,肺小动脉管壁内膜增厚、管腔变小、阻力增大,引起器质性肺动脉高压,最后导致不可逆的右向左分流,出现艾森门格综合征。部分较小的室间隔缺损如肌部,膜周部缺损在成长过程中可以自行愈合,但较大的缺损,及一些特殊类型缺损如主动脉瓣下缺损,其发生自行愈合的概率极低。由于分流所导致的流体力学作用,主动脉瓣下缺损可以导致进行性的主动脉瓣膜脱垂,部分膜周部缺损分流对三尖瓣的冲刷也可以直接导致三尖瓣关闭不全,对于这些类型室间隔缺损,应该采取更为积极的外科治疗策略。

【临床表现,诊断及评估】

缺损直径较小,分流量较少者,一般无明显症状,多在体检时发现心脏杂音(全收缩期杂音),或超声检查发现室间隔缺损。缺损大,分流量多者,症状出现较早,表现为活动后心累气急,活动受限,生长发育迟缓。直径较大的室间隔缺损,肺淤血和心力衰竭发展较快,并可反复发生肺部感染,重者在婴幼儿期,甚至新生儿期可死于肺炎或心力衰竭。一旦发生肺动脉高压及右向左分流,便可出现发绀,此时已至病变晚期。目前,对于室间隔缺损的诊断方式主要依赖临床影像学手段,但传统的体格检查,胸片及心电图仍是有效的早期筛查及评估方式。

1.体格检查　分流量小,除胸骨左缘第3～4肋间闻及Ⅱ～Ⅲ级或Ⅲ级以上粗糙的全收缩期杂音外,无其他明显体征。缺损大,分流量大者,左前胸明显隆起,杂音最响部位可触及收缩期震颤。肺动脉高压者,心前区杂音变得柔和、短促,而肺动脉瓣区第二音明显。

2.心电图　在一定程度上,心电图改变可以反映心内分流的程度。分流较小的室间隔缺损常心电图正常,中至大量分流的室间隔缺损心电图常有左心室高电压和左心室肥厚。合并中等肺动脉高压的患者,心电图可表现为双侧心室肥厚。严重肺动脉高压,则有时肥大或伴劳损。

3.超声心动图　经胸及食道超声心动图均能够评价室间隔缺损的种类、大小、分流的方向,以及心脏房室大小及功能情况,同时还能明确显示主动脉瓣膜及三尖瓣病变反流,并通过多普勒测定三尖瓣反流速度,也能估算肺动脉收缩压指标。

对于室间隔缺损而言,诊断及评估肺部血管发育、阻力、双心室功能(尤其是右心室功能)尤为重要,完成这些评估需要更为复杂的一些手段,包括:

4.心导管造影　虽然随着越来越多无创的检查方式的问世,心导管检查已经不再作为单纯的诊断手段,但对已怀疑出现肺动脉高压的患儿,其仍作为评价肺循环/体循环血流比(Qp/Qs)、肺血管阻力以及各心腔内压力及血流动力学参数的金标准。同样,内科经导管介入治疗也很大程度地依赖经心导管造影。

5.磁共振MRI　磁共振是一种较新的影像学手段,其主要的优势就是提供清晰而全面的心脏图像,清晰的显示室间隔缺损的位置,尤其是肌部室间隔缺损的位置,并全面的评估其他合并心脏畸形及各心室功能(尤其是右心室功能)的改变。

【治疗】

一般来说,婴幼儿时期对于有症状的室间隔缺损应当进行积极治疗,一些分流量较小(Qp/Qs<1.5)且没有临床症状的室间隔缺损可以不进行积极干预,但需保持定期随访观察,而对于出现并发症,诸如瓣膜反流,心功能不全等,合并感染性心内膜炎等情况,应该采取积极的内外科治疗方式。对于不同类型的室间隔缺损其治疗方案也有所不同,近年来,随着内外科技术的飞速发展以及围术期管理理念的进步,对不同类型的缺损采用更为个体化的治疗方案已经成为未来治疗该类疾病的一种趋势。

(一)室间隔缺损介入治疗

内科经导管介入封堵是一种微创的治疗室间隔缺损的方式,其可以避免体外循环,外科切口的损伤,已被运用于治疗部分膜周部以及肌部室间隔缺损,由于采用封堵器对室间隔进行封闭,所以需要室缺具有较小的直径,良好的边界,以及较好的解剖位置从而便于导管通路的建立(并不适合较大及某些特殊类型的室缺,如干下型及心尖肌部缺损的治疗)。但内科介入封堵也伴随着其特有的并发症,除了残余分流,封堵器移位脱落,导致瓣膜反流等并发症之外,大规模研究已经证实对于膜周部缺损封堵,远期严重的三度传导阻滞的发生率高达3%～5%。

(二)室间隔缺损外科治疗,并发症及预后

如前所述室间隔解剖相对复杂,对于不同类型的室间隔缺损其手术方案的制订也会不尽相同。目前外科仍是治疗室间隔缺损的主要方式,传统的外科手术方式包括,胸骨正中切口体外循环下行室间隔缺损修补。近年来,经右胸切口胸腔镜辅助微创手术、机器人辅助室间隔修补手术及经胸微创室间隔封堵术,已经在国内的一些心血管中心开展,这些技术提供了新的微创治疗方法,取得了较好的效果,其适应范围、近期并发症及远期疗效有待进一步临床研究。

行膜周部室间隔缺损外科手术时,由于此类缺损靠近传导通路,准确的了解此区域的外科解剖有助于在手术中避免损伤传导组织。房室结通常位于 Koch 三角的顶端,Koch 三角的边界为三尖瓣隔瓣瓣环、Todaro 腱膜以及作为基底部的冠状静脉窦。几乎所有的膜周部位缺损都适合采用经心房入路,心脏停搏后于心房做一纵行或斜行切口,牵开切口边缘,从而暴露三尖瓣及 Koch 三角。外科暴露膜周部室间隔缺损的方式有两种:①采用 5-0 缝线牵拉三尖瓣瓣下腱索;②游离三尖瓣隔瓣改善暴露。较小的缺损可采用直接缝合的方式,对于较大的缺损应使用补片进行修补,可使用 5-0 双头半圆针,沿室间隔缺损肌肉肌缘 12 点钟位置开始缝合,并按照顺时针或逆时针方向完成缝合,缝合过程中应当注意避免损伤主动脉瓣膜(室间隔缺损 9~11 点钟方向)及传导束(室间隔缺损 3~6 点钟方向),连续缝合至传导束区域后应浅缝靠近缺损边缘发白的心内膜组织,或者在离开缺损下缘 3~5mm 外放置缝线,如果室间隔缺损的肌肉缘非常脆弱,抑或室间隔缺损暴露不佳,则需要采用单针加垫的多个间断缝合来代替连续缝合的技术。

对于漏斗部室间隔缺损的外科修补,由于其位置较高,通常采用经肺动脉及右心室切口作为外科入路,如果存在严重的主动脉瓣膜关闭不全,在闭合室间隔缺损之前应于主动脉做一切口,进行主动脉瓣成形手术,从而保证心肌停搏液灌注。在关闭缺损时,应尽量避免损伤主动脉及肺动脉瓣膜。对于此类缺损,我国的学者创新性的使用经胸封堵技术,在超声引导下置入特殊设计的偏心封堵器,在封堵缺损的同时最大可能地避免了干扰主动脉瓣膜的功能,一些前期的研究也得到了令人鼓舞的结果。

外科治疗肌部位室间隔缺损,尤其是对于心尖部及多发肌部缺损极具挑战性。肌性室间隔缺损具有完全的肌肉边缘,可发生在肌肉室间隔的任何位置。因为右心室内有较多排列错综复杂的网状肌小梁结构,外科探查及暴露往往比较困难,术后残余分流的发生较多。为了帮助外科显露,根据其所处的位置,可经右心室切口进行修补,对于靠近心尖部的室间隔缺损,更可采用左心室心尖部切口进行修补,但是由于行经心室切口出现术后心功能不全的概率较高,此种手术路径并不作为常规术式使用。有学者提出,运用内科微创介入封堵联合外科修补的杂交治疗技术,可以避免为改善暴露切开右心室,有效缩短体外循环辅助时间,提高手术成功率并降低围术期风险。同样,近些年来,国内一些学者采用术中直视下封堵;也有在经食道超声引导下经胸封堵技术,在不停搏的情况下,通过右心室表面的穿刺点,将封堵器释放在室间隔缺损处,早期经验显示,外科封堵技术对婴幼儿无血管通路限制,操作成功率更高,伞盘释放位置更为准确。使用该方法,不仅可以对外科暴露困难的单纯肌部缺损进行有效治疗,更可以结合外科手术对多发肌部缺损进行一站式的外科杂交治疗(外科修补容易显露的缺损/对于心尖部难以显露进行经胸封堵治疗)。

室间隔缺损外科治疗围术期并发症主要取决于患者的年龄,肺血管阻力,缺损的种类,以及是否出现残余分流等。数据显示,目前对于单发的室间隔缺损(不合并肺动脉高压),外科修补术的围术期死亡率仅约 1%(大于 1 岁),对于小于 1 岁的患者,围术期风险则较高(报道的死亡率约 2.5%甚至更高)。对于多发肌部室间隔缺损,单纯的外科手术风险同样较高(约 7%左右),其主要是由于大量分流导致的右心室重构,肺动脉压力升高,为改善暴露行心室切开所导致的心功能不全,以及较高的残余分流发生率等因素所致,近些年来,由于杂交技术的广泛应用,联合不停搏封堵技术及传统外科手术(如上所述),能够显著地降低该类患者的围术期风险,提高手术成功率。室间隔缺损外科修补术具有较好的远期效果,其远期可能的并发症包括三度房室传导阻滞(<1%),残余分流,以及持续性肺动脉压力升高等,但发生概率均较低。

【启示与展望】

作为一种复杂多变的先天性心脏病,室间隔缺损的诊疗发展体现了多学科协作发展的学科理念进步,从诊断,评估,治疗以及评价等多个领域中不同学科知识,观念及技术的穿插融合,构成了目前治疗不同类型室间隔缺损的观念的主线。充分运用杂交技术的观念,结合心内科介入,传统外科开胸及微创外科治疗技术,依据不同患者的实际情况制定出个性化的诊疗方案,力求安全,微创的内外科综合治疗理念已经成为治疗该类疾病全新的方向。

五、完全性大动脉错位

完全性大动脉错位(TGA)为青紫型先天性心脏病,其发病率仅次于四联症,占先天性心脏病发病率的7%～9%。大动脉错位的定义为心房与心室连接一致,而心室与大动脉连接不一致,其含义指主动脉发自右心室,而肺动脉发自左心室,这样主动脉内接受的是体循环的静脉血,而肺动脉接受的是肺静脉的动脉血。患儿出生后即青紫、严重低氧血症,绝大部分患儿必须即时手术,否则50%左右在1个月内夭折。

(一)从历史回顾中看大动脉转换术的提出

早在1948年Blalock和Hanlon首先采用房隔造口方法姑息性治疗大动脉错位;1953年,Lillehei和Varco采用下腔静脉与左心房连接而右肺静脉与右心房连接方法;1956年,Baffes改用右肺静脉与右心房连接,而采用人造血管连接下腔静脉至左心房的方法等各类姑息性手术。同时,有尝试大动脉换位和冠状动脉移植术治疗大动脉错位,由于技术难度大,对生理的认识不够,以失败告终,但促使了Senning和Mustard手术的提出。1959年,Senning采用心房内翻转方法首先取得成功,但死亡率和并发症较高。1963年,Mustard采用同样原理的心房内调转术取得成功,由于远期的腔静脉回流梗阻和房性心律失常的发生率较高,又逐渐被Sennig手术替代。早期采用心房内转换方法(Senning或Mus-tard手术方法),只是将错就错,即心房内将体、肺静脉血引流换位,使体静脉血引流至左心房,经二尖瓣进入左心室至肺循环,而肺静脉血引流至右心房,经三尖瓣进入右心室至体循环。尽管这样在生理上得到纠治,但心脏的解剖并没有得到纠治。术后左心室承担肺循环功能,而右心室承担体循环功能。由于心脏解剖特征,左心室腔呈圆柱型,收缩时向心性运动,收缩力强,而此时却承受肺循环负荷;右心室腔呈月牙型,心腔内表面积与容量之比较大,其收缩形态适合大容量、低阻力的肺循环,术后却承受体循环负荷。因此,远期随访发现右心射血分数、后负荷和应力反应明显低下,导致三尖瓣反流、心律失常和心搏骤停。直到1975年Jatene的大动脉转换术(Switch术)成功,不但避免心房内翻转术的并发症,而且从解剖上彻底得到纠治,提高了大动脉错位的远期手术疗效。

目前,大动脉转换术已在临床上普遍开展,并且对失去早期手术机会或以前行心房内翻转术出现体循环心室功能不全的患者行二期大动脉转换术。

(二)从大动脉转换术的手术适应证看早期手术的重要性

大动脉错位出生后的临床症状取决于体循环和肺循环的血液混合程度。如心房内分流很小,动脉导管自然关闭,那出生后即严重青紫,呼吸促,对吸入纯氧无变化。但如心房内分流大,同时伴有动脉导管未闭或室间隔缺损,则青紫较轻,由于体循环和肺循环血液的大量混合,发绀不明显,但早期出现充血性心力衰竭,对内科药物治疗效果往往不明显,严重者出现心率快、呼吸促、肝脏大等心力衰竭表现。如合并大室缺和左室流出道狭窄,类似于四联症,肺血流减少,低氧血症,心力衰竭症状较轻。

Switch手术必须早期进行,保证左心室承担体循环的功能。TGA/IVS的左心室心肌厚度在出生时正常,但随着肺血管阻力的下降而迅速减少,左心室心肌应力与心室压力成正比,与心肌厚度成反比,扩张的薄壁心肌对体循环的压力增加,易出现急性衰竭。对 TGA/IVS 行 Switch 手术的时间极其重要。年龄大,心室承受的心肌应力大,更易出现衰竭。文献报道婴儿出生 10 天内行 Switch 手术,无论术前心室压力如何,术后左心室功能都正常。因此手术年龄最好在出生 2 周内进行,最迟不超过 1 个月。

病例选择中,左心室压力极其重要,左心室与右心室压力之比必须>0.6。新生儿可通过超声检查室间隔位置来判断,一般室隔居中,说明两侧心室压力相等。当室间隔推向左侧心室时,左室压力肯定较低,必须行心导管检查,确定左室与右室压力之比,否则需行肺动脉环缩,使左室压力升高,左心室心肌功能得到锻炼,然后行二期 Switch 纠治术。

同样 TGA/VSD 和 Taussig-Bing 中,手术年龄应在 3 个月以内,如超过 6 个月,即可出现肺血管阻塞性病变,应行心导管检查,排除肺血管病变所致的肺动脉高压。

(三)大动脉错位冠状动脉解剖的各种分类方法和利弊

大动脉错位患儿的冠状动脉畸形多种多样,临床上为了方便统计和归纳,常用 Yacoub 标准和 Leiden 标准分类方法(图 2-1-16)。

1.Yacoub 标准　Yacoub 和 Radley-Smith 于 1978 年提出,分为 A、B、C、D、E、F 六型。其中,A 型是正常分布,B 型是单支冠状动脉,其右冠状动脉(RCA)行走于主肺动脉之间。由于冠状动脉畸形的类型很多,所以不能完全包括在内。

2.Leiden 标准　最初是荷兰 Leiden 的 Quae-gebeur 工作小组的解剖学家们倡导。是目前最常用的分类方法,并在不断完善中。病儿主动脉右后侧的冠状窦为 2,左后侧为 1;而另一即为无冠窦。正常的冠状动脉走行是:冠状窦 2 发出右冠状动脉(RCA),冠状窦 1 发出左前降支(LAD)和回旋支(Cx),因此编号为 1LAD,Cx;2R,分号(;)表明将左右冠状窦分开。出现冠状动脉畸形时,数字编号也相应变化。

我们综合看 Yacoub 标准和 Leiden 标准的分类方法,他们有异同也各有不足,Yacoub 中的 A 类即是 Leiden 的 1LAD,Cx;2R,Yacoub 中的 D 类即是 Leiden 的 1LAD;2R,Cx。而 LAD 起源于 RCA,Sinusl 只发出 Cx,在 Leiden 标准可以用 1Cx;21AD,R 来表示,但 Yacoub 分类里没有。近二十年的文献关于完全性大动脉错位中冠状动脉解剖分型主要依据以上分类方法。

Boston 儿童医院自行创立了分类方法。首先描述主动脉和肺动脉的相对位置,如主动脉位于肺动脉的正前方,主动脉位于肺动脉右前方 45°,主动脉位于肺动脉右前方超过 45°等;然后描述冠状动脉的起源和走行。虽然这个系统能够详细地描述冠状动脉畸形,但是由于没有完整的计算机编码,无法统计和流行运用。

由于 Leiden 标准几乎可以概括各种冠状动脉变异(包括单支冠状动脉),且在不断完善发展中,所以我们认为根据 Leiden 标准进行手术病例分类比较合适,目前我们已用于计算机编码中。在 Leiden 分类中,1LAD,Cx;2R 属于正常,占到 95%,其余类型占 5%左右。

(四)冠状动脉移植是大动脉转换术的关键

大动脉转换将主动脉和肺动脉切下后换位,同时将原来的左、右冠状动脉分别取下移植至新的主动脉上,这样,使完全性大动脉错位在解剖上彻底纠治。

手术在体外循环下进行,对新生儿可采用深低温停循环转流方法和深低温低流量转流方法。首先建立体外循环,在转流降温时,解剖游离动脉导管,缝扎切断动脉导管后彻底游离升主动脉、肺动脉干和左右肺动脉。阻断主动脉后,主动脉根部注入心肌保护液。右心房切口,缝合房间隔缺损或修补室间隔缺损,然后行大动脉转换术。

将升主动脉距瓣上 1cm 处横断,注意探查左右冠状动脉开口,检查开口处有否小侧支,或冠状动脉行走于主动脉壁内,沿冠状动脉开口 1~2mm 外缘剪下主动脉壁,同时向心肌壁处游离 0.5mm 左右,便于向后移植。肺动脉干位于左右肺动脉分叉处横断,仔细检查肺动脉瓣,将左右冠状动脉向后移植至肺动脉根部,在相应位置剪去小片肺动脉壁,然后采用 Prolene 线连续缝合。缝合后仔细检查冠状动脉有否扭曲、牵拉,保证通畅。此时远端主动脉与肺动脉换位,将左、右肺动脉提起,主动脉从肺动脉下穿出,用镊子钳住主动脉开口后,将主动脉阻断钳换至肺动脉前方再阻断。升主动脉与肺动脉根部连续缝合,形成新的主动脉;采用心包补片修补原主动脉根部取冠状动脉后的缺损,最后与肺动脉干吻合形成新的肺动脉干。

手术缝合要仔细严密,否则术后出血是致命的。手术成功的关键在于冠状动脉的移植,而熟悉冠状动脉解剖相当重要。

正常冠状动脉约占 60%,左冠状动脉回旋支起源于右冠状动脉占 20%,单根右冠状动脉占 4%,单根左冠状动脉占 3%,其他类型包括冠状动脉行走于主动脉壁内约占 13%。

冠状动脉移植术中对冠状动脉必须充分游离,使移植后张力低,无扭曲,任何轻微的原因将导致冠状动脉灌注不足,影响术后心功能。特别是不要损伤小分支,往往右冠状动脉开口附近有小分支供应右室流出道或右心室前壁。

在大动脉转换术中,根据冠状动脉畸形的不同类型采用不同的方法。

1.将冠状动脉开口的瓣窦沿瓣窦边缘剪下,上翻 90°,上缘与新的主动脉壁近端缝合,下缘与主动脉的上缘采用心包补片覆盖缝合。

2.单根冠状动脉移植新的主动脉距离较长,在新的主动脉上作 L 型切口,形成门状的主动脉壁,插入冠状动脉缝合,减少张力。

3.单根冠状动脉沿瓣窦剪下成条状为管道后壁,同时从新的主动脉边切下条状为管道的前壁,随后将这两条组织的边缘缝合形成管道连接冠状动脉至新的主动脉。

总之在处理畸形冠状动脉时,尽量游离冠状动脉根部,减少移植后的冠状动脉的张力,避免直接缝于冠状动脉开口,影响冠状动脉血流的灌注。国内外文献报道的临床死亡和冠状动脉畸形的数据有一定的差距,但是都持同样的观点,即完全性大动脉转换术的手术成功关键是冠状动脉畸形的恰当处理,手术难度较高的就是单根冠状动脉(发生率 6.4%),走行于壁内的冠状动脉(3.8%～6.4%)和走行于肺主动脉间的冠状动脉。ASO 手术中,如何使冠状动脉移植后保持血管通畅,不发生扭曲及张力过高,是现今手术成功的关键。国内外的术后生存率还存在比较大的差异,随着国内麻醉、体外循环、ICU 及手术技术的提高和完善,完全性大动脉转换术的成功率必将进一步提高。prolene 线缝合,针距均匀,防止术后针眼和缝合缘的出血。

(五)快速二期大动脉转位术的提出和方法

室隔完整型大动脉错位的大动脉转位术最佳年龄在 2 周左右,否则随着出生后的肺循环阻力下降,左心室压力逐渐下降,左心室心肌退化,已不再适合做大动脉转换术。临床上常有这类患者,经超声心动图检查发现室间隔明显向左侧移位,提示左心室压力下降,左右心室压力比<0.6,已不能做大动脉转位术,因此只能做心房内转位术即 Senning 或 Mastard 手术。虽然心房内转位术对室隔完整型大动脉错位的手术成功率可达 95%以上,但远期并发症,包括右心衰竭和三尖瓣反流,极易导致功能性体循环心室衰竭,目前临床上已较少采用心房内转位术。大动脉错位的左心室能否承受体循环压力,取决于动脉导管的开放、肺血管阻力、房间隔缺损大小和左室流出道的梗阻。Yacoub 在 1977 年提出二期大动脉转换术,早期肺动脉的环扎,使心肌迅速肥厚,患者 6 个月左右时环扎,5～8 个月后,行大动脉转换术。但决定是否做快速二期手术仍较困难,最近有作者提出三类标准:①手术年龄大于 3 个星期;②室隔明显向右侧移位;③左室心肌质量<35G/m²。大动脉转位术在临床上取得较好的效果,是目前普遍采用的手术方法。

手术方法

1.第一期手术方法 常规气静麻醉下胸骨正中切口,沿右侧剪开心包,解剖游离升主动脉,左无名动脉和右肺动脉。无名动脉上侧壁钳,用44mmCore-Tex管,顶端剪成斜口与无名动脉吻合,采用6-0Prolene缝线连续缝合,然后右肺动脉上侧壁钳,与Gore-Tex管道做端侧吻合。开放后确保吻合口通畅。肺总动脉上环缩带,采用编织硅橡胶膜剪成3mm宽的带子绕过肺动脉干,两端对齐后钳住。从肺动脉干顶部置入左心室测压管,持续观察左心室压力变化,同时做食道超声,逐渐收紧环缩带,食道超声显示室隔逐渐向中间移位,直至室隔保留在中间位,同时左心室压力达到右心室压力的80%左右,固定环缩带,同时在环缩带上下两侧缝合固定于肺动脉干,防止环缩带移位。置心包腔内引流管,分层关胸。患者带鼻插管回ICU,呼吸机辅助呼吸。通常用小剂量的多巴胺或肾上腺素。隔天进行超声心动图检查,进行左心室舒张末期容积,左心室质量(Mass)、左心室后壁厚度和左心功能测定,同时观察左心室压力和左右心室压力比。

2.第二期手术方法 术后6~9天行第二期大动脉转位术。原切口进胸,取下心包戊二醛固定备用,肝素化,升主动脉和右心耳插管体外循环,开始转流即阻断Gore-Tex管道,分别在两端上侧壁钳,拆除Gore-Tex管道,同时缝合无名动脉和右肺动脉吻合口。拆除肺动脉干的环缩带。转流降温至肛温20℃时停循环,右房切口,缝合房间隔缺损。恢复体外循环,(20~50)ml/(kg·min)低流量下行大动脉转换术。

主动脉和肺动脉距瓣叶1cm处分别横断,取下左右冠状动脉,然后移植至相对应的肺动脉根部,将升主动脉从肺动脉下穿出换位,连接升主动脉,心包补片修补左右冠状动脉缺损处,再连接肺动脉。

二期手术间隔的时间和左心室功能锻炼的判断

患儿行肺动脉环缩和体肺分流术后,缺氧改善,间隔期左心功能锻炼效果满意后,可行第二期手术。一般认为最佳环缩时间为7~14天左右,最短为5天。

D-TGA/IVS或D-TGA伴限制性室缺的患儿一期行肺动脉环缩和体肺分流术后,隔天行超声检查,评价左心室锻炼情况。对左室重量、容量、室隔厚度及位置进行正确评估。心尖四腔切面、胸骨旁左心室短轴切面判断室间隔位置,应用M型超声在胸骨旁左心室短轴切面测量左心室舒张期内径(LVDD)、左心室后壁舒张期内径(LVPWT)、舒张期室间隔厚度(IVST),根据Devereux的计算公式(LVMass):LVMass(g)=1.04x[(LVDD+LVPWT+IVST)3-LVDD3],然后根据体表面积计算左心室质量指数(g/m²)。若左、右心室压力大于65%~75%,左室质量指数大于50g/n2则行大动脉调转术。Grossman计算室壁强度公式WS=[(P)(D)1.35]/{(h)[1-(h/D)](4)},P指压力,D指左室内径,h指左室后壁厚度,1.35为修正值。

也有采用术中快速肺动脉环缩后直接行ASO手术。Dabritz报道7例年龄大于四周的行一期大动脉转位术成功病例,其中5例术前存在低LVP,术中肺动脉环缩15~30分钟,5例患儿血流动力学稳定,故立即行动脉转位术,无死亡。

二期大动脉转位术术后随访结果

经长期随访,二期ASO手术对心室功能和心肌收缩力影响较大,而这些影响在术后早期更明显。影响二期Switch术后心功能的因素有①接受肺动脉环缩手术年龄偏大;②肺动脉环缩手术后间隔期过长。肺动脉环缩术后获得较高的左心Mass与心肌功能不良有关,经长期随访,二期大动脉转位术前较高左、右室压力比和较低的EF,提示术后心肌收缩力降低。行二期ASO术的患儿经术后随访发现,左室舒张末期容量,左心室质量明显高于行一期ASO手术的患儿,术后主动脉反流发生率较高,术后EF偏低。

六、法洛四联症

【病因、病理及其临床意义】

早在1672年,Stensen就首次描述了该病。1888年,Fallot第一次精确地描述该病的临床表现及完整的病理特征,后人用他的名字命名该病。典型的法洛四联症(TOF)有四个特点,包括右心室流出道梗阻(漏斗狭窄)、室间隔缺损、主动脉骑跨(右旋)和右心室肥大,但也可合并房间隔缺损等其他畸形。TOF 的基本病理是右心室漏斗部发育不良,而导致室间隔漏斗部前向左转,引起对位不良。这种对位不良决定了右心室流出道梗阻的程度。

(一)流行病学资料

每 10000 个出生婴儿中,有 3～6 个 TOF 发生,属于最常见的发绀型先天性心脏病。在其他哺乳类动物,如马和大鼠中,也可观察到 TOF。虽然在大多数情况下,TOF 呈散发性和非家族性;但 TOF 患病父母的后代,其发病率可达 1%～5%,并且男性比女性更易罹患该病。TOF 常合并心脏外畸形,如唇裂和腭裂、尿道下裂,以及骨骼及颅面畸形。最近的遗传研究表明,一些 TOF 患者可能有 22q11.2 微缺失和其他亚微观转录的改变。

虽然遗传研究表明有多因素在起作用,大多数的先天性心脏病病因并不清楚。TOF 的产前高危因素包括孕产妇风疹(或其他病毒性疾病)、营养不良、酗酒、年龄超过 40 岁和糖尿病。唐氏综合征患儿更易罹患 TOF。

不是所有 TOF 婴幼儿都需要早期手术。但如果不进行手术治疗,TOF 的自然病程预后不良。病情的进展取决于右心室流出道梗阻的严重程度。

如不进行手术,TOF 的死亡率逐渐增加,从 2 岁时的 30% 到 6 岁时的 50%。出生后第一年的死亡率最高,然后在 10 岁前保持恒定。可活到 10 岁的 TOF 患者不超过 20%,可活到 20 岁的 TOF 患者少于 5%～10%。能活到 30 岁的患者多数会出现充血性心力衰竭。也有个别患者因其畸形造成的血流动力学影响很小,其寿命与正常人相似。

据预测,TOF 合并肺动脉闭锁的患者,预后最差,只有 50% 的机会可活到 1 岁,8% 的机会活到 10 岁。如果不进行治疗,TOF 还面临额外的风险,包括矛盾栓塞造成脑卒中、肺栓塞和亚急性细菌性心内膜炎。

(二)解剖学特征

法洛四联症(TOF)的患者可出现范围广泛的解剖畸形。法洛四联症最初描述的四种畸形包括:①肺动脉狭窄;②室间隔缺损;③主动脉右旋造成的骑跨;④右心室肥厚。目前,学术界公认的 TOF 的最重要特征是:①漏斗部或瓣膜狭窄引起的右心室流出道梗阻(RVOTO),和②室间隔缺损为非限制性,并且对位不良。

1.右心室流出道梗阻 临床上大多数的 TOF 患者,由于右心室血流排空受阻,右心室的收缩压会不断增高。漏斗部室间隔的前移和旋转,决定了右心室梗阻的部位和严重程度。如果梗阻相邻肺动脉瓣,病变会更重。

2.肺动脉及其分支 肺动脉的大小和分布差异很大,可能闭锁或发育不良。左肺动脉缺如比较少见。有些病例存在不同程度的外周肺动脉狭窄,进一步限制了肺血流量。

肺动脉闭锁造成右心室与主肺动脉没有血流沟通。在这种情况下,肺血流依赖于未闭的动脉导管或来自支气管动脉的侧支循环。如果右心室流出道梗阻轻微,大的左向右分流或大的主肺侧支会使肺血流量过大,造成肺血管病变。在 75% 左右的 TOF 患儿中,存在不同程度的肺动脉瓣狭窄。狭窄通常是由于瓣叶僵硬,而不只是交界融合所造成的。绝大部分 TOF 患者的肺动脉瓣环都有狭窄。

3.主动脉 主动脉向右移位和根部的异常旋转导致主动脉骑跨,即主动脉有不同的程度起源自右心室。在某些患者,超过 50% 的主动脉可能源自右心室。可能因此出现右位主动脉弓,导致主动脉弓分支异常起源。

4.合并畸形 合并畸形很常见。合并房间隔缺损的 TOF 也称所谓的法洛五联症。其他合并畸形包括:动脉导管未闭,房室间隔缺损,肌性室间隔缺损,肺静脉异位引流,冠状动脉畸形,肺动脉瓣缺如,主肺动脉窗,以及主动脉瓣关闭不全等。

冠状动脉的解剖也可能是不正常的。其中一种情况是,左前降支(LAD)发自右冠状动脉近端,在肺动脉瓣环下方,横跨右心室流出道。TOF病例中,这种IAD异常大约占9%,这种异常增加了跨肺动脉瓣环补片的风险,有时需要使用外管道。室缺修补时,异常IAD容易受损。有时,右冠状动脉起源于左冠状动脉。

(三)病理生理

TOF的血流动力学取决于右心室流出道梗阻的严重程度。一般情况下,由于存在非限制性的室间隔缺损,左、右心室的压力相等。如果梗阻非常严重,心内分流是从右到左,肺血流量也会显著减少。在这种情况下,肺血流量主要依赖于未闭的动脉导管或支气管侧支血管。

【诊断难点及应思考的问题】

(一)病史

临床表现与解剖畸形的严重程度有直接的关系。大多数TOF婴幼儿会有喂养困难,发育受限。合并肺动脉闭锁的婴儿,如果没有大的主肺侧支,随着动脉导管的闭合,会出现重度发绀。也有些患儿因为有足够的肺血流量,不会出现发绀;只有当他们的肺血流量不能满足生长发育的需要时,才出现症状。

刚出生时,一些TOF婴儿并不显示发绀的迹象,但之后在哭泣或喂养过程中,他们可能出现皮肤青紫,甚至缺氧发作。在较大的TOF儿童中,最有特征性的增加肺血流量的方式是蹲踞。蹲踞具有诊断意义,在TOF患儿中有高度特异性。蹲增加固围血管阻力,从而减少跨室间隔缺损的右向左分流量。随着年龄增长,劳累性呼吸困难进行性加重。较大的儿童中,侧支血管可能破裂导致咯血。严重发绀患者,可因红细胞增加,血黏稠度高,血流变慢,而引起脑血栓,若为细菌性血栓,则易形成脑脓肿。

以下因素会加重TOF患儿发绀:酸中毒、压力、感染、姿势、活动、肾上腺素受体激动剂、脱水、动脉导管闭合。

TOF主要的分流是经室间隔缺损,血流从右到左进入左心室,产生发绀和血细胞比容升高。轻度肺动脉狭窄,可能会出现双向分流。一些患者,漏斗部的狭窄极轻,其主要的分流是从左到右,这种现象称为粉红色TOF。虽然这类患者可能不会出现发绀,但往往会有体循环中的氧饱和度下降。

(二)体征

大多数患儿比同龄儿童瘦小,通常出生后就有嘴唇和甲床青紫;3~6个月以后,手指和脚趾出现杵状。

通常在左前胸可扪及震颤。肺动脉瓣区和胸骨左边可听到粗糙的收缩喷射性杂音。如右心室流出道梗阻严重(肺动脉闭锁),杂音可能听不到。主动脉瓣区第二音通常是响亮的单音。在缺氧发作时,心脏杂音可能会消失,提示右心室流出道和肺动脉收缩变窄。如存在大的主肺侧支,可听诊到连续杂音。

(三)实验室检查

红细胞计数、血红蛋白及血细胞比容均升高,与发绀的程度成正比。通常,动脉血氧饱和度降低,多数在65%~70%。由于凝血因子减少与血小板计数低,严重发绀的患者都有出血倾向。全血纤维蛋白原减少,导致凝血酶原时间和凝血时间延长。

(四)辅助检查的选择

1.胸片　最初胸片可能无异常,逐渐会出现明显的肺血管纹理减少,肺动脉影缩小,右心室增大,心尖上翘,呈现经典的"靴形心"。

2.心电图　显示右心室扩大引起的电轴右偏,常有右房肥大,不完全右束支传导阻滞约占20%。如果心电图没有提示右心室肥厚,则TOF的诊断可能有误。

3.超声心动图　显示主动脉骑跨于室间隔之上,内径增宽。右心室内径增大,流出道狭窄。左心室内径缩小。多普勒彩色血流显像可见右心室直接将血液注入骑跨的主动脉。目前,彩色多普勒超声心动图可以准确诊断动脉导管未闭、肌性室间隔缺损或房间隔缺损,还可以较为准确地提示冠状动脉的解剖,轻松观察瓣膜病变。在许多医疗机构,TOF手术前仅用超声心动图来作诊断。

如果存在多发室缺、冠状动脉异常或远端肺动脉图像不清楚,则需要进一步的检查。

4.磁共振成像　磁共振成像(MRI)可以提供主动脉、右心室流出道、室间隔缺损、右心室肥厚和肺动脉及其分支发育情况的清晰图像。磁共振成像可以测量心腔内压力、压差和血流量。磁共振成像的缺点包括:较长的成像时间,患儿需要镇静以防止运动伪像。此外,在磁共振隧道成像时,无法观察到患儿的病情变化。

5.心导管检查　不是所有TOF患者均需要进行心导管检查。如果超声心动图对心脏畸形描述不清晰,或肺动脉及其分支情况不明,或怀疑有肺动脉高压导致的肺血管病变,心导管检查则非常有帮助。

心导管检查通过血管造影,了解心室、肺动脉的大小。心导管可以获得各个心腔和血管的压力和氧饱和度资料,发现任何可能的分流。如之前做过分流手术,在根治手术前要进行造影。心导管造影还可以确定冠状动脉异常。

(五)诊断及鉴别诊断

1.诊断　TOF有典型的临床特征,可以很快作出初步的临床诊断。如出生后早期出现发绀,呼吸困难,活动耐力差,喜蹲踞,胸骨左缘收缩期杂音及肺动脉第二音减弱,红细胞计数、血红蛋白、血细胞比容升高,动脉血氧饱和度减低,胸片示肺血减少,靴形心,心电图示右室肥大等,即可做出诊断。确诊依据超声心动图、心导管及心血管造影检查。

2.鉴别诊断　主要依靠超声心动图、心导管和心血管造影检查,对其他的发绀型心脏畸形进行鉴别。

(1)大动脉转位:完全性大血管错位时,肺动脉发自左心室,而主动脉发自右心室,常伴有心房或心室间隔缺损或动脉导管未闭,心脏常显著增大,X线片示肺部充血。如同时有肺动脉瓣口狭窄则鉴别诊断将甚困难。

(2)三尖瓣闭锁:三尖瓣闭锁时三尖瓣口完全不通,右心房的血液通过未闭卵圆孔或心房间隔缺损进入左心房,经二尖瓣入左心室,再经心室间隔缺损或未闭动脉导管到肺循环。X线检查可见右心室部位不明显,肺野清晰。有特征性心电图,电轴左偏-30。以上,左心室肥厚。选择性右心房造影可确立诊断。

(3)三尖瓣下移畸形:三尖瓣下移畸形时,三尖瓣的隔瓣叶和后瓣叶下移至心室,右心房增大,右心室相对较小,常伴有心房间隔缺损而造成右至左分流。心前区常可听到4个心音;X线示心影增大,常呈球形,右心房可甚大;心电图示右心房肥大和右束支传导阻滞;选择性右心房造影显示增大的右心房和畸形的三尖瓣,可以确立诊断。

(4)右室双出口伴肺动脉狭窄:临床症状与TOF极相似,但本病一般无蹲踞现象,X线检查显示心影增大,心血管造影可确诊,右心室双出口与法洛四联症主要鉴别点为主动脉瓣与二尖瓣前叶无解剖连接,这是法洛四联症与右心室双出口的主要鉴别点。

(5)肺动脉口狭窄合并心房间隔缺损:本病发绀出现较晚,有时在数年后,蹲踞不常见。胸骨左缘第2肋间的喷射性收缩期杂音时限较长,伴明显震颤,P2分裂,X线检查除显示右心室增大外,右心房也明显增大,肺动脉段凸出,无右位主动脉弓,肺血正常或减少,心电图右心室劳损的表现较明显,可见高大P波。选择性心血管造影,发现肺动脉口狭窄属瓣膜型,右至左分流水平在心房部位,可以确立诊断。

(6)艾森门格综合征:室间隔缺损、房间隔缺损、主-肺动脉窗或动脉导管未闭的患者发生严重肺动脉高压时,使左至右分流转变为右至左分流,形成艾森门格综合征。本综合征发绀出现晚;肺动脉瓣区有收缩喷射音和收缩期吹风样杂音,第二心音亢进并可分裂,可有吹风样舒张期杂音;X 线检查可见肺动脉总干弧明显凸出,肺门血管影粗大而肺野血管影细小;右心导管检查发现肺动脉显著高压等,可鉴别。

【手术的演变及各种术式的评价】

尽管 TOF 早就可以得到临床诊断,但直到 20 世纪 40 年代,仍没有什么好的治疗方法。心脏内科医生 Taussig 与外科医生 Blalock 的合作,在 1944 年,BWock 为一个 TOF 婴儿动手术,首创了锁骨下动脉和肺动脉之间的 BT 分流手术。这项开创性的外科技术为新生儿心脏手术开启了一个新的时代。其后逐渐出现了从降主动脉到左肺动脉的 Potts 分流、从上腔静脉到右肺动脉的 Glenn 分流,以及从升主动脉到右肺动脉的 Waterston 分流。

Scott 于 1954 年首次进行了 TOF 心脏直视手术。不到半年,Lillehei 使用控制性交叉循环,第一次成功进行了 TOF 根治手术。第二年,随着 Gib-bons 的体外循环的到来,确立了心脏手术的另一个历史时代。从那时起,外科技术与心肌保护取得许多进展,TOF 治疗也取得了巨大进步。

(一)手术指征的争议

TOF 是一种进展性的心脏畸形,大多数患儿需要外科手术治疗。外科根治最佳的手术年龄仍存在争议,但多数学者主张早期根治手术,理由是:①能促进肺动脉和肺实质的发育;②避免了体肺分流术给左室带来的容量负担,保护了左室功能;③避免了体肺分流不当造成肺血管病的危险;④心内畸形早期得到矫治,避免了右室肥厚,避免了肺动脉血栓形成、脑脓肿、脑血栓及心内膜炎等并发症;⑤避免了右室内纤维组织增生,术后严重心律失常发生率明显降低;⑥促进心脏以外器官发育;⑦避免二次手术的危险,减轻家属心理和经济负担。

现在大多数的外科医生建议 TOF 一期根治,目前结果很好。新生儿 TOF 应用前列腺素维持动脉导管开放,发绀可以得到控制,大大减少了 TOF 的紧急手术。对危重发绀缺氧婴儿,外科医生现在有足够的时间来评估患者的解剖并进行一期根治手术,而不必采用主动脉-肺动脉分流术。

TOF 一期根治,避免了长时间的右心室流出道梗阻和继发的右室肥厚、长期的发绀和侧支血管形成。一期法洛四联症 TOF 根治的风险因素包括:冠状动脉异常、极低体重儿、肺动脉细小、多发室缺、合并多种心内畸形。

(二)药物治疗

手术是法洛四联症(TOF)发绀型患者最有效的治疗。药物治疗的主要是为手术做准备。大多数婴儿有足够高的氧饱和度,通常可进行择期手术。新生儿急性缺氧发作时,除了吸氧和静注吗啡之外,将他们放成胸膝体位,可能是有用的。重度缺氧发作时,可静脉注射心得安(普萘洛尔),减轻右心室流出道漏斗部的肌肉痉挛,增加肺血流量。逐渐加重的低氧血症和缺氧发作是 TOF 早期手术的指征。无症状的 TOF 患儿不需要任何特殊药物治疗。

(三)外科治疗

TOF 的早期手术的风险因素包括以下内容:低出生体重儿、肺动脉闭锁、合并复杂畸形、以前多次手术、肺动脉瓣缺如综合征、低龄、高龄、严重肺动脉瓣环发育不良、肺动脉及其分支发育不良、右心室/左心室收缩压比值高、多发室缺、合并其他心脏畸形等

1.姑息手术 姑息手术的目标是,不依赖动脉导管,增加肺血流量,使肺动脉生长,为手术根治创造机会。有时,婴儿肺动脉闭锁或 LAD 冠状动脉横跨右心室流出道,无法建立跨肺动脉瓣环的右心室—肺动脉通道,而可能需要放置外管道。

虽然可以使用人工管道,肺动脉极其细小婴幼儿或许不适合在婴儿期一期根治。这些婴儿需要的是姑息而不是根治手术。姑息手术有各种类型,但目前首选的是 Blalock-Taussig 分流术。

Potts 分流术会引起肺血流量不断增加,而且在根治手术时,拆除分流难度大,现已放弃。Water-ston 分流术有时还用,但也存在肺动脉血流过大的问题。这种分流方法还会造成右肺动脉狭窄,通常根治手术时,需要进行右肺动脉成形。由于会造成之后的根治手术困难,Glenn 分流术也已经不再使用。

鉴于上述各种分流术存在的问题,改良 Bla-lock-Taussig 分流术,即在锁骨下动脉和肺动脉之间使用 Gore-Tex 人工血管连接,是目前首选的方法。Blalock-Taussig 分流术具有以下优点:①保留了的锁骨下动脉;②双侧均适合使用;③明显减轻发绀;④根治手术易于控制和关闭分流管道;⑤良好的通畅率;⑥降低医源性体肺动脉损伤的发生率。

根据各家报道,改良 Blalock-Taussig 分流术的死亡率小于 1%。然而,改良 Blalock-Taussig 分流术也有一些并发症,包括术侧手臂发育不良、指端坏疽、膈神经损伤和肺动脉狭窄。

姑息分流术的效果,会因患者手术年龄和分流手术类型而不同。

其他类型的姑息手术,目前已经很少使用。这其中包括非体外循环下右心室流出道补片扩大术。这种手术可能会损害肺动脉瓣,造成心包重度粘连,肺动脉血流量过多会导致充血性心力衰竭;因此,这种手术仅限于 TOF 婴儿合并肺动脉闭锁和(或)肺动脉发育不全的治疗。

在新生儿危重患者中,如果存在多个医疗问题,可通过导管球囊进行肺动脉瓣切开,以增加血氧饱和度,从而避免急诊姑息手术。但是,在新生儿中,这种操作有引起肺动脉穿孔的风险。最近一项研究表明,在有症状的新生儿 TOF 患者中,进行分流手术或根治手术,其死亡率和结果相近。

2.根治手术 一期根治是 TOF 最理想的治疗方式,通常在体外循环下进行。手术的目的是修补室间隔缺损,切除漏斗部狭窄区的肌束,消除右室流出道梗阻。在体外循环转机前,以往手术放置的主-肺分流管要先游离出来并拆除。之后,患者在体外循环下接受手术,其他的合并畸形如房间隔缺损或卵圆孔未闭,也同期修补关闭。

3.术后处理 所有婴幼儿心内直视手术后都转入儿童重症监护病房。术后必须密切观察血流动力学指标,等心脏和呼吸功能稳定后再去除气管插管和呼吸机。需要保持适当的心排量和心房起搏,来维持体循环的末梢灌注。患者应每天称重,来指导出入液体量。心脏传导阻滞患者应该安置临时的房室起搏器。如果 5～6 天后还不能回复正常传导,患者可能需要植入永久心脏起搏器。

【治疗结果与前景展望】

(一)结果

TOF 外科矫治的结果良好,并发症和死亡率都很低。到目前为止,经心室切口和经心房切口进行畸形矫治的两种手术方法,没有发现有手术死亡率的差异。

偶尔术后有些患者的右心室/左心室压力比明显升高,原因有多种,包括室间隔残余分流、残余右心室流出道狭窄等。这些患者往往病情恶化,必须尽快通过超声心动图检查找出原因,并通过再次手术来纠正右心室高压的病因。研究表明,术中保持肺动脉瓣环的完整性,可减少再手术率。

随着技术的进步,新近报告显示,婴儿早期一期根治的效果良好。总体而言,不论是一期矫治或是主-肺分流术后的二期根治,大多数研究系列报告的死亡率为 1%～5%。同样,婴幼儿接受姑息分流手术的死亡率也很低,为 0.5%～3%。术后 20 年的生存率约为 90%～95%。

低温、心脏停搏液、深低温停循环等心肌保护技术的进步,使更小的婴儿得到更精确的解剖矫治,手术效果优良。不过,1 岁前接受根治手术的婴儿,与 1 岁以上的患者相比,其手术风险会增加。

(二)再手术

文献表明,大约 5% 的患者需要再次手术。早期再手术的指征包括室缺残余分流,或残余右心室流出道梗阻。

TOF 患者对室缺残余分流的耐受能力很差,因为这些患者不能耐受急性增加的容量负荷。TOF 矫治术后,小的室缺残余分流比较常见,通常没有临床意义。大的室缺残余分流,或者右心室流出道狭窄压差大于 60mmHg,都要考虑紧急再手术。再手术的风险不大,但结果可显著改善。右心室流出道再梗阻,可能是由于肌肉纤维化或肥大引起。有时,肺动脉瓣反流会加大,并伴有右心衰竭。出现这种情况,通常需要进行肺动脉瓣置换。生物瓣比较机械瓣,不容易产生血栓,因此是肺动脉瓣置换的首选。

(三)并发症

早期的术后并发症包括心脏传导阻滞与室缺残余分流。室性心律失常较为常见,也是术后晚期死亡的最常见原因。据报道,在 TOF 矫治术后 10 年内的患者中,因室性心律失常猝死的占 0.5%。据信在早期手术的患者中,心律失常发生率少于 1%。同大多数的心脏术后患者一样,心内膜炎的风险是终身的,但比没有根治的 TOF 患者要小得多。

(四)预后

在现阶段,通过心脏手术,单纯的法洛四联症(TOF)儿童远期生存率很高,具有优良的生活质量。长期结果数据表明,虽然有些人运动能力稍差,但大多数的生存者纽约心脏协会心功能分类为Ⅰ级。有报道称,患者晚期的室性心律失常猝死率为 1%~5%,原因不明。对于 TOF 矫治术后的患者,长期进行心脏监测是必要的。

(五)未来和争议

目前,有些 TOF 患者已经在第一次手术后,生活了 20~30 年。这些患者所遇到的主要问题是肺动脉瓣反流不断加重,其中一些需要进行肺动脉瓣置换术。接受了肺动脉瓣生物瓣置换的患者,体内这些瓣膜的耐久性还有待观察。从过去十多年来经皮穿刺技术与组织工程的巨大进步来看,单纯依靠外科手术来解决这些问题的局面会完全改变。

七、先天性瓣膜病

(一)主动脉狭窄

【定义、形态学分类、病程】

本节所指包括:主动脉瓣狭窄、主动脉瓣下狭窄、主动脉瓣上狭窄,也可能两者或三者共存,通称为左心室流出道梗阻。在先天性心脏病中的发生率约占 10%,主动脉瓣狭窄最常见,占主动脉狭窄 60%~75%,瓣上狭窄占 15%,瓣下狭窄占 5%~10%。其基本特征为:左心室流入部与狭窄段以上主动脉之间存在收缩期压力阶差,其病因尚不明确,部分病例存在基因改变或缺失合并左心发育不良者不在本节讨论。

主动脉瓣狭窄:主动脉瓣狭窄是由于先天性主动脉瓣发育不良引起,可合并瓣环发育不良。由于半月瓣的形态和数量异常,瓣膜交界发育不良造成主动脉瓣开放受限。新生儿期的严重主动脉瓣狭窄可以造成左心功能不全,危及生命。相对较轻的主动脉瓣狭窄,在新生儿期和小婴儿期可无症状,因体检时发现心脏杂音而就诊。现代心脏彩色超声心动图技术既可诊断又可定量分析。其中二叶瓣约占 70%,通常增厚僵硬的左右瓣叶构成前后两个交界,瓣膜开口为矢状裂隙样。约 30% 为三叶瓣,瓣叶增厚,交界融合,形成圆顶状,其顶端为瓣膜开口,此类型适合做瓣膜成形。个别病例为单瓣结构,只有一个交界,多见于婴幼儿严重狭窄病例。重症病例左心室表现为向心性肥厚,其心内膜下可有广泛的纤维化,如出现心内膜下缺血,心室可扩张。

【诊断治疗进展】

最初的治疗方法是由 Carrel 于 1910 年提出,他用人工血管将心脏与胸主动脉连接。1955 年 Mar-quis

和 logan 经心尖进行狭窄主动脉瓣扩张。1956 年 Downing 在体表降温情况下进行直视主动脉瓣切开成形术。真正意义的体外循环下深低温停循环直视手术是 Spencer 于 1958 年在 MayoClinic 完成的。经皮球囊瓣膜成形术自 1983 年应用于临床后已有很大改进，其安全性及效果有很大提高。目前在欧美大的心脏中心对新生儿婴幼儿严重主动脉瓣狭窄患儿，该技术已作为首选。近年欧洲一项多中心 20 年回顾性研究中收集了年龄 1 天～18 岁患者 1004 例，球囊扩张后压差下降从 65（＋24）mmHg 到 26（＋16）mmHg。随访中压差无明显升高。压差下降最明显的是新生儿组。并发症主要为主动脉瓣关闭不全和压差下降不满意，其发生率在新生儿为 15％，婴儿 11％，大龄儿童 6％。50％患者 10 年内无需外科治疗。得克萨斯儿童医院 25 年临床数据显示基本相同结果，但新生儿扩张术后压差大于 25mmHg，以及左心室功能减退患者远期效果欠佳。瓣膜发育严重不良，有反流，瓣环小仍是经皮球囊瓣膜成形术的禁忌证。

外科治疗方法的演变及进展。患者左心室、主动脉峰值压差大于 50mmHg，或临床出现气促等症状时即有手术指征。血流阻断直视下瓣膜切开术由于安全性低，手术精确性差已基本废弃。目前最常采用的是体外循环直视下瓣膜切开成形术。虽然仍有 35％患者在 10～20 年间需再次手术换瓣，但由于换瓣年龄拖后，便于更换大口径瓣膜，同时减少了抗凝时间和并发症发生。

瓣膜置换适用于大龄儿童和成人，能够置入合适口径的瓣膜被视为最佳选择。生物瓣置入后患者可以不用抗凝药物，但对年轻患者存在过早衰败的问题，通常适用于有生育意向的女性患者和有抗凝禁忌的患者。近年来，由于手术技术水平提高，设备条件改善，新型生物瓣耐久性提高，再次手术风险已明显减低。一些年轻患者为了回避抗凝风险，要求使用生物瓣。机械瓣置换后终身抗凝及抗凝引发的并发症将降低患者的生活质量。

自身肺动脉瓣移植（Ross 手术）和 Ross-Konno 手术对于低龄儿童因无法做瓣膜置换是理想选择，手术要求高，远期结果满意。主要并发症是主动脉根部扩张，瓣膜关闭不全和右室流出道重建时使用的生物带瓣管道衰败引起的肺动脉狭窄或严重肺动脉瓣关闭不全。

【治疗所面临的问题】

随着我国社会保障体系的逐步完善，婴儿期查体已相对普及，多数病例在此阶段即可明确诊断。但在农村和偏远地区仍遗留部分患此心脏畸形的大龄儿童。

胎儿期心脏超声心动检查多数可明确诊断，对于严重狭窄或合并左心发育不良的胎儿，应将产妇转到有心脏外科的医院待产，以便出生后得到及时治疗。

经皮球囊瓣膜成形术在欧美国家已常规开展，在我国由于风险大，技术难度高，即便在几家大型心脏中心也较少开展。瓣膜替换是常规手术，但对一些小瓣环的患者，为了置入较大口径瓣膜需做瓣环扩大如 Niks.Manouguian.Kowno 术等，技术难度大，需要有充分的手术经验。对于 Ross 和 Ross-Konno 手术而言，右心室流出道成形所用带瓣管道不能生长、耐久性差，特别在婴幼儿衰败早、同种异体带瓣管道（Homograft）则难以获得。近年来心脏瓣膜组织工程学发展较快，无论是异种肺动脉瓣组织工程学研究，还是自体心脏瓣膜培育都有新成果发表，有较好的前景。

（二）肺动脉狭窄

【定义、形态学分类、病程】

肺动脉狭窄是指室间隔完整的右室流出道狭窄，常见表现为单纯的肺动脉瓣狭窄，也可以是肺动脉瓣和右室漏斗部狭窄，少数患者表现为单纯肺动脉瓣下即右室漏斗部狭窄或肺动脉瓣上狭窄。

狭窄的肺动脉瓣可以成穹顶状、无瓣叶结构，也可为三叶瓣，临床以二叶瓣居多。瓣交界融合、瓣叶发育不良，常合并瓣环发育不良。增厚的瓣叶由少量弹力纤维和黏液瘤样组织组成。

肺动脉瓣狭窄程度轻重不等，其狭窄程度决定了患者的自然病程。轻度肺动脉瓣狭窄定义为跨右心室流出道压力阶差低于40mmHg,且右心室/左心室压力比0.5或以下;中度肺动脉瓣狭窄定义为跨右心室流出道压力阶差在40~80mmHg之间,右心室/左心室压力比0.5~1.0;重度肺动脉瓣狭窄定义为跨右心室流出道压力阶差在80mmHg或以上,右心室/左心室压力比1.0或以上。

新生儿严重肺动脉瓣狭窄。出生后即有严重

缺氧或心力衰竭的患儿多数为严重肺动脉瓣狭窄。

瓣叶交界融合,开口极小,瓣环发育尚可,或只有轻-度发育不良。可伴有右心室,三尖瓣发育不良,但与室间隔完整的肺动脉闭锁病例相比往往较轻,狭窄解除后恢复可能较大,通常可做双心室修复。

婴幼儿、儿童及成人肺动脉狭窄程度差别很大,多数患者病情平稳,生长发育不受或很少受影响。肺动脉瓣可呈二叶瓣,三叶瓣甚至四叶瓣畸形,交界部分融合。成人可有瓣叶钙化或细菌性心内膜炎性改变。主肺动脉可以有狭窄后扩张。右心室肥厚程度通常与狭窄程度和年龄成正比。大龄儿童及成人往往有继发性右心室漏斗部和右心室游离壁心肌肥厚,可构成不同程度的瓣下狭窄。部分患者右室流出道狭窄是由于异常的肥大肌肉束造成,又称双腔右心室。这类患者肺动脉瓣发育多正常,即便是二叶瓣也很少构成狭窄。

【诊断治疗进展】

新生儿严重肺动脉狭窄临床表现与室间隔完整的肺动脉闭锁类似,出生时即有呼吸急促,心动过速,发绀程度与心房水平右向左分流,及动脉导管是否开放有关。如动脉导管闭合则患儿情况逐步恶化,出现心力衰竭,酸中毒,少尿或无尿。

听诊胸骨左缘可有收缩期杂音,但在极重度肺动脉狭窄患儿,杂音可以完全听不到,胸片提示,心影正常或增大,肺野清晰,肺血少。心脏超声检查不但可以明确诊断,还可以确定肺动脉狭窄程度,肺动脉及肺动脉瓣发育情况,右心室及三尖瓣发育情况。为治疗方法选择提供可靠的依据。冠状动脉右室瘘或右心室依赖型冠状动脉循环在肺动脉狭窄病例中发生生不高,但超声检查时应予排除。心导管及造影检查通常是在导管球囊扩张时进行。

婴儿及儿童期肺动脉狭窄,症状出现可在婴儿期至成人,主要决定于狭窄程度和继发右心室肥厚对心排量有多大影响。目前临床上多以体检时发现心脏杂音而首诊,临床首发症状多以劳力性呼吸困难为主。存在房间交通的患者,当右心室顺应性减低,右室压力明显升高时,可出现肉眼发绀。长期未得到矫正的患者可出现静脉压升高、肝大、腹水等右心衰表现。查体多有明显的收缩期杂音,心电图提示右心室肥厚,有或无右束支传导阻滞。心脏彩超检查作为首选。

新生儿小婴儿严重肺动脉狭窄的治疗,与室间隔完整的肺动脉闭锁不同,严重肺动脉狭窄新生儿绝大多数可行双心室矫正。在有条件的中心经皮球囊肺动脉瓣成形术应作为首选。

美国的一项多中心资料中总结了211例经皮球囊瓣膜成形治疗的患者,其中45%年龄在一个月以下,成功率达91%,术后跨瓣收缩峰值压差低于25mmHg者占88%,尤以新生儿效果明显。失败的危险因素包括中、重度的瓣膜增厚,以及瓣膜上狭窄。同时建立了多变量模型来评估危险因素。体肺分流只用于右心室明显发育不良难以做双心室修复的病例。对于肺动脉瓣明显发育不良的病例则采用右心室流出道补片加宽,是否同时做体肺分流尚有争论。

大龄婴儿及儿童肺动脉瓣狭窄,只要跨瓣压差高于50mmHg,就有经皮球囊瓣膜成形术指征。May-oclinic的经验提示:成人经皮球囊肺动脉瓣成形术后,所有患者症状明显改善,其中52%患者症状消失。

早期干预治疗可以避免右心室心肌纤维化。手术治疗是经皮球囊肺动脉瓣成形术的补充。通常针对那些肺动脉瓣严重发育不全,瓣环发育不全或球囊成形术失败的病例。

【治疗所面临的问题】

在我国农村和边远地区仍有部分大龄儿童或成人肺动脉狭窄患者,他们在合适的年龄未获得有效治疗。这些患者就诊时已有明显的右心室、三尖瓣的继发性改变,甚至已有明显的、不可逆的右心衰竭。针对这一类患者外科手术是不可避免的,不仅要做狭窄肺动脉瓣切开,还要做右室流出道肥厚肌肉切除和(或)右室流出道补片加宽,由于右心室功能已经损害,心肌顺应性和收缩能力均减低,对肺动脉瓣反流的耐受性很差,即使术后跨瓣压差下降满意,也常有不同程度右室功能不全。肺动脉瓣成形或替换则成为必须。肺动脉瓣替换以选择生物瓣为主,可选用无支架生物瓣,同种异体瓣膜或有支架生物瓣,虽然对于年轻患者生物瓣可能衰败,目前介入瓣膜的临床应用可以降低患者再手术的风险。

(三)二尖瓣关闭不全

【定义、发病率及形态学改变】

先天性:二尖瓣病变是一种少见的先天性心脏畸形。在先天性心脏病尸检病例中占 0.6%,在临床病例中占 0.21%~0.42%。本节所论述的是孤立性先天性二尖瓣关闭不全,其可合并二尖瓣狭窄,房间隔缺损或室间隔缺损等其他心脏畸形。房室通道缺损中的二尖瓣关闭不全则在相关章节中论述。

孤立性先天性二尖瓣关闭不全在出生后早期通常表现为轻或中度关闭不全,以常规婴儿查体发现为主。重度关闭不全的患儿常因心力衰竭就诊。超声心动图检查可以明确诊断,同时可以发现合并畸形,评估对心脏的影响。

二尖瓣装置包括:瓣环、瓣叶、腱索、乳头肌。畸形的发生可波及多个结构。Carpentier 报道在先天性二尖瓣病变中孤立二尖瓣环扩张者占 17%。部分二尖瓣关闭不全患者后叶仅为纤维组织收缩期脱入左房。另一部分患者表现为瓣叶延长卷曲,特别是前叶腱索纤细延长可有断裂,组织有黏液变性。少数病例不合并房室通道也可有瓣叶裂隙。交界缺失也可引起关闭不全。单一乳头肌畸形又叫降落伞畸形,通常以严重狭窄为主,也可表现为关闭不全。

Carpentier 二尖瓣病分类法是经典的,也是目前应用最多的方法。MitruKa 等提出的先天性二尖瓣畸形分类可作为补充。

【病理生理及病程】

单纯二尖瓣关闭不全在新生儿和婴幼儿期多数为轻到中度,临床表现不明显,早期需要干预的患儿很多合并有其他严重心脏畸形。重度关闭不全患儿可早期出现心力衰竭。

在儿童和青少年,二尖瓣关闭不全可引起肺动脉高压,临床出现呼吸困难活动能力减低。婴儿如合并有肺动脉高压则生长发育缓慢,易患肺炎,经胸彩色心动超声图检查常为首选,可以明确诊断。同时发现合并畸形,评估心脏功能。对于有疑问的患者,特别是不能排除环上畸形的患者可采用经食道超声心动图检查,目前单纯为评估二尖瓣病变及其引起的心功能改变已很少采用心导管检查。

婴幼儿期先天性二尖瓣关闭不全治疗仍有很多困难。现在主张以内科治疗为主,强心、利尿,限制活动,当症状严重影响患者生活或有明显的生长发育迟缓则考虑手术,其结果是很多患者手术治疗后仍遗留不同程度的难以恢复的肺动脉高压和心脏改变。目前多数小儿心脏外科医生认为,对于畸形矫正满意把握度比较大的病例,即便患儿尚无症状,也应尽早实施成形手术,以保护心脏和肺血管,避免严重的继发性病变,提高远期生存质量和劳动能力。对那些畸形严重,矫正困难的病例,如果能够明显的减轻瓣膜反流,也可以考虑早期手术,近年来随着技术改进,设备条件的发展,再次手术的风险已经明显减低。因此手术时机的选择必须着眼于患儿远期的生存质量。

【手术方法、现有问题】

先天性二尖瓣关闭不全手术治疗成功与否与术前判断、术中探查、成形方式选择有很大的关系。术前通过心脏超声检查(有必要者可做经食道超声检查),明确关闭不全的类型。所涉及到的结构,做细致评估。实施三维超声心动图的量化评估可为手术提供更加准确和详细的数据。它可以提供实时的、动态的心房侧心室侧三维立体图像,使手术方案的设计,成形效果的检测变得更加直观,更有依据。

二尖瓣环的扩张存在于大多数慢性二尖瓣关闭不全的病例。三维心脏超声的临床研究提示,其非平面夹角的扩大使瓣环接近扁平,鞍状结构消失。新型鞍形环的临床应用提高了二尖瓣成形的成功几率及中远期效果。

低龄儿童的瓣环成形则必须考虑到其生长性,通常不选择全环置入。常用的方法是节段性瓣环成形术。保留的瓣膜开口面积应不小于正常低值。

对于瓣叶缺如或瓣叶短小的病例,可用自体心包片或异种心包片修补,以增加瓣叶有效面积,但由于植入的生物材料可发生挛缩、钙化、撕裂,其远期效果尚有争论,包括生物材料人工腱索也存在同样的问题。Gore-Tex人工腱索则存在不能生长的弊端。

缘对缘瓣膜成形法又叫双孔二尖瓣成形法,多用于成人。在严格适应证选择的基础上,可以取得较好的效果。在儿童房室瓣成形中是否适用仍有争议,但对于一些病例,无法进行解剖修复或解剖修复不满意的仍可选择。

二尖瓣置换通常用于无法做成形修复的病例。对于低龄儿童目前尚无小型号机械瓣膜可选,可以选用主动脉瓣,以倒置方式置入。对于育龄期女性有生育愿望患者和有抗凝禁忌患者应选用生物瓣。

八、功能性单心室和 Fontan 手术

【定义和血流动力学特点】

(一)单心室和功能性单心室概念的演变

单心室又称心室双入口,即一个发育良好的心室伴随一个附加的、未发育或发育不良的心室,两个心房分别通过两组房室瓣或一组共同房室瓣与一个心室相连。根据 VanPraagh 分类法可分为四型,分别是 A 型:单纯左室发育,无右室窦部;B 型:单纯右室发育,无左室窦部;C 型:室间隔未发育或仅有残余室间隔组织,又称双室型;D:左右室窦部及室间隔均未发育,又称不定型。

然而,尚有一大类的畸形,以具有唯一一个功能性的单一心室腔为特征,又或者不适宜接受双心室解剖矫治而最终只能建立生理上的单心室循环。因此,国际胸外科医师协会先天性心脏病手术命名和数据库系统接受功能性单心室这一概念。其概括包括:房室连接双入口,如左室双入口和右室双入口;一组房室连接缺失,如二尖瓣闭锁和三尖瓣闭锁,或一组共同房室瓣和仅一个完全发育的心室,如共同房室瓣的房室间隔缺损伴一侧心室发育不良;内脏异位综合征(多脾或无脾综合征)伴一个心室发育不良;以及少量不符合其他类型的单心室。

因为治疗的目的和手段的一致性,单心室的定义最终被包含在功能性单心室这一内涵更大的概念中。

功能性单心室各种类型中最主要的、数量最多的当然是单心室。

大动脉位置正常的三尖瓣闭锁是功能性单心室的最简单类型,其三尖瓣完全没有发育,患者的存活有赖于开放的卵圆孔和室间隔缺损。假如肺动脉闭锁了,则患者的存活还要有赖于动脉导管或者主肺动脉窗。

大动脉错位时的三尖瓣闭锁,室间隔缺损的大小就要受到极为慎重的评估,若室间隔缺损属于限制性的话,手术治疗方式将不得不考虑体循环梗阻的问题。

三尖瓣狭窄的患者,就必须通过三尖瓣的 Z 值来评估手术路线,究竟是单心室修补路线还是双心室修

补路线。如果三尖瓣 Z 值小于 −2，尤其是小于 −2.5 到 −3 时，单心室修补路线就是理所当然的选择了。

二尖瓣闭锁，或称左侧房室瓣缺如，可以发生在单心室的任何一种解剖中。

内脏异位综合征中的功能性单心室（内脏异位综合征者大部分都合并有单心室），其心房内脏位置不明确，同时常伴体静脉及肺静脉的连接异常、共同房室瓣、肺动脉狭窄或闭锁。内脏异位综合征分为无脾综合征和多脾综合征。前者双侧心房为右心房结构，50％ 为单心室，而右室型单心室占 42％，完全性肺静脉异位引流以心上型较为典型，可见双侧上腔静脉、肝静脉异位回流等，典型者双侧三肺叶结构，双侧对称支气管。后者双侧心房为左房结构，2/3 为右室型单心室，下腔静脉中断伴奇静脉连接占 80％，双侧肝静脉，肺静脉异位引流入右房，典型者双侧双肺叶结构，双侧动脉下支气管。

在某些类型的右心室双出口，比如其室间隔缺损远离主动脉和肺动脉开口，或者其左心室严重发育不良，和（或）存在二尖瓣闭锁，这些情形下也只能遵循单心室循环的手术方向。因此，也将其归入功能性单心室类。

此外，一些双侧心室不平衡的完全型房室通道，不适宜进行双心室修补，而只能采用功能性单心室治疗途径。

对于一些房室连接不协调合并室间隔缺损者，也可以考虑采用功能性单心室的治疗途径。

对于左心发育不良综合征，由于其左心结构发育差，无法支持体循环，但右心室结构通常正常，可最终通过分阶段的 Norwood 手术矫治成为功能性单心室循环。

如上所述，功能性单心室的解剖类型复杂多变。但只要牢固掌握单心室的血流动力学特点，则其外科治疗的目的和策略将变得相对简单。

（二）血流动力学特点

功能性单心室的血流动力学特点可以单心室作为代表来说明。正常的双心室循环是一种串联性循环，不用赘述。单心室患者的体循环和肺循环却是并联循环：血液被单心室同时射入体循环和肺循环，而所进入的方向是有选择性的，这个选择性取决于体循环和肺循环是否有梗阻。

体循环和肺循环流出道都无梗阻，也无肺血管病变，肺循环血流量远远高于体循环。随着出生后肺循环阻力的逐渐下降，将发生充血性心力衰竭。如患者承受住了，则会逐渐产生肺血管病变。

个别患者肺循环有程度恰好的梗阻，导致两个循环的血流刚好达到"平衡"状态，单心室只需泵出正常两倍的血量，患者能有相当长期的生存及满意的生活质量。

多数患者合并肺循环流出道的梗阻，且呈进行性发展，这就导致肺血流减少，出现发绀以及发绀所引起的后果。

少数患者合并体循环的梗阻，其可发生在单心室在主动脉下的流出道至主动脉弓之间。若肺循环流出道无梗阻，则肺血流大为增加，心室容量超负荷；若有肺循环流出道梗阻，则单心室的压力负荷将大大增加，心室肌肉出现肥厚，顺应性下降。

基于上述的特点，在设计功能性单心室患者的治疗方案时，必须既考虑到最终所要建立的单心室串联性循环，又要考虑到肺循环是否有梗阻及进行相应处理的时机，还要重视体循环梗阻的处理。

【诊断方法的评价】

功能性单心室的临床表现，取决于体循环和肺循环的血流平衡。在肺循环的流出道有梗阻者，随着动脉导管的关闭，将出现严重的青紫。无肺循环的流出道梗阻者，出生后随着肺阻力的下降，将出现充血性心力衰竭，并且由于体循环和肺循环在心室、心房水平的混合而伴有发绀。伴随着流出道的狭窄和（或）动脉导管的存在，会在心前区出现杂音。然而，上述症状和体征在诊断上并无特异性。

胸片的价值在于通过观察肺血情况和心脏大小，对肺循环流出道梗阻情况进行大致判断。

心电图无特殊表现。

心脏超声检查包括基本的二维超声检查和彩色多普勒超声检查,甚至引入三维实时动态超声检查。首先要判断功能性单心室类型,同时必须要明确肺动脉狭窄甚至闭锁抑或根本没有狭窄、有无主动脉下流出道的梗阻、有无升主动脉和主动脉弓的发育不良、有无主动脉缩窄、动脉导管的大小、大动脉之间的位置情况,发现肺静脉的异位引流及其类型,房室瓣是单个还是两个开口,以及对房室瓣的返流程度、心室功能等进行极为重要的评估。心脏超声检查对解剖诊断和血流动力学诊断具有极其重要价值,基本能确诊。

新生儿和小婴儿一般无须进行心导管检查来评估肺血流和肺动脉压力。在儿童期甚至成人期完成Fontan手术前,应行心导管检查评估肺血流和肺动脉压力、阻力,并明确肺动脉发育情况。

心脏超高速螺旋CT和磁共振检查可对心脏尤其血管(包括侧支循环)的解剖进行精确的诊断,尤其是可以进行三维重建,因此解剖诊断价值很高,可作为心脏超声检查的极为有益的补充。但该项检查无法评估房室瓣反流情况和心室功能。值得注意的是,超高速螺旋CT因放射剂量大,对新生儿及婴幼儿存在很大的潜在风险,选择作为检查手段时必须慎重。

磁共振检查的优缺点都比较突出。其在避免放射性伤害的同时,可对心脏尤其血管(包括侧支循环)的解剖进行精确的诊断,同时还能观察房室瓣反流的程度,也具有很高的诊断价值。但另一方面,该项检查耗时甚多,且对婴幼儿必须在镇静状态下进行。这就限制了其在婴幼儿上的应用。

【适应证及禁忌证】

鉴于未经治疗的功能性单心室,其自然病史非常差,故功能性单心室的诊断就是手术的适应证。

功能性单心室手术治疗的目的主要包括:①减轻并最终消除发绀,达到体循环和肺循环的最终完全平衡;②避免或减轻单心室过度的容量和压力负荷,最大限度保护心室的功能。

由于下述的Fontan手术禁忌证的存在,大多数甚至绝大多数功能性单心室患者在完成生理矫治手术前,需要进行先期的姑息手术。当然,也有少数条件正好合适的患者,由于医疗条件和经济条件的影响,直至青少年甚至成年期一次性完成改良Fontan手术。

（一）姑息手术适应证

在新生儿和婴儿时期,就应当择期或急诊采取外科手术的措施,解除体循环梗阻和适当限制肺血流,保持体循环和肺循环平衡,既要保证肺血管的发育,又要保护肺血管床,避免过度充血,同时还要防止严重低氧血症的发生,使患儿存活,并最终完成生理矫治。

1.无体循环和肺循环梗阻者,应当采用肺动脉环束手术限制肺血流,保护肺血管。

2.无体循环梗阻,但肺循环流出道的梗阻严重,且呈进行性发展,应当进行体-肺分流手术,增加肺血流,促进肺血管发育。

3.肺循环有程度恰好的梗阻,又或者经过上述两种手术的调整达到理想效果者,进行双向腔静脉-肺动脉吻合术,又称双向Glenn手术。也有作者选择进行半Fontan手术或另一种有两个腔静脉-肺动脉吻合口的B-DGlenn手术。

4.有体循环梗阻者,应当在新生儿期采用类似Norwood手术的方法(D-K-S手术)进行姑息,以后再进行第二期的B-DGlenn手术和第三期的改良Fontan手术。

20世纪80年代后期,B-DGlenn手术首次被确立为新生儿时期姑息术和根治性Fontan手术之间的中间步骤。虽然其后伴随着争论,但目前已经基本被大家接受。

（二）生理矫治适应证和禁忌证的演变

在早期,Fontan手术的十条戒律对选择合适的手术病例,提高手术成功率起到了重要的作用。其内容包括:

1.肺动脉阻力不能大于 4woods。

2.平均肺动脉压力不能大于 15mmHg。

3.没有合并重度房室瓣反流。

4.没有合并心律失常。

5.无合并体循环心室功能下降。

6.无肺静脉连接异常。

7.无体静脉连接异常。

8.肺动脉发育必须良好,McGoon 比率 2.0 或以上。

9.年龄小于 4 岁。

10.心房容积正常。

随着人们对单心室循环认识的深入以及手术技术的不断改良发展,目前上述的戒律已经有了极大的改变。由此,一大批以往被认为不能进行 Fontan 手术的病例,如今都具有了手术适应证。心房容积这项指标已经被剔除了。对于年龄,要求已不再严格,一般会选择在 2～4 岁完成 Fontan 手术,国际上也已经有在 2 岁以内进行 Fontan 手术的报道。由于可以通过早期的限制肺动脉血流的姑息手术保护肺血管床,肺动脉压力也已经成为一个相对性的指标。体静脉异常连接,可以采用手术的方法进行处理。对于心律失常,由于心内科电生理技术的发展,也已成为相对的禁忌。肺动脉发育问题也非 Fontan 手术的禁忌,可通过早朝进行增加肺动脉血流的姑息手术得到克服,而且不少作者认为 McGoon 比率 1.5～1.6 以上就能承受 Fontan 手术;另外,也有给只有单侧肺动脉的病例进行 Fontan 手术的报道。

一般认为,肺动脉阻力、肺静脉异位引流、显著房室瓣反流、心室功能显著受损仍然是影响 Fontan 手术效果的极为重要的因素。另外,随着手术技术的发展和人们对功能性单心室认识的深入,近年来不少报道认为前期手术造成的肺动脉扭曲、内脏异位综合征也是 Fontan 手术的高危因素。

由于 B-DGlenn 手术是 Fontan 手术的重要组成部分,B-DGlenn 手术的危险因素必须予以重视,其主要包括肺动脉阻力大于 4woods 和(或)先前的体-肺分流手术导致的肺动脉扭曲,此两者与死亡率成正比。此外,若同时合并肺静脉与心脏的异位连接,绝不能忽视。而包括术前中到重度的房室瓣反流、手术年龄在 4 个月以下、第一阶段姑息手术后过长的住院时间等因素会显著影响 B-DGlenn 手术的预后以及最终完成 Fontan 手术的机会。

总的来说,采用 Fontan 类手术进行生理矫治的适应证已经大大放宽。但必须对上述每一个可能存在的手术危险因素做出周密的排除或确认,然后进行评份,并进一步确认手术时机、步骤,才有可能提高手术的成功率。

【生理矫治方法】

最先,人们采用心室分隔手术对单心室进行解剖矫治。但分隔手术死亡率高,接近 50%,最低也达 36%。目前已基本被摒弃。之后,人们的目光最终转向了生理的矫治手术。

Fontan 和 Baudet 在 1971 年首先报道采用由后人所称的 Fontan 手术纠治三尖瓣闭锁。Fontan 手术的目的是引导体静脉血流直接进入肺循环,从而形成功能性单心室循环。

传统的 Fontan 手术的内容包括:上腔静脉与右肺动脉吻合;右心耳与右肺动脉近段直接吻合或右心房通过同种带瓣管道与右肺动脉近段连接;主肺动脉予以结扎或切断;下腔静脉开口处植入同种异体瓣(因为 Fontan 相信右心房的搏动对腔静脉进入肺动脉有着重要的辅助作用)。

早期的应用在三尖瓣闭锁上的改良术式包括①右房和隔绝小梁部(窦部)的右室的不带瓣连接;②右房和右室的同种带瓣管道连接;③右房和肺动脉的不带瓣连接,等等。

1982年,Kreutzer借鉴Ross手术(即以肺动脉瓣作为自体移植物,重建主动脉瓣的手术)的思路,将自体肺动脉瓣植入到重建的右心房与肺总动脉连接处的右房顶;同时,Kreutzer也发现下腔静脉开口处设置瓣膜没有必要。

Fontan开始认为该术式只能应用于三尖瓣闭锁的患者。但Fontan手术自从出现后,很快就被许多心脏中心相继应用于多种无法使用双心室解剖矫治的复杂的功能性单心室病种上。Norwood在1983年报道左心发育不良综合征的病例,在新生儿期成功实施姑息手术后再成功完成了Fontan手术并获得满意的效果。从此,这一种具有里程碑意义的手术,为大量功能性单心室患者的外科治疗开辟了广阔的前景。

然而,除了术后早期死亡率偏高以外,在早期病例的中、晚期随访发现Fontan手术后出现了相当多的并发症,包括右心房的进行性膨胀、室上性心律失常、蛋白丢失综合征、血栓栓塞、运动耐量降低等。由此,出现了若干的改良Fontan手术,意图通过在手术时机、术式、手术材料等方面进行改进,建立具有最少能量损耗的、从体静脉至肺动脉的无阻塞的通道,降低肺循环阻力,消除手术的危险因素,达到改善手术效果的目的。

Kawashima于1984年率先报道,对于合并了下腔静脉中断而通过奇静脉回流至上腔静脉的内脏异位综合征病例,只需要进行上腔静脉和右肺动脉的吻合(即B-DGlenn手术),实际上就完成了Fontan手术。后人称之为Kawashima手术。Kawashima的工作客观上证明了Fontan手术实际上并不需要心房的支持。

目前应用最多的、最为重要的改良Fontan手术是全腔静脉-肺动脉连接术(TCPC)。自从TCPC作为生理矫治方法后,单心室的外科治疗已取得显著的疗效,手术死亡率大为降低,远期疗效也令人满意。

1.心房侧通道TCPC手术　deLeval与同事通过流体力学研究,创立了侧通道Fontan手术的概念,并首先在1988年的报道中采用了全腔静脉-肺动脉连接术(TCPC)的名称。侧通道手术采用心包片或涤纶片或人工血管片作为心房内板障,与心房游离壁一起构成心房外侧通道,引导下腔静脉进入肺动脉。这种术式目前尚有部分心脏中心采用。

2.不使用人造材料的心房通道TCPC手术　使用右房游离壁和心房间隔组织构成心内通道。采用本术式的心脏中心目前数量不多。

3.心房外管道的TCPC手术　Marcelletti在1990年报道了采用心外管道进行TCPC的手术方法,取得了良好的效果。之后该术式一直受到外科医生的青睐,在众多知名的心脏中心得到推广。

4.心房内管道的TCPC手术　该术式是在第一阶段先进行上腔静脉与右肺动脉吻合;第二阶段采用Gore-Tex人造血管作为心房内管道,引导血流从下腔静脉经人造血管进入肺动脉。心内管道从共同心房内穿出,并在离开心房后单独吻合到肺动脉的合适位置上;在管道穿出心房的部位,将心房组织绕其缝合一圈。

上述改良Fontan手术中,利用右心房的改良术式虽然提供了生长的潜能,但由于采用右房与肺动脉连接的方法,仍然会在右房内产生湍流,因此并非耗能最少的选择;并且仍有相当部分的病例面临远期心律失常的危险。

心房内管道TCPC的应用正在向体静脉回流异常的病例局限,主要应用在双侧下腔静脉分别回流入心房或下腔静脉与肝静脉分别回流入心房的病例。

心外管道TCPC作为最常用的改良Fontan手术,具有良好的血流动力学特性,有着优良的早期和晚期的生存率,其心律失常发生率以及包括血栓形成、脑卒中、肠道蛋白丢失等其他并发症的发生率亦属最低,而且手术操作简单。在大多数的心血管中心,已基本占据了主要的地位。对于以往传统Fontan手术远期失败的患者可作为挽救的选择。

也有一些中心对心外管道 TCPC 进行改良,避免体外循环下手术。但由于可能导致的吻合口不够大,以及在 B-DGlenn 吻合口附近使用侧壁钳可能对脑部血液回流产生不良影响,并不推荐。

本单位对一些肺动脉发育良好且离下腔静脉距离较近的病例进行充分松解的肺动脉与下腔静脉的直接吻合,取得了良好效果。其优点在于保持了腔静脉-肺动脉连接的生长潜能;且术后恢复快,胸积液发生率低。但由于解剖的关系,对病例的选择较为苛刻。

【手术策略的确定】

1.B-DGlenn 手术目前已经是完成 Fontan 手术前的一个标准性姑息手术:对于具有一或多个 Fontan 手术危险因素的病例,可采用双向 Glenn 手术作为阶段性手术。待危险因素消除或减弱后,再进行下一阶段的 Fontan 手术。在高危因素不能有效消除时就作为终末手术。

目前,国际上对无 Fontan 手术危险因素的病例,也倾向于以 B-DGlenn 手术作为阶段性手术。这样有利于改善患儿的发绀和生长发育,促进肺血管床的良好发育及肺循环阻力的降低,从而使二期完成的 TCPC 手术更为顺利。

在国内,一般在一岁左右完成 B-DGlenn 手术。国际上不少先进的心脏中心,可在半岁甚至更早就完成 B-DGlenn 手术。

2.存在下述情况之一的功能性单心室病例,必须在新生儿或婴幼儿时期进行 B-DGlenn 手术前的姑息手术。

(1)合并严重肺动脉发育不良或肺动脉闭锁者,在新生儿或婴幼儿时期,若动脉导管口径不足以提供维持生命的肺血流,则必须在 B-DGlenn 手术前进行体、肺分流术。

(2)对无肺动脉狭窄或闭锁的功能性单心室病例,过度的肺血流必然对肺血管床造成冲击,出生后随时间的延长,最终导致肺动脉高压和肺血管病变,并因此使 Fontan 手术无法进行。此类患儿,需要尽早进行控制肺动脉血流的手术,即肺动脉环束术。手术最终使肺少血,肺动脉平均压力处于符合 Fontan 手术戒律的数值范围。最终,功能住单心室患儿能依次完成后续的 B-DGlenn 手术和二期的 TCPC 手术。

3.对合并心外型肺静脉异位引流或有梗阻的心内型肺静脉异位引流的病例,必须在进行第一次姑息手术的同时,在体外循环下一并矫治。不要对肺静脉异位引流掉以轻心。即使有些患者在不处理肺静脉异位引流的情况下也能顺利完成 B-DGlenn 手术,这也并不代表其能在不矫治肺静脉异位引流的情况下能耐受改良 Fontan 手术后的血流动力学变化。

4.选择合适时机,对合并的房室瓣返流进行处理

(1)轻度的房室瓣反流,可以暂时不用处理。

(2)合并中度以及中度以上房室瓣反流的病例,主张在进行 B-DGlenn 手术的同时,在体外循环下进行瓣膜的修复。

(3)合并重度房室瓣反流,若修复效果欠佳,应择机进行房室瓣置换。值得注意的是,根据本单位的经验,若出现了心功能Ⅳ级再进行房室瓣膜置换的话,效果欠佳,早期死亡率可达到 50%。此类患者可能是心脏移植的适应证。

5.改良 Fontan 手术是功能性单心室的最终生理性矫治手术:目前,除甚为少数的中心外,术式基本选择 TCPC 手术,其中大多数采用心外管道 TCPC。

改良 Fontan 手术可在 2～4 岁时完成。当然,对就诊时间偏晚而又符合条件的病例,也可在大龄时期完成。但大龄病例必然面临手术以前长时期心室负荷过重的问题,这会显著影响其远期的手术效果。

对于完全符合条件的、年龄合适的病例,可以选择一期完成 TCPC 手术。

【手术方法】

(一)姑息手术方法

1.肺动脉环束手术　肺动脉环束手术是在体外循环技术发展起来之前,限制肺血流,保护肺血管以免发展成艾森门格综合征的姑息手术。以后应用在无肺动脉血流限制的功能性单心室的治疗,目的也是要限制肺动脉血流,保护肺血管床,为 B-DGlenn 手术甚至 Fontan 类手术创造条件。本手术通过正中切口或左后外侧胸切口,对环绕肺动脉的束带进行缝合以缩窄肺动脉直径。

2.体-肺分流手术　最初是当时无法根治法洛四联症时的减状手术,后来在探索单心室合并肺循环流出道梗阻的有效姑息手术时就应用开来。现在应用在功能性单心室上的常用术式主要包括改良 B-T 分流手术(即右锁骨下动脉-右肺动脉人造血管分流)和中央分流手术(又称改良 Waterson 手术,升主动脉-肺动脉人造血管连接)。

3.B-DGlenn 手术　1958 年,Glenn 确立了经典的 Glenn 手术,将右肺动脉远端与上腔静脉作端侧吻合,同时结扎上腔静脉与右房连接处,并缝闭右肺动脉近端开口。Glenn 手术使单心室患者获得了明显的缓解,从而认为旷置功能不全的右心室是可能的。以后,经典 Glenn 手术演变成 B-DGlenn 手术,又称双向腔静脉-肺动脉吻合术,即离断上腔静脉,缝闭近心端,远心端与右肺动脉端侧吻合。这样可使上腔静脉血流可同时进入左、右肺。在该术式中,有保留中央肺动脉前向血流的做法,认为能使肝因子通过前向血流导入肺动脉,能抑制肺动静脉瘘的发生;也有完全消除中央肺动脉血流的做法,即完全切断主肺动脉。

4.半 Fontan 手术　半 Fontan 手术是 B-DGlenn 手术的一种改良形式。手术在上腔静脉右心房入口与升主动脉之间的右心房顶部做一个切口;在右肺动脉下壁也做一个切口;然后将这两个切口吻合,形成一个在右心房后面的房肺吻合口;最后在右心房内,用一个 GoreTex 板障将上腔静脉回流入右心房的血流导入到房肺吻合口。半 Fontan 手术的提倡者认为能增加对中央肺动脉区域的灌注,从而优化左肺的血流;此外,能简化后期的 Fontan 手术。反对者则认为,在窦房结和窦房结动脉周围进行广泛的操作,会提高远期窦房结功能障碍的发生率;其次,上腔静脉血流需转过 270° 的大弯才能进入右肺动脉,而不是像 B-DGlenn 手术那样,只需要转 90° 就可以,这样会对血流动力学产生不良影响。因此,该术式也并没有在多数心脏中心普遍开展。

5.有两个腔静脉-肺动脉吻合口的 B-DGlenn 手术　有人"错误地"将之归为一种半 Fontan 手术。手术在体外循环下进行。要离断上腔静脉,远心端吻合到右肺动脉上壁;近心端吻合到右肺动脉下壁。然后要用 Gore-Tex 补片关闭上腔静脉的内口。支持该法的观点认为,这样能简化今后的 Fontan 手术,届时只需要移除 Gore-Tex 补片,建立心房内板障,将下腔静脉血流导入上腔静脉内口即可。反对者则认为,Gore-Tex 补片可能产生的渗漏,会导致术后早期动脉血氧饱和度降低;板障可能阻碍紧邻其上方的上腔静脉的生长;即使上腔静脉生长正常,其在心房和右肺动脉之间的那一段也不是大得能够支持所有下腔静脉回流的血液通过而不发生梗阻。

(二)B-DGlenn 手术步骤

1.游离上腔静脉、奇静脉和右肺动脉;游离出上次手术的体-肺分流管并套带。

2.上腔静脉套带;肝素化。

3.在上腔静脉远端接近无名静脉汇入口处的前壁,以 Prolene 针荷包缝合一针,然后插入直角静脉插管。

4.以 Prolene 针在右心耳荷包缝合一针,然后插入普通静脉插管;将上述两管连接起来,形成旁路。注意管腔内不能有气体。

5.套带阻断上腔静脉,结扎奇静脉;Pott's 钳钳夹上腔静脉根部,然后切断;Prolene 针连续往返缝合上腔静脉近心端。

6.Cooley's 钳沿长轴方向钳夹右肺动脉,切开其侧壁;Prolene 针连缝上腔静脉近心端与右肺动脉侧壁作端侧吻合。吻合毕注意排气。

7.结扎、切断上次手术的体-肺分流管,Prolene 针连续往返缝闭人造血管的两个断端。

8.钳夹旁路的插管,小心拔出之,插管口打结。

进行 B-DGlenn 手术时必须注意到下述技术要点:①单侧上腔静脉在左侧时,方法同上述。②双侧上腔静脉者,一般无需建立腔静脉-右心房旁路。③双侧的上腔静脉存在时,必须进行双侧的上腔静脉-肺动脉吻合,不能只做一侧,忽略另一侧,否则,由于完成了上腔静脉-肺动脉吻合的一侧,其腔静脉压力(反映的是平均肺动脉压力)高于另一侧,导致该侧血流被另一侧上腔静脉所截流而使手术失去效果;对于一侧上腔静脉极其细小且估计双侧腔静脉有沟通者,也可单纯结扎之。④钳夹一侧肺动脉时,应该先予观察数分钟,若不能耐受,经皮动脉血氧饱和度较钳夹前大幅下降,和(或)伴有动脉压力下降,则应改在体外循环支持下完成手术。⑤若肺动脉汇合部有狭窄或对侧肺动脉开口有狭窄,应予以成形,保证双侧血流的均衡。⑥若有之前的体-肺分流管,应再寻找出来加以控制;在完成上腔静脉和右肺动脉吻合后予以切断;如果手术在体外循环下进行,则应在开始转流后切断缝闭。⑦手术时,应寻找出奇静脉(对双侧上腔静脉者,除奇静脉外,尚应找出另一侧的副半奇静脉),予以结扎。目的也为了避免上半身的静脉血流被截流至下腔静脉。

(三)主流的生理矫治手术——心外管道 TCPC 手术的方法

1.游离上腔静脉、奇静脉、下腔静脉、主肺动脉和右肺动脉;上腔静脉及下腔静脉分别套带;肝素化。

2.插管建立体外循环,心脏保持搏动。上腔静脉及下腔静脉均需要插直角插管。

3.上腔静脉与右肺动脉吻合。

4.钳夹下腔静脉插管的近心端,切断之,切口近心端 6/0Prolene 针连续往返缝闭;远心端与 Core-Tex 人造血管连缝端端吻合。

5.在根部切断主肺动脉,其近心端 6/0Prolene 针连续往返缝闭;远心端切口向右肺动脉侧延伸扩大,与 Gore-Tex 人造血管另一端连缝端端吻合。

6.撤离体外循环,中和肝素。

进行心外管道 TCPC 手术时必须注意到下述技术要点:①如果前期做过 B-DGlenn 手术,则本次 TCPC 手术在建立了体外循环后就直接从上述步骤 4 开始。②如果前期只做过体-肺分流手术,则应寻找出来加以控制,并在开始转流后切断缝闭。③如果是二次手术的患者,开胸会比较困难,组织分离的工作量会比较大,尤其要注意分离开下腔静脉至肺动脉之间的通道。如果分离实在困难,也可以在体外循环支持下,引流空心脏进行分离。④如果暴露困难,或有肺静脉异位引流或者房室瓣反流需要处理,就要在心脏停搏下手术。⑤人工血管口径一般在 1.8～2.2cm 之间,注意与下腔静脉大小的匹配。⑥人工血管与自身组织比较,质地偏硬,管道裁剪时长度宜偏短,这样既避免吻合口的扭曲,又能使血流通过时的阻力最大限度地减少。⑦人工血管的肺动脉端应剪成一个略为倾斜的角度,尖端对向左肺动脉,这样能有效避免吻合口的扭曲。⑧人工血管与肺动脉的吻合口要尽量偏向左侧,使下腔静脉回流的血流与上腔静脉回流的血流不要直接相冲,减少血流湍流形成产生的能量消耗。⑨如果术前肺动脉压力和阻力接近临界值,或者前期手术处理过肺静脉异位引流,又或者术前存在明显的房室瓣反流,应该进行外管道的开窗,即在管道上打一个 4～6mm 的开孔,然后将心房游离壁缝合到距离开孔边缘数毫米远的地方。开窗术通过牺牲一些血氧饱和度,稳定体循环心室的输出量,并使术后胸液量明显减少。

【手术结果】

B-DGlenn 手术的成功率大于 90%。

改良 Fontan 手术的早期死亡率在 10% 以下，在国际上一些先进的中心，心房外侧通道 Fontan 的早期死亡率可达到 2.7%，而心外管道 TCPC 最低甚至达到 1.1%。

心外管道 TCPC 手术的 10 年生存率已经达到 90% 以上，并且明显优于心房侧通道 TCPC 手术。

外管道开窗与否，对远期生存率没有影响。

进行 TCPC 手术的年龄越早，对手术后远期心功能的保护就越有利；但另一方面，其手术后胸腔积液持续的时间和住院时间就越长。

房室瓣反流迄今仍是影响单心室姑息或生理矫治的近期和远期疗效的重要因素之一，其处理的时机和处理方法仍存异议。

合并完全肺静脉异位引流是影响单心室姑息或生理矫治手术预后的高危因素。虽然单心室姑息手术加上完全肺静脉异位引流矫治的早期手术生存率可达到 89%，但三年的生存率只达到 53%。

远期 Fontan 手术失败者，可采用心脏移植或心肺移植方法进行治疗。

近年来认识到，TCPC 术后的抗凝治疗是极其重要的，因为相对缓慢的体静脉血流会导致人造血管及肺动脉的栓塞，这将严重影响到远期的生存率。常规要使用华法林口服抗凝，维持国际化标准比值在 2.0～2.2。

【展望】

功能性单心室的外科治疗采用改良 Fontan 手术进行最终生理矫治，10 年生存率可达到 90% 以上，目前手术方法的选择已无异议。采用外管道全腔静脉肺动脉连接的方法，最终会在绝大多数心脏中心成为治疗功能性单心室的支配性的手术方式。随着对功能性单心室认识的深化、观念的变化及外科手术技术的提高，目前治疗的焦点将集中在处理影响长期疗效的合并畸形，比如房室瓣反流和完全性肺静脉引流等的时机和方法上，以及对合并内脏异位综合征者提高其长期疗效。另一方面，在进行长期的随访工作中，也必须要进一步对手术后的患者进行活动耐量的评估。今后，对 TCPC 手术后远期心室失功能者，除了心脏移植外，植入性心室辅助装置甚至人工心脏必将纳入研究和应用。

（严四军）

第八节　心律失常

一、缓慢性心律失常

心动过缓是指各种原因引起的成年人的心室率 <60 次/分。心动过缓可以见于正常人，例如健康运动员在静息状态下的心率可以在 40 次/分左右，也可以见于多种病理性状态。严重的心动过缓（心室率 <40 次/分）多见于病理状态。一般说来，当严重的心动过缓引起一些临床症状，如晕厥、头晕、运动耐力下降、呼吸困难、心绞痛、疲劳或精神症状等时，才需要积极的临床干预。

【病因和发病机制】

能够引起心动过缓的病因很多，可以分为心源性和非心源性两大类（表 10-8-1）。其中，心源性病因可涉及的心脏传导系统部位包括窦房结、房室结、希氏束、束支和浦肯野纤维。窦房结和房室结自律性的变化、传导系统的血液供应减少或中断、支配这些结构的交感和副交感神经张力的变化以及改变传导细胞离子特性的药物等都能导致心动过缓。至今,窦房结功能不良和房室(房室结或房室结周围组织)传导阻滞是两种最主要的缓慢性心律失常。反射介导的晕厥(其中一种亚型与心率变异性延缓有关)。

表 10-8-1   缓慢性心律失常的常见原因

非心源性原因

药物

β受体阻滞剂

钙拮抗剂

抗心律失常药物(如胺碘酮、伊布利特、氟卡尼、利多卡因)

地高辛

腺苷

阿片类药物过量

锂

伊伐雷定

可乐定

神经源性

反射介导性晕厥

颅内压增高

增加眼部的压力(如眼部手术)

神经肌肉疾病(如强直性肌营养不良、Friedre-ich 共济失调)

吉兰-巴雷综合征

自主神经失调(如 Shy-Drager 综合征)

内分泌和代谢

甲状腺功能减退

酸中毒

电解质异常

神经性厌食症

卟啉

环境与感染有关

低温

莱姆病

南美锥虫病

蛇毒素(如毒蛇咬伤)

白喉

急性风湿热

有机磷杀虫剂

非心源性原因
其他
生理性
医源性（如主动脉瓣置换或室上性心动过速消融后）
胶原血管疾病（如类风湿关节炎、系统性红斑狼疮、强直性脊柱炎）
先天性
心脏原因
窦房结功能障碍
房室结功能障碍
Hisian 和近 Hisian 阻滞
心肌梗死（尤其是下壁）
心肌炎
心肌浸润：心脏结节病、血色病、心脏淀粉样变性、韦格纳肉芽肿

（一）窦房结功能不良

窦房结功能不良（SND）是指各种原因引起的窦房结或其周围组织功能异常，使得窦性激动的产生或窦房传导发生延迟或中断而引起心动过缓。特发的退行性疾病是窦房结功能不良最常见的原因之一。病理学研究已经表明窦房结部位纤维组织随年龄的增长而增加，与其相关的缓慢性心律失常通常是进展性的。1/3 的窦房结功能不良病例可能是冠状动脉病变所致。同种异体心脏移植伴有供体心脏窦房结功能不良的发生率较高。儿童群体中，大多数窦房结功能不良是由外科手术创伤引起的。在窦房结功能不良的患者中，17% 同时有房室结功能低下。在那些仅有窦房结病变的病例中，每年约有 2.5% 会出现房室传导的异常。

窦房结功能不良有 4 种不同的临床表现，这些亚型并不相互排斥，可以单独出现，也可以同时出现。

1.不适当窦性心动过缓　当窦性心动过缓（窦性心律＜60 次/分）持续存在，并且心率不随运动而相应增加则被视为不适当窦性心动过缓，它常常是窦房结功能不良的一种早期迹象。这种心律失常应与健康人在静息或睡眠状态中出现的无症状性窦性心动过缓相区别，因为后者不存在窦房结功能不良患者的变时性功能不良。心电图上表现为窦性 P 波，频率＜60 次/分，PR 间期一般正常，QRS 波群时间正常（除非合并束支传导阻滞）（图 10-8-1）。

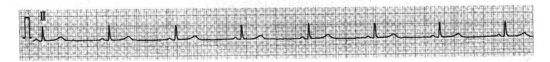

图 10-8-1　窦性心动过缓

2.窦性静止　窦性静止和窦性停搏两词互为换用，是指窦房结起搏细胞不能产生起搏脉冲，使心房暂时停止活动，可伴有逸搏；停搏的时间不是先前的 PP 间期的整数倍（图 10-8-2）。停搏超过 3 秒者常意味着窦房结功能不良，在正常人群中很少见，可伴有或不伴有症状。相反，无症状性窦性停搏超过 2 秒（但小于 3 秒）可见于 11% 的健康人 24 小时动态心电图记录中，在训练有素的运动员中尤其常见。

3.窦房传导阻滞　窦房传导阻滞是指窦房结形成的冲动在向心房传导的过程中发生延缓或中断。理论上,窦房传导阻滞和房室传导阻滞一样可以分为三度。但是一度窦房传导阻滞从体表心电图上无法辨认;三度窦房传导阻滞在体表心电图上无法与窦性静止相区别;只有二度窦房传导阻滞因窦房结形成的激动部分被阻滞,未能全部下传到心房,在体表心电图上可被识别。二度窦房传导阻滞根据其心电图特点可以分为两型。二度Ⅰ型窦房传导阻滞,即莫氏Ⅰ型,其心电图表现为 PP 间期逐渐缩短,直至脱落一个 P 波而出现长 PP 间期,较长的 PP 间期短于其前 PP 间期的 2 倍(图 10-8-3)。该现象产生的原因是由于在二度Ⅰ型窦房传导阻滞时,窦房结的冲动在向心房的传导过程中传导时间虽然逐渐延长,但传导时间延长的程度却逐渐减少,直至窦房结的冲动完全不能传导到心房而导致。二度Ⅰ型窦房传导阻滞应与窦性心律不齐相鉴别,后者一般无上述规律可循。二度Ⅱ型窦房传导阻滞,即莫氏Ⅱ型,其心电图表现为 P 波无规律的脱落,长 PP 间期是正常 PP 间期的整数倍(图 10-8-4)。

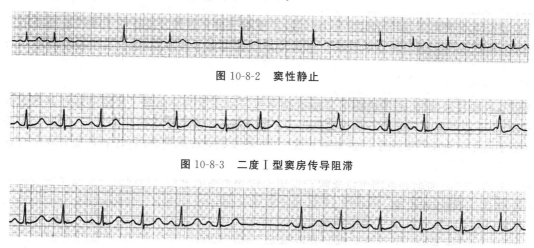

图 10-8-2　窦性静止

图 10-8-3　二度Ⅰ型窦房传导阻滞

图 10-8-4　二度Ⅱ型窦房传导阻滞

4.快-慢综合征　快-慢综合征是指同一患者出现房性心动过速(阵发性房颤最常见)与持续性或间歇性的窦性或交界区心动过缓交替发作,是窦房结功能不良的常见表现之一。其典型表现为心动过速终止后的心动过缓,如较长时间的窦性停搏、窦房阻滞或交界性逸搏心律(图 10-8-5)。患者此时可有头晕或晕厥等不适症状。心动过速也可由患者自身的心动过缓或窦性停搏诱发。这可能是因为心率减慢时,心房不应期的不均一性增加,导致心房的易损性增加,易形成房内多发折返而诱发心房纤颤等快速性心律失常。

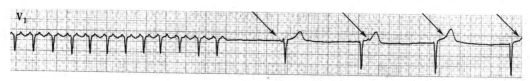

图 10-8-5　快-慢综合征

箭头所指为窦性 P 波

(二)房室传导阻滞

房室传导阻滞是指心房激动向心室传导时出现延迟或障碍,可以发生于房室结-希氏-浦肯野轴的任何一个或几个水平。通过体表心电图可以判断出房室传导是仅仅延迟、间歇中断或完全阻滞而将房室传导阻滞分为一度、二度和三度。这种分类有助于准确地推断房室传导阻滞的部位和评估患者的预后。房室传导阻滞可见于健康人,也可见于各种病理状态下;可以是一过性的(如下壁心肌梗死后),也可以是永久的。一度房室传导阻滞在健康的年轻人中少见,但随着年龄的增长和伴发心血管疾病的增多,其发病率逐渐增加。动态心电图检查发现在健康青少年休息或睡眠时可记录到二度Ⅰ型房室传导阻滞,但运动时该现象消失,这种房室传导阻滞应该视为正常。

1.一度房室传导阻滞 一度房室传导阻滞的体表心电图表现为 PR 间期在成年人超过 0.2 秒,在儿童超过 0.18 秒。在每个 P 波之后跟有一个 QRS 波,PR 间期延长且恒定(图 10-8-6)。因为 PR 间期反映了从心房开始除极到心室开始除极所需的时间,因此一度房室传导阻滞可由于房室结传导延迟、房内传导缓慢或希氏-浦肯野系统传导异常引起。其中,房室结内部的传导延缓所致房室传导阻滞最常见(窄 QRS 波时占 87%),在希氏束电位图上可以见到 AV 间期大于 130 毫秒,HV 间期正常。如果束支阻滞同时合并一度房室传导阻滞,则需要希氏束电图来确定阻滞的部位,这些患者中有 45% 存在结下阻滞;合并存在房室结内和希-浦系统的传导阻滞也不能排除。在某些先天性结构性心脏病,如 Ebstein 畸形三尖瓣下移或心内膜垫缺损时,心房内传导延缓也能导致一度房室传导阻滞。房室结双径路所致的短暂的、交替出现的一度房室传导阻滞是由于快径路(正常情况下所用的途径)阻断而经慢径路下传所引起的(图 10-8-7)。当合并器质性心脏病(如强直性肌营养不良症或心内膜炎致主动脉根部脓肿累及心脏)时,一度房室传导阻滞可以演变为更高度的心脏阻滞。不同时间的动态心电图可以反映一度房室传导阻滞的进程。单纯的一度房室传导阻滞是良性的,不增加死亡率。

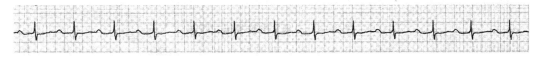

图 10-8-6 一度房室传导阻滞

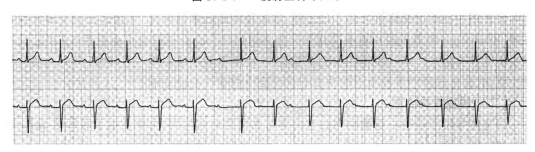

图 10-8-7 一度房室传导阻滞

PR 间期突然延长,为房室传导途径改变所致

2.二度房室传导阻滞 二度房室传导阻滞有间歇的房室传导中断,所以部分 P 波后没有 QRS 波群。可分为二度 I 型(莫氏 I 型)和二度 II 型(莫氏 II 型)。

莫氏 I 型(文氏)房室传导阻滞在体表心电图上表现为 PR 间期进行性延长,直至一个 P 波阻滞不能下传至心室(图 10-8-8),阻滞后房室传导恢复,PR 间期又回到基线水平,然后又开始下一个周期。典型的文氏传导包括以下特征:PR 间期在整个文氏周期中进行性延长;PR 间期递增量逐次递减导致 RR 间期进行性缩短;包含受阻 P 波在内的 RR 间期小于任何两个 P 波连续下传的 RR 间期之和;同阻滞前相比,阻滞后的 PR 间期缩短。符合这些典型特征的二度 I 型房室传导阻滞不足 50%。更常见的是非典型类型,有更长的文氏周期,大于 6:5 下传。当 QRS 波群正常时,文氏传导阻滞的部位几乎都位于房室结内,很少发生在希氏束水平。即使是宽 QRS 波群,文氏阻滞仍多位于房室结内,仅少数位于希氏束以下。莫氏 I 型阻滞多为良性的,持续性莫氏 I 型阻滞不常见,但如 I 型阻滞合并双分支或三分支阻滞时,由于可能存在结下病变,进展为完全性房室传导阻滞的危险性明显增加。

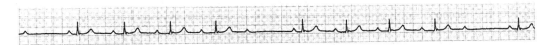

图 10-8-8 二度 I 型房室传导阻滞

莫氏Ⅱ型房室传导阻滞时,PR间期恒定,直到阻滞发生,使P波突然不能下传心室(图10-8-9)。应注意与未下传的房性期前收缩相鉴别,其要点包括:P波形态的一致性;PP间期是否恒定;含有受阻P波的RR间期是基础RR间期的两倍。莫氏Ⅱ型房室传导阻滞通常伴有束支阻滞或双分支阻滞,后者常是右束支阻滞合并左前分支阻滞。大部分莫氏Ⅱ型房室传导阻滞的部位在希氏束或以下水平。当见到可疑莫氏Ⅱ型房室传导阻滞伴窄QRS波,应该考虑是PR间期变化较小的莫氏Ⅰ型;因为窄QRS波时很少有莫氏Ⅱ型,此时阻滞一般在希氏束内。如果有连续两个或两个以上的心房搏动被阻滞,称为高度Ⅱ型房室传导阻滞,其阻滞部位可位于房室结或希-浦系统。当高度房室传导阻滞由房室结内阻滞引起时,下传的QRS波常常是窄的,也可见到文氏周期,给予阿托品或运动可恢复1∶1传导。阻滞部位在希-浦系统的心电图特点是下传的QRS波表现为束支阻滞,阿托品或运动不能改善其传导阻滞。有时需希氏束电图来明确阻滞部位。

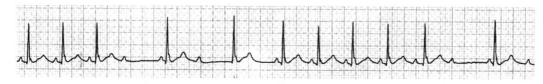

图10-8-9　二度Ⅱ型房室传导阻滞

3.完全性或三度房室传导阻滞　三度房室传导阻滞以心房激动从不下传心室为特点(图10-8-10),体表心电图上表现为P波和QRS波完全分离,各自以自身的频率起搏。可以从逸搏心律QRS波群的形态和频率等特征推断出逸搏发生的部位和阻滞水平。完全性房室结阻滞时,房室结及以上水平的高频刺激对希氏束潜在起搏点的抑制作用取消,在没有束支阻滞的情况下,逸搏心律的特征有:窄QRS波;心率40～60次/分;心率在运动或应用阿托品后增加。完全性阻滞发生在希氏束或以下水平时,逸搏心律来自于心室起搏点,其特征为:宽QRS波;心率20～40次/分;用阿托品不能增加心率;腔内心电图显示H波紧跟A波,但心室除极完全与它们分离。值得注意的是,在影响患者安全和预后的因素中,逸搏心律的起源部位较逸搏的心率快慢更为重要。希氏束远端的潜在起搏点可能随时会停止起搏而导致心室停顿,并且这些起搏点易被室性心动过速等超速抑制。相反,窄QRS波的逸搏心律则显得更稳定。

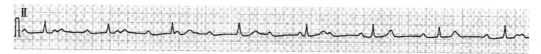

图10-8-10　完全性或三度房室传导阻滞

4.隐匿性交界区期前收缩　在少数情况下,交界区期前收缩不向心房或心室传导,因而在体表心电图上的前向和逆向传导都是隐匿的,称为隐匿性交界区期前收缩;但逆行激动房室结,引起随后的心房激动落在了交界区组织的相对或有效不应期内,导致房室传导延迟甚至阻滞,分别表现为一度或二度房室传导阻滞(伪房室阻滞)。诊断需要靠希氏束电图。隐匿性交界区期前收缩应与交界区期前收缩的传出阻滞相鉴别:前者交界性期前收缩已经传出并穿越了一段距离,使足量的交界区组织对其后的冲动传导形成一定的不应期而被间接证实;后者冲动在起搏点的紧邻部位受阻,并不影响其后的冲动经房室交界区传导。

(三)慢性多分支阻滞

单分支阻滞是指右束支或左束支的一个分支传导异常。左前分支细长,支配左心室左前上方,易发生传导障碍。左前分支阻滞时,主要变化在前额面,其初始向量朝向右下方,在0.03秒之内经左下转向左上,使此后的主向量位于左上方。其心电图表现为:电轴左偏-30°～90°,以等于或超过-45°有较肯定的诊断价值;下壁导联(Ⅱ、Ⅲ、aVF)QRS波呈rS型;Ⅲ导联S波大于Ⅱ导联S波;Ⅰ、aVL导联呈qR型;aVL导联的R波大于Ⅰ导联的R波;QRS时间轻度延长,但<0.12秒。左后分支粗,向下向后散开分布于左心室膈

面,具有双重血液供应,故阻滞较少见。左后分支阻滞的心电图表现为:电轴右偏90°～180°,以超过120°有较肯定的诊断价值;Ⅰ、aVL导联QRS波呈rS型,Ⅲ、aVF导联QRS波呈qR型,且q波时限<0.025秒;Ⅲ导联R波大于Ⅱ导联R波;QRS时间<0.12秒。临床上诊断左后分支阻滞时应首先排除引起电轴右偏的其他原因。双分支阻滞可以表现为如下任意一种情况:右束支阻滞+左前分支阻滞;右束支阻滞+左后分支阻滞;仅左束支阻滞。类似的,三支阻滞可以表现为:右束支阻滞和左束支阻滞交替;右束支阻滞+左前分支阻滞与右束支阻滞+左后分支阻滞交替。易于混淆的是,后者的组合不是常说的"三束支阻滞"。三束支阻滞通常指PR间期延长(一度房室传导阻滞),同时有双支阻滞(房室结/希氏束被认为是一个独立的"束支")。多分支阻滞的临床意义在于其中每年约有1%的患者会进展为完全性房室传导阻滞。其中,右束支阻滞+左后分支阻滞的患者发生完全性房室传导阻滞的风险相对较高,而右束支阻滞+左前分支阻滞的患者发生完全性房室传导阻滞的风险相对较低。

【临床表现】

缓慢性心律失常患者的临床症状因人而异,部分病例没有症状,很多症状是非特异性的,包括疲劳、乏力、胸闷、呼吸短促以及活动耐力下降等。晕厥和先兆晕厥是与严重心动过缓有关的最常见症状,少数患者可发生阿斯综合征,甚至猝死。一些老年患者可表现为轻度胃肠道不适、记忆力下降、失眠、烦躁及精神异常等。快-慢综合征患者可能只有与心动过速有关的心悸和血管栓塞事件等表现。

【诊断和鉴别诊断】

心动过缓的诊断关键在于:记录心率的异常和症状的相关性;确定传导阻滞的部位。传导的阻滞部位对于预测疾病的自然病程、预后和指导治疗都具有重要意义。为此,应对患者进行详细的病史采集和12导心电图检查。在心电图检查中可以发现多种缓慢性心律失常,如窦性心动过缓、窦性停搏、窦房传导阻滞、房室传导阻滞等。通过心电图检查可了解患者的基本心律和心率以及传导阻滞的类型和部位;明确在心动过缓时是否有逸搏或逸搏心律以及逸搏心律的频率等。对间歇性发作或者症状的关联性不明确的患者,由于常规心电图记录时间短,可能会漏诊或误诊,需进一步长时间心电监护或记录检查。动态心电图检查(连续记录心电活动24～72小时)能证实是否存在缓慢性心律失常,评价缓慢性心律失常的严重程度,了解临床症状与心动过缓之间的关系。事件记录器或环路记录器是相对较新的诊断工具,对那些症状发作不频繁的患者有帮助。这种装置由患者保留1～3个月,仅被用来记录症状发生时的心律和心率,然后由患者将记录到的心电图通过电话线发送到监测中心站。另有一种植入皮下的心电循环记录器,可不间断地记录心脏电活动达3年左右。

药物干预试验常用来辅助诊断。固有心率可通过静脉注射阿托品和普萘洛尔达到自主神经完全阻滞来测定。正常的固有心率呈年龄依赖性,可以通过公式计算:固有心率(次/分)=[118.1－(0.57×年龄)]。固有心率低,表明窦房结功能异常;已知窦房结功能不良的患者而固有心率正常提示自主神经功能异常。阿托品的应用还有助于对房室传导阻滞部位的判断。因为自主神经在房室结和希-浦系统的分布有差异:在房室结自主神经分布丰富,对交感和迷走刺激均有高度反应,而希-浦系统很少受自主神经系统影响。因此,阿托品刺激可改善房室结传导,相反,由于改善了激动经过房室结下传的频率而使结下阻滞加重。

运动试验对诊断窦房结功能不良的价值有限,但在一些病例,运动试验可用于区分变时功能不良和静态心动过缓。如运动时窦性心律的频率能够达到或接近预期心率,则有助于排除窦房结功能不良;反之,则有助于窦房结功能不良的诊断。同时,由于运动可以刺激交感神经,改善房室结传导,故有和阿托品相似的作用,可用于判断二度或三度房室传导阻滞的阻滞水平。疑有二度Ⅰ型房室传导阻滞或窄QRS波的先天性完全性房室传导阻滞的患者在运动时心室率增高;而获得性完全性房室传导阻滞伴宽QRS波的患者心室率极少随运动而增加。另外,运动试验还有助于了解患者有无心肌缺血,以助明确缓慢性心律失常可能的病因。

　　心内电生理检查在心动过缓的诊断中应用较少,但对于怀疑黑矇、晕厥等症状是由高度房室传导阻滞引起,而无创检查手段无法记录到时,电生理检查就是适应证。对于冠状动脉有病变的患者,电生理检查有助于明确症状是继发于房室传导阻滞或是室性心动过速。部分已知有二度或三度房室传导阻滞的患者,电生理检查有助于明确阻滞部位,帮助决定治疗方案和评价预后。电生理检查可对希氏束电图进行分析,如测量 AH 间期和 HV 间期,HV 间期显著延长超过 100 毫秒时,发展为完全性房室传导阻滞的几率很高。还可通过房内和室内起搏观察房室传导情况,以及诱发室性心动过速等。

　　窦房结功能不良引起的心动过缓应与生理性心动过缓相鉴别,在运动试验或阿托品试验时,如果受试者的最快心率可以超过 90 次/分,则提示心动过缓多为生理性。少数情况下可能还需要进一步行心电生理检查,明确心动过缓的原因。在心电生理检查时,如果窦房结恢复时间超过 1400 毫秒,甚至超过 2000 毫秒,或窦房传导时间超过 160 毫秒,则可诊断为病态窦房结综合征。

　　一度房室传导阻滞需与下述不同原因所致的 PR 间期延长相鉴别:①发生较早的房性期前收缩,其 PR 间期可延长,是由于房性期前收缩激动下传时房室结尚未脱离前～次激动后的相对不应期,这是一个生理现象。②各种期前收缩(室性、交界性、房性)后的第一个窦性搏动的 PR 间期有时延长,尤其在插入性室性或交界性期前收缩后。这种 PR 间期延长是由于期前收缩隐匿性地逆向传入房室结所致(房室结逆向隐匿性传导)。③房室结双径路传导所引起的 PR 间期突然显著延长,由房室结内功能性纵行分隔引起。房室结双径或多径路在正常人中并不少见,是一个生理性现象。

　　莫氏Ⅰ型和莫氏Ⅱ型房室传导阻滞之间的区分很重要,因为Ⅱ型阻滞常常进展为完全性传导阻滞,从而影响预后,但文氏阻滞很少这样。区别两者最重要的心电图标志是 PR 间期是否恒定(即有无文氏现象)。细致的心电图和希氏束图研究表明,凡符合二度Ⅱ型房室传导阻滞心电图诊断的病例,心搏脱落之前和之后的下传搏动的 PR 间期是恒定的,相差不超过 5 毫秒。但固定的 2:1 房室传导阻滞给诊断带来困难,因为在体表心电图上不能区别这是Ⅰ型还是Ⅱ型阻滞。窄 QRS 波和新近出现的文氏阻滞高度提示阻滞部位在房室结水平,因此很可能是Ⅰ型阻滞;如果 2:1 阻滞伴宽 QRS 波,其阻滞部位应在房室结以下,Ⅱ型阻滞可能性大,但也可能位于房室结水平,确切的诊断有赖于希氏束附近的腔内电生理检查。

　　三度房室传导阻滞有独特的心电图表现,一般不易与其他心律失常混淆。但需要注意的是,三度房室传导阻滞时,心室率(逸搏心律)一般低于 45～50 次/分,只有在先天性房室传导阻滞时,心室率可高于 50 次/分。因此,如果发现心室率超过 60 次/分,即使有房室分离存在,应当首先考虑导致房室分离的其他原发性心律失常,如独立存在的加速性交界性自主心律。实际上,房室传导延缓伴次级起搏点频率轻度增加就可以产生完全性房室分离;如果次级起搏点的频率相当快,那么即使房室传导正常,也产生完全性房室分离。

【治疗和预后】

　　对于无症状性缓慢性心律失常,通常不需要积极的医疗干预。已有 Holter 监测研究证实了 3 秒或更长时间的停搏,如无症状,没有必要进行治疗。大多数 2～5 秒的停搏是无症状性的,起搏对那些停搏而无相关症状的患者无益;停搏时间的长短与症状和预后的相关性差。但当心内电生理检查确定为结下阻滞时,因为结下阻滞进展为完全性房室传导阻滞的风险高,应该考虑预防性起搏治疗。

　　心动过缓最重要的治疗方法是植入永久起搏器。改善变时功能的药物作用有限,仅作为在建立起搏之前的临时抢救措施。其中阿托品和异丙肾上腺素是较为常用的药物。在植入永久性起搏器之前,应该分析患者是否存在心动过缓的可逆性原因。任何不利于心脏起搏和传导的药物,如β受体阻滞剂、地高辛、钙拮抗剂或膜敏感性的抗心律失常药物,只要有可能都应该停用,观察心动过缓是否改善。还应注意和纠正电解质紊乱,以及是否存在感染性疾病并采取相应的治疗。

窦房结功能障碍行永久性起搏治疗的适应证包括:症状性心动过缓;因窦房结变时性不良而引起症状者;由于某些疾病必须使用某些类型和剂量的药物治疗,而这些药物又可引起或加重窦性心动过缓并产生症状者。对于虽有心动过缓的症状,但未证实症状与所发生的心动过缓有关,以及不明原因晕厥合并窦房结功能不良的患者,也应考虑植入永久性起搏器。

成年人获得性房室传导阻滞行永久性起搏治疗的适应证包括:

(1)任何阻滞部位的三度和高度房室阻滞伴下列情况之一者:①有房室阻滞所致的症状性心动过缓(包括心力衰竭)或继发于房室传导阻滞的室性心律失常;②需要药物治疗其他心律失常或其他疾病,而所用药物可导致症状性心动过缓;③虽无临床症状,但业已证实心室停搏≥3秒或清醒状态时逸搏心率≤40次/分,或逸搏心律起搏点在房室结以下者;④射频消融房室交界区导致的三度和高度房室阻滞;⑤心脏外科手术后发生的不可逆性房室传导阻滞;⑥神经肌源性疾病(肌发育不良、克塞综合征等)伴发的房室传导阻滞,无论是否有症状,因为传导阻滞随时会加重;⑦清醒状态下无症状的房颤和心动过缓者,有1次或更多至少5秒的长间歇。

(2)任何阻滞部位和类型的二度房室阻滞产生的症状性心动过缓。

(3)无心肌缺血情况下运动时的二度或三度房室阻滞。

(4)一度或二度房室阻滞伴有类似起搏器综合征的临床表现。

慢性多分支阻滞行永久性起搏治疗的适应证包括:双分支或三分支阻滞伴高度房室传导阻滞或间歇性三度房室传导阻滞;双分支或三分支阻滞伴二度Ⅱ型房室传导阻滞;交替性束支阻滞。

对于缓慢性心律失常,如不合并器质性心脏病和相关的全身性疾病,在植入永久起搏器后预后多良好。在这类患者的诊治过程中,要认真评估患者的症状,回顾患者的用药史,分析相关的心电图,明确症状和心动过缓之间的关系,这对于避免治疗过度和治疗不足都是必要的。

【展望】

有关缓慢性心律失常的诊断、预后和优化治疗的重要问题有:①基因型异常的检测是否有助于评估和确立这些患者的治疗时机;②患者症状间歇发作,与心动过缓之间关系不明确时,如何更好地界定心动过缓引起患者症状的权重。在缓慢性心律失常患者中,药物似乎不太可能如心脏起搏器一样,能成功的预防症状、减少死亡率和发病率。起搏器体积缩小、软件加强、电池寿命延长会使起搏器的植入更加安全,效价比更好。未来的研究将会最终帮助我们开发出最优效价比的起搏器和对治疗、随访患者最有效的方略。

二、室上性心动过速

室上性心动过速(SV_T)是起源于房室结或以上部位的快速性心律失常。临床表现各异,没有特征性症状。12导联体表心电图、24小时动态心电图以及心电图事件记录器通常可以确立诊断。此外,电生理检查现已成为重要的诊断工具,对于准备行非药物治疗的患者尤为适用。频发和无休止的房性心律失常患者,持续的快速心室率能够导致心动过速性心肌病和充血性心力衰竭。大多数室上性心动过速是折返机制,如房室结折返性心动过速(AVNRT)、房室折返性心动过速(AVRT)、心房扑动、窦房结折返性心动过速、房内折返性心动过速等,但自律性增高或触发机制也可引起室上性心动过速。无论哪种机制,其紧急处理的目标都是迅速控制心室率,如有可能则恢复窦性心律。对于大多数患者而言,经导管消融治疗技术最有希望永久治愈室上性心律失常。大量临床经验表明,对有症状的房室结折返性心动过速、房室折返性心动过速、心房扑动、房性心动过速和窦房结折返性心动过速患者,经导管消融技术是首选治疗方式。其他治疗包括抗心律失常药物,它可抑制症状性心动过速的反复发作;偶尔的复发很常见,并不意味着药物治疗无效。

【病因和发病机制】

不同的 SV_T 可有不同心动过速的触发部位和不同的维持机制。能够触发 SV_T 的部位包括窦房结、心房、房室结和希氏束。房性心律失常也可能起源于直接与心房相连的静脉结构,如肺静脉或上腔静脉。不同的 SV_T 的维持机制不尽相同。对于大多数 SV_T,快速性节律的维持依赖于一个折返环。这个环由两条分离的路径组成,电激动可以在其中循环传导,产生快速的心房和心室收缩。折返环常常位于房室结本身或包括房室结和一个房室旁路,后者由直接连接心房和心室的肌束组成。较少见的折返环涉及窦房结。另一主要的机制是自律性异常,正常情况下缺乏自律性的心脏组织在某些条件下变得有自律性。局灶性房速就是一种由异位自律性病灶引起的房速,多是由聚集在右心房界嵴和左心房肺静脉根部的病灶形成。

【临床表现】

SV_T 患者的临床表现不尽相同。短暂突发的房性心动过速患者一般没有症状。持续性房性心动过速、房室结折返性心动过速和房室折返性心动过速患者常有心悸、胸闷、胸痛、乏力、气短、运动耐力下降、先兆晕厥和晕厥等。大约在 15% 的 SV_T 患者中能观察到晕厥。SV_T 相关的晕厥常常发生在 SV_T 开始发作后不久,或在心动过速终止后停顿时。SV_T 偶尔表现为心脏性猝死(SCD)。心脏性猝死几乎都发生在患有 WPW 综合征并发房颤的患者,快速的房颤引起室颤和血流动力学崩溃。幸运的是,这种情况的死亡率较低。许多研究提示,SV_T 引起的年死亡率为 0.15%~0.45%。

患者临床症状的发作和终止的特点,发作的频率和持续时间,以及可能的环境诱因对于 SV_T 类型的区别可能有帮助(表 10-8-2)。心悸等症状呈突发突止,并且通过刺激迷走神经能够终止的 SV_T 提示为 AVRT 或 AVNRT,两者皆涉及房室结;经统计,这两种类型占了 SV_T 约 90% 的患者。逐渐开始和逐渐终止的发作常常与自律性增高相关,如窦性心动过速或房性心动过速等。心率不规律的心悸往往提示为房颤、不规则传导的房扑、多灶性房速,或房速伴传导阻滞等。

表 10-8-2 不同类型的室上性心动过速的临床特点

心动过速	患病情况	发病特点	心电图特征
房室结折返			
典型	常见	阵发性	P 波隐匿,V_1 导联"伪 R"波,Ⅱ、Ⅲ 导联"伪 S 波"
非典型	少见	阵发性	P 波倒置,RP>PR
旁路介导的室上性心动过速			
顺向型房室折返	常见	阵发性	P 波倒置*,RP<PR,QRS 波形态多正常
房颤(WPW)	常见	阵发性	极度不规则,QRS 波形态各异
逆向型房室折返	罕见	阵发性	P 波倒置,QRS 波宽,形态异常
持续性交界性折返性	罕见	持续性	P 波倒置*,RP>PR
窦房结折返	少见	阵发性	P 波直立,RP>PR
局灶性房性			
折返性	少见	阵发性	直立、双向或倒置的 P 波,RP>PR
自律性	罕见	持续性	直立、双向或倒置的 P 波,RP>PR,心房律不齐
多灶性房性	常见	持续性	P 波形态不一,心律不齐,PR 间期不等

注:*,心动过速时,与旁路部位相对应的导联 P 波倒置

【诊断和鉴别诊断】

（一）房室结折返性心动过速

除了房颤和房扑外,AVNRT 是最常见的 SV_T,约占了 SV_T 的 60%。AVNRT 的发病机制是,在房室结内存在着功能或解剖上各自独立的两条不同的通路,首尾相连成一个环,其中一条传导速度快,不应期长,称为快径;另一条传导速度慢,不应期短,称为慢径。在正常情况下,心房激动经房室结传导时,一般通过房室结径路中的快径完成,传导时间较短,体表心电图上的 PR 间期多小于 140 毫秒。当出现触发激动如房性期前收缩时,如恰好落在快径的不应期内,而慢径因不应期短已恢复应激,此时该激动的下传受阻于快径,而经慢径下传;在下传心室的同时,如快径已恢复应激,可再经快径逆传,激动心房,形成一个折返。如快径逆传的激动再继续经慢径前传,在折返环内沿着一个方向循环,继续激动心室和心房,就形成了房室结折返性心动过速。85%~95% 的房室结折返性心动过速为慢/快型,即双径路中传导时间长的慢径路构成这个折返环的前传支,通常位于房室结致密区域的后部或其附近,而逆传则由传导时间短的快径路来完成,它位于房室结致密区的前中部分,靠近希氏束起点。3%~20% 的房室结折返性心动过速是快/慢型或不典型的类型,其激动在环路中折返的方向与前述相反。在这种情况下,双径路中的快径路前向传导激动,慢径路回传。考虑到有存在多条快径路导致多个不连续点的可能,产生这种不典型心律失常的环路可能与同一患者发生慢/快型房室结折返性心动过速时的环路并不相同。另外,约有 9% 的患者出现一种慢/慢型房室结折返性心动过速,其前传与逆传支都是上述的慢径路。慢径路和快径路在激动传出房室结前合并成一条最后通路,继续向希氏束传导(图 10-8-11)。房室结折返性心动过速也可由室性期前收缩触发,室性期前收缩通过快径逆传至心房,再通过慢径下传后再次进入快径;但多数室性期前收缩之后的逆传激动通过房室结的慢径路传导,而通过在生理或解剖上与慢径路相分离的房室结双径路中的快径路回传激动心室,形成非典型或快/慢型房室结折返性心动过速。

窦性心律时体表心电图很少显示房室结双径现象。房室结折返性心动过速发作时心电图上通常表现为节律规则的窄 QRS 波心动过速,只是在少数情况下合并束支传导阻滞时呈宽 QRS 波心动过速。频率通常在 140~240 次/分,但也有频率慢至 100~120 次/分的病例。不同次发作,房室结折返性心动过速的频率是不同的;即使在一次较长的发作中,其频率前后也可有不同。

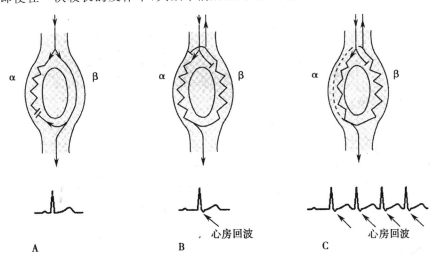

图 10-8-11　房室结双径路所致房室结折返性心动过速示意图

A:激动经 B 径路前传,逆传受阻于 α 径路;B:β 径路前传受阻,激动经 α 径路前传,经 β 径路逆传激动心房;C:β 径路前传受阻,激动经 α 径路前传,经 β 径路逆传激动心房并同时经 α 径路前传,如此反复激动心室和心房

　　体表心电图上 P 波的形态(宽度)、位置和心动过速的触发机制有助于诊断和鉴别典型房室结折返性心动过速和非典型的房室结折返性心动过速。首先,两者的 P 波电轴是相似的,心房激动的方向都是自下而上,只是典型房室结折返性心动过速是经快径逆传而非典型性房室结折返性心动过速是经慢径逆传。因此,两者在下壁导联Ⅱ、Ⅲ、aVF 上 P 波均呈负向。房室结的位置较靠后,由后向前激动心房,故在 V₁ 导联上 P 波呈正向。P 波的宽度在两者是不同的:典型房室结折返性心动过速 P 波通常较窄,非典型房室结折返性心动过速的 P 波通常较宽。这主要是由于激动心房的快径和慢径在解剖位置上的不同所致。其次,两者的 P 波和 QRS 波的间距不同。典型房室结折返性心动过速时,由于经慢径前向激动心室和经快径逆向激动心房几乎同时进行,因此 P 波多隐藏在 QRS 波群中,故在体表心电图上很少能看到 P 波;即使 P 波能看到,也距 QRS 波很近,RP 间期小于 PR 间期。此时在下壁导联Ⅱ、Ⅲ、aVF 上可表现为"伪 S 波",而在 V₁ 导联上表现为"伪 R 波"(图 10-8-12);如能与患者窦性心律心电图相对比通常可以更明确上述特征。因此,典型房室结折返性心动过速是短 RP 心动过速。相反,非典型房室结折返性心动过速 P 波常清晰可见,因为经过慢径路逆传,P 波的产生较 QRS 波晚,故 RP 间期常常长于 PR 间期,称为长 RP 心动过速(图 10-8-13)。第三,折返环的触发模式也有助于典型房室结折返性心动过速和非典型房室结折返性心动过速的鉴别。

(二)房室折返性心动过速

　　房室折返性心动过速是房室旁路直接参与的折返性心动过速,折返环涉及心房、房室结-希氏-浦肯野系统、心室和房室旁路,约占室上速的 30%。与房室结折返性心动过速的机制相似,房室折返性心动过速的折返环中有两条不同的路径存在:正常的房室传导系统和房室旁路;两者有不同的传导速率和不同的不应期,在合适的房性或室性期前收缩的触发下可引起折返性心动过速。

　　房室旁路是房室折返性心动过速发生发展的病理基础,分布于除左右纤维三角之外的房室环区域,起源于邻近房室环的心房侧,以肌束的形式斜行穿过房室沟,末端像树根状抓附于心室肌。从房室环的水平面观察,大多数房室旁路分布于房室环的左右游离壁区域,少部分位于房室交界区而邻近正常房室传导束。房室旁路的分布特点决定了心室(前向传导时)和心房(逆向传导时)的最早激动部位和传导顺序;其组织学结构和电生理特性有别于房室结,而类似于希-浦系统,其传导冲动的能力也不同于房室结,而显示特殊的房室和室房传导特点。

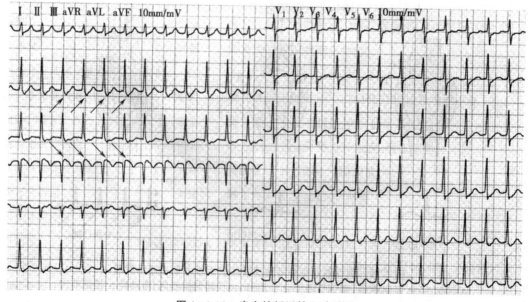

图 10-8-12　房室结折返性心动过速

箭头所指为"伪 S 波"和"伪 R"波

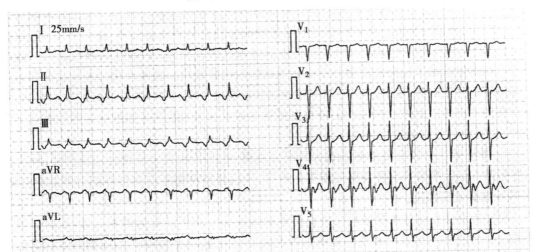

图 10-8-13　长 RP 心动过速

1. 典型传导　典型的房室旁路传导有三大特点,即双向(房室和室房)传导、传导速度快和传导时间相对恒定。大多数房室旁路传导能力较强,前向和逆向传导均表现为传导速度快、传导时间短而恒定,不显示频率或周期性递减传导,也不发生文氏传导阻滞。在窦性心律时,心房激动可经房室旁路前传,因为没有房室结的传导延搁机制,故经房室旁路传导的激动可先前抵达心室,使心室肌提前激动,称为"预激",在体表心电图上有特征性改变,表现为短 PR 间期和△波。△波的产生是因为部分心室肌的提前激动,多数情况下 QRS 波的其余部分形态可以正常,由经房室结和希-浦系统下传的激动使心室肌去极化,称为部分心室预激。

2. 单向传导　单向传导虽然是房室旁路的非典型特征,但也是常见的电生理表现,多以前向传导阻滞的形式存在,临床上称为隐匿性房室旁路,窦性心律及心房程序刺激时均不显示旁路前向传导,心电图上没有短 PR 间期和△波,表现为正常心电图。只是在心动过速时提示有隐匿性旁路的存在。其发生机制可能与房室旁路呈"树状"分布特点有关。

3. 隐匿性传导　较少见,是指房室旁路具有前向传导能力,但正常情况下仅能间歇显现或不显现,其产生的机制主要是由于自身房室结的传导速度较快或房室旁路距离窦房结较远,故经房室结传导的冲动较经房室旁路传导的冲动更早地到达心室,因而不显示心室预激,在体表心电图上没有△波。当激动起源部位邻近房室旁路(如房性期前收缩)时,此时冲动可经房室旁路下传提前激动心室而显现其前向传导能力。隐匿性传导的房室旁路多位于房室环的左前外侧,食管左心房起搏或经冠状静脉窦刺激,因刺激部位接近房室旁路,易显示其前向传导。此外,房室结-希-浦系统的传导时间延长或阻滞(如静脉注射腺苷或 ATF 等时)也可显示房室旁路前向传导。

4. 慢传导　少数房室旁路表现为传导速度慢、时间长和频率依赖性递减传导,称为房室慢旁路。绝大多数房室慢旁路仅能逆向传导,少数旁路可能有前向传导能力但被房室结-希-浦系统传导所掩盖。

房室折返性心动过速根据其在折返过程中传导的方向不同分为两种亚型:顺向型房室折返性心动过速(OAVRT)和逆向型房室折返性心动过速(AAVRT)。顺向型房室折返性心动过速约占房室折返性心动过速的 90%～95%,其环路运行方向是以房室结为前向传导至心室,而后经房室旁路逆向传导至心房。

此类患者窦性心律时,起源于窦房结的冲动激动心房后分别经房室旁路和房室结-希-浦系统传导至心室,由于房室旁路和房室结-希-浦系统传导速度的差别,其综合结果表现为心室预激。部分患者窦性心律时心房激动可间歇经旁路或房室结前传,其预激呈间歇性。当窦性心动过速的心动周期或房性期前收缩的配对间期短于房室旁路的前传有效不应期,而长于房室结-希-浦系统的前传有效不应期时,冲动阻滞于房室旁路而经房室结-希-浦系统传至心室,如恰逢房室旁路逆传不应期已过,冲动将随旁路逆传至心房而形成折返性心房回波。心房回波若再次经房室结-希-浦系统传导至心室并且连续发生,便形成顺向型房室折返性心动过速。异常增快的心室率或室性期前收缩诱发顺向型房室折返性心动过速的过程和机制与上相似,只是心动周期或期前收缩配对间期正好短于房室结的逆传有效不应期,而长于房室旁路的逆传不应期,此时冲动经房室旁路逆传至心房,继而循房室结-希-浦系统前传激动心室而完成折返。在少数情况下,房室旁路的逆传非常慢,于是房室结和房室旁路的缓慢传导可使得冲动在折返环内稳定、持续的循环,导致持续的心动过速称为持续性交界区折返性心动过速(PJRT)。其产生的 P 波较 QRS 波晚且 RP 间期长于 PR 间期,与非典型房室结折返性心动过速难于区别(图 10-8-13)。因为此时心动过速多为持续性,可导致心动过速性心肌病。逆向型房室折返性心动过速较少见,其发生机制与顺向型房室折返性心动过速相似,只是其折返运行方向为房室旁路前向传导激动心室,而后经房室结逆向传导激动心房来完成折返。逆向型房室折返性心动过速的逆传支可以是房室结-希-浦系统,但更多见的是另一条房室旁路,因此多房室旁路折返是逆向型房室折返性心动过速的重要特征。

　　预激综合征中,约有 10%～30% 的患者合并房颤。心电图上 QRS 波呈预激图形,心室率快而极不规则(图 10-8-14)。多种迹象提示房室旁路与房颤的发生有一定的关系。首先,并发房颤的预激综合征患者常常没有发生房颤的其他病理基础,如心脏瓣膜病、高血压性心脏病或心肌病。其次,显性房室旁路并发房颤的发生率明显高于隐匿性房室旁路,而且右侧显性房室旁路并发房颤更为常见。这一现象可能与房室旁路前向传导引起部分心室肌提前收缩,导致心房压力异常升高和电不稳定有关。再次,导管射频消融阻断房室旁路后大多数患者不再发生房颤。没有器质性心脏病的预激综合征患者发生房颤的可能机制有:①室性期前收缩经房室旁路逆向传导激动心房,恰好落入心房易损期诱发房颤。没有房室旁路时,室性期前收缩经房室结逆向传导,因房室结的生理性传导延迟作用使得冲动不能过早传入心房,故很难诱发房颤。②部分患者存在多条房室旁路,室性期前收缩经多条房室旁路逆向传导至心房,使心房多部位非均一除极而诱发房颤。③临床上动态心电记录多发性房颤的发生与房室折返性心动过速有关,由房室折返性心动过速退变为房颤较为常见,推测这可能与房室折返性心动过速时心率过快引起心房压力升高,心肌相对缺血,以致心房激动顺序异常而致心房"易损性"增加,导致房颤发生。

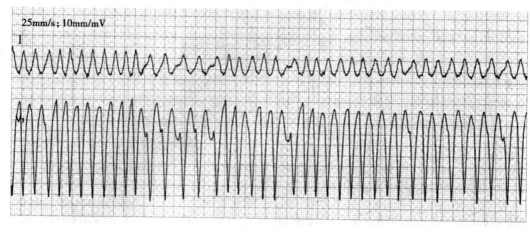

图 10-8-14　预激综合征合并心房颤动

隐匿性预激综合征并发房颤时,因其房室旁路没有前向传导功能,故心室激动顺序和心室率与其他原因引起的心房颤动没有本质差别。房室旁路有前向传导能力的预激综合征患者发生房颤后的心室激动顺序和心室率主要取决于房室旁路和房室结的前向传导能力,根据其心电图的改变和对血流动力学的影响可分为3种类型:

(1)房室旁路前向传导优势:这类患者房室旁路有较强的前向传导能力,最高前向传导频率>200次/分,有效不应期≤270毫秒,房颤的冲动主要经房室旁路前向传导激动心室,心室率常在200次/分以上,心电图主要表现为宽大畸形的完全性心室预激波,常因心室率过快而难以分清QRS-ST-T的基本形态。此时,由于心室率快,而且心室激动顺序异常,对血流动力学的影响十分显著,若不及时有效的治疗,可恶化为心室颤动甚至猝死。

(2)房室结前向传导优势:这类患者房室旁路前向传导功能差,不应期时间长,发生房颤后心房冲动主要经房室结前向传导,偶尔经房室旁路下传激动心室,心电图QRS波以室上性为主,偶有经房室旁路下传引起的部分性或完全性心室预激波。这类患者的心室率相对较慢,心室激动顺序多正常,对血流动力学的影响主要取决于原有的心功能状态和房颤持续时间。

(3)中间型:房室旁路的前向传导能力介于上述两型之间,房颤的冲动可经房室结前传,也可经房室旁路前传激动心室,心电图上表现为室上性QRS波、部分心室预激性QRS波和完全心室预激性QRS波。房室旁路的不应期是决定预激伴房颤是否会进展为室颤的关键因素。不应期较长的房室旁路因前传能力相对较低,部分快速的心房率落在房室旁路的不应期内而不能下传,使心室率不致过快,故危险性相对较低。运动试验或静脉应用药物如普鲁卡因胺等可以使不应期长的房室旁路阻滞,而不应期短的则不被阻滞,据此可对患者进行危险分层。但运动试验的敏感性和特异性都较低,心内电生理检查可以明确房室旁路的不应期等特征,是进行危险分层的金标准。

窦性心律时房室旁路前向传导的心电图特征以及房性或室性期前收缩触发房室折返性心动过速发作的机制已如上所述。房室折返性心动过速的两种亚型:顺向型房室折返性心动过速和逆向型房室折返性心动过速有两种截然不同的心电图形态。

1)顺向型房室折返性心动过速的心电图特点是窄QRS波后逆P性心动过速,心室率多为150~250次/分。由于冲动经正常传导系统激动心室,故QRS波的形态和时限多正常,没有△波;也有20%~30%的患者在不同的发作时间可并发左或右束支传导阻滞而使QRS波宽大畸形,其中大多数为功能性阻滞。RP间期的长短取决于房室旁路逆传的速度,多数情况下,由于房室旁路逆传的时间较短,P'常常紧随QRS波之后,RP/RR<0.5。少数情况下其逆传支为具有慢传导性能的房室旁路,可表现为较长的RP间期,RP'/RR>0.5,同时,由于顺向型房室折返性心动过速的激动顺序为心室激动之后才经房室旁路逆传至心房,所以P波虽然紧随QRS波,但P'波绝对不融合于QRS波之中,其RP间期常>70毫秒(图10-8-15)。另外,顺向型房室折返性心动过速时,下壁或前壁导联常有类似心肌缺血样的ST段压低和T波倒置。早年推测可能与心率的增加引起相对心肌缺血有关;目前认为是由于房室旁路逆向传导引起心房激动顺序异常所致,逆传P波重叠在ST段或T波上造成。

2)逆向型房室折返性心动过速的心电图特点是完全预激性QRS波后逆P性心动过速,心室率较快而规则,可达250次/分。由于冲动经房室旁路激动心室,故QRS波宽大畸形,时相常达0.14~0.16秒,但QRS波的形态有如前所述的部分心室预激的特点,常有继发性ST段和T波改变,P'波常淹没在这种异常变化中,体表心电图多不能清楚辨认P'波的形态和准确测量RP'间期。食管心电图可明确有无P波和测量RP'间期。由于经房室结逆传激动心房,故逆向型房室折返性心动过速的RP'间期通常较长,该特征有助于与房室结折返性心动过速伴差异性传导相鉴别。

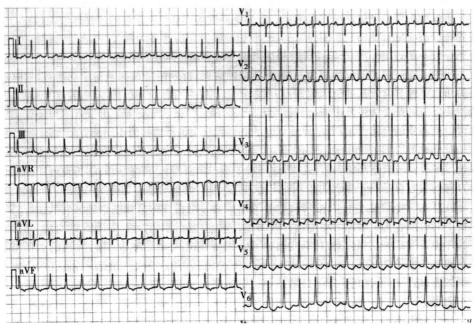

图 10-8-15　顺向型房室折返性心动过速

持续性交界区折返性心动过速(PJRT)通常心室率较其他房室折返性心动过速慢,约120～150次/分。由于冲动经房室结前向传导激动心室,故 QRS 波是窄的;同时作为逆传激动心房的房室旁路传导速度较慢,故常在下壁导联能看到清晰的倒置 P'波,RP'间期较长。

预激综合征伴房颤时,除具有房颤的基本心电图特征外,其复杂性表现在 QRS 波形态方面,后者又取决于房室旁路和房室结的前传功能(。其中,房室旁路前向传导能力强的预激综合征患者,或者不适当应用房室结抑制剂(如洋地黄类制剂或钙拮抗剂等)使房室结前传功能被阻,心房冲动仅能或主要经房室旁路前向传导.在体表心电图上表现为心室率快而不规则,QRS 波呈完全预激图形(图10-8-14)。当心室率过快时,其心律的不规则性有时不易被辨认,难以与室性心动过速相鉴别;同时可恶化为室颤。发生室颤的机制除与心室率过快和心室激动顺序异常有关外,心室率不规则造成心室肌不应期和传导速度离散,是蜕变为室颤的主要原因。

(三)房性心动过速

房性心动过速是指起源于心房的心动过速。最常见的两种房性心动过速是心房颤动和心房扑动;本部分仅讨论房性心动过速,约占室上性心动过速的8%～10%。

单灶性房性心动过速可以起源于心房内不同的解剖部位。常见的起源部位包括右心房的界嵴、房间隔、二尖瓣环和肺静脉。房速多为阵发性,有时为持续性,心房率一般不超过250次/分。持续性房速可以导致心动过速性心肌病。

房性心动过速按照发生机制可分为自律性房速、折返性房速和触发活动所致的房速。心房肌自律性异常增高的原因包括:心房肌动作电位4相自动除极化加快,坡度变陡;心肌病使快反应纤维变为慢反应纤维;膜电位降低而异常自律性增高等。由于自主神经张力增加可以使心肌的自律性增高,自律性房速的心率因自主神经的张力不同而有较大的变化,在运动时心率可以超过250次/分。折返性房速的基础是心房内存在解剖或功能上相分离的双径或多径构成折返环路;并且:①折返环路中有单向阻滞;②传导缓慢;③折返环中激动传导方向的前方总是处于应激状态。最常见的折返性房性心动过速是房扑和房颤。与其他的折返性室上性心动过速不同,心房折返环的形成常常与潜在的结构性心脏病或既往心脏手术留下的瘢痕有关。触发活动是指各种因素,如局部儿茶酚胺浓度增高、低钾血症、高钙血症及洋地黄中毒等,引起心房肌细胞内钙离子大量堆积,导致后除极;当后除极的振幅增高达到阈电位水平,可引起一个新的动作电位。超速起搏不但可以诱发触发活动,还可以使其心率加速;这一特征有别于自律性增高和折返机制引起的房速。临床上的多源性房速多属这一类型。

房性心动过速发作时的心房率通常在100~180次/分。心动过速时P'波形态与窦性心律时不同,其形态与异位起搏点的位置密切相关。起源于窦房结附近的房速,其P'波形态与窦性P波相似;起源于右心房上部的房速,在下壁导联上P'波直立;起源于心房下部的房速,下壁导联P'波倒置。根据P'波的形态和电轴判断房速起源位置,敏感性和特异性均不超过80%,准确定位依赖于心内电生理标测。房速时P'R间期可正常或延长,取决于心动过速的心率;或出现二度房室传导阻滞,表现为文氏或不规则房室传导。房速时P'波间的等电位线存在,据此可以与房扑相鉴别,同时后者心率多较快。P波形态异常的快速性室上性心律失常,如果存在房室传导阻滞,可排除房室折返性心动过速和房室结折返性心动过速,因为后两者房室激动的比例为1:1。

多源性房性心动过速的心律不规则,容易与房颤相混淆。多源性房速的心电图诊断包括心律不规则,有3种或3种以上的P'波形态,心率超过100次/分,P'R间期和房室传导阻滞多是不固定的。P'波间的等电位线和相对慢得多的心房率有助于与房颤相鉴别(图10-8-16)。

【治疗和预后】

(一)急性期治疗

对于血流动力学稳定的窄QRS波心动过速,可首先采用一些兴奋迷走神经的手法操作,包括:①Valsalva操作:嘱患者深吸气后屏气,再用力做呼气动作,或吸气后对密闭的容器用力吹气;②按摩一侧颈动脉窦;③压迫一侧眼球;④刺激咽后壁等。因为多数室上速的发病基础是包括房室结在内的折返环,这些操作通过增加副交感神经张力、减低交感神经张力来减慢房室结的传导,从而有助于减慢或中断心动过速。但由于终止心动过速的成功率较低,且按摩颈动脉窦和压迫眼球有一定的风险,现多不作为院内的首选治疗措施。

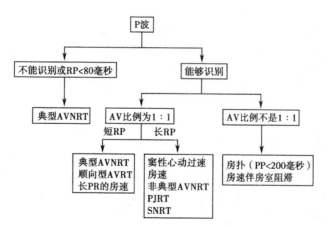

图10-8-16　窄QRS波心动过速的诊断

如兴奋迷走神经的操作未能终止心动过速,应予静脉注射房室结阻断药物。可以选择的药物包括腺苷、非二氢吡啶类钙拮抗剂(包括维拉帕米或地尔硫草)、β受体阻滞剂(包括美托洛尔或艾司洛尔)等。其中,腺苷通常为首选药物,可抑制窦房结和房室结传导,并有间接的抗肾上腺素能作用而终止心动过速。其常用剂量为每次3~12mg,注射速度要快,可以终止约90%的房室结折返性心动过速和房室折返性心动过速;有时也可终止房速。腺苷的作用发挥快,同时半衰期短,所以作用消失也快,常在注射药物30秒内终止心动过速,持续约1分钟作用消失。用药时应持续进行心电图记录,可以根据用药后的反应和心动过速终止的方式来辅助诊断室上速的类型。心动过速终止时,在 QRS 波后紧跟着一个 P 波,往往提示心动过速为房室结折返性心动过速或房室折返性心动过速;如果没有 P 波而是以 QRS 波终止,则更倾向于为房速。快速心房率伴房室传导阻滞可诊断为房速。终止心动过速的过程中常并发多种短暂的心律失常,以房室传导阻滞、窦性停搏或窦房传导阻滞、室性期前收缩或短阵室速等较多见。腺苷对支气管高反应性、心脏移植后患者应慎用,因此类患者易对腺苷反应过度,有产生长时间停搏的风险。预激综合征合并房颤的患者,腺苷可通过抑制房室结传导,使心房冲动经房室旁路快速下传,导致心室率增快,甚至引起室颤和患者死亡。因此,对于宽 QRS 波心动过速,除非已明确是室上速伴差异性传导,否则不应用腺苷。

如果腺苷应用未能终止心动过速或腺苷的应用有禁忌证时,可以静脉注射维拉帕米、地尔硫䓬或 β 受体阻滞剂等。钙拮抗剂很少能终止房速,但可以降低患者的心室率,减轻患者的症状。其半衰期相对较长,有负性肌力和降低血压的作用,故对于心功能不全和血压明显下降者应慎用。由于此类药物都有抑制窦房结和房室结的作用,当合用时可引起心动过速终止后出现心动过缓。此外,和腺苷一样,预激综合征伴房颤时禁用钙拮抗剂。预激综合征伴房颤的治疗取决于血流动力学是否稳定。血流动力学不稳定者应及时予体外直流电复律治疗,以防病情进一步恶化。如果血流动力学稳定,可静脉应用延长房室旁路不应期的药物,如普鲁卡因胺、伊布利特或氟卡尼等。腺苷、钙拮抗剂、β 受体阻滞剂或洋地黄类药物等房室结抑制剂严禁用于此类心律失常。房室结的抑制将促使心房冲动经房室旁路前向传导,增加心室率。因为经房室结下传的冲动可隐匿性"穿入"房室旁路,干扰其前向传导功能;房室结受抑制后这一隐匿"穿入"性干扰减少或消失,房室旁路前向传导功能增强。

(二)长期治疗

对于室上速是选择药物治疗还是导管消融主要取决于患者的症状、药物治疗的效果,以及室上速不治疗可能带来的风险。对于不伴有预激的房室结折返性心动过速或房室折返性心动过速,如果发作不频繁,发作时能够耐受,可考虑药物治疗。患者应随身带有可以快速抑制房室结传导的药物,如 120mg 的地尔硫䓬和 80mg 的普萘洛尔合用,在心动过速开始发作时服用,可以终止发作,且没有引起心动过缓或低血压的风险。在没有结构性心脏病、收缩功能不全或冠心病的患者,也可以选择抗心律失常药物,如普罗帕酮等。

对于心动过速经常发作的患者,应选择药物或经导管射频消融治疗。对于房室结折返性心动过速或有隐匿性旁路的房室折返性心动过速,房室结阻滞剂如维拉帕米、β 受体阻滞剂或地高辛可以预防其中约 30%~60% 患者心动过速的发作。如果这些药物无效,可以选择 Ic 类(氟卡尼或普罗帕酮)或Ⅲ类药物(胺碘酮或索他洛尔)等。尽管这些药物可以预防室上速的发作,但其不良反应,特别是致心律失常效应等也不容忽视,在选用时应权衡利弊。

预激综合征患者尽管可以选择经导管射频消融,但也可以选择药物治疗。在房颤合并预激时,除非已经证实旁路的不应期较长,否则维拉帕米和地高辛是禁忌的。Ic 类药物可以有效减慢旁路的前向传导。

室上速患者如果不能耐受药物,或者药物治疗无效,或者患者不愿意服用药物的,应考虑行经导管射频消融。射频消融可以作为一线治疗,通过对与心动过速相关的其中一条路径的消融,可以使 95% 的此类心动过速患者得到治愈。对于预激综合征患者,如果有房颤经。对于其他类型的室上速患者,是否行射频消融治疗应取决于患者的意愿、生活方式或职业、药物治疗的效果、是否合并结构性心脏病以及有无熟练掌握射频消融术的医师等。

在射频消融前,一般应行电生理检查,对各种路径进行定位和明确其性质。房室结折返性心动过速常消融折返环的慢径,可以使约 95% 的患者得到治愈。导管消融房室结慢径的主要风险是房室传导阻滞(0.5%),极少数患者因此而需要植入永久起搏器。预激综合征旁路导管消融的成功率也在 95% 左右,但有约 5% 的患者旁路会再次恢复,需要第二次消融。相对于其他部位,左侧旁路的消融成功率最高。只有旁路靠近房室结时才有引起房室传导阻滞的风险;而旁路多不位于此。局灶性房速,可对房速的起源点进行消融,成功率约为90%,复发率约为8%。由于一些房速呈持续性,有引起心动过速性心肌病的风险,因此导管消融应考虑作为初始治疗。持续性交界区折返性心动过速(PJRT)也是同样的道理。

绝大多数室上速预后很好,特别是经药物或消融治疗后。少数例外包括持续性交界区折返性心动过速(PJRT)、持续性房速、不适当窦性心动过速,可导致心动过速性心肌病的形成。心动过速消除后,心室功能常恢复很好。任何室上速在发作时间较长或存在低血容量时都可引起血流动力学改变或晕厥。但通常这种情况下死亡的风险是很小的。

需要提出的是,预激综合征是个例外,虽然SCD的风险很低,但在增加,在3~10年的随访中估计有0.15%~0.4%的患者发生了SCD。因此,应仔细考虑对预激综合征的患者进行危险分层。如患有预激综合征的运动员发生SCD的风险更高。运动员房颤的发生率较高,同时体育运动时大量肾上腺素的释放可能导致这些患者房颤快速前传引起室颤和死亡。尽管没有某个特定的人群易于突然死亡,有预激综合征的飞行员或其他高风险职业的人群也应认真进行危险分层,以及决定是否行导管消融。

妊娠时发生室上速,因担心对胎儿的潜在作用,常规治疗的风险增加。因为妊娠会加剧约20%的室上速女性患者的室上速症状。可能的话,有症状的女性患者在妊娠前应考虑行导管消融。对于没有症状的患者建议不予治疗。如果房室结折返性心动过速需紧急转复,而迷走动作无效时,应用腺苷被认为对母婴是安全的,其次是直流电复律。对于合并预激的房颤,普鲁卡因胺是可以接受的治疗。地高辛、普鲁卡因胺、美托洛尔作为妊娠时的B类推荐用药,对胎儿没有已知副作用。特别是在中期和晚期妊娠时。其他抗心律失常药物,除了索他洛尔,常被认为是D类(禁忌),应避免使用。

【展望】

室上速导管消融的适应证在增加,同时新的心内膜标测技术等消融技术在进步。未来,消融导管的设计和能量形式包括冷冻消融和高度聚集超声的进展,在理论上将提高导管消融治疗室上速的能力。

(胡永辉)

第九节　心肌炎

心肌炎是累及心肌细胞、间质和(或)冠状血管系统的炎性病变。炎症反应的病因可以是感染、药物、中毒、变态反应或是物理性损害。心肌炎也可能是全身性疾病所致的心肌损害。心肌炎的临床过程因病因不同而多种多样,大多数病例呈亚临床、自限性,但也可能出现暴发性、急性以及慢性临床表现。由于心肌炎临床表现多样,而且诊断困难,至今仍缺乏明确的诊断标准和治疗方法。最近的研究表明,慢性病毒性心肌炎与扩张型心肌病之间存在明确的因果联系,已将免疫调节疗法用于扩张型心肌病和心力衰竭的治疗。进一步阐明心肌炎的病理机制有助于发现治疗左心室功能障碍及心力衰竭的新疗法。

【病因和发病机制】

感染性心肌疾病中最常见的是病毒性心肌炎,许多病毒与心肌炎相关(表10-9-1)。1950~1990年间的血清流行病学和分子学研究显示柯萨奇病毒B与心肌炎的暴发相关。20世纪90年代后期,心内膜心肌活检结果显示心肌炎病毒谱发生改变,由之前的柯萨奇病毒B转变为腺病毒,过去6~7年间,根据美国及德国的报道,心肌炎病毒谱转变为微小病毒B19和其他病毒。在日本以及美国的一项关于心肌炎血清学研究显示,肝炎C病毒也与心肌炎和扩张型心肌病相关。其他的一些与心肌炎相关的病毒也有报道,包括EB病毒、巨细胞病毒、人疱疹病毒6型。HIV感染发生心脏功能失代偿时,常有心肌炎表现,但炎症是

HIV引起,还是机会性致病菌感染,尚不明确。除了病毒,其他感染病因也应考虑。少见情况下,细菌感染通过内源性传播途径,造成局限性或弥漫性心肌心包炎。最早发现的感染性心肌炎的病原菌是白喉杆菌,超过20%的白喉患者有心脏受累,心肌炎是该疾病的主要死亡原因,白喉杆菌产生的毒素损伤心肌细胞。心肌炎还可以来自螺旋体(Lyme病)感染,而且这些患者有时同时感染埃里希体属和巴贝虫属,Lyme心肌炎患者有过该病流行的疫区旅行史或蜱叮咬史,特别是伴有房室传导异常的患者,应加以考虑。中美及南美的乡村地区锥虫感染也可表现为急性心肌炎及慢性心肌病,有时伴有右束支传导阻滞或左前分支传导阻滞。这些疾病超声心动图可能发现左心室心尖部室壁瘤,局部室壁运动异常,或弥漫性心肌病。不与冠状动脉血管支配区相关的局部性室壁运动异常或灌注异常也可见于非感染性疾病,如心脏结节病、致心律失常型右心室心肌病。结节病是系统性肉芽肿性疾病,原因不明,至少20%的病例累及心肌,心脏受累表现从少许散在病灶到广泛受累,心肌内膜组织活检可以诊断结节性心肌炎,但通常不可靠。巨细胞心肌炎虽少见,但致死率较高,其发病机制可能与免疫和自身免疫相关,并且常伴发其他炎性疾病,如克罗恩病。虽然用免疫抑制剂治疗心肌炎尚未得出肯定结果,以上几种病因的心肌炎用免疫抑制剂治疗确实有效。心内膜活检显示围生期心肌病发生率超过50%,然而原因尚未明确。药物引起的过敏性反应和系统性嗜酸性粒细胞增多症可以造成特殊心肌炎,过敏性心肌炎的特点是心肌血管周围嗜酸性粒细胞和白细胞浸润,任何药物都可能导致过敏性心肌炎,但在临床上却经常缺乏认识,因此应该保持较高的警惕性,过敏性心肌炎常常在停用相关药物或对潜在的病因加以治疗后缓解,常常需要辅以皮质醇激素治疗。很多药物包括一些抗惊厥药、抗生素、抗精神病药与过敏性心肌病有关。某些药物和毒素可以导致心肌炎,如可卡因可以通过交感神经的过度刺激导致心肌细胞坏死。蒽环类(通常被用作化疗药物)对心肌有直接毒性作用,呈剂量依赖性,即使低剂量也能损害心脏。

表 10-9-1　心肌炎病因

感染性
病毒(柯萨奇 B 病毒、腺病毒、HIV、肝炎病毒 C、
细小病毒属)
细菌(脑膜炎双球菌、白喉杆菌)
原虫(克氏锥虫)
螺旋体(疏螺旋体)
立克次体(立氏立克次体)
寄生虫(旋毛线虫、多形棘球绦虫)
真菌(曲霉菌属、隐球菌属)
炎症性疾病
结节病
巨细胞性心肌炎
硬皮病
系统性红斑狼疮
过敏反应
血清病(抗生素类、破伤风类毒素、乙酰唑胺、苯妥英钠)
毒性物质

感染性
可卡因
蒽环类

注：HIV，人类免疫缺陷病毒

病毒性心肌炎心肌损伤的分子机制尚未完全明确,损伤的最初阶段可能是病毒吸附于心肌细胞对其造成直接细胞损伤,导致心肌细胞坏死。初始损伤后,针对病毒的宿主免疫应答在心肌损害中起到重要作用,动物模型显示病毒进入心肌细胞质并增殖后,炎性细胞包括自然杀伤细胞和巨噬细胞浸润并随后释放促炎性反应细胞因子。T淋巴细胞通过经典的细胞介导的免疫反应被激活,细胞毒性T细胞通过主要组织相容性复合体受限的方式识别细胞表面的病毒蛋白片段,当心肌细胞的自身抗原和病毒蛋白发生交叉反应时,T细胞持续被激活。细胞因子包括肿瘤坏死因子、白介素-1、白介素-2、1干扰素,是重要的慢性炎症介质。这些细胞因子可以导致心肌细胞的损伤,以致收缩功能恶化。在心肌炎患者中,经常发现心肌自身抗体。即便如此,在心肌炎发病机制中,细胞免疫比体液免疫更占主导地位。CD^{4+} T淋巴细胞是自身免疫性心肌炎心脏损伤的关键调节因子。对自身抗原具有较低亲和力的循环T细胞一般是无害的,但是如果以大量的自身抗原刺激可能导致免疫介导的心脏病。病毒感染后心肌炎会产生与Th1和Th2细胞因子产生相关的T细胞应答。最近,发现了与心肌炎发病机制相关的第3种T辅助细胞亚群-Th17细胞,可以产生白介素-17,介导心肌细胞免疫。$CD4^+$和$CD8^+$ T细胞在鼠类柯萨奇病毒B心肌炎中都起到重要作用。多个心肌炎模型中T淋巴细胞在其间的突出作用支持了对伴有明显自身免疫特征的几种人类心肌炎应采用抗T细胞治疗这一理论。

一种腺病毒和柯萨奇病毒膜受体的发现为这两种病毒为主要病原体的假设提供了证据。病毒可能通过特殊受体或复合受体进入心肌细胞或巨噬细胞,例如柯萨奇病毒B1、B2和B5病毒进入细胞中与柯萨奇病毒B复合受体结合生成复合抗体,结合的受体的部位不同会影响病毒的毒力。柯萨奇病毒B的毒力也可以被其病毒基因组及宿主因素如硒缺乏、汞暴露等修饰。针对多种心肌抗原的自身抗体在疑似或组织学证实的淋巴细胞性心肌炎和扩张型心肌病中常见。链球菌M蛋白和柯萨奇病毒B共享心肌肌球蛋白表位,该表位是一种细胞内抗原,其交叉反应抗体由于该抗原的模拟物可能导致自身免疫抗体产生。病毒清除后,心肌肌球蛋白可能提供一种慢性心肌炎的内源性抗原并通过自身免疫机制刺激产生慢性炎症。过去10多年间一系列研究显示心肌肌球蛋白和内源性人类细胞表面层粘连蛋白存在交叉反应,提示层粘连蛋白能够作为慢性心肌炎进展的刺激物。最近发现了心肌肌球蛋白抗体与β_1肾上腺素能受体产生交叉反应,而且这些抗体可能在心肌细胞凋亡中起作用。肠病毒感染中的心肌损伤也可独立于免疫反应发生。比如肠病毒基因组的蛋白产物,包括病毒蛋白酶2A,可以分解出能导致心肌病的肌营养不良蛋白在内的宿主蛋白,这种营养不良蛋白增进了伴随肠病毒的心肌病发展。来自实验模型的数据提示柯萨奇病毒B可能以部分删除的基因组持续存在于心肌组织,导致非细胞溶解的慢性心脏感染。这个观察结果如果在扩张型心肌病患者身上得到复制,将能解释肠病毒感染如何在缺少心肌炎的情况下引起慢性扩张型心肌病。

【临床表现】

心肌炎患者临床表现多样,超过40%的患者病程为自限性。一些患者表现为发热、关节痛等病毒感染的前驱症状,然后出现乏力、呼吸困难、类似胸膜炎特征的胸痛等非特异性心脏症状。有些患者表现为心功能急性进行性失代偿,重者引起心源性休克甚至死亡,需要重症监护和治疗。急性心肌炎患者最初几周或几个月的症状往往被诊断为非缺血性扩张型心肌病,心肌炎的表现跨度很大,从亚临床到猝死,新发房性或室性心律失常、完全性心脏传导阻滞、或急性心肌梗死样症候群等。心脏症状多种多样,包括乏力、运动耐量降低、心悸、心前区疼痛和晕厥。急性心肌炎的胸痛可能由于伴发心包炎或偶尔的冠状动脉痉挛。即使在临床症状消失后,慢性免疫介导的心肌损伤或持续的心肌细胞病毒基因表达也会导致心室进行性扩大和功能障碍。

　　虽然病毒感染的前驱症状发热、肌痛和呼吸道、消化道症状与心肌炎相关,但是症状多种多样。欧洲一项关于感染性心肌炎流行病学及治疗的大宗病例报道显示 3055 位患者中,72％有呼吸困难,32％有胸痛,18％有心律不齐。大多数关于急性心肌炎的报道显示男性患者稍多于女性患者,可能由于女性对免疫应答天然的激素保护效应。儿童心肌炎的临床表现与成人不同,儿童常有暴发型表现。因为临床表现多样,临床医师需要在许多心脏综合征鉴别诊断中考虑心肌炎的诊断。出疹、发热、周围血嗜酸性粒细胞增多或最近的用药史提示过敏性心肌炎的可能。嗜酸性粒细胞性心肌炎临床表现包括充血性心力衰竭、心内膜和瓣膜纤维样变性、心内膜血栓。一种少见的疾病——急性坏死性嗜酸性粒细胞性心肌炎是嗜酸性粒细胞性心肌炎的更凶险的分型,急性起病,死亡率高。两个特发的组织学类似的疾病——巨细胞性心肌炎和心脏结节病,虽然少见,但却是心肌病的重要原因。巨细胞性心肌炎急性起病,死亡率高,需要心脏移植,最初认为是自身免疫性疾病,因为其与一系列自身免疫性疾病、胸腺瘤、药物过敏相关。巨细胞性心肌炎有时出现室性心动过速、心脏传导阻滞、尽管得到最佳治疗,病情仍然逐渐恶化,应与更常见的病毒感染后心肌炎相鉴别。心肌炎的不常见原因,如结节病,在慢性心力衰竭、扩张型心肌病、新发室性心律失常、二～三度传导阻滞或对标准治疗没有反应的患者应加以怀疑。心肌炎可能与其他心肌病同时发生,并对其临床过程产生负性影响。如心脏淀粉样变如果组织学上出现心肌炎证据,其预后会很差。肥厚型心肌病伴有心肌炎往往出现临床心功能恶化,而且证据显示心肌组织中可以见到持久存在的病毒基因组。致心律失常型右心室心肌病或发育不良的患者伴发心肌炎的比例较高,有些病例与病毒感染相关,预后评价结果不明确。最近一篇报道显示,急性心肌梗死致死的患者近 40％中存在活动性柯萨奇病毒 B 感染,而且这些患者受累的心肌细胞显示细胞支架破坏。

　　轻型感染性心肌炎患者体检可见低热、心包摩擦音等体征。一些体征,如结节性红斑、慢性游走性红斑(见于 Lyme 病),可以为心肌炎的病因提供线索。体检还可见与发热程度不平行的心动过速、第三心音、颈静脉扩张或肺水肿等心力衰竭体征。

【诊断和鉴别诊断】

　　诊断心肌炎缺少可靠的诊断性试验,心肌细胞损伤时,CK-MB、肌钙蛋白 I 和肌钙蛋白 T 升高。肌钙蛋白诊断心肌炎具有较高的特异性(89％),但是敏感性(34％)较低,临床和试验数据提示急性心肌炎肌钙蛋白水平增高比 CK-MB 增高更常见。全身性感染时,白细胞计数增加和血沉加快。血培养阳性可以证实细菌感染,但无法确诊病毒感染。血清病毒中和抗体滴度急剧增高(如柯萨奇 B 病毒和 EB 病毒)提示存在新近感染,Lyme 病时,血清螺旋体中和抗体滴度增加 2～4 倍。其他实验室检查包括:检测血管紧张素转换酶(ACE)水平,可诊断自身免疫性疾病所致的心肌炎如结节病,检测抗核抗体可诊断结缔组织疾病。

　　急性心肌炎心电图可见窦性心动过速伴有非特异性 ST 段和 T 波异常、房性和室性心律失常、病理性 Q 波、房室传导阻滞、心室内传导延迟造成的 QRS 波增宽。弥漫性心肌炎常出现心室内传导异常且常常提示预后不良。需要注意的是,有些心肌炎患者会出现心肌梗死的特征性心电图表现,但是冠状动脉正常。临床上心肌炎伴发心包炎并不少见,心电图上常显示心包炎样改变。心电图诊断心肌炎敏感性低(47％),Q 波或左束支传导阻滞存在与高死亡率相关。

　　心肌炎没有特异性的影像学表现,但常可发现心脏增大或肺水肿,超声心动图对于评价总体或部分左心室功能及舒张期充盈功能障碍有价值,也可以显示心肌炎病变造成的心室壁增厚、心室内血栓、瓣膜异常和心包受累情况。扩张型、肥厚型、限制型及缺血性心肌病的超声心动图表现都在组织学证实的心肌炎病例中有所描述。心肌炎部分或总体室壁运动异常容易与心肌梗死相混淆。

心导管检查可以排除冠状动脉疾病，或明确心力衰竭造成的血流动力学紊乱。核医学成像技术，如抗肌球蛋白抗体扫描，可以鉴别心肌炎，但是没有得到广泛应用。用聚合酶链反应或原位杂交方法证实病毒基因组的存在是较新的诊断方法，可以明显提高诊断率并评价预后。采用心脏磁共振技术诊断心肌炎被认为大有前景。初步研究提示非介入性心脏磁共振成像（MRI）可能为诊断提供新的准确方法而没有活检的风险。如有报道显示心肌炎的区域与心脏 MRI 信号异常的区域密切相关。MRI 可以探测心肌炎的组织改变，最近的研究数据表明心脏延迟后造影剂增强成像可作为首选诊断方法，TIW 延迟增强扫描和 T2W 图像联合评估具有较好的敏感性及特异性。

心内膜活检是确诊心肌炎唯一的金标准，但该方法有一定创伤性，诊断标准差异较大。心脏病理学专家组为心肌炎的组织病理学诊断制订了 Dallas 标准，其组织学诊断标志为心肌组织的炎性浸润，并伴有心肌细胞溶解。采用该标准，心内膜活检的阳性预测值较低（10%），但样本量增加时阳性预测值会有所增加。这些标准可能低估了心肌炎的实际发病率，由于心肌炎病灶在整个心肌分布的不均匀性及局部浸润、观察者诊断偏倚等，阴性结果也不能排除心肌炎的诊断。Dallas 标准由于读片的差异性、缺少预后评估价值及部分由于采样误差造成较低的敏感性，应用受到限制。这种限制造成替代的病理分类标准产生，主要依据细胞表面抗原特殊的免疫过氧化物酶染色，如抗 CD3、抗 CD4、抗 CD20、抗 CD68 及抗人白细胞抗原，该标准具有较高的敏感性及预后评估价值。最新的建议是心内膜心肌活检应该在有可能发现需要特殊治疗的疾病基础上加以考虑。最近美国心脏联合会协同美国心脏病学院和欧洲心脏病学会对心内膜心肌活检评价心血管疾病作出了较为科学的阐述，两个心肌炎方面 I 级推荐的情况是暴发型心肌炎和巨细胞性心肌炎。无法解释的新近发生的少于 2 周的心力衰竭伴有左心室容积正常或扩张和血流动力学受损而疑诊暴发型心肌炎的患者，应该进行心内膜心肌活检。无法解释的新近发生的时间在 2 周到 3 个月的心力衰竭伴有左心室扩张和新发室性心律失常或莫氏 II 型或二度 III 度传导阻滞，1～2 周内常规治疗没有反应的疑诊巨细胞性心肌炎的患者，也应该进行心内膜心肌活检。除此之外的情况并没有建立心内膜心肌活检的标准。有心内膜心肌活检指征的患者到没有相关专门技术的医疗中心就诊时应该转院到具有活检能力的医疗中心。此外，临床病理标准可以区分暴发型淋巴细胞性心肌炎和急性淋巴细胞性心肌炎，而且采用了对单纯病理分类加以改进的、可以判断预后的分类标准。根据临床病理标准，暴发型淋巴细胞性心肌炎，因其在症状和血流动力学受损发作时具有明确的 2 周内病毒感染的前驱症状发作，而且预后一般较好，与急性淋巴细胞性心肌炎加以区分。后者一般没有明确的起病和血流动力学受损，但却导致更常见的死亡及需要心脏移植的严重结果。虽然暴发型淋巴细胞性心肌炎患者常可恢复，但也是重症，需要静脉内应用正性肌力药物或机械循环支持等疗法。这两种心肌炎发病率低，心脏移植的预后数据及生存率仅来自于少量病例结果。

心肌炎的鉴别诊断主要根据疾病的临床表现。许多疾病都潜在影响心肌或导致心肌炎的发生。左心室功能障碍或心力衰竭的常见病因为长期高血压、冠状动脉疾病、瓣膜性心脏病或遗传性心肌病。当诊断心肌炎造成的左心室功能障碍时，需排除包括上述疾病在内的其他许多临床疾病。

【治疗】

伴有急性扩张型心肌病的心肌炎患者的治疗应该根据美国心脏协会（AHA）、美国心脏病学会（ACC）、欧洲心脏病学会（ESC）和美国心力衰竭学会（HFSA）的目前治疗指南进行。急性心肌炎治疗的主要依据是针对左心室功能不全的支持性治疗。抗心力衰竭治疗包括服用血管紧张素转换酶抑制剂或血管紧张素受体拮抗剂、S 受体阻滞剂如美托洛尔、卡维地络、利尿药等，大部分患者的症状将会得到改善。对于尽管得到最佳治疗,病情仍然恶化的患者,一系列病例研究提示机械循环支持如心室辅助装置或体外氧合膜的作用,可以作为心脏移植或恢复的过渡。心肌炎心脏移植后生存率与其他原因造成的心力衰竭接近。急性心肌炎患者的康复应该在临床发病几个月内限制有氧代谢活动,基于啮齿类动物心肌炎模型结果,持续的运动会增加死亡率。有氧代谢活动的重新进行主要依赖左心室功能不全的严重程度和病情恢复的情况。病毒性心肌炎的鼠类模型研究中,坎地沙坦的应用提高生存率;阿替洛尔,一种非选择性β受体阻滞剂的应用可以改善组织病理学结果并且减少柯萨奇病毒 B 感染的心肌炎的心室壁厚度。非类固醇类抗炎药与死亡率增加相关。综合考虑这些数据,认为当前心力衰竭的指导方案可以用于急性心肌炎造成的心力衰竭患者。急性心肌炎患者抗心律失常治疗也是必要的,心律失常虽可持续几周,但常在疾病的急性期后消退。心肌炎患者心律失常的治疗应该遵循传统的处理方法,但是急性心肌炎患者出现心动过缓或完全性心脏传导阻滞症状则需要安装临时起搏器。即使活动性炎症仍然存在,伴有症状或持续性室性心律失常的患者可能需要胺碘酮和可植入的心电复律器。

　　心肌炎患者的治疗主要是支持治疗,在活动性心肌炎稳定之前要求卧床,或只能进行少量活动;心肌炎动物模型显示心脏炎症活动期间运动会导致心肌损伤增加。运动员患者控制 6 个月限制运动,直到心脏大小和功能恢复正常。心律失常患者限制运动直到心律失常症状消失。应该限制盐的摄入(如同心力衰竭处理),特别是左心室收缩功能障碍患者。对于极少进展成严重心力衰竭的患者,建议左心室辅助装置或心脏移植。尽量减少不必要的药物以防过敏性心肌炎。

　　心肌炎明确病因者可以针对病因治疗,如白喉性心肌炎,应该在确诊后尽快注射抗毒素。Lyme 心肌炎应采用抗生素治疗,但其有效性尚未证实。Chagas 病的治疗主要集中在媒介控制及免疫预防。心肌炎继发扩张型心肌病患者予以传统的左心室功能障碍治疗,包括 ACE 抑制剂、β受体阻滞剂、利尿剂和地高辛。心肌炎急性期地高辛应该谨慎应用,因为心肌炎会增加洋地黄敏感性,因而增加洋地黄中毒的可能性。病毒和病毒后心肌炎仍然是急性和慢性扩张型心肌病的主要原因,已有大量的对于病毒相关的心肌病的抗病毒实验性治疗研究。心内膜心肌活检发现病毒基因组已经用于急慢性心肌病的治疗指导。一些但不是所有的研究显示,病毒基因组的存在与之后心功能的恶化、需要心脏移植及死亡率相关。抗病毒制剂应用的相关数据目前仅限于动物模型和小样本研究。对鼠类心肌炎采用利巴韦林和 a 干扰素抗病毒治疗可以减少心肌病变的严重程度和死亡率。β干扰素已经成功地应用于病毒持续存在的慢性稳定的扩张型心肌病患者,抗病毒治疗后所有患者均获得病毒清除,明显增加左心室功能。成功的抗病毒治疗或疫苗需要特定针对当前病毒,心脏中发现的病毒已经从 20 世纪 80 年代的肠病毒,转向 90 年代的腺病毒及现在的微小病毒 B19 和人疱疹病毒 6 型,而且联合感染常见。

　　由于病毒性心肌炎被认为部分由免疫介导机制引起,免疫抑制疗法已被研究用于治疗心肌炎。由美国国立卫生研究院资助的心肌炎治疗试验是一项多中心研究,评价了对于心肌心内膜活检证实了心肌炎并且左心室射血分数<45%的患者应用泼尼松联合免疫抑制剂环孢素或硫唑嘌呤的治疗效果。在这项前瞻性随机研究中,免疫抑制疗法组和对照组的左心室射血分数和生存率在 28 周无显著性差异。一些小样本量研究评价免疫抑制剂治疗心肌炎的效果,结论不一致,但一项大样本随机研究显示无显著效果。在自身免疫性疾病或活检证实的心肌炎失代偿期时,才能考虑静脉内应用免疫抑制剂可能使患者获益。

　　抗病毒和免疫调节效应已经在实验模型和无对照的病例系列研究中证实,提示静脉内注射免疫球蛋白(IVIG)可能对心肌炎有治疗作用。但是对心肌炎和急性心肌病实验性干预治疗研究结果显示,急性扩张型心肌病患者 IVIG 疗效并没有优于使用安慰剂的患者。因此成人急性心肌炎不推荐常规使用 IVIG 疗法。IVIG 在治疗炎症和病毒持续存在的慢性扩张型心肌病中并未得到严格评估,IVIG 可能在儿童急性心肌炎治疗中起一定作用,来自几项免疫抑制疗法治疗急性心肌炎的随机对照试验研究结果显示阴性或仅边缘性阳性结果。

巨细胞性心肌炎患者,环孢素和肾上腺皮质醇激素联合应用治疗可能延长生存期。对于慢性、中度到重度心肌病患者,经过6～12个月的最佳治疗后病情没有进一步改善,免疫抑制疗法可能有更广泛的作用。一项涉及84位慢性扩张型心肌病和心肌细胞表达人类白细胞抗原患者的临床研究中,硫唑嘌呤和泼尼松的联合应用与心功能改善相关。治疗心肌炎的调节免疫活动的其他方法尚在研究之中,包括免疫吸附和免疫调节。

如果怀疑心肌炎,运动应该降至最低直到急性期结束。由于不同病因可采取针对性的治疗方法,应努力揭示潜在的病因。对于心力衰竭患者应采取心力衰竭的标准治疗,但加用地高辛时应谨慎。

【展望】

将来一个主要问题是心肌炎的诊断是否仍然需要组织学证实。心脏MRI是非介入性诊断和预后评估急性和慢性心肌炎的有力工具,但仍需要进一步验证。积极研究的领域包括慢性病毒相关的亚人群和经活检证实并用于指导治疗的非病毒性心肌炎。

将来心肌炎的治疗应针对心肌损伤的特异性机制。导致心肌炎的共同通路是宿主免疫应答,所以抗病毒药物及病毒特异性疫苗可能有效。免疫调节治疗心肌炎甚至特异性扩张型心肌病及其对心力衰竭的治疗作用也是研究的热点。目前病毒性心脏感染免疫调节的理解仍然来自于动物模型的研究,应在此基础上进一步进行临床研究并发展新的诊断试验和可能的特殊性治疗。促炎症细胞因子通过其直接的心脏毒性作用可能促进心力衰竭的进展,几项研究提示肿瘤坏死因子α是一种具有负性肌力作用的细胞因子,有望成为心力衰竭患者,特别是严重失代偿患者的治疗靶点。肿瘤坏死因子α抑制剂治疗左心室功能障碍造成心力衰竭的治疗研究尚处于初始阶段,大样本量研究的随访结果尚未显示其明显的治疗效果。心肌炎潜在的病因有很多,只有部分病因可能有免疫调节应答,将来应在准确鉴别病因特征方面有更多研究。其他免疫调节治疗包括血浆置换疗法和免疫吸附疗法也正在研究中,可能成为有效的辅助治疗方法。

(黄忠毅)

第十一章　消化系统急危重症

第一节　急性消化道出血

急性消化道出血包括急性上消化道出血和急性下消化道出血。上消化道出血是指屈氏韧带以上的胃肠道出血,包括食管、胃和十二指肠、胆管和胰腺部位疾病引起的急性出血。下消化道出血是指屈氏韧带以下的肠道出血,包括空肠、回肠、结肠、直肠和肛管部位疾病引起的急性出血。上消化道出血临床表现呕血、黑便,常伴血容量减少引起的外周循环衰竭,下消化道出血临床表现粪便带血或全血便,可为鲜红色、暗红色或黑色,血液也可自肛门直接排出称便血。

【病因】

(一)上消化道出血的病因

1.食管疾病　食管炎、食管憩室炎、食管消化性溃疡、食管癌、食管贲门黏膜撕裂综合征。

2.胃及十二指肠疾病　胃十二指肠溃疡、急慢性胃炎、胃癌、胃黏膜脱垂症、胃血管异常病变、胃十二指肠憩室炎等。

3.门静脉高压引起的食管、胃底静脉曲张破裂

(1)肝硬化。

(2)门静脉阻塞。

(3)肝静脉阻塞。

4.胃肠道邻近器官或组织病变

(1)胆管疾病并胆管出血。

(2)胰腺癌与壶腹周围癌,急性胰腺炎。

(3)动脉瘤破裂入上消化道。

(4)纵隔肿瘤或脓肿破入食管。

5.全身性疾病

(1)血液病:血小板减少性紫癜、再生障碍性贫血、血友病、白血病、DIC。

(2)尿毒症。

(3)应激性溃疡:创伤、烧伤或大手术后、休克、重度感染、颅脑病变。

(4)心血管疾病:心脏病、血管瘤、遗传性出血性毛细血管扩张症。

(5)结缔组织病:系统性红斑狼疮、结节性多动脉炎。

(二)下消化道出血的病因

1.小肠疾病　美克尔憩室、小肠肿瘤、溃疡、息肉、小肠结核、Crohn病、急性出血性坏死性小肠炎。

2.结肠疾病　结肠憩室、结肠癌、溃疡性结肠炎、Crohn病、细菌性或阿米巴痢疾。

3.直肠疾病　直肠息肉、直肠癌、非特异性直肠炎、直肠损伤、放射性直肠炎。

4.肛管疾病　痔、肛裂、肛瘘。

5.腹腔内血管疾病　缺血性小肠结肠炎、肠系膜动脉血栓及栓塞、门静脉血栓形成。

【临床表现】

(一)临床症状体征

1.上消化道出血

(1)呕血与黑便:为上消化道出血特征性表现,幽门以下病变出血常表现黑便,幽门以上病变出血常表现为呕血和黑便。若出血量大、速度快,血液在胃内停留时间短,则呕出鲜血或血块;若出血量少、速度慢,血液在胃内停留时间长,呕出物呈咖啡色。一次出血量达50～70ml即可出现黑便,若出血量大、速度快,肠蠕动功能强,血液在肠道内停留时间短,则排出暗红色稀便;若出血量小、速度慢,血液在肠道内停留时间长,则排出黑便。由于肠道内细菌作用使血红蛋白中铁与硫化物结合,形成硫化铁,致黑便呈柏油样。

(2)失血性外周循环衰竭:上消化道出血量较大,失血较快者,短时间内引起血容量急剧减少,回心血量不足,心输出量降低,引起头晕、心悸、出汗、恶心、口渴、黑矇、晕厥等症状,病人往往有便意,在排便或便后起立时晕厥倒地。如出血量过大,出血不止或未及时补足有效血容量,即可导致机体组织灌注不足,重要脏器灌注缺乏,以致产生组织细胞缺氧和代谢性酸中毒,进而造成不可逆性休克,甚至死亡。

(3)发热和氮质血症:上消化道出血病人一般会在24h内发热,通常不超过38.5℃,可持续3～5d。上消化道出血后,血液中尿素氮一般于数小时内开始升高,约24～48h可达高峰,多不超过14mmol/L。此外,出血后外周循环衰竭,引起肾血流量减少,肾小球滤过率下降,亦是造成氮质血症的一个原因。

(4)贫血:消化道大量出血后均有失血性贫血。

(5)溃疡病出血前往往有疼痛发作或加剧,出血后疼痛可减轻或消失。

2.下消化道出血　主要是便血、失血性外周循环衰竭、失血性贫血及氮质血症。便血的颜色与出血部位的高低、出血的速度和血液在肠内停留时间的长短有关,可为暗红色血便、鲜红色血便、或柏油样黑便。出血速度慢、出血量少于500ml,则症状一般较轻;出血速度快、出血量大于1000ml,则可由于循环血容量迅速减少而出现口渴、头晕、出冷汗、四肢厥冷、皮肤苍白、脉搏细速、血压下降等休克表现。

(二)辅助检查

1.实验室检查

(1)消化道出血早期,红细胞计数、血红蛋白量、红细胞压积可无变化,一般大出血3～5h可出现明显贫血血象。急性出血早期白细胞、血小板计数迅速增高,而肝硬化者白细胞、血小板计数则不增高或偏低。

(2)粪隐血(OB)试验阳性。

(3)肝功能、血液尿素氮、肌酐等异常结果有助于相应病因诊断。

2.内镜检查　于消化道出血后24～48h行急诊内镜检查,有助于迅速对出血部位及病因作出正确诊断,同时可在内镜下行喷药、硬化剂注射、套扎等止血措施。

3.X线钡餐检查　一般应在出血停止、病情稳定后进行。

4.选择性动脉造影检查　对内镜检查未发现出血,或有严重心、肺疾病不适宜进行内镜检查,但仍有活动性消化道出血的病人,可做选择性动脉造影,根据造影剂外渗的部位可显示具体的出血来源及判断病因。

5.放射性核素显像检查　应用静脉注射放射性锝(^{99m}TC)标记的红细胞或锝(^{99m}TC)硫胶体后作扫描核素显像,探测标记物从血管外溢,据以发现活动性消化道出血部位。

6.下消化道出血的检查及辅助检查　包括肛门指检、常规实验室检查、肛镜、直肠镜、纤维结肠镜检查、X线钡剂灌肠检查以及选择性动脉造影检查和放射性核素显像检查。

【诊断与鉴别诊断】

(一)诊断

根据详细病史、全面体格检查,选择正确的辅助检查,诊断不难。需早期识别消化道出血.并对出血程度加以估计,对出血部位和病因加以判断。

1.消化道大量出血或继续出血的迹象

(1)反复呕血,甚至呕血转为鲜红色,黑便次数增多,粪质稀薄,呈暗红色血便,伴有肠鸣音亢进。

(2)出现外周循环衰竭表现,经输血补液未见明显改善,或一度好转后又恶化,中心静脉压持续下降,或经快速输血补液短暂稳定后又趋下降。

(3)红细胞数、血红蛋白量、红细胞压积急速下降,或补充血液后仍持续下降。

(4)在补液量和排尿量足够的情况下,原无肾脏疾病者血尿素氮持续升高。

2.消化道出血程度的估计主　要应根据血容量减少所致外周循环衰竭表现,结合对血压、脉搏的动态观察进行。一般轻度出血的失血量占全身总血量的10%～15%,成人失血量＜500ml;中度出血失血量占全身总血量的20%左右,成人失血量在800～1000ml;重度出血失血量占全身总血量的30%以上,成人失血量＞1500ml。

3.对消化道出血部位和病因的判断　应结合临床表现和有关辅助检查综合分析。消化性溃疡合并出血一般有消化性溃疡的症状和体征,食管、胃底静脉曲张破裂出血往往有肝硬化所致的肝功能损害和门脉高压表现,胃癌并出血可存在恶病质、贫血等情况,胆管出血在呕血、黑便的同时可伴剧烈上腹痛和寒战、发热、黄疸,下消化道出血则常有大便习惯改变、腹泻、便秘、里急后重、肛门痛、体重减轻等表现。

(二)鉴别诊断

1.呕血与咯血应加以鉴别　见表11-1-1。

表11-1-1　呕血与咯血鉴别诊断

出血方式	呕出	咯出
出血伴随症状	上腹部不适或疼痛、恶心、头昏、晕厥	喉部瘙痒、咳嗽、胸闷
出血物性状	棕褐色、咖啡样,常有食物残渣	鲜红色,有泡沫及痰液
出血物酸碱性	酸性	碱性
伴黑便情况	黑便	不伴黑便(咯出血液被吞下则伴随黑便)

2.假性呕血、假性黑便鉴别

(1)鼻出血、拔牙、扁桃体切除术,以及进食禽畜血液后亦可出现黑便,注意鉴别。

(2)口服某些药物,如铁剂、铋剂、骨炭等后大便亦可呈现黑色,但隐血试验阴性。

【救治措施】

1.积极补充血容量　消化道大量出血病人应迅速补充血容量,尽快用大号针进行静脉输液,或经锁骨下静脉穿刺输液,同时监测中心静脉压。开始宜快速输液,用生理盐水、林格液、右旋糖酐、706代血浆或血浆,并应尽早足量输入全血,对肝硬化病人宜输新鲜血,同时需特别注意保持水、电解质平衡。

2.止血

(1)插入胃管给予冰盐水或冰水洗胃。

(2)药物止血治疗。①去甲肾上腺素 8mg 加入 100ml 生理盐水中,分次口服或作鼻饲灌注或滴注,使局部血管收缩,并减少胃酸分泌。②质子泵抑制剂奥美拉唑、兰索拉唑具有强大的抑制胃酸分泌作用,可使胃液酸度接近于中性,并能使出血局部形成血栓而具止血作用。奥美拉唑初始静脉用量 40mg,然后以 40mg/12h 维持。③H$_2$ 受体拮抗剂西咪替丁、雷尼替丁、法莫替丁可与壁细胞上 H$_2$ 受体结合而竞争性地抑制组胺对壁细胞泌酸的刺激作用,使胃内 pH 提高,促进止血。西咪替丁初始静脉内用量 0.2g,然后以 0.2g/4h 维持。雷尼替丁初始用量 50mg,然后以 100mg/8h 维持。④硫糖铝能在胃黏膜表面形成保护层,不被人体吸收,以 2g 溶于 10ml 水中胃管内灌注。氢氧化铝凝胶提高胃内 pH 值,保护黏膜,亦可经胃管灌注。⑤立止血能增加血小板黏附力和凝聚力,促进出血部位白色血栓形成,以 1kU 静脉注射或肌内注射,24h 内可重复肌内注射,如未完全止血,次日再肌内注射 1kU。凝血酶能促使纤维蛋白原转变为纤维蛋白而起止血作用,以 4000～8000U 溶于 30～60ml 冰盐水中胃管灌注。⑥生长抑素可抑制胃泌素和胃蛋白酶的分泌,进而起到抑酸与保护黏膜作用,有助于消化道止血,初始以 250μg 静脉滴注,然后每小时静脉滴注 100～250μg,可连续应用 4～12h。⑦前列腺素有助于止血作用,酚磺乙胺(止血敏)、氨甲环酸(止血环酸)、6-氨基己酸、氨甲苯酸(对羧基苄胺)以及中药云南白药、三七等亦有止血作用。

(3)纤维内镜直视下止血。可经内镜在局部喷洒 1% 去甲肾上腺素或 5% 孟氏溶液,也可局部喷洒凝血酶。还可在内镜下进行局部电凝止血、激光止血、微波止血等。

3.食管胃底静脉曲张破裂出血的治疗措施

(1)垂体后叶素:可使内脏小动脉收缩以降低门静脉压力,对食管胃底静脉曲张破裂出血有止血效果。常用垂体后叶素 20U 加入 5% 葡萄糖液 200ml 内静脉滴注,0.5～1h 滴完,必要时每 6h 重复使用一次,每日不超过 3 次。

(2)三腔双气囊管压迫止血:适用于静脉滴注垂体后叶素及其他止血药物无效的食管胃底静脉曲张破裂出血。一般置管气囊充气 24h 后宜放出气囊空气,以防止压迫过久引起局部黏膜坏死。出血停止 24h 后,应在双气囊放气状态下再留置三腔管观察 24h,如未再出血则即可拔管。

(3)经纤维内镜注射硬化剂治疗:可阻塞血管腔而达到止血目的。硬化剂一般采用无水乙醇、乙氧硬化醇、鱼肝油酸钠或油酸乙醇胺。

4.下消化道出血的治疗措施 垂体后叶素 20U 加入 5% 葡萄糖液 200ml 内静脉滴注,0.5～1h 滴完。或在做选择性肠系膜动脉造影发现造影剂渗出显示的出血部位后,即在渗出部位以每分钟 0.1～0.4U 速度滴入垂体后叶素止血,持续维持动脉滴入 24h。

5.手术治疗 消化道出血急症手术死亡率较高,因此在急性大出血期间宜尽量采取非手术治疗,待出血停止、病情稳定后择期手术。如经各种非手术治疗措施仍不能止血,则考虑紧急手术,其适应证包括:

(1)溃疡病大出血 6～8h,输血 800ml 以上。

(2)出血部位明确而保守治疗无效。

(3)食管胃底静脉曲张破裂出血经三腔双气囊管压迫止血无效,或虽经压迫止血,然而气囊放气后又再出血,且肝功能良好、无腹水者。

(4)既往有反复多次大出血病史者。

(5)食管肿瘤,胆管出血,上消化道出血合并幽门梗阻者。

(6)下消化道出血不止者,以及有肠道畸形、美克尔憩室、先天性动静脉畸形、肠道恶性肿瘤者。

(赵永峰)

第二节　急性胰腺炎

急性胰腺炎系指各种刺激因素所致胰腺分泌多种消化酶,并作用于胰腺本身组织所引起的自身消化性疾病。胰腺具有重要的内分泌和外分泌功能,能产生多种消化酶和激素,对人体的消化、营养和代谢起着重要的作用。各种原因引起的胰管阻塞或胰酶激活均可导致胰腺炎的发生。

急性胰腺炎是急腹症中常见的疾病之一,可发生于任何年龄,其高发病年龄组为 20～50 岁的青壮年。女性病人多于男性,男女之比 1∶1.7。

【病因】

急性胰腺炎的发病因素多而复杂,确切病因目前尚未完全阐明。

1.梗阻因素　胆总管下端或胰管梗阻,在我国多因胆管蛔虫、壶腹部结石嵌顿、或长期肝胆管结石引起。胆囊结石导致 Oddi 括约肌的炎症性狭窄,胆汁不能通畅地流入十二指肠内,返流入胰腺管内,造成胰管内压升高,使胰腺泡破裂,胆汁、胰液渗入胰实质内,将胰酶激活成为有高度活性的胰蛋白酶,使胰腺组织进行"自我消化"。

2.乙醇中毒　饮酒可促进胃泌素增高。乙醇直接作用于十二指肠黏膜,也会使胰液的分泌增多,引起 Oddi 括约肌痉挛和水肿,致胰液引流不畅,胰管内压力升高。同时胰液内蛋白质含量明显增加,并沉淀形成栓子,使胰液引流不畅,导致胰管损害。

3.饮食不节　暴饮暴食引起胰液分泌增加,胰管内高压,同时大量的酒菜食物可引起胃和十二指肠黏膜炎症,十二指肠乳头充血水肿使 Oddi 括约肌痉挛,直接影响胰液向十二指肠排放。

4.胰腺损伤　腹部开放性和闭合性损伤,以及腹部手术的直接损伤而造成。

5.血管因素　胰腺主要动脉的栓塞可直接造成胰腺缺血、出血和坏死。

6.其他　高脂血症、高钙血症、感染等。

【病理】

临床上根据病情分为急性水肿型和重症胰腺炎两型。

1.急性水肿型胰腺炎(急性间质性胰腺炎)　其基本病变多为局限性,病变部位见胰腺肿大、变硬,间质有充血、水肿、渗出,外观呈玻璃样变。镜下见间质水肿、充血、炎症细胞浸润,偶见脂肪坏死。炎症消退后,组织病理无明显变化。此型约占 80%～90%。

2.急性出血坏死型胰腺炎(重症胰腺炎)　在水肿基础上出现明显坏死,外观见胰腺肿大、质硬,胰腺实质和周围脂肪组织坏死,还可见到白色或黄白色斑块坏死灶。镜下见大片状凝固性坏死,细胞结构不清,间质小血管也有坏死。在坏死组织旁可见炎症细胞浸润。

水肿型胰腺炎一般较平稳,死亡率低;急性出血坏死型胰腺炎病情凶险,死亡率高,可在发病后数小时死亡。急性胰腺炎发病后全身各系统均可受累,以心血管、肺、肾影响为大。

【临床表现】

(一)症状

1.腹痛　腹痛多为突发性,部位随病变部位而异,胰头受累以右上腹痛为主,胰体受累疼痛位于腹部正中,胰尾病变则以左上腹为主,并向肩部放射。如累及全胰腺,则腹痛呈束腰带状疼痛,并向肩部放射。水肿型胰腺炎多为持续性并有阵发性加重,注射解痉药物可缓解。若为出血性坏死性胰腺炎,则腹痛十分剧烈,常伴有休克和衰竭,并可在短期内死亡。应用一般止痛药不能缓解,特别是注射吗啡、服用可待因等,反而可以增加其疼痛程度。疼痛强度与病变的程度相一致,即病情越重则疼痛也越剧烈。疼痛在进食后加剧,弯腰或坐起前倾可减轻疼痛。随着炎症的扩散和渗液扩散到腹腔,疼痛可呈全腹性。

2.恶心、呕吐　起初多为反射性,频繁发作,呕出物为食物和胆汁,至晚期并发腹膜炎时出现麻痹性肠梗阻,呕出物为粪样。

3.发热　发热一般不超过39℃。如发热持续不退或降至正常后又回升,多为继发感染所引起,提示已转化为化脓性胰腺炎或继发胰腺脓肿以及弥漫性腹膜炎等。如继发败血症则可出现弛张型高热。重症坏死性胰腺炎可有39℃以上的持续发热。如体温不升反降至正常值以下,则提示病情严重。

4.黄疸　由于胰腺炎可因胆管疾病引起,如胆结石、Oddi括约肌痉挛、水肿或狭窄,胆管感染等,特别是胆石性胰腺炎,影响胆液引流,可产生黄疸。胰头部水肿压迫胆总管下端可引起黄疸。少数病人由于坏死性胰腺炎,造成腹内严重感染。肝功能损害时亦可出现黄疸。

5.休克　水肿型胰腺炎很少发生休克,出血坏死型胰腺炎则常出现严重的休克。病人脉搏细速、血压降低、呼吸加快、面色灰白、表情淡漠或烦躁不安、出冷汗、肢体厥冷、尿少等症状。休克的原因是胰蛋白酶激活了多肽类血管活性物质致血管扩张、通透性增加,组织水肿和渗出,有效血容量减少,血压下降。呕吐或腹泻使体液丢失造成脱水,促成体克发生。另外,血浆中存在心肌抑制因子(MDF)能抑制心肌收缩,使搏出量减少,从而加重休克。

(二)体征

1.腹膜刺激征　轻者上腹部压痛和轻微肌紧张,但常常不如腹痛严重。病变严重者可出现全腹压痛、肌紧张和反跳痛。

2.皮下淤斑　由于含有胰酶的渗液沿组织间隙可到达皮下,溶解皮下脂肪使毛细血管破裂出血,因而局部皮肤呈青紫色,脐部出现蓝紫色淤斑,称为Cullen征,在两侧或左侧腰部(或肋腹部)皮肤出现蓝-绿-棕色大片不规则淤斑,称为格雷-特纳征。

3.腹胀　为腹膜炎胃肠麻痹所致。

4.手足抽搐　其原因是由于血钙降低所致。血清钙的降低程度与病变的严重程度有关。血清钙一般在发病后2~5d开始降低,并可持续两周左右。

(三)辅助检查

1.酶学检查

(1)血、尿淀粉酶测定:血清淀粉酶升高最早可以出现于病后8h。如超过500苏氏单位,可诊断为胰腺炎;尿淀粉酶升高出现较晚,一般在24h升高,如超过250苏氏单位,有诊断价值。尿淀粉酶下降缓慢,可持续1~2周。淀粉酶的增高程度,不代表胰腺炎症状的严重程度。相反,坏死性胰腺炎时,由于胰腺组织破坏严重,淀粉酶往往不高或正常。

淀粉酶清除率与肌酐清除率比值(Cam/Ccr)升高。正常值应小于5%。

(2)血脂肪酶测定:在发病后24h升高至1.5康氏单位(正常值为0.5~1.0康氏单位),可持续5~10d。

(3)胸、腹水淀粉酶测定:急性胰腺炎病人,若有胸水或腹水,则其含淀粉酶较高,通常大于500苏氏单位。

2.血、尿检查　白细胞计数增高,也可能血糖升高,尿糖阳性,血钙降低。

3.X线检查　在腹部平片上,可见胰腺邻近的胃、十二指肠、横结肠充气扩张,为肠麻痹所致。或可见上腹部有网膜囊积液的阴影,左侧膈肌升高、左下胸腔积液等。

4.B型超声检查　可提示胰腺肿大、网膜囊积液等。同时能测定有无胸腹水及胆石症等。

5.CT检查　胰腺增大,胰周围边缘模糊,胰腺弥漫性或局限性肿胀,假性囊肿,胰管扩大或钙化。

【诊断】

任何原因不明的上腹痛病人都应想到急性胰腺炎的可能,及时做淀粉酶检查,结合其他必要的实验室检查,确诊胰腺炎,随后要病理分型,及时判断轻重程度。一般认为水肿型胰腺炎病情较轻,预后较好。如腹膜刺激症状明显,血性及高淀粉酶活性腹水,血、尿淀粉酶与病情不相符合的骤然下降,血钙显著降低等,均强烈提示急性出血坏死型胰腺炎,应尽早手术治疗。

【鉴别诊断】

1.急性胆囊炎和胆石症　本病的腹痛多在右上腹,并向背部放射,呈阵发性,解痉药常能止痛。淀粉酶升高不明显。

2.急性消化性溃疡穿孔　常有慢性溃疡病史,发作特点是突发性、难以忍受的刀割样疼痛。体检发现腹部板状强直、压痛,反跳痛明显,肝浊音界消失。腹部透视膈下有游离气体。淀粉酶升高不明显。

3.胆管蛔虫症　多见于农村儿童和青年,"钻顶样"腹痛,呈突发性,常伴有出冷汗、辗转不安,腹痛缓解后如常,体征与腹痛程度相矛盾为独特的特点。淀粉酶不升高。

4.急性肾绞痛　肾绞痛为阵发性,以腰部为重,反射至腹股沟或会阴部,尿常规可发现血尿,腹部平片可见阳性结石。

5.急性肠梗阻　高位肠梗阻不易与急性胰腺炎相区别,二者均有剧烈腹痛和呕吐,也可有早期休克症状。急性肠梗阻的腹痛阵发性加剧更明显,同时能听到肠鸣音亢进,腹部平片见有液平面。胰腺炎有时也会有肠充气现象,此时可做腹腔穿刺鉴别。

【并发症】

急性胰腺炎病变较轻者多无重要并发症。严重时则并发症较多而严重,除 ARDS、DIC、急性肾衰(ARF)外,较常见的有以下几种:

1.胰腺脓肿、腹腔脓肿、腹膜后脓肿　出血坏死型胰腺炎在胰周围甚至腹腔脂肪坏死,并有大量浆液性、血性渗出物,极易并发细菌感染,形成胰腺内、胰周围、腹膜后或腹腔脓肿。

2.假性囊肿　急性胰腺炎产生的炎性渗出物积于网膜囊内、腹膜或胰实质内,逐渐形成被纤维结缔组织包裹的假性囊肿。

3.急性胃黏膜病变　应激性溃疡出血。

【救治措施】

(一)内科非手术治疗

1.解痉、止痛　一般来说,病情越重疼痛越严重,剧痛能引起或加重休克,并使胰液分泌增加,加重Oddi 括约肌痉挛及反射性地引起心脏冠状血管痉挛,甚至可致死亡。常用阿托品和哌替啶肌注,如疼痛不能缓解,可用普鲁卡因 300mg 加入 300ml 液体静脉滴注或用 0.25% 利多卡因 100ml 在 24h 内缓慢静滴。

2.减少胰液分泌

(1)禁食:发病初期严格禁食 4～5d,同时给予胃肠减压,目的是减少胃酸和胃泌素的分泌。重者禁食时间适当延长。

(2)抗胆碱能药物的应用:阿托品、山莨菪碱等。

(3)胰高血糖素:胰高血糖素系由胰腺 A 细胞分泌,有抑制胰腺外分泌、减轻胰液的浓缩、降低胰液中的碳酸氢盐的浓度、抑制胃液分泌和降低肠蠕动、减少十二指肠内容物返流的作用。

(4)H_2 受体阻滞剂:西咪替丁和法莫替丁静脉滴注对胃液分泌有抑制作用,也能使促胃泌素的活性降低。西咪替丁 0.4g,或法莫替丁 40mg 加入 100ml 液体静滴,2～3 次/天。

(5)生长抑素:生长抑素具有多种内分泌活性:①抑制胃酸分泌;②抑制胰腺的外分泌,使胰液、碳酸氢盐和消化酶分泌减少;③抑制生长激素、甲状腺素、胰岛素等多种激素的释放;④抑制胃窦部收缩,减慢肠道内容物通过时间;⑤降低门静脉和脾血流量等。常用的有善得定,常用 0.2mg 加入 5%GS 液 500ml,静脉滴注,2～3 次/天。

(6)乙酰唑胺(醋氮酰胺):抑制胃酸分泌,从而减少胰腺分泌,还有防止消化道出血的作用。用法 1～2mg/d 静脉滴注,连续用药 5～7d。

3.抑制胰酶的消化作用

(1)抑肽酶:抑肽酶有以下作用:①抑制胰蛋白酶的活性,抑制弹力蛋白酶的作用;②抑制激肽激活酶,阻止激肽类血管活性物质的产生;③凝血作用,能抑制溶酶体酶和纤维蛋白溶酶原的激活因子,阻止纤维蛋白溶酶原的活化,可预防和治疗各种纤维蛋白溶解所引起的急性出血,因而对重症胰腺炎继发的循环衰竭和 DIC 有防治作用。每天 2 万单位/千克,加入葡萄糖液或等渗盐水内静脉滴注,分 2 次用,连续用 5～8d。

(2)5-氟尿嘧啶(5-FU):大量资料报道应用本药治疗急性胰腺炎,主要是抑制胰腺蛋白酶合成的有效药物。5-FU250～500mg 加入葡萄糖液 500ml 静滴,qd,3～7d 一疗程。

(3)爱普尔:具有较强的抑制蛋白酶的作用。每次 2 万～4 万单位,日 2 次静脉滴注,持续用 5～7d。

4.抗休克　重症胰腺炎往往都有休克,胰腺病变越重休克也越严重,因此,积极防治休克是治疗重症胰腺炎的首要措施。静脉补液,维持水电解质和酸碱平衡及补充能量。

5.激素治疗　激素应用目前尚有争议,在使用时要慎重地把握适应证。一般认为急性水肿型胰腺炎不用,重症胰腺炎可短期应用大剂量激素,具体指证为:

(1)中毒症状特别明显者。

(2)严重呼吸困难或已发生 ARDS 者。

(3)有肾上腺皮质功能减退表现者。

(4)心肌严重损伤者。用法:氢化可的松每次 800～1000mg,或地塞米松 30～40mg,qd,连续 3～5d,病情缓解后逐渐减量后停药。

6.抗生素的应用　无感染时作为预防,有感染时作为治疗,联合使用广谱抗生素,常用青霉素、氨苄西林、头孢菌素类、庆大霉素等。

7.营养支持　急性胰腺炎时病人出现分解代谢增强、水电解质平衡紊乱、消化、吸收功能障碍,为了使患胰得到"休息",治疗上采取较长时间的禁食,因此,治疗时应积极采取有效的营养支持。

(二)外科手术治疗

对重症胰腺炎经内科保守治疗无效、合并持续梗阻性黄疸或严重的胆管疾病、并发脓肿者,应不失时机进行手术疗法。手术治疗的目的主要是引流含有胰酶和毒素物质的液体及清除坏死组织(包含胰腺坏死组织),如胆管有梗阻则解除梗阻或引流胆汁。

手术方式:①腹腔冲洗和胰腺床引流术。②胰腺坏死组织清除术。③胰腺规则切除术。

无论哪种方法,一定要争取彻底清除坏死组织。只有这样才能阻止病变的发展,防止并发症。

【诊断急性胰腺炎需首先明确的问题】

急性胰腺炎是一种复杂的急腹症,临床表现多变。在诊断急性胰腺炎时应从以下 5 个方面着手,找到各个具体病人的疾病特点,作出正确的诊断和鉴别诊断。

1.水肿型胰腺炎或出血坏死型胰腺炎　急性水肿型胰腺炎和急性出血坏死型胰腺炎的临床表现、病程、治疗方法和预后不完全相同,因而在诊断时应明确并加以区别,以便能给予最恰当的治疗。

2.病变累及胰腺的部位和范围　病变在胰头部时疼痛偏向右上腹并向右肩部放射;在胰尾部时疼痛偏

向左上腹并向左肩部放射;累及全胰时疼痛以上腹部为主,并向腰背部放射,呈束带样腰背痛。压痛则以病变部位最为明显。

3.有无继发症存在   胰腺脓肿、假性胰腺囊肿、胰性脑病、糖尿病、黄疸、DIC、急性肺功能不全、急性肾功能不全和 MODS 等。

4.有无累及邻近器官   胰腺的炎症可累及胆系,发生胆系感染。

5.复发性胰腺炎   胰腺急性炎症控制后,可形成胰腺假性囊肿或转为慢性炎症,囊肿为胰液从胰腺漏出,局限于网膜囊内,为纤维组织包围形成,有的可并发化脓性感染。慢性炎症又可能转为急性,称之为复发性胰腺炎。

(赵永峰)

第三节   急性重症胆管炎

急性重症胆管炎即急性化脓性梗阻性胆管炎,当胆总管或肝胆管急性梗阻,近端胆管扩张,并发感染积脓即造成急性重症胆管炎,是良性胆管疾病死亡的最主要病因,死亡率高达 20%。

【病因】

本病发生的常见原因有胆管梗阻和细菌感染及内毒素。引起胆管梗阻最常见的病因有胆管结石、胆管狭窄、胆管蛔虫、胆管及壶腹部肿瘤、原发性硬化性胆管炎、胆肠吻合术后或经 T 管造影及经皮肝穿胆管造影(PTC)术等;感染的细菌种类一般与普通胆管感染相同,主要为革兰阴性菌,如大肠杆菌、绿脓杆菌等,以大肠杆菌最为多见。胆汁细菌培养阳性率可达 90%~95%。另外,在胆汁培养时,厌氧菌也较常见,阳性率可达 80% 以上。

【病理】

本症的基本病理改变是胆管完全性梗阻和胆管内化脓性感染。胆总管常显著扩张、增厚,管腔内充满脓性胆汁或脓液,胆管壁由于炎症而充血水肿,上皮细胞变性坏死,管壁各层有不同程度的中性粒细胞浸润,胆管黏膜面有多发性溃疡,胆管内充满有臭味的脓性胆汁。肝脏充血肿大,镜下见肝细胞肿胀,肝窦扩张,汇管区炎细胞浸润,晚期可见大片的肝细胞坏死及多发性肝脓肿。严重的急性化脓性胆管炎,当胆管压力超过肝细胞分泌胆汁的压力时,胆管的内容物便可通过毛细胆管与肝窦之间的间隙逆流至血液循环中,从而引起严重感染,甚至导致死亡。

【临床表现】

本病发作急骤,病情进展迅速,除具有一般胆管感染的腹痛、黄疸、高热即 Charcot 兰联征之外,还可出现休克和神经系统抑制现象,即 Reynolds 五联征。多数病人有胆管感染史,部分病人可有胆管手术史。有些病人神志恍惚,烦躁不安,继而出现发绀,甚至昏迷。体温可达 39℃甚至 40℃ 以上,脉搏>120 次/分钟,血压下降,呼吸浅快,剑突下压痛和肌紧张,肝区叩痛,有时可扪及肿大的胆囊和肝脏。如治疗不及时,可在数小时内死亡。

血液检查白细胞计数及中性粒细胞升高,伴有核左移,胞浆内可出现中毒性颗粒。血清胆红素、ALT、ALP、GGT 升高。严重病人常有血红蛋白下降、血小板减少、肝肾功能受损、酸中毒等。

B 超、CT 及 MRI 扫描可显示肝肿大、肝内胆管及胆总管扩张,胆管内结石、虫体及肿瘤的影像;逆行胰胆管造影(ERCP)及 PTC 可准确地显示梗阻的部位及结石、虫体、肿块等。

【诊断】

根据病史及典型表现 Charcot 三联征、休克和精神症状,即可诊断。实验室检查白细胞计数明显增高,达 $20×10^9$/L,且计数与临床严重程度成正比;肝功能损害,尿中常有蛋白及颗粒管型;B 超检查可进一步确诊。

【救治措施】

治疗原则是紧急解除胆管梗阻,有效引流。急救处理必须争分夺秒,简单有效,尽量取尽胆总管内结石,减少手术时间。

1.积极抗感染　给予大剂量有效抗生素,包括抗厌氧菌抗生素。

2.抗休克治疗　快速输血、输液,补充有效循环血量,积极纠正水电解质紊乱和酸碱失衡,给予大剂量糖皮质激素,应用多巴胺等血管活性药物维持血压、防止病情恶化。

3.积极手术治疗　常用的方法有胆总管切开 T 管引流。胆囊造口术难以达到充分减压和引流胆管的目的,不宜采用。近来,随着内镜技术的不断进步,内镜下鼻胆管引流及经皮肝穿胆管引流术业已应用于临床,并取得一定效果,但也存在着引流不充分,症状缓解不明显的缺点,有时还需要中转手术治疗;由胆总管下端的结石嵌顿引起的急性梗阻性化脓性胆管炎可经纤维十二指肠镜切开 Oddis 括约肌以解除梗阻。

4.全身支持及对症处理　如解痉止痛、补充维生素 C、K 等。

(赵永峰)

第四节　急性肠梗阻

急性肠梗阻是常见的一种急腹症,其特点是肠内容不能正常运行并不能顺利通过肠道。

【病因】

肠梗阻根据病因可分三类:机械性肠梗阻、动力性肠梗阻、血运性肠梗阻:

1.机械性肠梗阻又可分为三类

(1)肠腔堵塞,如蛔虫、胆石、异物、粪便、肠套叠等。

(2)肠管受压,如肠外肿块压迫、粘连带压迫、肠管扭转、肠管嵌顿等。

(3)肠壁病变,由先天性疾病、肿瘤、炎性狭窄等引起。

2.动力性肠梗阻　又分麻痹性和痉挛性肠梗阻两类,是由于神经反射或毒素刺激引起肠壁肌功能紊乱,使肠蠕动丧失或肠管痉挛。麻痹性肠梗阻较常见,多发生在腹腔大手术后、急性弥漫性腹膜炎或腹部创伤后。另外,肠壁缺血及电解质紊乱特别是低钾血症也可引起麻痹性肠梗阻。痉挛性肠梗阻较少见,可见于肠功能紊乱和慢性铅中毒引起的肠痉挛。

3.血运性肠梗阻　是由于肠系膜血管血栓形成或栓子阻塞引起肠管血运障碍,肠管失去蠕动能力而出现的肠麻痹现象,可迅速发生肠坏死。

肠梗阻根据肠壁有无血运又可分为单纯性和绞窄性两类。单纯性是指肠壁无血运障碍的;绞窄性肠梗阻是指肠梗阻伴有肠壁血运障碍者,因肠系膜血管或肠壁小血管受压、血管栓塞或肠系膜血管血栓形成引起。

另外,根据梗阻的部位分为高位和低位肠梗阻;根据梗阻的程度可分为完全性和不全性肠梗阻;根据梗阻的病程可分为急性和慢性肠梗阻。

【病理生理】

肠梗阻是不同病因引起的一组临床症候群,可引起一系列局部或全身病理生理变化和临床症状。

1.全身病理生理变化

(1)水电解质紊乱和酸碱失衡:肠梗阻时,胃肠道腔内压力增高,吸收功能障碍,胃肠道分泌液体不能被吸收而潴留在肠腔中,同时由于胃肠壁水肿,继续有液体流向肠腔,导致第三间隙大量液体积聚,不能参与有效血液循环。高位肠梗阻及低位肠梗阻晚期出现呕吐,也导致胃肠液及胆胰液的大量丢失,引起脱水及血液浓缩,同时大量胃酸及氯离子的丢失,导致代谢性碱中毒;低位肠梗阻导致大量碱性消化液的丧失,酸性代谢产物剧增,可引起代谢性酸中毒。

(2)休克:若肠梗阻得不到及时治疗,严重的脱水、血容量减少、血液浓缩、电解质紊乱及酸碱失衡;肠道功能障碍,肠道细菌及毒素移位至门静脉和淋巴系统,继发细菌感染等因素可引起休克。当肠管坏死穿孔后,出现腹膜炎时则全身中毒症状加重,导致严重的中毒性和低血容量性休克。

(3)感染和中毒:肠梗阻时,肠内容物淤滞,大量细菌繁殖,并可产生毒素,此时,由于肠道功能障碍,细菌及大量细菌毒素可直接通过肠壁或通过血流及淋巴系统入血,引起脓毒血症甚至感染性休克。

(4)呼吸和循环功能障碍:肠梗阻时肠管高度膨胀,膈肌上抬,影响肺内气体交换;腹痛、腹压增高等导致腹式呼吸减弱;另外,血容量不足导致静脉回流障碍,心搏出量减少,最终导致呼吸及循环功能障碍。

2.局部病理生理变化

(1)肠腔扩张,积气积液:肠梗阻后,梗阻以上肠管扩张,腔内气体及液体积聚;蠕动增强以加速肠内容通过肠管。气体主要来自吞咽下的气体,而液体则主要是胃肠道分泌的消化液。肠管梗阻部位愈低,腹胀症状愈明显。肠梗阻部位以下则肠管空虚、塌陷,扩张和塌陷肠管交界处就是梗阻部位所在,是术中寻找肠梗阻部位的重要标志。

(2)肠蠕动增加:肠梗阻时,肠管受到各种毒素刺激使肠管蠕动增强,但在肠梗阻后期,肠蠕动又可减弱,因此,肠蠕动减弱并不是病情减轻的征兆,应引起足够重视。

(3)肠壁充血水肿:肠梗阻时,肠腔内压力明显升高,可使肠壁静脉回流受阻,毛细血管和淋巴管淤滞,肠壁充血水肿,液体外渗。另外,由于血液回流障碍,导致缺血缺氧,毛细血管和淋巴管通透性增加,肠壁上可出现出血点,血性渗出液进入肠腔和腹腔。最初,主要表现为静脉回流受阻,肠壁变薄、缺血和通透性增加,肠内容和大量细菌渗入腹腔,引起腹膜炎。最后,肠管可因缺血坏死而溃疡穿孔。

【临床表现】

1.腹痛　腹痛呈阵发性绞痛,梗阻以上肠管剧烈痉挛。在痉挛的间隙期,腹痛缓解或消失。可闻及肠鸣音亢进,当肠腔中有积气积液时,可有气过水声或高亢的金属音。病人自觉有气体在体内窜动,并受阻于某一部位,有时能见到胃肠型或蠕动波。麻痹性肠梗阻则与之相反,无肠管痉挛性蠕动,无阵发性腹痛或腹痛不明显,而仅有腹胀,肠鸣音减弱或消失。

2.呕吐　高位肠梗阻时呕吐较早出现并较频繁,呕吐物主要为胃十二指肠内容物。低位肠梗阻则呕吐较晚,初为胃内容,间隙时间较长,随病情进展,呕吐物呈粪便样物,当出现棕褐色或血性呕吐物时,表明已出现肠管血运障碍。结肠梗阻时呕吐较晚出现,麻痹性肠梗阻呕吐呈溢出性。

3.腹胀　腹胀程度与梗阻部位有关。高位肠梗阻腹胀不明显;低位肠梗阻及麻痹性肠梗阻则腹胀显著。有些病人可见明显的胃肠型。结肠梗阻时,由于回盲瓣的作用,梗阻以上肠管可在回盲瓣之间形成闭袢,形成所谓"闭袢性肠梗阻"。腹部可及局限性、不对称性隆起。

4.停止自肛门排气排便　完全性肠梗阻,肠内容完全不能通过肠管,临床上表现为停止自肛门排气排便。但在不完全性肠梗阻和完全性肠梗阻早期,梗阻部位以下残存的气体和粪便等肠内容仍能排出,不能误认为肠梗阻排除。另外,在绞窄性肠梗阻,还可排出黏液血便。

5.体征　早期多无明显全身改变,严重者可有明显的脱水征,如唇干舌燥、眼窝内陷、皮肤弹性消失等。另外,部分病人可有脉搏细速、血压下降、面色苍白、四肢厥冷等全身中毒和休克症状。

局部体征有:腹部可见肠型和蠕动波,肠扭转时腹胀多不对称。麻痹性肠梗阻则腹胀对称均匀。触诊:在单纯性肠梗阻可有轻压痛,但无腹膜刺激征。绞窄性肠梗阻可有固定的压痛和腹膜刺激征,匪痛的包块常为绞窄的肠袢。叩诊:绞窄性肠梗阻因有腹腔渗液,移动性浊音呈阳性。听诊:肠鸣音亢进,可闻及气过水声或金属音,为机械性肠梗阻。麻痹性肠梗阻及肠坏死时肠鸣音减弱。

6.辅助检查

(1)实验室检查:单纯性肠梗阻早期变化并不明显。病情进展,由于脱水、血液浓缩,白细胞计数、血红蛋白量、红细胞压积可增高;血钠、钾、氯离子可发生改变,部分病人合并酸碱失衡。在高位梗阻,呕吐出现早且频繁,胃酸及氯离子大量丢失,可导致代谢性碱中毒、低氯、低钾血症。低位肠梗阻时,由于碱性消化液的大量丢失,常导致电解质的丧失和代谢性酸中毒。肠梗阻病人进行血气分析是十分必要的。

(2)腹部平片:腹部平片对肠梗阻的诊断帮助较大,立位摄片可提示肠袢充气及单个或多个气液平。由于梗阻部位不同,X线表现也各有特点:空肠在充气时呈"鱼肋样",而回肠黏膜则无此表现,结肠可显示结肠袋,但在结肠极度扩张时可不明显。

(3)钡灌肠:当怀疑肠套叠、结肠肿瘤或乙状结肠扭转时可显示结肠梗阻的部位和性质,但高位梗阻时禁止钡灌肠。

【诊断与鉴别诊断】

1.诊断　根据病史、腹痛、腹胀、呕吐和停止自肛门排气及肠鸣音亢进、腹部肠型或蠕动波一般即可诊断。

2.鉴别诊断　在诊断为肠梗阻后,还要明确梗阻的原因。

(1)是什么原因引起的肠梗阻:应根据年龄、病史、体征、X线检查等几个方面综合分析。

粘连性肠梗阻临床上最为常见,多发生在有腹部手术史或腹部处伤、感染病史者。新生儿以肠道先天性畸形多见,2岁内儿童肠梗阻则以肠套叠多见。蛔虫性肠梗阻多发生于儿童。老年肠梗阻则以肿瘤与粪块多见。另外,嵌顿性疝也是引起急性肠梗阻的常见原因,因此在肠梗阻病人,都应检查疝气常见部位以排除嵌顿性疝。

(2)是机械性还是动力性:机械性肠梗阻常有上述典型表现,早期腹胀不明显。而麻痹性肠梗阻无阵发性绞痛,肠蠕动减弱或消失。

(3)是单纯性还是绞窄性:有下列表现者,应考虑绞窄性肠梗阻。①腹痛发作急剧,起始即为持续性剧烈疼痛,或在持续性疼痛后有阵发性加重,肠鸣音可不亢进,呕吐出现早而频繁;②病情发展迅速,早期出现休克,抗休克治疗后改善不明显;③有明显腹膜刺激征,体温上升,脉率增快,白细胞计数增高;④腹胀不对称,腹部有局限性隆起或触及有压痛的肿块;⑤呕吐物、胃肠减压抽出物或腹腔穿刺吸出物为血性液体;⑥腹部X线检查见孤立、突出胀大的肠袢,不因时间而改变位置,或有假性肿瘤状阴影,或肠间隙增宽;⑦经积极非手术治疗而症状体征改善不明显者。

(4)是高位还是低位:高位肠梗阻的特点是呕吐早且频繁,腹胀不明显。而低位肠梗阻则呕吐出现晚而次数少,有时呕吐物呈粪渣样,腹胀明显。X线检查可见梗阻以上肠管征象.空肠呈"阶梯状"或"鱼肋样",结肠可见结肠袋,充气积液的肠管分布在腹腔周围。

(5)是完全性还是不完全性:完全性肠梗阻,呕吐频繁,完全停止自肛门排气排便。不全性肠梗阻或完全性肠梗阻早期可有少量排气排便,X线所见肠袢充气扩张不明显。

【救治措施】

肠梗阻的治疗原则是解除梗阻,纠正因肠梗阻造成的全身功能紊乱。根据肠梗阻的病因和病情轻重采取具体的治疗方案。主要包括非手术和手术治疗。

1.非手术治疗　主要适用于单纯性粘连性肠梗阻、动力性肠梗阻、肠套叠早期及蛔虫粪便引起的肠梗阻等。

(1)禁食和胃肠减压:对于肠梗阻病人应严格禁食禁水并胃肠减压。胃肠减压是治疗肠梗阻的一个重要措施。常用一般的鼻胃管,对于低位肠梗阻,则减压效果不佳。Miller-Abbott管为带气囊的双腔管,可随肠蠕动送至梗阻部位,对于低位肠梗阻减压效果较好,但操作困难。

(2)纠正水电解质紊乱和酸碱失衡:肠梗阻常合并水、电解质紊乱和酸碱失衡,如高位梗阻因频繁剧烈呕吐,常可导致缺钾和代谢性碱中毒。一般可给予平衡盐液、葡萄糖液等,除补充晶体液以外,还要补充全血、血浆和代血浆等胶体液。是否补充钾、钠、氯等电解质要根据监测结果。肠梗阻时间较长者应行血气分析,及时纠正酸碱平衡紊乱。

(3)防治感染:常用广谱的头孢类和氨基糖苷类抗生素,还要应用抗厌氧菌类如甲硝唑、替硝唑等。

(4)对症处理:常用解痉镇痛药,但应遵循急腹痛用药原则,在诊断未明确之前尽量少用。

(5)其他:包括中医中药、针刺、低压空气灌肠或钡灌肠等。

2.手术治疗　对于绞窄性肠梗阻、肿瘤引起的肠梗阻、先天性肠道畸形引起的肠梗阻以及积极非手术治疗无效的肠梗阻要采取手术治疗。具体手术方法应根据病因、梗阻部位、全身状况决定。常用手术方式有如下几种:

(1)单纯解除梗阻的手术:包括肠管间粘连带的松解、肠扭转恢复、肠道异物取出术等。

(2)肠切除吻合术:对于肠道已坏死、肠道肿瘤、炎性狭窄等可行肠切除吻合术。

(3)肠道短路手术:在梗阻无法解决时,如恶性肿瘤与周围重要脏器粘连等情况,可将梗阻近端与梗阻远端肠管吻合,形成短路,以便肠内容通过。

(4)肠造口术或肠外置术:因病人全身状况差或梗阻部位病变复杂而不能进行复杂手术时,可采用肠造口或肠外置术解除梗阻。结肠完全性梗阻时,因回盲瓣作用,可形成闭袢性梗阻,肠腔压力比普通肠梗阻为高,一期切除病变吻合容易造成吻合口漏,应先行肠造口术,再二期处理肠道病变。对已有肠坏死者,要采用坏死肠管切除、断端外置造口术。

(赵永峰)

第五节　肝性脑病

肝性脑病又称肝昏迷,是由于严重肝病引起的肝脏生化代谢障碍、血流动力学异常、毒性产物增加所导致的精神、神经等综合征。临床表现为意识障碍、昏迷,血氨增高和脑电图异常。病死率极高。

【病因和发病机制】

(一)病因

1.病因　重症病毒性肝炎、衰竭中毒性肝炎和药物性肝病所致的急性或暴发性肝功能衰竭、各型肝硬化、原发性肝癌、妊娠期、急性脂肪肝、门静脉分流术后或任何其他弥漫性肝病的终末期。

2.诱发因素　上消化道大出血以及大量排钾利尿、放腹水。高蛋白饮食,镇静安眠药、麻醉药、便秘、尿毒症、外科手术、感染等。

（二）发病机制

肝性脑病的发病机制至今尚未完全清楚。目前存在以下几种学说：

1.氨中毒学说　血氨增高是肝性脑病的重要因素，血氨对中枢神经系统有毒害作用，干扰脑的能量代谢，有利于抑制神经递质 γ-氨基丁酸的蓄积。此外，许多诱发肝性脑病的因素能影响血氨进入脑组织，改变脑组织对氨的敏感性，起到诱发或加重氨中毒的作用。有些病人虽然血氨不高，但红细胞内氨升高。

2.假神经递质学说　肝功能严重障碍时，正常神经介质产生减少，而苯乙醇胺和 β-羟酪胺等假性神经递质增多。这些胺类的化学结构与正常神经递质多巴胺、肾上腺素、去甲肾上腺素相似，但不能传递神经冲动，从而导致大脑神经活动功能紊乱。血清胆碱酯酶活性降低后，乙酰胆碱在脑内含量增加，导致木僵和昏迷。

3.氨基酸代谢不平衡学说　肝硬化病人血浆芳香族氨基酸增多，而支链氨基酸减少，两组氨基酸代谢不平衡。肝性脑病时，支链氨基酸与芳香族氨基酸的比值由正常的 3～3.5 降至<1。支链氨基酸的抑制作用减退，芳香族氨基酸进入中枢神经系统增加，在脑内蓄积而导致昏迷。乙酰胆碱能占优势，出现扑翼样震颤。

4.硫醇和短链脂肪酸增多　硫醇和短链脂肪酸对神经元和突触膜均有直接毒性作用，影响中枢神经活动，并与氨等毒性物质有协同作用，诱发肝昏迷。硫醇与肝臭有关。

【临床表现】

1.临床症状与体征　肝性脑病的临床表现特征是在严重肝病、肝硬化基础上出现性格改变、精神错乱、昏睡、昏迷。

肝性脑病的临床表现往往因原有肝病的性质、肝细胞损害的轻重缓急以及诱因的不同而不同。根据意识障碍的程度、神经系统的表现、脑电图的改变将肝性脑病分为 4 期。

Ⅰ期（前驱期）：轻度性格改变和行为失常，抑郁或欣快，激动或淡漠少言，衣冠不整，应答尚准确，睡眠时间颠倒，可有扑翼样震颤，肌张力正常，脑电图正常，反射正常。

Ⅱ期（昏前期）：以意识模糊或错乱、睡眠障碍及行为失常为主，定向力及理解力减退，对时间、地点及人物认识不清，言语不清，不能进行简单的运算，书写障碍，有时举止反常，到处游逛，睡眠时间倒错，昼睡夜醒，甚至产生幻觉、恐惧、狂躁，酷似精神病。体征有扑翼样震颤，肌张力增强及各种病理反射。脑电图异常。

Ⅲ期（昏睡期）：以昏睡和严重精神错乱为主，病人呈昏睡状态，唤之能醒，很快又入睡，醒时回答问题含糊、缓慢。常有神志不清。四肢肌张力增强，病理反射可引出，脑电图异常。

Ⅳ期（昏迷期）：神志完全丧失，不能唤醒。浅昏迷时，对疼痛刺激尚有反应，腱反射和肌张力亢进，有时呈张目凝视状，扑翼样震颤无法引出。深昏迷时，各种反射消失，肌张力降低，瞳孔散大，抽搐，踝阵挛和换气过度，脑电图明显异常，可闻及肝臭。

2.辅助检查

（1）肝功能明显异常，甚至有酶-胆分离现象。多有血氨增高，血清支链氨基酸减少，芳香族氨基酸增加，血清胆碱酯酶活性降低。

（2）脑电图异常，两侧前额及顶部同时出现对称的高慢波。

（3）在各项肝功能检查中，ALT、AST 试验为较敏感的试验，凝血酶原时间、血清白蛋白和胆红素常反映肝病的严重性。

【诊断与鉴别诊断】

根据病史、体格检查，结合化验检查、B超等检查作出临床诊断。

临床诊断肝性脑病,一是要辨清是否肝性脑病,二是要明确肝性脑病的程度,三是要查明肝性脑病的病因和诱发因素;四是要清楚可能会出现什么并发症,以便及时处理,针对性救治。

鉴别诊断主要从以下几个方面入手:

1.查询起病原因或诱因 有无不慎饮食史或药物、毒物中毒史,手术与外伤史及其损伤程度,输注血液制品,家族与遗传史,与肝炎病人接触史等。

2.与其他脑病相鉴别 出现肝性脑病时应与糖尿病性昏迷、低血糖性昏迷、尿毒症性昏迷、肺性脑病相鉴别;还应与高血压脑病、脑卒中、脑部感染、头颅肿瘤等相鉴别。

3.辅助检查 血肝功能、血氨、血糖、尿素氮、胆碱酯酶、尿糖及酮体、心电图、头颅 CT、脑电图等有助于鉴别诊断。

【并发症】

1.出血 以消化道大出血最为多见,以颅腔出血最为严重。出血原因:

(1)凝血因子合成减少。

(2)血小板数量减少与质量低下。

(3)胃肠黏膜屏障功能减弱。

2.脑水肿 发生率为 $40\%\sim50\%$,发生的原因:

(1)血脑屏障的通透性、渗透性增加,使细胞外液增多,出现血管性水肿。

(2)缺氧和毒素的作用,发生脑细胞水肿。

3.肝肾综合征(HRS) 产生的原因为肾灌注下降,引起肾灌注不足,使肾血管持续收缩,肾小球滤过率下降。

4.电解质和酸碱平衡失常 常见低钠、低钾血症,少尿时出现高钾血症。

5.继发感染 急性和慢性肝功能衰竭时易并发感染。主要原因是肝脏解毒功能下降,不能清除来自肠道等部位的细菌及其内毒素。其次是肝衰后出现低蛋白血症等引起机体抵抗力低下。

【救治措施】

对肝性脑病的救治应早期诊断,及时处理,消除诱因,综合治疗,积极维持机体的功能,纠正各种代谢障碍,防止病情恶化。

(一)去除诱因

许多病人有明确的诱因,这些诱因可增加血氨、其他含氮物质以及毒物的水平,促使肝性脑病的发生。

1.消化道出血

(1)给予各种止血药:口服云南白药、思密达;肌注安络血;静脉滴注酚磺乙胺、氨甲环酸。

(2)应用 H_2 受体阻滞剂:可选用雷尼替丁、法莫替丁等,如法莫替丁 20mg 加入 5% 葡萄糖注射液 20ml 静注,每日 2 次。

(3)内镜下止血:可在内镜下对出血部位局部喷洒止血药,如凝血酶、去甲肾上腺素冰盐水等。

(4)食管静脉曲张破裂出血,可用三腔双囊管压迫止血和内镜下注射硬化剂,静滴垂体后叶素或生长抑素等。

2.感染感染 是诱发肝性脑病的重要因素之一,常见肺炎、泌尿系感染、原发性败血症等。避免使用对肝、肾有损害的药物,如红霉素、卡那霉素及庆大霉素。

3.纠正水、电解质和酸碱失衡

(1)监测水、电解质和酸碱度:记录每日液体出入量;定期查血钾、钠、氯、二氧化碳结合力、血尿素氮、肌酐、血细胞比积、尿钾、尿钠等。

(2)每日入液量一般为 2000ml,不宜超过 2500ml,有腹水、浮肿、脑水肿者应减少入量,并限制钠盐,氯化钠用量为 3～5g/d。

(3)特别注意纠正低钾、低氯性碱中毒。低钾血症补钾仍不能纠正时,应注意是否存在低镁血症。

(4)对缺钠性低钠、低钾血症,以补钾为主,补钠为辅。血钠水平纠正达 120mmol/L 即为安全范围。

(二)减少肠内毒物的生成和吸收

(1)饮食应以碳水化合物为主,禁蛋白质至少 3d。病情改善后可给蛋白质 20g/d,并逐渐增加至 30～50g/d,以选择牛奶、奶酪、植物蛋白为佳。昏迷不能进食可置胃管鼻饲。

(2)消除消化道积血,可用弱酸性液或生理盐水灌肠,口服或鼻饲 20% 甘露醇 100ml,或大黄粉 5g 导泻。

(3)抑制肠道菌群。新霉素 2～4g 口服或 1% 新霉素溶液灌肠;甲硝唑 0.2g,每日 4 次,适用于肾功能不良者。如病人已能耐受 40g 以上蛋白质食物,可停用新霉素。

(4)酸化肠腔环境,减少 NH_3 的形成。乳果糖 100～200ml/d,分 3～4 次口服,小量开始,以每日 3～4 次软便为宜。也可用乳糖山梨醇每日 15～25g,分次口服。

(三)促进体内毒素的代谢和清除

1.降血氨

(1)对轻型慢性肝性脑病可用谷氨酸钠(每支 5.75g/20ml,含钠 34mmol)3 支加谷氨酸钾(每支 6.3g/20ml,含钾 34mmol)1 支,加入 5%～10% 葡萄糖液 500ml 中静滴,1～2 次/天。有腹水或脑水肿者宜少用钠,对血钾偏高、肾功能不良、少尿或无尿者,宜慎用或忌用钾盐。

(2)精氨酸 15～20g/d 加入 10% 葡萄糖液 500ml 中静滴,适用于碱中毒者,肾衰时不用。

(3)7-氨酪酸适用于抽搐、躁动等昏迷前病人,已昏迷者不用。一般用 2～4g 加入 5%～1096 葡萄糖液 500ml 中静滴,滴速不宜快,并应观察病人血压、呼吸,若有胸闷、气促、头昏、恶心等症状时,立即停用,慎防呼吸抑制。

(4)乙酰谷氨酰胺有降低血氨和促进神经组织代谢的作用。0.25～0.75g 溶于 5% 葡萄糖注射液 250ml 中静滴,每日 1 次。

2.拮抗假性神经递质左旋多巴能透过血脑屏障,在脑内转化为大量的多巴胺和去甲肾上腺素,有对抗假性神经递质的作用。用法:200～400mg 加入葡萄糖液中静脉滴注,1～2 次/天。

(四)纠正氨基酸代谢失衡

支链氨基酸 500ml,静脉滴注,每日 1 次,可纠正氨基酸代谢的不平衡,对门体分流性脑病的疗效较好。

(五)抗肝细胞坏死、促进肝细胞再生

1.胰高血糖素-胰岛素疗法 胰高血糖素 1mg、正规胰岛素 10U 加入 10% 葡萄糖液 250ml 内静脉滴注,2h 内滴完,1～2 次/天。

2.前列腺素 E 能促进肝细胞再生,改善微循环。其作用为与肝细胞膜上的受体结合,稳定溶酶体,保护肝细胞膜和细胞器。

3.人胎肝细胞液 静脉输注可促进肝细胞再生,恢复免疫功能,防治内毒素血症。

(六)对症处理

1.保护脑细胞功能 可用冰帽降低颅内温度以减少能量消耗,保护脑组织。胞二磷胆碱 0.5g 加入葡萄糖注射液 250ml 静脉滴注,纳洛酮 0.8～1.2mg 加入葡萄糖注射液 250ml 静滴,每日 1 次。醒脑静注射液 20ml 加入葡萄糖注射液 250ml 中静滴,每日 1 次,均有保护脑细胞功能达到催醒作用。

2.防治脑水肿 肝性脑病的病人并发脑水肿较常见,易为肝昏迷的症状所掩盖,若肝昏迷病人出现烦

躁不安,收缩压高于原来的 20mmHg 时,即应警惕脑水肿的可能。可用 20％甘露醇 125ml＋呋塞米 20mg＋地塞米松 10mg 静脉滴注,4～12h 一次。

3.保护呼吸道通畅　①深昏迷病人可给予气管内插管行人工呼吸;②及时清除呼吸道或人工呼吸的管道分泌物;③及时防治呼吸道感染;④监测血氧饱和度。

4.防治出血和休克　对有出血倾向或黄疸重者可给输新鲜血,静滴维生素 K₁,补充血容量。

5.其他　对烦躁不安、抽搐者,可用小剂量地西泮或东莨菪碱肌注或静脉滴注,无效时苯巴比妥钠小剂量肌注,禁用其他巴比妥类。

（田　丽）

第十二章　泌尿系统急危重症

第一节　急性肾功能衰竭

急性肾功能衰竭(ARF)是由于各种原因引起肾功能在短期内突然下降,包括肾小球滤过率明显下降所致的氮质血症,以及肾小管重吸收和排泄功能障碍导致的水、电解质及酸碱平衡失调的一种临床综合征。

广义的 ARF 分为肾前性、肾性和肾后性三大类,狭义 ARF 特指急性肾小管坏死(ATN)。几乎所有ARF 均存在不同程度的 ATN,故急诊医学中的 ARF,除特别说明者外,概指 ATN 而言。

急性肾小管坏死是由各种原因引起的肾缺血和(或)肾毒性损害,导致肾功能迅速减退而出现的临床综合征。大部分 ATN 属可逆性病变,如经及时处理.肾功能可在数周或数月内恢复正常。

【临床表现】

根据临床表现及病程,通常可分少尿型、非少尿型及初发期 ATN,再进一步分为少尿(或无尿)期、多尿期和恢复期三个阶段。

1.少尿型(无尿型)ATN

(1)少尿期:发病急,多在原发病发作数小时至 48h 突然发生少尿(每日尿量少于 400ml)或无尿(每日尿量少于 100ml)。病程一般 7～14 天,亦有始终未能恢复者。完全少尿者少见。此期因尿少及肾功能损害,导致代谢产物潴留和水、电解质失衡。临床可出现以下症状:①尿毒症症状,包括恶心、呕吐、厌食等消化系统症状;高血容量及心力衰竭等心血管症状,少数病人可出现心包积液和心律失常;呼吸困难、低氧血症等症状;嗜睡、意识紊乱、强直性肌痉挛等神经症状。部分病人早期大多有贫血。晚期常发生凝血机制障碍,甚至发生 DIC。②水、电解质和酸碱失衡,可出现水潴留及低钠血症、高钾血症、高磷血症、低钙血症及代谢性酸中毒等。

(2)多尿期:当每日尿量超过 400ml 时,表明进入多尿期,当每日尿量超过 2500ml 时即为多尿。多尿期时限的长短与少尿期大致相等,平均 10～14 天。若尿量忽多忽少,或始终不超过 800ml/d,且无明显少尿,提示原发病因未能彻底去除,或又发生了新问题,预后差。此期肾小管及肾小球功能均未完全恢复,尿毒症威胁仍然存在,因尿量急增进一步影响水电解质平衡,应加强监护治疗。

(3)恢复期。多尿期后肾小管上皮细胞再生修复明显,尿量、血尿素氮、肌酐水平等逐渐恢复至正常范围,临床症状消失。肾小球滤过功能尚需数月至一年始能完全恢复正常,少数病人遗留永久性损害。

2.非少尿型 ATN　通常由肾毒性物质引起,是肾损害程度较轻的一个类型。尿量维持在 400ml/d 以上,甚至无明显变化.但因肾小管损害,故尿渗透浓度<350mOsm/L。因病人尚保有一定程度的肾功能及尿量,故临床无明显的多尿期,尿毒症及水电解质酸碱平衡改变均较少尿型轻,预后较好。实验室检查若

血肌酐、尿素氮水平不再升高,提示疾病开始恢复;恢复正常水平,表明疾病已接近痊愈。

3.初发期急性肾小管坏死　初发期急性肾小管坏死又称 ARF 中间型,是肾前性氮质血症向 ATN 发展的中间过程,肾小管上皮细胞尚未发生凝固性坏死。若病因未除,一般 24h 后即可发展成肾小管上皮细胞凝固性坏死,出现典型的 ATN 症状和体征。

【诊断及鉴别诊断】

1.初发期 ATN 的诊断　除有明确的致病因素及少尿等 ATN 症状外,实验室检查有以下特点:尿/血渗透压为 1.1：1.4;尿钠在 20～40mmol/L 之间;尿常规检验有轻度蛋白尿及少量管型。

2.ATN 诊断　有明确的致病因素,突然袭击然少尿或无尿,血肌酐每日升高 88.4～176.8mmol/L、尿素氮升高 3.6～10.7mmol/L。下述实验室检验具有诊断及鉴别诊断价值:

(1)必备条件。①钠(滤过)排泄分数(FENa)＞2;②肾衰指数(RFI)＞2。FENa＝(尿钠/血钠)÷(尿Cr]血 Cr/×100。RFI＝尿 Na÷(尿 Cr/血 Cr)。

(2)选择条件。以下四项中至少两项异常:①尿/血肌酐＜20:1;②尿/血渗透压＜1.1：1;③尿钠浓度＜40mmol/L;④尿氯浓度＞40mmol/L。

应注意各项检查必须在开始治疗前收集标本,否则影响可靠性。对诊断困难的病例,可进行肾影像学检查,如 X 线腹平片、肾血管造影、CT、核磁共振、肾超声检查、核素检查等。

【救治措施】

1.积极去除病因

2.积极治疗并发症,纠正水电解质平衡。

3.使用有前景的新药

(1)心钠素(ANP):该药具有强大的排钠、利尿、扩张血管及抑制 RAS 等作用。其排钠、利尿作用为呋塞米的 500～1000 倍,同时还增加钙、镁及磷的经尿排出,增加尿肌酐及自由水清除率。对 ARF 和 CRF(慢性肾衰)均有良好效果。

(2)生长因子:表皮生长因子(EGF)具有强大的促上皮细胞分裂作用,有利于 ATN 时肾小管上皮细胞再生;胰岛素样生长因子(IGF)主要存在于集合管、髓襻薄段,近端肾小管及肾小球亦有少量,近来发现系膜细胞及巨噬细胞中亦存在少量 IGF。缺血性肾损害应用 GF-1 治疗,可加速上皮细胞生长及增加肾小球滤过率;成纤维细胞生长因子(FGF)的主要作用为促进肾小管上皮细胞分裂、解除血管痉挛、维持细胞正常钙平衡及促进纤溶酶原活化物(PA)生成及分泌。

4.ATP-MgC12　ATP-MgC12 有助于肾 ATP 水平恢复及结构修复。但单用 ATP 或单用 MgC12 均无效。

5.清除氧自由基　清除氧自由基包括 SOD、维生素 C、维生素 E 和别嘌呤醇等。中药黄芪、当归、女贞子、灯盏花、穿心莲及黄连素等亦有清除自由基的作用。

6.钙拮抗剂　钙拮抗剂有助于防治因钙内流导致的病理及病理生理损害。

7.针对细胞因子和介质的治疗　针对细胞因子和介质的治疗包括应用激素、单克隆抗体、受体阻滞剂等。己酮可可碱和白藜芦醇等具有抑制炎症细胞产生细胞因子和介质的作用。血浆置换和血液滤过也可清除细胞因子和炎性介质,有一定的疗效。

8.透析治疗　透析治疗是治疗急性肾衰的有效措施,可使病人度过少尿期、降低并发症和病死率。对纠正氮质血症、高钾血症、水中毒所致的肺水肿、脑水肿及高血压,纠正酸中毒和改善症状均有显著的效果。透析指证:急性肺水肿高钾血症的血钾＞6.5mmol/L;高分解状态少尿或无尿 2 天以上,CO$_2$-CP＜13mmol/L 或实际重碳酸盐＜15mmol/L,血尿素氮上升达 17.8mmol/L 或血肌酐升达 442μmol/L 以上;

非少尿型病人出现体液过多、眼结膜水肿、心脏奔马律,血钾＞5.5mmol/L 或心电图疑有高血钾时。

透析方式常选用血液透析或腹膜透析。对不适合作血液透析或腹膜透析者,可选作连续性动静脉血液滤过(CAVHD)或连续性静静脉血液滤过(CVVHD);对高钾血症明显或尿素氮升高速度快者,可选作加连续性动、静脉血液滤过透析疗法(CAVHD 或 CV-VHD)。

【监测与护理】

密切观察生命体征的变化;详细记录 24h 出入量,特别是尿量;加强口腔及身体各部位的护理;仔细观察病情变化及并发症的发生;定期作血液生化检查及肾功能检查。根据不同阶段,采取不同措施,创造条件度过少尿期。

少尿期治疗的重点是调节水、电解质和酸碱平衡,控制氮质潴留,供给足够的营养。高氮质血症给予优质低蛋白饮食,并适量补充氨基酸液。热量的补充以糖为主,200g/d;全静脉营养疗法可保证足够的热量,减少体内蛋白分解,从而减慢血氮质升高的速度,也可减少透析的次数,增强抗感染的能力。

严格计算 24h 出入量。少尿期补液量应遵循"量出为入,宁少勿多"的原则,以防止体液过多。最好根据测定中心静脉压结果调节补液量。促进液体排出包括利尿、导泻及透析。

高血钾症的处理:严禁含钾食物、药物的应用,积极控制感染,纠正酸中毒;紧急处理措施包括 10％葡萄糖酸钙溶液 10ml 静脉注射;25％的葡萄糖溶液 200ml,加胰岛素 16～20U 静脉滴注;11.2％乳酸钠溶液 40～200ml 或 5％碳酸氢钠溶液 250ml,静注或静脉滴注;血液透析或腹膜透析。

多尿期及时补充钾、钠、氯及液体,尽量做到相对平衡,补液过多将使多尿期延长。

注意感染、心肺、消化方面的并发症。发生消化道出血,给予止血药、输血等对症处理。

(何　星)

第二节　尿路结石

尿路结石是肾、输尿管和膀胱等结石的总称。其中肾和输尿管结石称为上尿路结石;膀胱和尿道结石称为下尿路结石。尿路结石多见于青壮年。上尿路结石左右侧的发生率无明显差别,双侧结石占 10％～20％,同一器官内有多个结石者约占 20％。

【临床表现】

1.**肾和输尿管结石**　肾结石位于肾盏和肾盂中,较小者常位于肾下盏。输尿管结石绝大多数来自肾脏,常停留于肾盂输尿管交界处、输尿管越过髂血管处和输尿管的膀胱壁段等三个解剖狭窄处。主要症状为疼痛和血尿,极少数病人可长期无症状。

(1)疼痛:肾结石疼痛多位于肾区或小腹部。疼痛性质多为隐痛或钝痛,系较大结石在'肾盂或肾盏内压迫、摩擦或引起肾积水所致。较小结石在肾盏或输尿管中移动,引起平滑肌痉挛,可致突发绞痛,绞痛沿输尿管向下腹部、外阴部和大腿内侧发射,有时可导致血压下降。输尿管末端结石可引起尿频、尿急、排尿终末疼痛和里急后重等症状。

(2)血尿:多发生于绞痛之后。出血量与损伤严重程度有关,可为肉眼血尿,亦可为镜下血尿。

(3)脓尿:继发感染时,尿中可出现大量脓细胞。

(4)肾积水及梗阻性肾病:如肾积水时除有肾区疼痛症状外,可扪及肿大肾脏。梗阻性肾病严重时肾功能减退。

2.**膀胱结石**　膀胱结石多见于 10 岁以下男孩和患前列腺增生的老人。主要症状为膀胱刺激症状(尿频、尿急、排尿终末疼痛等），活动时更明显，睡眠时减轻。典型症状是排尿时突然尿流中断，并发生剧烈疼痛，向会阴及阴茎头部放射，改变体位后疼痛缓解，且可继续排尿。结石损伤黏膜时，可致终末血尿；合并感染时，出现脓尿。

3.**尿道结石** 结石绝大多数来自膀胱和肾脏，极少数在尿道憩室内或尿道狭窄的近端形成。主要症状为尿痛、尿线变细、血尿等，也可引起急性尿潴留。合并感染时，出现脓尿。

【诊断】

1.根据临床表现凡血尿伴疼痛都应考虑本病。偶有尿中排石者可确诊。

2.X线平片。90％以上结石可在X线平片上显影，其显影程度与结石含钙的多少有关。胱氨酸和尿酸结石常常不显影，可行尿路造影确诊。

3.静脉尿路造影。对了解肾盏肾盂形态及肾功能状态有较大帮助，阴性结石在显影的肾盂内表现为透明区，类似占位性病变。

4.膀胱镜检查及逆行造影。此检查有一定的痛苦，并有继发感染可能，故不作常规检查，但对静脉尿路造影仍难以诊断的病例，可进行此检查协助诊断。

5.B型超声波检查。可发现X线不显影的结石，并有助于发现肾盂积水。

6.寻找引起结石的原因。除常规的血、尿生化检查外，应积极查找引起结石的原因，如甲状旁腺激素（PTH）测定、钙负荷试验等。

【救治措施】

尿路结石治疗原则不仅是解除病情，保护肾功能，而且尽可能消除病因，防止结石复发。

1.**去除病因** 积极寻找及确定病因，给予特效治疗，如摘除甲状旁腺瘤等。

2.**去除已有的结石**

(1)排石：主要用于输尿管结石，结石横径在0.6cm以下，且无严重积水者。方法为清晨服排石汤（主要成分为金钱草、石苇、车前子、滑石），然后服双氢克尿噻25～50mg，饮水1500ml；1h后再饮水1500ml，皮下注射吗啡10mg；再过2h，针刺三阴交、肾俞、关元等穴位，并皮下注射新斯的明0.5mg。半小时后皮下注射阿托品0.5mg，然后排尿。禁忌用于老年、体弱、心功能不良、青光眼、肾功能减退及结石过大和肾积水明显者。

(2)溶石：纯尿酸结石可采用碱化尿液法，尿pH值达5～6时，尿尿酸溶解度增加6倍，pH值达7时，增加达36倍。口服法首选枸橼酸钾，静脉法可用5％碳酸氢钠或1/6mol/L乳酸钠溶液（含钠167mmol/L）。

(3)碎石：体外冲击波碎石术（ESWL）是主要的非手术碎石法，绝大多数可获满意结果。

(4)手术治疗：①经皮肾镜取石术、输尿管镜取石术，可立即将结石钳出；也可用超声波粉碎然后冲出结石。膀胱结石还可经尿道插入各种碎石器械将结石钳碎、击碎、爆碎后冲洗出来：②开放手术取石，如肾盂切开取石、输尿管切开取石、耻骨上膀胱切开取石等。

3.**一般治疗及对症处理** 包括镇痛、解痉药物的应用、治疗感染及多饮水增加尿量等。有尿潴留等并发症时，应及时治疗。

4.**防石治疗** 除多饮水及合理营养外，对饮食不能控制的代谢异常，可采用以下药物辅助治疗。

(1)针对结石成分的药物。含钙结石用药包括：①枸橼酸钾，每日用量60mmol/L；②磷酸纤维素钠，口服后在肠道内与钙离子结合成不溶性的复合物，从而减少钙的吸收及降低尿钙；③噻嗪类利尿剂，能增加远曲小管对钙的重吸收量，从而降低尿钙；④枸橼酸钙可在肠道内与草酸结合，降低草酸盐的吸收量，从而降低草酸钙结石的生成量；⑤正磷酸盐可提高血磷、间接降低尿钙。尿酸结石可应用别嘌呤醇；胱氨酸结石可用a-青霉胺、乙酰半胱氨酸和维生素C等。

（2）增加尿中抑制结石形成的物质。包括镁、枸橼酸钾等。近年研究证实中药中的五苓散、加味入正散等都有抑制草酸钙成石的作用。

【监测与护理】

密切观察心率、血压、呼吸等生命体征的变化；详细记录 24h 尿量；仔细观察病情变化及并发症的发生；定期作尿常规、血液生化检查及肾功能监测。

根据影像学检查结果，选择适当的去石方法。可采取排石、碎石、溶石、手术取石等。手术取石作好术中与术后监测、护理。

给予合理营养，多饮水增加尿量。剧烈疼痛者给予镇痛、解痉药物。有尿潴留等并发症时，及时采取措施，常用导尿术、耻骨上膀胱穿刺术等。

（何　星）

第三节　急性尿潴留

急性尿潴留是泌尿系统常见急症，起病原因很多，需详细询问病史，认真检查，全面分析.正确诊断，及时处理。

【病因】

1.机械性梗阻

机械性梗阻是最常见的病因，膀胱颈部和尿道的任何梗阻性病变都可引起急性尿潴留。

（1）膀胱内疾病（膀胱肿瘤出血大量血凝块、异物、结石等）。

（2）膀胱颈梗阻（前列腺增生、前列腺肿瘤、膀胱颈挛缩等）。

（3）尿道病变（损伤、狭窄、肿瘤、结石、异物等）。

（4）尿道膀胱外病变（盆腔肿瘤、妊娠子宫等）。

2.动力性梗阻　常见的原因有手术后尿潴留、中枢和周围神经损伤、炎症和肿瘤等。阿托品、普鲁苯辛、6542 等药物应用亦可导致尿潴留。急性尿潴留也常见于高热、昏迷的病人，在小儿、老年人中尤为常见。

【诊断】

急性尿潴留诊断不难，根据排尿不出，耻骨上有涨满感，检查耻骨上区隆起，叩诊呈浊音，触诊有表面光滑的球状肿物，压之有尿意感即可诊断，但要注意急性尿潴留的病因，根据病史、体检、化验及特殊检查进行综合、全面的分析。

1.病史　详细询问与泌尿系症状有关的病史，如过去有无类似发作史，有无外伤史、手术史，有无血尿、排石史，有无经尿道器械检查史等。还要询问其他系统有关症状，特别是神经系统和盆腔手术史。病人年龄和性别对诊断也有一定的启示。如婴幼儿常以包皮口或尿道外口狭窄、膀胱尿道结石、先天性后尿道瓣膜多见，成年人以尿道狭窄、前列腺炎、神经性膀胱功能障碍为多见，老年人多见前列腺增生症、前列腺癌。女性病人应注意膀胱外病变的压迫或神经功能障碍的可能。

2.体格检查　除一般查体外，应注意泌尿系统和神经系统的检查。

（1）泌尿系检查。①外生殖器检查：注意包皮口及尿道外口有无狭窄，尿道有无结石，前尿道有无狭窄，女性注意尿道口及阴道口有无血性、脓性分泌物，有无脱出的肿物；②直肠指诊：有无前列腺增生、后尿道结石、直肠肿瘤等；③尿道探诊：用尿道扩张器行尿道探查，可了解有无尿道狭窄、部位和程度，但要严格注意无菌操作,手法要轻柔,避免造成尿道损伤。

(2)神经系统检查。①肛门外括约肌张力检查:以手指插入肛门,若感到肛门括约肌松弛,提示下运动神经元病变;若括约肌张力增高,提示上运动神经元病变;②肛门反射试验:以针尖轻刺肛门周围皮肤,肛门括约肌收缩说明脊髓反射存在;若无肛门括约肌收缩反射,提示下运动神经元病变;③球海绵体肌反射试验:病人平卧位,检查手指插入病人肛门,用另一只手轻柔挤压阴茎头或阴蒂,若感到肛门收缩,说明脊髓反射活动存在。

【救治措施】

急性尿潴留的治疗原则是解除病因,恢复排尿。可先作尿液引流,同时探求引起尿潴留的原因。

1.尽快排空病人膀胱

(1)导尿术。它是解除急性尿潴留的最常用的方法。

(2)耻骨上膀胱穿刺术。导尿失败可采用此方法。耻骨上2cm正中局部麻醉后,用穿刺针垂直刺入膀胱,即可引出尿液。用特制的膀胱穿刺针可放置引流管作较长时间的引流。

(3)耻骨上膀胱造瘘术。少数病人需长期引流膀胱,可在局部麻醉下进行耻骨上膀胱切开造瘘术。

2.急性尿潴留的病因治疗　根据检查的情况和病因不同,作相应病因治疗。

【监测与护理】

1.注意对病人生命体征的监测。

2.应想尽一切办法恢复病人排尿。一般病人可给予热敷、按摩小腹部,温水坐盆,针灸关元、中极、三阴交等;若潴留时间较长,病人痛苦不堪,应立即行导尿术。

3.导尿术应注意无菌操作,同时观察病人的表情及反应。有些梗阻病例导尿术若遇到困难,可采用膀胱穿刺术。

(何　星)

第十三章　内分泌系统急危重症

第一节　糖尿病酮症酸中毒

【基本概念】

糖尿病(DM)是一组常见的以葡萄糖和脂肪代谢紊乱,血浆葡萄糖水平增高,糖尿、葡萄糖耐量降低及胰岛素释放试验异常为特征的代谢内分泌疾病。糖尿病的基本病理生理为:绝对或相对胰岛素分泌不足和胰高血糖素活性增高引起的代谢紊乱。临床上早期无症状,症状期典型者可出现多尿、多饮、多食和体重减轻,临床上常称"三多一少"症。久病者常伴发心、脑、肾、眼及神经病变,严重病例或应激时可发生糖尿病酮症酸中毒(DKA)、高渗性高血糖状态(HHS)和糖尿病乳酸性酸中毒(LA)而威胁生命。本病多见于中老年人,患病率随年龄而增长,至60岁达高峰。

DKA是糖尿病最常见的急性并发症之一,也是内科的常见急诊之一。DKA是糖尿病患者在多种诱因作用下,胰岛素绝对或重度缺乏,升糖激素不适当增多,导致糖代谢紊乱、体内脂肪分解加速、酮体产生过多并在血中堆积,酸碱平衡失调,出现高血糖、酮症、代谢性酸中毒和脱水为主要表现的临床综合征。严重者可有多脏器病变,如脑水肿、肾功能不全、休克、昏迷。DKA在1型和2型糖尿病患者中均可发生,每年约有3‰、4‰的1型糖尿病患者发生DKA,2型糖尿病在急性感染等应激状态下也可发生。在1921年胰岛素临床应用前,DKA是糖尿病主要死亡原因,死亡率高达90%。其主要死因是休克、心律失常、脑水肿及严重感染等。随着抗生素的应用及补液纠正脱水,死亡率降至20%以下。近20多年,随着标准化DKA治疗方案的实施,死亡率逐渐下降,但在老年患者以及合并有危及生命的严重疾病者,死亡率仍较高,因此尽早诊断和治疗DKA在临床上有很重要的意义。

【常见病因】

1.糖尿病患者未得到及时诊断和治疗者　有些糖尿病以DKA为首发表现。

2.糖尿病合并应激状态者　包括严重感染、急性心脑血管病、急性胃肠疾病、创伤、手术、妊娠、分娩等。

3.药物因素

(1)降糖药物应用不规范:糖尿病患者突然中断胰岛素治疗或胰岛素剂量不足(胰岛素泵应用患者要注意胰岛素泵故障)。

(2)某些影响糖代谢药物的应用:糖皮质激素、噻嗪类利尿剂、多巴酚丁胺、第二代神经镇静剂等。

4.饮食不当和心理障碍　是1型糖尿病患者DKA反复发作的重要因素。

【发病机制】

DKA主要发病原因是血中胰岛素绝对或重度不足,同时多种反向调节激素过多(如胰高血糖素、儿茶酚胺、皮质激素、生长激素等)。由于这些激素水平的变化而致肝葡萄糖生成增加、外周组织对葡萄糖的利用降低,导致高血糖;脂肪组织分解为游离脂肪酸,释放入血液,并在肝脏氧化分解产生酮体,包括 β-羟丁酸、乙酰乙酸和丙酮,从而造成酮血症、酮尿及代谢性酸中毒;尿糖增高引发渗透性利尿,从而使机体脱水、失钠、失钾等。

1.胰岛素缺乏伴高血糖　酮症酸中毒时,由于胰岛素缺乏,肝脏生成葡萄糖迅速增加(糖原分解和糖异生),并且周围组织对葡萄糖的利用减少(糖酵解、脂肪酸和糖原合成)是高血糖的主要原因。血浆葡萄糖浓度超过肾糖阈(10mmol/L),则尿中出现葡萄糖。尿中葡萄糖含量越多,尿量亦越多,高渗性利尿使血容量减少,血糖浓度更显升高。

2.高酮血症及代谢性酸中毒　正常情况下,脂肪酸在心肌和骨骼肌中可以彻底氧化,生成二氧化碳与水,并提供能量。正常血浆酮体浓度为 3～50mg/L,其中 30% 为乙酰乙酸,70% 为 β-羟丁酸,丙酮极少量。胰岛素重度缺乏时,脂肪分解加速,生成大量脂肪酸。脂肪酸涌进肝脏,但不能彻底氧化,而生成大量酮体,酮体在血循环中的浓度显著升高,超过肾小管的重吸收率,尿中就出现酮体,称为酮尿。血浆中乙酰乙酸和 β-羟丁酸大量增加,使血浆 pH 下降,二氧化碳结合力(CO_2CP)也明显降低,现为代谢性酸中毒。

3.脱水及电解质紊乱　高血糖及高酮血症引起高渗性利尿,尿量增加,水分丢失;严重时,脱水可达体重的 10%。酮体排出时是与钾、钠离子结合成盐类从尿中排出的,因此血浆中钾、钠离子减少。酮症酸中毒时,食欲减退、恶心、呕吐,使钾的丢失更为显著。脱水严重时,血液浓缩,血容量减少,尿量减少,血钾和血钠的测定值可能不低,但总体钾、钠仍然是低的。

【临床特征】

DKA 起病急,根据酸中毒程度可分为轻度、中度及重度。轻度(糖尿病酮症)是指仅有酮症而无酸中毒;中度(糖尿病酮症酸中毒)是指酮症伴酸中毒;重度(糖尿病酮症酸中毒昏迷)是指糖尿病酮症酸中毒伴昏迷,或虽无昏迷但是 CO_2CP 低于 10mmol/L 者。典型重症 DKA 表现如下:

(一)症状

1."三多一少"症状加重或首次出现　多数患者起病时有多尿、多饮、多食和体重减轻,乏力等糖尿病症状加重或首次出现,如未及时诊治病情可恶化。

2.胃肠道症状　厌食、恶心、呕吐,严重时可有胃肠道出血。少数患者可有急性腹痛,腹肌紧张并压痛,其原因可能由酮症本身或胃肠道原发病引起。当代谢紊乱纠正后 DKA 所致的腹痛即可缓解。

3.意识障碍　轻者可有精神萎靡、头痛,重者出现烦躁或嗜睡,甚至昏迷。造成脑功能障碍的主要原因是严重脱水、血浆渗透压升高、酸中毒和脑组织缺氧。

4.诱因表现　多种诱因可有相应临床表现,如急性心肌梗死,临床上需注意认真鉴别,以免与 DKA 相混淆或被掩盖而导致误诊误治。

5.其他表现　酸中毒可导致心收缩力下降,诱发心力衰竭;肾衰时少尿或无尿;部分病人可有发热,病情严重者体温下降,甚至降到 35℃ 以下,这可能与酸血症血管扩张和循环衰竭有关;尚有少数患者可因 6-磷酸葡萄糖脱氢酶缺乏而产生溶血性贫血或黄疸。

(二)体征

1.皮肤黏膜　当脱水达体重的 5% 时,可出现脱水体征。表现为皮肤黏膜干燥,弹性降低,舌干而红,眼球及脸颊凹陷。

2.心血管系统　脱水量超过 15% 时,可有循环衰竭。包括出现心率加快、脉搏细弱、心音减弱、体温下降等,甚至出现休克。

3.呼吸系统　可呈深而快的 Kussmaul 呼吸,呼出气体呈酮味——烂苹果味。

4.神经系统　可有中枢神经系统功能障碍:神志淡漠、恍惚,甚至昏迷,严重者可导致死亡;低血钾时可有腱反射消失,甚至有麻痹性肠梗阻的表现。

【辅助检查】

1.尿常规　尿糖、尿酮定性多为强阳性,当肾糖阈升高时,尿糖、尿酮也可减少甚至阴性。因为机体缺氧,乙酰乙酸被还原为 β-羟丁酸,尿酮也可呈阴性;缺氧解除,则 β-羟丁酸转为乙酰,乙酸酮体反应又呈阳性。尿中也可出现蛋白、管型,如合并泌尿系统感染,也可见白细胞和红细胞。

2.血糖　DKA 患者血糖一般在 $16.7\sim33.3$ mmol/L 之间,若血糖超过 33.3mmol/L,则多伴有高渗状态或肾功能受损。由于大量饮水和胰岛素的使用,部分患者血糖可不高。

3.血酮　血酮大于 4.8mmol/L(50mg/dL)时,β-羟丁酸占 $60\%\sim75\%$,其次为乙酰乙酸,丙酮少于 10%。我们通常使用的酮体检测试剂——硝普盐主要检测乙酰乙酸,应用某些药物可致假阳性,如卡托普利、青霉胺。

4.电解质　血液浓缩,血钠、氯、钾可以正常或升高,但总量是减少的。胰岛素应用和酸中毒纠正以后,钾离子向细胞内转移,血钾开始降低,甚至出现低钾血症。

5.血尿素氮(BUN)　血肌酐(Scr)DKA 患者 BUN、Scr 轻、中度升高,是由于血容量下降、肾脏灌注不足、蛋白分解增加所致。BUN 与 Scr 升高常常不成比例,经治疗后仍高者提示肾功能受损。

6.酸碱失衡　DKA 常出现代谢性酸中毒,属于高阴离子间隙性酸中毒,患者血 CO_2CP 和 pH 值下降,碱剩余减少,阴离子间隙增高$[AG=Na^+-(Cl^-+HCO_3^-)]$,有些患者由于严重呕吐、使用利尿剂、补碱过多,可合并存在碱血症。

7.其他检查

(1)血常规:白细胞总数、中性粒细胞可升高,可能由于感染、应激或血液浓缩所致。即使没有感染,患者也可以出现明显的白细胞总数和中性粒细胞数量增加,如白细胞总数大于 25×10^9/L 提示合并感染。

(2)血脂:部分患者可有血脂紊乱,血游离脂肪酸、甘油三酯、脂蛋白可升高。

(3)胰酶:$16\%\sim25\%$ 的患者合并淀粉酶和脂肪酶轻、中度增高,治疗一周后多恢复正常。假如显著升高或持续不降或同时伴有明显腹痛,提示可能合并胰腺炎,应注意鉴别。

(4)腹部影像学检查:可以发现胰腺的变化。有些患者可以显示出急性胰腺炎的典型表现,CT 检查更易发现。

【诊断思路】

(一)DKA 的诊断

1.病史　有以下病因或诱因,如①有或无糖尿病病史均可发生 DKA;②糖尿病患者突然中断胰岛素治疗或胰岛素剂量不足;③糖尿病合并应激状态,包括严重感染、急性心脑血管病、创伤、手术或严重感染、分娩等;④应用有关诱发 DKA 的药物。

2.临床表现　酮症酸中毒的症状及体征。

3.辅助检查　①血糖升高,血渗透压正常或略高;②尿酮阳性、血酮升高是 DKA 的确诊依据之一;③代谢性酸中毒。

(二)DKA 分类

1.轻度　指仅有糖尿病酮症而无酸中毒;

2.中度　指糖尿病酮症伴酸中毒;

3.重度　指糖尿病酮症酸中毒伴昏迷,或虽无昏迷但有以下表现:①临床表现有重度脱水、Kussmaul 呼吸;②血 pH<7.1,$CO_2CP<10$mmol/L;③血糖>33.3mmol/L,伴有血浆渗透压升高;④出现血钾过高或低钾血症等电解质紊乱征象;⑤血尿素氮和肌酐持续升高。

（三）鉴别诊断

1.DKA 需与其他糖尿病急性代谢紊乱,如 HHS、LA 以及低血糖昏迷相鉴别。DKA 与其他糖尿病并发症鉴别见表 13-1-1。

表 13-1-1　DKA 与其他糖尿病并发症鉴别

		DKA	HHS	乳酸性酸中毒	低血糖
	病史	糖尿病及感染、胰岛素中断或减量等诱因	有或无糖尿病病史,常有应激因素	肝肾功能不全、休克、有服双胍类药物史	有糖尿病病史。进餐少、活动过度或注射胰岛素后未进食
	症状	数小时起病,有恶心、呕吐	起病慢,口渴明显,嗜睡,昏迷	起病较急,厌食、恶心、原发病症状	起病急,以小时计算,有交感神经兴奋表现
体征	皮肤	失水,干燥	严重脱水	失水,潮红	潮湿、多汗、苍白
	呼吸	深,快(kussmaul)	快	深,快	正常
	脉搏	细速	细速	细速	速而饱满
	血压	下降或正常	下降	下降	正常或稍高
	尿糖	++++	++++	—	—
	尿酮	+～ +++	或+	—	—
	血糖	升高,多为 16.7～33.3mmol/L	显著升高,多 >33.3mmol/L	正常或升高	显著降低,<2.5 mmol/L 检查
检查	pH	降低	正常	降低	正常
	阴离子间隙	升高	正常	升高	正常或轻度升高
	血浆渗透压	升高	显著升高,>330mOsm/(kg·H_2O)	正常	正常
	乳酸	升高	正常	显著升高	正常

2.尿酮体阳性,需与饥饿性酮尿相鉴别,因较长时间饥饿使脂肪分解加速,也可形成酮症。妊娠呕吐、幽门梗阻所致的呕吐等亦可引起酮尿。

3.酮症酸中毒严重者出现神志障碍,要与脑卒中等所致的昏迷鉴别。

DKA 也可合并急性脑血管病、感染性休克等其他疾病,或因其他疾病诱发酮症酸中毒等,应注意鉴别。一般通过询问病史、体格检查,化验尿糖、尿酮、血糖、血酮及二氧化碳结合力、血气分析等,可明确诊断。

【救治方法】

1.酮症治疗　如果病人仅有酮症而无酸中毒的表现,提示疾病处于代偿期。此时,只需给予足量的胰岛素即可。一般采用小剂量速效或超短效胰岛素皮下注射,1～3U,每小时一次,或者 4～6U,每两小时一次。应同时鼓励患者多饮水,并根据血糖、尿酮体等检查结果,适当调整岛素剂量。持续 2～3 天,若酮体消失,则可接受糖尿病常规治疗。

2.DKA 的治疗

(1)一般治疗:①检测血糖、血酮、尿常规、血 pH 及 CO,CP、BUN、Scr、电解质、血气分析或血浆渗透压。②记 24 小时出入量,并可按需取尿,监测治疗中尿糖及尿酮的变化。③昏迷患者,或有呕吐、腹胀、胃潴留、胃扩张者,应插入胃管。④按一级护理,密切观察 T、P、R、BP 四大生命指标的变化。保持呼吸道通畅,必要时吸氧。

(2)小剂量持续胰岛素治疗:①静脉或皮下给予胰岛素:先给予 0.1U/kg 的胰岛素静脉负荷量,随后成人 0.1U/(kg.h),成人通常用 5～7U/h,一般不超过 10U/h,儿童 0.25U/(kg•h)的速度持续静脉滴注,血糖下降以 4.2～5.6mmol/h 为佳。若最初 2 小时内血糖下降<4.2mmol/L,在排除其他可能导致治疗无效的原因,包括酸中毒恶化和补液不足,提示有胰岛素抵抗,则胰岛素剂量加倍。或适量增加胰岛素剂量,通常每 1～2 小时增加 1U 胰岛素。重度 DKA 或血糖过高>33.3mmol/L(600mg/dL)者,可予胰岛素(RI)20U 静脉注射。胰岛素泵连续皮下输入胰岛素治疗 DKA,血糖控制可更快、更平稳。②当血糖下降至13.9mmol/L(250mg/dL)时,改用 5%葡萄糖或糖盐水以防低血糖,胰岛素(U)与葡萄糖(g)之比为 1:2～1:4 给药,继续静滴,使血糖维持在 11.1mmol/L 左右,酮体阴性;③尿酮阴性时,可过渡到平日治疗剂量,但在停止静脉滴注胰岛素前 1 小时,应该皮下注射 8U 左右短效胰岛素,以防血糖反跳。

(3)大量补液:有利于脱水的纠正、血糖的下降和酮体的消除。①补液量:补液量按体重(kg)的 10%估算,成人 DKA 一般失水 4～5L,严重脱水者可达 6～8L。②补液种类:开始以生理盐水为主,血糖下降至13.9mmol/L(250mg/dL)后,应改用 5%葡萄糖或糖盐水。如治疗前已休克,快速补液不能有效升高血压时,应输入胶体溶液,并采用其他抗休克措施。③补液速度:先快后慢,前 4 小时输入总失水量的 1/3,以纠正脱水和高渗,并恢复正常的细胞代谢及功能。以后根据血压、心率、每小时尿量、末梢循环情况或根据病人心、肾功能而定。必要时检测中心静脉压,调节输液速度和量。

(4)纠正电解质紊乱:①补钾:DKA 时患者丢钾严重,胰岛素的使用和酸中毒纠正后血 pH 值升高,K+进入细胞内,血容量补充后尿排钾也增加。补钾量:不宜超过 1.5g/h[20mmol/(L•h)];常用 10%氯化钾加入生理盐水静脉输入,不可直接静脉注射;也可用磷酸钾缓冲液和氯化钾各半,以防高氯性酸中毒;还可口服氯化钾或 10%枸橼酸钾。补钾指征及速度:低钾血症(<3.3mmol/L)可危及生命,此时应立即补钾,当血钾升至≥3.3mmol/L 时,再开始胰岛素治疗,以免发生心律失常、心脏骤停和呼吸肌麻痹;如患者无尿或高血钾(>6.0mmol/L),暂缓补钾;如血钾正常或降低,尿量>40ml/h 者,输液开始立即补钾;血钾<3.5mmol/L 者补钾量应增至 40mmol/h(即 3 克氯化钾);监测血钾,复查血钾已正常并能日服者,给予口服钾盐(如氯化钾 3～6g/d),常需持续 5～7d 以纠正钾代谢紊乱。治疗过程中监测血钾水平、尿量及心电图,并及时调整用量,防止高血钾。②补镁:经充分补钾后,低血钾难以纠正或血镁低于 0.74mmol/L(1.8mg/dL)时,如肾功能正常,可考虑补镁。将硫酸镁稀释成 1%溶液静脉点滴,肾功能不良者应酌情减量,补镁过多或过快可出现呼吸抑制,血压下降、心脏停搏,治疗时应备以 10%葡萄糖酸钙,必要时静脉推注予以拮抗。

(5)适当补碱,纠正酸中毒:补充胰岛素和纠正脱水是治疗 DKA 的基本措施,胰岛素抑制酮体生成,促进酮体氧化,只有重度酸中毒患者需补碱。①补碱指征:血 pH≤7.0 者补碱。②补碱方法:5%碳酸氢钠 50～100ml(1～2ml/kg),将其稀释成 1.25%的等渗液静脉滴注。避免与胰岛素使用同一静脉通路,以防胰岛素效价下降。血 pH≥7.2 或 CO2CP≥15mmol/L 时应停止补碱。

(6)其他治疗:①抗感染:DKA 时体内粒细胞吞噬能力减低、抗体产生减少,机体抵抗力下降而易并发感染。应给予有效抗生素治疗,注意条件致病菌和二重感染。②抗休克:持续血压降低者,应仔细寻找病因,如是否有严重感染等。必要时输入血浆等胶体溶液扩充血容量以及其他抗休克措施。③防治脑水肿:当酸中毒纠正,患者反而出现神志不清,此时需警惕脑水肿可能。一经确诊需立即采取措施提高血浆胶体渗透压及脱水治疗。④防治低血糖等并发症:酸中毒纠正后,应调整好胰岛素用量,避免低血糖,并防止酮症酸中毒反复。糖尿病酮症酸中毒时,由于其严重的代谢紊乱、血容量减少、脱水、血液黏稠度增高,以及开始治疗后的反应,可并发休克、血栓形成、感染以及脑水肿,预防和治疗这些并发症是降低酮症酸中毒病死率的重要环节,应予重视。⑤支持治疗、加强护理与监护:如吸氧、导尿、心电监护、防治褥疮等。

【最新进展】

(一)糖尿病诊断标准的进展

1.糖化血红蛋白(HbAlc)　水平≥6.5%作为诊断切点根据国际糖尿病联盟2012年全球2型糖尿病指南,糖尿病诊断标准与世界卫生组织(WHO)推荐标准相同,将HbAlc水平≥6.5%作为诊断切点,2013年11月中华医学会糖尿病学分会发布的《2013年版中国2型糖尿病防治指南》(简称"指南")中指出,在我国HbAlc作为糖尿病诊断切点的资料相对不足,且HbAlc测定的标准化程度不够,因此暂不推荐在我国将HbAlc作为糖尿病诊断切点。

2.2013年"指南"其他诊断标准

(1)糖尿病神经病变诊断路径:主要依据症状和体征进行诊断,不再强调神经传导速度检测。

(2)代谢综合征诊断标准:2010年版要求具备4项(BMI、高血糖、高血压、血脂紊乱)标准中的3项或3项以上。2013年"指南"改为具备腹型肥胖(男性腰围≥90cm,女性≥85cm)、高血糖、高血压、高空腹甘油三酯、低空腹HdL−C这5项中的3项或3项以上,其中高血压标准为≥130/85mmHg(2010年版为≥140/90mmHg),空腹 HdL-C 标准为 < 1.04mmol/L(2010 年版为男性 < 0.9mmol/L 和女性<1.0mmol/L)。

(二)糖尿病治疗的新进展

1.新型糖尿病治疗药物

(1)胰高血糖素样肽-1(GLP-1)受体激动剂:①LEAD3研究报道了长期应用利拉鲁肽单药治疗T2DM的结果。研究数据显示,单药治疗2年后,利拉鲁肽组与格列美脲组相比,HbAlc的降幅更大,空腹和餐后血糖控制更好。利拉鲁肽组的患者在最初治疗的12周内体重持续减低,并且在2年治疗期内体重得到保持,腰围也显著缩小。血压在两组间无明显差异。在安全性方面,利拉鲁肽主要的不良反应为恶心,但没有患者因此退出持续2年的治疗,低血糖发生率在利拉鲁肽组中显著降低。为了明确利拉鲁肽在亚洲T2DM患者中的作用,研究者在中国、韩国及印度的T2DM患者中开展了一项为期16周的随机双盲对照临床试验,以评价在二甲双胍的基础上联合应用利拉鲁肽或格列美脲治疗的有效性和安全性,结果显示,治疗16周时,利拉鲁肽与格列美脲均可显著改善HbAlc,二者无明显差异。同时利拉鲁肽比格列美脲更好地降低体重和减少低血糖风险,并且有效降低收缩压。②DURATION-3研究比较了1周1次的艾塞那肽缓释剂型与甘精胰岛素在口服降糖药的基础上联合治疗对血糖和体重的影响。结果显示,治疗26周时,艾塞那肽组较甘精胰岛素组HbAlc降低更多,且体重得到明显减轻。2011年ADA年会上又发布了治疗84周的结果,与甘精胰岛素组相比,艾塞那肽组HbAlc降低幅度更大,达到HbAlc≤6.5%的患者比例更高,减重作用得到保持,低血糖发生率更低。③DPP-4抑制剂:2011年ADA大会上公布的一项随机对照研究纳入了313例T2DM患者,在口服二甲双胍和吡格列酮两种药物治疗血糖控制不佳的情况下,加用西格列汀治疗26周,HbAlc、空腹和餐后2h血糖均较基线明显下降。一项为期24周的随机双盲安慰剂对照研究,评价利格列汀在二甲双胍和磺脲类药物联合治疗血糖控制不佳的T2DM患者中的疗效和安全性,结果显示,与安慰剂相比,HbAlc达标(<7%)的患者在利格列汀组更多,低血糖和其他严重不良反应的发生率无明显差异,且体重无明显增加。

GLP-1的药物近年来在我国陆续进入临床应用。目前已在中国上市的GLP−1受体激动剂包括艾塞那肽和利拉鲁肽,DPP-4抑制剂包括西格列汀、沙格列汀及维格列汀。

(2)新型胰岛素制剂:德谷门冬双胰岛素这是新一代超长效基础胰岛素与餐时胰岛素的复方制剂,其中基础胰岛素成分(占70%)为德谷胰岛素,餐时胰岛素成分(占30%)为门冬胰岛素。德谷门冬双胰岛素中基础和餐时胰岛素成分保持了各自的作用特点;德谷胰岛素经皮下注射后作为一个存储库缓慢解聚释放德谷胰岛素单体进入血液循环,达到超长效(>24小时)作用;门冬胰岛素则起效快、持续时间短,发挥餐时胰岛素效应。这种复方制剂使基础＋餐时胰岛素治疗方案更加简单易行。

2.自体造血干细胞移植　自体造血干细胞移植是一种全新的治疗策略:向患者机体补充新的具有正常分泌功能的胰岛β细胞。干细胞移植作为实现这一目标的潜在方法,近年来备受关注,中国学者对此进行了积极探索。有学者对28例1型糖尿病患者的研究发现,对这些患者进行自体造血干细胞移植,在移植后随访的4～42个月期间,有53.6%的患者达到完全缓解(不依赖胰岛素),完全缓解的平均时间为19.3个月,而且无DKA的患者完全缓解率明显高于DKA的患者。从而得出结论,自体造血干细胞移植对于1型糖尿病患者而言是一个长期有效的治疗手段,且对于非DKA起病的患者作用更加明显。

3.降糖药物的选择和治疗路径　药物安全性、有效性和费用仍是选择治疗时考虑的关键因素,上市时间长、经过大型临床试验和其他循证医学证明具有良好安全性和有效性的药物被放在优先位置上。在积累我国临床研究证据的基础上,2013年"指南"对药物治疗路径作了修改,取消了二线和三线治疗的备选路径,2型糖尿病高血糖治疗路径,并提出了新诊断2型糖尿病患者短期(2周至3个月)强化胰岛素治疗路径。

(三)综合控制目标

我国2013年"指南"提出:空腹血糖控制目标改为4.4～7.0mmol/L(2010年版为3.9～7.2mmol/L);血压控制目标改为<140/80mmHg(2010年版为<130/80mmHg)。甘油三酯控制目标为<1.5mmol/L(2010年版为<1.7mmol/L);合并心血管病时,低密度脂蛋白胆固醇(LdL-C)控制目标为<1.8mmol/L(2010年版为<2.07mmol/L或较基线降低30%～40%);未合并心血管病,但是年龄>40岁并有1种或1种以上心血管危险因素者,LdL-C控制目标为<2.6mmol/L(2010年版为<2.5mmol/L)。

(何　星)

第二节　高渗性高血糖状态

【基本概念】

高渗性高血糖状态(HHS)与DKA一样同属糖尿病高血糖危象。HHS是因严重高血糖导致的血浆高渗透压、严重脱水和进行性意识障碍为特点的临床综合征。该综合征于1957年由Sment和Schwartz首先报道。虽然大多数患者有不同程度的神经精神症状,但并不是所有患者都会发生昏迷,而且有部分患者可以出现酮症以及酸中毒,所以HHS已代替以往所称的"高渗性非酮症糖尿病昏迷"/或"糖尿病非酮症高渗性综合征"(NHDS)。HHS与DKA,糖尿病乳酸性酸中毒,糖尿病低血糖昏迷通称为糖尿病的四大严重并发症。HHS和DKA是糖尿病以高血糖为特征的最严重的急性代谢并发症,HHS发病率低于DKA,国内外文献报道HHS与DKA之比为1∶6～10,多发生于那些已有数周多尿、体重减轻和饮食减少的大于60岁的老年2型糖尿病患者,但各年龄组和1型糖尿病均可发病,男女发病率大致相同,约2/3患者有糖尿病病史,随着2型糖尿病发生年轻化和对本病的认识提高,HHS在肥胖的青少年2型糖尿病患者中发病的报道亦增高。中国缺乏全国性的有关高血糖危象的流行病学数据,华西医院1996～2005年间内分泌科住院糖尿病患者急性并发症10年间的平均发生率为16.8%,总体上呈逐年上升趋势。在因急性并发症入院的具体原因中,DKA最常见,占70.4%,低血糖和HHS所占构成比分别为15.2%和12.2%,乳酸性酸中毒仅占2.2%。临床上常有严重高血糖基本无酮症酸中毒、高血浆渗透压、严重脱水和进行性意识障碍等神经系统表现。HHS虽然是较少见的急性并发症,但病死率高。临床医生要提高对本病的认识,予以及时诊断和有效的治疗。

【常见病因】

1.应激状态　包括各种感染(如呼吸道感染,泌尿道感染,消化道感染,皮肤感染等)、急性心脑血管病、手术、外伤、妊娠、分娩。

2.药物

(1)降糖药物应用不规范:糖尿病患者突然中断胰岛素治疗或胰岛素剂量不足。

(2)某些影响糖代谢药物的应用:因疾病需用糖皮质激素而无相应胰岛素保护,因疾病需用较大剂量脱水剂、利尿剂如噻嗪类和呋塞米、免疫抑制剂,还有近期报道精神分裂症药物奥氮平可诱发HHS等。

3.高糖输入与摄入　包括大量输入葡萄糖、长期静脉内营养支持,或大量摄入含糖饮料,尤其在不知有糖耐量异常时突然增加较大的糖负荷。

4.原发失水过量和脱水　如严重呕吐,腹泻,大面积烧伤,血液或腹膜透析过度等。

5.其他

(1)血糖清除能力下降:如急慢性肾衰竭,糖尿病肾病等对血糖清除能力下降,可成为诱因。

(2)饮水减少:因胃肠疾病或口渴、中枢异常而不能摄入足量所需液体,可诱发本病。

【发病机制】

HHS的基本病因为胰岛素相对缺乏和液体摄入减少。HHS时胰岛素只是相对缺乏,但足以抑制脂肪分解和酮体生成,故主要为血糖的明显升高,高血糖的渗透性利尿作用致血容量不足,如补液不充分或由于患者主动饮水能力障碍和其他因素造成机体的严重脱水,血浆渗透压将逐渐升高,最终导致HHS。脑细胞是最容易受累的细胞,在高血糖、高血钠、失水造成的高渗状态下及由此造成的血循环不良、组织缺氧时,脑细胞脱水、缺氧,导致一系列中枢神经系统的临床表现。

1.胰岛素缺乏伴高血糖　HHS时,由于胰岛素缺乏,肝脏生成葡萄糖迅速增加(糖原分解和糖异生)并且周围组织对葡萄糖的利用减少(糖酵解、脂肪酸和糖原合成),是高血糖的主要原因。血浆葡萄糖浓度超过肾糖阈(10mmol/L),尿中出现葡萄糖。尿中葡萄糖含量越多,尿量亦越多。高血糖的渗透性利尿作用,使血容量减少,血糖浓度更显升高,如补液不充分患者高血糖更加重。

2.升血糖激素水平升高致高血糖、高血钠症伴严重脱水　HHS时渗透性利尿或主动饮水能力障碍并在感染等病因作用下,胰岛素分泌进一步减少,对抗胰岛素的激素如皮质醇、儿茶酚胺、胰高血糖素等升血糖激素的分泌增加,更使血糖升高;高血糖造成细胞外液高渗状态,持续性渗透性利尿加重脱水和血容量减少,形成细胞内外严重脱水。一般脱水量为10%～15%,严重者可达25%。严重脱水状态可出现高血钠,加之血容量的减少可有继发性醛固酮和皮质醇升高,引起钠潴留。高血钠使原有葡萄糖高渗状态进一步加重。细胞外液高渗状态使得血浆渗透压高达330～460mOsm/(kg·H$_2$O)。

3.HHS与DKA发病机理差别　HHS与DKA均为胰岛素缺乏而引起的糖尿病急性并发症,DKA主要表现为高血糖、酮症、酸中毒等;HHS以严重高血糖,高渗透压,精神神经症状为特征。这些代谢紊乱导致临床表现的差异可能在于:HHS时胰岛素只是相对缺乏,机体分泌的胰岛素足以抑制脂肪分解、酮体生成,但不能抑制糖异生,所以主要为血糖的明显升高;而DKA是机体分泌胰岛素严重缺乏,既不能抑制糖异生也不能抑制酮体生成,所以,除了高血糖外还会出现酮症、酸中毒等。

【临床特征】

HHS的临床表现可以从轻度高渗伴轻微的中枢神经系统症状至严重高渗伴昏迷不等。较常见的症状有:

1.发病年龄 多见于 60 岁以上的老年人,1/3 患者过去无糖尿病病史,或虽有糖尿病而不需要用胰岛素治疗,对于肥胖的青少年 2 型糖尿病患者,出现脱水和精神症状,也应警惕此病,Pinhas-Hamiel 报道 1 例 16 岁西班牙裔男孩,急诊就医时诊断为新发 2 型糖尿病合并 HHS。

2.严重的脱水症 HHS 起病隐匿,从发病到出现典型临床表现一般为 1~2 周,偶有急性起病。患者在起病前数天至数周可逐渐出现烦渴、多饮、多尿、乏力、食欲减退、呕吐等症状,早期常因为症状不明显而被忽视,出现严重的糖代谢紊乱症状才就诊,极度口渴,明显多尿,以致出现严重的脱水症,如皮肤干燥及弹性减退、眼球凹陷、舌干裂、体重减轻、心率加快、血压低、休克等。

3.神经系统症状 患者常有不同程度的神经、精神症状,患者意识水平主要取决于血浆渗透压的程度,通常患者血浆有效渗透压大于 320mOsm/(kg·H_2O)时,即可出现神经系统症状如淡漠、嗜睡等,当血浆有效渗透压大于 350mOsm/(kg·H_2O)时,有定向力障碍、癫痫样抽搐,还可出现局部神经症状,如偏盲和偏瘫及昏迷。这些表现提示患者出现代谢性脑病,经治疗大多可恢复正常,但少数患者可能会在 HHS 纠正后一段时间内存在中枢神经系统损害的表现。Tiamkao 报道,21 例 HHS 伴单纯部分癫痫发作,HHS 确诊时间 1~14d,平均 5d,提示 HHS 诊断易被延误。所以当患者有单纯癫痫样发作或神经精神样症状时,要提高对 HHS 的警惕以及时做渗透压测定以明确之。

4.伴发疾病的临床表现 患者可有原基础疾病(如高血压、心脏病、肾脏疾病等)以及并发症(如急性心肌梗死、脑卒中、血管栓塞、败血症、肺炎等感染)的相应症状和体征。若同时存在 DKA 或乳酸性酸中毒可出现相应表现。

5.较少见的症状 横纹肌溶解症,其主要临床特征为血中肌酸激酶水平明显升高并有血、尿中肌红蛋白水平升高,患者可有肌痛、全身乏力、发热、恶心、呕吐、酱油色尿等临床表现。Kilbane 报道 2 例青少年新发的 2 型糖尿病,起病后出现 HHS 以及以横纹肌溶解为特点的恶性高热样综合征(MHLS),死亡率达 50%。

6.体格检查 体检可有脱水症,严重者出现休克,但因脱水严重,体表可以无冷汗;呼吸快而浅,无酮味,常有神经系统体征如眼球震颤,失语,幻视,轻偏瘫,Babinski(+)等,可能因脱水继发大脑皮层或皮层下损害所致,经有效治疗后均可恢复。半数患者有意识模糊,有 10% 的患者发生昏迷。

【辅助检查】

1.尿常规 尿常规检查对于急诊就医的 HHS 的初筛能够提供重要的信息;尿糖通常呈强阳性,有的患者可因肾功能受损导致肾糖阈升高,尿糖可不太高,但尿糖阴性者罕见,尿比重增高和尿渗透压升高(尿糖约占尿渗透压的 50%)。HHS 患者尿酮体呈阴性或弱阳性。尿中如有蛋白及管型,则提示肾小管功能可能受损。

2.血液检查 最显著的特征是高血糖、高血渗透压和肾前性氮质血症。血酮体正常或略高,一般不大于 4.8mmol/L(50mg/dL)。

(1)血糖:常在 33.3mmol/L(600mg/dL)以上。

(2)血电解质:①血钠可正常、增高或降低,因血糖每升高 5.6mmol/L,血钠下降 1.6mmol/L 左右,HHS 时存在严重高血糖,可造成体内血钠水平假性降低。血钠的下降通常是由于高血糖造成高渗透压,使细胞内的水转移至细胞外稀释所致。如果高血糖患者血钠浓度增加则提示严重水丢失。②血钾多正常。由于细胞内钾移向细胞外,但体内总血钾是缺乏的。③血磷和镁可正常。

(3)血 BUN、Scr:血 BUN 和 Scr 均升高,以 BUN 增高更明显。若血 Scr 显著升高则提示有肾实质病变。

(4)酸碱平衡紊乱:半数患者有轻度的代谢性酸中毒,表现为血清 HCO_3^- 轻度下降(>15mmol/L)、阴离子间隙正常或轻度增大(增多的阴离子主要为乳酸、酮酸等有机酸根,也包括少量的硫酸及磷酸根),pH值下降(多大于 7.3)。

(5)渗透压:溶质均以 mmol/L 为单位,则计算公式为血浆总体渗透压$[mOsm/(kg \cdot H_2O)] = 2([Na^+]+[KT])+$血糖$+BUN$。因 BUN 能自由通过细胞膜,不构成细胞外液的有效渗透压,略去 BUN 即为有效血浆渗透压,即血浆有效渗透压为$2([Na^+]+[K^+])+$血糖。

(6)血常规:可有白细胞增高,无感染时也可达 $15\sim30\times10^9/L$,尤以中性粒细胞增高较显著,血红蛋白、红细胞容积可增高。

【诊断思路】

对于来急诊就诊的每一位意识障碍或精神症状者,不论有无糖尿病史,均要排除本病,立即测手指血糖并同步测静脉血糖、电解质、尿素氮等以计算血浆渗透压,同时作有关检查如血气、血酮体、EKG、脑 CT 等,以除外 HHS 和糖尿病其他急性并发症。

1.病史 有上述相关病因及诱因,尤其是无糖尿病史者要仔细讯问病史。

2.临床表现 见上述临床特征。

3.辅助检查

(1)血糖检查大于 33.3mmol/L(600mg/dL);

(2)有效血浆渗透压$\geq320mOsm/(kg \cdot H_2O)$;

(3)尿酮体阴性或弱阳性。

根据以上 3 项检查本病诊断基本成立。还要检查血气分析、电解质测定、血乳酸和酮体、尿常规、血常规,必要时行心电图、脑 CT 等。

【救治方法】

血容量不足和高血糖是 HHS 和 DKA 的共同主要特征。因此在补液和胰岛素应用这两方面有相似之处。

由于 HHS 患者的病程长,液体丢失和脱水的状况较 DKA 更加显著,而高渗状态引起的脑细胞脱水是威胁患者生命的主要原因,单纯补液即可使血糖每小时下降 1.1mmol/L(20mg/d),可使血浆渗透压下降,减轻脑细胞水肿,因此补液是救治 HHS 最为重要的措施;而 HHS 基本无酸中毒或仅轻微酸中毒,故对胰岛素的需要量较 DKA 为少。

1.补液 是抢救 HHS 的最为重要的措施。

(1)补液量:视病人实际脱水量计算,即以实际体重的 100/o~12% 估算,相应的补液量为 6~10L/d 或 15~20ml,(kg·h)计算。

(2)补液种类:①临床常使用生理盐水(NS),虽然 NS 为等渗液,其渗透压为 $308mOsm/(kg \cdot H_2O)$,对于 HHS 患者血浆高渗状态而言为低渗,故一般不用低渗液体。②有报道:口服补充的纯水实质为低渗液,可减少静脉补液量,减轻心脏负担,尤其适合老年有心脑血管并发症者,昏迷患者可置胃管,鼻饲温开水 200~250ml/次,鼻饲总量可达全日总补液量的 1/3~2/5。③补充胶体液:当患者处于休克,在补充 NS 的同时也可补充胶体液。④补 5% 葡萄糖液:当血糖降至 16.7mmol/L 时,可改用 5% 葡萄糖液并加对抗量胰岛素。5% 葡萄糖的细胞渗透压为 278mmol/L,而 5% 葡萄糖盐水的渗透压为 586mmol/L,因此在早期不应用 5% 葡萄糖盐水以免加剧高血糖、高渗状态。

(3)补液速度:若无心脏疾患,应遵循先快后慢原则,也可参考脱水程度与尿量。通常开始 2 小时内补液 1000~2000ml,头 12h 补液量为输液总量的 1/2,再加当日尿量,其余在后 12 小时给予。

(4)补液注意事项:①补液总量要个体化;②补液期间密切监测血流动力学和心、肾功能,心率,血压,尿量,中心静脉压等。③在第 1 个 24 小时内应纠正体液不足,但每小时血浆渗透压变化应<3mOsm/(kg·H$_2$O)。有心脏病、肾功能不全的病人,尤其要密切监测血浆渗透压以及时评价心功能、肾功能、精神状态,注意水负荷过量。④感染和各种应激因素是诱发 HHS 最常见的诱因,应及时对该类患者实施有效的治疗措施,并密切监测血浆渗透压,防止并发 HHS。如糖尿病患者同时合并急性脑血管意外需用脱水剂时,最好在高渗纠正后再使用,也可同时置胃管,边补足水分边用脱水剂。

2.胰岛素应用 目前多采用小剂量胰岛素持续静脉滴注治疗方法:可先静脉推注胰岛素 5～10U,继续用小剂量胰岛素疗法,由于 HHS 患者一般对胰岛素比 DKA 患者敏感,通常所需的胰岛素剂量比 DKA 时少。

(1)血糖>16.7mmol/L 时,静脉或皮下给予胰岛素,先给予 5～10U 的胰岛素静脉注射,随后成人通常用 3～7U/h 的速度持续静脉滴注,血糖每小时下降以 3.9～6.1mmol/L(70～110mg/dL)为佳。若最初 2 小时内血糖下降<2.2mmol/L(40mg/dL),而脱水基本纠正,提示有胰岛素抵抗,则胰岛素剂量需加倍。

(2)当血糖下降达 16.7mmol/L(300mg/dL),血浆渗透压<330mOms/(kg·H$_2$O)时,改用 5% 葡萄糖或糖盐水(血钠低于正常者)以防低血糖:胰岛素(U):葡萄糖(g)=1:2～1:4 给药;小剂量胰岛素下调至 0.05U/(kg·h)持续静脉点滴,使血糖维持在 11.1mmol/L 左右,当正常饮食时,可过渡到平日原有治疗量,但在停止静脉滴注胰岛素前 1 小时,应该皮下应用 8U 左右短效胰岛素,以防血糖反跳。

3.纠正电解质、酸碱紊乱

(1)补钾。HHS 时,患者丢钾严重,通常达 5～10mmol/kg,因为高血糖引起渗透性利尿,胰岛素的使用和部分酸中毒纠正后血 pH 值升高,K$^+$ 进入细胞内,血容量补充后尿排钾也增加。因此,只要患者血钾不高,有尿,治疗开始即可补钾,治疗过程中监测血钾水平、尿量及心电图,并及时调整用量,防止高血钾。

(2)对于合并 DKA 的患者,应按 DKA 治疗原则纠正酸中毒。

4.去除和防治诱因 HHS 最常见的是各种感染和各种应激因素,应积极寻找病源以及时祛除诱因。

5.防止并发症 HHS 最常见并发症有低血糖、脑水肿、低钾血症、转换皮下注射胰岛素时高血糖反复。

(田 丽)

第三节 低血糖昏迷

【基本概念】

低血糖症是一组由各种病因引起的血中葡萄糖浓度过低,通常<2.8mmol/L,临床以交感神经兴奋和/或神经系统异常为主要表现的综合征。低血糖症时的临床表现与血糖水平并不相关,严重时可出现低血糖昏迷,甚至导致死亡。近有报道:在急诊 182 例急性昏迷患者中,低血糖昏迷占 13.2%,医生接诊时由于患者处于昏迷状态,无法从患者处获得病情的信息,有时陪伴家属也不能提供准确信息,给诊断带来困难;且低血糖昏迷是临床最常见的内分泌急症,故临床医师应引起特别重视。

【常见病因】

低血糖症病因复杂,分类方法也很多。如按进展速度可分为急性、慢性低血糖症;按其病因可分为器质性、功能性及外源性低血糖症;按其发生与进食关系可分空腹或餐后低血糖症等。

临床上最常见的低血糖症病因是糖尿病低血糖(是指糖尿病患者在药物治疗过程中发生血糖过低的现象),其他均属少见。根据临床诊断思路将病因归纳如下:

1.药物性

(1)降糖药:用胰岛素和口服降糖药(主要指促胰岛素分泌剂)。

(2)非降糖药:①影响胰岛素降解:水杨酸钠、抗精神病药物、酚妥拉明、抗组胺类;②影响肝糖原生成及糖异生:β-受体阻滞剂,酒精性(饮酒后);③破坏胰岛β细胞:杀鼠药等;④机理尚不明:某些抗生素如喹诺酮类等。

2.胰岛素分泌增多

(1)早期糖尿病(胰岛β功能失调)特征:①可有糖尿病家族史;②常有超重或肥胖;③OGTT符合糖尿病标准或IGT阳性;④游离胰岛素可升高。

(2)胰岛β细胞功能亢进:胰岛素瘤:Graham于1927年首先描述胰岛素瘤,文献报道年发生率为1/25000,大多属良性腺瘤(占90%以上),极少为多发性内分泌腺瘤1型(MEN1)。国外文献报道,MEN1型中胰岛细胞瘤常为多发且易复发,提示即使手术后同样应当进行密切随访,警惕手术可能遗漏的微小胰岛细胞瘤以及术后新发生胰岛细胞瘤导致低血糖再次发生。胰岛β细胞增生症及胰腺癌极少。

(3)胰外肿瘤:根据肿瘤起源可以分为二大类。①间质组织肿瘤:包括间皮瘤、平滑肌肉瘤、横纹肌肉瘤、纤维肉瘤、神经纤维肉瘤等;②上皮组织肿瘤:肝癌、胰胆管肿瘤、胃肠肿瘤、肺支气管癌、卵巢癌、肾上腺皮质肿瘤等。

3.对抗胰岛素的激素分泌减少   垂体前叶功能减退(TSH、ACTH、GH等);甲状腺机能减退(甲状腺激素可促进葡萄糖吸收);肾上腺皮质功能减退(Addison病时糖皮质激素、肾上腺素分泌减少,肝糖分解减少,糖异生减少);胰岛α功能减退(胰升糖素下降)。

4.全身性疾病   严重肝、肾、心功能不全和严重感染可致机体缺氧、胰岛素降解减慢、胰岛素半衰期延长。

5.其他   胃大部切除术后低血糖;特发性或功能性低血糖;进食少;自身免疫性低血糖;糖代谢酶遗传病等。

【发病机制】

正常人血糖波动于3.9～8.3mmol/L之间,并保持平衡,是受内分泌激素、神经、肝脏的自身调节。肝脏是葡萄糖代谢的主要场所和参与血糖调节各种激素作用的靶器官,也是对低血糖生理反应进行综合处理的器官。肠道中的葡萄糖吸收在餐后5～6小时停止,储存在肝脏内的糖原有限,仅为80～100g,仅能维持血糖正常水平数小时,生成的葡萄糖主要供脑组织使用,以后体内葡萄糖主要来源于肝脏、肾脏中的糖异生(包括来自于肌肉和脂肪组织的糖异生的前体)来维持血糖水平。

正常人体下丘脑、胰岛、肝脏中均有血糖感受器,血糖降至4.5mmol/L左右时,胰岛停止分泌胰岛素;血糖降至3.6～3.9mmol/L时,腺垂体促肾上腺皮质激素释放,升糖激素分泌增加;血糖在2.8～3.0mmol/L时,出现交感神经兴奋症状而感知低血糖,从而进食而防御低血糖;如血糖进一步降低,中枢神经系统缺乏葡萄糖作为能量供应,即出现中枢神经系统异常表现。

根据低血糖不同的原因,也有特殊的致病机制,如胰外肿瘤性低血糖,除葡萄糖利用增加外,尚有肿瘤分泌类胰岛素样物质。

【临床特征】

低血糖症的临床表现与低血糖的病因、低血糖时血糖水平、血糖的下降速度有关。血糖快速下降,患者血糖在正常范围甚至较高水平时即可出现明显的临床表现,长期慢性低血糖者,因对低血糖有一定的适应能力,临床表现可不明显,夜间低血糖常常难以发现,有些病人频发低血糖后,可表现为无先兆症状的低血糖昏迷。低血糖时所有临床表现均缺乏特异性。常见表现如下:

1.交感神经症状　交感神经兴奋,如心悸、乏力、震颤、焦虑、苍白、出汗、饥饿感、感觉异常等。

2.中枢神经症状　如精神行为异常、认知障碍、意识改变、抽搐和昏迷等,若低血糖严重可导致死亡。

3.不同病因低血糖的特点　详见下述的诊断思路。

【辅助检查】

1.血糖　血糖测定是诊断低血糖症最基本的检查,临床出现疑似低血糖症的症状和/或体征时是测定血糖的最佳时机,用动态血糖监测有助于发现无症状性低血糖症。

低血糖症诊断标准:①非糖尿病患者:<2.8mmol/L;②糖尿病患者(用降糖药者):$\leqslant3.9$mmol/L。

2.血清胰岛素　低血糖症发作时存在胰岛素分泌过多的证据,是低血糖症鉴别病因的关键。所以低血糖症发作时测定血清胰岛素对低血糖症的鉴别诊断非常重要。

(1)血糖<2.8mmol/L 时,胰岛素浓度$>6\mu$U/ml(放射免疫法)或$>3\mu$U/ml[免疫化学发光法(ICMA)]提示为胰岛素分泌过多的低血糖。

(2)血糖<2.8mmol/L 时,相应胰岛素浓度$<5\mu$U/ml,提示为非胰岛素分泌过多的低血糖。

3.血清 C 肽　低血糖时,C 肽>200pmol/L(ICMA),提示内源性胰岛素分泌过多。

4.72 小时饥饿试验　72 小时饥饿试验为低血糖症的经典诊断试验。

(1)适应证:有明确的低血糖发作病史,但就诊时无发作,且随访数次血糖皆正常者。

(2)方法:停用所有不必要的药物;记录开始禁食的时间;试验期间可进食不含热卡和咖啡因的饮料并在室内适当的活动;禁食后每 6 小时取外周血样测定血浆葡萄糖、血清胰岛素、C 肽,血糖<3.3mmol/L后,每 1~2 小时测 1 次,血糖<2.8mmol/L 且患者出现低血糖临床表现时即结束试验;禁食结束时,再取外周血血糖、胰岛素、C 肽,必要时可测皮质醇、生长激素、胰高血糖素;禁食后 72 小时未出现低血糖也结束该试验。

(3)胰岛素分泌过多的标准:应根据同一时间测定的血糖和胰岛素或 C 肽水平来判断。

5.其他　电解质,肝、肾功能监测;必要时测腺垂体功能、肾上腺皮质功能、甲状腺功能等。血糖<2.8mmol/L时,血皮质醇$<18\mu$g/dL 提示肾上腺皮质功能低下;生长激素(GH)$<5\mu$g/L 提示 GH 缺乏可能。

6.肿瘤定位检查　怀疑胰岛素瘤时可选用。

(1)B 超检查:方便、非创伤性、检查费用低,为临床首选。术前经腹超声检查敏感性低,阳性率约30%;近年用内窥镜超声,国外文献报道敏感性可达 95%,国内报道约 70%;术中超声检测成功率可进一步提高。

(2)CT 检查:方便、非创伤性,为常规术前定位方法,阳性率仅 60%~70%,目前用螺旋超薄 CT 及动态灌注 CT 使阳性率明显提高。北京协和医院报告近两年 CT 检查阳性率可达 95%。

(3)动脉造影:曾认为是胰岛素瘤定位的金标准,敏感性为 50%~62%。但为创伤性,且费用高,临床不常用。

(4)奥曲肽扫描:CT 检查阴性者奥曲肽扫描阳性率约为 50%。北京协和医院、上海华山医院开展该项检查。

【诊断思路】

低血糖症的病因诊断是关键,所以低血糖症诊断分两个方面。

(一)诊断要点

仔细简要的病史采集是发现低血糖症的关键,血糖检查不但是昏迷病人的常规检查,对有精神症状、交感神经兴奋症状者也应列为常规检查。

1.无糖尿病史　应根据 whipple 三联症确定低血糖症诊断,即:①低血糖症的临床表现;②血糖<2.8mmol/L;③补充葡萄糖后血糖升高,同时临床表现改善。

2.有糖尿病史(接受降糖治疗者)　血糖<3.9mmol/L 即可明确。糖尿病低血糖的可能病因:

(1)与药物无关:①过量运动包括时间过长;②情绪不稳或精神紧张;③过多饮酒,尤其是空腹饮酒;④妊娠期妇女在分娩结束后或在哺乳时。

(2)与药物有关:①用胰岛素或口服降糖药(主要指促胰岛素分泌剂)使用不当或过多;②食物摄入不足,但没有及时减少降糖药;③合用与降糖药有协同作用的药物,如阿司匹林、β-受体阻滞剂、抗凝血药双香豆素、复方新诺明、雌激素、黄体酮、口服避孕药;④肾功能减退,导致胰岛素或降糖药物在体内积蓄。

(二)明确低血糖病因

临床上最常见的低血糖症病因是糖尿病低血糖,其他均属少见。常见的不同病因低血糖诊断思路:

1.糖尿病低血糖特点　糖尿病低血糖是指糖尿病药物治疗过程中发生血糖过低的现象,糖尿病低血糖也是糖尿病患者血糖控制达标的主要障碍。

(1)血糖≤3.9mmol/L 就属低血糖范畴。

(2)有糖尿病史以及降糖药物应用不当,或进食少、运动量增加、饮酒后、合并肾功能不全等。可引起低血糖的降糖药物有胰岛素、磺脲类和非磺脲类胰岛素促泌剂、GLP-1 激动剂,其他种类的降糖药物单独使用时一般不会导致低血糖,但其他降糖药物和上述药物合用也可增加低血糖发生的风险。

(3)糖尿病患者常伴有自主神经功能障碍,影响机体对低血糖的反馈调节能力,增加了严重低血糖发生的风险。同时,低血糖也可能诱发或加重患者自主神经功能障碍,形成恶性循环。

2.肝源性低血糖特点

(1)有严重肝脏疾病史,如重症肝炎、肝硬化后期、重症脂肪肝、肝癌等;

(2)有肝病的临床表现,随肝脏疾病进展低血糖发作的程度和频率增加,随着肝脏疾病的好转而减轻;

(3)有明确低血糖而无胰岛素分泌过多的依据,但有肝功能异常的依据。

3.胰外肿瘤性低血糖特点

(1)引起低血糖的胰外肿瘤可分两大类:间质组织和上皮细胞肿瘤。间质组织肿瘤来源于中胚层,包括纤维肉瘤、间皮瘤、平滑肌肉瘤;上皮组织肿瘤常见于肝癌、胰腺肿瘤、肺癌、卵巢癌、消化道类癌等。

(2)有低血糖的临床表现,多为空腹低血糖。

(3)有明确低血糖而无胰岛素分泌过多的依据,如血中胰岛素样生长因子 II(IGF-II)增加有助于诊断。

4.酒精性低血糖特点

(1)有大量饮酒史,有两种情况,一为餐后酒精性低血糖症,见于饮酒后 3~4 小时,为刺激胰岛素分泌所致;另一为空腹大量饮酒后不吃食物,在储存的肝糖源耗竭之后出现低血糖症,多在饮酒后空腹 8~12 小时,常有慢性肝病史。

(2)低血糖症临床表现容易被醉酒状态掩盖。

(3)有明确低血糖而无胰岛素分泌过多的证据;低血糖症发作时,血中酒精浓度可达 450mg/L;可伴代谢性酸中毒、酮尿或酮血症。

5.内分泌疾病致升糖激素分泌不足性低血糖症特点

(1)有垂体功能减退或肾上腺皮质功能减退或甲状腺功能减退等病史;

(2)有低血糖及上述疾病的临床表现,随着激素替代治疗低血糖可治愈;

(3)有明确低血糖而无胰岛素分泌过多的证据;低血糖发作时同时测定升糖激素如皮质醇、生长激素、胰高血糖素、甲状腺激素均低于正常。

6.胃部手术后低血糖特点(又称迟发倾倒综合征)

(1)有胃切除术史;

(2)低血糖症常于餐后 2~3 小时发生;

(3)有明确低血糖而无胰岛素分泌过多的证据。

7.胰岛素瘤特点

(1)病史:反复发作低血糖史,初发时血糖≥2.8mmol/L 即可出现典型症状。久病者血糖<1.1mmol/L 也可能无症状,即出现无症状性低血糖症。

(2)低血糖特点为:起病缓慢,反复发作,进行性加重;常伴有复视或视物模糊,久病后常影响智力、记忆力、定向力等。

(3)关键是低血糖发作时存在胰岛素分泌过多的证据。血糖的测定:症状发作时血糖明显低于正常;胰岛素、C 肽测定:同步测定血糖和胰岛素、C 肽水平,提示存在内源性胰岛素分泌过多;72 小时饥饿试验:35％胰岛素瘤患者在 12 小时内出现低血糖症、75％在 24 小时内出现低血糖、92％在 48 小时内出现低血糖而结束测试;胰岛素自身抗体阴性;肿瘤定位:可有助于诊断。

【救治方法】

1.低血糖发作时紧急处理

(1)葡萄糖应用:最为快速有效。①病情轻者,口服葡萄糖水或进食含糖食物即可;②病情重即意识改变者,用 50％葡萄糖 50ml 静脉注射,并静脉滴注 5％~10％葡萄糖,维持血糖正常较高水平(11.1mmol/L)。保证每小时进 10％葡萄糖 100ml,直到能正常进食再停止静脉补充葡萄糖。

(2)其他药物:①糖皮质激素:临床一般不需用;②胰高血糖素:可快速有效升高血糖,但维持时间较短,常用剂量为 1mg,皮下、肌肉或静脉注射均可。用于严重低血糖患者,但临床不易获取。

(3)注意事项:①血糖已正常或较高水平时,若患者仍然有意识障碍应注意是否存在并发症,如并发脑血管意外等;②对糖尿病患者,要预防低血糖症昏迷的发生。

2.病因治疗　及时寻找和确定病因,并针对病因进行治疗。在病因去除前可通过多次进食预防低血糖症的发作。

【最新进展】

(一)低血糖症的病因分类

现介绍美国内分泌协会 2009 年公布的关于《成人低血糖症评估和处理的临床诊治指南》中推荐的低血糖症分类法:

1.一般状况差需要药物治疗者

(1)药物性:胰岛素、促胰岛素分泌剂如磺酰脲类、酒精等;

(2)严重的系统性疾病:严重肝、肾、心功能不全,败血症,食物缺乏等;

(3)内分泌疾患导致升糖激素缺乏:皮质醇、胰高血糖素和肾上腺素缺乏;

(4)胰外肿瘤。

2.一般状况良好需要药物治疗者

(1)内源性胰岛素分泌过多:①胰岛素瘤;②功能性胰岛 β 细胞病(胰岛细胞增生症):非胰岛素瘤性胰源性低血糖(NIPH)、胃旁路术后低血糖;③自身免疫性低血糖:胰岛素抗体或胰岛素受体抗体;④胰岛素促泌剂;⑤其他。

(2)偶发人为或蓄意的低血糖

(二)预防低血糖的最新策略

2013 年 4 月,美国糖尿病学会(ADA)和美国内分泌学会共同发布关于低血糖和糖尿病的相关报告。工作组再次确认了既往对糖尿病患者中低血糖的定义,回顾了低血糖对糖尿病患者短期和长期预后的影响,探讨了低血糖对治疗目标的启示意义,提供了预防低血糖的策略。该报告指出,低血糖定义为:血糖水平≤70mg/dL(3.9mmol/L);假性低血糖定义为:糖尿病患者报告有低血糖某一典型症状,但血糖水平>3.9mmol/L。

预防低血糖的措施包括:

1.宣传教育。

2.饮食干预　确保摄入足够的能量、建议餐间和睡前吃零食、随时能获取容易吸收的碳水化合物、如能耐受可摄入中等量的黄嘌呤饮料。

3.运动干预　鼓励在运动前、运动过程中和运动后自测血糖、若运动前血糖<140mg/dL 建议摄入食物,运动后若血糖>140mg/dL 应补充能量。

4.药物治疗　调整胰岛素方案以维持目标血糖水平、应用速效胰岛素类似物降低餐间低血糖风险、应用基础胰岛素类似物降低夜间低血糖风险,若有需要可适当应用动态皮下胰岛素泵,也可考虑动态血糖监测。

5.血糖监测和设定血糖目标　鼓励餐前、睡前和出现症状时自测血糖、鼓励 14~17 时监测血糖且每周至少 3 次、餐前血糖目标水平定为 100~150mg/dL。

(三)美国住院患者血糖控制最新指南

低血糖一直是糖尿病治疗中困扰医患的难题,可能导致严重心脑血管意外乃至危及生命。Cryer 等指出:一次严重的医源性低血糖或由此诱发的心血管事件可能会抵消一生维持血糖在正常范围所带来的益处。2008 年的 ACCORD 研究也显示,严重低血糖与死亡发生风险相关。

2013 年 5 月 23 日,美国内科医师学院(ACP)发布了住院患者血糖控制指南,将住院患者的目标血糖水平适度宽松化,即血糖水平目标值应为 7.8~11.1mmol/L(140~200mg/dL),而非<7.8mrnol/L(140mg/dL),重症监护室患者更应注意,不要给予强化胰岛素治疗。ACP 临床政策主管 AmirQaseem 指出,在内科或外科住院患者中,不论患者是否合并糖尿病,血糖水平升高的现象都很常见。高血糖症可导致并发症发生率和死亡率升高,并降低机体的免疫应答,延迟愈合及诱发心血管事件。但如果给予这些患者强化血糖治疗,严重低血糖发作比高血糖症更危险。因此,ACP 回顾了相关文献,认为目前无证据支持将住院患者血糖水平目标值定为 80~110mg/dL;此外,即便将目标值定为<140mg/dL,其危害也大于获益。因此,ACP 最终将住院患者的目标血糖水平定为 140~200mg/dL。

(田　丽)

第十四章　神经系统急危重症

第一节　脊髓疾病

一、急性脊髓炎

急性脊髓炎是由各种感染后引起的自身免疫反应所致的急性横贯性脊髓炎性病变,表现为病损平面以下肢体瘫痪、传导束性感觉异常和尿便障碍。随着病情发展,病损平面可不断上升,严重时可到达颈髓引起四肢瘫痪甚至影响呼吸,可危及生命。发病原因不清,多为感染后的变态反应导致受累脊髓肿胀。常见病变部位为胸段,其次为颈、腰段。

【救治流程】

1.主诉　急性起病,肢体无力,运动障碍,感觉异常,大小便功能障碍。

2.病史　病前有感染史或疫苗接种史。

3.体征　病变平面以下肢体瘫痪,感觉缺失,自主神经功能障碍,部分患者有呼吸困难。

4.急救措施　①吸氧;②清除气道分泌物;③必要时行气管切开或气管插管;④药物治疗。

5.辅助检查　白细胞计数可轻度升高。脑脊液蛋白和细胞数可轻度升高,以淋巴细胞为主,糖、氯化物正常,如有梗阻则出现蛋白细胞分离现象。运动诱发电位异常,可作为判断疗效和预后的指标。受累脊髓MBI检查出现病变部位脊髓增粗,Ti高信号。

6.诊断　根据临床表现及辅助检查即可确诊。

7.制订详细的治疗方案　①免疫调节治疗;②抗感染治疗;③脱水减轻水肿;④并发症治疗;⑤康复治疗。

【救治关键】

（一）病情判断

急性起病,表现为脊髓横贯性损伤,病变平面以下运动、感觉、自主神经功能障碍。常先有病变部位神经根痛,肢体麻木无力和病变阶段束带感,然后出现感觉异常和瘫痪,起病前多有呼吸道或胃肠道感染病史,或是有疫苗接种史。青壮年较常见,发病率无性别差异。

1.运动障碍　急性起病;迅速进展,发病早期表现为脊髓休克期,患者出现病变平面以下迟缓性瘫痪、肢体肌张力低和肌腱反射减弱或消失,此时一般不会出现病理征。2～4周进入恢复期,其后肌力由远端逐渐部分恢复,肢体瘫痪转变为痉挛性,腱反射亢进,病理征出现。也有部分患者休克期延长,甚至长期表现为迟缓性瘫痪。如果患者出现脊髓总体反射,多半预后不良。出现总体反射患者刺激下肢任何部位或膀胱充盈;均出现下肢屈曲反射和痉挛,伴出汗、立毛反应和大小便自动排出等症状。

2.感觉障碍　病变节段以下所有感觉缺失,在感觉消失水平上缘可有感觉过敏区或束带样感觉异常,随病情恢复感觉异常平面逐步下降,但感觉恢复速度一般较运动功能恢复慢且差。

3.自主神经功能障碍　发病早期出现尿潴留,膀胱对尿液无充盈感,逼尿肌功能丧失,呈无张力性神经源性膀胱,尿液在膀胱过度充盈,出现充盈性尿失禁(尿液充盈至 $300\sim400ml$ 即自行排尿),称为反射性神经源性膀胱。

脊髓休克期还可出现大便困难、便秘及病变平面下汗液分泌异常,皮肤干燥,立毛反射减弱;随着脊髓功能恢复上述症状逐步改善。

如果患者出现 Homner 征,提示病变到达颈髓,需要注意患者有无呼吸抑制并及时处理,必要时行气管切开。

急诊医师尤其应注意急性上升性脊髓炎,患者起病急骤;病情更为危重。病变平面可在数小时或 $1\sim2$ 日内迅速上升,瘫痪由下肢迅速波及上肢甚至延髓支配肌群,出现吞咽困难、构音障碍、呼吸肌瘫痪,甚至导致死亡。

(二)急诊检查

1.磁共振(MRI)检查　对于早期明确脊髓病变的性质、范围、程度和确诊急性非特异性脊髓炎是最可靠的措施,急性横贯性脊髓炎 MRI 表现为急性期可见病变脊髓节段水肿,增粗;受累脊髓内显示阶段性多发片状或较为弥散 T2 高信号,强度不均,可有融合,在 T_1 加权像上呈 T_2 较低信号。

2.脑脊液　压力正常。脑脊液外观无色、透明,常有轻至中度细胞数和蛋白含量增高,以淋巴细胞为主;糖、氯化物正常。蛋白质和白细胞计数增高的程度与脊髓的炎症程度和血-脑脊液屏障破坏程度相一致。

3.周围血象　病程早期可有轻度白细胞增高,当合并感染时可明显增高。

4.X 线检查　脊柱摄片检查无异常改变。或可见与脊髓病变无关的轻度骨质增生。可除外骨转移瘤,骨结核等引起的脊髓病。

5.CT 检查　可除外继发性脊髓病.如脊柱病变等,对脊髓炎本身诊断意义不大。

6.脑干诱发电位检查　可排除脑干和视神经病变,对早期鉴别视神经脊髓炎有帮助。

(三)治疗关键

维持呼吸循环,早期诊断、早期治疗、加强护理、防治并发症、早期康复训练。

【救治方案】

1.免疫调节治疗

(1)激素治疗:大剂量甲泼尼龙冲击疗法,$500\sim1000mg$,静脉滴注,每日 1 次,用 $3\sim5$ 日;地塞米松 $10\sim20mg$,静脉滴注,每日 1 次,用 10 日左右;后改为泼尼松口服,$1mg/(kg\cdot d)$,维持 $4\sim6$ 周逐渐减量停药。

(2)免疫球蛋白:$0.4g/kg$,静脉滴注,$3\sim5$ 日为一疗程。

2.抗感染治疗　及时治疗呼吸道和胃肠道感染,根据细菌培养和药敏实验选用抗生素。

3.脱水治疗　脊髓水肿可引起不全梗阻;因此应适量使用脱水药物,如 20% 甘露醇 125ml,每日 $2\sim3$ 次,或是甘油果糖 250ml,每日 $1\sim2$ 次。

4.神经功能恢复治疗　可使用维生素 B_1 100mg 加维生素 B_{12} 0.5mg,肌内注射,每日 1 次;辅酶 A 和辅酶 QATP 静脉注射。也可使用神经生长因子 30g,肌内注射,每日 1 次或神经节苷脂 100mg,静脉滴注,每日 1 次。

5.其他治疗　保障呼吸,翻身,拍背。使用化痰药和雾化治疗;清除气道分泌物,吸痰。必要时做气管切开,呼吸机辅助呼吸。如果出现肺部感染,做痰培养和药敏试验选用敏感抗生素。

(1)导尿:在脊髓休克期应给予导尿,1：5000 呋喃西林溶液冲洗防止感染,每日 1～2 次。保持尿道清洁,定时更换尿管。如果出现泌尿系统感染,做尿培养和药敏试验选用敏感抗生素。在脊髓功能恢复阶段可进行膀胱功能锻炼,每日夹闭尿管两小时后放开,锻炼逼尿肌功能。

(2)防治便秘:鼓励患者进食易消化、残渣少的食物,便秘严重的可使用缓泻剂、开塞露或灌肠治疗。

(3)防治压疮:保持床面平坦、整洁、柔软,避免局部受压。每 2 小时翻身 1 次后保持皮肤清洁干燥,对大小便失禁的应及时清理或导尿。

6.康复训练　预防肢体畸形,促进肢体功能恢复。在患者瘫痪时帮助患者活动瘫痪肢体,按摩。当肌力开始恢复、肌张力开始升高时,注意避免发生屈曲性瘫痪。早期将患肢保持功能位,进行肢体的被动活动和自主运动,并积极配合针灸、按摩、理疗和体疗等。

二、脊髓压迫症

脊髓压迫症是一组椎管内或椎骨占位性病变所引起的脊髓受压综合征,随病变进展出现脊髓半切综合征和横贯性损害及椎管梗阻,脊神经根和血管可有不同程度受累,出现脊髓半切或横贯性损害及椎管阻塞等特征性综合征。

【救治流程】

1.主诉　疼痛、运动感觉障碍。

2.病史　患者常有椎管内病变史。

3.体征　神经根痛、局限性运动障碍、感觉缺失、运动受限等。

4.急救措施　尽快去除病因,可行手术者尽快手术。

5.诊断　根据临床表现及辅助检查即可确诊。

6.制订详细的治疗方案　①一般治理;②手术治疗;③药物治疗;④康复锻炼。

【救治关键】

(一)病情判断

1.病程演变症状　早期无明显症状,典型脊髓压迫症者,在病程过程中常可出现下列症状和体征。

(1)神经根症状:常为压迫症的早期症状,由病损压迫神经根所引起。表现为针刺、刀割、撕裂或电击样疼痛,屏气、咳嗽、打喷嚏时疼痛加重,体位改变可使疼痛减轻或加重,疼痛沿脊神经支配范围放射且伴相应节段皮肤感觉减退或过敏。

(2)感觉障碍:脊髓丘脑束受累产生对侧躯体较病变水平低 2～3 个阶段以下的痛温觉减退或缺失,压迫平面高者明显。脊髓外病变感觉障碍自下肢远端向上发展至受压节段;脊髓内病变早期出现病变节段支配区分离性感觉障碍,累及脊髓丘脑束时感觉障碍自病变节段向下发展,鞍区感觉保留至最后受累;后索受累产生病变水平以下同侧深感觉减弱或缺失。晚期表现脊髓横贯性损害;病变水平以下各种感觉缺失。

(3)运动障碍:一侧锥体束受压引起病变部位以下同侧肢体痉挛性瘫痪,肌张力增高、腱反射亢进并出现病理征。双侧锥体束受压初期双下肢呈伸直样痉挛性瘫痪,晚期呈屈曲样痉挛性瘫痪。脊髓前角及前根受压可引起病变节段支配肌群迟缓性瘫痪;伴肌束震颤和肌萎缩。

(4)反射异常:受压节段后根、前根或前角受累时出现病变节段腱反射减弱或缺失;腹壁反射和提睾反射缺失;锥体束受累出现损害平面,膝腱反射亢进并出现病理反射。

(5)自主神经功能障碍:大便秘结和排便困难为脊髓压迫症最多见的症状;排尿困难或尿潴留均在晚期出现。病变水平以下血管运动和汗液分泌功能障碍。

(6)脊髓刺激症状:多因硬膜外病变引起,表现为脊柱自发痛,叩击痛,活动受限如颈抵抗和直腿抬高试验阳性。

2.不同水平特征症状 上颈段受压可有后枕、颈部疼痛,四肢瘫痪、呃逆、呕吐和呼吸困难以及颅内压增高和眼底水肿。颈中段病损则有四肢瘫痪,肩胛部疼痛和二头肌腱反射消失,三头肌反射亢进等特点。下颈段则为手臂部疼痛、手肌无力萎缩而下肢腱反射亢进;胸段病变为典型的运动、感觉和膀胱直肠功能障碍。腰段脊髓受压则按节段出现屈膝和股内收困难,小腿外侧和大腿外侧疼痛,膝跳反射消失者当为下腰段病变。出现鞍区疼痛、感觉障碍、性功能障碍和大小便功能障碍而下肢运动功能受累较少者为圆锥马尾受压的特点。

(二)急诊检查

1.脑脊液检查 腰椎穿刺测定脑脊液动力变化和常规;生化检查是诊断脊髓压迫症的重要方法,对确定脊髓压迫症和脊髓受压的程度很有价值。

(1)脑脊液动力改变:当压迫性病变造成脊髓蛛网膜下隙阻塞时,颅内压不能传递到阻塞水平以下的脊髓蛛网膜下隙。因此出现阻塞水平以下的脊髓蛛网膜下隙压力低下,有时甚至测不出。偶见压力正常甚至升高者,这多属部分或没有阻塞的病例。完全阻塞者压力一般均低,且不见脑脊液平面的波动。脑脊液压力的病理性改变对诊断脊髓压迫症和蛛网膜下隙阻塞意义很大。

脑脊液动力检查大致有三种结果:脊髓蛛网膜下隙无阻塞;部分阻塞;完全阻塞。马尾部病变(肿瘤)做腰椎穿刺时针头有刺入肿瘤的可能,这时得不到脑脊液,若有液体可能为肿瘤囊液,颜色一般呈黄色,较黏稠,其压力不受动力试验的影响,不要误认为是蛛网膜下隙的完全阻塞。此时,应选择上一个或两个椎间隙重新穿刺,如获得脑脊液,则可借此判断病变部位。一肿瘤体积的大小是导致蛛网膜下隙阻塞的主要因素,但肿瘤周围的蛛网膜是否有粘连亦有重要影响。

(2)脑脊液细胞计数:一般均在正常范围;炎性病变者多有白细胞增加;肿瘤有出血坏死者红细胞和白细胞均增加。

(3)脑脊液颜色与蛋白质含量:蛋白质含量少者无色透明,蛋白质含量高者呈淡黄至橘黄色。苯酚(石炭酸)试验可自+～4+不等,其定量每百毫升中自数百毫克至 1g 以上,放置一旁可自行凝固,称自凝现象。脊髓压迫症脑脊液蛋白质含量多少与脊髓蛛网膜下隙阻塞的程度、阻塞时间和阻塞水平的高低有关,一般阻塞越完全、阻塞时间越长、阻塞水平越低,蛋白质的含量也越高。肿瘤性压迫比非肿瘤性压迫蛋白质含量高,尤其是神经鞘膜瘤,多生长在蛛网膜下隙,其脑脊液蛋白质含量又比其他类型肿瘤为高。脊髓压迫症引起脑脊液蛋白质含量的增高,亦可因为脊髓供应血管受压迫而淤血缺氧,使血管壁的通透性增加,蛋白质渗出增加;还可因蛛网膜下隙阻塞,使远侧的脑脊液不能参与正常的循环,少量被吸收而浓缩所致。

2.放射性检查

(1)脊柱 X 线摄片:正位、侧位,必要时加摄斜位。脊柱损伤重点观察有无骨折、错位、脱位、结核、骨质破坏、椎间隙狭窄等。病程越长骨质改变出现率越高,程度越重。

(2)磁共振成像(MRI):能清楚地显示各不同轴线的断层图像,提供较清晰的解剖结构层次,对脊髓病变的部位上、下缘界线,位置及性质能提供最有价值的信息,是诊断脊髓病变最有价值的工具。

(3)CT 检查:分辨力较高者,肿瘤小于 5mm 也能检出,图像较清晰。能确切地显示肿瘤的位置,以及肿瘤与脊髓的关系。

(4)椎骨造影:无 MRI、CT 设备的医疗单位,可借此帮助诊断。

(三)治疗关键

去除压迫病因,应早期诊断,及时手术。

【救治方案】

1.一般治疗　患者应适当休息,吃含纤维素多的蔬菜,防止出现大便干燥、排便困难;脊柱破坏性病变,应睡硬板床;适当进行体育锻炼,有肢体功能障碍者,应鼓励患者进行肢体运动。

2.手术治疗　去除压迫病因,手术是有效的治疗方法,手术效果与肿瘤的性质、生长部位、病程、术前一般情况及神经功能状态、手术操作技巧等有关。除髓内肿瘤浸润性生长,界线不清难以完全切除外,大多数肿瘤均可手术切除。对晚期患者或肿瘤难以全切除者,行椎板减压术常可获得近期疗效。先天畸形或脊柱创伤引起的脊髓压迫,应前入路行椎间盘切除或后入路行椎板切除。炎症所致的压迫,应在切除前后给予抗生素治疗。

3.药物治疗　恶性肿瘤手术前后或非手术者都可进行化疗;脊柱结核性压迫,应在手术前后给予抗结核药物治疗;炎症所致的压迫应针对性地使用抗生素治疗;非肿瘤性质的压迫症,给予 B 族维生素及改善循环药物治疗。

4.其他疗法

(1)离子导入疗法:在脊髓患病区域的上下或前后放置大小合适的电极,进行钙或碘离子导入,电流强度根据电极面积大小而定,每次 15~20 分钟,每日或隔日 1 次,15~20 次为一疗程。

(2)中波直流电离子导入法:选用适当的电极,在受损脊髓区域前后对置,脊柱部位电极加 10% 碘化钾溶液阴极导入,前面电极衬垫加 10% 氯化钠溶液,先通中波电流,几分钟后通直流电流,每次 15~30 分钟,电流强度根据电极面积而定,直流电密度比单用时略小,每日 1 次。

(3)超声波疗法:以脉冲超声波在脊柱区域采取转动法,声强 0.75~1.25W/cm,每次 10~20 分钟;每日 1 次,10~15 次为一疗程。

5.治疗注意事项

(1)预防各种原发病对脊髓的压迫损伤:提倡早期手术解除脊髓压迫;在治疗中,应尽早选用神经营养代谢药,如 B 族维生素、维生素 E、胞磷胆碱、ATP、辅酶 A 以及神经生长因子等药物,或可部分改善脊髓的功能。

(2)压迫病因的性质及其可能解除的程度:髓外硬脊膜下肿瘤一般均属良性能完全切除,其预后比髓内肿瘤和不能全切除的其他类型肿瘤为好,脊髓功能可望完全恢复。对可能切除的髓内肿瘤和血管畸形,除少数术后症状加重外,多数病例手术后症状可获相当满意的恢复,单纯做椎板切除,疗效短暂,亦有术后加重者。转移性肿瘤手术效果极差。蛛网膜囊肿、椎间盘突出(胸椎间盘突出手术疗效差)以及能完全切除的某些硬脊膜外炎性或寄生虫性肉芽肿,其手术疗效也令人满意。因外伤所致的硬膜外血肿及其他异物造成的脊髓压迫,均应尽早施行手术切除,其疗效常取决于脊髓原发损伤的性质及程度。

(3)脊髓功能障碍的程度:在解除压迫之前脊髓功能尚未完全丧失者,手术效果大多良好;而术前脊髓功能完全丧失者,手术效果大多不佳。对那些脊髓功能已完全消失但压迫可能完全解除的病例,不应放弃治疗及失去信心。也有认为瘫痪肢体仍处于痉挛性者,如能解除压迫均有二线恢复的可能。

(4)解除压迫后脊髓功能恢复程序:一般浅感觉恢复较快,少数病例当压迫解除,痛觉即有一定程度恢复,或感到原有的束紧感消失。感觉恢复总是自上而下,而运动障碍的。恢复往往自指(趾)端开始,括约肌功能障碍的恢复出现最晚。若术后几个月以上脊髓功能不见丝毫进展者,提示预后不良。

三、脊髓血管病

脊髓血管病是由供应脊髓的血管阻塞或破裂引起脊髓功能障碍的一组疾病,分为缺血性、出血性及血管畸形三类,发病率远低于脑血管疾病,但脊髓内结构紧密,较小的血管损害可导致严重后果。

【救治流程】

1.主诉　急性病变,水平性疼痛、麻木,单侧或双侧下肢沉重、无力甚至瘫痪,尿潴留。

2.病史　患者可有脊髓血管阻塞疾病史。

3.体征　肌张力减轻、肌萎缩,多为锥体束损害和感觉障碍。

4.急救措施　应用血管扩张剂及促进神经功能恢复的药物,低血压者应予纠正血压,疼痛明显者可给予镇静止痛剂。

5.辅助检查　CT和MRI可显示脊髓局部增粗、出血或梗死,增强后可能发现血管畸形。

6.诊断　根据突然起病、脊髓损伤的临床特点结合脑脊液和脊髓影像学检查确诊。

7.制订详细的治疗方案　①病因治疗;②药物治疗;③外科治疗。

【救治关键】

(一)病情判断

1.缺血性疾病

(1)脊髓短暂性缺血发作:突然的间歇性跛行是本病的典型表现,持续数分钟至数小时,可完全恢复,不遗留任何后遗症。也可表现为自发性下肢远端发作性无力,反复发作,可自行缓解,休息或使用血管扩张剂可缓解,间歇期症状消失。

(2)脊髓梗死:呈卒中样发病,脊髓症状常在数分钟或数小时达到高峰。因发生闭塞的供血动脉不同分为三类。

①脊髓前动脉综合征:脊髓前动脉供应脊髓前 2/3 区域,易发生缺血性病变,以中胸段或下胸段多见,首发症状常为突发病损水平相应部位根性痛或弥漫性疼痛,短时间内发生弛缓性瘫痪,脊髓休克期过后转变为痉挛性瘫痪;传导束型分离性感觉障碍,痛温觉缺失而深感觉保留(后索未受累),大小便功能障碍较明显。

②脊髓后动脉综合征:脊髓后动脉极少梗死,因有良好侧支循环,即便发生症状也较轻且恢复较快;表现急性神经根痛,病变水平以下深感觉缺失和感觉性共济失调,痛温觉和肌力保存,括约肌功能常不受影响。

③中央动脉综合征:病变水平相应节段的下运动神经元性瘫痪、肌张力减轻、肌萎缩,多无锥体束损害和感觉障碍。

2.出血性疾病　包括硬膜外、硬膜下和脊髓内出血,均可骤然出现剧烈背痛、截瘫、病变水平以下感觉缺失和括约肌功能障碍等脊髓横贯性损害表现。硬膜下血肿较硬膜外血肿少见。脊髓蛛网膜下隙出血起病急骤,表现为颈背痛、脑膜刺激征和截瘫等;脊髓表面血管破裂出血可能只有背痛,无脊髓受压表现。

3.血管畸形　绝大多数为动静脉畸形,多见于胸腰段,其次为中胸段,颈段少见;动脉性或静脉性畸形罕见。动静脉畸形分为四种类型,即硬脊膜动静脉栓、髓内动静脉畸形、青年型动静脉畸形和髓周动静脉瘘。多在 45 岁前发病,约半数在 14 岁前发病,男女之比为 3:1。缓慢起病者多见,也可为间歇性病程,有症状缓解期;突然发病为畸形血管破裂所致,多以急性疼痛为首发症状,表现为脑膜刺激征、不同程度截瘫、根性或传导束性感觉障碍,如脊髓半侧受累表现为脊髓半切综合征。括约肌功能障碍早期表现为大小便困难,晚期可致大小便失禁;也有少数患者表现为单纯脊髓蛛网膜下隙出血。

(二)急诊检查

1.脑脊液检查 脊髓蛛网膜下隙出血脑脊液呈血性;椎管梗阻时脑脊液蛋白量增高,压力低;椎管内出现脑脊液压力增高。

2.脊髓血管造影 选择性脊髓数字减影血管造影(DSA)对确诊脊髓血管畸形颇有价值,可明确显示畸形血管的大小、形态、位置、范围、类型、供血动脉及引流静脉,对指导手术或放射介入治疗很有帮助。

(三)治疗关键

早发现、早治疗是本病防治的关键,硬膜外或硬膜下血肿应紧急手术清除血肿,解除脊髓受压。

【救治方案】

1.病因治疗

(1)血管畸形、毛细血管扩张、血液病、感染、外伤、中毒等原因可导致脊髓出血。

(2)动脉粥样硬化、结节性动脉周围炎、结核性或梅毒性血管内膜炎、低血压、脊髓骨质增生、脊髓脱位、椎管内肿瘤等可造成脊髓缺血性病变。

2.药物治疗

(1)脊前动脉血栓:给予低分子右旋糖酐、复方丹参、罂粟碱等药物治疗,必要时给予抗凝剂治疗。

(2)脊髓出血:给予脱水剂、止血药治疗。

(3)中医中药治疗:中医药用在本病时主要着眼于益气活血散血,使用包括中药、针灸推拿等综合治疗。

3.外科治疗 对诊断明确的血管畸形、血管瘤及其他占位性病变,可给予结扎或切除,也可采用血管内栓塞方法治疗。

4.其他 截瘫患者应加强护理防止并发症如压疮和尿路感染等。病情稳定后应尽早开始康复治疗。

四、脊髓蛛网膜炎

脊髓蛛网膜炎又称脊髓蛛网膜粘连或粘连性脊髓蛛网膜炎,是蛛网膜在各种病因作用下的一种慢性炎症过程。是蛛网膜增厚与脊髓、脊神经根粘连,或形成囊肿阻塞脊髓腔导致脊髓功能障碍的疾病。受累部位以胸腰段为最多。

【救治流程】

1.主诉 胸腹部束带样疼痛,肢体无力等。

2.病史 病前常有感染、发热、椎管内药物注射等病史。

3.体征 单发或多发的神经根痛感觉障碍多不对称,双下肢无力、大小便功能障碍等。

4.急救措施 给予皮质激素减轻炎症,并扩张血管改善血运。

5.辅助检查 椎管造影,造影剂在病变部位呈斑点状或片状不规则分布,如有阻塞平面,其边缘亦多不整齐,形状不固定,可呈现典型的"烛泪样"表现。

6.诊断 根据临床表现及辅助检查即可确诊。

7.制订详细的治疗方案 ①药物治疗;②放射治疗;③物理治疗。

【救治关键】

(一)病情判断

1.临床特点

(1)起病可急可缓,有脊柱疾患如外伤、增生、椎间盘突出、椎管狭窄,或脊髓病变如肿瘤、多发性硬化、脊髓空洞症等病史。

(2)病程进展缓慢,症状常有自发缓解或复发加重。复发者多与感冒受凉或劳累有关。

(3)主要病变常仅累及脊髓某一部分,以胸段、腰段多见,早期常有后根刺激症状,如上肢及胸背部呈放射性疼痛或有束带感,休息后症状减轻,其后出现不同程度的脊髓受损症状。少数患者病初即可出现脊髓横贯症状。

(4)病变弥散者,除主要病变部位的神经体征外,常有多发性脊髓或神经根损害症状,如横贯水平以下感觉减退区内尚有根性分布的感觉障碍;痉挛性瘫痪部位内有局限性的肌肉萎缩或肌纤维震颤等。

2.其他表现

(1)马尾综合征:由多种病因引起的一种综合征,以骶尾部为主的脊髓蛛网膜炎可引起该综合征,通常有尿便障碍和下肢瘫痪。粘连的瘢痕累及马尾部硬膜囊,导致蛛网膜和该部位骨质的破坏,进一步引起血液循环障碍和脑脊液压力增高,由于马尾部硬膜囊弹性的消失导致神经根缺血,脊髓蛛网膜增生的长期压迫引起马尾神经根损害。

(2)脊髓蛛网膜炎性骨化症:由于长期慢性蛛网膜炎所致的脊膜钙化和骨化;蛛网膜鞘内骨化压迫神经根引起神经症状,包括疼痛、下肢轻瘫和大小便失禁等,脊髓蛛网膜骨化的原因目前还不清楚。若因蛛网膜骨化所致者,应尽快手术治疗。

(3)脊髓空洞症:是脊髓蛛网膜炎的一种少见的并发症,多认为脊髓空洞症是一种先天性疾病,常与小脑扁桃体下疝畸形伴发。然而,脊髓空洞症也可由脊髓蛛网膜炎引起,当增生的瘢痕组织妨碍了脑脊液的流动以及影响脊髓的血液供应时就可出现脊髓空洞症。

3.临床分型　脊髓蛛网膜炎多属慢性疾病,但迅速起病或亚急性起病者均有,根据病变情况,有局限型和弥漫型两类。

(1)局限型:可发生在腰或胸段,往往有急性感染史、随即出现神经根痛及较明显固定的感觉障碍或有运动障碍,按病变情况又可分为囊肿型和单纯局部粘连型。囊肿型的临床表现与脊髓肿瘤很相似。囊肿增长到一定程度时,出现脊髓受压症状。单纯局限性粘连型的炎症仅侵及几个阶段的脊髓蛛网膜,临床表现有根痛或相应阶段的肌肉萎缩及肌无力。

(2)弥漫型:往往以胸段开始,病程进展缓慢,于数月到数年内逐渐出现感觉异常、过敏及感觉麻木,病变范围较广者同时侵及颈段、胸段及腰段,分布弥漫,可出现多发性阶段型感觉障碍。亦可逐渐进行性感觉水平上升或下降,束带感觉。运动障碍可为逐渐进行性肌无力或瘫痪,伴有肌萎缩。整个过程时好时坏,有波动性,后期可出现括约肌功能障碍,部分病例发展较快,于一次急性感染后,不久出现神经根痛及范围较广的感觉障碍,较快的出现肌力减退或瘫痪及括约肌功能障碍。如病情继续发展,则出现感觉水平继续上升。如蛛网膜炎起始于马尾部,则病变的蛛网膜与马尾神经根广泛粘连,可表现为进行性的坐骨神经痛,可因病变于一侧或两侧而出现不同的症状,有较明显的下肢肌萎缩、肌无力,腱反射降低或消失及感觉缺失,括约肌功能障碍。

(二)急诊检查

1.腰椎穿刺　脑脊液呈无色透明或略带淡黄色;由于蛛网膜与软膜、脊髓有广泛的粘连,故初压较低,压颈试验多呈椎管不完全梗阻征象。脑脊液淋巴细胞数接近正常,蛋白含量显著增高;甚至脑脊液流出后可自动凝固,呈 Fromn 征(胶样凝固改变)。

2.MRI 检查　有时可见小的蛛网膜囊肿。属无创检查,避免了因脊髓蛛网膜下隙注射造影剂而引起的脊髓蛛网膜炎在病变的急性期,绝大多数病变显示脊髓肿胀增粗脊髓蛛网膜下隙变窄,甚至消失;病变广泛,可累及脊髓全长的 2/3,以 3~5 个椎体长度最多见,少数可波及整个胸腰髓,病变脊髓与正常脊髓间呈移行状,界限不清;以腰髓段为主者,马尾神经束增粗且不光滑或蛛网膜下隙阻塞导致马尾神经束显示不清,脊髓内神经细胞肿胀坏死,病变组织内含水量增加,病变在 MRI 上表现为长 T_1、长 T_2 信号,有少数病例在 T_2 加权像上有点状高信号,为病变内小灶性出血所致。Gd-DTPA 增强扫描对该病确诊和鉴别诊断有价值,脊髓蛛网膜炎以长条状、小斑片状轻度强化为主。大部分病变不强化,强化方式及范围可以帮助明确病变范围和除外髓内肿瘤、多发性硬化等。

（三）治疗关键

尚无特效疗法,主要是对症治疗缓解疼痛。对弥漫性粘连者以内科治疗为主。对囊肿型或局限性蛛网膜粘连型者,可行手术摘除和剥离。

【救治方案】

1.抗感染治疗　对疑为感染引起者,可酌情选用抗生素、抗病毒制剂或试用抗结核药物治疗。

2.皮质激素治疗　静脉滴注氢化可的松($100\sim200$mg,每日 1 次,10 次为一疗程)或肌内注射、口服泼尼松、地塞米松等;椎管内注射对防止粘连扩散和促进炎症吸收效果更好。通常用地塞米松,首次为 2mg(可逐渐增量至 5mg),和脑脊液混合后缓慢注射,每周 $2\sim3$ 次,10 次为一疗程。

3.扩张血管改善血运　可用烟酸、妥拉唑啉、山莨菪碱注射液(又称 654-2)、活血化瘀中药等。

4.鞘内注射氧气疗法　一次酌情注入 $10\sim15$ml 氧气,自小量开始,每注入 5ml 气体,即放出等量脑脊液,每 $5\sim7$ 日 1 次。对早期病例可能有助于松解粘连、改善脑脊液循环。

5.小剂量放射治疗　多用于脊髓蛛网膜炎及大脑半球凸面蛛网膜炎,剂量宜小,对改善血运有一定帮助,但疗效不确切。

6.理疗　如视交叉蛛网膜炎可试用经眼球部进行碘离子导入法。

7.手术治疗　主要用于囊肿切除及手术减压,手术切除囊肿,小心剪开粘连带,但不可强行剥离,以免加重症状;同时行椎管减压。对于肿瘤难以鉴别者,也可考虑手术探察。

五、脊髓空洞症

脊髓空洞症是一种慢性进行性脊髓变性疾病,病变多位于颈髓,也可累及延髓。脊髓与延髓空洞症可单独发生或并发;典型的临床表现为节段性分离性感觉障碍、病变节段支配区肌萎缩以及营养障碍等。

【救治流程】

1.主诉　患者常以肢体麻木、无力、感觉分离性障碍、肌肉萎缩和疼痛为早发症状。

2.病史　病因未明,为多种病因综合所致。

3.体征　受累部位自发性疼痛,继而出现节段性分离性感觉障碍;前角细胞受累出现肌肉无力、肌萎缩、肌肉颤动、肌张力减低等;神经营养障碍后出现皮肤粗糙、过度角化、痛觉缺失等,晚期可有神经源性膀胱和小便失禁等。

4.急救措施　尚无特效疗法,必要时手术治疗。

5.辅助检查　延迟脊髓 CT 扫描:在蛛网膜下隙注入水溶性造影剂,在脊髓的病变水平可显示高密度空洞影像。

6.诊断　根据临床表现及辅助检查即可确诊。

7.制订详细的治疗方案

(1)支持治疗。

(2)药物治疗。

(3)手术治疗。

【救治关键】

（一）病情判断

发病年龄为 20～30 岁,男多于女,隐匿起病,进展缓慢,病程数月到 40 年不等,因空洞大小和累及脊髓的位置不同,临床表现各异。

1.感觉障碍　以感觉障碍为首发症状居多,最早症状常为相应支配区自发性疼痛,继而出现节段性分离性感觉障碍,典型呈短上衣分布。痛温觉因脊髓丘脑纤维中断而丧失,由于后柱早期不受累,轻触觉、震颤觉和位置觉相对保留。晚期脊髓后索及脊髓丘脑侧束被累及,造成空洞水平以下各种传导束型感觉障碍。

2.运动症状　病变扩展到前角细胞可引起运动神经元破坏,导致相应肌肉瘫痪、萎缩,肌张力减低,肌纤维震颤和反射消失。手内肌在肌肉受累中一般最早;上行可累及到前臂、上臂及肩带。手部肌肉受累严重可出现爪形手畸形。空洞晚期可出现病变水平以下锥体束征,病变累及侧索交感中枢,可出现 Homner 征。空洞内出血病情可突然恶化。

3.神经营养障碍症状　由于关节软骨和骨端营养障碍以及深浅感觉障碍产生的反馈机制失调,导致夏科关节,表现为关节肿胀、积液,超限活动,活动弹响而无痛感。X 线显示关节骨端骨软骨破坏、破碎,可有半脱位。其他症状如皮肤可有多汗、无汗、颜色改变、增厚、角化过度,指甲粗糙、变脆;有时出现无痛性溃疡;常有胸段脊柱的侧弯或后突;膀胱及直肠括约肌功能障碍多见于晚期;病变波及延髓时可引起吞咽困难、舌肌萎缩瘫痪、眼球震颤,此型易危及生命。

4.其他症状　先天性者多合并 Chiari 畸形、脊椎裂、颅底凹陷、颅颈连接畸形,脊柱侧弯后凸畸形及佝偻病等也是常见并发症。继发性脊髓空洞有脊椎外伤,髓内、外肿瘤,脊髓炎症,蛛网膜炎,类风湿性关节炎和畸形性骨炎。

（二）急诊检查

1.MRI 检查　空洞显示为低信号,矢状位出现于脊髓纵轴,横切面可清楚显示所在平面空洞的大小及形态。

2.脑脊液　一般均正常;如空洞较大导致蛛网膜下隙部分梗阻时,脑脊液蛋白含量可增高。

3.X 线平片检查　有助于发现脊柱侧弯、颈枕区畸形、夏科关节等。

（三）治疗关键

本病进展缓慢,尚有部分病例有数年静止期,如临床症状较轻,可行保守治疗,采用一般支持疗法。目前尚无特效疗法。

【救治方案】

1.具体治疗方法

(1)支持疗法:有疼痛者给予镇痛剂,还应给予 B 族维生素、三磷腺苷、辅酶 A、肌苷等药物治疗。注意加强护理,防止关节挛缩,对痛觉消失者,要防止烫伤和冻伤。

(2)放射疗法:可使用放射性核素 131I 治疗,但疗效不肯定。

(3)手术治疗:对于 Chiari 脊髓空洞症,唯一有效的治疗方法是枕大孔和上颈髓段椎管减压术。张力性脊髓空洞行空洞与蛛网膜下隙分流术,脊髓积水行第四脑室出口矫治术等。

2.预防及保健

(1)基础保健措施:在日常生活中、工作中保护无感觉区,每日反复检查,看有无受伤;注意皮肤有无发红、水疱、烫伤、青肿、抓伤、切伤等。

农村患者要特别注意不要被荆棘和碎片刺伤。对皮肤有自主神经功能障碍者,要防止皮肤干燥和皲裂。如果已有伤口,要尽快去医院诊治。

(2)注意手脚的保护:劳动或工作时戴手套,在拿热的杯、壶、金属勺子时,用手套、厚棉布或毯子包着拿。工具的把手要光滑,可在把手上包一块橡皮,然后再包块布。脚的保护,选购或定做合适的鞋,不要让脚在鞋里磨来磨去,行走距离不要太长。

(3)家庭康复:积极参与家务劳动,如打扫卫生、煮饭、种花,生活尽量自理,是一种有效的功能训练。

(4)加强保健措施:最好有专业的康复指导和训练。晚期脊髓空洞症患者由于肌肉萎缩、肌无力而长期卧床,易并发肺炎、压疮等,加之大多数患者出现延髓麻痹症状,给患者生命构成极大的威胁。脊髓空洞症肌萎缩患者除就医治疗外,自我调治十分重要。

(5)劳逸结合:忌强行功能锻炼,因为强行功能锻炼会因骨骼肌疲劳而不利于骨骼肌功能的恢复、肌细胞的再生和修复。应和治疗医师经常联系,得到指导。治疗中尤其要注意以下几点:

首先,保持乐观愉快的情绪。较强烈的长期或反复精神紧张、焦虑、烦躁、悲观等情绪变化,可使大脑皮质兴奋和抑制过程的平衡失调,使肌肉颤动加重,加速肌萎缩发展。

其次,脊髓空洞症肌萎缩患者维持消化功能正常,合理调配饮食结构是康复的基础。脊髓空洞症肌萎缩患者需要高蛋白、高能量饮食补充,提供神经细胞和骨骼肌细胞重建所必需的物质,以增强肌力、增长肌肉;早期采用高蛋白,富含维生素、磷脂和微量元素的食物,并积极配合药膳,如山药、薏米、莲子心、陈皮、太子参、百合等,禁食辛辣食物,戒除烟、酒。中晚期患者以高蛋白、高营养、富含能量的半流食和流食为主,并采用少食多餐的方式以维护患者营养及水电解质平衡。

最后,脊髓空洞症肌萎缩患者由于自身免疫功能低下,或者存在着某种免疫缺陷,一旦感冒,病情加重,病程延长,肌萎缩无力、肌跳加重,特别是延髓性麻痹患者易并发肺部感染,如不及时防治,预后不良,甚至危及患者生命。胃肠炎可导致肠道菌种功能紊乱,尤其病毒性胃肠炎对脊髓前角细胞有不同程度的损害,从而使患者肌跳加重、肌力下降、病情反复或加重。故也应注意预防感冒、胃肠炎。

(何　星)

第二节　颅内压增高

颅内压(ICP)是指颅腔内容物对颅腔壁所产生的压力。由于存在于蛛网膜下腔和脑池内的脑脊液介于颅腔壁与脑组织之间,并与脑室、脑池和脊椎管内蛛网膜下腔相连通,因此,临床上常以侧脑室内、小脑延髓池和腰段蛛网膜下腔所测得的脑脊液静水压来表示 ICP。正常成人在身体松弛状态下侧卧时的腰穿或平卧时侧脑室内的压力高度约为 $0.78 \sim 1.76 kPa(80 \sim 180 mmH_2O)$,儿童为 $0.39 \sim 0.88 kPa(40 \sim 90 mmH_2O)$;坐位时腰穿压力约为 $3.43 \sim 4.41 kPa(350 \sim 450 mmH_2O)$。用 ICP 监护仪测定 ICP 曲线上显示的平均 ICP,是曲线图上相当于波宽的 1/3 处,也就是曲线下缘的舒张压处加上 1/3 的脉压(曲线图上、下压力之差),相当于 $0.67 \sim 2.0 kPa(5 \sim 15 mmHg)$。

平卧时成人 ICP 持续超过正常限度 $200 mmH_2O$ 或 $1.95 kPa(15 mmHg)$,即为颅内高压。ICP 生理性增高可发生干咳嗽、喷嚏、体位变化或压迫颈静脉等情况。这些升高有时可很显著,但因其为一过性且压力通过颅脊轴均等分布,一般耐受良好。病理性升高可表现为慢性进行性、突然升高或持续性稳态颅内高压。如不能及早发现和及时处理,则可导致脑灌注压降低,脑血流量减少,因缺血、缺氧而造成中枢神经系统功能障碍,甚至可因颅内高压而引起脑疝,危及患者生命。

【发生机制】

颅缝闭合后,颅腔容积已相对固定。颅腔内容物包括脑组织(1400g)、脑脊液(75ml)和血液(75ml),正常情况下,此三者的总容积与颅脑总容积保持动态平衡,维持ICP在正常水平。三种颅内容物均不能被压缩,但在一定范围内可以相互替换。所以三者中任何一种体积的增加,均可导致其他一种或两种内容物体积代偿性的减少,从而使ICP仍维持在相对平稳的状态,不致有很大的波动,这是颅内容积(或空间)代偿基本的概念,即Monroe-Kellie原理。

因为脑组织体积比较恒定,尤其是在急性ICP增高时不能被压缩,ICP的调节就在脑血容量与脑脊液量间保持平衡。在正常情况下,为维持脑组织最低代谢所需的脑血流量为32ml/(100g·min)[正常为54～65ml/(100g·min)],全脑血流量为400ml/min(正常约700～1200ml/min),脑血管内容量应保持在45ml以上,脑血容量可被压缩的容积约占颅腔容积的3%左右。脑脊液是颅内3种内容物中最易变动的成分,在脑室、脑池和颅内蛛网膜下腔的脑脊液量,约在75ml左右,约占颅腔容积的5.5%。当发生颅内高压时,首先通过脑脊液减少分泌,增加吸收和部分被压缩出颅以缓解ICP升高,继之再压缩脑血容量。因此,可供缓解颅内高压的代偿容积约为颅腔容积的8%左右。

使颅腔容积缩小的各种伤病如大面积颅骨凹陷骨折、向颅腔内生长的骨瘤或骨增生性疾病如颅骨发育不良症,或先天性狭颅症和颅底凹陷等,均可有一定程度的颅内高压症状出现。最常见的还是颅内容物体积增加或颅腔内病理性地出现第4种内容物(如血肿、肿瘤),当其容积超过代偿容积后,即可出现颅内高压症(图14-2-1)。

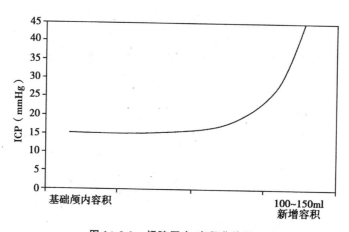

图14-2-1　颅腔压力-容积曲线图

当容量增加超过颅内代偿空间时颅内压急剧上升

【病因】

ICP增高是神经系统多种疾病所共有的一种综合征。由于ICP增高主要是颅腔空间与其内容物体积之间不平衡引起,故引起ICP增高的具体病因不外乎两大类:各种引起颅腔空间狭小的情况和颅内容物体积扩张的各种情况。

(一)引起颅腔狭小的原因

在颅脑损伤情况下,主要是广泛性颅骨凹陷骨折,其他尚包括各种先天性狭颅畸形、颅颈交界畸形、颅骨向内的异常增厚,如向内生长的颅骨骨瘤、颅骨结构不良、畸形性骨炎等。

(二)引起颅内容物体积增加的原因

1.脑体积增加　临床上最常见的是脑水肿,可由脑损伤、炎症(脑炎、脑膜炎)、全身性疾病如休克、窒息、小儿中毒性肺炎或中毒性痢疾引起的中毒性脑病等。

2.脑血容量增加　各种原因引起的二氧化碳蓄积和碳酸血症;颅内各种血管性疾病如动、静脉畸形、血管瘤、脑毛细血管扩张症;下丘脑、鞍区成脑干等处血管运动中枢附近受到刺激后所导致的急性脑血管扩张(急性脑肿胀),以及各种类型的严重高血压症等均可因脑血容量增加而引起 ICP 增高。

3.脑脊液量增多　脑脊液分泌和吸收功能障碍所引起的交通性脑积水,常见的有婴幼儿先天性脑积水,静脉窦栓塞或蛛网膜粘连后引起的交通性脑积水,蛛网膜下腔出血后因红细胞堵塞蛛网膜颗粒所引起的脑积水等。较多见的是因脑脊液通路上受阻塞的阻塞性脑积水,或先天性延髓及扁桃体下疝畸形(Arnold-chiari 畸形)、第四脑室闭锁症等。

4.颅内占位性病变　常见的有颅内血肿、自发性颅内出血(出血性脑卒中、血管瘤或动、静脉畸形引起的蛛网膜下腔出血)、颅内肿瘤(胶质瘤、脑膜瘤、神经纤维瘤、巨大的颅咽管瘤或垂体瘤、松果体瘤、皮样或上皮样囊肿、脊索瘤和转移瘤)、颅内脓肿、颅内肉芽肿(结核瘤、真菌性肉芽肿等)、寄生虫病(颅内血吸虫、囊虫、包虫及肺吸虫等)。

这些疾病可由上述 4 种因素之一或两种以上的因素而产生 ICP 增高,如颅脑创伤患者可同时或在疾病发展过程中先后出现脑血管扩张、脑水肿、颅内血肿等。

【病理生理学】

各种原因所引起颅腔容积与颅内容物容积之间的稳态平衡遭到破坏,且超过一定的代偿限度,就发生 ICP 增高。由于颅内容积代偿功能的存在,随着各种引起 ICP 增高的情况出现,早期即可启动脑脊液量的被置换出颅内和调节脑血流量的代偿过程,压力和容积间的关系,通过 ICP 的持续监测,可以颅内容积/压力关系曲线来反映 ICP 增高的过程和生理调节功能。如 ICP 增高超过了颅内代偿功能限度,ICP 不断持续升高,则可引起脑血流量调节功能发生障碍,脑组织缺血缺氧严重,加重了脑水肿,使脑组织体积增加,ICP 更上升,可使脑组织移位形成脑疝,终致脑干受压造成呼吸、心血管中枢衰竭而死亡。

(一)颅内容积代偿

可以从 ICP 监测所示的容积/压力曲线反映出临床特点。容积/压力曲线是 1965 年 Langfitt 用狗为实验动物,硬脑膜外腔置入一小水囊,每小时向囊内注入生理盐水 1ml,观察 ICP 变化曲线(图 14-2-1)。曲线的水平部分代表 ICP 增高时的代偿期,垂直部分代表失代偿期,转折点即为两者的临界点。在临界点前虽颅内容物容积有增加,但可借脑脊液置换和脑血流量减少来代偿,不致出现明显的 ICP 增高症状。若一旦达到临界点后,增加的颅内容积仅少量,但 ICP 上升的幅度却明显加快,说明此时的生理调节功能已渐丧失。临床上可见到缓慢生长的肿瘤,可较长时间不出现颅内高压症状,一旦出现 ICP 增高症状,病情发展明显加速,短期内即可出现颅内高压危象或发生脑疝。在一些进展迅速的占位性病变,ICP 短期就开始升高,并随着病变的发展使 ICP 持续上升。

压力-容积关系也可用颅内的回缩性和顺应性来表示。两者是一对矛盾。回缩性来自颅脊髓腔内结构的可塑性与弹性所产生的阻力,即单位容积的变化所产生的 ICP 变化;顺应性表示颅内的容积代偿能力,即允许颅腔内所能接受的容量,是单位 ICP 的变化所需的容积量,即颅腔内可供调节 ICP 升高的容积量。当代偿功能较多地保留时,则顺应性强而回缩性弱;反之,则顺应性弱而回缩性强,两者成反比。在颅腔内容积压力代偿过程中,ICP 的上升速率依赖于脑的顺应性。严格地讲,顺应性定义为压力变化时功能性的体积变化。因此,言及 ICP 最合适的说法应是可塑性,即体积变化时功能性的压力变化。而顺应性更多的是反映颅腔容积代偿的能力。在正常情况下,脑顺应性良好,可以耐受中度体积变化而 ICP 升幅极小。当顺应性受损时(如水肿、血肿、血管充血、脑脊液或血管通路的梗阻),微小不良刺激即引起 ICP 急剧升高。

1973 年 Marmarou 提出用压力-容积指数(PVI)来量化颅内顺应性。由于典型的容积.压力曲线表现为指数曲线,在曲线上某一点所测得顺应性不等于其他部位的顺应性。若将压力转换为对数,在半对数坐标上,可使容积-压力曲线直线化,该直线斜率即为PVI(图14-2-2)。

　　PVI是一个计算值,表示为使ICP升高10倍所需的液体量。为确定PVI,注射或抽取1ml液体进出脑室系统,可发现立即产生的ICP瞬变值。PVI值在20ml以上说明顺应性正常;PVI值介于15～20ml提示顺应性下降,存在ICP显著增高的可能,通常适度处理后可以控制;PVI值小于15ml提示顺应性很差,预示很大可能发生不可控制的颅内高压。正常成人和颅脑创伤后不同PVI时的压力.容积关系见图14-2-3,临床上常发现颅脑创伤后由于PVI下降较小,血肿量增加,可引起大幅度ICP上升。

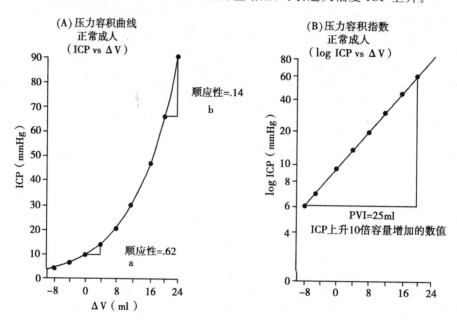

图14-2-2　压力-容积曲线和压力.容积指数反映颅内容积增加ICP的变化

　　(A)不同容积改变时顺应性的变化,a点颅内空间代偿良好,顺应性良好,b点颅内空间失代偿,顺应性差;(B)正常成人压力-容积指数(PVI)用于描述颅内顺应性

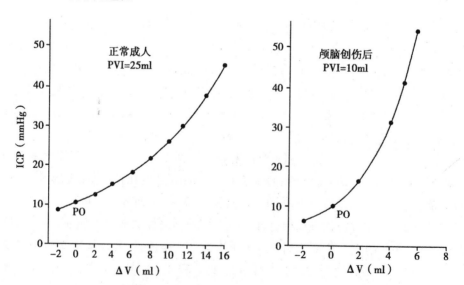

图14-2-3　正常成人和颅脑创伤后不同PVI时的压力-容积关系

横坐标为颅内容积变化,纵坐标为颅内压(ICP)PVI:压力-容积指数

　　遗憾的是,测定PVI有风险。注射或抽取液体必须开放脑室引流系统,明显提高感染概率。当顺应性降低时,注射液体来测定PVI,可诱发或加重颅内高压。抽取液体时,有将脉络丛或室管膜组织吸入导管的

可能性,装置内全部液体可被迅速抽取,而不能正确反映压力变化,均影响 PVI 的准确性。这些因素严重限制了 PVI 的临床应用。

(二)脑血流量的调节

脑血液循环的主要功能是向脑组织供氧及其他营养物质、清除其代谢废物、运送激素与介质以实现脑组织对靶器官的调节功能。脑组织血液供应极其丰富,正常成人平均脑血流量(CBF)约为 60ml/(100g 脑组织＋min),全脑的供血量约占心排出量的 15％,而脑组织的重量仅占身体重量的 2％,说明脑组织的复杂功能需要总体较多的血液来支持。另一方面,脑组织没有足够的能量储备,所以脑组织对缺血缺氧非常敏感,容易遭受缺血缺氧损害,但脑血流量太多也会破坏脑组织的内环境稳定而导致脑损伤。因此保证脑组织恒定适当的血流量对维持其生理功能是非常重要的。

脑血流量的大小与脑灌注压(CPP)成正比,与血管阻力(CVR)成反比。血管阻力主要取决于阻力血管管径的大小即血管的收缩或舒张,血液的黏稠度也起一定的作用,为了保证脑组织恒定适当的脑血流量,机体依靠精密的脑自动调节功能来维持这种关系。从生理上可分为两种自动调节功能:压力自动调节和代谢自动调节,两者都是通过改变阻力血管的管径(即改变 CVR)来发挥作用的(图 14-2-4)。

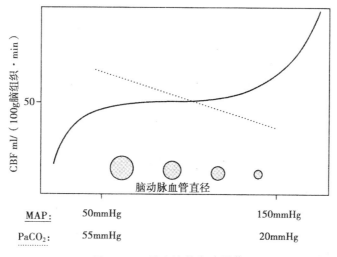

图 14-2-4　脑血流的自动调节

MAP 为平均动脉压,代表压力自动调节;$PaCO_2$ 为动脉血二氧化碳分压,代表脑代谢自动调节纵坐标为脑血流量(CBF)

1.压力自动调节　脑血管随管腔压力变化而改变其管径,使脑血流量在一定灌注压范围内得以保持稳定不变或少变,此调节过程称脑血流的压力自动调节。当 CPP 增高,阻力血管壁上的平滑肌受到的压力增加,阻力血管即发生收缩,使管径缩小,CVR 增大,减少过多的血流通过;反之,当 CPP 下降,阻力血管扩张,管径扩大,CVR 减少,使通过的血流量增加,使 CBF 不致减小,此即为脑血管的压力自动调节。脑血管的这种压力自动调节,对全脑血流量的稳定具有保证作用。脑血管的自动调节功能是有限的,阻力血管平滑肌收缩都有一定限度,当阻力血管的平滑肌收缩已达极限,再增加 CPP,血管的阻力也不会再增大,这就是自动调节的上限,约相当于 CPP 为 16.0～17.3kPa(120～130mmHg),越过此上限,则 CBF 将随 CPP 的增高呈线性递增,即发生脑灌注压突破(脑过度灌注),脑血管将扩张、充血,血管渗透性增加,有血液或血细胞渗出,出现脑肿胀,使 ICP 增高。如 CPP 下降,阻力血管扩张,血管腔扩大到极限,如 CPP 继续下降,血管也不会再扩张,这就是自动调节的下限,约相当于 CPP 为 6.7～8.0kPa(50～60mmHg),CPP 低于这个水平,CBF 将随 CPP 的下降呈线性减少,发生脑缺血甚至梗死。压力自主调节在脑损伤时常被破坏。多数情况下其功能可得到部分保留,表现为自主调节的 CPP 下限移向较高的 CPP 水平(上限基本不变),

低于此水平,将发生灌注不足。各种旨在提高CPP的治疗措施的目标是努力维持CPP在此范围之上。遗憾的是,对特定患者而言,无法知道可以接受的最低CPP值,经常应用的CPP治疗阀值60～90mmHg主要是理论上的推测。脑血管的压力自动调节功能不是固定不变的,受多种因素的影响,如神经调节功能、脑的代谢情况、颅脑损伤或病变的影响、血二氧化碳及氧分压和患者全身情况等。在自动调节功能被完全破坏情况下,CBF与CPP呈正比,应尽力维持CPP在稍高于可保持适当充足CBF的CPP点之上的一个窄幅范围内,若CPP太低,将发生灌注不足,CPP过大,CBF、脑血容量(CBV)增大,导致ICP增高、血管源性脑水肿加重。因此,此时估计个体患者的CPP值具有重要意义。

2.代谢自动调节　脑代谢自动调节系脑组织根据细胞代谢需要自动调节CBF水平,对脑血流量在脑内的分布起着合理分配作用,以维持脑的正常生理功能。脑代谢增高时,细胞外液内氢离子、钾离子及腺苷的浓度增高,血管便扩张,CBF就增加;反之,脑代谢降低时,细胞外液内增高的化学物质被冲洗,便使血管收缩,局部脑血流量就减少。通过脑代谢自动调节机制,脑组织缺血缺氧或高碳酸血症时,血管便扩张,CBF增加;过度通气时引起血中氢离子减少,促使血管收缩,CBF减少。CBF不足导致代谢应激,引发血管扩张,将提高CBV,从而诱发或加重颅内高压。与自动调节功能部分保留的情况相类似的是,此时通过提高CPP来升高CBF可以实际上降低CBV,降低ICP。脑损伤一般不易使代谢自动调节功能受损,即使在严重颅脑损伤仍多保留。

3.全身性血管加压反应　在急性颅脑损伤和急性ICP增高的患者中,为保持脑灌注的相对恒定,机体通过自主神经系统的反射作用来调节脑血流量,此时体内儿茶酚胺异常释放,又名神经性调节反应(Cushing三主征)。即周围动脉收缩而使动脉压升高,增加每次心搏出量而出现心搏有力而慢,以达到提高脑血流的灌注压。同时呼吸变慢变深,使肺泡内二氧化碳和氧能充分交换,以提高血氧饱和度,改善缺氧情况。但当ICP急剧上升达动脉舒张压水平,动脉血二氧化碳分压上升近6.6kPa(50mmHg)亦可使此神经反应丧失而发生血压骤然下降,脉搏变细弱,呼吸变浅或不规则甚至停止。这种全身性血管加压反应的中枢,不仅在延髓内的血管运动中枢和呼吸整合中枢,还受自额叶眶回、额极、岛叶尖端到扣带回前部内脏运动中枢的影响,并与下丘脑视前区、垂体漏斗、中脑等处血管运动和呼吸整合中枢相联系,也受到主动脉弓和颈动脉窦的压力和化学感受器的支配。

呼吸整合中枢较血管运动中枢的应激性为高,对缺血缺氧的敏感性也灵敏,但耐受性较差。因此,临床上呼吸的节律和幅度改变较血压、心跳等的变化为早,也易于衰竭,不易恢复。

4.临床所见ICP增高的类型　由于ICP增高的原因及发病原理不同,临床所见的ICP增高可区分为两种不同的类型。一种是弥漫性ICP增高,颅内各部位压力普遍增高,没有明显的压力差,因而颅内结构没有明显的移位。临床上所见的外伤性弥漫性脑肿胀、全脑缺血缺氧、脑膜脑炎、蛛网膜下腔出血、各种毒血症引起的全脑性脑水肿等都属于这一类型。另一种为颅内某一部分先有局部压力升高,通过脑的移位将压力传到颅内各部,使整个ICP升高,在颅内的不同部位有比较明显的压力差,病变所在区域常常压力最高,并构成压力源。临床所见外伤性颅内血肿、各种颅内占位病变。

上述两种ICP增高时,颅内的生理调节机制是不同的。弥漫性ICP增高时,生理调节较为有效,机体所能耐受的压力程度较高,当压力解除后,神经功能的恢复较快。局限性压力增高时,机体调节功能较差,能耐受的压力程度较低,ICP增高超过一定时间后,解除压力后,其神经功能恢复较慢。之所以有上述区别,可能与脑移位有关,特别是与脑干的轴性移位有关。脑干局部高压引起脑血管的自动调节功能损害,受压较久后血管张力丧失,脑血容量随血压的提高而扩张,血流淤积,血管通透性增加,压力解除后,血管调节功能不易迅速恢复,反易出现脑实质内出血、水肿,故神经功能不能较快恢复。临床上对此两类不同的ICP增高,应有所区别,选择适当的救治措施,有利于患者的救治。

【分期和症状】

ICP 增高的发展过程,根据临床症状和病理生理特点,分为代偿期、早期、高峰期和晚期(衰竭期)四个不同阶段。应该引起重视的是,有些患者分期并不明确。

(一)代偿期

病变虽已开始形成,但处于初期发展阶段。由于颅腔内有占总容积 8%～10% 以下的代偿容积,所以只要病变本身和病理变化后所占的体积不超过这一限度,ICP 仍可保持在正常范围内,临床上也不会出现 ICP 增高的症状和体征,所以早期诊断较为困难。

此期进展的快慢,取决于病变的性质、部位和发展的速度等因素。如良性肿瘤和慢性硬脑膜下血肿,病变发展较缓慢,一般产生的脑水肿也较轻,故此期持续的时间都较久,甚至数月到数年。急性颅内血肿、脑脓肿和恶性肿瘤因病变发展较快,周围的脑组织也有较为广泛和严重的水肿反应,这种原发性改变可迅速地超过颅腔的代偿容积,所以此期一般都较短。如急性颅内血肿此期仅为数十分钟到数小时,脑脓肿为数日到数周,恶性肿瘤多为数周或 1～2 个月。病变位置对 ICP 增高临床也有重要意义,如前颞叶病灶因受颞窝限制及邻近脑干之故,可在 ICP 较低状态(15mmHg)即出现小脑幕切迹疝。

(二)早期

病变发展并超过颅腔的代偿容积,但 ICP 低于平均体动脉压值 1/3,小于 4.7kPa(35mmHg),脑灌注压值为平均体动脉压值的 2/3,脑血流量也保持在正常脑血流量的 2/3 左右,约 34～37ml/(100g 脑组织·min),动脉血二氧化碳分压值在正常范围内。脑血管自动调节反应和全身血管加压反应均还保持良好。但脑组织已有早期缺血缺氧和脑血流量减少,血管管径也有明显改变,所以逐渐出现 ICP 增高症状和体征如头痛、恶心、呕吐,并可因激惹引起 ICP 的进一步增高。还可见到视神经盘水肿等客观体征。在急性 ICP 增高时,尚可出现血压升高、脉率变慢、脉压增大、呼吸节律变慢、幅度加深的 Cushing 反应。

(三)高峰期

病变已发展到严重阶段,ICP 为平均动脉压值的 1/2＝4.7～6.6kPa(35～50mmHg),脑灌注压也相当于平均体动脉压值的一半,脑血流量也为正常的一半约 25～27ml/(100g 脑组织·min)。如 ICP 接近动脉舒张压水平,动脉血二氧化碳分压超过 6.1kPa(46mmHg)而接近 6.6kPa(50mmHg)时,脑血管自动调节反应和全身血管加压反应可丧失,可出现脑微循环弥散性梗死。此时患者有剧烈头痛、反复呕吐、视神经盘高度水肿或出血,神志逐步趋向昏迷,并可出现眼球、瞳孔固定散大或强迫头位等脑疝先兆症状。

(四)晚期(衰竭期)

病情已发展到濒危阶段,ICP 增高到相当于平均体动脉压,灌注压＜2.6kPa(20mmHg),血管阻力已接近管腔完全闭塞,脑血流量仅为 18～21ml/(100g 脑组织·min),脑代谢耗氧量(CMRO$_2$)＜0.7ml/(100g 脑组织·min)[正常值为 3.3～3.9ml/(100g 脑组织·min)],动脉血二氧化碳分压接近 6.6kPa(50mmHg),动脉血氧分压下降到 6.6kPa(50mmHg),动脉血氧饱和度＜60%。此时患者处于深昏迷,各种反射均可消失,出现双瞳孔散大、去脑强直等现象,血压下降,心跳快弱,呼吸浅速或不规则甚至停止,脑电图上呈生物电停放,临床上可达"脑死亡"阶段。

【处理原则】

ICP 增高是一种继发的临床综合征,其原因和发生机制各不相同,原发病变和颅内高压本身所引起的病理生理改变也常很复杂而严重。因此其治疗方法也是多方面的,但基本的原则是患者全身状况(原发病和继发的病理生理及生化改变)和颅内高压的治疗并重,两者不可偏废。只注意降低 ICP 而忽略颅内高压发生的机制并给予有效的处理,则增高的 ICP 即使在间断的降颅压措施下,仍将继续存在而难于逆转。因此降颅压疗法是临时治疗措施,而治本的方法是除去引起压力增高的原因和终止其病理生理过程。当然

ICP 暂时降低本身可也可消除 ICP 增高的不利影响(如脑缺氧所致的脑水肿)而有减少压力继续增高的可能。处理的目标是降低 ICP、合理调整体动脉压以维持合适的脑灌注压。

(一)ICP 监测

颅内高压合理有效的治疗必须以准确持续的 ICP 和 CPP 监测为依据。ICP 监测有助于判断病情、治疗时机方法的选择、观察治疗效果、判断预后,已成为 ICP 增高患者救治中重要的手段。

对于具有下列情况者需予 ICP 监测:颅脑创伤格拉斯哥昏迷量表(GCS)评分小于 8 分和头颅 CT 异常患者,头颅 CT 异常是指颅内血肿、脑挫裂伤、脑肿胀或基底池受压。

对于颅脑损伤患者头颅 CT 正常但符合以下 3 种情况中的两种也应行 ICP 监测:①年龄大于 40 岁;②单侧或双侧呈去脑或去皮层状态;③收缩压低于 90mmHg。

而 GCS 评分>8 分在以下情况行 ICP 监测:①多发伤手术需麻醉时间延长;②机械通气使用镇静剂或肌松剂;③使用使 ICP 增高的治疗方法如呼气末正压(PEEP);④专科医师认为颅内高压存在概率较高的其他情况如颅内多发血肿严重脑肿胀等。

根据 ICP 进行相应治疗可以提高患者的预后,没有 ICP 监测根据经验来治疗 ICP 增高预后相对较差。在颅脑创伤患者 ICP 增高时控制不力,会导致脑灌注不足脑缺血缺氧加重致死亡率病残率上升,而 ICP 不高时,使用降 ICP 治疗如高渗性脱水、过度通气、镇静、镇痛、肌松治疗均有潜在不良反应。

临床上一次性测定 ICP 的方法,是通过颅骨钻孔穿刺侧脑室或侧卧位腰椎穿刺测定的脑室内压或椎管蛛网膜下腔的脑脊液静水压。这种方法只能一次性测定 ICP,不能连续地观察 ICP 的变化,其所测的压力为颅脊腔开放的压力,都伴有部分的脑脊液流失。虽然脑脊液流失量很少,但对 ICP 仍然有影响,特别是 ICP 越高,影响越大;腰穿测压还必须颅脊腔保持通畅,如有脑疝,则颅脊腔已不相通,测得的压力也不能代表 ICP。

ICP 监测技术主要包括植入法和导管法。植入法是将微型传感器置入颅内(简称体内传感器或埋藏传感器),传感器直接与颅内组织(硬脑膜外、硬脑膜下、蛛网膜下腔、脑实质等)接触而测压。导管法借引流出的脑脊液或用生理盐水充填导管,将体外传感器与导管相连接,借导管内的液体与传感器接触而测压。无论是体外与体内传感器都是利用压力传感器将压力转换为与 ICP 力大小呈正比的电信号,再经信号处理装置将信号放大后记录下来。由于传感器放置的位置不同,可得出不同的压力数据,因而有脑室压(IVP)、硬脑膜下压(SDP)、硬脑膜外压(EDP)、脑组织压(BTP)之分(图 14-2-6)。由于颅内各部位的结构不同,图 14-2-6 不同部位的颅内压监测方法组织弹性和顺应性不同,所测得的压力,有小的差异,但都被承认为 ICP 的代表。目前最常用者为脑室插管和脑实质内光导纤维尖端监测器和蛛网膜下腔螺栓。多数学者认为脑室内插管法是当前优点最多的监测方法。它能准确测定 ICP 与波形,便于调零和校准,可行脑脊液引流并可促使脑水肿液的廓清以降压,是黄金标准。脑实质内光导纤维测压,四周均为脑组织,监测到的压力与脑组织所含的血容量和含水量有很大的关系,故测得的压力与其他几种压力有较大的差别,常用以反映脑水肿的程度。ICP 监测连续记录下来的正常 ICP 波为一种脉冲波,是由脉搏波以及因呼吸运动而影响着颅内静脉回流的增减而形成的波动组成。所以 ICP 波的组成与动脉的灌流与静脉的引流两个因素有关,当快速记录时(80~200mm/min),两种波形都可以分别从图像上看出来。但进行 ICP 监护时常持续记录数日,因此压力图像常用慢记录(2mm/min)表示,则各波互相重叠,组成一条粗的波状曲线。曲线的上缘代表收缩期 ICP,曲线的下缘代表舒张期 ICP,后者加 1/3 的压差为平均 ICP,即通常所说的 ICP 值。

ICP 增高的分级如下:正常 ICP(5~15mmHg);轻度增高(15~20mmHg);中度增高(20~40mmHg);重度增高(>40mmHg)。

颅脑创伤患者 ICP 监测的禁忌证:严重凝血功能障碍,目前认为要求 INR<1.2 可行植入监测。

ICP 增高的治疗域值:无去骨瓣减压时>20mmHg,去骨瓣减压时 ICP>15mmHg 即需干预降颅压治疗。亦有的中心选择 25mmHg 作为干预降颅压治疗的域值。ICP 监测应和临床症状、脑 CT 扫描情况三者结合用于指导治疗。

ICP 监测的部位包括脑室内、脑实质内、硬膜下、硬膜外、蛛网膜下腔。以脑室内最为准确,并可用释放 CSF 来降低 ICP 兼有治疗作用,优先选用。对于 ICP 监测引起的颅内感染或出血等并发症情况,感染发生率为 1%～10%,主要为脑室炎,监测时间少于 5 天,几乎无感染。出血发生率为 1%～2%。导致患者残疾的情况极为罕见,故不应由此理由而放弃监测 ICP。脑实质内 ICP 监测准确性类似于脑室内 ICP 监测,由于不能重新标定,可能导致测量误差,在脑室内 ICP 监测不能达到的情况下采用脑实质内 ICP 监测。蛛网膜下腔、硬脑膜下、硬脑膜外 ICP 监测准确性欠佳。

对于 ICP 监测的时间,可持续监测 3～5 天,一般不超过 7 天。临床需要 ICP 监测超过 10 天时,建议换对侧重置探头监测。目前在一些大的神经创伤中心采用 ICP 增高的程序化处理,具有相对的合理性。脑创伤后 ICP 增高的程序化处理如下:

1.ICP 监测,气管插管,机械通气维持 $PaCO_2$ 32～36mmHg,患者躁动不安使用镇静剂如眯达唑仑或异丙酚,肌张力增高如去脑强直时使用肌松剂如维库溴铵。

2.保持头高脚低位 20°～30°,避免颈静脉回流障碍。

3.脑室内 ICP 监测则开放 CSF 外引流,维持高度额角水平上 15～20cm。

4.使用甘露醇 0.25～0.50g/kg,可反复使用,监测血浆渗透压 300～320mmol/L。

5.维持体温 34～36℃,甚至 32～34℃,以降低脑代谢从而降低 ICP。

6.外伤大骨瓣减压,上述处理后 ICP 仍顽固性>25～30mmHg 时采用。

7.内减压术,一般非主侧半球颞叶或合并额叶切除。

8.巴比妥治疗,ICP 顽固性增高,但血压平稳时采用。

(二)ICP 增高的基础治疗

临床上许多因素影响 ICP,避免这些因素加重 ICP 增高,是治疗中应注意的重要问题,不应忽视。

患者体位是护理颅内高压患者的一个重要内容。应将头部置于正中位,避免扭曲或压迫患者颈部,保持颈静脉引流通畅。头部抬高可通过加强脑脊液引流和脑静脉血回流排出颅腔而降低 ICP。但需注意的是,在某些患者,脑脊液和脑血流量置换过多可反而加重颅内高压,抵消了抬高头部的益处。合理的方案是根据患者的临床状况和 ICP 监测,个体化处理患者头位。当不能监测 ICP 时,头部抬高 15°～30°多可使 ICP 降低。

应当积极处理发热,因为体温升高可提高脑代谢、脑血流、加重脑水肿而使 ICP 升高。应尽可能及早明确发热原因,进行针对性治疗,同时应用解热镇痛药如对乙酰氨基酚降低体温,进行对症治疗。在对乙酰氨基酚耐药的病例,吲哚美辛可控制发热并降低 ICP。物理降温如降温毯对发热患者有益,但需注意寒战可加重颅内高压。当必须降温而患者出现寒战时,可应用冬眠合剂、镇静剂或非去极化神经肌肉阻滞剂。虽然人工低温有益于降低 ICP,但由体温再升高和寒战引起的反跳性 ICP 升高影响了其应用价值。

咳嗽、呼吸道不通畅或与呼吸机对抗可升高胸膜腔内压,减少颅腔的静脉引流,导致 ICP 升高。应保持呼吸道通畅,必要时行气管切开,减低呼吸道阻力。尽量减少呼吸道刺激,应用祛痰剂、湿化呼吸道便利排痰。可应用镇静剂和肌松剂来避免呼吸机对抗。非去极化神经肌肉阻滞剂优点在于没有组胺释放效应,后者可继发血管扩张和升高 ICP。

呼气末正压(PEEP)只有在平均气道压力升高、传导至纵隔时可升高 ICP。PEEP8～10cmH₂O 时,对 ICP 几无影响,PEEP>15cmH₂O,ICP 明显升高。当肺顺应性降低时如成人呼吸窘迫综合征或肺炎时,

PEEP 对 ICP 的影响降低。

应保持适当的体循环血压。低血压可直接引起脑血管扩张、ICP 升高。低血压时脑灌注压下降影响脑供血,脑缺血可加重脑水肿,严重影响颅内高压患者的预后,应尽量避免或尽早处理低血压。高血压对 ICP 的危害程度没有低血压严重。然而,当脑自动调节机制受损时,严重的高血压可导致区域性脑血流增加、脑水肿和 ICP 升高。目前非常重视合理 CPP 对脑水肿的影响,有报告提示 CPP 过高会因为增加脑毛细血管的静水压,加重脑水肿。CPP 过低会导致脑缺血、缺氧,继而造成继发性神经元损伤,加重脑水肿,所以现在主张 CPP 维持在 60～70mmHg,避免低于 50mmHg。当 CPP 在 50～60mmHg 时,需要监测颈静脉血氧饱和度或脑组织氧监测,避免出现脑缺血。然而当要求将 CPP 维持在 70mmHg 以上时,部分患者需要积极的液体治疗和血管活性药物的使用,会产生全身的不良反应,如急性肺损伤和急性呼吸窘迫综合征(ARDS)。有文献报道,与 CPP 小于 70mmHg 相比,CPP 超过 70mmHg 使 ARDS 的发生率上升 5 倍,严重影响患者的预后。目前认为在 ICP 控制的前提下,CPP 与预后直接相关。

疼痛和躁动可因提高脑血流而升高 ICP。在颅内高压危及生命的患者,不应过分强调为避免用镇静剂使神经病学检查不准确,而否定通过镇痛和镇静来控制 ICP 的合理性。当患者存在呼吸机对抗、吸痰、疼痛刺激都会引起 ICP 增高、脑水肿加重,适当的使用镇静剂如异丙酚或咪达唑仑,及止痛剂如芬太尼或吗啡,均可用劲于控制 ICP 和减轻脑水肿。

重度颅脑创伤后由于胰高血糖素、肾上腺素、皮质激素分泌增多,血糖升高,为创伤性糖尿病。高血糖对神经元有损害作用,低血糖同样会导致患者预后不良。强化控制血糖在 90～150mg/dl 较为理想,静脉泵强化胰岛素治疗严格监测血糖,避免高血糖和低血糖的出现,严格血糖控制在 70～100mg/dl 会增加低血糖发生的概率,增加脑能耗危机的发生。后者是指通过脑微定量分析测定脑组织间隙葡萄糖水平低于 0.7mmol/L,丙酮酸/乳酸比值大于 40(正常值小于 25)。脑能耗危机是重型颅脑创伤预后不良的独立因子,加重脑水肿。

低钠血症会降低血浆渗透压,导致脑肿胀,症状的严重程度与低钠血症发生的速度及严重程度有关。症状可有恶心呕吐、嗜睡、谵妄、癫痫、昏迷、呼吸骤停和脑疝。颅脑创伤后低钠血症的常见原因包括抗利尿激素异常分泌综合征(SIADH)、脑性盐耗综合征(CSW)和甘露醇的反复使用。正确的病因分析应包括患者出入液量的平衡情况、输液治疗的处方情况、血和尿渗透压、尿钠浓度、肾上腺和甲状腺功能的检测。临床应注意纠正低钠血症的速度不能过快,以免出现脑桥的脱髓鞘改变和不可逆的脑损害(24 小时纠正< 10mmol/L)。

颅脑创伤后,癫痫发作会增加脑继发性损害,如 ICP 增高、脑氧代谢率增加、脑血流增加、脑血液容量增加、CPP 下降。绝大多数的研究不支持预防性使用抗惊厥药物来预防迟发性外伤性癫痫,不推荐常规抗癫痫预防治疗超过 1 周。如果出现迟发性外伤性癫痫,可根据新发癫痫的规范方法来治疗。外伤性癫痫的高危因素包括:GCS 评分小于 10 分,脑皮层挫裂伤,凹陷性骨折,硬膜下血肿,硬膜外血肿,脑内血肿,穿透性颅脑损伤,外伤后 24 小时内出现癫痫者。

(三)过度通气

过度通气是用呼吸机等机械方法增加患者的肺通气量,亦称人工机械性过度通气。此法使动脉血二氧化碳分压($PaCO_2$)降低(低碳酸血症)、脑脊液碱化,促使脑血管收缩,减少脑血流量和脑血容量,从而快速降低 ICP。ICP 降低后维持的时间长短不等,但一般情况下,随着脑和血管平滑肌中二氧化碳缓冲系统的代偿性调整,使脑脊液碱中毒被纠正,在开始过度通气后数小时内,ICP 常恢复至原有水平。有研究纳入一组健康志愿者,观察机体对过度通气的正常反应,$PaCO_2$ 降至 15～20mmHg、30 分钟后,CBF 减少了40%,4 小时后 CBF 增加到基础值的 90%,当 $PaCO_2$ 恢复正常后,CBF 超过正常值31%。在重型颅脑伤患者中,PaCO$_2$ 每变化 1mmHg,CBF 变化 3%,但在 CBF 较低时变化值较小。

过度通气是通过降低 CBF 来降低 ICP 的。在重型颅脑伤患者,早期脑灌注压下降,CBF 下降,对低碳酸血症反应降低,过度通气能进一步降低 CBF,有可能造成或加重脑缺血、脑血管自主调节功能丧失。因而,虽然过度通气是降低 ICP 较为快速的方法,但应尽量少用,特别应避免应用长时程过度通气方法。对严重颅脑伤患者目前主张当使用镇静剂、肌松剂、脑脊液引流和渗透性利尿剂难以控制颅内高压,在脑受压所致的脑功能障碍进行性加重时,短暂过度通气可能是有益的。

目前不推荐使用预防性的过度通气(PaCO$_2$<25mmHg)。过度通气可作为一种临时的手段来治疗ICP 升高。在颅脑创伤后第一个 24 小时内脑血流经常显著减少,此时应避免过度通气。如果使用过度通气,PaCO$_2$ 在 25~30mmHg 则推荐使用颈静脉血氧饱和度或脑组织氧监测,以了解脑氧输送的情况,即脑缺血缺氧的情况。轻度过度通气(PaCO$_2$ 在 32~36mmHg)时极少出现脑缺血缺氧的情况。PaCO$_2$ 水平可以通过控制性机械通气达到。调整呼吸的频率、潮气量和 PEEP 可以达到血气分析满意的 PaCO$_2$。

目前没有临床试验评价过度通气对颅脑创伤患者预后的直接影响,仅限于颅脑创伤后不同阶段的预后分析。在特定的亚组患者,过度通气可增加患者死亡率。当经颅多普勒监测证实 ICP 增高是由于脑过度灌注引起时,轻度过度通气是最理想的控制颅高压的方法。

(四)高渗性治疗

高渗性治疗是指适当提高血浆渗透压,依靠相对非渗透性的血-脑脊液屏障在血液与脑实质(即脑细胞和细胞外间隙)的液体之间造成一个渗透压差,促使脑组织失水,在总体上增加脑组织的顺应性。正常血浆渗透压值为 286mmol/kg。

1.甘露醇　甘露醇是应用最为广泛的渗透性脱水剂,其分子量为 180.17。在体内不被代谢,经肾小球滤过后在肾小管内甚少被重吸收。静脉使用后提高血浆渗透压,使血管内和组织间产生渗透压梯度,使脑组织,主要使正常脑组织内水分进入血管内,使脑组织脱水,并降低 ICP。甘露醇的利尿作用是因为甘露醇增加血容量,并促进前列腺素 I$_2$ 分泌,扩张肾血管增加肾血流量,提高肾小球滤过率。甘露醇在肾小球滤过后重吸收<10%,故提高了肾小管内液渗透浓度,减少肾小管对水和 Na$^+$、Cl$^-$、K$^+$、Ca^{2+}、Mg^{2+} 的重吸收,达到利尿目的。甘露醇还可以减低血液黏滞度,可使脑血流和脑血管容量增加,从而代偿性收缩脑血管。此外,甘露醇还可减少脑脊液形成。

甘露醇通过降低血黏滞度、增加脑血流量,导致脑动脉的自动调节性收缩,降低颅内压

甘露醇常用剂量为 0.5~1.5g/kg。使用中的注意事项包括:①注意留置导尿避免尿潴留;②快速推注会产生低血压,所以必备等张液体和血管加压素,强大的利尿作用产生低血容量,将直接导致低血压甚至肾衰竭,特别在应用其他肾毒性药物。有败血症存在或以前有肾脏疾患病史者更容易出现肾衰竭;③持续使用甘露醇可降低血镁、血钾和血磷,而短时快速利尿有时出现致命性高钾血症。长时间使用甘露醇会产生肾髓质浓缩功能紊乱以致产生肾源性尿崩症;④部分患者出现反跳,在给药后 30~120 分钟需重复给药的患者更容易发生。长时间使用甘露醇会进入组织间隙,特别是血-脑脊液屏障破坏区域,加重血管源性脑水肿。甘露醇可以开放血-脑脊液屏障,因而甘露醇和其他循环于血液中的小分子物质可以进入脑脊液和脑组织,脑脊液和脑组织吸收和潴留甘露醇,引起反向的渗透压梯度移位,产生反跳性 ICP 升高。当甘露醇在血液内循环较长时间时,如持续灌注甘露醇时,甘露醇在脑组织中的积聚作用最明显。因此,应用甘露醇应采用间歇注射,而不应持续静注。目前许多学者主张应用甘露醇使血浆渗透压维持在 300~310mmol/L,以达到理想的脱水效果。目前并无关于甘露醇治疗神经外科危重患者的前瞻性研究。

甘露醇治疗 ICP 升高应遵循以下原则:①在确认存在 ICP 升高或高度怀疑 ICP 升高时使用甘露醇,而不是预防性使用。在 ICP 正常时盲目脱水,易导致迟发性血肿及其他并发症;②必须加强监测,避免低血

容量、低血压和电解质紊乱。应强调适度容量复苏的重要性；③监测血浆渗透压，特别是重复使用甘露醇时，维持血浆渗透压在 300～310mmol/L，不超过 320mmol/L 甚为重要。超过 320mmol/L 不能增加脱水效果，易致肾衰竭。渗透性脱水治疗时，可通过监测渗透压间隙（监测和计算血浆渗透压的差值）以指导治疗。血浆渗透压间隙低于 55mmol/L，有助于避免肾功能不全的发生；④临床医师应根据 ICP 增高的病因来调整使用甘露醇，即合理结合外科的和其他降 ICP 的方法。

2.甘油果糖和尿素　甘油果糖亦可产生类似甘露醇的脱水效果，但较缓慢，可作为甘露醇脱水治疗的补充。但其缺点包括：①较甘露醇更为严重和常见的反跳作用；②产生高血糖；③在临床有效剂量时可产生溶血作用。山梨醇类似于甘露醇可静脉注射，也会产生高血糖，相对于甘露醇的作用时间 4～6 小时，其作用时间仅 1～2 小时。尿素用于脱水降颅压治疗在过去曾引起注意，现已弃用，原因在于：①存在反跳作用；②引起凝血功能异常；③会引起恶心、呕吐、腹泻等并发症；④注射时血管外渗漏引起组织坏死。

3.高渗性盐水　在 20 世纪 80 年代，高渗性盐水作为失血性休克的复苏液体受到青睐。与等渗液相比，相同量高渗性盐水由于渗透压梯度的建立，拥有更强大的容量复苏能力，而血流动力学稳定对颅脑创伤预后极为重要。最近发现其降低 ICP 的作用，机制与甘露醇相似，使血管内和组织间产生渗透压梯度。与甘露醇相比，高渗性盐水较少出现 ICP 反跳，也不会大量脱水导致容量过低。在动物实验中，高渗性盐水的降 ICP 作用已得到普遍认可，临床试验却不多。有报告提示，顽固性 ICP 增高患者对甘露醇，甚至苯巴比妥治疗无效，ICP＞25mmHg 的患者对高渗性盐水治疗有效。应用高渗性盐水应注意的问题包括：①尽量维持血钠 145～150mmol/L，不超过 155mmol/L；②给药方法为持续静脉注射，密切监测血浆渗透压、电解质和肾功能；③注意容量过负荷和凝血功能异常的监测；④血钠变化显著过快可出现脑桥脱髓鞘改变，可能导致硬膜下血肿和癫痫。

4.襻利尿剂　襻利尿剂，尤其是呋塞米，能降低 ICP，与渗透剂结合使用更为有效。利尿剂的作用机制是通过轻度利尿产生渗透压梯度、减少脑脊液生成、从正常和水肿脑组织中排出钠和水。但是，利尿剂以牺牲血容量为主，不主张单独用于降 ICP 治疗。临床可作为甘露醇的辅助用药，特别是中心静脉压偏高而心肌功能受损时。因此，利尿剂在使用时应注意严密监测血压和中心静脉压，避免低血容量和低血压。

5.镇静镇痛肌松疗法　有研究发现，大剂量巴比妥酸盐可能有益于治疗伴有颅脑损伤、暴发性肝衰竭、脑(脊)膜炎和局灶性脑缺血的颅内高压患者，以降低用其他方法难以控制的 ICP 增高，也称为巴比妥昏迷疗法。最常应用的药物是硫喷妥钠和戊巴比妥。此类药物降低 ICP 的机制是多方面的。足以引起全身麻醉的大剂量药物可抑制正常脑区的脑代谢，而减少脑的氧和能量需要，引起血管收缩和脑血流的减少，是为脑代谢-血流偶联反应，可有效降低 ICP，并使血液分流至缺血区域。另外，巴比妥类可限制脂膜的过氧化损害、清除自由基、减少血管源性水肿生成、减少脂肪酸释放、减少缺血组织的细胞内钙的含量。此外，此类药物还可抑制癫痫发作，有利于人工过度通气的施行，减低脑和全身的应激反应。巴比妥类药物降低 ICP 的作用常较迅速且明显。

巴比妥昏迷疗法不良反应多且较为严重。常因周围血管扩张和药物对心脏收缩的抑制而发生血压降低和心动过速，特别是剂量较大或用药较久(48 小时以上)者，以及心脏复苏后脑缺血的患者容易发生，有时可引起死亡。其他不良反应包括支气管收缩、明显的低钾血症、少尿或无尿、肠蠕动功能下降、免疫抑制、坠积性肺炎、抗利尿激素分泌异常综合征。因此，必须加强血流动力学监测和血液中药物浓度监测。因不能进行准确的神经体征检查，应用大剂量巴比妥类药物时应进行持续 ICP 和脑电图监测，加强神经影像检查。

尽管巴比妥治疗可通过降低脑代谢和脑氧代谢率，从而通过血流.代谢偶联作用降低脑血流和脑容量，降低 ICP，特别是控制顽固性 ICP 增高。然而到目前为止，尚无随机临床试验来验证巴比妥治疗对重型颅脑创伤患者预后的影响作用。硫喷妥钠是目前最常用的苯巴比妥类药物,负荷量 5～10mg/kg,随后以 3～5mg/(kg·h)维持输注,以达到 EEG 爆发抑制。输注时要避免低血压的出现。重复的苯巴比妥药物治疗会导致药物在体内的蓄积和肝功能异常。在欧洲,重型颅脑创伤后顽固性 ICP 增高被随机对照研究分组成大骨瓣减压组和苯巴比妥治疗组,该试验还在进行中。有主张在重型颅脑创伤出现顽固性 ICP 增高时在脑干功能衰竭前采用该方法有效,而且需要充分的容量复苏,必要时予以血管活性药物如去甲肾上腺素等。由于该治疗存在诸多潜在并发症,因此要求医护人员经验丰富。患者治疗前必须处于血流动力学稳定状态,必须有持续的全身系统监测来避免或治疗血流动力不稳定状态。目前尚不推荐预防性使用巴比妥治疗控制 ICP。

镇痛剂和镇静剂已成为 ICP 控制常用的方法,特别针对躁动患者。与咪达唑仑相比,异丙酚在通过改善血流-代谢偶联而降低脑代谢和脑血流方面效果更为明显。阿片类药物如芬太尼,在镇痛的同时也有镇静作用。在不同的治疗中心,肌松剂的使用各有不同。目前一般不主张常规使用肌松剂。肌松剂的使用会掩盖医生对癫痫的识别和治疗。此外,长时间肌松剂的使用会导致严重的不良反应,如多发性神经病和肌病。

6.皮质激素 皮质激素通过加强和调整血-脑脊液屏障功能、降低毛细血管通透性,减轻脑肿瘤或脓肿患者的脑水肿。但是皮质激素对与颅内高压有关的其他临床状况的治疗效果尚不明确。对脑内出血患者一般无明确疗效。有研究显示,在一组中度 GCS 评分患者治疗时使用皮质激素,没有发生死亡病例,提示可能有治疗作用,但属三类证据。目前在脑出血不推荐使用皮质激素。一类证据不推荐使用皮质类固醇激素来改善重型颅脑创伤患者的预后和降低 ICP。在中重度颅脑创伤患者,大剂量甲基泼尼松龙与死亡率增加有关,被禁忌使用。CRASH 试验随机收录了 10008 例重型颅脑创伤患者,试验过程中发现甲基泼尼松龙治疗组死亡率更高,而并发症发生率相似。目前认为,仅有在监测中发现皮质类固醇水平低下或以往因其他疾病需要皮质类固醇激素治疗的患者,在颅脑创伤时予以替代治疗。

同样,大多数研究显示,皮质类固醇激素对伴发水肿的急性半球梗死无效甚至有害。仅实验研究提示在超急性期,类固醇可通过限制膜过氧化而限制水肿形成。

对于脑肿瘤患者,类固醇激素用量应根据瘤周水肿的反应来确定,一般 20～40mg 地塞米松/日。

应用皮质激素潜在的不良反应包括胃肠出血、肠穿孔、免疫抑制、血糖增高、高分解代谢、创伤恶化和行为紊乱,易并发多重感染。鉴于其有害的不良反应,除非对原发疾病治疗有益,对颅内高压患者不推荐常规使用类固醇激素。

7.预防性亚低温治疗 早期的动物实验和小规模的临床试验提示颅脑创伤后治疗性亚低温可以改善患者的预后,在 Marion 前瞻、对照的重型颅脑创伤试验中治疗组控制体温 32～33℃持续 24 小时,与正常体温组相比 6 个月的格拉斯哥转归评分(GOS)预后评分相对较好。迄今为止,最大的临床试验由 Clifton 牵头的 NABIS 试验,368 例重型颅脑创伤患者随机分为治疗组(维持亚低温 33℃持续 48 小时)和对照组(正常体温),亚低温组出现 ICP 峰值大于 30mmHg 概率较少,但是 6 个月的死亡率没有差别(28% vs27%)。与正常体温控制相比较,目前没有依据证明预防性亚低温治疗能降低重型颅脑创伤患者的死亡率。目前已完成的 6 项前瞻对照试验提示,对于颅脑创伤患者,亚低温治疗维持目标体温大于 48 小时,死亡率有下降趋势,与 GOS 较好有关。亚低温治疗也存在一些严重并发症,主要包括:电解质紊乱、免疫抑制、凝血功能障碍、心血管功能不稳定、皮肤坏死等。近几年有日本学者提出将体温控制在 35℃,能取得 32～34℃亚低温的脑保护和控制 ICP 的效果,但不良反应更少。目前认为在顽固性 ICP 增高患者可将亚低温作为治疗的二线选择。

8.脑脊液引流 脑室穿刺置管既可监测 ICP,又可行外引流,甚至可以在床旁施行该手术,许多治疗中心常规使用脑室造瘘来降低 ICP。由于外伤性脑水肿患者压力容积指数(PVI)下降,释放少量的脑脊液即可明显下降 ICP。我们在长期 ICP 监测和神经重症治疗过程中,甚至发现数滴 CSF 外引流,即可导致大幅度 ICP 的下降,是控制 ICP 简单可靠的方法。目前主张每次少量释放脑脊液 3~5ml,每天引流 100~150ml 为安全范围。应防止短时间大量释放 CSF,ICP 突然下降,CPP 过高,则加重脑水肿。出现脑积水的患者脑室脑脊液引流更为重要。但 ICP 不高不主张脑脊液外引流,除非为引流感染或血性之脑脊液。对疑有颅内高压的患者,因存在致死性的扁桃体疝风险,诊断性腰穿和治疗性腰大池脑脊液引流应相对禁忌。如果实属必要,应做 CT 扫描以排除巨大占位效应和梗阻性脑积水,并且腰穿应由具备处理神经疾病丰富经验的医师完成。对于腰大池引流,目前较为公认的观点是避免在中重度和重度 ICP 增高(如 ICP>30mmHg)时应用,当 CT 提示环池闭塞或明显中线移位禁忌腰穿。腰大池脑脊液引流仅作为综合控制轻中度 ICP 增高的辅助治疗方法。

9.手术治疗　HarveyCushing 在第一次世界大战前提出采用大骨瓣减压治疗重型颅脑创伤,但早期的手术结果无法显示其有改善预后的作用。近年来由于神经外科重症监护治疗的进步,使得大骨瓣减压后患者的预后有明显的改善。当顽固性 ICP 增高非手术治疗无效,进行大骨瓣减压能使相当一部分病危患者得到解救。目前主张在 ICP>25mmHg,为弥漫性脑肿胀,可采用双额高冠状大骨瓣减压,亦可采用双侧额颞大骨瓣减压。内减压主要是指非主侧半球的额叶或颞叶切除。两者均可大幅度的降低 ICP。目前有两项前瞻对照研究试验,一项为大骨瓣减压和苯巴比妥治疗对照研究(RESCUEicp 试验),观察两组对重型颅脑创伤顽固性 ICP 增高患者 ICP 控制和预后的影响。另一项为 DECRA 试验,即在澳大利亚和新西兰举行的早期去骨瓣减压的研究,其目的是为了研究早期大骨瓣减压对重型颅脑创伤顽固性 ICP 患者功能的影响,发表在 2011 年 4 月新英格兰医学杂志。结果显示,对弥漫性重型颅脑创伤顽固性 ICP 增高患者,虽然行大骨瓣减压显著减低 ICP,但死亡率无差异。与预计结果相反,减压组预后不良率更高。但其选择去骨瓣减压的 ICP 阈值为 20mmHg 备受争议,也不符合目前的一致意见。有专家认为阈值过低,25mmHg 或 30mmHg 可能更为合适。另外入组患者中减压组双侧瞳孔无光反应明显较保守治疗组高(28%vs12%),也是造成结局混淆的重要因素。最后,在接近 8 年 15 个医学中心 3000 多例登记患者中入选试验患者仅 155 例,该试验入选患者缺乏代表性,不能代表重型颅脑创伤全貌。对于弥漫性脑损伤的手术治疗,应从适应证、时机和手术方法综合考虑。

(杜海鹏)

第三节　昏迷和脑死亡

　　昏迷和意识障碍在神经重症监护中常见。每年因心脏停搏而接受心肺复苏的患者中,有 12.6%~39.2% 的患者处于昏迷状态;我国脑卒中的发病率为 109.7/10 万~217/10 万,死亡率为 116/10 万~141.8/10 万;颅脑外伤患者,约 50% 死亡,幸存患者中 10%~20% 留有严重残疾,3%~5% 成为持续植物状态;而未经治疗的单纯疱疹病毒性脑炎的病死率达 70%。近年来,随着医疗技术和水平的提高,重度脑损伤的患者获得了更多的诊疗机会。与此同时,昏迷、植物状态或持续意识障碍的医疗费用巨大,给患者家庭及社会带来巨大的经济压力,临床医师有必要对患者能否生还、苏醒及康复等问题进行评估,为制定最佳医疗方案提供依据。本章对各种意识水平的定义进行回顾并且讨论昏迷患者的诊断和处理方法。

一、意识障碍相关概念

　　意识是对自身和环境的认知,其包含了两个关键的要素:觉醒和内容。觉醒由一种上行网状激活系统调控,其位于延髓、脑桥、中脑、丘脑和下丘脑区;其特征是觉醒或清醒。意识内容需要大脑皮层与皮层下白质连接,其包括情感和认知功能如注意力、记忆、动机和执行功能。

根据觉醒度改变的不同,将意识障碍可分为:嗜睡、昏睡、昏迷。昏迷是指病人闭眼时对周围环境无意识且对体内外各种刺激无应答的状态,缺乏自发睁眼、觉醒-睡眠周期。昏迷是一个连续的意识障碍。根据程度不同,可分为浅昏迷、中度昏迷、深昏迷。浅昏迷表现为无自发睁眼、无自发言语及无有目的活动;疼痛刺激可见回避动作和痛苦表情,脑干反射保存。中度昏迷对一般刺激无反应,强烈刺激可见防御性动作,脑干反射部分缺如,呼吸节律紊乱,可见周期性呼吸或中枢性过度换气。深昏迷对任何刺激无反应,肢体松软、脑干反射消失,呼吸不规则。

除此,临床上还可见到最低意识状态及植物状态等特殊类型的意识障碍。最低意识状态是意识内容严重损害、意识清晰度明显下降,存在自发睁眼、存在觉醒-清醒周期,对自身及周围环境存在肯定但微弱的认知,可通过执行简单指令、用姿势或言语表达是或否、表达可被理解的语言及有目的的行为来判断。植物状态是昏迷的一种结局,觉醒及睡眠觉醒周期存在但无认知功能,患者对周围环境没有反应,在视觉、听觉、触觉或伤害性刺激下不能出现持续性、可重复的、有目的或自主的运动,然而,下丘脑和脑干的植物神经功能、颅神经及脊髓反射有不同程度的保留。持续性非创伤性病因导致的植物状态持续3个月以上,颅脑外伤后植物状态持续12个月以上。

与意识障碍容易混淆的还有木僵、无动性缄默及闭锁综合征。木僵患者表现为睡眠状态,可被强烈刺激唤醒,但是一旦停止刺激立即恢复睡眠样状态。无动性缄默时,患者一般不能运动,很少或不能发声,睡眠觉醒周期完好,认知功能及自发性运动活性明显受损,主要见于急性脑水肿、双额叶损伤及严重皮质损伤。闭锁综合征为脑桥基底部病变所致,主要是脑血管病变,多为基底动脉脑桥支分支双侧闭塞导致双侧梗死所致;由于双侧皮质脑干束、皮质脊髓束被阻断,展神经核以下运动传出功能障碍,患者表现为不能言语、水平眼球运动障碍、四肢瘫,不能转颈,但垂直眼球运动存在。

二、意识损害水平评定

无论是网状激活系统还是皮层损伤都可导致意识损害,而意识损害的程度决定了患者意识的范围。目前有若干评价意识损害程度的量表。

目前临床上运用最为广泛的昏迷量表为 Teasdale 和 Jennet 在1974年提出的格拉斯哥昏迷评分(GCS)。GCS包括睁眼、运动反应、言语反应3项评分,总分共15分。最高15分,提示预后良好;≥8分恢复机会大;3~5分有潜在死亡危险;最低3分,预后最差。

GCS建立初期仅用于评估颅脑外伤患者,随后它被广泛应用于不同病因所致中枢神经系统损伤和意识障碍状态的评定。在GCS基础上,Gill等将其简化为GCS简化评分(简化语言评分:正常=2,含糊不清=1,不恰当言语或不发声=0;简化运动评分:可执行命令=2,疼痛定位=1,疼痛反应迟钝或无=0)用以评估外伤性脑损伤患者的预后。Gill等的研究结果显示,以急诊插管、神经外科干预、脑损害、死亡为结局,简化评分与完整评分在对预后的评估上效用相似,因比对脑外伤患者的初始评估,可用简化评分来预测预后。Handschu等的研究发现,GCS可用于评估急性卒中昏迷患者的死亡率,并且单纯使用运动反应评分评价预后与使用完整GCS评价预后相比,差异无统计学意义。还有研究提出,运动反应亚评分是预测各类昏迷患者短期预后的独立指标。由此可见,及时评估昏迷患者运动反应对预测预后具有重要意义。

随着重症医学的发展,GCS的不足逐一显现。首先,急诊插管的昏迷患者无法进行语言评分;其次,GCS未包括与预后密切相关的脑干功能指标;最后GCS不能敏锐地反应神经专科查体的变化。

为了弥补 GCS 的不足,Edgren 等提出了格拉斯哥匹兹堡昏迷评分(GCS-P),在 GCS 基础上增加了瞳孔对光反射、脑干反射、抽搐、自发性呼吸这 4 项评价内容,用以更全面的评估昏迷患者的脑功能状态,但 GCS-P 项目繁多,使用繁琐,并未广泛应用于临床,国内外的相关研究甚少。随后新的昏迷评分相继被提出,ICS 昏迷评分(ICS)在 GCS 的基础上增加了眼球运动功能,如瞳孔大小、瞳孔对光反射、眼球运动等评价因素,其对脑外伤患者的预后判断价值已经得到肯定。近来,Wijdick 等提出的全面无反应性(FOUR)量表包括运动、脑干、呼吸 4 项内容.每项均为 4 分,得分范围 0~16 分。FOUR>12 分,提示院内死亡率接近 0。与 GCS 相比,FOUR 除去了 GCS 中可信度最低的言语评分,增加了脑干、呼吸评分。因此 FOUR 可以对急诊插管患者进行评估,并且提供如脑干反射和呼吸节律等更多的神经专科内容,亦可发现闭锁综合征的患者;与 GCS 为 3 分的相比,FOUR 评分为 0 分的患者院内死亡率更高。Stead 等的研究发现,与 GCS 相比,FOUR 对昏迷患者昏迷程度的区分以及治疗可提供的神经专科信息更实用。

三、意识障碍病史采集及体格检查

【病史】

病史采集对患者病因诊断意义重大,由患者家属,朋友或者目击证人提供的病史能够帮助明确患者的用药史、饮酒史、既往病史(糖尿病、甲状腺功能减退)和用药依从性。目击者还可汇报痫性发作或外伤的情况。此外,进行性意识改变的病史很有帮助:患者突然失去意识? 持续数小时或数天? 突然发病(在数秒到数分钟内)提示血管性病因(脑干中风或蛛网膜下腔出血),然而病情进展迅速,在数分钟到数小时内出现症状到昏迷是较为典型的颅内出血表现。在肿瘤、脓肿和慢性硬膜下血肿这种占位性损害中,其发展到昏迷可能超过数天或数周的时间。无定位性神经症状的激动性谵妄提示代谢性病因。

【体格检查】

(一)常规体格检查

昏迷患者的体格检查和其他神经系统检查一样,昏迷患者的检查也由精神状态开始,包括仔细观察自发性运动和睁眼。睁眼不一定意味意识清醒,在植物人状态可能存在自发性地睁眼,但患者和外界环境并无有意义的联系。其次,使用声音和外界刺激尝试引出患者反应。在疼痛和伤害性刺激之前最好由较小伤害性刺激开始,比如按压甲床,挤捏、压迫眼眶上方,摩擦胸骨,或鼻内拭子。对有凝血疾病和血小板减少症患者,应特别注意这些刺激的擦伤。闭锁状态患者能够感觉疼痛但无法回应,在用疼痛刺激前应要求患者眨眼来仔细评估。要重视气道通畅程度、呼吸节律、皮肤黏膜颜色、心律血压情况、是否存在外伤等。特殊表现可提供病情严重程度的信息。

心动过缓、高血压、呼吸节律紊乱三联征为库欣反应,其提示了颅内压的升高。心律失常或杂音暗示了瓣膜损伤或赘生物形成,心音遥远暗示心包填塞,都能通过体格检查识别。大小便失禁提示可能存在癫痫,呕吐可能表明颅内压升高或毒素摄入。

由于创伤也是昏迷病因的一种,应当检查患者外伤征象:撕裂伤,血肿和骨折。脑外伤征象,比如巴特尔征(耳后淤血),鼓室积血,或眼窝周围血肿提示了基底颅骨骨折,其对提示脑外伤来说非常重要。

(二)神经系统检查

昏迷程度主要观察患者眼部体征(睁眼反应、瞳孔变化、眼球运动)、觉醒睡眠周期、肢体活动、脑干反射及呼吸节律变化。

颅神经检查从评估眼球运动开始。首先,是否有自主运动? 如果有,这些运动是否有目的且能跟随目标转动。一些病理性的眼球运动提示严重脑干损伤。如果有无目的眼球运动,是单眼还是双眼? 是否偏向一侧？眼部体征主要包括瞳孔、角膜反射、眼球运动、眼底。评估自主眼球运动后，接下来的眼球检查涉及瞳孔大小和对光反射。不论是全身或者直接应用于眼球的药物，也能导致瞳孔异常。无颈椎损伤的患者头眼运动可以用来衡量患者脑干的核间传导途径是否受损。头朝某一方向快速转动；眼球的正常反应是相应地向同一平面的相反方向转动。怀疑有颈椎损害的患者，或头眼运动显示有神经核团损害的患者，可衍前庭动眼试验。用冷水灌进脑干功能完整、意识不清的患者的耳道内，其眼球会朝着被灌耳的方向强直性偏离。如果眼球没有出现相应的运动，提示颅神经麻痹，如果眼球反应缺失则提示严重的脑干损伤。神志清醒的患者行该试验，正常反应是眼球快速相眼颤朝向被灌耳的对侧。垂直眼球运动也可以用于头眼运动的测试，通过患者头部的垂直运动或者用冷水同时灌注两耳，会使眼球向下方强直性偏离。用棉签触碰角膜，并且观察患者的反射性眨眼，可以测试角膜反射。

瞳孔需要对其大小、形态、对称性、对光反射（直接、间接对光反射）进行检查。单侧瞳孔散大及对光反射消失提示颞叶钩回疝、后交通动脉瘤等所致动眼神经麻痹及外伤、白内障等局部病变；双侧瞳孔散大伴对光反射消失见于胆碱能拮抗剂中毒及严重的中脑损伤。单侧瞳孔缩小、眼睑下垂伴同侧面部无汗（Homner 综合征）可为幕上病变压迫下丘脑的表现，以及同侧脑桥外侧部、颈髓腹外侧部及颈交感神经节后纤维损害。针尖样瞳孔为下行交感神经纤维受损，主要为脑桥损害表现。

单侧角膜反射消失见于三叉神经或延髓病变，双侧角膜反射消失表明深昏迷。

眼球运动在昏迷患者中多见的为眼球游动、眼球浮动、眼球下沉、双眼持续向下和向内偏转，双眼垂直运动障碍、偏侧凝视，根据不同的表现用于初步定位诊断。

眼底发现玻璃体下出血提示蛛网膜下腔出血，视乳头水肿提示颅内压升高，栓塞提示颈动脉疾病和卒中。

判断昏迷患者是否存在肢体瘫痪主要有肌张力检查、下肢外旋、轻瘫试验、疼痛刺激后肢体是否有回缩。对于昏睡状态的患者，进行运动检查兼顾了患者精神状态及其感觉系统。自发运动必须是对称的、有节律的。当通过疼痛刺激观察患者的运动反应时，刺激必须加在上臂内侧或大腿内侧，这样肢体退缩才不会和脊髓反射或三重弯曲相混淆。疼痛刺激可能会引起姿势反应，被称作屈肌姿势（去皮质）和伸肌姿势（去大脑）。屈肌姿势包括肘部弯曲，肩部内收及下肢伸展。伸肌姿势的特征性姿势包括肘部伸展，手臂旋前及下肢伸展。绝大部分屈肌姿势（去皮质）见于红核水平以上的丘脑或中脑上部损伤，伸肌姿势（去大脑）见于中脑或脑桥上部的严重的脑干损伤。然而，在更好地神经影像方法发明之前，这些损伤的解剖学分界并不清楚。严重的代谢性疾病和两侧半球的深部损伤也可引起伸肌姿势。在临床实践中，相对于屈肌姿势来说，伸肌姿势意味着更严重的损伤。

感觉检查是和上述的运动检查同时进行的。然而，由于脑部损伤导致偏瘫或四肢瘫的患者，可能会有完整的感觉功能，但是在强烈刺激下不能移动或者收缩肢体。因此，在采用疼痛刺激时必须注意患者的面部是否能扮鬼脸，还必须监测是否有疼痛引起的一些生命体征如心动过速或呼吸急促等生理反应。闭锁综合征患者是清醒的，并且知道他们所处的环境，可能还会感觉到疼痛。

尽管传统的神经学检查并不包括呼吸方面，但是昏迷患者的呼吸类型也可以揭示某些特定的病变过程或定位。呼吸衰竭可见于各种程度的神志不清，在脑卒中患者中特别普遍。潮式呼吸（交替出现呼吸过度和窒息）可见于双侧大脑功能障碍，颅内压增高和代谢紊乱。中枢神经性过度换气，表现为持久、快速的深度呼吸，由中脑被盖损伤引起。长吸式呼吸是交替发生在吸气末和呼气末的呼吸暂停，定位于脑桥的中部和尾部。共济失调性呼吸是无规律的、不齐的呼吸，无特定形式，由脊髓背侧网状结构损伤导致。库司马呼吸是代谢性酸中毒时出现的深度规则的呼吸。虽然我们提供这些呼吸模式作为我们讨论的一部分，需要强调的是，如果任由这些呼吸模式发展将对患者造成更大的损害。我们提倡在合适的患者中执行紧急通气保护和机械通气。气管吸入可检查咳嗽反射，刺激咽后壁可检查呕吐反射，这两个试验都可检查第九对和第十对颅神经。有导管插入的患者很难行呕吐反射检查。

　　颈强直提示脑膜刺激征,其可能是传染性的、癌性的、炎症性的或者化学的(例如蛛网膜下腔出血)。

　　表 14-3-1 列出一些体格检查发现及其重要性和定位。

表 14-3-1　体格检查发现,解剖学定位和常见病因

检查表现	定位	常见病因
颈强直	脑膜	感染或癌性脑膜炎,蛛网膜下腔出血
巴特尔征,眶周围血肿	基底颅骨骨折	外伤
视神经乳头水肿	颅内压增高	很多
眼球运动		
凝视	额叶视区	
	脑桥,丘脑	中风(相应损伤区),癫痫(远离病灶)中风,出血,中枢疝
眼球运动	中央脑桥	很多
反向眼球运动	中脑/间脑	代谢或器质性损伤
徘徊眼球运动	非定位,脑干损伤消失	
瞳孔大小和对光反射		
一侧瞳孔散大	第三对颅神经受压	颞叶沟回疝形成,后交通动脉瘤
一侧瞳孔缩小(Homner 征)	交感神经去除	颈动脉剥离,Pancoast 肿瘤
双侧瞳孔散大	压迫第三对颅神经	脑疝,阿托品中毒,代谢昏迷
中位固定瞳孔	中脑	器质性脑干损伤,末期疝,脑死亡
双侧瞳孔缩小(对光反射存在)	脑桥(脑桥斜瞳孔)	麻醉剂中毒,脑桥出血,有机磷中毒
头眼反射和眼前庭反射		
头旋转或冷热水实验	低位脑干(脑桥髓质)	器质性脑＋损伤,脑死亡
眼球仍然固定不动头旋转眼球偏离或朝向冷水耳	半球弥漫性病变,正常脑干反应	代谢性昏迷,无疝性 ICP 增高
冲洗耳后快相眼球震颤	正常	精神性无应答反应
头旋转或冷热水实验后眼球不偏离回中线	双侧内侧纵束	腑干中风或出血,脱髓鞘疾病
角膜反射消失	第 V 和第Ⅶ对颅神经	脑干损伤,单侧消失可能末梢神经损伤
咳嗽或呕吐反射消失	第Ⅸ和第 X 对颅神经	
偏瘫或轻瘫	对侧大脑半球或皮质脊髓束	中风,器质性损伤
屈肌体态	丘脑	
伸肌体态	中脑,脑桥上部	

四、意识障碍的实验室及辅助检查

　　虽然基本的实验室检查、病史和体格检查通常足够识别昏迷的病因并开始治疗,其他检查对完善诊断

来说是重要的。对每个患者不一定是必需的,根据主要的鉴别诊断逐步完善相关检查。然而事实上每个昏迷的患者,特别是伴随局部神经功能缺损,应当接受头颅 CT 来评定结构损伤和脑出血。一旦患者病情稳定应立刻执行。

对怀疑脑膜炎患者或 CT 阴性的蛛网膜下腔出血患者,一旦头颅 CT 未显示器质性损伤应立即给腰椎穿刺术。脑脊液分析应该考虑的症状和体征包括发热,假性脑膜炎,谵妄的渐进病程,和无其他感染源的外周血白细胞计数增高。

(一)脑电图

脑电图(EEG)检查对癫痫发作的患者是很关键的,即使发作已经停止;另外对病因不明的非惊厥性癫痫持续状态的诊断有帮助。EEG 也被用来监测接受药物治疗的癫痫持续状态的患者。昏迷患者 EEG 构型主要包括广泛性慢波、B-昏迷、纺锤昏迷、A-昏迷、三相波、平坦波、广泛性周期性复合慢波、周期性单侧痫样放电、爆发抑制等。持续植物状态患者 EEG 通常表现为弥漫性多形态的 θ、δ 波活动,其不受感官刺激影响。Young 对昏迷患者脑电图进行了分级。总的来说,昏迷患者的 EEG 模式不能确切表明预后。脑电活动如果向 α 活动、δ 活动或 θ 活动并具有反应性则预后较好;如果向爆发抑制或普遍癫痫样活动发展,则预后较差;如果转化为电静息,则没有生存的可能。除此之外,近年来在有条件的神经重症监护病房可通过脑电趋势图来评估患者脑功能状态及预后。图 14-3-1、图 14-3-2、图 14-3-3 分别为脑梗死昏迷患者、非惊厥性癫痫持续状态、深昏迷濒死状态患者的 EEG 及脑电趋势图。其中包括振幅整合脑电图(aEEG)、定量脑电图(EEG,qEEG)中 α/θ 比、0~30Hz 的密度谱阵(DSA)、FFT 功率比、爆发抑制比(BSR)。

(二)诱发电位

诱发电位(EP)是神经系统在感受外来或内在刺激时产生的生物电活动。与 EEG 相比,代谢性药物以及镇静安眠药物对 EP 采集无明显影响。近年来,用于评估昏迷患者脑功能的 EP 包括脑干听觉 EP(BAEP)、体感 EP(SSEP)和事件相关电位(ERP)。脑干器质性损害导致昏迷的患者 BAEP 多异常,而代谢性或中毒性昏迷未引起脑干损伤的患者 BAEP 多正常;BAEP 波形缺失或严重异常,提示不良预后。

大脑皮质通常为最易受损的结构,短潜伏期体感 EP(SLSEP)不受意识、睡眠、中枢神经系统抑制药物等因素影响,对颅脑损伤患者的病情和预后判断准确、客观。临床上,刺激正中神经后在感觉皮质产生反应,记录 SSEP 较单独检查 BEAP 可以发现更多的有脑损伤的患者。有研究表明,SSEP 为评价严重脑功能损伤的最佳评估指标。Goldie 等 1981 年首先发现双侧正中神经 SSEP 的双侧皮质原发反应(BLCR)消失可以准确预测死亡或植物状态。缺血缺氧性脑病的患者 BLCR 缺失对死亡以及植物状态评估的特异性为 100%,但是,若存在正常波幅及潜伏期的 BLCR 并不表示患者预后良好;而外伤或血管因素所致脑损伤昏迷的患者正常波幅及潜伏期的 BLCR 被认为具有良好预后。Zandbergen 等在一项纳入 407 例患者的前瞻性队列研究中发现,昏迷>24 小时的缺氧性昏迷患者,若出现双侧 SSEP 的 N20 消失常提示预后不良;45% 的患者在心肺复苏后 3 天内出现 SSEP 消失,其中约 3/4 患者 24 小时内 SSEP 即消失。所以,在心肺复苏后 24 小时即可运用 SSEP 进行预后评估。另有研究发现,长潜长期 SSEPN70 与预后相关,若能记录出患者 SSEPN70,其有 87% 可能预后良好。

Fischer 等在对 62 例院外复苏后存在深昏迷的患者进行神经电生理研究后发现,由于 ERP 中的非匹配负波(MMN)不需要患者有意识的配合,并且 MMN 为 ERP 中最早且主要的组成部分,若昏迷患者可诱发出 MMN 波提示患者可苏醒,MMN 用于评估患者觉醒的阳性率为 100%(95%CI:78~100)特异性为 100%(95%CI:93~100);由此 Fischer 等结合瞳孔对光反射以及 SSEP 提出了一套评估觉醒程度的流程运用于临床实践。

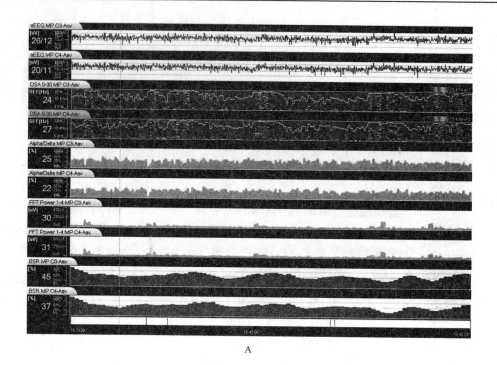

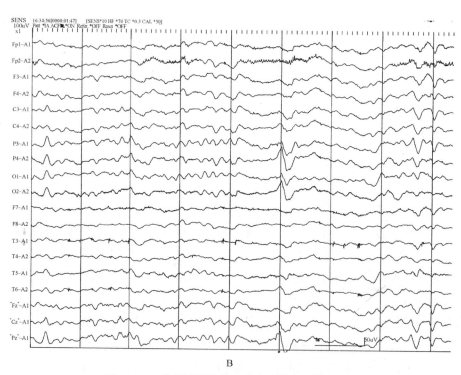

图 14-3-1　脑梗死昏迷患者脑电趋势图及脑电图

A.脑电趋势图,包括振幅整合脑电图、α/θ 比、0～30Hz 的密度谱阵图、FFT 功率比、爆发抑制比;B.图 A 所示绿线部分原始脑电图信息

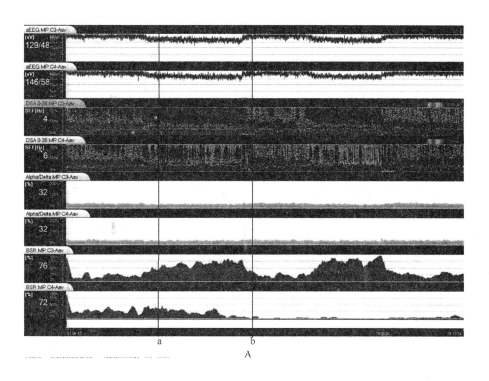

A

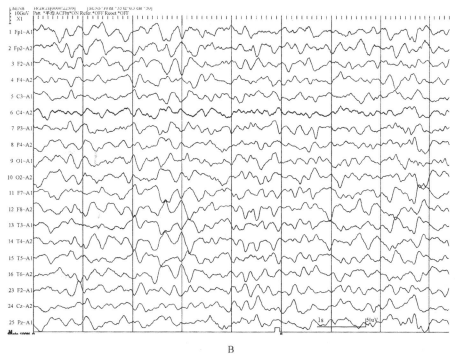

B

图 14-3-2　患者为一例 72 岁发作性意识不清的患者，入院诊断为非惊厥性癫痫持续状态、中毒性脑病

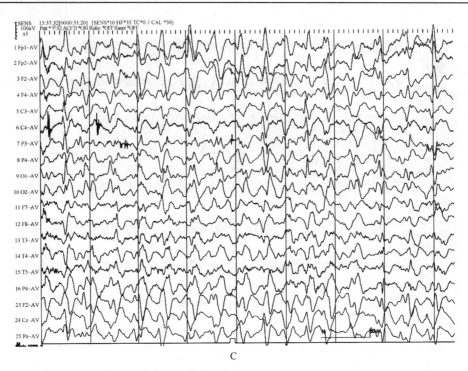

C

图 14-3-2   患者为一例 72 岁发作性意识不清的患者,入院诊断为非惊厥性癫痫持续状态、中毒性脑病(续)

A.脑电趋势图,包括振幅整合脑电图、α/θ 比.0~30Hz 的密度谱阵图、爆发抑制比;B.图 A 所示 a 点原始脑电图信息为弥漫性慢波活动,患者呼之有反应;C.图 A 所示 b 点原始脑电图信息,为非惊厥性癫痫持续状态,患者呼之不应,无四肢抽搐,EEG 为持续性尖慢波、棘慢波发放(前头部为著)

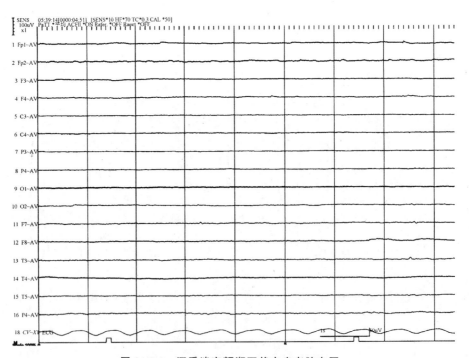

图 14-3-3   深昏迷室颤濒死状态患者脑电图

（三）磁共振成像（MRI）

MRI对鉴别中风和器质性损伤有帮助。但由于其检查时间较长，对患者的血流动力学和神经功能的稳定性有要求。对机械通气或需要药物持续输注的患者，执行MRI检查非常困难。在选择成像形式时这些困难要考虑到。

（四）生化检查

研究表明血清神经元特异烯醇酶（NSE）和血清S100蛋白为脑损伤的标志。NSE是位于神经元以及神经外胚层细胞内烯醇酶的γ异构体，S100蛋白为钙结合的星形胶质蛋白。S100较NSE相对分子质量小且易溶，更易穿过细胞膜，为敏感的胶质细胞受损的指标。血清中NSE的含量升高可作为不良预后的指标。除NSE和S100之外，还有肌酸激酶脑同工酶（CK-BB）用于评估预后。当脑损伤时，CK-BB从受损的细胞中释放至细胞外间质。心脏复苏后昏迷患者，脑脊液中CK-BB在48～72小时达到高峰。

（五）经颅多普勒超声（TCD）

TCD是目前唯一可用的无创检测脑血流动力学变化的方法，临床上TCD多用来检测蛛网膜下腔出血、颅内压增高以及评估脑死亡。血流速度不稳定发生在GCS≤5分的患者，多可能预后不良，若GCS≥6分提示预后良好。血流速度加快预示可能有脑血管痉挛，一般预后尚可，频谱形态正常，血流速度正常及血流速度无变化多提示预后较佳。

五、昏迷的病因学

在紧急处理和基本检查之后，昏迷的进一步处理通常针对特定病因。大部分的检查用以描述是否存在器质性的脑损伤，并可能需要神经外科干预。如果存在器质性损伤，其定位在幕上或幕下更能指导治疗。另外，如果不存在器质性损伤，昏迷可能是由代谢，感染，或癫痫引起，这些情况一般都可通过药物控制。

六、昏迷的处理

昏迷患者的处理很大程度上取决于病情的病因学。但是，一些步骤必须在具有意识改变的所有患者中执行。这些步骤可以用ABCD表示：气道、通气、循环基本生命支持及药物。

如果患者不能自主呼吸，给予面罩吸氧直到患者能够插管。在可能存在外伤的情况下，应当特别注意颈椎，避免牵拉颈部。通常给昏迷患者插管来保护气道，特别在损伤后组颅神经功能的情况下。循环是通过触诊脉搏和监测全身血压评估的。低血压时，给液体扩容苏和血管升压剂来维持充足的灌注压。但是，在严重脑损伤的患者，高血压是很常见的。必须使用抗高血压的药物来防止进一步的器官损伤，同时要注意避免血压过度下降导致缺血。

评估体温过低或者过高，分别用降温或升温毯适当的恢复其至正常体温。

昏迷的治疗大多是病因治疗。因此，一旦患者用上述方法稳定后，下一步便是评估患者意识改变的可能病因。一旦建立静脉通道，应立刻进行实验室血液化验来估计可能的毒性和代谢病因。一些实验室检测能够快速识别可纠正的昏迷原因，比如低血糖，糖尿病酮症酸中毒，电解质异常和药物性酸中毒。表14-3-2列出了基本的有助于鉴别病因的每种实验室研究和条件。

如果以上的昏迷病因均被鉴别，应该立刻进行治疗。

积极纠正血糖、电解质紊乱，若为药物中毒用活性炭和等渗生理盐水治疗。必要时给血液透析来清除药物。镇静剂过量容易产生镇静剂导致的昏迷,可以用纳洛酮(每3分钟静脉推注0.4～2mg)治疗,但应当小心执行,因为急性纠正可导致急性的戒断综合征。在纳洛酮用药后,应严密监测患者——因其恢复是短暂的,必要时需要机械通气支持。苯二氮䓬类药物过量同样能用氟马西尼(0.2mg静脉推注)纠正,但是再次使用应当谨慎,因其能诱发心律不齐或痫性发作。在可能服用三环类抗抑郁药患者或癫痫发作患者中禁用氟马西尼。对高度怀疑脑膜炎的患者应立刻使用广谱抗生素。采集脑脊液是重要的,但是不能推迟经验用药。任何表明进行性癫痫发作的证据,例如四肢的强直性阵挛,凝视眼球的震颤样运动,应立刻给苯二氮䓬类和静脉注其他抗癫痫药物治疗。

尽管事实上,大部分的护理应指向扭转昏迷的病因。因为昏迷患者往往插管动弹不得,容易感染并发症。对于那些早期气管切开并无早期复苏迹象的患者,要考虑减少气管损伤,并减少进一步感染的风险,患者应在床上经常翻身以防止褥疮溃疡的发生。尽可能行胃造瘘术管给予足够的营养与营养监测以评估目前的需求。深静脉血栓形成和肺栓塞是长期卧床患者的常见并发症,临床护理及治疗对这些并发症予皮下肝素或肝素和加压设备。最后,肢体被动康复活动是防止四肢挛缩中最重要的。

表 14-3-2　识别昏迷病因的实验室研究

实验室检查	昏迷病因
血糖	低血糖,非酮性高血糖,糖尿病,酮症酸中毒
血常规	感染/败血症,贫血,血小板减少
电解质,包括钙	低/高钠血症.低/高钙血症
肝功能检测(AST,ALT,胆红素-氨)	高胆红素血症,高氨血症,肝性脑病
肾功检查(BUN,肌酸酐)	尿毒症
甲状腺功能检查(TSH)	黏液性水肿昏迷
尿分析,尿毒理检测	尿脓毒症,中毒
动脉血气(ABG)	低氧症,高磷酸血症
凝血象	凝血病
乳酸盐	乳酸性酸中毒

七、昏迷的预后

昏迷的结局依赖多种影响因子:原发的潜在的病因,严重性和持续时间。在存活和良好预后(独立)两方面,创伤性昏迷通常优于非创伤性昏迷。

创伤性昏迷的研究,提示年龄是最强的独立的预测因子之一。越年轻,预后越好。尽管成像技术和治疗不断进步,但从1975年的研究中,这些结果数据没有显著改变,外伤性昏迷有49%的死亡率。

外伤性昏迷的预后不良因素主要包括缺氧、低血压、在睁眼和自发运动前GCS评分过低且持续时间较长。

在非外伤性昏迷,预后的依赖于病因。由于脑血管疾病(局部性缺血卒中,出血性卒中或蛛网膜下腔出血)引起的昏迷,预后最差,报道死亡率超过70%,而好的结果可能性低于5%毒素或代谢性病因引起的昏迷往往结果更好一些,25%患者有好的恢复。

八、脑死亡

(一)死亡的定义

在通气和先进的心电监护仪器出现和常规使用之前,心肺功能的停止被定义为死亡。然而,随着重症监护医学的不断发展,患者可以在完全缺乏大脑功能的情况下持续存活。美国的《统一死亡判定法案》上提出同意以神经科学为基础来判断死亡(即为脑死亡)。脑死亡多数为颅内压升高导致脑疝,其水平高于平均动脉压,导致脑血流中断。

在成年人中,脑死亡的最常见的原因是脑外伤、蛛网膜下腔出血、缺氧缺血性脑损伤和暴发肝功能衰竭;在儿童中,最常见的原因是创伤后的二次损伤和机动车事故、窒息等。

(二)脑死亡的诊断

1968 年,美国哈佛医学委员会提出了脑死亡的概念和标准,世界上许多国家医学界相继支持并采用了这个标准。20 世纪 80 年代,我国开始了脑死亡判定的理论研讨与临床实践。许多医学、法学、伦理学专家为在我国推广脑死亡概念,建立、推行脑死亡判定标准做了大量有益的工作。1995 年,美国神经病学学会出版题为《成人脑死亡的判定》(1995 年)。虽然这篇文章提供 18 岁以上的患者的评判标准,但是并没有从法律上规定脑死亡。此外,确定儿童脑死亡的标准有所不同。小儿脑死亡的检查已经超越这个文章的范围。我国在 2009 年,由卫生部脑死亡判定标准起草小组委托首都医科大学宣武医院经过 5 年的临床实践与验证完善后,完成了＜脑死亡判定标准(成人)(修订稿)》和《脑死亡判定技术规范(成人)(修订稿)》。

根据我国＜脑死亡判定标准(成人)(修订稿)》,其诊断标准如下:

1.判定的先决条件

(1)昏迷原因明确。

(2)排除了各种原因的可逆性昏迷。

2.临床判定

(1)深昏迷。

(2)脑干反射消失。

(3)无自主呼吸(靠呼吸机维持,自主呼吸激发试验证实无自主呼吸)。

以上三项必须全部具备。

3.确认试验

(1)正中神经短潜伏期体感诱发电位(SLSEP)显示 N9 和(或)N13 存在,P14、N18 和 N20 消失。

(2)脑电图(EEG)显示电静息。

(3)经颅多普勒超声(TCD)显示颅内前循环和后循环呈振荡波、尖小收缩波或血流信号消失。

以上三项中至少两项阳性。

4.判定时间 临床判定和确认试验结果均符合脑死亡判定标准者可首次判定为脑死亡。首次判定 12 小时后再次复查,结果仍符合脑死亡判定标准者,方可最终确认为脑死亡。

(三)脑死亡判定技术

为了确认不可逆的这种情况,每一个存在脑死亡可能的患者至少接受两次检查。两次检查的间隔是任意的,但大多数标准为 6 小时(儿童患者间隔较长)。确定脑死亡需要受过专门培训的临床医生,一般是神经科医师或神经外科医生。脑死亡的检查可以分成四个部分,第一部分是前提条件,其他三部分的测试是反应脑死亡中的根本结果:昏迷/反应迟钝,缺乏脑干反射和呼吸暂停。除了进行脑死亡的检查外,临床医生需要规范和详细的记载检查的每一方面。脑死亡判定流程如下：

第1部分：脑死亡检查的先决条件。

（1）昏迷原因的判定，具有已知的和不可逆转的病因的严重脑损伤的证据（应有临床或神经影像学证据）。

（2）排除各种原因的可逆性昏迷：包括急性中毒（如一氧化碳中毒、酒精中毒、镇静催眠药中毒、麻醉药中毒、抗精神病药中毒、肌肉松弛剂中毒等），低温（肛温≤32℃），严重电解质及酸碱平衡紊乱，严重代谢及内分泌障碍（如肝性脑病、尿毒症性脑病、低血糖或高血糖性脑病）等。

第2部分：临床判定。

深昏迷：所有四肢（按压甲床）或躯体（眶上，锁骨按压或胸骨磨擦）对施加压力没有痛苦的运动反应。对疼痛刺激没有自主的反应（听/看心电监护仪中的心率），GCS评分3分。

注：一些自发的肢体运动是脊髓起源的和脑死亡是一致的。

注：屈肌和伸肌的姿态是脑干反射，因此不符合脑死亡。

注：深腱反射和三重屈曲是脊髓反射，从而和脑死亡是一致的。

脑干反射消失：

1）瞳孔对光反射：直接、间接强光照射，没有缩瞳反射

2）角膜反射：用棉花丝触及角膜周边部，观察双眼有无眨眼动作。检查一侧后再检查另一侧。结果判定：双眼均无眨眼动作即可判定为角膜反射消失

3）头眼反射：用手托起头部，撑开双侧眼睑，将头从一侧快速转向对侧，观察眼球是否向反方向转动。检查一侧后再检查另一侧。结果判定：当头部向左或向右转动时，眼球无相反方向转动，即可判定为头眼反射消失

4）前庭眼反射：将头部抬起30°，用弯盘贴近外耳道，以备注水流出。注射器抽吸0~4℃冰盐水20ml，注入一侧外耳道，注入时间20~30秒钟，同时撑开两侧眼睑，观察有无眼球震颤。检查一侧后再检查另一侧。结果判定：注水后观察1~3分钟，若无眼球震颤即可判定为前庭眼反射消失

5）咳嗽反射：用长度超过人工气道的吸引管刺激气管黏膜，引起咳嗽反射。结果判定：刺激气管黏膜无咳嗽动作，判定为咳嗽反射消失

无自主呼吸：测试的目的是要验证在超过一个大气二氧化碳浓度的情况下，脑干不能触发呼吸。由于呼吸测试可导致血流动力学不稳定，一些机构的要求，进行第二次脑死亡的检查只有一次。

呼吸暂停试验的先决条件。

1）肛温≥36.5℃（如体温低下，可予升温）。

2）收缩压≥90mmHg或平均动脉压≥60mmHg（如血压下降，可予升压药物）。

3）$PaO_2 \geq 200mmHg$（如PaO_2不足，吸入100% O_2 10~15分钟）。

4）$PaCO_2$ 35~45mmHg（如$PaCO_2$不足，可减少每分钟通气量）。

慢性二氧化碳潴留者$PaCO_2 \geq 40mmHg$。

进行呼吸暂停试验试验方法与步骤：①脱离呼吸机8~10分钟。②脱离呼吸机后即刻将输氧导管通过气管插管插至隆突水平，输入100%O_2 6L/min。③密切观察胸、腹部有无呼吸运动。④脱离呼吸机8~10分钟检测$PaCO_2$ 结果判定：$PaCO_2 \geq 60mmHg$或慢性二氧化碳潴留者$PaCO_2$超过原有水平20mmHg，仍无呼吸运动，即可判定无自主呼吸。

第3部分：确认试验。

正中神经短潜伏期体感诱发电位（SLSEP）：

（1）环境条件：①环境温度控制在 20～25℃。②使用独立电源，必要时使用稳压器。③必要时暂停其他可能干扰诱发电位记录的医疗仪器设备。

（2）刺激技术：①刺激部位：腕横纹中点上 2cm 正中神经走行的部位。②95％乙醇溶液去脂，降低刺激电极与皮肤间的阻抗。③分侧刺激。④刺激参数：刺激方波时程：0.1～0.2ms，必要时可达 0.5ms。刺激强度：强度指标为拇指屈曲约 1cm，每次检测过程中强度指标均应保持一致。刺激频率：1～5Hz。

（3）记录技术：①电极安放：参考脑电图国际 1020 系统，安放盘状电极或一次性针电极。C'3 和 C'4：分别位于国际 10～20 系统的 C3 和 O4 后 2cm，刺激对侧时 C'3 或 C'4 称 C'c，刺激同侧时称 C'1。Fz 和 FPz：Fz 位于国际 10～20 系统的额正中点，FPz 位于国际 1020 系统的额极中点。Cv6：位于颈椎 6 的棘突。CLi 和 C1c：分别位于同侧或对侧锁骨中点上方 1cm。②电极导联组合（记录电极参考电极）：至少 4 通道。第一通道：C1i-C1c（N9）。第二通道：Cv6-Fz,Cv6-FPz 或 Cv6-C1e（N13）。第三通道：C'c-C'c（P14,N18）。第四通道：C'c-Fz 或 C'c-FPz（N20）。③电极阻抗：记录、参考电极阻抗≤5kΩ。④地线放置与阻抗：刺激点上方 5cm，阻抗≤7kΩ。⑤分析时间：50ms，必要时 100ms。⑥带通：10～2000Hz。⑦平均次数：500～1000 次。

（4）操作步骤：①准备好诱发电位仪、盘状电极或一次性针电极、安尔碘、棉签、磨砂膏和导电膏。②开机并输入被判定者一般资料，进入记录状态。③安放记录电极和参考电极。安放盘状电极前，先用 9％乙醇溶液棉球脱脂，必要时用专业脱脂膏（磨砂膏）脱脂，然后涂抹适量导电膏，使电阻达到最小。插入针电极前，先用安尔碘消毒皮肤。④安放刺激电极。刺激电流一般控制在 5～15mA 之间，当某些受检者肢端水肿或合并周围神经疾病时，电流强度可适当增大。刺激强度以诱发出该神经支配肌肉轻度收缩为宜，即引起拇指屈曲约 1cm，⑤记录时，平均每次叠加 500～1000 次，直到波形稳定光滑，每侧至少重复测试 2 次。

（5）结果判定：N9 和（或）N13 存在，P14、N18 和 N20 消失时，符合 SLSEP 脑死亡判定标准

脑电图（EEG）：

（1）环境条件：①使用独立电源，对地电阻<4Ω，必要时用稳压器。②必要时暂停其他可能干扰脑电图记录的医疗仪器设备

（2）参数设置：①按国际 10～20 系统安放 8 个记录电极：额极 Fp1、Fp2，中央 C3、C4，枕 01、02，中颞 T3、T4。参考电极位于双耳垂或双乳突。接地电极位于额极中点（FPz）。公共参考电极位于中央中线点（Cz）。②电极头皮间阻抗<10Ω，两侧各电极的阻抗应基本匹配。③高频滤波 30～75Hz，低频滤波 0～15Hz 或时间常数 0.3s。（4）敏感性 2μV/mm。

（3）操作步骤：①准备好脑电图仪、盘状电极或一次性针电极、安尔碘、棉签、磨砂膏和导电膏。②开机并输入被判定者一般资料。检查脑电图仪参数设定。走纸机描记前先做 10s 仪器校准，将 10μV 方形波输入放大器，各放大器敏感性应一致。③安放电极。盘状电极安放前，先用 95％乙醇溶液棉球脱脂，必要时用专业脱脂膏（磨砂膏）脱脂，然后涂抹适量导电膏，使电阻达到最小。插入针电极前，先用安尔碘消毒皮肤。④描记参考导联 30 分钟。⑤描记中分别予以双上肢疼痛刺激、耳旁声音呼唤和亮光照射双侧瞳孔。观察脑电图变化（脑电图反应性检查）。⑥描记中任何来自外界、仪器和患者的干扰或变化均应实时记录。⑦描记脑电图的同时描记心电网。⑧30min 记录的全部资料完整保存

（4）结果判定：脑电图呈电静息，即未出现>2μV 的脑电波活动时，符合 EEG 脑死亡判定标准

（三）经颅多普勒超声

（1）环境条件：无特殊要求

（2）仪器要求：2.0MHz 脉冲波多普勒超声探头

（3）参数设置：①设定输出功率。②设定取样容积：10～15ml。③调整增益：根据频谱显示的清晰度调

整增益强度。④调整速度标尺:频谱完整显示在屏幕上。⑤调整基线:上下频谱完整显示在屏幕上。⑥调整信噪比:清晰显示频谱。⑦屏幕扫描速度:6~8s。⑧设定多普勒频率滤波:低滤波状态(<50Hz)。

(4)检查部位:①颞窗:位于眉弓与耳缘上方水平连线区域内,检测双侧大脑中动脉、大脑前动脉和大脑后动脉。②枕窗或枕旁窗:位于枕骨粗隆下方枕骨大孔或枕骨大孔旁,检测椎动脉和基底动脉。③眼窗:闭合上眼睑处,检测对侧大脑中、大脑前动脉

(5)结果判定:①判定血管:前循环以双侧 MCA 为主要判定血管;后循环以 BA 为主要判定血管。②血流频谱:振荡波:在一个心动周期内出现收缩期正向(F)和舒张期反向(R)血流信号,脑死亡血流方向指数(反向与正向血流速度比值)(DFI)<0.8,DFI=1-R/F;尖小收缩波(钉子波)收缩早期单向性正向血流信号,持续时间小于 200ms,流速低于 50cm/s;血流信号消失。颅内前循环和后循环均出现上述血流频谱之一时,符合 TCD 脑死亡判定标准。

确认试验顺序:优选顺序依次为 SLSEP、EEG、TCD。确认试验应至少 2 项符合脑死亡判定标准。

第 4 部分判定步骤。

脑死亡判定分以下三个步骤:

第一步:进行脑死亡临床判定,符合判定标准(深昏迷、脑干反射消失、无自主呼吸)的进入下一步。

第二步:进行脑死亡确认试验,至少 2 项符合脑死亡判定标准的进入下一步。

第三步:进行脑死亡自主呼吸激发试验,验证自主呼吸消失。上述三个步骤均符合脑死亡判定标准时,确认为脑死亡。

美国几乎所有的医院都和器官切取机构(OPO)的工作人员有联系。这些工作人员是受过专门训练的,来和家属讨论移植并且在家属和医务人员中协调。现行制度的一个标志是"隔绝"做法。在这种做法中,通知家属患者脑死亡的讨论和器官捐赠的讨论是单独分离的。通常,家属首先被告知患者脑死亡,然后,OPO 协调员与家属会面,家属同意器官捐赠,所有的花费将由 OPO 承担。我国尚未对脑死亡立法,故有关脑死亡患者器官捐赠仍需探讨。

(杜海鹏)

第四节　癫痫持续状态

癫痫作为一种病程长,反复发作,且治疗困难,致残率高的疾病,由于临床表现复杂多样,使得认识和掌握它,尤为困难和重要。在当前循证医学的大背景下,国内外出版了大量指南可资参考,其中有代表性的有国际抗癫痫联盟(ILAE)指南、美国神经病学协会(ANN)和美国癫痫学会(AES)指南、苏格兰校际指南网络(SIGN)和英国国家卫生与临床优化研究所(NICE)指南、欧洲神经科学协会联盟(EFNS)指定的"欧洲成人癫痫持续状态诊治指南"以及中国全国神经外科癫痫防治协作组《神经外科围手术期和外伤后癫痫的预防及治疗指南(草案)》以及中华医学会《临床诊疗指南:癫痫病分册》。

一、癫痫概述

癫痫可见于任何年龄、地区和种族的人群中,但以儿童和青少年发病率较高,随着人口老龄化,老年人中发病率有所上升。世界卫生组织估计全球约有 5000 万癫痫患者。国内资料显示我国癫痫的"终生患病率"在 4‰~7‰之间,而"活动性癫痫的患病率"—即在最近某段时间,一般 1 年或 2 年内仍有发作的病例

数与同期平均人口之比,为 4.6‰,年发病率为 30/10 万左右。我国约有 600 万左右的活动性癫痫患者,每年有 40 万左右新发病例,是神经内科最常见的疾病之一,其死亡危险性是一般人群的 2～3 倍。癫痫给个人、家庭和社会造成严重负面影响,不仅仅是医疗问题,也是重要的公共卫生和社会问题。世界卫生组织已把癫痫列为重点防治的神经、精神疾病之一。

【定义】

癫痫发作是脑神经元异常和过度超同步化放电所造成的临床现象,特征是突然和一过性的症状,由于异常放电的神经元在大脑中的部位不同而有各种不同表现,可以是运动、感觉、精神或自主神经的,伴有或不伴意识或警觉程度的变化。癫痫发作的类型是一个独特的病理生理机制和解剖基础所表现出来的发作性事件,是一个具有病因、治疗和预后意义的诊断。对临床无症状仅在脑电图上出现异常放电者,不称为癫痫发作。脑部以外的身体其他部位的神经元,如三叉神经节或脊髓前角神经元,异常和过度放电也不属于癫痫发作。

2005 年 ILAE 对癫痫的定义为:癫痫是一种脑部疾患,其特点是持续存在能产生癫痫发作的脑部持久性改变,并出现相应的神经生物学、认知、心理学以及社会学等方面的后果。理解这一定义,癫痫是一组由已知或未知病因所引起的脑神经元高度同步化,且常自限的异常放电引起的综合征。诊断癫痫至少需要一次癫痫发作,但单次或单簇癫痫发作如难以证实和确定存在脑部慢性功能障碍,诊断必须谨慎。国内对仅有一次发作的不诊断为癫痫,只称为“癫痫发作”。其特征是反复发作性、短暂、通常呈刻板性的中枢神经系统功能失常。持续存在的癫痫易感性所导致的反复发作称为癫痫。这些易感性包括有明确的癫痫家族史,发作间期脑电图有明确的痫样放电,有确切而不能根除的癫痫病因存在等。癫痫的后果对患者的心理、认知及社会功能都有明显影响。

【分类】

目前我国和世界上普遍应用的还是 ILAE 在 1981 年提出的癫痫发作分类方案。随着近年来对癫痫发作和癫痫研究的深入,认识水平不断提高。1989 年,ILAE 分类和名词委员会推荐了新的癫痫和癫痫综合征的分类标准。继而在 2001 年 ILAE 及美国 Engel 医生提出了癫痫发作的类型和反射性发作的诱发性刺激。

(一)癫痫发作的分类方案

1.部分性发作　异常电活动从一侧大脑半球的局部区域开始,分为简单(单纯)部分性发作、复杂部分性发作和继发性全面发作。

(1)简单(单纯)部分性发作:特点为无意识障碍,又分为:

1)运动性发作:累及身体某一部位,局限或有扩散。阳性症状为强直或阵挛;阴性症状为动作停止、语言中断。部分性发作后,可能有受累中枢支配部位的局灶性瘫痪,称为 Todd 瘫痪,可持续数分钟至数小时。一些特征性发作如下,局灶性运动发作(多为阵挛性,即常见的局灶性抽搐。起于对侧皮质运动区,但眼睑及其周围肌肉抽搐可起自枕叶,口周或舌喉抽搐可来自外侧裂附近的放电);杰克逊发作(抽搐按一定顺序如皮质运动区的支配顺序扩展,且强刺激受累部位可终止发作。例拇指到口角的手-口扩展,用力背屈拇指可终止发作);偏转性发作(眼、头甚至躯干向一侧偏转可伴一侧上肢屈曲和另一侧伸直,起源于额、颞、枕或顶叶);姿势性发作(偏转性发作有时可发展为某种特殊姿势,如击剑样姿势。多起源于额叶内侧辅助运动区);发音性发作(重复语言、发出声音或语言中断。起于额叶内侧辅助运动区);抑制性运动发作(动作停止、语言中断、肌张力不丧失、面色不变。多源于优势侧 Broca 区);失语性发作(常为运动性失语,完全或不完全。起于优势侧语言中枢有关区域)。

2)感觉性发作:放电部位为相应的感觉皮质,可为躯体感觉性或特殊感觉性发作。躯体感觉性发作表现为体表感觉异常,麻木、针刺、电流/点击、烧灼感等。特殊感觉性发作包括视觉性发作(暗点、黑蒙、闪光、无结构性视幻觉。源于枕叶皮质);听觉性发作(幻听到一些噪声或单调声音,隆隆声、蝉鸣、咝咝声等。起自颞上回);嗅觉性发作(难闻、不愉快的嗅幻觉,烧橡胶味、粪便臭味等。起于钩回前上部);味觉性发作(苦味、金属味常见,但单纯此发作者很少见。源于岛叶或其周边);眩晕性发作(常为坠入空间或在空间飘浮的感觉,起于颞叶皮质。因眩晕原因很多,不易诊断)。

3)自主神经性发作:单纯者极少见,常常继发或本就是复杂部分性发作的一部分,可见流涎、上腹部不适或压迫感、"气往上冲"、肠鸣、呕吐、尿失禁、面色口唇苍白或潮红、出汗、竖毛(起鸡皮疙瘩)等。起于岛叶、间脑及其周围边缘系统。

4)精神性发作:高级大脑功能障碍。极少单独出现,常常继发或本就是复杂部分性发作的一部分,包括情感性发作(无因突发数分钟的极度愉快或不愉快,恐惧最常见,常伴上述自主神经性发作症状,起于颞叶前下部);记忆障碍性发作(记忆失真,表现似曾相识感、陌生感、记忆性幻觉,对过去的事出现非常精细的回忆和重现,起自颞叶、海马、杏仁核附近);认知障碍性发作(梦样状态、时间失真感、不真实感,自述发作时"我不是自己");发作性错觉(因知觉歪曲而使客观事物变形,声音或视物,如身体某部变大变小变远变近,物体变形。起于颞叶或颞顶、颞枕交界处);结构幻觉性发作(较之单纯感觉性发作,内容更复杂,表现为一定程度整合的知觉经历,如风景、人物、音乐等)。

(2)复杂部分性发作:特征为伴有不同程度意识障碍,但不是丧失,多种简单发作内容,常有自主神经和精神症状发作,常有发作后意识浑浊。脑电图(EEG)可见单侧或双侧不同步放电,大多源于颞叶内侧或边缘系统,也可来自其他部位如额叶。根据发作初始是否伴有意识障碍,分为:

1)单纯部分性发作起病,继而出现意识障碍:任何形式的简单发作后出现意识障碍或伴有各种自动症均属此类,根据起源包括:海马-杏仁核(颞叶内侧)起源(发作一般持续2~5分钟,开始和结束较慢,常有发作后意识模糊。源自海马者常开始于奇怪难述的异常感觉,继以意识障碍、动作停止、凝视、呼之不应、自动症,尤以口咽自动症多见;来自杏仁核常有胃气上升感或恶心,可有明显自主神经症状,逐渐出现意识障碍伴自动症);额叶起源(起始感觉非特异性,突出表现为多样的姿势自动症,但同一患者发作形式固定;发作常短于1分钟,开始和结束较快,发作后意识很快恢复);颞叶外侧皮质起源(以幻听、错觉、梦样状态等起始,继而意识障碍);其他脑皮质起源(常首先有相应皮质功能相关的症状,再出现意识障碍和自动症等)。

2)发作开始就有意识障碍:一部分患者仅表现为意识障碍,常有先兆后发生动作停止、凝视、呼之不应,不跌倒,面色不变,发作后可继续原来的活动。酷似"失神发作",但成人几乎均是本症,儿童需与之鉴别。EEG表现不同,常源自颞叶,也可来自额叶、枕叶等。另一部分患者表现为意识障碍和自动症,自动症是癫痫发作中或后,意识模糊状态下,出现不自主、无意识的动作,发作后常有遗忘。其内容可是发作前动作的延续,也可是新发动作,常持续数分钟。复杂部分性发作中常见,也可见于其他尤其失神发作和强直阵挛等发作后意识障碍中。常见自动症包括:口咽自动症(最常见,不自主舔唇、咂嘴、咀嚼、吞咽或进食动作,时伴流涎、清喉等动作。多见于颞叶癫痫);姿势自动症(躯体和四肢的大幅度扭动,常伴恐惧面容和喊叫,常见于睡眠。多见于额叶癫痫);手部自动症(简单重复的手部动作,摸索、擦脸、拍手、绞手、解衣扣、翻口袋、开关抽屉等);行走自动症(无目的走动、奔跑、坐车,不辨方向,有时还可避开障碍物);言语自动症(自言自语,内容时难理解,多为重复简单词语或不完整句子。病灶多在非优势半球)。

(3)继发性全面发作:有先兆,最常继发为全面性强直-阵挛发作,但仍属部分发作,与全面性发作在病因、治疗及预后方面明显不同,需鉴别。EEG可见局灶性放电迅速泛化为两侧半球全面性放电,发作间期为局灶性异常。又分为:

1）单纯部分性发作发展至全面性发作；

2）复杂部分性发作发展至全面性发作；

3）单纯部分性发作发展成复杂部分性发作然后继发全面性发作。

2.全面性发作　发作开始即为双侧大脑半球受累，EEG 为双侧半球广泛性放电，运动症状是双侧性的。类型包括：

（1）失神发作：典型失神发作表现为动作中止、凝视、呼之不应，可有可无轻微运动症状，无先兆，突发突止，持续 5～20 秒，罕见超过 1 分钟；发作后立即清醒；EEG 呈规律性双侧同步 3Hz 棘慢波综合暴发；见于儿童青少年失神癫痫。不典型失神发作表现为发作开始与结束较典型缓慢，可有轻度运动症状；EEG 表现为慢的棘慢波综合节律，主要见于 Lennox-Gastaut 综合征。

（2）肌阵挛发作：作为一个症状肌阵挛是指单个或多个肌肉或肌群突然、快速、短暂（<100 毫秒）、触电样不自主收缩；在此作为一种全面发作类型，肌阵挛可遍及全身，也可限于某个肌群，常成簇发生；有生理性/病理性，有放电才是癫痫；EEG 暴发出现全面多棘慢波综合节律。

（3）阵挛发作：症状学的阵挛是指同一组肌群有规律的长时间肌阵挛，频率约 2～3 次/秒，也称节律性肌阵挛；本发作类型表现为主动肌间歇性收缩，肢体节律性抽动；EEG 快波活动或棘慢/多棘慢波综合。

（4）强直发作：发作性全身或双侧肌肉强烈持续收缩、僵直、躯体背屈或前屈；持续数秒至数十秒，少超过 1 分钟；EEG 双侧低波幅快活动或高波幅棘波节律暴发；主要见于 Lennox-Gastaut 综合征。

（5）全面性强直-阵挛性发作：以意识丧失、双侧对称性强直收缩后紧接阵挛的序列发作为特征。可直接起病，也可由部分发作演变而来。早期意识丧失、跌倒，随后发作呈三期：强直期表现为全身骨骼肌持续收缩：①眼肌收缩眼睑上牵、眼球上翻或凝视；②咬肌收缩出现口强张，后猛烈闭合，可咬伤舌尖；③喉肌和呼吸肌强直性收缩致尖叫一声；④颈部和躯干肌肉强直性收缩使颈部和躯干先屈曲，后反张；⑤上肢由上举后旋转为内收前旋，下肢先屈曲后猛烈伸直，持续 10～20 秒后进入阵挛期。阵挛期表现为每次阵挛后都有短暂间歇，阵挛频率逐渐减慢，间歇延长，一次剧烈阵挛后发作停止，进入发作后期。上述两期均伴有呼吸停止、血压升高、瞳孔扩大、唾液和其他分泌物增多。发作后期尚有短暂阵挛，可引起牙关紧闭和大小便失禁。呼吸先恢复，后瞳孔、血压、心率渐至正常，肌肉松弛，意识渐恢复；发作到意识恢复约 5～15 分钟；醒后常感头痛、全身酸痛、嗜睡，部分有意识模糊，此时强行约束患者可能发生伤人和自伤。

（6）失张力发作：双侧部分或全身肌肉张力突然丧失，出现跌倒、肢体下坠等，持续数十余秒，短者多无明显意识障碍；EEG 全面暴发出现的多棘慢波节律、低幅电活动或电抑制。

3.难以分类的发作　资料不全或所描述的类型迄今尚无法归类者，如新生儿发作节律性眼动、咀嚼动作及游泳样动作等。

4.附录在某些情况下发生的癫痫发作　如某些情况下发生的偶然或反复癫痫发作，和持久或反复发作，如癫痫持续状态。

（二）癫痫和癫痫综合征的分类

1.与部位相关（局灶性、限局性、部分性）的癫痫及综合征

（1）特发性（起病与年龄有关）：包括具有中央和颞区棘波的良性儿童癫痫、具有枕叶暴发的儿童癫痫和原发性阅读性癫痫。

（2）症状性：分为慢性进行性部分性癫痫持续状态和以特殊形式诱发发作为特征的综合征，包括：

1）颞叶癫痫：起源颞叶，常见，占成人病例 50%，分内侧和外侧颞叶癫痫。多种损伤机制可致病，海马硬化最多。以自主神经症状、特殊感觉症状和精神症状为特点的简单部分发作。多伴自动症的复杂部分性发作等。部分难治病例需手术。

2)额叶癫痫:源自额叶,儿童及成人多种原因对额叶造成的损伤所致。常见不对称强直、过度运动发作、局灶性运动发作等。睡眠中易发,时程短,发作后很快清醒,但易继发全面发作。

3)顶叶癫痫:源自顶叶,相对少见,常见为占位、外伤和皮质发育不良致病。局灶性感觉性发作表现为简单感觉症状,如发作性躯体麻木、疼痛等。放电易向颞、额和枕叶扩散,而出现相应部位的发作形式。

4)枕叶癫痫:源自枕叶的发作,表现以发作性视觉症状为特征,多由于局部损伤、血管畸形等引起;儿童、成人均可发病。

(3)隐源性:无法确定发作源。

2.全面性癫痫和综合征

(1)特发性(按起病年龄次序列举):包括良性家族性新生儿惊厥、良性新生儿惊厥、良性婴儿肌阵挛癫痫、儿童失神癫痫、青少年失神癫痫、青少年肌阵挛癫痫、觉醒时大发作的癫痫、其他全身性特发性癫痫、以特殊状态诱发发作的癫痫。

(2)隐源性和(或)症状性:包括 West 综合征(婴儿痉挛)、Lennox-Gastaut 综合征、肌阵挛站立不能性癫痫、肌阵挛失神癫痫。

(3)症状性:包括非特异性病因引起,如早期肌阵挛性脑病、婴儿早期伴有暴发抑制 EEG 的癫痫性脑病和其他症状性全面性癫痫;特殊综合征指合并其他疾病的癫痫发作,包括有发作及以发作为主要症状的疾病。

3.不能决定为局灶性还是全面性的癫痫和癫痫综合征

(1)兼有全面性和局灶性发作的癫痫:如新生儿发作、婴儿严重肌阵挛性癫痫、慢波睡眠中持续性棘慢波癫痫、获得性癫痫性失语症(Landau-Kleffner 综合征)和其他不能确定的癫痫。

(2)没有明确的全面性或局灶性特征的癫痫。

4.特殊综合征

(1)热性惊厥。

(2)孤立稀少的发作或孤立的癫痫状态。

(3)因急性代谢性或中毒性事件引起的发作,如酒精、药物、子痫、非酮性高血糖等因素而引起的发作。

(三)癫痫发作的类型和反射性发作的诱发性刺激因素

1.自限性发作类型分为全面性和局灶性

(1)全面性发作:包括:①强直-阵挛性发作(包括开始于阵挛期或肌阵挛期的变异型);②阵挛性发作(再分为没有强直成分和有强直成分);典型的失神发作;不典型的失神发作;③肌阵挛性失神发作(为失神发作同时伴有肢体节律性肌阵挛抽动);④强直性发作;⑤痉挛(突然、短暂的躯体和双侧近端肌肉强直性屈曲、伸展性收缩或两者混合在一起,多见发作性做鬼脸,点头,偶有发作性后仰;持续 1~3 秒,比肌阵挛运动长,比强直发作短,常成簇发作;常见于婴儿痉挛,也可见于其他婴儿综合征);⑥肌阵挛发作;眼睑肌阵挛(突发性、节律性的快速眼睑肌阵挛抽动,每次多有 3 次以上的抽动;伴或不伴意识障碍;均有光敏性反应。再分为不伴失神和伴失神);⑦肌阵挛性失张力性发作;⑧负性肌阵挛(短暂张力性肌肉活动中断,时间小于 500ms,其前没有肌阵挛证据);⑨失张力性发作;⑩全面性癫痫综合征中的反射性发作(指发作具有特殊的触发因素,即每次发作均为某种特定感觉刺激或是复杂的智能活动刺激所诱发;符合癫痫电生理和临床特征;部分发作、全面发作皆可出现)。

(2)局灶性发作:包括:①局灶性感觉性发作:表现为简单感觉症状(例如:枕叶和顶叶癫痫)和体验性感觉症状(例如:颞、顶、枕叶交界处癫痫);②局灶性运动性发作:表现为单纯阵挛性运动发作、不对称的强直样运动症状(如附加运动区发作)、典型的(颞叶)自动症(如:颞叶内侧发作)、多动性自动症、局灶性负性肌阵挛、抑制性运动发作；③痴笑发作（发作性无诱因发笑，内容空洞，不带感情色彩，持续半分钟左右；可见于下丘脑错构瘤、颞叶或额叶病变）；④偏侧阵挛发作；⑤继发为全面性发作；⑥局灶性癫痫综合征中的反射性发作。

2.持续性发作类型

(1)全面性癫痫持续状态：包括：全面性强直-阵挛性、阵挛性、失神性、强直性、肌阵挛性癫痫持续状态。

(2)局灶性癫痫持续状态：包括：Kojevnikov 部分性持续性癫痫、持续性先兆、边缘性癫痫持续状态（精神运动性癫痫持续状态）、偏侧抽搐状态伴偏侧轻瘫。

3.反射性发作的刺激因素　包括：

(1)视觉刺激：如闪光（如有可能说明光的颜色）、图像和其他视觉刺激。

(2)其他：如思考、音乐、进食、运动、躯体感觉、本体感觉、阅读、热水和惊吓等。

(四)癫痫发作分类方案中主要分类定义的解释

1.癫痫综合征　是由一组症状和体征组成的特定的癫痫现象，其具有独特的临床特征、病因、治疗选择和预后。

2.癫痫病或癫痫性疾病　是指单一的、独特的、病因明确的病理状态，癫痫发作是其本质和固有的表现形式。如果一个癫痫综合征是由明确的、特定基因异常造成的，就应称为"癫痫病"。比如进行性肌阵挛癫痫是一个癫痫综合征，而可引起它的 Lafora 病、蜡样褐脂质沉积症等均属癫痫病。

3."癫痫性脑病"　是指癫痫性异常本身造成的进行性脑功能障碍。

4."反射性癫痫综合征"　是指全部发作都是由一定的感觉或复杂认知活动诱发的癫痫综合征，不包括既有自发性又有反射性发作及发热、酒精戒断等特殊病理情况诱发者，单一的反射性发作不需诊断癫痫。

5."特发性癫痫综合征"　是指发作除可能与遗传易感性有关外，没有其他可寻的原因，除了癫痫，没有大脑结构性损伤和其他神经系统症状与体征的综合征。

6."症状性癫痫综合征"　指发作是由一个或多个可证实的大脑病变和损伤引起的综合征。

7."可能的症状性癫痫综合征"　是"隐源性癫痫综合征"的同义词，但近来更倾向用前者，认为是症状性癫痫综合征，但目前病因未明。

8."良性癫痫综合征"　是指易于治疗或不需治疗也能完全缓解，不留后遗症；而采用正规的药物治疗未能有效控制的癫痫称为"难治性癫痫"；属于急、危、重症的癫痫持续状态，是 ICU 中的主要癫痫问题。

与 1981 年主要依据临床症状和脑电图(EEG)所见的分类方法相比，2001 年癫痫发作分类方案则主要基于解剖结构和病理生理机制分类。与症状学的描述不同，重点是要建立一个可以描述诊断实体的癫痫发作类型表。这种诊断实体和综合征一样提示了病因、治疗和预后，当不能作出综合征诊断时可以单独使用。它弃用了不准确的"部分"和"全面"二分法的分类，建议用新术语"局灶性发作"和"局灶性综合征"来替代"部分性发作"和"部位相关性综合征"。不再推荐使用"单纯"和"复杂部分性发作"的概念，不再用单次发作中的意识障碍情况对发作类型做分类；弃用"惊厥"和"惊厥性"，而推荐使用"发作"一词；同时也明确了"特发性"、"症状性"与"可能的症状性"和"隐源性"等名词含义和其他一些重要的基本概念。其内容更为全面，但仍需临床验证。

【诊断和鉴别诊断】

(一)诊断原则

1.传统癫痫的诊断，分为三步　①首先是明确是否癫痫发作或癫痫。既不能扩大化的把所有发作性症状都视为癫痫发作，也不能遗漏一些非典型的癫痫发作。②其次看是特发性的还是症状性的；③最后明确癫痫的病因诊断。

2.2001 年 ILAE 提出的癫痫诊断新方案包括了 5 个层次　①根据标准描述性术语详细描述发作期症状；②根据发作类型表确定发作类型；③根据已被接受的癫痫综合征表诊断综合征类型，但有时是不可能的；④如可能根据经常合并癫痫或癫痫综合征的疾病分类确定病因、遗传欠缺，或症状性癫痫的特殊病理基础；⑤非强制性的要求作出癫痫造成损伤程度的诊断，这经常是有用的诊断附加指标。损伤的分类根据世界卫生组织的《国际残损、活动和参与分类》(ICIDH-2)的功能和残障国际分类标准制定。

(二)诊断方法

癫痫的诊断，从病史采集、体格检查到辅助检查涉及很多重要内容，完整的病史采集包括发作史、出生史、生长发育史、热性惊厥病史、家族史、是否有过颅脑创伤史及中枢神经系统感染或肿瘤等病史；体格检查包括内科系统查体和神经系统查体，重点应放在神经系统查体上，注意检查患者的精神状态及智能、言语及眼底等。但在此只介绍一下 EEG 的应用价值和局限性。

由于癫痫发作的病理生理基础是大脑神经元的异常放电，因此 EEG 是癫痫诊断必不可少也是最普及的实验室检查。EEG 发现癫痫样放电，结合临床资料可支持癫痫发作的诊断，能较好地反映异常放电的起源和传播，可以根据典型表现协助判断发作类型和综合征类型，还有助于评价首次发作后再发的可能性，并且有助于判断治疗反应，作为减药、停药的参考。

但是不能只根据 EEG 诊断癫痫，很少数正常人也存在癫痫样放电。多数情况，癫痫放电的频度与临床严重程度不一致。存在典型癫痫样放电的同时，也存在大量不典型 EEG 表现需要鉴别。常规 EEG 检测阳性率仅有 10%～30%，国际标准化 EEG 延长描记时间，增加睡眠试验等各种诱发试验，甚至加作蝶骨电极描记，使阳性率提高到 80%左右，但仍应注意 EEG 正常不意味着可以排除癫痫。

(三)鉴别诊断

临床上存在多种多样的发作性事件，癫痫发作应与如下非癫痫发作相鉴别。常见包括晕厥、短暂性脑缺血发作、癔病性发作、偏头痛、睡眠障碍、生理性发作性症状、器质性疾病引起的发作性症状、多发性抽动症和发作性运动障碍等。

【治疗】

(一)药物治疗

癫痫的治疗目前仍以药物治疗为主，目标是在无明显不良反应的情况下，完全控制临床发作，使患者保持或恢复其原有的生理、心理状态和生活工作能力。接受药物治疗的新诊断病例中，约 50%的患者是在用第一种单药治疗时发作得以控制的，约 30%患者是在失败后转用另一种单药或多药联合治疗时发作缓解，另外约 20%左右的患者成为所谓药物难治性癫痫。

抗癫痫药物(AEDs)的选药原则有二：根据癫痫发作类型选药和根据癫痫综合征选药。

(二)外科治疗

70%～80%的癫痫患者通过抗癫痫药物的治疗能够得到满意的疗效，但仍有 20%～30%的患者呈药物难治性。针对难治性癫痫患者，适当的外科治疗不仅能减轻、减少甚至会完全控制发作，在一定程度上还可改善患者的神经心理功能。随着科学技术的发展，脑电生理和神经影像的快速进步，显微神经外科技术的应用等，癫痫外科治疗的理论和方法都趋于成熟，并广为接受。

从常规 EEG、动态 EEG、视频 EEG 到应用多导 EEG 行无创的偶极子定位法定位致痫灶的演变过程，癫痫辅助检查技术不断得到突破和完善。颅内电极(包括硬膜下及深部电极)广泛的临床应用，显示出它定位致病灶的优势。术中唤醒麻醉行皮层脑电图(ECoG)、深部脑电图(dEEG)、电刺激、体感诱发电位(SEP)检查，使致痫灶定位更加精确，避免了手术造成的不必要损伤，已几乎成为常规手段。在 EEG 基础上，新近发展起来的脑磁图(MEG)，可检测到 EEG 检测不到的棘波放电，其时间和空间分辨率高，能测量到直径<3mm 的癫痫灶,时间分辨率达 1ms。MEG 在无创癫痫外科评估中已起到重要作用。

磁共振可以发现早期颞叶癫痫的海马硬化、脑皮质发育不良和某些以癫痫为首发症状的生长缓慢的混合神经元-胶质肿瘤(如胚胎发育不良性神经上皮瘤)等。磁共振波谱(MRS)可以无创的检测出脑组织代谢产物的变化,来反映病灶内的神经元损害和胶质增生的病理改变,对癫痫灶作出早期诊断和定位。新出现的利用近红外线光谱定位致痫灶,是近年发展起来的一种动态脑功能检测方法。

但手术治疗的高风险,要求严格掌握适应证和禁忌证。标准虽尚未完全统一和成熟,但适应证大致包括:①综合考虑用药种类、时间和发作频率、类型等因素后确定的药物难治性癫痫,即至少经两种适合的药物治疗两年(不包括特殊类型的癫痫综合征),仍每月发作一次以上者(尤其是全面性发作);②病灶明确的继发性癫痫;③特殊类型的癫痫综合征,比如内侧颞叶癫痫、有明确可切除病灶的新皮质癫痫和婴幼儿期适合半球切除的癫痫类型等所谓"外科可以治疗的癫痫综合征",还有一些认为手术可有效挽救生命,避免更严重残障发生的特殊综合征。

术式的选择,严格说是根据患者的病情决定的。手术的目的在于切除致痫灶或异常放电的传播通路。根据术前的定位情况,术中采用皮层脑电图 ECoG 和深部脑电图 dEEG 再定位,使得致痫灶的定位尽可能准确。对于功能区的致痫灶,采用软膜皮层横行纤维热凝或软脑膜下横切。对于局灶性颞叶病灶,可行颞叶前部切除或颞叶前部和海马同时切除。仅海马硬化者和深部脑电极检测确定异常放电来源于硬化的海马者,行选择性海马切除。双侧棘波灶有偏侧性,以一侧病灶切除为主,加胼胝体切断。双侧脑电波弥漫性异常者,可考虑迷走神经刺激术。

有关癫痫手术后是否应该停用或何时停用抗癫痫药尚未达成共识。目前主流观点认为,即使是经过成功的外科手术,大部分患者术后也需要长期服用抗癫痫药。术后短期或长期药物治疗的目的在于使用最小量的药物来维持一种无癫痫或癫痫减少的状态。

【诊治及预防】

癫痫持续状态(SE)以持续的癫痫发作为特征,是神经急危重症,一旦发生,必须紧急处理。目前国内指南中给出了一个 SE 的实用定义:一次发作没有停止,持续时间大大超过该型癫痫大多数患者的发作时间,或反复的发作,而发作间期患者的意识状态不能恢复到基线期水平。而传统定义,即凡一次癫痫发作持续 30 分钟以上,或反复发作而间歇期意识未完全恢复超过 30 分钟者称之为"癫痫持续状态"。之所以选择 30 分钟作为临界点,主要是因为在动物模型中人们发现神经元异常放电 30 分钟以上神经元出现不可逆损伤。一方面,单纯的癫痫发作极少持续超过 5 分钟以上,另一方面,为了便于临床工作中能够尽快对癫痫持续状态患者采取急救措施,目前国际上将一次癫痫发作持续 5 分钟以上,或反复发作而间歇期意识未完全恢复超过 30 分钟者亦归为"癫痫持续状态"。另外,如果癫痫发作持续 2 小时以上,或每小时 2 次或 2 次以上的频率反复发作,虽经常规抗癫痫药物治疗,但间歇期意识未完全恢复者,称之为"难治性 SE"。

SE 有很多种分类方法,2001 年 ILAE 的分类建议已如前述,但传统分类已被广泛接受和使用。即按是否累及全脑分为全身性癫痫持续状态和部分性癫痫持续状态,全身性癫痫持续状态又可全身性惊厥(痉挛)癫痫持续状态和非惊厥(痉挛)性癫痫持续状态,部分性癫痫持续状态也可分为简单部分性癫痫持续状态和复杂部分性癫痫持续状态。临床中以全面惊厥(痉挛)性癫痫持续状态最常见。

流行病学方面,以美国为例,每年大约有 15 万例 SE 患者,其中死亡 5500 例。其发病率和死亡率与年龄、性别、环境、种族等因素有关。有报道称,SE 在美国的发病率约为 6.2/10 万～18.7/10 万。老年人发生 SE 预后较差,主要是由于其他的基础病为治疗方案的选择增加了难度。难治性 SE 占 SE 的 31%～44%,死亡率为 16%～23%。

【病因学】

诱发 SE 的原因很多,其中惊厥性 SE 的两个最常见病因是抗癫痫药不合理应用和嗜酒。非惊厥性 SE 最常见诱因是缺氧。SE 常见原因见表 14-4-1。

表 14-4-1　癫痫持续状态的常见原因

不合理应用抗癫痫药
嗜酒
脑血管意外(包括梗死、出血、血管炎)
药物毒性/不良反应(如头孢菌素类、青霉素类、环丙沙星、环孢菌素、茶碱、氯氮平以及可卡因等)
中枢神经系统感染(如脑膜炎、脑炎)
中枢神经系统肿瘤(包括原发和转移的)
代谢紊乱(包括败血症、尿毒症等)
颅脑创伤
脑组织缺氧
高血糖/低血糖

【病理生理学】

SE 过程中,神经元持续放电,脑的代谢率、耗氧量和葡萄糖摄取率成倍增加。同时,经 N-甲基-D-天冬氨酸(NMDA)受体介导,兴奋性氨基酸过度释放,对神经元产生兴奋毒性损伤。反复发作造成神经元的不可逆性损伤和死亡。惊厥性 SE 时,患者同时有强烈而持续的肌肉抽动,导致体温升高、心律失常、肺动脉压力升高、肺水肿、体内氧和能量耗竭、严重代谢性酸中毒、高血钾、高血糖、高肌酸激酶、肝肾等重要器官功能衰竭。由于脑血流灌注不足,致脑水肿和颅压增高,加剧了惊厥性脑损伤的发生。

惊厥性脑损伤的组织学改变主要表现有:①神经元丧失;②反应性胶质细胞增生;③海马齿状核颗粒细胞树突丝状芽生,后者可能反复兴奋齿状回内分子层的神经元,导致持续状态延长。

【诊断】

诊断 SE 之前,首先是癫痫发作的诊断及鉴别诊断。患者既往癫痫发作及其他病史、发作的临床表现有重要的诊断意义。EEG 在诊断、鉴别诊断、分类、监护、疗效判断等方面有重要价值。症状持续,符合前述定义应及时作出 SE 诊断,并迅速启动相应的治疗程序。

【治疗】

SE 属急症,须迅速处理,争取 30 分钟内终止发作,保护脑神经元,避免发生并发症。SE 持续时间越长,神经系统损害越严重,发生慢性癫痫发作的可能性越大。SE 救治应在癫痫发作持续 5 分钟,或者一次癫痫发作后意识未恢复而再次发生癫痫时开始。SE 的处理要点包括迅速终止癫痫发作、保护气道、防止误吸、去除可能的诱因、治疗并发症、预防再发。

需要注意的是,治疗方案应随着病情变化而随时调整。比如全身性癫痫持续状态,可以划分为两个阶段,第一阶段全身强直-阵挛发作,伴有肌肉强直、血糖和体温升高、出汗以及流涎。这一阶段由于脑组织代谢的需要,脑血流增加。经过约 30 分钟后患者进入第二阶段,即阵挛期,特点是脑组织自动调节功能失灵,脑血流减少,颅内压增高和血压下降。应根据全身性癫痫持续状态患者所处的相应的病理生理阶段,选择合理的治疗方案。国际上推荐的有关全身性癫痫持续状态的临床处理规范和流程也强调了对 10 分钟内、30 分钟内和 30 分钟以上不同阶段治疗措施的不同选择与顺序增强。虽然不必过分拘泥,如气管插管什么时候进行,异丙酚、硫喷妥或戊巴比妥等全身麻醉药物何时开始应用等,应强调治疗的有效性和时效性。

当发作难以控制,需要长时间镇静甚至肌松时,面对 ICU 中的危重病人,控制发作的利益和对病人脆弱的全身情况以及病情观察带来的影响需要仔细权衡。

(一)常规支持治疗

首先应充分开放气道,维持通气和氧合。将患者摆放至安全体位避免自伤,开放至少两条静脉通路,当开放周围静脉有困难时,建议采取中心静脉置管。全面性强直-阵挛发作结束后,为避免出现气道梗阻,可能需要放置口咽通气道或行气管插管。同时应留置胃管,胃肠减压,排空胃内容物,避免误吸。当给予患者一线抗癫痫药物治疗仍不能有效控制癫痫持续状态时,应行气管插管术,必要时给予呼吸机支持。给予 SE 患者麻醉诱导剂量的异丙酚、咪达唑仑、依托咪酯可能终止发作,有利于插管。对于持续强直-阵挛发作的患者,应用神经肌肉阻滞剂有助于完成气管插管。罗库溴铵(1mg/kg)是一种短效、非去极化的肌松剂,它对于血流动力学影响小,不增加颅内压,是一种理想的神经肌肉阻滞剂。由于 SE 患者持续肌肉阵挛会出现横纹肌溶解,从而导致血钾升高,因此应尽量避免使用去极化肌松剂,如琥珀酸胆碱等。

应迅速除外患者是否存在低血糖,如不能迅速检测血糖水平,宜迅速静脉滴注 100mg 维生素 B_1 (VB_1),静脉推注 50% 的葡萄糖 50ml。监测患者血压、体温和心电图变化。如患者出现显著高热(体温超过 40℃),需要进行被动物理降温。持续的肌阵挛有可能导致横纹肌溶解,从而导致大量肌红蛋白入血。应注意维持充分水化以预防肌红蛋白相关性肾衰。当出现肌红蛋白尿或血清肌酸激酶水平显著升高(大于 5000~10000U/L)时,应利尿并碱化尿液。当癫痫持续状态得到完全控制后,才可考虑行头部影像学检查,包括头部计算机断层扫描(CT)、头部磁共振成像(MRI)以及腰穿检查等。

(二)药物治疗

既往经验提示,当惊厥时间超过 5 分钟,其自发停止的概率降低。药物治疗的目标是迅速而安全的终止发作,预防复发,不改变意识水平而对心血管系统和呼吸系统无明显的不良反应。文献中推荐终止 SE 初始治疗的一线药物,包括劳拉西泮(0.05~0.1mg/kg)、咪达唑仑(0.05~0.2mg/kg)、安定(地西泮,0.1~0.4mg/kg);二线药物包括苯妥英钠(15~20mg/kg)、磷苯妥英钠(相对苯妥英钠等效量,15~20mg/kg)、丙戊酸钠(15~20mg/kg)和左乙拉西坦(1000~1500mg,每 12 小时一次)。这些药物作用机制不同,药物代谢动力学也不尽相同,有些药物的推荐剂量明显高于国内的推荐意见,使用中应两相参考,酌情决定。

有循证医学证据表明,劳拉西泮在终止 SE 方面的效果明显优于地西泮。因此,目前推荐控制 SE 的一线药物是劳拉西泮 0.05~0.1mg/kg。可考虑在医院急救推车和急救包中常备劳拉西泮,每 4~6 月更换。应用劳拉西泮没有迅速逆转者,推荐苯妥英 15~20mg/kg,也可用于预防 SE 复发。对于 SE 终止后意识未恢复的患者应行持续脑电监测。SE 患者的治疗流程见图 14-4-1。

(三)难治性 SE 的处理

有研究证实,一线抗癫痫药物对于超过半数以上的 SE 患者无效。对于劳拉西泮无效的患者,不应再考虑应用苯巴比妥。目前治疗难治性 SE 的药物很多,包括咪达唑仑、异丙酚、大剂量硫喷妥钠或戊巴比妥、丙戊酸钠、托吡酯、氯胺酮、异氟醚以及利多卡因等。由于缺乏相应的前瞻性临床研究,各研究机构经验不完全一致,目前国际上尚未提出明确的治疗指南。持续静脉注射咪达唑仑或异丙酚,并进行持续脑电监测,是目前最受推崇的治疗方案。但不是所有患者都必须达到脑电活动的暴发抑制模式才能控制癫痫持续状态,因而脑电活动的控制目标仍存在争议。

咪达唑仑是一种快速作用,水溶性的苯二氮䓬类药物,半衰期 4~6 小时。其主要缺点是机体对其可快速耐受,24~48 小时后需增加数倍给药剂量以控制病情,这将导致药物积聚而推迟患者苏醒时间。首先给予 0.2mg/kg 的负荷剂量,之后每 5 分钟静推 0.2~0.4mg/kg,直到癫痫停止,极量 2mg/kg,之后以 0.1~0.2mg/(kg·h)的速度维持,同时监测脑电图变化。

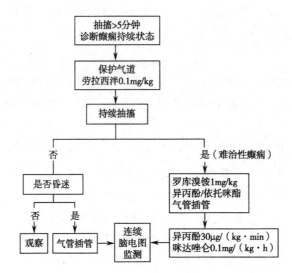

图 14-4-1　癫痫持续状态患者的治疗流程

异丙酚属于烷基酚,广泛用于麻醉的诱导和维持,以及 ICU 患者的镇静。推荐先给予 3～5mg/kg 的负荷剂量,之后在监测脑电图情况下以 30～100μg/(kg·min)的速度维持。癫痫控制 12 小时后,在下一个 12 小时将药物剂量减半,若无癫痫发作,停药观察 12 小时。如果撤药期间癫痫复发,先给予 1～3mg/kg 的负荷剂量,后以适当剂量维持 12 小时以上,再试行撤药。异丙酚相对安全,极少数情况下,当儿童患者大剂量接受异丙酚静点时可能出现所谓的"异丙酚输注综合征",严重者可危及生命。间接证据证明其产生原因可能与干扰线粒体呼吸功能有关。因而,成人剂量不得超过 100μg/(kg·min)。高脂血症可能是该综合征的前兆之一,在大剂量给药时应监测血液中甘油三酯和肌酸激酶含量的变化。

由于缺乏循证医学证据,巴比妥类药物控制难治性 SE 的效果存在争议。大剂量巴比妥类药物可造成血流动力学变化和免疫抑制,因此它只用于对咪达唑仑和异丙酚无反应的患者。

(四)非惊厥性 SE 的处理

非惊厥性 SE 占 SE 的 20%～25%,在 ICU 病房较为常见,临床表现多样(表 14-4-2)。

表 14-4-2　非惊厥性 SE 的临床表现

隐性症状	显性症状
失语症	焦虑症
遗忘症	面部抽搐
紧张症	无意识动作
昏迷、嗜睡	大笑
木僵	瞬目动作
	恶心、呕吐
	谵妄、妄想
	眼球震颤、斜视
	模仿语言
	发抖

诊断需依靠脑电图,因而明确诊断有一定困难。有实验及临床研究证实,非惊厥性 SE 可能导致持续性神经元损害。其预后取决于病因及发病时的意识水平。目前普遍认为,如果发生非惊厥性 SE 的患者出

现昏迷,或者是继发于惊厥性 SE 而出现的,预后相对较差。上述两类患者应采取更加积极的治疗措施,并遵循难治性 SE 的处理原则。尽管缺乏循证医学证据,不少学者推荐静脉应用苯二氮䓬类药物,如咪达唑仑。这类药物具有半衰期短,能与异丙酚产生协同效应从而减少其用量,以及降低死亡率等优点。

(五)肝、肾衰竭患者合并癫痫的处理

国外报道肝衰竭患者合并癫痫的发生率在 2%～33% 之间。有研究认为肝衰竭时内源性苯二氮䓬类水平的升高可降低癫痫的发生率。治疗原则与其他患者相同,但必须考虑药物代谢对肝功能的影响。肝衰竭出现低蛋白血症者,应考虑选择蛋白结合力低的或者完全经肾脏代谢的药物,如加巴喷丁、普瑞巴林和左乙拉西坦等。有研究证实左乙拉西坦可对抗线粒体功能紊乱,具有神经保护作用。

急性肾衰可并发肾性脑病和癫痫,可能与代谢紊乱和血液透析后出现的透析后失衡综合征有关。肾衰行血液透析患者的癫痫发生率在 2%～10%。肾衰患者发生癫痫时,经肾脏代谢的抗癫痫药如加巴喷丁、左乙拉西坦、托吡酯以及苯巴比妥应注意减量。当肾衰原因不明时,应避免使用碳酸酐酶抑制剂,如唑尼沙胺、托吡酯等,以降低发生肾结石的风险。由于透析可明显降低蛋白结合力低的抗癫痫药物的血药浓度,因此,诸如加巴喷丁、乙琥胺、苯巴比妥和托吡酯等药物不宜用于正在进行血液透析的肾衰患者。

【预后】

SE 的预后取决于临床表现、抽搐的持续时间、患者的年龄以及引发惊厥的原发病等。美国 SE 的总体死亡率约为 21%～22%。70 岁以上老年人发生难治性 SE 的死亡率可达 38%～76%。一次癫痫发作持续时间在 60 分钟以上者的死亡率较发作时间在 60 分钟以内者明显升高。有研究认为多数非惊厥性 SE 的预后优于惊厥性 SE。近年研究发现,血清中神经元特异性烯醇化酶(NSE)水平是神经元损伤的标志物之一。对于反复发作的癫痫患者,可以通过检测血清中该物质含量推断预后。

【预防】

神经外科手术可导致癫痫发生,幕上手术后癫痫的发生率为 3%～37%,颅脑创伤后为 6%～53%。按出现时间可划分为早期癫痫和晚期癫痫。神经外科手术及外伤患者应从术前、术中和术后分别做好癫痫的预防。择期手术应在术前口服抗癫痫药物。苯妥英钠 0.2g,每天 3 次,7～10 天;丙戊酸钠 0.4g,每天 3 次,或丙戊酸钠缓释片(德巴金)1.0 克,每天 1 次,5～7 天。急诊手术可在术前静脉推注抗癫痫药物(如德巴金 15mg/kg)。在手术过程中应注意避免不必要的脑皮层暴露,注意术中脑皮层保护,减少血管损伤,仔细止血,缩短手术时间,控制颅内压。术毕反复冲洗术野减少蛛网膜下腔积血。在麻醉停止前 30 分钟,静脉加用抗癫痫药物,可有效减少术后早期癫痫发生。术后控制脑水肿和颅内压,保持呼吸道通畅。术后静脉用抗癫痫药物,病人清醒且能口服者可改口服抗癫痫药物。

对于采取了上述预防措施,术后 ICU 病房监护过程中仍出现癫痫的患者,尽量首选已使用过的抗癫痫药物,如已用丙戊酸钠预防的应立即再次静脉推注,并急查血药浓度。如同种药物无效可改用其他药物,如安定、苯巴比妥类等。控制欠佳,可按照难治性 SE 处理。术后或伤后未发生癫痫者,在术后或伤后 7 天,可停用抗癫痫药。如果术后脑水肿或颅内感染未控制,可适当延长用药时间,一旦上述情况控制,即可停药。如果术后和伤后发生癫痫,则按治疗癫痫处理,不能随意停药。

接诊 SE 患者时,15 年前 ICU 收治 SE 患者的首要任务是终止癫痫发作,现在主要为这类患者提供机械通气支持。主要原因之一是劳拉西泮作为一线抗癫痫药物广泛应用后,多数 SE 患者在应用劳拉西泮后癫痫发作就得到了控制。转入 ICU 后应注意预防消化道应激性溃疡和深静脉血栓形成,维持循环、呼吸系统稳定,以及治疗诱发癫痫的原发病,如控制颅内压、降温、治疗颅内感染等。

(杜海鹏)

第十五章　新生儿急危重症

第一节　新生儿窒息

一、窒息及呼吸心跳骤停

新生儿窒息是指婴儿出生1min无自主呼吸或未建立有效通气的呼吸动作,呈现外周性(四肢肢端)和(或)中央性(面部、躯干和黏膜)发绀甚至肤色苍白,肌张力不同程度的降低(严重时四肢松软),心率可能下降至<100/min甚至<60/min,血压正常或下降,最严重者甚至无心跳。主要是由于产前或产程中胎儿与母体间的血液循环和气体交换受到影响,致使胎儿发生进行性缺氧、血液灌流降低,称胎儿窒息或宫内窘迫。少数是出生后的因素引起的。新生儿窒息是新生儿死亡或智力伤残的主要原因之一。

【病因】

(一)产前或产程中

1.母亲因素　任何导致母体血氧含量降低的因素都会引致胎儿缺氧,如急性失血、贫血(Hb<100g/L)、一氧化碳中毒、低血压、妊娠期高血压疾病、慢性高血压、糖尿病,或心、肾、肺疾病等。另外要注意医源性因素:①孕妇体位,仰卧位时子宫可压迫下腔静脉和腹主动脉,前者降低回心血量,后者降低子宫动脉血流;②孕妇用药:保胎用吲哚美辛可致胎儿动脉导管早闭,妊娠期高血压疾病用心痛定可降低胎盘血流,孕妇用麻醉药,特别是腰麻和硬膜外麻可致血压下降。

2.脐带因素　脐带>75cm(正常30～70cm)时易发生打结、扭转、绕颈、脱垂等而致脐血流受阻或中断。

3.胎盘因素　胎盘功能不全,胎盘早剥,前置胎盘等。

4.胎儿因素　宫内发育迟缓,早产,过期产,宫内感染。

5.生产和分娩因素　常见的因素是滞产,现代妇产科学将第一产程分潜伏期和活跃期,初产妇潜伏期正常约需8h,超过16h称潜伏期延长,初产妇活跃期正常需4h,超过8h称活跃期延长,或进入活跃期后宫口不再扩张达2h以上称活跃期停滞;而第二产程达1h胎头下降无进展称第二产程停滞。以上情况均可导致胎儿窘迫。其他因素有急产、胎位异常、多胎、头盆不称、产力异常等。

(二)其他

少数婴儿出生后不能启动自主呼吸,常见的原因是:中枢神经受药物抑制(母亲分娩前30min至2h接受镇静药或麻醉药),早产儿,颅内出血,先天性中枢神经系统疾病,先天性肌肉疾病,肺发育不良等。几种病因可同时存在,一种病因又可通过不同途径起作用。新生儿窒息多为产前或产时因素所致,产后因素较少。

【临床表现】

1.一般表现　90％的新生儿窒息发生在产前或产时,前者称孕期胎儿窒息,后者称产时胎儿窒息。胎儿窒息时,胎动增强,逐渐减弱或消失。心率先增快,可超过160/min·以后减慢,可低于100/min,有时不规则,最后心脏停止跳动。较重窒息者常排出胎粪,羊水呈黄绿色。由于低氧血症和高碳酸血症使呼吸中枢兴奋性增高,出现真正的呼吸运动,可吸入羊水或混胎粪。

2.窒息程度　新生儿窒息时,常根据皮肤颜色判定其严重程度。

(1)轻度窒息(青紫窒息):皮肤青紫,呼吸浅、间歇或无,心音有力,心率可增快,但常减慢,脐血管充盈而有搏动,肌张力正常或增强,反射(对刺激的反应)存在。

(2)重度窒息(苍白窒息):处于心源性休克状态。皮肤苍白,四肢凉,呼吸微弱或无,心音弱,心率慢或不规则,脐血管萎陷无搏动,肌张力很低或消失,肢体松弛。

3.Apgar评分法　判定新生儿窒息的严重程度。本法除皮肤颜色外,还观察呼吸、心率、肌张力和反射等项,可提供一个更为全面的判定窒息程度、复苏效果和预后的量化指标,对改善新生儿窒息的诊治工作曾起到良好作用。在胎儿出生后1min和5min进行常规评分。新生儿窒息的严重程度按胎儿出生后1minApgar评分法判断。5项评分相加的满分为10分,总分8～10分为基本正常,4～7分为轻度窒息,0～3分为重度窒息。1min评分多与动脉血pH相关,但不完全一致。因为Apgar评分还受一些因素的影响,例如母亲分娩时用麻醉药或止痛药使胎儿受到抑制,评分虽低,因无宫内缺氧,血气改变相对较轻,早产儿发育不成熟,虽无窒息而评分常低。5min评分多与预后(特别是中枢神经系统后遗症)相关。若5min评分低于8分,应每分钟评估一次,迄连续两次≥8分或达20min。

【并发症】

重度窒息可能发生的并发症:①羊水、胎粪吸入综合征,呼吸窘迫综合征;②缺氧缺血性脑病,颅内出血;③缺氧缺血性心肌病(三尖瓣闭锁不全,心力衰竭,心源性休克);④肾衰竭;⑤酸中毒、低血糖、低血钙、抗利尿激素分泌增多;⑥坏死性小肠结肠炎,肝功能障碍;⑦血小板减少症,弥散性血管内凝血。

【预后】

预后与窒息的严重程度和复苏是否及时、恰当有关。轻度窒息经过及时复苏后可以完全恢复正常。窒息越严重,开始复苏越延迟或不恰当,发生并发症和死亡的机会越增加。如果能及时、恰当的复苏,绝大多数窒息儿可以得到完满复苏。仅很少数极严重的窒息新生儿复苏无效或由于严重并发症死亡。但重度窒息常发生中枢神经系统后遗症如脑性瘫痪、智能低下、耳聋、视力减退、癫痫等。出生后5minApgar评分低者后遗症发生率较高。

【经验心得】

1.新生儿窒息　是由于各种病因使新生儿出生后不能建立正常呼吸引起缺氧导致全身多脏器损害。主要依靠临床表现进行诊断。

2.Apgar评分　一直是国际上公认的评价新生儿窒息最简捷实用的方法,但早产儿各系统发育不成熟,肌张力对刺激的反应差,Apgar评分可能低于正常。某些先天畸形,也可使肌张力减低,影响呼吸运动,影响评分。另外,产妇分娩前及分娩中使用麻醉镇静药物使新生儿处于抑制状态,可造成低Apgar评分,因此,不能将Apgar评分作为诊断窒息的唯一指标。

二、新生儿窒息的复苏

【复苏器械设备】

所有设备与用品均应性能良好,每24h有专人检查,随时可以使用。

1.吸引设备包括吸引球或一次性吸引管、胎粪吸引管、电动低压吸引器。

2.正压通气气囊与面罩。自动充气气囊要具有安全阀或压力表,有贮氧袋,能提供90%～100%浓度的氧。面罩应备有适合足月儿和早产儿用的各种型号。

3.供氧设备包括氧气筒或中心墙壁供氧源、氧气表和流量表。

4.气管插管设备包括喉镜(带大小直式镜片)、各种内径(2.5、3.0、3.5、4.0mm)不带肩的气管导管、管芯。

5.脐血管导管和插管包。

6.注射器、针头、手套、胶布、剪刀、听诊器。

7.胃管、口咽管(大小型号)。

8.药物包括1:10000肾上腺素、多巴胺、盐酸纳洛酮、5%碳酸氢钠、10%葡萄糖、生理盐水、5%白蛋白、注射用水等。

【初步复苏】

包括保暖、摆正体位清理呼吸道、擦干、触觉刺激呼吸等。

(一)保暖

将新生儿放在辐射台上或因地制宜采取保温措施如用预热毯包裹、预热床垫、增加环境温度等。

极低出生体重(<1500g)的早产儿尽管用了传统的措施减少热量丢失,仍会发生低体温。放置婴儿于辐射源下,用透明薄塑料布覆盖;或将婴儿用塑料布包裹,而将头部露出,可减少失热。但必须监护婴儿体温,防止体温增高引起呼吸抑制。

(二)摆正体位清理呼吸道

胎儿娩出后,迅速抱至保暖床上,以温暖的毛巾擦干全身的羊水和血污,以减少失热和体温下降。在擦拭面部时顺便挤鼻,可挤出部分黏液。

1.婴儿体位　为保持气道开放便于清理呼吸道以及进行面罩和呼吸气囊正压通气给氧,婴儿体位应处于"鼻吸气位":取背卧或侧卧;头部略低于躯体,有利于引流;颈部保持伸展,但应防止颈部过度伸展或屈曲,以防止气道阻塞和入肺气体的减少;也可将一软毛巾卷垫在婴儿肩下,使肩部提高1.5～2.0cm。对保持上述体位、气道开放和分泌物流出有利。尤其对于早产儿或枕部水肿的婴儿更为合适;如发现婴儿有大量分泌物从口腔、咽部流出时,应立即将婴儿头部转向侧位,以促进口内分泌物的收集和吸引,防止和减少其吸入气道内。

2.清理呼吸道　应先吸口腔,后吸鼻腔。避免口腔、咽内的黏液、羊水在清理之前被吸入肺内。吸引的方法可根据条件采用吸引球、吸引管或电动吸引等方法。

清理呼吸道时应注意以下两点:①用吸引球或吸引管吸引口腔时,应注意进入口腔的深度,避免暴力。过深地刺激婴儿后咽部,可产生迷走神经反应,易引起婴儿突然心跳和呼吸停止。②应用吸引器吸引时,吸引管的负压应不超过13.3kPa(100mmHg)的压力。

3.胎粪污染羊水的吸引　由于胎粪污染的羊水有可能在宫内或娩出过程中进入婴儿口腔、鼻腔、咽部、气管或肺内,为了避免或减少胎粪污染羊水的吸入。当产妇破膜时,一旦发现羊水黏稠有胎粪颗粒污染,应在婴儿肩娩出前即开始吸引,当婴儿头刚娩出(肩娩出前)应立即吸引婴儿的口腔、咽喉部分泌物、羊水和胎粪。当婴儿肩娩出后,接生者用双手紧抱胸部,复苏者当即用大孔吸管迅速吸净口咽和鼻口胎粪污染婴儿。力争在呼吸建立之前一分钟通过与气管插管连接的胎粪吸引管把气管下部残余胎粪全部吸出后,松开胸部。

（三）触觉刺激

娩出后的擦干和对口、鼻腔的吸引对许多正常婴儿或轻度窒息婴儿已能恢复或建立呼吸。擦干全身原则上应在清理呼吸道后进行。但在某些窒息较重婴儿，则应给予附加的触觉刺激，反射性引起呼吸。触觉刺激的方法有以下几种。

1.拍打足底　接生人员的左手固定好婴儿的小腿，右手手指轻拍婴儿的足掌，或以中指弹婴儿足底 1～2 次，对原发性呼吸暂停的婴儿常可引起呼吸。拍打时不应用力过猛，以防足部损伤。

2.摩擦背部　另一种常用的触觉刺激方法是摩擦婴儿背部皮肤。婴儿取仰卧位，接生人员左手轻轻从背部将婴儿肩部抬起并固定婴儿，右手在腰背部沿身体长轴快速、轻柔地摩擦婴儿皮肤 1～2 次。

3.其他触觉刺激　除拍足掌、弹足底和摩擦背部外，其他方法如轻轻摩擦头部、躯干、四肢等均有不同程度的触觉刺激作用。

无论拍足底、弹足底还是摩擦背部皮肤刺激婴儿呼吸，无效时只能重复一次。如果经过 2 次触觉刺激或 30s 后，婴儿仍不能出现有效的自主呼吸，可能为继发性呼吸暂停，应立即用面罩或气囊给婴儿正压通气。注意勿重击婴儿背部，用力挤压肋骨，暴力压腹部，或利用冷水或热水刺激，这些易给婴儿带来不同程度的危害。

（四）给氧

产后婴儿呼吸已稳定，心率＞100/min，仍表现持续中枢性发绀（即面、躯干和黏膜发绀），且明显加重时，可常压给氧，直至婴儿皮肤变为粉红色可撤离氧。给氧方法一般应用导管法与面罩法两种。

1.导管法　以氧气桶或墙壁氧源提供的 100% 氧气经输氧管传送至鼻部供氧。婴儿的吸入氧浓度可由固定的输氧管末端与婴儿鼻部距离及氧流量来调整。输氧流量以控制在 51。1min 为适宜。

2.面罩法　将输氧导管连接面罩给氧，此法给氧时的吸入氧浓度受面罩边缘与面部间空隙的影响。当空隙较小时，吸入氧浓度可达 60%～80%，而空隙较大时吸入氧浓度仅可保持在 40% 左右。

当婴儿复苏后，如果皮肤颜色已转为粉红，尚需继续给氧时，应监护血氧水平，以防止血氧含量增加，引起婴儿氧中毒。

【正压通气】

凡新生儿经过清理呼吸道及触觉刺激等初始复苏处理后仍无自主呼吸，或虽有自主呼吸，但不充分，有呼吸暂停或喘息，心率仍低于 100/min 者，均应立即应用复苏囊和面罩或气管插管正压通气，以建立和改善呼吸。

目前，标准的复苏一般仍可以用 100% 氧，在初步复苏开始也允许先用空气，尤其在正压通气无 100% 氧时可考虑用空气。若用空气复苏的患儿，如果经 60～90s 复苏处理无改善，应改用 100% 氧。用氧时要用脉搏氧饱和度监测，并尽快停止用氧。

（一）器械设备

器械设备包括氧气源（氧气筒或墙壁供氧接口）、减压表、流量表、复苏囊、面罩、口咽管、胃管（8F）、注射器（20ml）、吸引球、口含吸管或吸引管及吸引泵、喉镜（新生儿用）、气管导管（内径 2.5、3.0、3.5 及 4.0mm）。所需器械设备必须经常保持齐备、各部件完好、组装正确、性能良好，定期消毒，随时备用。复苏囊及面罩内不可积水。

1.复苏囊　根据复苏囊的结构及工作原理，其结构及充气方式可分为两类，即麻醉气囊及自动充气气囊。

（1）麻醉气囊：由气囊气体入口、气体出口及病人接口组成。新生儿用的容量不可大于 750ml，气囊平时为萎陷状，使用时，先将氧气入口与 100% 氧气源（氧气筒或墙壁供氧接口）连接，调节氧流量（5～8L/

min)使气囊在两次挤压之间呈半充满状态。每次挤压气囊的同时以手指按住气体出口,使气体压入病人气道,然后放松气囊和放开气体出口,以排放呼出气。

(2)自动充气气囊:包括气囊(新生儿及婴儿用的容量为240ml)、头端[有安全阀、鱼嘴形送气瓣、呼出气口及病人接口,或在安全阀稍后处设有压力表接口,可连接压力表($CniH_2O$)]、尾端(有空气入口及氧气入口,在两入口与气囊间有向气囊方向的单向进气瓣)。另外备有贮氧袋。

2.面罩　为连接复苏囊的病人接口及病人面部(口鼻)的气体进出通道。大小以能罩上下颏尖、口及鼻为适当。梨形、软边面罩最为适用。

3.安全装置　包括安全阀和(或)压力表。用于帮助控制进入肺气体的压力,防止产生过高的送气压力使肺过度扩张、肺泡破裂和发生气胸。

(1)安全阀:又称限压阀或减压阀。自动充气气囊多设有此阀。设定的减压(排气)阀值一般为30～35cmH_2O。当挤压气囊产生的气压超过安全阈值时,阀门自动开放,气体外逸而减压,从而避免产生高于阈值的送气压力。

(2)压力表:用以测量和调控挤压气囊所产生的送气压力(cmH_2O)。在送气时需观察胸动,据以调整挤压气囊的力量,达到适宜通气。通过观察胸动及压力表可以确切了解进行适宜通气所需的送气压力。

(二)操作方法

1.保持气道通畅　是应用复苏囊进行正压通气给氧的前提。将新生儿放在远红外辐射保温台上,使新生儿仰卧床面,肩下垫折叠毛巾抬高2～3cm,颈部稍仰伸,以利于呼吸道开放。吸引和全擦干与触觉刺激,若反应不佳(见正压通气给氧的指征),立即进行复苏囊通气给氧。用吸引球或管吸净口及鼻腔内羊水和分泌物。重度窒息儿或胎粪污染儿需迅速气管插管,吸净气管内黏稠物。然后将面罩或气管导管连接复苏囊进行通气。

2.使用复苏囊　操作者立于新生儿头侧或左侧,右手握气囊,左手持面罩。放置大小适当的面罩,用拇指及示指和(或)中指持面罩稍向下按压,以环指将面罩下缘固定于下颏。然后罩上口鼻。应用90%～100%的高浓度氧。用指尖握持和挤压气囊。一般出生后头几次吸气需30～40cmH_2O。一旦肺部充气扩张,随后的通气压力可降至15～20cmH_2O。在进行气囊通气过程中,应同时观察胸动(和呼吸音)以判断面罩封闭和肺通气是否适当及调定适宜送气压力。通气频率一般40/min。凡应用复苏囊和面罩正压通气时间超过2min者,均需插口胃管并留置,以避免胃肠胀气阻碍呼吸和胃内容反流误吸。对于有鼻道梗阻或舌阻塞气道的患儿均需放置口咽管。

通气见效的指标:①心率增加,稳定在100/min以上,接近正常或正常;②出现自主呼吸,呼吸频率和深度达到正常;③肤色好转呈粉红色。

心率60～100/min继续复苏囊通气和监护。检查肺充气和供氧浓度是否适当,进行必要的调整。心率<60/min继续复苏囊通气。检查肺充气和供氧浓度是否适当,进行必要的调整。立即开始心脏按压。30s后再测心率。

【新生儿气管插管术】

在新生儿窒息复苏中,气管插管术是一项技术性很强而又重要的急救技术。复苏人员是否掌握气管插管技术及其熟练程度如何,以及在复苏过程中能否正确、及时应用于窒息婴儿,是重症窒息婴儿复苏成功与否的关键之一。因此,每位围产急救人员,都应熟练掌握这一技术。

(一)气管插管指征

在复苏过程中,有以下情况者应立即进行气管内插管。

1.羊水胎粪污染　新生儿无活力,需吸引胎粪者。

2.需要延长正压通气的时间　重度窒息需要正压通气时间较长,气管插管更易于和有效地进行通气。

3.气囊和面罩通气效果不佳　应用气囊和面罩正压通气,胸部不出现合适的扩张;或正压通气 15～30s,心率仍低于 80～100/min;或 1min 仍无自主呼吸。

4.需要气管内吸引　羊水含有浓稠的或颗粒样胎粪,或有胎粪自声门涌出,或吸入血液等,应立即施行气管插管吸引,清除呼吸道内分泌物,和正压通气。

5.其他　凡疑诊先天性膈疝,或极低出生体重儿需进行气管插管正压通气者。由于腹部器官(胃、肠)移入胸腔压迫心肺,应用气管插管可防止气体进入胃肠,影响肺扩张。

6.需要气管内给药。

(二)气管插管所用仪器、备品

气管插管所用仪器、备品包括新生儿喉镜,各种型号的气管内导管(内直径为 2.5、3.0、3.5 及 4.0mm),导管芯线,胎粪吸引管,吸引器,复苏气囊,面罩,能提供 100％氧浓度的氧气筒、胶布、复方安息香酊、缝针、线、肩垫及听诊器等。

(三)操作方法

1.婴儿体位　婴儿仰卧于平面床上,头呈正中位置,颈部轻微伸展。在婴儿肩下放置一软毛巾垫(或棉布垫),以保持颈部轻微伸展体位。避免颈部伸展或肩抬高过度及颈部伸展不充分。

2.插入喉镜　术者站在患儿头侧,用右手固定婴儿头部,在打开喉镜小灯具后,以左手拇指与二、三、四指握住喉镜柄,使镜片朝向离开术者的方向,从右侧口角进口后,通过舌及硬腭面沿中线向前插入。镜片将舌根推向左侧,其尖端恰至舌根会厌谷处(舌根与会厌之间)。

3.暴露声门　当喉镜镜片一经插入预定位置,立即轻轻地将舌抬起挑起会厌,即可暴露咽区。抬起镜片时应沿镜柄方向,不可后旋镜柄和翘起镜片尖。既不易看到会厌,又压迫牙床。操作要轻柔,不应用力过猛,以避免局部损伤。抬高舌及会厌时,如以左小指从颈前轻压环状软骨处,此时即可暴露声门。

4.外部气管的按压　在某些婴儿的气管插管时,尤其在小的早产儿,自颈部气管前面轻轻压迫,可使气管位置下降,易于显露声门。

5.咽部的吸引　当术者插入喉镜镜片时,如发现婴儿咽喉部有分泌物时,应立即快速吸清分泌物再插入导管,以免吸入。

6.导管插入　当术者一经看到声门与气管,立即插入气管导管。术者右手持导管,从婴儿右侧口角进入,可防止导管遮断术者看到声门的视野。在连续保持声门视野下,将气管导管尖端插入声门至气管内。气管导管尖端进入气管内的深度,应在声带与气管分叉之间。

7.撤出喉镜　导管一经插入气管,立即用右手抵贴婴儿面部,紧贴唇部在原位牢持已插入的导管,以左手小心迅速地撤出喉镜,不许改变导管位置,拔出管芯导线。

【胸外按压】

当窒息婴儿,应用纯氧进行正压通气 15～30s,心率仍低于 60/min,需在正压通气的同时进行胸外心脏按压。每按压胸部 3 次,进行正压通气 1 次。

1.按压部位　进行胸外心脏按压的位置为胸骨下 1/3,但不可按压剑突。为了确定按压区,可沿双侧乳头划一水平线,胸部按压区即在此线下边。

2.按压方法

(1)双指按压法:一手的中指和示指的两个指尖按压胸骨。其他各指不可按压胸部,避免发生肋骨骨折或气胸。

(2)拇指按压法:双手环抱婴儿胸部,用双拇指按压胸骨,其他手指放在身下。双拇指并排放置,对于小婴儿也可将两拇指重叠放置。

3.压力 正确掌握对胸骨的压力,对于心脏按压至关重要。保证按压者的手指放在正确的按压位置,按压下胸骨的距离为胸廓前后径的1/3。然后放松,去除压力,使心脏重新充盈。每次胸部按压包括加压和放松。

4.频率 按压的频率应接近正常新生儿心率,即每分钟约120次。

5.效果评价 在开始按压后30s测定心率。如果婴儿对胸部按压反应良好,应每隔30s检测一次,直至心率>60/min,停止按压。但正压通气仍需继续进行,直至心率>100/min和婴儿恢复自主呼吸为止。心率<60/min说明婴儿不能为全身的器官组织提供必需的循环血量,需要继续进行正压通气与胸部按压治疗,并应同时给予气管插管和药物复苏。

【药物】

新生儿复苏时很少需要用药,对用100%氧进行正压通气和心脏按压30s以上无反应或婴儿心率仍<60/min,以及心率为零的新生儿可使用药物纠正心动过缓。

（一）肾上腺素

1.应用指征

(1)已用100%氧正压通气及胸外心脏按压,持续30s,心率仍<60/min。

(2)心率为零。

2.使用方法 1:10000肾上腺素溶液0.1~0.3ml/kg,快速静脉注射或气管内滴注。

3.疗效观察 给予肾上腺素后30s内,心率应≥100/min。

（二）扩容药

当窒息婴儿伴发各种原因引起的血容量低下时,应给予血管扩张药。

1.应用指征 窒息复苏中或复苏后,婴儿有急性失血的病史和伴有血容量低下的临床表现者,均应给予扩容药治疗。

2.用法 5~10min快速静脉输注。对早产儿复苏扩容速度应减慢,大剂量快速扩容易致早产儿脑室内出血。

3.疗效观察 有效果的临床表现应包括:脉搏变得有力;血压上升;苍白症状改善;由于组织灌注改善,代谢性酸中毒减轻。

（三）碳酸氢钠

新生儿复苏时一般不推荐碳酸氢钠。

1.应用指征

(1)已建立良好通气:有自主呼吸或给气管插管进行正压通气。

(2)有代谢性酸中毒的证据(临床表现、血气分析)。

2.用法 在窒息急救中.在充分正压通气下,可用5%碳酸氢钠2~3ml/kg,加入5%葡萄糖或注射用水等量稀释后,自脐静脉缓慢推注(>5min)。

3.疗效观察 给碳酸氢钠输注后,应连续观察与监护心率。

【治疗心得】

1.为了迅速有效地进行复苏,必须事先做好充分的准备,包括预测复苏的需要,器械设备和复苏人员。

2.从复苏的实际考虑,Apgar评分不能作为决定是否进行复苏的指标。因为若等到出生后1min评分结果出来后才做决定就太晚了,会影响预后。出生后应即刻快速评估以下四项指标作为是否进行初步复苏的依据:①羊水清吗;②是否有哭声和呼吸;③肌张力是否好;④是否足月儿。而在随后的复苏过程中再以呼吸、心率和皮肤颜色作为决定下一步复苏的指标。

3.正确规范化的复苏是降低新生儿窒息死亡率,减少窒息并发症,改善预后的重要手段。

4.加强产科、儿科的协作,在有儿科或新生儿科医师进产房条件的医院,凡有高危妊娠住院或有胎儿窘迫时应即时通知儿科或新生儿科医师。虽然通过了解产妇围产病史和胎儿情况,大多数新生儿窒息是可以预测的;但是某些具有高危因素的新生儿出生情况良好,并不需要复苏。而没有高危因素的新生儿出生时却可出乎预料地发生窒息,所以必须在思想和器械设备方面做好经常性的复苏准备。

5.新生儿窒息难以完全预料,每次分娩都应有一名熟练掌握复苏技能专门负责新生儿的人员在场,各级医院可根据实际情况由产科或儿科(新生儿科)医师参加,其他人员(如护士)在场协助,并具有除气管插管和用药以外的复苏技能,如吸引和触觉刺激、检测心率和呼吸、进行正压通气给氧和胸外心脏按压。组成一个复苏小组。

(郭 金)

第二节 新生儿休克

新生儿休克是由于氧输送不足以满足代谢需要引起的临床综合征,最终引起多脏器功能障碍。新生儿休克是新生儿期的常见急症,也是多见的死亡原因之一,由于临床症状不典型,易延误诊断,应引起重视,早期发现,早期治疗。

【病因】

新生儿休克一般分为低血容量休克、感染性休克、心源性休克和窒息性休克等。以感染引起新生儿感染性休克与窒息引起的新生儿心源性休克为最常见。

(一)低血容量休克

由失血和水、电解质丢失引起。

1.产时出血 包括胎儿母亲,胎儿-胎盘、胎儿-胎儿输血、前置胎盘、胎盘早期剥离、胎盘或脐带撕裂等。

2.出生后出血 包括新生儿颅内出血,胃肠道出血,腹腔内脏器破裂出血,医源性失血等。

3.水、电解质丢失 呕吐、腹泻失水,发热、光疗时不显性失水,腹膜炎致液体渗出至腹腔或肠腔和摄入不足等。

(二)感染性休克

感染性休克也称败血性休克,为细菌释放内、外毒素进入循环血内所致。病原菌以革兰阴性杆菌多见,如大肠埃希菌、铜绿假单胞菌、克雷伯杆菌等。也可由球菌如金黄色葡萄球菌、B族溶血性链球菌等引起。还可由病毒和真菌感染引起。感染来源有外源性感染和内源性感染。

(三)心源性休克

由各种原因引起心脏泵功能衰竭。

1.宫内或生后病毒感染引起的心肌炎、心肌病等。

2.先天性心脏畸形致流入道阻塞(如二尖瓣或三尖瓣发育不良)、流出道阻塞(如主动脉或肺动脉狭窄)、左向右分流(如动脉导管未闭)致心脏排血量减少。

3.各种类型的严重心律失常(如阵发性室上性或室性心动过速、严重心脏传导阻滞等)致心脏排血量减少。

4.新生儿持续肺动脉高压。

5.新生儿低体温、硬肿症。

6.低血糖、低血钙致代谢性心肌损害。

(四)其他

如神经源性休克、药源性休克、过敏性休克等。

【临床表现】

新生儿休克的主要临床表现是心输出量不足、氧供应不足、末梢循环不良、脏器灌注不良以及机体的代偿反应。降了低血压和心动过速;休克主要表现为苍白及皮肤灌注不良;肢体发凉;中枢神经系统症状;尿量减少。

1.心输出量减少所致的症状　血压下降,足月儿<6.67kPa(50mmHg),早产儿<5.53kPa(40mmHg),脉压减小。股动脉搏动弱或未能触及。心音低钝,心率增快>160/min或心率减慢<100/min。

2.微循环障碍的表现　皮肤颜色苍白或发花,肢端发凉,上肢达肘、下肢达膝,趾(指)-肛温度差≥6℃。皮肤毛细血管再充盈时间延长≥2s。

3.脏器灌注不良所致症状　呼吸增快,出现三凹征,有时肺部可听到啰音。反应低下,嗜睡或昏睡,或先激惹后转为抑制,肢体肌张力减弱。低体温,皮肤硬肿。尿量减少[<1ml/(kg·h)]。

【辅助检查】

1.血气分析　代谢性酸中毒是最早最敏感的变化,常与休克呈正相关。如二氧化碳分压升高,同时伴氧分压降低,则应考虑有休克肺的可能。

2.中心静脉压　中心静脉压是监督患儿液体需要的重要指标,中心静脉压的正常值为 $0.392\sim0.696kPa(4\sim7.1cmH_2O)$。心源性及感染性休克中心静脉压升高。低血容量休克,中心静脉压降低。

3.DIC 的检查　中度以上休克血小板计数低于 $100\times10^9/L$ 者,应做 DIC 的有关检查。

4.血清电解质检查　休克时组织缺氧,细胞膜钠泵功能受损,通透性增加,致 Na^+ 进入细胞内,引起低钠血症。补充碱性药物后又易致低钾血症,故应及时检查电解质。

5.其他　胸片、心电图、心脏与腹部 B 超、头颅 CT,有关弥散性血管内凝血与电解质的检查,肾功能检查,血培养等,均有助于病因或病情的诊断。

【诊断】

(一)分度诊断

卫生部项目办公室 1985 年制定的新生儿休克评分对诊断有一定的价值(表 15-2-1)。

表 15-2-1　新生儿休克评分表

评分	四肢温度	股动脉搏动	血压(收缩压)	皮肤	皮肤循环
0	腕、踝部以下凉	有力	>60mmHg	全身红润	正常
1	膝、肘部以下凉	弱	45~60mmHg	苍白,肢端紫	较慢
2	膝、肘部以上凉	不可及	<45mmHg	全身紫,花纹	甚慢

(二)类型诊断

1.低血容量性休克　皮肤苍白,中心静脉压下降。失血引起者有贫血,血细胞比容下降,如急性失血量为全身失血量的 10%~15%,血压轻度下降,失血量达 20%~25% 时,休克症状明显。

2.感染性休克　有明确的严重感染原发病,感染中毒症状明显,或高热,或体温不升,酸中毒明显,血乳酸明显升高,中心静脉压升高。

3.心源性休克　有心脏原发病,常有心功能不全的表现如心脏扩大、肝大、呼吸困难、心率快、奔马律等。心电图、超声心电图、X线等心脏检查常有异常发现。

（三）分期诊断

临床上通常将休克分为三期。

1.休克早期　临床症状不明显,常为原发病症状所掩盖。①股动脉搏动减弱,但血压正常或略升高;②皮肤苍白,肢端发凉;③心率增快;④CRT>2s;⑤尿量减少。

2.休克中期　符合下列7项低灌注指标中的3项者:①意识改变:烦躁或萎靡、表情淡漠,甚或昏迷、抽搐;②血压开始下降,股动脉搏动较难触及;③皮肤改变:面色苍白,唇周、指(趾)发绀,皮肤花纹,四肢凉;④心率增快或减慢;⑤CRT>3s;⑥尿少<1ml/(kg·h)或无尿;⑦中心与外周温度差>3℃。

3.休克晚期或不可逆休克期　除有休克中期表现外,尚可有:①血压明显下降,甚或测不到;②神志不清;③多脏器功能损害(78.2%):较常见为肺损害(57.8%,常致肺出血)、心功能损害(48.3%)及肾功能损害(22.4%,可致急性肾衰竭),常可有脑损害(20.4%,可致颅内出血)、DIC(8.8%)及胃肠功能损害(4.3%)。

【治疗】

（一）治疗原则

1.心源性休克

(1)病因治疗:心肌炎引起者,积极控制炎症。先天性心脏病引起者,必要时手术治疗。严重心律失常引起者,控制心律失常。

(2)限制液量:输液保持最低量,以免增加心脏负荷。

(3)继发于持续肺动脉高压者可用药物扩张肺血管。

2.败血性休克

(1)给予有效抗生素控制感染。

(2)肾上腺皮质激素对抗内毒素,可用地塞米松2~6mg/kg,每4~6h1次,静脉注射,一般不超过3d。

(3)适当选用血管活性物质。

(4)扩容及纠正酸中毒。

3.低血容量休克　需立即扩容,失血性者应及时输血,失液者给碱性液。为防输血或输液较多发生心力衰竭,可预防性用洋地黄类药物,如毒毛旋花K 0.007~0.01mg/kg加入静脉点滴小壶中。

（二）病因治疗

新生儿休克病因复杂,要想治疗休克,必须搞清楚病因,治疗原发病。

（三）呼吸支持治疗

改善通气,及时供氧,出现下述情况时应给予呼吸机支持治疗:①出现呼吸困难、呼吸减慢或呼吸暂停等呼吸衰竭症状。②休克患儿血气分析:$PaCO_2$>8.0kPa(60mmHg),在吸入50%氧时PaO_2<5.33kPa(40mmHg)。③肺出血。

（四）补充血容量,纠正酸中毒

补充血容量并纠正酸中毒是临床早期治疗休克最重要的措施,须迅速建立静脉通道,如在90s内3次静脉穿刺失败,即做骨髓输液。液体复苏分快速(首批)、继续、维持三阶段,新生儿轻、中度休克输液速度不宜过快,量不宜过多,液体张力不宜过高,否则加重脑水肿与心功能不全;但对重度休克仍需一早二快三足量。具体治疗方法为:

1.快速输液　休克早期,大都存在应激性高血糖,此时不宜补糖而应补晶体液,以稀释血液而改善微循环的血液流变学。常规先用 0.9％氯化钠,第 1 小时内,早期休克首剂 10～20ml/kg,静脉推注或滴注,中、晚期休克首剂 20ml/kg,10～20min 静脉推注,然后根据心率、血压、脉搏、CRT 等血流动力学指标评估,决定是否继续输液。若循环无明显改善,可再予第 2 次及第 3 次 10～20ml/kg 静脉推注。感染性休克输液,第 1 小时内最多可达 40～60ml/kg(不必担心皮肤水肿,因说明有液体外渗而不致加重心功能,但要注意发生肺水肿)。心源性休克的细胞外液常处于过剩状态,尤其伴心力衰竭或严重低体温时,第 1 小时内输液量应限制为 40ml/kg,否则可致肺出血。低血容量性休克,除控制失血或失液外,第 1 小时内输液可略大至 60～80ml/kg。重度感染性休克,亦可首先输白蛋白 0.5～2g/kg。严重失血,亦可首先输全血 5～10ml/kg,如有低血糖,可用葡萄糖 0.5～1g/kg 纠正。呼吸困难、肺部湿啰音、心率快、肝脏增大是液体超载的表现,应予注意。

2.继续输液　由于血液重新分配,根据估计的脱水程度或首批快速输液后反应,继续以 1/2 张含钠液(GS:NS:1.4％碳酸氢钠＝3:2:1)5～10ml/(kg·h)持续 4～6h 滴注,有因吐、泻导致体液丢失者用等张至 2/3 张含钠液,脑水肿用 1/3～1/2 张含钠液,整个扩容阶段 6～8h,直至休克基本纠正。严重低体温时,输液量应适当限制,否则可致肺出血。此期间应警惕毛细血管渗漏引起的体腔积液和隐匿性出血,且因多存在心脏功能受损,输液速度须随时作出调整。由于晶体液输入后 4h,血循环中仅剩下 40％,为使扩容作用持续,应输入胶体液以维持有效血容量。胶体液包括全血、血浆、白蛋白等,适当应用胶体液可减少输液总量,防止组织间隙过度水肿而影响氧的弥散和器官功能。剂量均为 5～10ml/kg,30～60min 静脉滴注,一般以维持胶体渗透压≥20mOsm/L,血红蛋白＞80～100g/L 为宜。输液有效指标为心率平稳,皮肤灌注良好,血压回升,收缩压＞50mmHg,脉压＞30mmHg,尿量＞1ml/(kg·h)。因低分子右旋糖酐易发生过敏性休克而不易察觉,故除失血性休克外,现已不用此药扩容。

3.维持输液　指休克基本纠正后 24h 内输液,一般按正常生理需要量的 70％,即用 1/5～1/3 张钠盐溶液 50～80ml/(kg·d)给予,可给予含钾维持液。

(五)纠正酸中毒

纠正酸中毒最好的办法是恢复组织灌注,故应在保证通气的前提下给予碳酸氢钠(SB),使血 pH 达 7.25 即可。中度(BE-10～-15)或重度(BE＞-15)代谢性酸中毒,可用 5％SB3～5ml/kg(1.8～3.0mmol/kg),稀释成等渗液后缓慢静脉注射(可提高 BE1.8～3.0mmol),必要时可重复给予。也可按以下公式计算:0.3×体重(kg)×BE 值-SB 毫摩尔数(SBImmol 相当于 5％SB1.67ml),通常先给予计算量的 1/2～213 静脉注射。反复多次应用 SB 可引起高钠血症和高渗血症,必须监测血钠。休克时乳酸酸中毒最常见,正常 AG 型代谢性酸中毒(AG＝Na^+-Cl^--HCO_3,正常 8～12mmol/L),使用碱性药物效果明显;高 AG 型代谢性酸中毒(AG≥16mmol/L)主要为高乳酸血症,反映组织缺氧程度重或持续时间长,内环境紊乱严重,组织细胞损伤严重,可导致主要器官不可逆性损害,此时单纯补碱效果欠佳,过量补碱反可转为代谢性碱中毒而形成更复杂的三重酸碱紊乱(呼吸性酸中毒＋代谢性酸中毒＋代谢性碱中毒;呼吸性碱中毒＋代谢性酸中毒＋代谢性碱中毒),必须在纠正缺氧、补充血容量、改善微循环的基础上,高乳酸血症才得以改善。如顽固性酸中毒不能纠正,提示预后不良。

(六)血管活性药物的应用

血管活性药物必须在扩充血容量和纠正酸中毒的基础上应用才有效,新生儿常用的血管活性药物有去甲肾上腺素、多巴胺、多巴酚丁胺、异丙肾上腺素等。应用方法如下。

(1)多巴胺:轻、中度休克于纠正酸中毒扩容 4～6h 后,可开始应用多巴胺 5～10μg/(kg·min),至休克纠正后 24h。重度休克于开始抢救时血压已太低,或血压急剧下降、出现心脏停搏,可于纠正酸中毒扩容的同时,用多巴胺 10μg/(kg·min)加血管扩张药酚妥拉明,剂量为多巴胺的 1/2,以协同增加心肌收缩力,并抵消多巴胺的受体兴奋作用,至休克纠正后 24h。若使用 15min 后末梢循环仍差,血压不回升,可每 10～15min 增加 2.5μg/(kg·min),直至多巴胺用量达 20tig/(kg·min)止。多巴胺>10μg/(kg·min)时的血管收缩作用,是通过从交感神经释放去甲肾上腺素所致,新生儿交感神经数量不足,当用量达 20μg/(kg·min)时仍无效,应考虑有多巴胺抵抗,可改用去甲肾上腺素,也可一开始即用去甲肾上腺素。

(2)去甲肾上腺素:剂量为 0.05～1.0μg/(kg·min),可从 0.05～0.1μg/(kg·min)开始,每 10～15min 增加 0.05μg/(kg·min)。可合并用小剂量多巴酚丁胺 5μg/(kg·min)以进一步改善肠道缺氧。若胃肠道血流量明显增加,则动脉血乳酸水平明显降低,pH 提高,酸中毒改善。血压正常后改用多巴胺或多巴酚丁胺维持。

(3)心源性休克时,为增强心肌收缩力,减轻心脏前、后负荷,可并用多巴胺及硝普钠 0.5～5μg/(kg·min),也可用多巴酚丁胺 5～15μg/(kg·min)。

(4)若心率<120/min,可用多巴胺加异丙肾上腺素 0.05～0.5μg/(kg·min),从小剂量开始,维持心率约 160/min。

(七)抗凝治疗

常用药物肝素。新生儿休克可发生 DIC,对疑有 DIC 的患儿多主张早期应用肝素。轻症可应用超小剂量肝素治疗,即肝素 1U[0.01mg/(kg·h)]静脉滴注。重度休克,已有明显微循环障碍及 DIC 征象者肝素剂量增加至 0.25～0.5mg/(kg·h),溶于 10% 葡萄糖液 15～20ml 静脉点滴,于 30～60min 滴完,两次点滴间隔 4～6h,每次应用肝素前应测定凝血时间(试管法),以不超过 20～25min 为准。用 1～2 次后,如有效则改为超小剂量。超小剂量治疗由于剂量小,灭活快,副作用甚微,应用安全(肝素 100U＝1mg)。

(八)保护肾功能

循环血量补足后,必须注意尿量。利尿药的应用对防治急性肾衰竭有良好的作用,以往使用渗透性利尿药如甘露醇,现认为常可产生超负荷输液和肺水肿,故已趋向用襻利尿药。在补充血容量后,如尿量仍少,血尿素氮、肌酐升高,可用呋塞米 1～2mg/kg 静注,每 30min 1 次,直至尿量满意为止,但总量应≤10mg/kg;如仍无尿,则再加量亦无效,须注意肾功能不全或输液不足。

(杜海鹏)

第三节　新生儿呼吸问题

一、呼吸窘迫综合征

呼吸窘迫综合征(RDS),也称肺透明膜病,其根本病因是早产儿肺表面活性物质(PS)不足。由于肺表面活性物质不足致弥漫性肺泡不张、肺间质水肿、细胞损伤、血清蛋白渗入肺泡抑制 PS 发挥作用。肺液增多、清除肺液机制不成熟、肺泡壁间毛细血管缺乏及不成熟肺的气体交换面积缩小也加重病情。RDS 的治疗有了显著的进步,包括产前识别高危儿,预防性使用糖皮质激素,提高围生儿、新生儿护理,加强呼吸支持及 PS 替代疗法,然而,RDS 仍是影响新生儿死亡率及发病率的重要因素。

【诊断】

(一)围生期高危因素

1.出生时影响肺成熟的因素　包括早产,母亲糖尿病,遗传因素(白种人、同胞 RDS 史、男性)可导致肺发育不良的胸廓畸形,如膈疝,也会增加 PS 缺乏的危险性。PS 产生及代谢异常的遗传因素包括 PS 蛋白 B 缺陷、PS 蛋白 C 基因突变、ABCA3 基因突变,其产物是 ATP 转运载体,定位在肺泡 Ⅱ 型细胞板层小体。这些罕见疾病导致严重 RDS 样表现,常见于足月儿,如不进行肺移植一般有生命危险。

2.PS 生成、释放、功能异常的因素　包括早产儿、围生窒息、无产兆剖宫产。无产兆剖宫产没有分娩时释放的肾上腺素、皮质激素来增加 PS 的生成与释放的作用。结果在晚期早产儿及足月早期剖宫产儿出现 RDS。

(二)产前预测

1.胎肺成熟度评估　产前羊水穿刺实验预测肺成熟度。

(1)卵磷脂与鞘磷脂比值(L/S):用薄层色谱仪测定 L/S。一般 US>2 时,RDS 危险件低.例外情况包括 IDM、产时窒息、红细胞增多症。可能例外情况包括宫内发育迟缓、胎盘早剥、先兆子痫和胎儿水肿。如有血液、胎粪污染会影响结果。血液和胎粪往往会提高早产儿的 L/S,降低足月儿的 L/S。因此,在污染的样本中,US>2 可能是足月儿,L/S<2 可能是早产儿。

(2)板层小体计数:羊水板层小体计数也是一种快速廉价测定方法。板层小体是肺泡 Ⅱ 型细胞磷脂"包",随胎龄增长其羊水中含量增加。有一项研究认为板层小体>50000/ml,提示肺成熟。

2.产前激素治疗　用在胎龄 24～34 周、胎膜完整或有胎膜早破但无绒毛膜羊膜炎妊娠女性,她们在以后 7d 内有早产的危险。胎龄<24 周的治疗还存在争议。激素可介导 PS 生成、促进胎肺及其他组织成熟,确实降低了 RDS、IVH、新生儿坏死性小肠结肠炎和围生死亡率。足疗程治疗包括倍他米松 12mg 肌内注射,2 剂,间隔 24h;或地塞米松 6mg 肌内注射,4 剂,间隔 12h,不过不完整疗程也会改善结局。禁忌证包括绒毛膜羊膜炎及其他存在须立即分娩指征。用地塞米松者发生脑室周围白质损伤危险性升高,故选择倍他米松更合适。研究显示,产前用倍他米松者较用地塞米松者新生儿死亡率明显下降,有更少的脑室内出血及严重早产儿视网膜病变趋势。

(三)出生后诊断

RDS 早产儿在出生后不久即出现临床症状,包括:呼吸急促、三凹征(＋)、鼻翼扇动、呻吟和发绀。其胸片典型表现为肺体积缩小,肺野弥漫模糊,支气管充气征。

【治疗】

RDS 的治疗关键包括:①预防低氧血症、酸中毒(达到正常组织代谢、最佳 Ps 生成,预防右向左分流),②液体适量(避免低血容量、休克及水肿,尤其肺水肿),③降低代谢需要,④防止肺不张、肺水肿加重,⑤降低肺氧毒性损伤,⑥降低机械通气肺损伤。

(一)PS 替代疗法

大量临床实验表明 PS 替代疗法可成功改善 RDS。研究检测了出生后数分钟(预防性用药)或在 RDS 症状出现后(治疗或"复苏"用药)气管内给药的结果。对人、猪、牛及合成 PS 的研究表明,一般在 PS 治疗后会提高血氧饱和度,将机械通气时间缩短数小时至数天。许多大型研究表明,PS 可降低气漏发生率及死亡率。

1.给药时间　发生肺损伤之前预防性使用 PS,与严重呼吸衰竭时用药相比较,其药物分布更好、肺损伤更小。"早期拯救治疗"(2h 内)比延期治疗效果好,不过预防用药是否优于早期治疗还不确定。在对 8 项随机对照研究的荟萃分析比较了预防及治疗用药,预防用药降低气漏及新生儿死亡危险,有降低脑室内出血危险趋势。一旦诊断 RDS,在充分氧合、通气、灌注和监测建立后早期治疗用药,一般在 1h 内用药。在极早产儿(≤27 周)有 RDS 高危因素者使用预防用药是合理的,在医院应备有数个技术熟练人员参与每一次分娩,以避免因使用 PS 而延误复苏。

2.PS治疗效果 各婴儿用PS疗效不同,原因包括:给药时间,患儿因素如其他疾病及肺不成熟程度。复苏延迟、肺通气不足、呼吸机设置不当及液体过量会妨碍PS效果。有指征时联合使用产前激素及产后PS较单纯产后PS能更好改善新生儿预后。

在确诊的RDS儿,重复PS治疗较单剂更能改善氧合,降低气胸危险,提高存活率。所有婴儿都应重复用药,还是仅在病情严重时须间隔时间用药尚缺乏证明。

3.用药方法 Curosurf剂量为2.5ml/kg(磷脂200mg/kg)。在暂时中断机械通气时给药,插入一较气管插管稍长的鼻饲管给予1/4剂。在各剂之间婴儿须机械通气至少30s或直至稳定。给药时变换婴儿体位有助于药物的分布。其他给药方式,如忽略体位变化时,药物并不会失效,不过其分布太慢。治疗期间必须仔细观察婴儿症状变化。常见副作用有氧饱和度下降、心动过缓和呼吸暂停。需要根据婴儿耐受情况来调整给药。呼吸暂停常发生于机械通气频率低的情况下,因此PS治疗时其频率应至少30次/min。另外,某些婴儿反应迅速,须仔细调整呼吸机参数,防止出现低血压或继发于肺顺应性突然改善的气胸。其他治疗时出现暂时低氧时须额外给氧。Survanta以后剂量按需用药,间隔6h。

4.并发症 肺出血为PS治疗后不常见的不良后果,最常见于极低出生体重儿、男性及有临床症状的动脉导管未闭。产前使用激素、产后早期使用吲哚美辛可降低其危险性。

PS未能稳定降低颅内出血、坏死性小肠结肠炎和早产儿视网膜病变的发生率。这些并发症可能与严重的RDS相关,但其发生主要原因是各器官的不成熟。大多数研究未表明肺支气管发育不良的发生率下降,尤其在危险性最高的最小婴儿。PS使用后死亡率下降,但未与支气管发育不良明显上升相关,表明PS治疗可预防某些婴儿的支气管发育不良。在PS与安慰剂组,神经系统发育及体格生长没有明显差异。

(二)氧疗

1.吸氧 吸氧应充分,足以维持$SaO_2$88%～95%,一般此范围足以满足代谢需要。在最小(<1250g)患儿可更低(85%～92%)。因可能发生早产儿肺损伤、视网膜病变,应避免高于必需的吸氧浓度。所用氧应加温加湿,并通过混合氧通道供给,可准确调整氧浓度。应密切监测,使SaO_2在适当范围。当气道吸痰、气管插管、呼吸暂停及使用复苏囊通气时,吸氧浓度应与气囊通气前相同,以避免一过性高氧,并根据持续监测做出相应调整。

2.血气监测 在疾病急性期,可能需要频繁取样以维持动脉血气在适当范围。在改变机械通气参数(如FiO_2、压力、频率)后30min须查动脉血气(PaO_2、$PaCO_2$和pH)。可使用动脉留置针行血气监测,用脉搏测氧仪持续监测氧合趋势。在稍稳定的婴儿,温暖足跟毛细血管血足以监测PCO_2和pH。

(三)持续正压通气(CPAP)

1.指征 对有轻度RDS的婴儿尽早使用CPAP,目标是应用FiO_2<0.4足以维持SaO_2在理想范围。早期CPAP治疗可减少呼吸机使用及远期肺疾病发病率。在RDS患儿CPAP可能会防止肺不张、减轻肺损伤、保存PS功能,PaO_2上升时降低FiO_2。然而,对每一个患儿应权衡气管插管、机械通气以及使用PS的益处。尚不确定气管插管用PS后拔管用CPAP与用PS后持续机械通气、在参数低时撤机哪种更好,选择后者更多。

如果CPAP可使压力容积曲线顺应性更好,$PaCO_2$会下降。但CPAP的每分通气量可能下降,尤其压力过高时。在开始CPAP治疗前或之后不久进行胸片检查,以确定RDS诊断,并除外需慎用CPAP的疾病(如气漏)。

2.使用方法 一般用持续送气的呼吸机通过鼻塞行CPAP治疗。开始压力为0.5～0.7kPa(5～7cmH₂O)以避免将呼出的气体再次吸入(5～10L/min),以后根据婴儿呼吸频率、呼吸效果、监测SaO_2来增加。使用CPAP时应胃肠减压排出咽下空气。也可使用简易CPAP,用管在无菌水面下产生理想的压力

("气泡"CPAP),在某些方面可能优于持续送气的呼吸机。各种不同类型 CPAP 设置可降低呼吸功,尤其在呼气时,不过还未发现明显临床益处。

3.使用问题

(1)CPAP 可能影响心脏回流及输出。正压可能会传给肺脏血管床,增加肺血管的阻力,因而加重右向左分流。这些并发症的危险性随着 RDS 的缓解、肺顺应性增加而增加。此时降低 CPAP 参数可改善氧合。

(2)高碳酸血症可能提示 CPAP 参数过高而使得潮气量降低。

(3)在婴儿哭闹、张嘴影响充分压力的气体传输时,或虽然使用胃肠减压但婴儿仍腹胀时,使用鼻塞CPAP 可能无效。此时常须气管插管。

(4)撤机随着病情好转,在维持 SaO_2 正常时可先降低 $FiO_2$0.05。一般在 $FiO_2<0.30$ 时可降低压力到 $0.5kPa(5cmH_2O)$。撤机时体检可了解呼吸运动,胸片有助于评价肺膨胀。如果肺容积仍低、肺不张恶化应谨慎降低压力。一般在 $CPAPFLO_2<0.30$ 且没有呼吸窘迫时撤机。

(四)机械通气

1.呼吸机治疗初期 一旦使用呼吸机,其目标是在不损失肺容积、不加重肺不张的前提下限制潮气量,尽早撤机。呼吸机应用指征包括:呼吸性酸中毒,$PaCO_2>7.3kPa(55mmHg)$或迅速上升;在 $FiO_2>0.50$时 $PaO_2<6.7kPa(50mmHg)$,$SaO_2<90\%$或有严重呼吸暂停。实际的 $PaCO_2$、PaO_2 水平受疾病病程及婴儿大小影响。例如,RDS 早期高 $PaCO_2$,一般需要呼吸机治疗,而在恢复期时则允许同样 $PaCO_2$ 存在,确定任何治疗前应通过观察及复查血气仔细评估。

2.呼吸机 持续气流、压力限制、时间切换的呼吸机对新生儿有帮助,因压力波、呼气时间及压力均可单独调整,还允许自主呼吸。更应选择与婴儿同步的同步间歇机械通气。也可使用其他压力限制呼吸机,包括辅助-控制、压力支持和容量补偿呼吸机,不过这些机械呼吸机的新模式在临床未显示优势。

高频振荡通气可能对降低极小和(或)病情严重婴儿肺损伤、需要极高吸气峰压(PIP)及 FiO_2 维持气体交换患儿、气漏加重 RDS 婴儿有帮助。

(1)最初设置:开始使用呼吸机时一般参数为 PIP$2.0\sim2.5kPa$,呼气末正压(PEEP)$0.4\sim0.6kPa(4\sim6cmH_2O)$,频率 $25\sim30$ 次/min,吸气时间 $0.3\sim0.4s$,FiO_2 为以前婴儿所需浓度。由于 RDS 早期肺时间系数短,可能需更快频率($40\sim60$ 次/min)及更短 $T_1(0.2s)$。应检查婴儿肤色、胸廓活动度、呼吸效果,听诊呼吸音,观察氧饱和度变化。根据这些观察或血气结果,调整呼吸机参数。

(2)调整参数:$PaCO_2$ 应维持在 $6.0\sim7.3kPa(45\sim55mmHg)$。酸中毒可能加重 RDS。故如允许一定的高碳酸血症以降低肺损伤,必须精细校正任何代谢性酸中毒。$PaCO_2$ 升高可能提示出现并发症,如肺不张、气漏或有症状的 PDA。增加 FiO_2、MAP 通常可增加 PaO_2。某些存在肺动脉高压的婴儿会通过胎儿循环通路出现右向左分流,降低肺血管阻力的治疗可改善氧合。更常见的早产儿低氧血症是由于不张肺分流,对提高肺充气治疗包括 HFOV 有反应。

(3)婴儿护理:对呼吸机治疗的婴儿护理包括严格监测生命体征及临床情况。应经常检查 FiO_2、呼吸机参数,持续监测 SaO_2。在急性期应至少每 $4\sim6h$ 检查一次血气,如果病情变化迅速,检查应更频繁,当改变呼吸机参数时要 30min 后检查。须定期用密封(管内)吸痰管清理分泌物。

(4)危急状况:

1)疑似原因:如使用 CPAP 或呼吸机的婴儿情况恶化,须要考虑以下可能性。①气管插管堵塞或脱位。②呼吸机功能不良。③气漏。

2)治疗措施:此时将婴儿脱机,并使用床旁备用的复苏囊通气。用适当吸痰管插入气管插管,通过听诊呼吸音及喉镜了解插管的通畅性及插管的位置。如果存在任何疑问,应拔管,用复苏囊面罩代替通气,应检查呼吸机确保吸气浓度装置良好,应听诊婴儿胸部、透视除外气胸。如果怀疑气胸,应胸片检查,但如果婴儿情况紧急,立即插入一针头可既诊断又治疗。继发于出血、毛细血管漏或心肌功能不良的低血压也可加重 RDS,须扩容和(或)升压治疗。心包积气、肺出血或脑室内出血也可导致婴儿情况突然恶化,须立即对症治疗。

(5)撤机:随着病情改善,应试着撤机。应根据婴儿血气结果、体格检查及其反应降低 PIP、PEEP 频率和 FiO_2。

1)成功撤机需要根据婴儿大小、病情、呼吸及肺动力学决定参数。<2kg 婴儿一般最好在频率约 20 次/min、FiO_2<0.3、PIP<1.8kPa 时撤机,较大婴儿可在更高参数时撤机。拔管后,用鼻塞 CPAP,以稳定肺容积。

2)撤机失败有许多原因,以下列出一部分:①肺水肿可能发生在疾病急性期,由于毛细血管渗漏,或继发于 PDA。然而,急性期 RDS 的利尿剂治疗并没帮助。②RDS 肺脏恢复还不一致,阶段性或肺叶不张、水肿、间质气肿会延迟撤机。③随着婴儿肺顺应性改善,呼气、吸气时间应延长以使肺进气、出气最佳。④其他原因包括出现 BPD、早产性呼吸暂停。对胎龄<30 周婴儿拔管前可使用氨茶碱以兴奋呼吸,预防呼吸暂停。吸入肾上腺素治疗声门或声门下水肿阻塞可能有效。很少需要短期全身用糖皮质激素。

(五)支持疗法

1.体温 对所有低出生体重婴儿控制体温至关重要,尤其有呼吸疾病患儿。如果其体温过高(低),代谢须要会相应增加。如有 RDS 氧合受限,则不能满足代谢增加对氧的需求。必须用暖箱或辐射床维持婴儿适中温度。

2.液体及营养

(1)RDS 婴儿最初需要静脉补液。一般开始使用 10%葡萄糖 60~80ml/(kg·d)。对葡萄糖不耐受、大量经皮失水的极早产儿一般开始液量为 100~120ml/(kg·d)。超级低出生体重儿开始可 120~140ml/(kg·d),加湿暖箱明显减少不显性失水及液体需求量。光疗、皮肤损伤和辐射床会增加不显性失水。过量输液会引起肺水肿,增加有症状的 PDA 的危险。液体疗法的关键是仔细监测电解质及体重,按需随时调整液体。RDS 婴儿常发生液体潴留而超早产儿的肾脏经常缺乏浓缩能力,且如果不置于加湿暖箱内会有大量的蒸发性失水。

(2)在第 2 天,一般在液体中加钠[2mmol/(kg·d)]、钾[1mmol/(kg·d)]及钙[100~200mg/(kg·d)]。如果婴儿不可能在几天内口服获取足够的营养,一般在第 1 天起用全静脉营养。

(3)大多数 RDS 婴儿在第 2~4 天肺功能改善之前会发生自发性利尿。PS 治疗儿发生利尿、肺顺应性改善更快,常在数小时内发生。如果在 1~2 周还未发生利尿及肺功能改善,可能提示 BPD 发作。

3.循环 可通过监测心率、血压和周围灌注评估循环功能。可能须慎用血/扩容剂(NS)、升压药支持循环。须限制晶体液(尝试避免毛细血管渗漏液体进入肺实质及重复输生理盐水导致钠过量)。可考虑使用多巴胺[开始 $5\mu g/(kg·min)$]以维持血压、心输出量,确保改善组织灌注及尿量,防止出现代谢性酸中毒。在 12~24h 以后,也可由于 PDA 大量左向右分流出现低血压、灌注不良,因此应仔细监测。在患 RDS 的极低体重儿应监测分流血量,一般 HCT<35%时补充浓缩红细胞。

4.可能的感染 由于肺炎、败血症(一般 GBS)有类似 RDS 的临床及胸片表现,对所有 RDS 婴儿应进行血培养、全血细胞计数及分类,使用广谱抗生素治疗至少 48h。

【急性并发症】

1.气漏 当 RDS 病情恶化,典型的为低血压、呼吸暂停、心动过缓、持续性酸中毒时,应怀疑出现气胸、纵隔气肿、心包积气或间质气肿。

2.感染　可以各种形式伴随 RDS 表现。插管或呼吸设备可使病原菌侵入免疫系统不成熟的早产儿。只要怀疑感染,可行细菌培养并迅速使用抗生素。

3.颅内出血　严重 RDS 婴儿发生颅内出血的危险性升高,应进行头颅超声检查。

4.动脉导管开放　PDA 经常在 RDS 中出现。典型表现为肺血管压力下降。如不治疗,可增加左向右分流,最终导致充血性心力衰竭,表现为呼吸失代偿、心脏增大。分流的体循环症状包括低平均动脉压、代谢性酸中毒、尿量减少、器官灌注不良致黄疸加重。如有 PDA 症状,如收缩期/持续杂音,心前区搏动强或脉压增大,一般用静脉吲哚美辛,尤其在治疗体重<1500g 儿。对体重<1000g 的婴儿,在 PDA 有临床表现时用吲哚美辛治疗(如存在动脉导管杂音而无大的左向右分流症状)。对禁用吲哚美辛(如肾衰竭),使用两疗程吲哚美辛无效的婴儿手术结扎。对较大婴儿虽有 PDA,但无心力衰竭证据且病情稳定改善,轻度限制液量及假以时日可使 PDA 关闭。目前也可用静脉或口服布洛芬治疗,比吲哚美辛的肾脏副作用少。

【远期并发症】

远期并发症包括 BPD,神经系统发育不良,视网膜病变。随体重、胎龄下降,其危险性升高。

二、呼吸暂停

【定义】

在一段时间内无呼吸运动,呼吸停止<10s,在两次发作间期呼吸正常,并且不伴心动过缓,称为周期性呼吸。呼吸暂停是指气流停止时间≥20s,伴有血氧饱和度下降、发绀、肌张力低下或心动过缓(<100 次/min)。呼吸暂停是新生儿尤其是早产儿的常见症状,如不及时发现和处理,可致脑缺氧损伤,甚至猝死,应密切监护,及时处理。其发生率与胎龄相关,胎龄越小、发生率越高,常于生后第 1、第 2 天出现。其呼吸功能不稳定主要与早产儿呼吸中枢及呼吸器官未发育成熟有关,如早产儿的红细胞内缺乏碳酸酐酶,致使由碳酸分解为二氧化碳的数量减少,因而不能有效形成对呼吸中枢的刺激,容易出现呼吸暂停及发绀。

【临床思维】

1.是否呼吸暂停　同周期性呼吸相鉴别,周期性呼吸是一良性过程,而呼吸暂停是一种可导致脑损害的病理过程。周期性呼吸和呼吸暂停之间的分界线尚有争议,但二者有共同的病理生理基础,呼吸暂停可能是周期性呼吸的进一步发展。另外,呼吸暂停还可能是新生儿惊厥的一种表现形式,称为脑性呼吸暂停,应注意鉴别。

2.呼吸暂停　是否频繁发作频发呼吸暂停发作次数>2 次/h,需要积极处理。

3.是原发性或是继发性呼吸暂停

(1)新生儿的孕周多大?原发性呼吸暂停多见于早产儿,常见于胎龄<34 周、体重<1800g 的早产儿。继发性呼吸暂停多见于足月儿,而且常和严重疾病有关,常需要进一步检查以确定病因。

(2)新生儿的日龄?早产儿的呼吸暂停发生的高峰时间为生后 3~5d,但也可发生得更早。发生在生后 24h 内的呼吸暂停大多是病理性的。

(3)发作在哺乳过程中还是之后?如在哺乳过程中出现呼吸暂停,应考虑误吸乳汁的可能性;插入鼻饲管可引起迷走反射,影响呼吸及循环系统,严重时可导致呼吸暂停;胃食管反流也可引起呼吸暂停。

(4)对刺激的反应?早产儿原发性呼吸暂停对一般触觉刺激反应较好,经拍背等刺激后即刻迅速恢复自主呼吸;对于需要气囊面罩加压给氧的新生儿应迅速进行评估和治疗。

4.是中枢性还是梗阻性呼吸暂停　中枢性呼吸暂停呼吸运动完全停止,常见于孕周<36 周的早产儿。

梗阻性呼吸暂停是由于呼吸道梗阻导致的气流中断,可有吸气动作及呼吸困难表现,如鼻翼扇动、辅助肌参与、吸凹阳性等。混合性呼吸暂停包括中枢性呼吸暂停和梗阻性呼吸暂停,在先有气道阻塞后伴发中枢性呼吸暂停。

【病因分析】

引起呼吸暂停的原因可按各器官系统的疾病和功能紊乱、胎龄或生后日龄等分类。

（一）各器官系统的疾病和功能紊乱

1.中枢神经系统　HIE、围生期窒息、颅内出血、脑膜炎、伴颅内压增高的脑积水、脑梗死、惊厥。

2.呼吸系统　缺氧、气道阻塞、肺部疾病、气胸、通气不足或拔管过早,膈或声带麻痹等。

3.心血管系统　心力衰竭、动脉导管未闭、血容量不足、严重心脏疾病如先天性心脏传导阻滞、左心发育不良综合征或大动脉转位等。

4.胃肠道　胃食管反流、喂养不耐受、坏死性小肠结肠炎、腹膜炎。

5.血液系统　贫血、红细胞增多症。

6.其他疾病和功能紊乱

(1)体温不稳定:体温不稳定的患儿更易出现呼吸暂停,尤其是高体温,但也可见于低体温。任何快速的体温波动都能引起呼吸暂停。寒冷应激可发生于出生后或在转运或操作的过程,可产生呼吸暂停。

(2)感染:败血症、肺炎、脑膜炎等。

(3)电解质紊乱:低血糖、低钠血症、高钠血症、高镁血症、高钾血症、低钙血症。

(4)迷走神经反射:继发于插入鼻饲管、喂养和吸痰、颈部过度屈曲及伸展,迷走神经张力过高等。

(5)药物:苯巴比妥、地西泮和水合氯醛等镇静药物。母亲用过强的镇静药物,如硫酸镁、麻醉药、吗啡类都可能引起新生儿呼吸暂停。

（二）胎龄

1.足月儿　任何日龄的足月儿或近足月儿呼吸暂停通常不是生理性原因引起的。必须确定引起呼吸暂停的疾病和功能紊乱。

2.早产儿　最常见的原因是原发性呼吸暂停。常见于胎龄<34周,体重<1800克的新生儿,无其他明确的引起呼吸暂停的原因。早产儿呼吸暂停常发生在出生后3～5d。

（三）生后日龄

呼吸暂停在不同日龄的新生儿可有不同原因。

1.发生在生后数小时内　母亲使用过量的镇静药、窒息、惊厥、高镁血症或肺透明膜病。

2.发生在生后1周内　拔管后肺不张、动脉导管未闭、脑室周围-脑室内出血或早产儿呼吸暂停。

3.发生在生后1周后　伴颅内压增高的出血后脑积水或惊厥。

4.发生在生后6～10周　早产儿贫血。

5.发生时间不定　败血症、脑膜炎、心脏疾病、肺炎、寒冷、应激或体温波动。

【临床分析】

确定有无引起败血症的生前高危因素,应检测脐血 pH 值以排除出生窒息。有喂养不耐受的病史应高度怀疑坏死性小肠结肠炎的可能性。

（一）体格检查

进行全面的体检,注意有无下列体征。

1.头颅　注意有无前囟隆起、颅缝分离等颅内压增高的体征。

2.心脏　注意杂音和奔马律。

3.肺　机械通气患儿检查胸部运动是否正常。

4.腹　检查有无腹胀,这是坏死性小肠结肠炎的最早表现之一,坏死性小肠结肠炎的其他体征还有肠鸣音减弱和可见的肠型。

5.皮肤　红细胞增多症的新生儿皮肤变红,苍白与贫血有关。

(二)实验室检查

1.全血细胞计数和分类　结果可能提示感染、贫血或红细胞增多。

2.血清电解质和糖水平　以排除代谢异常。

3.动脉血气分析　以排除缺氧和酸中毒。

(三)放射影像学和其他检查

1.胸部 X 射线检查　如果怀疑心、肺疾病应立即进行胸部 X 射线检查。

2.心电图　可提示心肌缺血、心肌梗死及心律失常等疾病。

3.超声心动图　以排除先天性心脏病。

4.腹部 X 射线检查　如果有必要立即行腹部 X 射线检查,可发现坏死性小肠结肠炎的体征。

5.头颅超声　以除外脑室周围-脑室内出血或脑积水,并可动态观察病情变化。

6.头颅 CT　可显示脑梗死和蛛网膜下隙出血,阳性率较超声高。

7.消化道造影　仅用于与喂奶有关的呼吸暂停和心动过缓病例,以排除胃食管反流。

8.腰椎穿刺　如果怀疑呼吸暂停和心动过缓是由脑膜炎或脑水肿致颅内压增高引起,则需要进行腰椎穿刺和脑脊液检查。

9.脑电图监护　呼吸暂停可能是惊厥的表现,即脑性呼吸暂停,脑电图检查可辅助诊断。

【治疗原则】

明确引起呼吸暂停的原因,积极治疗原发病。

1.早产儿呼吸暂停

(1)一般处理:密切观察患儿,监护患儿的血氧饱和度、心率、呼吸,及时发现呼吸暂停发作。避免可能促发呼吸暂停的诱因,如减少咽部吸引及插管,减少经口喂养;避免颈部过度屈曲与伸展以降低气道阻塞的危险。维持 SaO_2 在 90%～95%,必要时吸氧。

(2)物理刺激:呼吸暂停发作时可先给予物理刺激,促使自主呼吸恢复,如托背、弹足底等,或用气囊面罩加压呼吸。

(3)特殊处理:

1)如呼吸暂停反复发作,应给予兴奋呼吸中枢的药物,以氨茶碱或咖啡因最为常用:氨茶碱负荷量 5mg/kg,20min 内静脉滴注,12h 后给维持量,2mg/kg,每隔 12h1 次。枸橼酸咖啡因负荷量 20mg/kg,20min 内静脉滴注,12h 后给维持量,5mg/kg,每天 1 次。枸橼酸咖啡因的副作用似乎比氨茶碱小,但药物的选择是根据所在医院的习惯和药物的供应情况。一般如果 5～7d 没有呼吸暂停在 34～36 周校正胎龄时停药。停药后咖啡因作用持续 1 周。应持续监测直至没有呼吸暂停至少 5d。

2)如果上述药物治疗失败,可使用鼻塞持续呼吸道正压通气,其可使患儿气道持续保持呼吸末正压和功能残气量,保持气道通畅,兴奋肺泡牵张感受器,减少呼吸暂停的发作,主要对阻塞性及混合性呼吸暂停效果好,压力为 0.3～0.4kPa(3～4cmH_2O),并继续应用。可替代鼻塞 CPAP 的是使用 1～2L/min 的高流量鼻导管通气。

3)如果呼吸暂停持续存在,考虑使用多沙普仑。多沙普仑在氨茶碱和咖啡因无效时可能奏效。值得注意的是多沙普仑含有防腐剂苯甲醇。因此,对使用该药的新生儿监测有无代谢性酸中毒很重要,如果发生就要停药。多沙普仑的另一个危险是可能引起 Q-T 间期延长,超过 440ms 时可威胁生命。故新生儿应慎用,仅作为治疗新生儿呼吸暂停的二线用药。

4)机械通气:如果药物治疗和鼻塞 CPAP 不能控制呼吸暂停和心动过缓,应气管插管使用人工呼吸机进行机械通气。如果患儿肺部无器质性病变,肺顺应性好,那么在一定的呼吸频率下使用低的压力可防止呼吸暂停的发生。

(4)长期监测呼吸功能。

2.贫血　如果新生儿有症状、喂养困难,且网织红细胞计数(<2%)与低的红细胞比容不符合时,就需要输血,维持红细胞比容在较高的水平。使用促红细胞生成素和铁剂治疗早产儿贫血可减少输血的次数。

3.胃食管反流　尽可能保持新生儿俯卧位姿势(头高位)或左侧卧位,少量多次喂以稠厚乳汁可改善症状。但俯卧位须警惕婴儿猝死综合征。

三、肺 出 血

【概述】

1.定义　肺出血是肺的大量出血,至少影响 2 个肺叶。常发生在严重疾病晚期。病理检查可见在气道和肺间质出现红细胞。间质出血主要发生于出生 24h 以上的婴儿。其发生机制比较复杂,早期诊断和治疗比较困难,肺出血的病死率仍较高。

2.病因

(1)气管吸出物及液体研究显示红细胞浓度低于全血,提示肺出血源自出血性肺水肿,而非肺直接出血。

(2)多由窒息或酸中毒导致的急性左心衰竭时肺毛细血管压升高,部分血管破裂,或从其他部位漏出。这可能是肺出血许多相关疾病的最常见机制。

(3)影响上皮-内皮屏障完整性或跨膜渗透压的因素使得婴儿易于出血。

3.易患因素

(1)危险因素包括:增加左心室充盈压、增加肺循环血量、肺静脉回流受阻、心肌收缩力差等疾病。

(2)回顾尸检研究提示相关严重情况包括 RDS、宫内或产时窒息、感染、先天性心脏病、氧毒性、吸入母血、弥漫肺水肿、高血氨相关尿素循环缺陷。

(3)动脉导管未闭增加肺血流、影响心室功能、降低肺阻力,是肺出血显著危险因素。

(4)血小板减少、败血症等疾病导致血管渗漏增多会增加肺出血危险。凝血异常也与之相关,不过还不明确它是促进出血的因素,还是出血所致的结果。

(2)外源性肺表面活性物质:对于外源性 PS 是否会增加肺出血的危险性还存在争议。体外研究显示人工 PS 增加红细胞溶解危险。对 11 项临床肺出血的前瞻性研究的荟萃分析发现,外源性 PS 使肺出血的危险性上升 50%。主要是在使用合成 PS 预防用药组明显升高。用天然或合成 PS 抢救治疗组肺出血未明显升高。据报道,其机制可能是 PS 引起相关肺血流动力学及肺顺应性变化,以及左心室功能受抑时增加肺血量,而非 PS 对肺内皮屏障完整性的影响。

【临床表现】

患儿常有缺氧、感染、硬肿、早产等病史且较严重。还可出现以下临床表现:反应差、面色苍白、发绀、四肢冷等全身症状;出现三凹征、呻吟、呼吸暂停等呼吸障碍;可见口鼻腔流出血性液体,或插管内流出泡沫样血性液体,皮肤瘀点、瘀斑等出血症状。体检肺部闻及湿啰音。胸部 X 射线片表现为:两肺透亮度降低,出现广泛性、斑片状、均匀无结构的密度增高影,这是肺出血演变过程中极为重要的 X 射线征象;肺血管瘀血影;心影轻中度增大,以左心室扩大为主;大量肺出血时呈"白肺"。

【诊断】

突发呼吸困难或呼吸不规则、口鼻腔或气管插管内出现血性液体以及 X 射线表现可作为临床诊断肺出血的依据。尸检肺出血者仅有少部分有明显临床症状;最可能原因是肺出血仅限于间质而未进入气道。无血性分泌物时,呼吸症状恶化一般是其他原因。但临床上尚无早期诊断指标,需要对存在危险因素的患儿提高警惕。

1.胸片有助于诊断。

2.实验室检查可发现是否存在缺氧,有无代谢性或混合性酸中毒。HCT 降低,时有凝血异常。大多数病例凝血异常可能是出血结果,而非促进因素。

【治疗】

病死率高,应加强预防。病因不明,故仅支持性治疗。一般清除气道血性液体,充分通气。密切观察,早发现早治疗。

1.一般治疗,积极治疗原发病。注意保暖,预防感染,及时纠正酸中毒,控制液体量。

2.充分通气,将 PEEP 提高到 $0.6\sim0.8kPa(6\sim8cmH_2O)$ 有助于减少间质液体渗入肺泡。

3.应补充血容量,改善微循环,包括输浓缩红细胞,必要时用升压药,有休克表现者给予生理盐水扩容。必要时输碳酸氢钠稳定血压,纠正酸中毒。

4.维持正常心功能,超声心动检查心室功能,是否需要升压治疗,是否有可能加重出血因素的动脉导管未闭。如果血流影响明显,应用药物或手术关闭动脉导管。

5.必须确定有无其他可能促进因素,如血凝异常及败血症。

6.曾考虑肺出血后用 PS 治疗 RDS 原发 PS 缺乏或出血性气道水肿继发 PS 缺乏。实验研究提示气道血红蛋白及血浆成分抑制 PS 活性,可能在有充分 PS 时缓解此抑制作用。另外,回顾病例研究提示肺出血后用 PS 有氧合指数下降,不过仍较出血前明显升高。出血后肺顺应性下降可阻止或减少进一步 PS 相关肺灌注变化,在出血前增加肺水肿危险。在这些病例,使用 PS 的潜在益处须进一步调查,须根据各病例确定治疗。

【预后】

预后难以明确,部分由于临床诊断很难明确。在机械通气前肺出血都是致命的,不过这基于病理诊断,在出血较轻的存活儿除外。对肺出血的极低出生体重儿儿小型回顾研究提示虽然死亡率仍高,但存活者以后肺或神经发育异常的发生率未明显增加。

四、新生儿持续肺动脉高压

【概述】

新生儿持续肺动脉高压(PPHN)又称持续胎儿循环(PFC),是新生儿出生后肺循环压力和阻力正常下降障碍,动脉导管和(或)卵圆孔水平的右向左分流持续存在所致的一种新生儿持续缺氧和发绀的病理状态。其特征为出生时肺血管阻力(PVR)持续升高。其后遗症包括慢性肺病、神经发育障碍、听力异常及脑损伤。近年来采用呼吸机治疗、吸入一氧化氮、ECMO 等治疗手段提高了 PPHN 的存活率。

(一)围生期循环转换

正常围生期循环转换特征为在第一次呼吸后肺血管阻力迅速下降,体循环血管阻力(SVR)迅速上升。

动脉血氧及 pH 值升高使体液介质释放,引起肺血管舒张,动脉导管收缩。这些使 SVR 升高,卵圆孔功能关闭,体肺循环由并联转为串联循环。PPHN 生理上延续胎儿循环模式,PVR＞SVR,由卵圆孔和(或)动脉导管右向左分流。出生前,此种循环构型使体循环血液来自胎盘的氧合血液;出生后导致肺灌注减少,体循环缺氧。

(二)相关流行病学

PPHN 发生率为 1‰～2‰ 活产儿,最常见于足月及过期产儿。围生期危险因素包括粪染羊水、母体疾病如发热、贫血、肺疾病等。病例对照研究显示 PPHN 与许多产前因素相关,包括糖尿病母亲、孕期尿路感染、阿司匹林、孕期用非甾体抗炎药等。虽然产前发病机制尚不明确,但是有许多围生儿及新生儿疾病与PPHN 相关。

(三)相关病因

宫内或围生窒息是最常见相关因素;肺表面活性物质缺乏、肺炎、吸入综合征等肺实质疾病,可引起缺氧,而导致肺高压。肺毛细血管发育不良等肺结构发育异常、先天膈疝及其他各种肺实质发育不良等也可引起 PPHN;心肌功能不良、心肌炎、宫内动脉导管收缩,以及包括左及右半心阻塞病变的严重先天性心脏病也可导致 PPHN;病毒或细菌性肺炎和(或)败血症可能引起 PPHN;虽然家族性 PPHN 不常见,但基因可能影响 PPNH 危险性。

【病理生理机制】

(一)肺血管重建

肺血管重建是特发 PPHN 的特点,有报道在致命 PPHN 病例中有存在。正常无肌层动脉异常肌化,大的有肌层动脉的中层增厚,导致肺血管床截面积减少,PVR 升高,其机制尚不明了。促进肺血管重建的一种可能的因素是胎儿缺氧。缺氧损伤的内皮细胞释放生长因子促进血管收缩及肌层过度生长。实验室及有限临床资料显示,血管变化也可见于胎儿接触非甾体消炎药,引起胎儿动脉导管收缩及胎肺血流过量。

(二)肺发育不全

肺发育不全累及肺泡及肺动脉的发育,可表现为单独畸形或伴先天膈疝,羊水过少综合征,肾发育不全,胎儿异常呼吸相关血管重建或收缩。

(三)可逆肺血管痉挛

可逆肺血管痉挛是非致命 PPHN 可能的病理生理机制。潜在的病程、相关疾病、成熟度都影响病理生理反应。缺氧产生明显肺血管收缩,酸中毒可加重此反应。神经及体液血管活性物质都促进 PPHN 发生和(或)缺氧反应。这包括血小板活化因素及花生四烯酸代谢产物。败血症和(或)缺氧时抑制内源性 NO、前列环素或缓激肽,释放血栓素(A2 及其代谢物 B2)、白三烯(C4、D4),介导 PVR 升高。

(四)伴 PVR 升高的心肌功能不良

1.右心室功能不良　宫内动脉导管关闭可引起胎儿血流动力学改变。产后肺动脉高压导致右心室功能衰竭,引起舒张顺应性改变可在即使无 PVR 升高时引起右向左分流。

2.左心室功能不良　引起肺静脉高压及继发性肺动脉高压,经常超过体循环水平,促进动脉导管右向左分流。治疗应改善左心室功能而非简单降低 PVR。

(五)机械原因

可影响 PVR 的机械原因包括心输出量和血黏度。低心输出量使肺动脉灌注较少,会通过此机制及其最初降低混合血氧含量而增加 PVR。常见的红细胞增多症高黏血症会降低肺微循环。

【诊断】

对发绀新生儿应排查 PPHN。

(一)体检

原发性 PPHN 的体外表现没有异常,对于继发性的最明显表现是发绀及相关疾病的严重指征。其心脏检查出现严重三尖瓣反流时心前区可听到收缩期杂音或较强的第二心音。

(二)血气

同时监测动脉导管前(右上肢、头)后(下肢、腹部)的动脉血气或经皮测量氧合可用于证明动脉导管右向左分流情况的存在。在无器质性心脏病患儿氧饱和度差异≥10%提示 PPHN。部分 PPHN 患儿的血流动力学分流仅限于卵圆孔水平。因此无明显动脉导管分流时,不能除外单纯心房右向左分流相关 PPHN。

(三)胸片

胸片一般表现正常或有相关肺实质疾病。一般不出现心影异常,肺血流正常或降低。

(四)心电图

心电图最常见右心室优势型,但在正常范围,少见心肌缺血或梗死。

(五)超声心动图

所有怀疑 PPHN 者行超声心动图检查,评估血流动力学分流及心室功能,除外先天性心脏病。以动脉导管持续开放并右向左分流为主要征象,同时可以存在经卵圆孔的右向左分流和三尖瓣反流征象。其他超声心动指标如室间隔变平或突向左侧,提示肺高压。可用持续多普勒测三尖瓣反流速度估计肺高压。

(六)鉴别诊断

对疑似 PPHN 病例,最常见的鉴别诊断包括:发绀型先天性心脏病、先天性毛细血管发育不良、无并发症的严重肺实质疾病、败血症。

(七)其他诊断

许多有继发肺高压疾病易被误诊为 PPHN。因此怀疑 PPHN 者应除外其他并存疾病。

1.导管或心房水平右向左分流　结构性心血管畸形包括以下几种情况。

(1)肺静脉回流受阻:膈下全肺静脉回流异常、左心发育不良、三房心和先天二尖瓣狭窄。

(2)左心室心肌病:心内膜弹力纤维增生。

(3)阻塞左心室流出:严重主动脉狭窄、瓣上主动脉狭窄、主动脉弓离断、主动脉缩窄。

(4)强制左向右分流:心内膜垫缺如、动静脉畸形、冠状动静脉瘘。

(5)其他疾病:埃布斯坦畸形、大动脉转位。

2.左心室或右心室功能不良伴右向左分流　缺血或左心室心肌病、流出道阻塞所致左心室功能不良,可表现心房右向左分流。右心室功能不良可伴心房右向左分流,是舒张顺应性下降及舒张末压升高的结果。必须区别肺血管重建或收缩所致的特发 PPHN。

【处理】

PPHN 为内科急症,须立即正确处理,尽量减少对患儿的刺激,纠正缺氧、改善肺、体循环灌注、减轻组织器官缺氧缺血性损伤。适当的呼吸支持以维持正常氧合、酸碱平衡或轻度碱中毒,这样有助于围生循环正常转换。可使用抗生素预防感染。一旦患儿情况稳定,应密切观察其耐受情况,逐渐下调心肺支持参数。

(一)供氧

缺氧是肺血管有力的收缩剂,故吸氧时氧正常或高氧是以降低异常升高的 PVR 为目的的最重要的治疗方法。缺氧时吸氧维持导管后氧饱和度＞95％,应持续无创监测导管前后氧合情况。用导管后动脉血气监测氧疗效。如果婴儿临床无立即改善,须用动脉留置针检查血气、血压。

(二)气管插管机械通气

如果吸氧浓度最大时仍缺氧,100％纯氧时,Pa_2在低限和(或)呼吸衰竭表现明显的高二氧化碳中毒时,须使用呼吸机。通过充分氧合,轻度过度通气,达到氧饱和度＞95％,$PaCO_2$ 4.7～6.0kPa(35～45mmHg),pH值7.35～7.45达12～24h。

肺实质有无异常及婴儿临床是否稳定是考虑特殊呼吸支持的重要因素。

1.无肺实质病变时,高胸膜腔内压会阻碍心脏输出,升高PVR。可使用快速、低压、短吸气时间的通气方式,以减少机械通气对肺静脉回流及心输出量的影响。

2.PPHN合并肺实质疾病者,通气参数应针对原发病。HFOV常可有效治疗严重肺实质疾病相关PPHN。可将MAP设置在＞2.0kPa(20cmH$_2$O);针对高$PaCO_2$,可将振幅设置在高水平范围。但应注意监测血气,以维持在合适的范围。

(三)吸入NO

目前具有选择性治疗PPHN的药物只有气道吸入NO。这种选择性专指药物作用于肺部,不会对体循环血流血压产生影响。因为体循环中NO与血红蛋白结合而失活,故几乎无体循环血管扩张及低血压。NO是内皮细胞自然产生的物质,不管是肺内皮产生还是吸入的NO均可弥散到平滑肌细胞,增加细胞内cGMP,舒张平滑肌,使肺血管扩张,肺血管阻力下降肺循环血流增加,迅速逆转通气-灌流失调,提高氧合。常频或高频呼吸机吸入NO可选择性扩张肺血管,降低PVR。Cochrane合作组织的系统回顾提示吸入NO可有效降低严重呼吸衰竭儿ECMO需要。正铁血红蛋白血症是NO治疗的严重潜在毒性,故用NO患儿应每日监测正铁血红蛋白。另一潜在并发症是在NO撤药过快时缺氧反弹,故应极缓慢撤药。并非所有患儿用NO有效,部分可能迅速恶化,建议在可迅速备好NO及ECMO的医疗中心治疗严重PPHN。在肺泡充气时吸入NO最有效,可在有肺实质疾病的PPHN患儿同时用HFOV和(或)肺表面活性物质。

(四)镇静止痛

因儿茶酚胺激活肺α受体,可能增加PVR,麻醉镇静药可阻止此应激反应,故芬太尼[2～5μg/(kg·h)]为一种有效辅助治疗方法。少数情况下用肌松剂泮库溴胺以使肌肉松弛,使婴儿呼吸与机械通气同步。

(五)代谢性碱中毒

仅次于氧疗的重要治疗方法是纠酸。方法为轻度过度通气和(或)用碳酸氢钠保守治疗,使pH值维持在7.35～7.45。此时须密切监测相关钠负荷。

(六)血流动力学支持

必须有最佳心输出量使组织氧合及混合静脉血氧浓度最高。短期内使体循环压力超过升高的PVR,有效降低或消除右向左分流。因许多PPHN患儿PVH等于或接近正常体循环压,开始治疗时应升高体循环压至6.7～10.0kPa(50～75mmHg收缩压);6.0～7.3kPa(45～55mmHg舒张压)。

1.扩容　对有血容量丢失或外周血管阻力下降或体循环低血压者,重要的辅助治疗是用生理盐水扩容。在治疗明显毛细血管渗漏儿时慎用白蛋白,因白蛋白也可由毛细血管渗漏,加重间质水肿。

2.药物　常须使用升压药,如多巴胺、多巴酚丁胺和(或)肾上腺素以维持足够的心输出量。使用多巴胺可提高循环系统血压抗衡过高的肺动脉压,改善低氧导致的肾血管痉挛血流下降的状况。心功能极差时用正性肌力药,如米力农加强心输出量,降低PVR。

（七）纠正代谢紊乱

生化异常可影响心功能，加重右向左分流。在 PPHN 患儿纠正低血糖、低钙很重要，为心肌功能及其对正性肌力药产生正确反应提供足够物质。

（八）纠正红细胞增多症

红细胞增多症伴有血黏度升高，PVR 增加，并与血小板活化释放的血管活性物质相关。在 HCT>65% 者应部分换血使之降到 50%～55%。

（九）其他药物

药物治疗的目的也是使心输出量最佳，提高体循环血压、降低 PVR。根据右向左分流不同、诊断及已知/假说发病机制选择最佳药物或多种药物联合使用。

多巴胺常用中剂量[$5～10\mu g/(kg \cdot min)$]到高剂量[$10～20\mu g/(蚝 \cdot min)$]通过激活 α 及 β 受体维持体循环血压，改善心输出量。小剂量多巴胺[$1～2\mu g/(kg \cdot min)$]也有助于肠系膜及肾脏血流达到最佳。多巴酚丁胺为合成儿茶酚胺，其化学结构同异丙肾上腺素，更能刺激心脏 $β_1$ 受体的变时作用而产生正性肌力效果。多巴胺可通过刺激 α 受体，尤其在大剂量[$>10\mu g/(kg \cdot min)$]时增加 PVR。

肾上腺素[$0.03～0.1\mu g/(kg \cdot min)$]刺激 α、β 受体，通过增加心输出量及明显收缩周围血管提高体循环血压。慎用肾上腺素灌注，因可刺激肺 α 受体使肺血管收缩，PVR 升高，其他器官（如肾脏及肠系膜）氧灌注下降。

目前对治疗 PPHN 的其他药物无确切的临床随访资料证实有效性及安全性，这些药物包括万艾可、腺苷、硫酸镁、钙离子通道阻滞剂，吸入前列环素、亚硝酸乙酯，吸入或静脉滴注妥拉唑啉。

【PPHN 患儿新生儿期后结果】

联合吸入 NO 及 ECMO 可降低 PPHN 相关死亡率，由 25%～50% 降至 10%～15%。存活者确实存在内科及神经发育后遗症。临床对照研究提示其后遗症不受特殊治疗方法影响。PPHN 患儿出院后 1 年内再入院危险性约 20%，听力、神经发育、认知异常发生危险性为 20%～46%。

五、支气管肺发育不良

【概述】

支气管肺发育不良（BPD），也称作早产儿慢性肺疾病，是指胎龄<32 周早产儿出生后 28d 仍需吸氧，根据需氧程度分为：在产后校正胎龄 36 周无须吸氧为轻度；吸氧浓度<30% 者为中度；需氧浓度≥30% 和（或）需要呼吸机或 CPAP 支持者为重度。对于≥32 周早产儿定义为前 28d 需氧，严重程度判定依赖 56d 日时对氧的需求分为轻、中、重度。传统观念认为是肺透明膜病和机械通气的结果。BPD 生理定义依据校正胎龄 36 周（或>32 周者在 56d）时吸空气氧的 SaO_2；或出院前 SaO_2<90%，需要吸氧。一般胸片有肺实质异常。此定义也包括足月儿 MAS、肺炎、某些心脏病、胃肠道畸形须长期呼吸机支持者。BPD 与慢性呼吸疾病相关。

【发病机制】

（一）急性肺损伤

氧毒性、机械通气性气压伤及容积伤可引发急性肺损伤。细胞及间质损伤产生炎性细胞因子（11-1β、IL-6、IL-β 和 TNF-α）引起继发肺泡通透性改变，聚集炎性细胞进入间质及肺泡；蛋白酶、氧合物及其他化学因子等引起进一步损伤，炎性细胞聚集及蛋白渗漏。可改变气道及血管张力，破坏肺泡发育及肺实质结构,引起气肿样变化。损伤的黏膜纤毛系统不能充分清除脱落的细胞及分泌物,导致周围气道不同程度阻塞,使之萎陷或过度通气,近端气道扩张。

(二)慢性肺损伤

过量生长及细胞因子使间质纤维化、细胞增生,修复不足。间质液体清除被打乱,导致肺内液体潴留,气道出现肌化、高反应性。其生理影响是降低肺顺应性,增加阻力,气体交换异常,使通气或灌注不平衡,气体滞留。

(三)BPD易患因素

(1)肺不成熟。肺泡在发育成熟前最易损伤。此期损伤可致肺泡停止发育。BPD是不成熟肺对各种致病因素所致急性肺损伤的反应。

(2)抗氧化酶(超氧化物歧化酶、过氧化氢酶、谷胱甘肽过氧化酶)活性不足和(或)自由基清除剂如维生素E、谷胱甘肽、血浆铜蓝蛋白缺乏,可使肺脏易受氧毒性损伤。同样,抗蛋白酶不足使其易受渗入的炎性细胞释放的蛋白酶损伤。

(3)早期液体过量、动脉导管未闭持续左向右分流。虽然预防性关闭动脉导管不能预防BPD发生,但持续左向右分流也是BPD的易患因素。

(4)宫内或围生期感染可能是促BPD发病的关键环节,或影响其病程。宫内感染可导致肺发育受阻,感染时产生炎性介质,引起炎性细胞肺内聚集,活化的中性粒细胞和巨噬细胞释放大量氧自由基,造成肺损伤。解脲脲原体与早产儿BPD有关,不过是否为因果关系仍不清楚。沙眼衣原体可引起缓慢进展肺炎。

(5)家族性气道高反应性。

(6)对肌醇清除增加,可导致血浆肌醇水平下降,PS合成下降或代谢异常。

(7)在阻塞性肺疾病,加压素水平升高,动脉促尿钠排泄肽释放减少,影响肺及体循环液体平衡。

(8)BPD还具有个体和基因易感性。另外,氧中毒、气压伤或容量损伤也可导致其发生。

(四)病理变化

严重患儿出生后前几天即可有病理变化。第一周末,可见坏死性支气管炎,碎屑及水肿可阻塞小气道,气道周围及间质纤维化。气肿、肺泡发育明显异常可导致气体交换面积减少,出现广泛肺不张、周围代偿性肺气肿。肺不张、代偿性肺气肿病变加重,广泛支气管、细支气管结构变形及增生,间质水肿,基底膜增厚。大气道(腺体增生)、小气道(平滑肌增生)变化可能是反应性气道疾病的组织学基础。肺血管变化与肺高压相关。胎龄越低,肺泡发育停止越明显。

【临床表现】

(一)体检

早期仅有轻度或无呼吸系统疾病,而在数天或数周后出现进行性呼吸急促、喘憋、发绀、三四征、肺脏啰音呼吸功能不全症状及体征。

(二)动脉血气分析

低氧、高碳酸、严重者呼吸性酸中毒代偿性变化。

(三)胸片

胸片可随病程变化,经典的表现为肺充气过度、肺不张、囊泡形成及间质气肿影,严重且伴肺动脉高压者可显示肺动脉干影。早期Ⅰ期:同RDS。Ⅱ期:密度升高、弥漫性模糊、双肺完全不透明。Ⅲ期:双肺野密度不均、粗纹理伴泡状透亮区、早期过度通气。Ⅳ期:更大的高透亮过度通气区、散在更重的肺纹理、双肺结构紊乱。并非所有患儿会进入Ⅳ期,某些直接从Ⅰ期进入Ⅲ期。胸片的异常表现常持续到儿童期。对于许多极低出生体重儿,新 BPD 定义在病史和胸片表现等方面有很多不同,常为Ⅱ期表现。

(四)心脏

应除外引起呼吸衰竭的非肺原因。随着肺心病进展,心电图可见持续性、进行性右心室肥厚。体循环高血压可出现左心室肥厚。二维超声心动图有助于除外左向右分流。如果维持良好氧合、避免肺高压,则双心室衰竭不常见。

(五)肺功能试验

如做肺功能试验可见呼吸阻力增加,动力顺应性下降,引起呼吸功增加、残气量增加而功能残气量减少。

【院内治疗】

新生儿重症监护病房治疗目的是减少进一步肺损伤(气压伤、容积伤、氧毒性和炎症)及降低 FIO_2、增加营养、降低耗氧。

(一)呼吸机械通气

1.急性期　调整呼吸机,在保证气体交换的前提下降低气道压力及潮气量。应避免过度通气(保持 $PaCO_2>7.3kPa$,pH 值 $>7,25$),维持 SaO_2 90%～95%或更低。不常规使用高频通气,因大多数现存资料显示此方法不能预防高危儿发生 BPD。早期用 CPAP 以避免机械通气,早期由 IMV 向 CPAP 转化可能降低 BPD 危险性。

2.慢性期　一旦建立呼吸机的基础参数,通常设置最小基础参数,$PaCO_2 \leqslant 8.6kPa$(65mmHg),维持呼吸机频率不变直至体重能稳定增长。

(二)吸氧

吸氧维持 $PaO_2>6.7kPa$(50mmHg)。对每个婴儿都应将 SaO_2 与 PaO_2 校正。一项旨在降低视网膜病变发生率的研究显示降低目标 SaO_2,BPD 危险减少,对胎龄 <32 周者将氧饱和监测仪报警限定在 85%～93%,32 周者为 87%～97%。如果头罩吸氧 $FiO_2<30\%$,可改用鼻导管吸氧。如果流量 $<1L/min SaO_2$ 不能维持正常,重新用头罩吸氧。在维持 SaO_2 正常的情况下,使用在低流量时更准确的流量计逐渐降低 100%氧气的流量。同样,在患儿耐受时将氧流量降低到流量计最低水平后可降低吸氧浓度。在停氧前患儿睡眠、喂养及活动时,SaO_2 应在 90%以上。

(三)肺表面活性物质替代疗法

肺表面活性物质替代疗法可降低 BPD 并发症或 28d 死亡率,不过对其总发生率几乎没有影响。荟萃分析显示较大早产儿的发生率较低,在更小的早产儿用 PS 治疗会减少机械通气的治疗,可能降低 BPD 的发病率和死亡率。

(四)早期积极处理

对于存在明显血流动力学异常的 PDA,建议早期积极处理。

(五)监测

1.血气分析　用于监测气体交换,并确定无创性监护的价值。

2.脉冲测氧仪　对 BPD 患儿应用脉冲测氧仪长期监护。胎龄 <32 周报警限为 85%～93%,32 周为 87%～97%,长期目标是 $PaO_2>7.3kPa$(55mmHg)。

3.毛细血管血气(CBG)　毛细血管血气有助于监测 pH、PCO_2,有时与动脉血数值不同。如果 CBG 值与 ABG 相同,对稳定应用呼吸机患儿用脉冲测氧仪及 1～2 次 CRC 监护;用鼻导管者 CBG 监测次数更少。

4.肺功能实验　某些医院用肺功能实验了解支气管扩张剂、利尿治疗的疗效。

（六）液体疗法

小早产儿对液体耐受性差,即使摄入正常量的液体也可导致肺间质和肺泡水肿,肺功能恶化。因此,须严格限制液体量至最低需求量并限制钠摄入。开始输液足以维持尿量≥1　ml/(kg·h)。以后液量130～150ml/(kg·d)补充足够热量保证生长。一旦体重恢复至出生体重以上,常规重新计算液体量以维持体重增长。以后呼吸稳定时逐渐放松对液体入量的限制。

（七）药物

在无PDA或继发感染、严格限制液量,患儿如仍须依赖呼吸机,应考虑增加药物治疗(一般>24h)。

1.预防

(1)维生素A:可促进肺泡上皮增殖,调节肺胶原含量,促进肺成熟,维持呼吸道上皮的完整性。在超级低出生体重儿用维生素A可降低10%BPD(前28d使用,剂量5000UIM,3次/周)。

(2)人重组超氧化物歧化酶:由于早产儿内源性抗氧化酶系缺陷,氧自由基在其发病中起关键作用。对胎龄<27周者使用气管插管时每48h气管内试用重组人铜或锌超氧化物歧化酶一次,可减轻高浓度氧及机械通气引起的炎性反应和肺损伤,约可降低一半的喘、急症就诊率及第一年住院率,目前治疗尚在研究阶段。

(3)咖啡因:枸橼酸咖啡因[负荷量20mg/kg,维持量5mg/(kg·d)]在出生体重500～1250g患儿前10d内使用可将BPD发生率由47%降低至36%。在初步报道中,咖啡因治疗也可提高校正日龄18～21个月时无神经发育异常的患儿的存活率。

2.肺液潴留　留利尿剂间接缓解呼吸窘迫症状,降低肺阻力,提高顺应性。急性临床反应可在1h内出现,不过最大效果直到1周时才出现。应用利尿剂治疗临床症状得到改善可能是因为降低了肺液潴留,减少间质及支气管周围液体,使得肺阻力降低,顺应性提高。其机制分为利尿及非利尿作用。利尿剂可改善临床结果,如呼吸机使用时间、住院时间及远期预后等。

(1)呋塞米:开始剂量0.5～1mg/kg,1～2次/d,直至能够停氧。由于其半衰期较长,在不成熟儿应用剂量大或频繁时发生毒性作用的危险性升高。应密切注意其副作用,如高钙尿症、肾钙质沉着、耳毒性、电解质紊乱和骨质疏松等,不宜长期使用。

(2)氯噻嗪:建议用氯噻嗪[20～40mg/(kg·d),每天2次]。氯噻嗪可减少钙排泄,如合用呋塞米可减少钙流失,可减少药物副作用并使呋塞米剂量更小。

3.支气管扩张剂　急性阻塞发作或肺阻力慢性增加可能与气道张力增加、支气管痉挛相关,支气管扩张剂治疗有效。对发生C1D的婴儿尽早应用可能有益。

(1)肾上腺素受体激动剂(BAA):可降低肺阻力,改善通气,增加肺顺应性。但在心血管方面的副作用较大,如心动过速,高血压,甚至心律失常。故建议在急性发作时雾化吸入。有更新的药物增强对β_2的特异性,减少β_1的毒性。可用有定量吸入器(1喷)的沙丁胺醇,或0.5%喷雾剂(5mg/ml)0.02～0.04ml/kg(最大总量0.1ml+生理盐水2ml),间隔6～8h。在机械通气患儿,推荐将MDI连接在呼吸机接近插管处。

(2)蕈毒碱药物:异丙托溴铵定量吸入器(1喷)或喷雾剂(25mg/kg剂)可使肺顺应性上升,肺阻力下降。合用BAA及蕈毒碱药定量吸入器有协同作用,但尚未在早产儿中进行研究。

(3)茶碱:茶碱可舒张平滑肌、降低气道阻力、刺激呼吸中枢、增进呼吸肌收缩、改善肺顺应性。故可使血茶碱水平维持在12～15mg/L,以维持支气管扩张。

4.产后应用激素　肾上腺皮质激素具有抑制炎症反应,减轻支气管及肺水肿,促进肺抗氧化酶及PS的生成,迅速改善肺功能的作用。在早期研究中,对于那些呼吸机依赖的患者应用糖皮质激素(常用地塞米松)治疗2～3周,可增加肺顺应性,降低气道阻力,并可早拔管。但对于肺的远期预后并没有实质的正面影响,如吸氧时间、住院时间或病死率等。以后对早期、持续、小剂量用药的研究,无论在预防还是在减轻疾病的程度方面都未能得出稳定一致的结论。对气管内滴入糖皮质激素的随机研究也未显示能改善肺结果。激素短期副作用包括:高血压、高血糖、自发胃肠道穿孔;远期副作用(主要是地塞米松)是神经发育及生长延迟。由于存在潜在有害作用及缺乏确凿的远期益处,不推荐常规使用激素,仅在其他治疗无效的进行性呼吸衰竭患儿使用。如果使用糖皮质激素治疗,在用药前应与家长讨论潜在的神经发育危害。虽未临床检验,但我们用短期小剂量地塞米松以降低呼吸机参数并有助于拔管。用氢化可的松短期效果相同,对于神经系统后遗症,还需进一步研究。

(1)常见急性并发症:地塞米松的常见急性并发症包括糖不耐受、高血压、暂时分解代谢状态。激素治疗时总中性粒细胞计数、杆状核计数和血小板计数升高。偶尔可有肥厚性心肌病,但是暂时的,不影响心功能。可有胃及十二指肠穿孔或胃溃疡。肾上腺抑制是暂时的。

(2)拔管后气道水肿:可用地塞米松减轻拔管后气道水肿、伴喘鸣阻塞致呼吸衰竭,在拔管前8~12h0.25mg/kg,每12h1次。消旋肾上腺素喷雾剂也可紧急消肿。

5.色苷酸钠   可影响气道及肺血管张力。预防治疗BPD患儿第一年哮喘病的反应性气道症状。还未评估在新生儿重症监护病房用药效果。可使用MDI及经鼻雾化器或喷雾剂(10~20mg)。

6.吸入NO   NO是重要的肺血管张力调节剂。吸入NO能降低严重RDS婴儿肺血管和气道阻力,改进其氧合功能。在动物BPD模型,吸入NO缓解气道及肺血管张力,减少肺炎性反应。两项最近多中心临床研究评估吸入NO不同方案减轻或预防BPD的效果。一项研究发现体重超过1000g者的BPD发生率降低,不过并非在所有人群中;另一研究发现其总的疗效仅限于7~14d治疗患儿。因效果不明确,随访还未确定其安全性及远期效果,不能作为标准治疗方法。其他研究还在进行中。

7.疼痛处理   对有疼痛或不适症状者应使用镇静止痛药,因为这些症状会影响通气氧合能力。可用口服糖水、硫酸吗啡、芬太尼、短效苯二氮䓬药或水合氯醛。

8.补充电解质   慢性利尿常见副作用有低血钠、低血钾、低氯、继发性高钙,可通过减少药量或补充NaCl,KCl纠正应补充足够的钠。低氯可发生于呼吸性酸中毒代偿,但利尿丢失及摄入不足的低氯可导致代谢性碱中毒及$PaCO_2$上升,也可加重生长不良。氯缺乏可用KCl补充。应定期监测直至电解质平衡。

(八)营养

1.代谢率   在BPD患儿代谢率及能量消耗增加,但热量摄入不足。故应提供充足的能量和蛋白质,以利于增加机体抗感染、抗氧中毒能力并促进正常组织生长、成熟和修复。输入脂肪乳代替糖类以提供更多的热量,降低呼吸商数,减少CO_2生成。为保证最佳生长,应尽量减少能量消耗,增加摄入。常需要长期肠道外营养。开始肠道喂养时用鼻胃管或口胃管,限制口服以避免患儿劳累。此外,谷氨酰胺是肺能量的主要来源,应注意补充。

2.维生素、微量元素及其他饮食补充   维生素E及抗氧化酶减少氧毒性,不过维生素E不能预防BPD。维生素A促进上皮细胞修复,减少纤维化。硒、锌和铜是微量元素,对抗氧化酶的功能至关重要,摄入不足可影响其保护作用。还应注意补充维生素C、维生素D及钙磷等微量元素。

(九)输血

吸氧期间一般维持HCT30%~35%(80~100g/L)。对液量敏感的患儿可能输血后用利尿剂有益。对代谢需求增加患儿改善携氧能力,可能使其生长更佳。

【相关并发症】

相关并发症包括上呼吸道阻塞;肺高压、右心室肥厚及功能衰竭,左心功能也可能受累;高血压;体向肺分流;利尿继发代谢紊乱;感染;中枢神经系统功能不良;耳毒性;早产儿视网膜病变;肾钙质沉着;骨质疏松;胃食管反流;腹股沟疝;早期生长不足等。

【出院计划】

出院时间依赖于有无家庭护理支持计划及父母是否做好准备。如果婴儿可能长期需氧而病情稳定,备有有能力的护理人员时,可提供家庭氧疗机会。同时教授父母如何进行心肺复苏,识别失代偿早期症状。应在开始出院计划时就教授如何应用设备、用药及营养指南。护理时让父母参与对婴儿平安转为家庭护理至关重要。另外出院时必须告知患儿的基础值,包括生命指征、每日体重增长、出院时体重、头围、血气、电解质、胸片及心电图,这些信息有助于以后评估临床症状变化。出院前应进行眼科及听力筛查。

【院外治疗】

患儿可行院外治疗包括吸氧,药物治疗,免疫接种。另外,须要供给足够的营养。停氧须根据定期检查的 SaO_2。药物治疗包括使用利尿剂但须监测电解质水平。如空气下呼吸状态稳定时可逐渐停用支气管扩张剂。除了标准接种以外,BPD患儿应接种肺炎球菌及流感疫苗和呼吸道合胞病毒疫苗。体重增长是情况良好的敏感指标,应密切监测。出院后常需补充热量维持良好生长。在患儿出院时用过渡配方奶提供热量。因家庭吸烟可增加儿童气道疾病,故 BPD 患儿尽可能减少患儿接触有烟环境的机会。

【结果】

(一)死亡率

重度 BPD 的死亡率约为 25%。第一年的死亡率为 10%～20%。用氧时间长及呼吸机支持参数高者,危险性升高。常死于感染、败血症。且猝死危险升高,但病因不明。

(二)远期发病率

1.肺　严重受累儿可在数月至数年后,仍存在呼吸急促、三凹征、呼吸困难、咳嗽、喷嚏等症状,约占33%。临床完全恢复后,肺功能、气体交换及胸片异常可持续至青春期以后。肺功能及生长持续轻度异常对远期发病率、死亡率影响还未知。反应性气道病发生更频繁,发生支气管炎、肺炎的危险性升高。前两年因肺疾病再入院率升高。多因呼吸道感染造成。

2.神经系统　发育延迟或缺陷未证明 BPD 为不良神经系统结果的单一指标。但在极低出生体重儿中确实存在早期行为差异。后期结果变化很大,BPD 儿在 2 岁时有 33% 正常,其余的有一些在以后可有所改善。特殊运动协调延迟及视觉异常更易发生,而非总 IQ 更低。在 4～6 岁时,Bayley 评分在正常值下。

3.生长迟缓　远期生长延迟与体重呈负相关,并可能受 BPD 产重程度及病程影响。体重最易受累,头围很少受累。2 岁时有 33%～67% 生长延迟。学龄儿有 33% 身高及体重在平均值以下。

(郭　金)

第十六章　妇产科急危重症

第一节　急性盆腔炎

女性盆腔生殖器官及其周围的结缔组织、盆腔腹膜发生炎症时,称为盆腔炎,包括子宫内膜炎、输卵管卵巢炎、盆腔结缔组织炎及盆腔腹膜炎,可一处或几处同时发病,是妇女常见病之一。由于输卵管、卵巢统称附件,且输卵管发炎时常波及"近邻"的卵巢。因此,又有附件炎之称。

【病因】

产后、流产后或刮宫术后感染、经期卫生不良、感染性传播疾病、下生殖道感染等。主要的致病菌有链球菌、葡萄球菌、大肠杆菌、厌氧菌、淋球菌、衣原体、支原体。感染途径:经淋巴系统蔓延、经血液循环传播、沿生殖器黏膜上行蔓延、直接蔓延。

【急诊检查】

症状	体温>38℃、寒战、下腹疼痛伴压痛、反跳痛、腹肌紧张,急性病容,恶心、呕吐、腹胀、腹泻,如有脓肿形成则可出现相应部位的压迫症状
妇科检查	阴道分泌物呈脓性,宫颈充血、举痛明显,子宫活动受限、宫底触痛,两侧附件区局部或弥漫性增厚及压痛
辅助检查	血常规检查示白细胞计数及中性粒细胞比例升高;宫颈分泌物培养或涂片示淋球菌或沙眼衣原体阳性;后穹窿穿刺抽出炎性渗出液或脓液;B超检查提示盆腔有游离液体,输卵管增粗、积液或附件肿物等;腹腔镜检查肉眼见输卵管表面明显充血、水肿等

【急诊处理措施】

一般护理	急性期要卧床休息,取半坐卧位,以利于脓液聚积于子宫直肠窝而使炎症局限。给予高蛋白、高维生素、易消化的饮食,以提高机体的抗病能力。高热期注意补充足够的液体,以纠正电解质紊乱及酸碱失衡;及时采用物理降温;尽量避免不必要的妇科检查以免引起炎症扩散。注意外阴部的清洁卫生,勤清洗、勤换内裤
控制感染	根据药物的敏感性选择抗生素,注意足量、足时,一般症状消失后继续用药2周。对经药物治疗48~72h体温持续不降、中毒症状加重者,输卵管积脓或脓肿破裂者则需及时行剖腹探查和切开引流术
病情观察	定时测量体温;观察有无腹膜炎的症状,如下腹痛、腰骶部酸痛、肛门坠胀等现象;观察阴道分泌物情况;监测血白细胞计数及分类的变化,必要时做血培养及药敏试验

（李　超）

第二节 流 产

流产是指妊娠不足 28 周、胎儿不足 1000g 而终止者称为流产。流产为妇产科常见疾病,如处理不当或处理不及时,可能遗留生殖器官炎症,或因大出血而危害孕妇健康,甚至威胁生命;此外,流产易与妇科某些疾病混淆。流产发生于妊娠 12 周前者,称为早期流产。发生于 12 周后者,称为晚期流产。

【病因】

导致流产的原因较多,主要有以下几方面。

遗传基因缺陷	早期自然流产时,染色体异常的胚胎占 50%~60%,多为染色体数目异常,其次为染色体结构异常。数目异常有多倍体、三倍体及 X 单体等;结构异常有染色体断裂、倒置、缺失和易位。染色体异常的胚胎多数结局为流产,极少数可能继续发育成胎儿,但出生后也会发生某些功能异常或合并畸形。若已流产,妊娠物有时仅为一空孕囊或已退化的胚胎
环境因素	影响生殖功能的外界不良因素很多,可以直接或间接对胚胎或胎儿造成损害。过多接触某些有害的化学物质(如砷、铅、苯、甲醛、氯丁二烯、氧化乙烯等)和物理因素(如放射线、噪音及高温等),均可引起流产
母体因素	全身性疾病如严重感染、急性高热、心脏病、高血压、肾炎;内分泌疾病如甲状腺功能减退、糖尿病;生殖器官疾病如子宫畸形、子宫颈内口松弛、子宫肌瘤;妊娠期手术如急性阑尾炎等
胎盘内分泌功能不足	妊娠早期时,卵巢的妊娠黄体分泌孕激素外,胎盘滋养细胞亦逐渐产生孕激素。妊娠 8 周后,胎盘逐渐成为产生孕激素的主要场所。除孕激素外,胎盘还合成其他激素如 β-绒毛膜促性腺激素、胎盘生乳素及雌激素等。早孕时,上述激素值下降,妊娠难以继续而致流产
免疫因素	妊娠犹如同种异体移植,胚胎与母体间存在复杂而特殊的免疫学关系,这种关系使胚胎不被排斥。若母儿双方免疫不适应,则可引起母体对胚胎的排斥而致流产。有关免疫因素主要有父方的组织相容性抗原、胎儿特异抗原、血型抗原、母体细胞免疫调节失调、孕期母体封闭抗体不足及母体抗父方淋巴细胞的细胞毒抗体不足等

【急诊检查】

症状	停经、腹痛及阴道出血是流产的主要临床症状
	(1)先兆流产:主要症状是阴道小量流血,或伴有下腹的隐痛、腰痛或下坠感。妇科检查:宫颈口未开,胎膜未破,妊娠物未排出,子宫大小与妊娠月份相符
	(2)难免流产:症状是阴道流血达到或超过月经量,伴有下腹阵痛。妇科检查:宫颈口已扩张,可有羊水流出或见胚胎组织堵于宫口
	(3)不全流产:一部分妊娠物已排出,尚有一些残留。妇科检查:宫颈口已扩张,宫颈口有妊娠物堵塞及持续性血液流出,子宫小于停经周数
	(4)完全流产:妊娠物全部排出,子宫收缩良好,出血少,腹痛消失。妇科检查:宫颈口已关闭,子宫接近正常大小
	(5)稽留流产:指胚胎或胎儿已死亡,滞留在宫腔内尚未自然排出者。早孕反应消失,子宫不再增大反而缩小
	(6)习惯性流产:指连续发生自然流产 3 次或 3 次以上者
	(7)流产合并感染:流产过程中,若阴道流血时间长,有组织残留于宫腔内或非法堕胎等,有可能引起宫腔感染,严重时可并发盆腔炎、腹膜炎、败血症及感染性休克等

续表

辅助检查	(1)妊娠实验:多采用放射免疫方法进行 hCG 定量测定,如 hCG 低于正常值或<625IU/L 时,提示将要流产 (2)B 型超声检查:可根据妊娠囊的形态、有无胎心搏动及胎动,确定胚胎或胎儿是否存活 (3)激素测定:主要有胎盘生乳素(HPL)、雌二醇(E_2)和孕二醇等,如测定的结果低于正常值,提示将要流产 (4)妇科检查:在消毒条件下进行妇科检查,进一步了解宫颈口是否扩张,羊膜囊是否膨出,有无妊娠物堵塞于宫颈口内;子宫大小与停经周数是否相符,有无压痛等。并检查双侧附件有无肿块、增厚及压痛等

【急诊处理措施】

先兆流产	应卧床休息,禁忌性生活,阴道检查操作应轻柔,必要时给以对胎儿危害小的镇静剂。黄体酮每日肌内注射 20mg,对黄体功能不足的患者,具有保胎效果。其次,维生素 E 及小剂量甲状腺片(适用于甲状腺功能低下患者)也可应用。经治疗两周,症状不见缓解或反而加重者,提示可能胚胎发育异常,进行 B 型超声检查及 β-hCG 测定,决定胚胎状况,给予相应处理,包括终止妊娠
难免流产	一旦确诊,应尽早使胚胎及胎盘组织完全排出。早期流产应及时行负压吸宫术,对妊娠物进行认真检查,并送病理检查。晚期流产,因子宫较大,吸宫或刮宫有困难者,可用缩宫素 10 单位加于 5% 葡萄糖液 500ml 内静脉滴注,促使子宫收缩。当胎儿及胎盘排出后需检查是否完全,必要时刮宫以清除腔内残留的妊娠物
不全流产	一经确诊,应及时行刮宫术或钳刮术,以清除宫腔内残留组织。流血多有休克者应同时输血、输液,并给予抗生素预防感染
完全流产	如无感染征象,一般不需特殊处理
稽留流产	处理较困难。因胎盘组织机化,与子宫壁紧密粘连,造成刮宫困难。稽留时间过长,可能发生凝血功能障碍,导致 DIC,造成严重出血。处理前,应检查血常规、出凝血时间、血小板计数、血纤维蛋白原、凝血酶原时间、凝血块收缩试验及血浆鱼精蛋白副凝试验(3P 试验)等,并做好输血准备。若凝血功能正常,可口服炔雌醇 1mg 每日 2 次,或口服己烯雌酚 5mg 每日 3 次,连用 5 日,以提高子宫肌对缩宫素的敏感性。子宫小于 12 孕周者。可行刮宫术,术时肌内注射宫缩剂以减少出血,若胎盘机化并与宫壁粘连较紧,手术应特别小心,防止穿孔,一次不能刮净,可于 5～7 天后再次刮宫。子宫大于 12 孕周者,应静脉滴注缩宫素(1～10 单位加于 5% 葡萄糖液内),也可用前列腺素或依沙吖啶等进行引产,促使胎儿、胎盘排出。若凝血功能障碍,应尽早使用肝素、纤维蛋白原及输新鲜血等,待凝血功能好转后,再行引产或刮宫
习惯性流产	(1)有习惯性流产史的妇女,应在怀孕前进行必要检查,包括卵巢功能检查、夫妇双方染色体检查与血型鉴定及其丈夫的精液检查,女方尚需进行生殖道的详细检查,包括有无子宫肌瘤、宫腔粘连,并作子宫输卵管造影及子宫镜检查,以确定子宫有无畸形与病变以及检查有无宫颈口松弛等。查出原因,若能纠正者,应于怀孕前治疗 (2)原因不明的习惯性流产妇女,当有怀孕征兆时,可按黄体功能不足给以黄体酮治疗,每日 10～20mg 肌内注射,或 hCG 3000U,隔日肌内注射一次。确诊妊娠后继续给药直至妊娠 10 周或超过以往发生流产的月份,并嘱其卧床休息,禁忌性生活,补充维生素 E 及给予心理治疗,以解除其精神紧张,并安定其情绪。宫颈内口松弛者,于妊娠前作宫颈内口修补术。若已妊娠,最好于妊娠 14～16 周行宫颈内口环扎术,术后定期随诊,提前住院,待分娩发动前拆除缝线,若环扎术后有流产征象,治疗失败,应及时拆除缝线,以免造成宫颈撕裂
流产合并感染	治疗原则应积极控制感染,若阴道流血不多,应用广谱抗生素 2～3 天,待控制感染后再行刮宫,清除宫腔残留组织以止血。若阴道流血量多,静脉滴注广谱抗生素和输血的同时,用卵圆钳将宫腔内残留组织夹出,使出血减少,切不可用刮匙全面搔刮宫腔,以免造成感染扩散。术后继续应用抗生素,待感染控制后再行彻底刮宫。若已合并感染性休克者,应积极纠正休克。若感染严重或腹、盆腔有脓肿形成时,应行手术引流,必要时切除子宫

(李　超)

第三节　异位妊娠

正常妊娠时,受精卵着床于子宫体腔内膜。受精卵在子宫腔以外部位着床发生的妊娠称为异位妊娠,习称宫外孕。异位妊娠可发生在输卵管、卵巢、腹腔、子宫颈等部位。临床上多为输卵管妊娠。

【病情分析】

1.临床表现

(1)输卵管妊娠:自诉有 6～8 周的停经史,有不规则的出血,量少淋漓不尽,突感一侧下腹绞痛或刀割样疼痛,伴有面色苍白,脉搏快,血压下降,触诊下腹痛有明显的压痛、反跳痛。伴有恶心、呕吐、腹泻,但无脓血便,肛门坠胀痛。上腹部疼痛并放射到肩胛部,出现头晕、眼花、打哈欠、晕厥,体温稍高。

(2)卵巢妊娠有停经腹痛及阴道出血史,可伴有面色苍白,脉搏快,血压下降,平时有慢性盆腔炎、子宫内膜异位症者。

(3)腹腔妊娠:患者有停经史及早孕反应,腹痛及阴道出血。随后阴道流血停止,腹部逐渐增大。胎动时孕妇感腹部疼痛,随着胎儿长大,症状逐渐加重,近预产期时可有假临产症状,但宫口不扩张,经宫颈管不能触及胎儿先露部。

(4)宫颈妊娠:有停经史及早孕反应,无痛性阴道流血或血性分泌物,流血量一般是由少到多,也可为间歇性阴道大流血。宫颈膨大,变软变蓝,宫颈外口扩张、边缘很薄,内口紧密,而宫体保持正常大小的子宫。

(5)子宫残角妊娠:常见于妊娠 13～27 周,即妊娠中期,突然发生腹部一侧的剧烈绞痛,伴有面色苍白,脉搏快,血压下降,触诊下腹部有明显压痛、反跳痛。伴有恶心、呕吐、腹泻,有肛门坠胀感,叩诊有移动性浊音。

2.辅助检查

(1)子宫颈有抬举痛,后穹隆饱满感,触痛明显。出血量大时可见面色苍白,四肢厥冷,血压低,下腹部有明显压痛及反跳痛。

(2)妊娠试验:测定血或尿 β-hCG,可以判断是否妊娠,但不能区别宫内妊娠还是宫殿外妊娠。异位妊娠时,患者体内 hCG 水平较宫内妊娠者低。动态监测血 β-hCG 对鉴别宫内妊娠与异位妊娠更有价值,异位妊娠在 48h 上升不到 50%,胚胎死亡后下降慢。但阴性者仍不能完全排除异位妊娠,如囊胚死亡后可表现阴性反应。

(3)血孕酮测定:由于输卵管妊娠时,血清孕酮较低,也将其作为诊断指标之一。

(4)超声检查:B 型超声显像对诊断异位妊娠有较大的帮助。

(5)阴道后穹隆穿刺:可抽取暗红色不凝固血液;陈旧性宫外孕时,可以抽出小血块或不凝固的陈旧血液。

(6)诊断性刮宫:取子宫内膜病理检查不见绒毛,而呈蜕膜。

(7)腹腔镜检查:有条件者可行腹腔镜检查,适用于早期诊断及诊断有困难者,或对已做出诊断的早期病例,尚需保留生育功能而采用非手术治疗或保守性手术治疗者。腹腔内出血多者或休克患者禁用腹腔镜检查。

(8)对无腹腔镜检查条件的医院,凡难于诊断的病例,又具备急腹症征象或其他手术指征者,也可通过剖腹探查加以确诊。

【处置策略】

处理原则:迅速止血,补充血容量,维持有效动脉血压,保持微循环灌注,保护心、肺、脑、肾等重要脏器功能。

1.一级处置

(1)立即呼叫"120"。

(2)认真检查并复查患者的体温、脉搏、血压。

(3)患者平卧位,注意保暖;有条件者可吸氧和迅速建立静脉通道(静脉输液),必要时建立两条。尽快补充有效循环血量,原则是失多少补多少;药物止血视条件而定。

(4)尽快转送患者到上级医院,途中需注意观察患者的血压、呼吸、脉搏、神志及阴道流血情况,并记录。

2.二级处置

(1)一般急救处理同一级处置。

(2)估计失血量:收缩压 70～80mmHg:失血量占全身总血量 20%～30%;收缩压 60～70mmHg:失血量 30%～40%;收缩压 40～60mmHg:失血量占全身总血量 40%～50%;收缩压 40mmHg:失血量占全身血量>50%;失血量>全身总血量 20%可出现休克;>40%则可危及生命。

(3)诊断性刮宫,子宫内膜组织学检查,B超检查。

(4)保守治疗:输卵管妊娠未破裂或患者一般情况良好,无明显内出血,血尿 hCG 阴性或阳性而浓度低者,或输卵管妊娠包块直径<3cm,可用活血化瘀等中药治疗,或化疗。

(5)手术治疗:手术方式切除患侧输卵管和保留患侧输卵管(即保守手术)两种,常用于有明显腹腔内出血与移动性浊音,或无生育要求者。抗休克应与手术同时进行。

(6)经过以上检查与综合患者的情况评估后,属于比较严重的且血源不易解决、自体输血的治疗条件不具备者,应马上转往上级医院。在转院过程中,要保持患者的静脉通道通畅,平卧位,注意保暖,持续心电监护、吸氧。严密监测患者的神志、呼吸、心率、血压、末梢循环及出血的病情变化。

3.三级处置

(1)基础急救处理同二级处置。

(2)进一步检查患者的血常规、尿常规,血孕酮测定,做好术前准备。有条件时可行腹腔镜检查。

(3)备血,必要时输血。

(4)手术治疗:根据患者的具体情况选择手术方式如保留手术或切除术等,具体手术方式同二级处置。

(5)保守治疗

1)中医治疗:以抢救为目标的前提下,经充分会诊后,有中医药治疗的适应证者。中医治疗应严格掌握指征,治疗过程中应严密观察患者的生命体征。

2)化学药物治疗:主要适用于早期输卵管妊娠,要求保存生育能力的年轻患者。一般认为应符合下列条件才可采用此法:包块直径<3cm,未发生破裂或流产,无明显内出血,β-hCG<2000U/L。一般采用全身用药,亦可采用局部用药。全身用药常用甲氨蝶呤,常用剂量为 0.4mg/(kg·d),肌内注射,5d 为 1 个疗程,间隔 5～7d,共用 2 个疗程。局部治疗可采用甲氨蝶呤,腹腔镜下局部注射、B超下局部注射、经宫颈输卵管插管至孕囊部位注射等,常用剂量为 10～20mg 溶于 2～4ml 注射用水或生理盐水中。

(6)其他部位的妊娠治疗。

1)卵巢妊娠:手术根据病灶范围做卵巢部分切除,在卵巢和输卵管无法分离时可做患侧附件切除。

2)腹腔妊娠:确诊后应剖腹取出胎儿,胎盘的处理应特别慎重。术前做好输血准备,术后应用抗生素预防感染。

3)宫颈妊娠:尽快终止妊娠。可行刮宫术,术前应做好输血准备,术后用纱布条填塞宫颈管创面以止血,若出血不止,可行双侧髂内动脉结扎甚至行全子宫切除术,以挽救生命。

(李　超)

第四节　产后大出血

产后出血是指胎儿分娩后 24h 内阴道流血量超过 500ml 者,产后出血包括胎儿娩出后至胎盘娩出前,胎盘娩出至产后 2h 以及产后 2h 至产后 24h 三个时期,多发生在前两期。产后出血是分娩期严重的并发症,是产妇四大死亡原因之首。根据发病的原因可分为子宫收缩乏力、胎盘因素、软产道损伤及凝血功能障碍四大类。

【病情分析】

1.临床表现

(1)子宫收缩乏力性出血:产后即时或分娩后 24h 之内有间歇性的阴道出血,量多,检查子宫时,子宫体软轮廓不清,按摩子宫后出血明显减少。

(2)软产道损伤性出血:胎盘剥离不全及胎盘滞留在子宫内,当徒手剥离胎盘时,发现胎盘全部或部分与宫壁连在一起,剥离困难胎盘因素出血发生在第二产程或胎儿娩出后或剖宫产术后持续的阴道出血(色红、量多)、子宫轮廓清晰、胎盘完整。

(3)凝血功能障碍性出血:在孕前或在妊娠期已有比较容易出血的倾向,胎盘剥离或产道有损伤时表现为血不凝、不易止血。

(4)全身情况:随出血速度、失血量及原来身体健康基础而不同。若原有贫血、身体衰弱、精神疲惫、肥胖无力、出血急而量多者,全身情况严重,往往迅速出现休克:头晕,眼花,口渴,冷汗,呵欠,烦躁不安,恶心呕吐,胸闷气短,面色苍白,四肢冰冷,脉速而弱,血压降低,甚至测不到,大小便失禁,昏迷而死亡。

2.辅助检查

(1)胎儿娩出后立即流出大量鲜红色血液,多为软产道损伤或胎盘部分剥离,应迅速使胎盘娩出,擦净外阴、阴道、子宫颈,查看有无损伤。

(2)胎盘娩出后,首先应检查子宫收缩是否良好,即使当时没有流血,也应查明胎盘、胎膜是否完整,胎膜上有无异常血管通过。若阴道出血是阵发性,子宫底软而升高,甚至摸不清子宫,就是子宫乏力。若凝血功能有障碍,则流出的血往往经久不凝。

【处置策略】

治疗原则:迅速止血,补足血容量维持有效动脉血压,保持微循环灌注,保护心、肺、脑、肾等重要脏器功能。

1.一级处置

(1)立即呼叫"120"。

(2)仔细检查并监测患者的体温、脉搏、血压。

(3)急救措施:平卧位,注意保暖;有条件者吸氧,迅速建立静脉通道(静脉输液),必要时建立两条,尽快补充有效循环血量,原则是失多少补多少。药物止血视条件而定。

(4)按摩子宫:这是较简单、有效的刺激宫缩来减少出血的方法,主要有经腹和经腹部-阴道按摩子宫法。经腹按摩法:用手均匀有节律地按摩宫底;腹部-阴道双手按摩法:一手握拳置于阴道穹窿部向前上方顶住子宫前壁,另一手在腹壁按压子宫后壁,以达止血目的。

(5)迅速转运患者到上级医院,途中保持患者平卧位,吸氧,注意保暖。监测患者的血压、脉搏及神志变化,并记录。

2.二级处置

(1)一般急救处理同一级处置方法。

(2)根据临床表现程度参考收缩压估计失血量。

(3)检查患者的血常规、B超及妇科检查。

(4)宫缩乏力出血的处理。

1)子宫收缩药的应用:常用的宫缩药有缩宫素每次 5~10U,肌内注射;或麦角新碱每次 0.2mg,肌内注射等。

2)按摩子宫:助产者一手在腹部按摩子宫底(拇指在前,其余四指在后),同时压迫子宫底,将宫内积血压出,按摩必须均匀而有节律。如果无效,可用腹部一阴道双手按摩子宫法,即一手握拳置于阴道前穹窿顶住子宫前壁,另一手在腹部按压子宫后壁使子宫体前屈,双手相对紧压子宫并做节律性按摩。按压时以子宫恢复正常收缩为止,注意无菌操作。

3)填塞宫腔:方法是持卵圆钳将无菌纱条送入宫腔内,从宫底开始,不能留有空隙,否则可导致隐性出血,影响子宫收缩。要严格无菌操作,纱条保留 12~24h 取出,放置后应用抗生素预防感染。

4)盆腔血管结扎:上述保守处理仍不能止血时,为抢救产妇生命应及时开腹行子宫动脉上升支(或子宫动脉)结扎,或有选择地栓塞子宫的供血动脉。

(5)胎盘滞留因素:治疗的关键是及早诊断,尽快去除此因素的存在。胎盘剥离不全、滞留及粘连均可徒手剥离取出。部分残留用手不能取出者,可用大号刮匙刮取残留物。徒手剥离胎盘时,手感分不清附着界限则切忌以手指用力分离胎盘,因很可能是胎盘植入,此情况应剖腹切开子宫检查,若确诊则以施行子宫次全切除术为宜。

(6)产道损伤性出血:止血的有效措施是一方面彻底止血,另一方面及时准确地修补缝合。阴道缝合需注意缝合到底部,避免留下无效腔,注意缝合后要达到组织对合好及止血的效果。阴道缝合过程要避免缝线穿过直肠。缝合采取与血管走向垂直则能更有效止血。

(7)凝血功能障碍性出血:及时输血、补充凝血因子、输注血小板、护肝、止血药、补液等综合治疗。若并发 DIC,则按 DIC 处理。

(8)如以上措施不理想,应即时转往上级医院。途中要严密监测患者的神志、呼吸、心率、血压、末梢循环及出血的病情变化,保持静脉通道通畅。

3.三级处置

(1)基础急救处理同二级处置方法。

(2)复查血常规、B超等,进一步检查患者的子宫情况,并做好术前准备。

(3)髂内动脉栓塞术:在放射科医师协助下,经股动脉穿刺,将介入导管直接导入髂内动脉或子宫动脉,注入吸收性胶海绵颗粒栓塞子宫的供血动脉,栓塞剂 2~3 周被吸收,血管复通。髂内动脉栓塞术仅适用于在产妇生命体征稳定时进行。

(4)子宫乏力出血:经过以上治疗仍不理想的或出血量多已进入休克者,须立即止血、抗休克,挽救生命。必须做子宫切除术,通常做子宫次全切除术保留双侧附件。

(5)补充血容量,改善微循环。

（6）剖宫产术后晚期出血：少量阴道流血可先给予广谱抗生素及支持疗法，密切观察病情变化。对出血多，反复多次，保守治疗无效，全身情况差者应立即开腹探查，切忌盲目行诊刮术。

（7）产后抗菌治疗，预防感染；纠正贫血，给予铁剂、维生素等加强营养。

（李　超）

第五节　羊水栓塞

羊水栓塞是指分娩过程中羊水进入母体血循环后引起肺栓塞、休克、DIC、肾衰竭或猝死。为产科严重的并发症之一，死亡率很高。

【诊断提示】

1.诊断要点

（1）症状体征：①孕妇在分娩时特别在破膜后突然出现烦躁不安、呼吸困难、发绀、寒战、抽搐、休克、昏迷或产后发生不明原因大出血、血不凝固等症状，血压下降。②胎儿娩出后发生的羊水栓塞，主要为出血倾向，表现有宫腔出血、血不凝固、休克，皮肤黏膜、胃肠道或肾、切口创面、针孔处广泛出血，严重出现急性肾衰竭而死亡。

（2）辅助检查：心电图提示右心扩大及心肌劳损。腔静脉插管取血，查出羊水中的鳞状上皮、黏液、毳毛等有形物质，可明确诊断。实验室检查参照 DIC 方面的化验。X 线胸片双侧弥散性点状片状阴影，沿肺门周围分布，可伴有轻度肺不张及心脏扩大。

2.鉴别诊断　根据病史、诱因、主要症状、体征、发病经过及各种化验应与心力衰竭、子痫、脑血管意外、癫痫等相鉴别。抢救工作争分夺秒，不能等辅助检查结果出来后再处理，以免延误抢救时机。

【治疗提示】

1.紧急处置　初步诊断、辅助检查、初级 ABC 急救措施同时进行。正压给氧，必要时行气管插管或气管切开，保证氧气的有效供应。迅速建立两条静脉通道积极扩容，抗休克治疗，用多巴胺 10～20mg 加入葡萄糖溶液静脉滴注。间羟胺 20～80mg 加入葡萄糖溶液中静脉滴注，与多巴胺合用效果较好。500～1000ml 右旋糖酐-40 静脉滴注，或输新鲜血。尽快结束分娩，宫口未开全者立即行剖宫产，宫口开全无头盆不称者阴道产钳助产，必要时行子宫切除术。大量广谱抗生素预防肺部感染和宫腔感染。发病初期尽早用肝素钠 0.5 万 U 加生理盐水或葡萄糖稀释后静脉注射，注意防治 DIC。5％碳酸氢钠 200～300ml 静脉滴注，纠正酸中毒。

2.缓解肺高压

（1）罂粟碱：罂粟碱 30～60mg 小壶内滴入，100～200mg 加入葡萄糖溶液 250～500ml 中缓慢静脉滴注维持，每日总量不超过 300mg。

（2）阿托品：阿托品 1～2mg 或山莨菪碱注射液 10～20mg 加葡萄糖溶液 20ml 中每 15～30min 静脉注射 1 次。

（3）氨茶碱：氨茶碱 0.25g 加入葡萄糖溶液 20ml 中静脉缓注。必要时可重复使用，每 24h 1～2 次。

3.抗过敏　地塞米松 20mg 加入葡萄糖溶液 20ml 缓慢静脉注射，再用地塞米松 20mg 加入葡萄糖溶液 250ml 静脉滴注，或氢化可的松 200～300mg 稀释后静脉滴注。

4.治疗心力衰竭　去乙酰毛花苷 0.2～0.4mg 加入葡萄糖溶液 20ml 静脉缓慢静脉注射，呋塞米 20～40mg 加入葡萄糖溶液 20ml 静脉注射，或 20％甘露醇 250ml 快速静脉滴注。

【首诊处置医嘱】

1.按产科护理常规护理(建立急救特别记录单)。

2.一级护理。

3.病危通知。

4.禁食。

5.加压吸氧。

6.保暖。

7.气管插管或气管切开(必要时)。

8.静脉插管取血样,查找羊水内容物。血涂片查鳞状上皮细胞。

9.抽血查血常规,电解质,肝、肾功能,CO_2结合力,血气分析,血糖,血交叉配合试验,血小板计数,出、凝血时间,血浆纤维蛋白原,凝血酶原时间,3P试验,FDP测定,优球蛋白溶解时间。

10.床边胸部 X 线摄片,心电图。

11.5%葡萄糖溶液 100ml＋肝素钠 0.5 万 U,静脉滴注,立即。

12.5%葡萄糖溶液 20ml＋地塞米松 20mg,静脉注射,立即。

13.500ml 右旋糖酐-40＋山莨菪碱注射液 20mg,静脉滴注,立即。

14.5%碳酸氢钠 200ml,静脉滴注(根据血气分析调整用量)。

15.新鲜血 400ml,静脉滴注(肝素钠应用后)。

16.10%葡萄糖溶液 250～500ml＋罂粟碱 30～90mg,静脉滴注,1/d。

17.10%葡萄糖溶液 500ml＋维生素 C 2.0g＋ATP 40mg＋辅酶 A 100U,静脉滴注,1/d。

18.0.9%氯化钠注射液 250ml＋头孢曲松 2.0g,静脉滴注,2/d。

(李　超)

第六节　孕期创伤

【概述】

年龄在 10～50 岁的任何女性均应考虑怀孕的可能。妊娠导致重要的生理变化,并对全身几乎各个器官产生解剖学影响。这些结构和功能的改变可能影响受创伤孕妇的症状和体征,而影响其评估。医师作为孕妇创伤的目击者必须牢记患者是两个人。然而,最初处理的优先选择与未孕患者一样,是受伤的孕妇。要想获得二者的最大利益,对孕妇与婴儿的生理联系的全面理解至关重要。对婴儿最佳的初步处理是对母亲进行适当的复苏并对胎儿早期评估。监测和评估应对母亲和胎儿同时进行。X 线检查如为必要,不应因妊娠而有顾虑。应在评估创伤孕妇的早期进行高质量的外科和产科会诊。

【妊娠中的解剖学和病理学的警戒信号】

(一)解剖

子宫在妊娠 12 周以前一直在盆腔内,其后长出盆腔成为腹腔器官。在 20 周时,子宫在脐水平。在 34～36 周时,达到肋缘水平。妊娠末 2 周,子宫底通常由于胎头入盆而下降。随着子宫的增大,内脏被推向头侧,导致其几乎均位于上腹。因此,在钝性腹部外伤时,内脏被一定程度地保护了。因而,子宫及其内容物(即胎儿和胎盘)成为易受伤的部分。然而,在妊娠末期,由于内脏向头侧移位,上腹部的穿透性创伤可能导致肠道的复合损伤。

在妊娠的前 3 个月,子宫是一个不大的厚壁结构,被骨盆所保护。妊娠中期 3 个月,子宫增大超出了保护它的盆腔,但由于幼小的胎儿是可动的,较多的羊水对之起缓冲作用。羊水本身可能是羊水栓塞的成分,受伤时,羊水进入血液可导致弥散性血管内凝血(DIC)。到妊娠的最后 3 个月,子宫变大、壁薄。头先露时,胎头常在盆腔内,而胎儿附属物暴露于骨盆边缘以上。骨盆骨折在妊娠晚期,可能导致胎儿颅骨骨折或其他严重的颅内损伤。不同于有弹性的子宫肌层,胎盘缺乏弹性。缺乏弹性的胎盘组织易在子宫和胎盘之间形成剪切力,导致胎盘早剥。胎盘血管在妊娠中被最大限度地扩张,然而它对儿茶酚胺的刺激仍非常敏感。而且,血管内容量的迅速减少可能很大程度地导致子宫血管阻力增加,尽管产妇生命体征平稳,也导致了胎儿的缺氧。以上这些变化导致子宫及其内容物易于收到包括穿透、破裂、胎盘早剥及胎膜早破等的损伤。

(二)血容量和构成

1.容量　妊娠过程中血浆容量逐渐增加,在 34 周时达到平台。而红细胞容积增加得较少,导致血细胞比容的下降(妊娠生理性贫血)。在妊娠末期,血细胞比容 31%～35% 属正常范围。失血时,即使是健康的妊娠者,可能丢失 1200～1500ml 血容量方出现低血容量症状。然而,这样的失血量可能导致胎儿窘迫而表现为胎心增快。

2.构成　妊娠时血白细胞(WBC)计数增加。妊娠中 WBC 计数高达 15000/mm^3,或在产程中高达 25000/mm^3 并非罕见。人血纤维蛋白原水平及许多凝血因子轻度升高。凝血酶原和部分凝血酶原时间可能缩短,但出、凝血时间不变。妊娠时,人血白蛋白水平降至 2.2～2.8g/dl,导致血清蛋白水平下降约 1.0g/dl。血清渗透压妊娠中保持在 280mmol/L。

(三)血流动力学

1.心排血量　妊娠 10 周后,由于血浆容量的增加和子宫、胎盘血管的阻力下降(在孕末 3 月将接受患者 20% 的心排血量)。这种心排血量的增加在妊娠中期时,可由于母方的体位改变而受到很大影响。在平卧时,由于减少了下肢静脉回流,腔静脉被压缩,心排血量减少了 30%。

2.心率　妊娠期间心率逐渐增加 10～15 次/分,至妊娠后 3 个月达最大心率。在解释由低血容量造成的心动过速时应考虑这种心率的改变。

3.血压　妊娠中间 3 月收缩压和舒张压下降 5～15mmHg。妊娠末期血压恢复接近正常。部分妇女可能出现平卧时低血压(直立性低血压)。此状态可被左侧卧位所纠正。妊娠过程中血压、脉搏、血红蛋白和血细胞比容的正常改变应与妊娠创伤的改变进行仔细鉴别。

4.静脉压　妊娠时的静息中心静脉压可变,但其对容量的反应与未孕患者是相同的。妊娠末 3 个月下肢静脉压力升高。

5.心电图改变　电轴可能左偏 15°。Ⅲ和 AVF 导联 T 波低平或倒置,而胸前导联可能正常。异位搏动在妊娠中增强。

(四)呼吸系统

潮气量增加导致分钟通气量增加。这种改变可能是妊娠中孕激素水平增加所致。妊娠晚期常见低二氧化碳(PaO_2<30mmHg)。妊娠中 PaO_2 在 35～40mmHg 常提示呼吸衰竭迫在眉睫。虽然用力肺活量在妊娠中有波动,但由于吸气肺容积降低及残气量下降二者的平衡,用力肺活量大致保持稳定。胸腔的解剖改变导致残气量下降,这与膈肌上抬有关,胸片上表现为肺标记增加和肺容积突起。

妊娠中氧消耗增加,这是受伤孕妇复苏中保持适当动脉氧的重要原因之一。

(五)胃肠道

妊娠中胃肠排空时间延长,医师应总认为孕妇的胃是充盈的。因此,为防止胃内容物吸入,早期胃肠减压很重要。肠道在上腹部被重排,并可能被子宫屏蔽。妊娠患者的脾和肝脏位置并无改变。

(六)泌尿系统

肾小球滤过率和肾血流速在妊娠期增加。肌酐和血清尿素氮水平降至孕前正常水平的一半左右。妊娠期常出现尿糖阳性。排泄性尿路造影显示生理性肾盏扩张,在妊娠后骨盆和其上的子宫可能持续数周。因为子宫的右旋,右肾集合系统较左侧扩张明显。

(七)内分泌系统

妊娠中垂体在大小和重量上增加30%～50%。休克将导致腺垂体坏死而发生垂体功能低减。

(八)肌肉骨骼

耻骨联合在孕7个月时增宽到4～8mm。骶髂关节也同时增宽。在解读盆腔X线时应考虑这些因素。

(九)神经系统

子痫是妊娠末期的并发症,可能类似头部损伤。惊厥伴有高血压、反射亢进、蛋白尿和外周水肿时应考虑子痫。神经科和产科会诊常常对鉴别子痫和其他惊厥有帮助。

【受伤机制】

所有受伤机制均与非孕期相同。也应认识到妊娠患者的一些不同之处。17%的孕妇由他人致伤,60%的患者由于家庭暴力反复发病。与虐待儿童一样,这些信息应得到证实并记录在案。

1.钝性损伤　腹壁、子宫肌层和羊水在受到钝性损伤时成为胎儿的缓冲部分。然而,当腹壁撞上仪表盘或方向盘,或孕妇被钝性仪器撞击时,也可发生直接损伤。快速压缩、减速或剪切力导致的胎盘早剥可对胎儿产生间接损伤。

安全带通过减少前冲而降低了母方的损伤。然而束缚系统的类型影响着子宫破裂和胎儿死亡的发生。单独应用安全带允许前向弯曲和子宫收缩将导致子宫破裂和胎盘早剥。安全带系得过高超过子宫可能导致子宫破裂,因为直接的外力传导到子宫而产生冲击力。应用肩部束缚带降低了对胎儿的直接和间接损伤,这可能是因为减速力被较大的表面积所分散,同时阻止了怀孕子宫的前向弯曲。因此,明确束缚装置的类型对患者的整体评估是重要的。

2.穿透性损伤　随着怀孕子宫的增大,其他内脏相对受到保护而不受穿透伤,与此同时,子宫受伤的机会增加了。致密的子宫肌层能吸收来自穿透伤的一大部分能量,降低了外力的速度,并减少了对其他脏器损伤的机会。同时羊水和其他内容物降低了穿透物的速度。对母体内脏损伤的概率降低导致大部分受到子宫穿透伤的母方的良好转归。然而,受到子宫穿透伤的胎儿常预后不良。

【受伤的严重程度】

母体受伤的严重程度决定了母亲和胎儿的转归。因此,治疗方法也取决于母体受伤的严重程度。所有重要脏器受到损伤的妊娠妇女,均应被拥有外伤和产科处理能力的综合医院接收,因为她们有着较高的母亲或胎儿死亡率。收入院的80%的失血性休克存活的女性其胎儿预后不良。即使妊娠妇女仅受轻伤,也应进行仔细检查,因为轻伤也可能导致胎盘早剥及胎儿死亡。对胎儿的直接损伤常发生于妊娠晚期,并常与母亲的严重损伤相伴发生。

【评估和处理】

为获得最佳的母亲和胎儿的结果,建议首先评估母方并对之进行复苏,然后,在对母方做出进一步全面审查前评价胎儿的情况。

(一)初步检查和复苏

1.母体　保证患者气道通畅,适当的通气和有效循环血量。首先给予吸氧。如需通气支持,应对妊娠患者进行气管插管。如患者为高通气,应给予安慰。

子宫压迫腔静脉可能减少回心血量,导致心排血量减少并加重休克状态。因此,除非怀疑脊柱损伤,应以左侧位抬高或转运妊娠患者。如果患者为平卧位,右髋应用枕头垫高4～6英寸,这样子宫被人为地转向左侧,以减轻对下腔静脉的压力。

因为血容量增加,妊娠患者在心率加快、血压下降及出现其他低血容量体征之前可能已有大量失血。因此在母亲的状况尚处稳定时,胎儿可能已经处于休克和低灌注状态。应用晶体液复苏和早期输注同型血以维持妊娠期的生理性高容量状态。避免使用升压药来维持母体血压,因为这将进一步减少子宫血流量,导致胎儿缺氧。一旦静脉通路建立,应同时进行适当的实验室检查,包括血型、交叉配血、毒理分析和纤维蛋白原水平测定。

2.胎儿 妊娠期的腹部检查非常重要,而对母体受伤严重程度和胎儿状态的快速确定有赖于全面的评价。腹肌紧张、肌卫、强直或反跳痛提示子宫破裂。通常,随着妊娠的进展,由于腹部膨胀和腹壁肌肉组织的减弱,腹膜刺激征难以辨别。其他提示子宫破裂的征象有:腹部胎儿横卧(如斜位或横位),胎儿位于子宫外使之易被触及,当子宫底破裂时不能触及子宫底。阴道流血、子宫紧张、频繁的宫缩、子宫抽搐或易激惹(一旦触及子宫即出现宫缩)提示胎盘早剥。

子宫破裂或胎盘早剥的大部分病历中,患者的主诉是腹痛或痉挛。低血容量体征可与这些症状相伴出现。

胎心最早可经Doppler闻及(≥10周)。20～24周后持续监测有益。

(二)初步的检查和复苏的附加语

1.母方 如果可能,患者应在完成体格检查后左侧卧位进行监测。为维持妊娠患者的相对高容量状态,监测中心静脉压(CVP)对液体负荷的反应至关重要。母体的监测包括:脉搏感知血氧监测,二氧化碳测定和动脉血气分析。应牢记妊娠期母体的二氧化碳水平偏低。

2.胎儿 胎儿窘迫可在妊娠期的任何时候发生,并且毫无征兆。虽然20周后可以通过任何听诊器监测胎心率,但是胎心率和节律最好通过标准的心脏分娩力描记仪进行监测。20周以上的胎儿应持续监测以发现早期的胎儿窘迫。正常的胎心率在120～160次/分之间。应进行产科会诊以分析胎儿心率。异常的胎心率基线水平,重复减速,缺乏胎心加速或变异率,或频繁的子宫活动可能是胎儿代偿失调(缺氧或酸中毒)的征象,并应立即请产科会诊。

如有指征,应进行X线检查,因为毫无疑问,这对胎儿而言利大于弊。当然,应避免无必要的重复影像学检查。

(三)进一步评估

母体的重新全面评估与非妊娠患者是一样的。DPL和腹部超声的指征相同,然而,DPL应用于脐上。应密切关注提示早期产程的子宫收缩或伴有阴道流血痉挛性收缩,以及提示正常植入子宫胎盘提前剥离的征象。腹部检查应包括正规的盆腔检查。羊水自阴道流出的证据是pH在7～7.5,提示羊膜腔破裂。应记录宫颈消失和扩张,胎儿先露及其与坐骨棘的关系。由于在妊娠后三月中,阴道流血可能表明胎儿濒死,因此阴道检查很重要。应与产科联合做出剖宫术的决定。

当出现阴道流血、子宫易激惹、腹肌紧张、腹痛或痉挛性疼痛、低血容量、胎心改变或消失、羊水过少时,收入院是必要的。应提供对胎儿和母亲进行适当的监护和治疗的条件。即使母亲受伤轻微,胎儿也可能出现危急情况。

(四)决定性的处理

除了未妊娠患者的受伤类型之外,妊娠中可能导致子宫破裂。子宫在妊娠前3个月内被骨盆所保护,但随着妊娠的进展,受伤的机会增加。创伤性子宫破裂可能有多种临床表现,如大出血、休克或仅有轻微的症状。一旦发生或怀疑存在特殊的子宫问题,应请产科会诊。

X线上,子宫破裂的证据有:胎儿肢体伸展,胎位异常,腹腔内游离气体。怀疑子宫破裂时应行剖腹探查术。胎盘早剥是受到钝性外伤后导致胎儿死亡的原因。妊娠末期,胎盘早剥可见于相对轻微的损伤。除外出血之外,还可能有以下症状和体征:腹痛、子宫紧张、子宫易激惹、宫底升高和母体休克。30%外伤后的胎盘早剥可能无阴道流血。监护或腹部触诊记录频繁的子宫活动是发现胎盘早剥的最敏感指标。子宫超声可能显示病变,但并不是确诊的依据。

随着胎盘剥离的扩大或羊水栓塞,开始出现广泛的血管内凝血并导致纤维蛋白原(<250mg/dl),其他凝血因子和血小板的消耗。凝血的病理性消耗可能迅速出现。危及生命的羊水栓塞和(或)DIC出现时,应在补充血小板、纤维蛋白原和其他凝血因子的基础上进行紧急的清宫手术。

继发的母婴出血不但包括胎儿贫血和死亡,如果母亲是Rh阴性血,还可能导致同种异体免疫反应。因为仅需0.01ml Rh阳性血就可能激活70%的Rh阴性患者,Rh阴性的母亲一旦出现母婴出血,应进行Rh免疫球蛋白治疗。虽然Kleihauer-Betke试验阳性(母亲血的涂片用来检测母体血循环中的胎儿红细胞的方法)提示母婴出血,但阴性结果也不除外有母婴少量出血的可能,而这种少量的出血也可能激活Rh阴性的母亲。因此,所有Rh阴性的妊娠受伤患者均应考虑Rh免疫球蛋白治疗,除非受伤部位远离子宫(如单发的远端肢体受伤)。免疫球蛋白治疗应在受伤72h之内进行。

子宫周围大量的、充血的盆腔血管在骨盆骨折时受钝性伤后,可能导致大量的腹膜后出血。

最初的治疗是针对妊娠患者本身进行复苏并保持其平稳,因为胎儿的生命在此时完全取决于母亲的情况。应在确保母亲复苏和平稳后方进行胎儿的监测。两个患者(母亲和胎儿)和潜在多发伤的出现,强调了在考虑产科意见的同时的外科处理的重要性。

【家庭暴力】

在同居、婚姻和妊娠中,家庭暴力迅速成为妇女受伤的主要原因。这些打击可能致死和致残。表现为急诊就诊患者的增加。以下几点提示家庭暴力的存在:①病史叙述与受伤不一致;②自卑,抑郁,自杀倾向;③自虐;④频繁的急诊就诊或医师出诊;⑤症状提示有虐待可能;⑥受伤后自我谴责;⑦伴侣坚持参与叙述病史及检查,并垄断问诊内容。

这些信号仅仅提示有家庭暴力的可能,并需作进一步调查。可疑的家庭暴力病例可通过地方社会服务机构或地方健康和人类服务部门上报。

【总结】

妊娠中重要的、可预知的解剖和生理改变可能影响对妊娠期受伤妇女的评估和治疗。严格的液体和血液的替代治疗可用来纠正和防止母体和胎儿的低血容量性休克。对妊娠受伤的妇女应研究其特殊的受伤状态,如子宫的钝性或穿透性伤、胎盘早剥、羊水栓塞、同种免疫和胎膜早破。在其环境稳定后,对这一过程的第二个生命——胎儿,也应引起注意。高质量的外科和产科会诊应及早进行。

(李　超)

第七节　外阴损伤

由于外阴部血运丰富,皮下组织疏松,局部受到硬物撞击,皮下血管破裂,易形成皮下血肿,称之为外阴损伤。

【病因】

1.外伤:多见于未成年少女,也可发生在年轻女性,骑车、跨越栏杆或从高处跌落时,均可形成骑跨伤。

2.阴道发育差,粗暴性交,尤其是新婚,可形成阴道口及阴道裂伤。

3.阴道分娩时由于胎儿过大、产程过急、产力过猛、会阴弹性过差,均可造成外阴损伤。

【诊断要点】

1.临床表现

(1)疼痛:受伤后感到外阴疼痛,局部形成血肿时,患者感到外阴肿胀、剧烈疼痛、行走不便。

(2)外阴血肿,进行性增大,出现波动感,有压痛。

(3)当皮肤有裂伤时,可有活动性出血。出血量多时,可出现头晕、面色苍白、脉搏加快、血压下降等休克表现。

(4)妇科检查时可见外阴部有紫蓝色肿物,压痛明显,有波动感,皮肤有裂伤时可见活动性出血。

2.诊断

(1)骑跨伤史、强暴史、分娩史。

(2)妇科检查:外阴血肿或伴有活动性出血。

(3)病情危重指征:外阴大出血,外阴巨大血肿。

【急救与治疗】

1.保守治疗

血肿小且无增大时可保守治疗。

(1)卧床休息。

(2)局部在24h内冷敷并压迫止血。

(3)24h后可改用热敷、超短波、远红外线治疗。

(4)血肿形成4~5d后在严密消毒下行血肿穿刺抽吸术。

2.手术　血肿大,继续出血者应手术

(1)采用骶麻或腰麻,因外阴神经丰富,手术时应给予良好的麻醉以便手术彻底止血。

(2)切开时切口应达血肿下端以便引流通畅,结扎出血点后再予以缝合。

(3)术毕应在外阴或阴道内加压以防继续渗血。

(4)术后保留尿管24h。

(5)全身抗感染治疗。

【护理】

1.护理诊断

(1)恐惧与突发创伤有关。

(2)急性疼痛与外阴、阴道创伤有关。

(3)有感染的危险与局部表皮破溃有关。

(4)潜在并发症失血性休克。

2.护理措施

(1)心理护理:用亲切温和的语言安慰患者,鼓励患者面对现实,积极配合治疗。

(2)密切观察患者体温、脉搏、呼吸、血压。

(3)建立静脉通道,做好输液、输血准备,及时给予止血药物。

(4)注意观察血肿的大小、颜色及其变化。

(5)嘱患者保持外阴部清洁,必要时遵医嘱使用抗生素,预防感染。

(6)注意观察患者有无主诉进行性疼痛或阴道、肛门坠胀等症状。

(7)做好术前准备。

(8)术后护理:积极止痛;保持外阴部清洁、干燥。

(李　超)

第八节　妇产科患者的输血治疗

一、妊娠合并症的输血治疗

妊娠合并症是指在妊娠状态下合并发生的疾病,如妊娠合并慢性贫血、血小板减少和妊娠高血压疾病等。这类疾病的病理改变虽然不是由妊娠而引起的,但妊娠可以促使这些合并症病情加重或恶化,故对妊娠合并症应及时有效的预防和诊治。

【妊娠合并慢性贫血】

妊娠期贫血的诊断标准不同于非妊娠妇女。根据 WHO(世界卫生组织)的规定,妊娠期贫血的标准是外周血 Hb<110g/L 或 Hct<0.30。我国目前沿用的标准是,Hb<100g/L,红细胞<3.5×10^{12}/L 或 Hct<0.30。

（一）妊娠合并慢性贫血的临床特点

1.营养缺乏是妊娠期贫血最常见的原因,如铁缺乏引起的缺铁性贫血。

2.妊娠期贫血除母体有相关症状和体征外,严重者还可能影响胎儿生长发育。

3.妊娠合并慢性贫血的治疗首要是去除病因,应尽量避免输注红细胞。如贫血严重,需输注红细胞,原则上使 Hb 浓度能维持孕产妇最低生理需求为宜。

（二）妊娠合并慢性贫血的治疗

1.妊娠合并再障

(1)妊娠期治疗:严格掌握输血指征,根据患者情况选择所需成分血,以保证妊娠的正常进行。可选择输注去白细胞悬浮红细胞、悬浮红细胞或洗涤红细胞等,使患者 Hb≥80g/L。当血小板计数<20×10^9/L 时,有潜在出血风险,应输注血小板。

(2)分娩期处理:预防出血及感染,尽量经阴道分娩;如行剖宫产术,术前1～2h 及术中各输注单采血小板 1 个治疗量,分娩时尽量避免过多组织损伤,彻底止血。

2.妊娠合并地中海贫血　患有重型和中间型地中海贫血的妊娠妇女,母胎病死率均较高。其贫血程度、妊娠期心血管系统的改变及已有的心脏损害,均可加重继发于铁负荷过重的多器官功能损害。重型和中间型地中海贫血的妊娠妇女,其治疗原则如下:①Hb 需要维持在 100～120g/L,使胎儿出生最优化;②如需要输血,可选择去白细胞悬浮红细胞或悬浮红细胞。轻型者不需输血;③如果存在铁负荷过量的明显临床症状,应避免在早孕期间使用铁螯合剂,中晚孕期时要慎用。

【妊娠合并血小板减少症】

妊娠期血小板计数<100×10^9/L 即可诊断为血小板减少症。妊娠期合并血小板减少症临床很难区分是由于妊娠导致还是免疫抑制或其他病理因素引起。不过,无论是何种原因所致的血小板减少,大部分欧

美国家指南认为,经阴道分娩血小板计数$>50×10^9/L$,或剖宫产术血小板计数$>80×10^9/L$,可耐受任何麻醉方式。

1.妊娠期血小板减少症　据欧美国家统计,大约有6％的孕妇在妊娠后期(妊娠后1/3期)发生原因不明的血小板减少。我国规定妊娠期血小板减少症的诊断标准为血小板计数$<100×10^9/L$。尽管其病因和临床意义尚不明确,但通常认为妊娠期血小板减少症是亚临床免疫性血小板减少性紫癜或HELLP综合征的先兆,但要排除妊娠期良性血小板减少和假性血小板减少。

妊娠期良性血小板减少通常血小板计数$>75×10^9/L$,仅见于妊娠期,无出血表现,产后血小板即恢复,胎儿及新生儿不出现血小板减少。假性血小板减少可能是由于实验室误差、EDTA抗凝剂造成。对此,可用血涂片检查或用柠檬酸盐处理后重新检测血小板计数来排除。

2.妊娠合并特发性血小板减少性紫癜　妊娠合并ITP大部分好发于既往有ITP病史的孕妇。在整个孕期,血小板计数最低值发生于妊娠后期。在无既往史的孕妇中,ITP的诊断较为困难。血小板抗体的检查意义不大,因为在没有合并ITP的孕妇中血小板抗体的检查仍可能是阳性。妊娠期治疗仅针对母体。

孕妇病情处于活动期时,应尽可能采取保守治疗。在出血病例中,治疗目的是提升血小板计数$≥(20\sim30)×10^9/L$,使用糖皮质激素作为一线药物。IVIG应作为二线用药。IVIG可用于分娩前准备,必要时可与血小板输注同时使用。IVIG $0.3\sim0.5g/(kg \cdot d)$,连续使用$3\sim5$天。对妊娠期ITP的治疗要注意以下几个方面:①早中孕或晚孕初期时,血小板计数$<20×10^9/L$,治疗目的使晚孕时血小板计数$>80×10^9/L$;②血小板计数$<80×10^9/L$时,应避免硬膜外或脊髓麻醉方式;③极少有血小板输注指征;④如果情况允许,尽可能延迟脾切除的时间直至分娩后;⑤没有必要进行胎儿血液采样及择期剖宫产术,因为母体合并ITP时胎儿发生血小板减少症的概率仅为12％,颅内出血的概率更少,仅为1％。

3.妊娠合并血栓性血小板减少性紫癜　该病是由抗体介导的血管性血友病因子(vWF)裂解酶减少所导致的。TTP常见于妊娠中后期,其治疗方法与非产科状态的TTP类似,通常需要行血浆置换。TTP的发生与子痫前期没有联系,且无须通过终止妊娠来缓解。有TTP病史患者在孕期可能复发,但该病经治疗缓解后,不是妊娠的禁忌证。在妊娠期,建议严密监测孕妇的vWF裂解酶水平。

4.妊娠合并溶血性尿毒综合征(HUS)　妊娠合并HUS和TTP的共同特征均为微血管病性溶血性贫血和血小板减少。HUS通常发生于产后第2天(平均为26d),但仍有5％～10％病例出现在产前。其中有50％患者表现为血小板减少(血小板计数$<100×10^9/L$)。终止妊娠不是治疗该病的手段,通常采用支持疗法,包括肾透析和红细胞输注,即使进行血浆置换治疗,仍有25％患者会出现肾衰竭。

5.妊娠合并2B型血管性血友病　该病的特点是凝血因子Ⅷ和vWF水平低下。由于vWF与血小板膜上糖蛋白Ib的亲和力增强,vWF在循环血中与血小板自发性结合,形成vWF/血小板复合物,并被快速消除,从而导致血小板减少。治疗上可采用大剂量高分子质量的vWF多聚体(如含有vWF的中纯度凝血因子Ⅷ浓缩剂),分娩时采用vWF和凝血因子Ⅷ:C浓缩剂预防性治疗,使凝血因子Ⅷ:C的水平超过400IU/L,剖宫产时凝血因子Ⅷ:C的水平超过500IU/L。

6.妊娠合并遗传性凝血功能障碍及血小板功能障碍　该类疾病(如vwD、凝血因子Ⅺ缺乏症、血小板无力症等)在孕期应尽可能避免成分输血,以免增加发生同种免疫的风险。在分娩前后,输血可能是难免的,但如果该患者已发生了同种免疫,输血治疗则较为困难。对这类罕见疾病患者,有必要制定分娩计划及个体化治疗。

【溶血、肝酶升高、血小板减少综合征】

HELLP综合征属于微血管病性溶血性贫血,也称为血栓性微血管病性贫血,可在孕期及产褥期发生。本病以溶血、肝酶升高、血小板减少为主要特点。与TTP及HUS的患者相比,HELLP综合征患者中

70％伴有抗凝血酶水平下降,但并不伴随显性 DIC。适时终止妊娠是该病的唯一根治手段。

1.输血治疗　由于血管内皮损伤及血小板的激活、溶血及肝功能损害,上述病理变化均可使 HELLP 综合征易于并发 DIC 和胎盘早剥。由于肝功能损害,使凝血因子合成减少,DIC 时凝血因子的消耗增加,导致抗纤维蛋白酶浓度降低。研究报道,HELLP 综合征患者相比正常妊娠和子痫前期的妇女,其体内纤维结合蛋白及 D-二聚体浓度较高,而抗纤维蛋白酶浓度较低。HELLP 综合征引起的胎盘早剥,增加了 DIC、肺水肿及肾衰竭(少尿、无尿及血清肌酐水平高)的风险,需要输血治疗。

血小板的输注适用于有明显出血(如自发的或手术切口的出血)或血小板计数＜$20×10^9$/L 的患者。如果计划剖宫产,需要提高血小板计数＞$(40\sim50)×10^9$/L。推荐对行剖宫产术前的患者或血小板计数＜$(20\sim25)×10^9$/L 的经阴道分娩患者输注血小板。

2.血浆置换疗法　由于终止妊娠是该病的唯一根治手段,因此应适时考虑选择终止妊娠。严重的子痫前期及 HELLP 综合征,可在终止妊娠后 $1\sim10d$ 缓解。而有临床试验表明,对重度子痫前期的患者,采取血浆扩容并无益处,且增加了剖宫产的风险,因此,应放弃该种疗法。如果恢复时间超过 3d 或 HELLP 综合征在产后发展为多器官衰竭,可能需要血浆置换。

血浆置换作为一种治疗手段,其主要机制是去除血浆中的某些致病成分,如抗体、免疫复合物、内毒素和外毒素等,且可以置换某些血浆蛋白和凝血因子。血浆置换液包括人造胶体液、人血白蛋白及 FFP。目前,对 HELLP 综合征采用血浆置换的疗效和机制尽管仍存在一定争议,但大部分学者认为可能是通过清除血浆中的某些促凝因子或补充某些血浆因子,减少血小板聚集,促进内皮细胞恢复。对于产后胆红素或肌酐持续性升高超过 72h 的产妇,适用于 FFP 进行血浆置换疗法。对于持续性溶血、血小板减少及低蛋白血症的患者,产后予红细胞和血小板替代治疗,与补充白蛋白一样,是规范化的治疗方案。

二、产科出血与弥散性血管内凝血的输血治疗

产科出血和 DIC 是病理性产科常见而严重的并发症,这一病理过程同时又可导致其他多种产科并发症。一项全球范围的调查显示:产科出血仍是引起孕产妇死亡的最重要原因,在全球每年死亡孕产妇中,有高达 30％的比例是因这一原因而直接导致死亡。由于孕产妇处于血液高凝和低纤溶状态,容易受到促凝因子的影响而诱发 DIC。因此,及时、有效地预防及治疗产科大出血和 DIC,可以阻止病情进一步恶化,降低孕产妇死亡率。产科出血患者的输血治疗,与内科和外科输血既有相似之处,又有自身的特殊性。

【产科出血】

产科出血是指妊娠、分娩或产褥期女性生殖器官的出血。其失血超过 500ml 或剖宫产后失血超过 1000ml,严重者甚至导致失血性休克。产科出血分为早中孕期、产前和产后出血,其中,产后出血最常见。

(一)分类

产科出血按照其发病阶段不同分为早孕期出血、分娩前出血和分娩后出血(产后出血)。产后出血又分为早期产后出血和晚期产后出血。早期产后出血是指分娩后第一个 24h 内的过量出血,在孕产妇的发生率占 4％～6％。晚期产后出血是指分娩 24h 后至产后 6 周的出血,发生率为 1％～3％。英美等国家认为,有临床意义的产后出血应定义为分娩 24h 内出血量＞1500ml,Hb 降低≥40g/L 或需紧急输注红细胞＞4 个单位。

(二)临床特点

产科出血除具有与外科出血类似的机体应激反应外,还具备不同于非妊娠人群损伤出血的特点:

1.产科出血的病因均和妊娠相关,可发生在生殖道的任何部位。根据孕周和病因的不同,阴道出血的

时间和特点不尽相同:①早孕期间先兆流产的阴道出血多呈点滴样,色暗红;②软产道裂伤多发生于胎儿娩出后阴道鲜红色流血,呈持续性,与宫缩无关;③胎盘因素导致的产道出血,多发生于胎儿娩出后数分钟,伴有子宫收缩和宫底上升;④宫缩乏力性出血多为间断性出血,出血随宫缩变化而改变,使用缩宫药有效;⑤凝血功能障碍引起的出血,多呈持续性,且根据血液凝固状态可判断病程进展。

2.妊娠期血液生理学改变导致血容量增多、血液稀释和血液高凝。此外,妊娠期胎盘分泌较多种皮质激素,使孕产妇对失血的耐受性增强,尤其是少量、隐匿、间断性出血,常不引起孕妇重视。

3.由于孕产妇多年轻体健,出血又局限于生殖道,及时有效地去除病因,可迅速改善病情。

4.基于妊娠期特殊的生理改变,产科出血、休克易于诱发DIC、肾衰竭、感染和过敏反应,使病理生理变化和临床处理更为复杂。

基于上述因素及客观条件的限制,常使产科出血呈无法控制状态,及时有效地去除病因、控制出血尤为关键。因此,有必要在产科出血救治前对患者进行全面准确的评估。

(三)失血量的评估

临床常见的评估失血量的方法包括测量法和临床评估法,通常将两者结合运用来判断失血量。

1.测量法　适用于经阴道分娩的产妇。分为:①容积测量法:用带有刻度的量杯或专用的产后接血容器收集产后阴道流出的血液和血块,计算失血量。因常与羊水混合而需校正;②面积测量法:根据不同规格的纱块吸收血量不同换算失血量。注意加上胎盘中含母体出血量约150ml;③比重测量法(称重法):失血量=总量(称重)-原纱布量/1.0s(血液比重)。

2.临床评估法

(1)休克指数评估:休克指数=心率/收缩压(mmHg),正常<0.5。如休克指数0.6~0.9,则失血量<500~700ml,占血容量<20%;如休克指数1.0,则失血量1000~1500ml,占血容量20%~30%;如休克指数1.5,则失血量1500~2000ml,占血容量30%~50%;如休克指数≥2.0,则失血量2500~3500ml,占血容量≥50%~70%。

(2)临床体征评估:根据监测血压、脉搏、毛细血管再充盈时间、精神状态等评估失血量。

(3)Hb和Hct评估:Hb每下降10g/L,失血量约400~500ml。急性出血4h或更长时间内,Hb和Hct的变化不能客观反映失血量的多少,应动态监测其变化情况。

对于急性大出血的患者,有条件者可以行有创性中心静脉压(CVP)监测来估计失血量及判断补液量是否足够。

(四)扩容治疗

产科大出血扩容治疗的目的是为了恢复有效循环血量及组织氧供能力。补充循环血量的基本原则是维持和恢复重要器官和组织灌注,纠正酸碱平衡和电解质紊乱,防止休克恶化,且不能因补充血容量而延误治疗,活动性出血。

1.扩容时机　及时有效地恢复血管内容量是纠正失血性休克的关键。当失血量达到或超过自身血容量的20%时,为了预防失血性休克,应进行扩容治疗。临床上一般遵循"先晶体后胶体",晶胶比例为(3~4):1,维持尿量30ml/h以上为宜。

2.扩容液的种类　扩容液包括晶体液和人造胶体液两大类。晶体液主要补充细胞外液,如生理盐水和平衡盐溶液;胶体液主要补充血管内容量,维持胶体渗透压,减少扩容液的总量,如白蛋白、右旋糖酐、明胶及羟乙基淀粉等。失血性休克的患者,通常由于处于应激状态而血糖升高,胰岛素分泌和利用受限,一般不建议输注葡萄糖溶液。

3.扩容速度及扩容量　一般抢救休克时在30~60min内或更快速率输完1000~2000ml晶体液直至

血压恢复。总输液量原则上应该超过估计的出血量的 3～4 倍,但临床上通常难以掌控,应密切观察患者的治疗反应,监测血流动力学指标和组织灌注指标,如乳酸盐和碱缺失。乳酸盐可间接反映缺氧程度,以及组织灌流量不足和失血性休克的严重程度。如其 24h 浓度≤2mmol/L,提示患者预后良好。碱缺失(动脉血气分析)也可以间接反映组织酸中毒引起的灌流不足。

4.扩容注意事项　扩容过程中注意患者的保温,大量输液或输血时必须对库血和扩容液加温,以预防低体温造成凝血功能障碍、组织缺氧及酸中毒。还应注意大量扩容可能引起稀释性凝血功能障碍,必要时补充 FFP、血小板、冷沉淀等血制品。

(五)控制出血

控制产科出血的关键是迅速查明病因,针对病因采取相应的止血方法。通常遵循先简单、后复杂,先无创,后有创的原则。处理方法包括药物、放射介入及手术。

1.药物治疗

(1)宫缩剂:临床常用的宫缩剂包括缩宫素、卡前列腺素胺丁三醇、米索前列醇及麦角新碱。

(2)重组活化凝血因子Ⅶ(rFⅦa):大量临床资料显示,无论是手术中辅助止血还是保留子宫的紧急抢救下,rFⅦa 用于治疗严重产科出血均安全有效。但仍缺乏临床随机对照研究来确定其应用的有效性和安全性。

(3)抗纤维蛋白溶解药:对此药的产科应用,文献报道较少,缺乏有效性及安全性资料,且该类药物用于产后出血的机制仍不清楚。

2.放射介入治疗　介入性子宫动脉栓塞技术可控制多种原因的子宫出血,与切除子宫或其他外科手术相比,栓塞是较为简单且人性化的治疗方法。该操作通常在患者清醒镇静状态下进行,偶尔采取全麻,通过一侧或双侧股动脉经髂内动脉将指引导管送至子宫动脉并注入栓塞剂。介入治疗的主要益处在于避免全麻及开放手术程序,并能明确腹内动脉出血来源并栓塞止血。对于一线保守治疗失败的患者,可选用该法治疗。

3.外科手术治疗　手术治疗的关键在于明确病因,阻止出血。方法包括宫腔填塞,子宫动脉结扎,髂内动脉结扎,盆腔血管结扎,子宫压迫缝合法,甚至子宫切除术等。

4.新技术止血　氩气激光凝固器是一种电手术器械,对持续性骨盆出血的病例用来止血,效果显著。在裸露的组织表面如分娩后胎盘附着面的子宫胎盘床,应用氩气激光电凝器也能成功止血。对于这类需要大面积止血的产科出血病例,运用该技术效果明显。

(六)输血治疗

产科发生危及生命的大出血时,不但有血容量的丢失,而且常伴有复杂的凝血功能障碍,因此,合理正确的输血治疗尤为重要。

1.输血原则　当患者出血达到自身血容量的 30% 时,除了输液扩容外,还需要输血治疗。①产科出血复苏期内,Hb 应维持在 60～100g/L,血小板计数应≥$50×10^9$/L;②每输注 5～10 个单位成分血需要对凝血功能进行复查;③活动性出血未控制时,需动态监测患者的 Hb、血小板计数、凝血功能等指标以选择合适的成分血;④如果证实出血已停止,应严格限制成分血的输注。因为出血一旦停止,实验室指标很快就恢复正常。

2.大出血的输血治疗　大量出血是指 24h 内丢失全部的血容量,或 3h 内失血达到全身血容量的50%,或失血速度达到 150ml/min 的出血。

(1)大出血孕产妇的处理原则:①去除病因(如外科手术或放射介入等手段),尽快控制出血;②在保证循环血量的基础上合理输注成分血;③避免引起凝血功能障碍的诱因,尤其是低体温和酸中毒。

（2）紧急输血方案：①血型未知的紧急情况下，优先使用 O 型红细胞，未知 Rh 血型情况下，育龄期女性不轻易发放 Rh 阳性 O 型红细胞；②如果红细胞无相关抗体，ABO 和 Rh 血型相同或相容，交叉配血相合的红细胞必须在 30min 内（最迟 45min）输注；③当 PT 和 APTT 延长≥正常值的 1.5 倍时，最好同时加入 FFP；④如果血浆纤维蛋白原水平低于 1g/L，建议同时输注冷沉淀；⑤血小板计数<50×10^9/L 时，推荐输注血小板，以维持血小板计数≥50×10^9/L。而在纤维蛋白原降解产物增加、DIC 或纤维蛋白溶解时，需要维持血小板计数≥75×10^9/L；⑥rFⅦa 可以用来挽救致命性大出血，但不能作为常规治疗出血的替代品；同时，当出血危及生命时，要尽快采取相应止血措施如动脉栓塞术，或子宫全切术，或转送有条件的上级医疗机构。

（3）大量输血方案（MPTs）：MPTs 最初就是为分娩和创伤合并大出血的治疗而建立的。产科出血可以为大量快速的出血，并有合并导致凝血功能障碍的危险因素，尤其是孕产妇的胎盘和羊水中富含的组织因子可以进一步诱发 DIC 和凝血功能障碍。MPTs 的提出可以为产科患者提供快速补充结构性的血液成分。

（4）注意事项

1）急性失血的程度在 4 小时内不能依据 Hct 或 Hb 水平进行评估，因为机体需要在 24～48h 内完成总体循环血量的平衡。

2）如果输血速率超过 100ml/min，需采取血液加温措施。纠正和避免低体温可以阻止凝血功能紊乱的恶化。

3）妊娠和输血都会刺激红细胞同种抗体的产生。尤其当血液中出现抗-C 及抗-K 时，可能会引起与 RhD 型 HDFN 一样严重的 HDFN。对有生育需求的女性给予相应抗原阴性的血液输注，可减少非 D 型 HDFN。我国汉族人群中几乎 100% 为 K 抗原阴性，通常不考虑抗-K。

4）由于血小板制品中含有少量红细胞，并足以使 RhD 阴性者致敏。如果 RhD 阴性有生育需求的女性接受 RhD 阳性血小板输注，应预防性给予 375IU 的 RhIG（1μg＝5IU）。

【产科弥散性血管内凝血】

DIC 是一组以出血、血栓形成及微循环和多器官功能障碍为特征的病理综合征。妊娠期孕妇血液呈高凝低纤溶状态，一旦发生病理妊娠，如胎盘早剥、羊水栓塞等，以及大出血后伴随休克、酸中毒和低体温，更易诱发 DIC。产科 DIC 发病急骤，病情进展迅速，多与分娩、流产等病理产科相关。尽管如此，产科 DIC 一旦去除病因，DIC 可迅速缓解。

（一）发病机制

产科 DIC 的发生主要是因羊水栓塞、宫内死胎、胎盘早剥、子痫前期、产后出血、宫内胎儿感染或流产感染、HELLP 综合征、妊娠期急性脂肪肝等因素，激活或触发机体内源性或外源性凝血系统，从而引发 DIC。

（二）临床特点

1.产科 DIC 的起病快慢与病因相关　急性 DIC 发展迅猛，多发于羊水栓塞、胎盘早剥、产后大出血、妊娠期急性脂肪肝；亚急性 DIC 多见于稽留流产、胎死宫内；慢性 DIC 常因临床症状不明显，凝血功能一过性障碍而漏诊，及时纠正容易恢复。

2.产科 DIC 的临床表现因病因不同而亦有所不同　胎盘早剥、产后出血多以阴道倾倒性大出血或子宫出血为主要表现，严重时伴皮肤及黏膜淤斑、血尿、创面及手术切口出现渗血；羊水栓塞并发 DIC 时，可能在出血症状尚不明显即有呼吸窘迫、休克的发生，成为患者突出的或首发症状；病情严重者也可在早期出现重要脏器衰竭而死亡，并可能会掩盖 DIC 的诊断。

3.产科DIC的诊断需要根据动态的实验室指标来评估　常规DIC的实验室监测指标不能直接用于诊断产科DIC,主要由以下两方面原因造成:

(1)非妊娠DIC实验室指标常提示凝血因子减少(所有凝血试验时间延长),血小板计数减少($<50\times10^9/L$),低纤维蛋白原和交联纤维蛋白降解产物(如D-二聚体)的增高。但是,由于妊娠状态下所有的凝血因子(除了因子XI外)浓度均明显升高,导致凝血时间相对缩短,而任何一种凝血因子消耗则导致凝血时间延长,两者相互抵消,可能导致凝血时间与正常非妊娠状态下相同,从而掩盖DIC的诊断。因此有必要动态检查PT和APTT的改变以评估DIC的进程。

(2)产科DIC时行血小板计数时,需考虑妊娠生理性血小板减少的情况。在凝血酶生成增加的预测方面,连续的血小板降低较某种单一的检查指标具有更显著的意义。

因此,国际血栓和止血协会的科学与标准委员会根据简单适用的实验室检查指标,制定了一套评分系统用于产科DIC的诊断。当总分≥5时考虑合并DIC。如果不能做表中所述的实验检查,可以做以下简易DIC试验:取2~3ml静脉血置入清洁玻璃试管内(10mm×75mm),将此试管紧握手中保温,4min后缓慢倾斜试管,观察是否有凝块形成,接着每分钟重复一次,直至血液凝固和试管能被倒置为止。正常情况下凝血块在4~11min内形成,但DIC发生时15~20min后仍为液体状态。

4.产科DIC去除病因后可迅速缓解　无论患者有无出血,都应密切监测凝血功能的变化。产科DIC的病因较为明确并易于去除,一旦病因及时得到处理,DIC多可迅速控制,故预后相对较好。

(三)针对病因治疗

产科DIC多继发于病理产科,病因较明确,故治疗的关键是积极处理原发病,去除病因,阻断内、外源性促凝因素,即可有效地阻断DIC的发展进程。切忌因等候实验室检查结果确诊而延误治疗。在积极预防原发病的基础上,加强支持治疗,纠正缺氧休克等病理变化。

1.治疗原发病,去除诱因　对DIC可能的诱发因素进行综合判断,针对病因采取正确的治疗方案。

2.原发病的支持治疗　包括补充循环血量、改善微循环、解除小动脉痉挛、降低血液黏稠度、纠正酸中毒和水电解质失衡,同时要注意尽量避免使用促血液凝固的药物,如血管收缩剂和大量肾上腺皮质激素等。

(四)抗凝治疗

1.肝素　肝素是抗凝治疗中常用而有效的药物,但对已形成的血栓无效。肝素没有直接的抗凝作用,其是通过增强抗凝血酶Ⅲ的抗凝活性,抑制凝血过程的多个环节达到抗凝作用。但其在产科DIC的应用仍有争议,目前多倾向于不用(高凝期、慢性DIC和羊水栓塞除外)。原因有:①产科DIC的病因易于去除,一旦病因去除,DIC即可逆转;②产科DIC初发高凝期持续时间较短,发现时多为消耗性低凝血期或继发性纤溶亢进期;③血小板和凝血因子包括抗凝血酶Ⅲ已在高凝期消耗,而肝素的抗凝作用有赖于抗凝血酶Ⅲ,如果血循环中的抗凝血酶Ⅲ低于正常浓度的50%,肝素的抗凝作用明显受限;④有报道称肝素的使用可能会使实验室检查指标的异常增加。

虽然尚未知肝素的应用对于临床是否有益,但不推荐在出血活动期或存在高风险的患者中使用肝素抗凝。低分子质量肝素对抗凝血酶Ⅲ依赖性较少,持续静脉输注,剂量75~150IU/(kg·d),每天仅需给药一次,连用3~5d,可以试用。为阻止凝血因子进一步消耗,防止微血栓形成,可采用丹参注射液、低分子右旋糖酐、噻氯匹定等抗凝治疗。

2.抗凝血酶　考虑到DIC患者中抗凝血酶的消耗,有报道对产科DIC中抗凝血酶水平低于正常值70%的患者,使用单一剂量的抗凝血酶治疗。

3.活化的蛋白C　活化的蛋白C是活化凝血因子Ⅴ和Ⅷ的生理性灭活剂,已证实对脓毒血症引起的

DIC 有显著疗效。

（五）血制品替代治疗

产科 DIC 的治疗重在去除病因,同时应早期输注血小板、冷沉淀和 FFP 等及时补充消耗的凝血因子。血制品替代治疗需要根据临床症状及实验室检查来综合考虑,然而,欧美国家指南建议根据临床医师的经验和个体差异来决定血制品替代治疗的方案。

1.血小板　一般而言,当血小板计数<$50×10^9$/L,且存在明显出血时,需要输注血小板;当无活动性出血时,血小板计数<$30×10^9$/L,才需要输注血小板。

2.FFP　在没有伴随出血的情况下,没有指南规定要输注凝血因子浓缩剂或血浆。但如果存在活动性出血,且 PT 和 APTT 的时间延长超过正常值的 1.5 倍,按 10～20ml/kg 体重输注 FFP,有利于止血。也可尝试输注凝血酶原复合物,剂量为 20～30IU/kg。但要注意应尽量使用未激活的凝血酶原复合物而不是激活的凝血酶原复合物,因为后者可能加剧 DIC。

3.冷沉淀　通常给予输注冷沉淀来增加纤维蛋白原含量(剂量至少 30 单位,含纤维蛋白原 3～4g)。也可使用纤维蛋白原浓缩剂,一般输注 4g 纤维蛋白原浓缩剂可以提高血浆纤维蛋白浓度约 1g/L。

三、妇产科手术的自体输血

自体输血是将患者自身的血液或血液成分,经过适当处理后再回输给自身体内,以满足患者本人手术或其他紧急情况需要的一种输血疗法。该法可以节约血源、避免输注异体血传播疾病的风险、减少异体血输血反应,省时有效。

【异位妊娠的自体输血】

异位妊娠破裂或者流产常伴腹腔内大量出血,可导致患者贫血甚至休克,如抢救不及时可危及生命。腹腔内回收的自体血回输,能够及时有效纠正失血性休克及贫血,并减少对异体血的需求。

1.回收血液标准　通常情况下异位妊娠手术中血液回收的标准需满足以下四点:①妊娠不超过 12 周;②胎膜未破,无羊水污染;③出血时间小于 24h,后穹窿未经反复穿刺,腹腔血未被污染;④镜检红细胞破坏率小于 30%。

2.自体输血方法　异位妊娠导致的大出血术中通常采用回收式自体输血方法。

【妇科肿瘤手术的自体输血】

妇科肿瘤尤其是恶性肿瘤根治手术中,由于女性盆腔内血管丛密集丰富,手术操作时间长,创面较大,容易渗血且难于止血,失血量较多时需行输血治疗。开展自体输血,既能避免异体输血,又能安全度过围手术期,不失为一种减少异体输血可选择的途径。

1.自体输血原则　减少术中术后失血,能避免输血者尽量不输。必要输血时,只要肿瘤患者的自身条件允许,都可以进行自体输血,而年龄大小不是必要的人选条件。

2.自体输血方法　妇产科肿瘤患者的自体输血可选择储存式、稀释式和回收式等自体输血方法。储存式自体输血适用于身体条件良好、预计术中出血量较多、稀有血型、有输血不良反应史和有免疫抗体的择期手术患者。稀释式自体输血主要适用于较大的妇科肿瘤手术,在临床应用上较其他两种可能更有优势。术前要求患者 Hct>0.35,Hb>110g/L。

回收式自体输血适用于大部分妇科肿瘤患者,但考虑到手术区域的肿瘤细胞有可能污染回收血液,从而导致肿瘤细胞的血源性播散,故肿瘤手术中血液回收一直存在争议。近年来,采用白细胞过滤装置和辐照技术消除回收血液中存在的肿瘤细胞,大大降低了人们对于肿瘤患者自体血液利用的担忧,提高了肿瘤患者自体输血的安全性。

【产科自体输血】

产科自体输血包括储存式、急性等容稀释式和回收式自体输血。临床上,应根据不同孕产妇的情况选择不同方式的自体输血。

1.储存式自体输血　适用于预计分娩或剖宫产术中有大量出血的产妇,包括稀有血型者。不过,2004年英国国家输血委员会和英国国家血液服务机构已经不推荐在产科手术中应用储存式自体输血。

2.急性等容稀释式自体输血　主要适用于估计术中有大出血风险的孕产妇。由于该法有可能引起产妇心力衰竭或胎盘功能不全,限制了其在产科的应用。英国国家血液服务机构和英国国家临床进展研究所在最新的指南中也不推荐该法在产科中使用。

3.回收式自体输血　通常用于行剖宫产术的产妇,尤其适合于急诊手术者。目前,术中回收式自体输血已被英国多家行业机构或协会推荐使用。美国麻醉医师协会产科麻醉实践指南(2007)指出:术中回收式自体输血适用于严重产科大出血而无合适的同种异体血源,或患者拒绝同种异体输血的产妇。

由于剖宫产术中回收的血液有可能导致羊水栓塞及同种免疫的风险,故使用该方法时,应注意以下几点:①术前确定母婴血型,避免胎儿脐带血不慎混入母体血;②使用双管吸引器,避免将羊水混入母体血;③充分清除回收血中的羊水、胎盘组织等有害物质后再行血液回收;④回收血应经微孔过滤器处理。

四、胎儿宫内输血治疗

近年来,随着围生医学的进步,宫内介入治疗可以在胎儿期对某些疾病进行诊治。胎儿宫内输血作为宫内介入治疗的手段之一,将同种异体血液经孕妇腹腔,进入子宫腔,输入脐带、胎儿肝静脉的肝内部分或胎儿腹腔内,达到治疗多种原因引起的胎儿贫血、水肿、免疫性溶血性疾病、遗传性出血性疾病等病症,取得了良好疗效。

【宫内输血发展简史】

胎儿宫内输血经历了40余年的发展。1963年,Liley首次采用X线羊膜腔胎儿造影法,将红细胞输入胎儿腹膜腔内,治疗严重Rh溶血性贫血获得成功。20世纪80年代,实时超声技术的应用开创了胎儿宫内输血治疗的新纪元。1983年,Daffos报道经超声介导下穿刺胎儿脐静脉取得纯胎儿血获得成功,这一技术的出现极大地促进了宫内输血的发展。1985年后,脐静脉输血开始应用于临床。1986年,Jacquetin在B超引导下经胎儿脐静脉换血成功。经脐静脉输血可以准确评估贫血程度、输血量,纠正胎儿贫血,减轻胎儿水肿,目前已成为最佳且较成熟的治疗胎儿宫内血型不合溶血性贫血的主要方法。

【输血目的和指征】

宫内输血的目的是为了在出生前防治胎儿水肿,保证在新生儿存活的基础上尽可能延长胎龄(临床上一般至妊娠36～37周),并减少其他侵入性操作,避免胎儿流产的风险。宫内输血主要适用于各种原因引起的胎儿严重贫血和血小板减少症。

(一)各种原因引起的贫血

包括胎儿溶血病(HDF),宫内细小病毒B_{19}感染,严重的FMH及纯合子α地中海贫血;此外,对于双胎输血综合征合并Hct不协调及孕25周以上胎儿水肿(或孕25周以下无异常表现),也可考虑宫内输血治疗。

临床上通常根据抗体效价、超声结果及羊水检查,综合评估胎儿贫血的严重程度,作为宫内输血的指征。

1.抗体效价测定　当孕妇抗-D效价＞16时,应行羊水检查或胎儿超声检查。而在美国,母体抗-D效价介于8~32,则需行上述检查。

2.胎儿大脑中动脉多普勒检查　一般采用超声多普勒检查胎儿的大脑中动脉峰值流速与正常中位值的倍数(MOM)来确定贫血的严重程度。当MOM在1.29~1.5时为轻度贫血;MOM＞1.5时为中、重度贫血。由于妊娠35周后该法假阳性率较高,故一般用于35周前妊娠。

3.羊膜腔穿刺检查　当胎儿多普勒超声检查不适用时,可采用羊膜腔穿刺检查羊水中胆红素,作为间接判断胎儿溶血的方法。但妊娠＜25周或＞34周时,该法不可靠。

(1)羊水胆红素光密度值(ΔOD_{450}):当ΔOD_{450}＞0.3,应准备宫内输血;当ΔOD_{450}＜0.2,则定期复查;当ΔOD_{450}介于0.2~0.3时,应行胎儿血液Hb和Hct检查。

(2)胎儿血液检查:若胎儿Hb水平低于100g/L或Hct＜0.30,或者低于相应孕周Hb均数值约两个标准差,有宫内输注红细胞指征。

(二)血小板减少症

1.胎儿同种免疫性血小板减少症(FAIT)　该病是通过胎盘从母体被动获得的同种抗体作用的结果,由母胎血小板抗原不相容导致。与抗-D引起的HDF不同,第一胎即可发病。美国和欧洲报道最常见的FAIT的原因是抗-HPA-1a,其次是抗-HPA-5b。而在中国及其他亚洲国家,FAIT最常见的原因是抗-HPA-4b,抗-HPA-1a较少见。当胎儿血小板计数＜(50~100)×10^9/L时,需宫内输注血小板。

2.胎儿自身免疫性血小板减少症　该病通常好发于母体有自身免疫性疾病的患者,如SLE或ITP,由于母体内病理性抗体被动转移到胎儿体内,引起胎儿血小板减少症。母体对糖皮质激素及IVIG治疗通常有效,胎儿或新生儿颅内出血发生率相对较少,一般较少考虑宫内血小板输注。

【输血途径和方法】

胎儿宫内输血的途径主要包括经腹膜腔输血和经血管内输血两种。腹腔输血主要靠隔膜和腹膜表面淋巴管吸收红细胞,适用于无合并症如腹腔积液或出血的病例。血管内输血将红细胞通过胎儿脐静脉(或脐动脉)直接输入血管内,其优点在于当母体导致胎儿溶血性疾病时,为胎儿血液的采样和检查建立了直接的通道。

(一)胎儿腹膜腔内输血

1.操作方法　局部麻醉后,在B超定位和引导下,采用16号腰穿针穿刺进入胎儿腹膜腔。输血速度每10ml 3~6min。如果胎儿情况良好,心率常在160~190次/分;相反,胎儿偶可发生心动过缓,提示可能有输血损伤及胎儿死亡。

2.注意事项

(1)胎儿腹膜腔容积有限,若输血量大,使腹腔压力超过脐血管压力,胎盘供给胎儿的血流受阻或中断可导致胎儿死亡。

(2)当胎盘种植在子宫前壁时,腹膜腔穿刺易戳穿胎盘,导致胎儿受损或死亡。

(二)胎儿血管内输血

1.操作方法　局部麻醉后,在超声定位和引导下,采用20号或22号腰穿针穿刺胎儿脐静脉血管。成功后,第1次经脐血管抽取血样本,采用碱变性试验证实为胎儿自身血液后送检。当脐血样本检查结果有输血指征时,行宫内输血,并根据超声测量胎儿体重及胎盘体积决定输血量。输血完毕,抽取血标本检测胎儿血常规、胆红素、血浆蛋白及血气分析。

2.注意事项

(1)在脐带不清晰时,可选择肝静脉(特殊情况下胎儿心脏)替代脐静脉。

（2）一般推荐于妊娠 17 周或 20 周即可开始血管内输血。

（3）如果胎儿运动影响穿刺针固定，可向脐血管内注入肌肉松弛剂，如阿曲库铵或双哌雄双酯抑制胎动。

（4）因胎盘血管床有较大的红细胞容量，胎儿可以耐受快速输血。

【成分血的选择】

根据宫内输血的适应证及其目的，选择各种合适的成分血液。

（一）红细胞

1.红细胞选择要求　①与母体交叉配血相合的新鲜全血。若用新鲜红细胞（采血 5d 内），则要用 AB 型 FFP 悬浮；②CMV 阴性、HbS 阴性及去除白细胞，并用 γ 射线辐照。

2.注意事项　①如红细胞来自母体，输注前必须洗涤，以去除抗体。此外，如红细胞保存在腺嘌呤一生理盐水添加剂中或储存 7d 以上，也需洗涤；②当胎儿水肿时，应选择少浆红细胞（Hct 介于 0.70～0.85）；而非水肿胎儿，可选择悬浮红细胞（Hct 介于 0.50～0.55）；③胎儿溶血性疾病时，选择 O 型或与胎儿 ABO 血型一致，且 RhD 阴性的红细胞输注。如溶血是抗-C 引起，则应选择 RhD 阳性、C 抗原阴性的血液。

（二）血小板

血小板选择要求：①HPA-1a 和 HPA-5b 阴性；②γ 射线辐照；③单采同基因型血小板，可降低母体同种抗体的风险。

【输血量】

（一）宫内输血量的原则

1.限制输血量　使最后 Hb 浓度的预计值低于输血前 Hb 浓度的 4 倍，或输血后 Hct 达 0.25（Hb 约为 80g/L）。

2.限制胎儿胎盘血容量的扩张　水肿胎儿不能超过输血前血容量的 50%。

由于前一原则的限制，宫内输血要求初始 48 小时内采用频繁少量低速的输血，1～2ml/min。对于严重的病例，通常每隔 1～2 周输注 3 次红细胞。一般于妊娠 35 周完成最后一次宫内输血，妊娠 37～38 周评估胎肺成熟后决定分娩。

（二）宫内胎儿输血量的计算

1.公式 1　按 Nicolaides 等推荐的方法。

宫内胎儿血管内输血量(ml)＝$[FPBV \times (Hb_1 - Hb_2)]/(Hb_3 - Hb_1)$

FPBV：胎儿胎盘血容量；Hb_1：预计达标的 Hb；Hb_2：胎儿实际的 Hb；Hb_3 是指献血者 Hb。

该法能较快确定纠正胎儿贫血的输血量，使输后胎儿 Hct 达到 0.40～0.50（Hb 约 150g/L）。但该公式推算 FPBV 的缺点是胎儿胎盘血容量随着宫内输血的进程而不断变化。

2.公式 2　按 Hoogeveen 等推荐的方法。

宫内胎儿血管内输血量(ml)＝$[FPBVHbF \times (Hct_1 - Hct_2)]/[(Hct_3 - 0.70 \times Hct_1)]$

$FPBV_{HbF}$：胎儿胎盘血容量，根据输血后检测的血红蛋白 F（HbF）确定；Hct_1：预计的 Hct；Hct_2：实际的胎儿 Hct；Hct_3：献血者的 Hct。

该公式根据宫内输血后稀释的 HbF，从输血前的红细胞容量去计算输血前的 FPBV。

Mc Gregor 等修正的预计胎儿接受宫内输注红细胞后其 Hct 的方程式如下：

$Hct_{预计值} = Hct_p \times (EFW_1/EFW_2) \times [(120 - 输血天数)/120]$

Hct_p：输血后的 Hct；EFW_1：开始输血时的胎儿体重；EFW_2：输血后的胎儿体重。

基于以上公式，在首次输血后胎儿 Hct 每天下降约 0.15，接下来的输血每天下降 0.10～0.12，维持 Hct

在 0.25～0.30 或更高水平。

3.公式 3   按 Bowman 推荐的方法。

$$胎儿腹膜腔内输血量(ml)=(妊娠周数-20)\times10$$

4.公式 4   按 Moise 推荐的方法

宫内胎儿血管内血小板输注量$(ml)=[FPBVX(C_3-C_1)]/C_2$

FPBV 的计算同公式 1;C_1:输血前胎儿的血小板计数;C_2:供者的血小板计数;C_3:预期的血小板计数。

【胎儿监护】

宫内胎儿输血应常规进行胎儿监护,在术前和输血间隔期内,应每周 1 次无负荷试验电子胎儿监护。超声检查每 1～2 周进行 1 次,以评估胎儿生长发育和宫内安危情况。

宫内输血过程中监测胎儿心率变化和孕妇宫缩情况。有人主张输血同时检查脐静脉压力,如果胎儿心率过低,脐静脉压力过高,应立即停止输注,必要时回抽胎儿静脉血。超声检查时,注意有无脐带血肿、胎盘血肿等。

【并发症】

1.母体并发症   宫内输血对母体的影响较小,主要是穿刺引起的胎盘急性羊膜绒毛膜炎,还有流产、早产、胎膜早破、胎盘早剥、感染以及输血针穿刺偏位损伤等。

2.胎儿并发症   宫内输血对胎儿的影响较常见,急性并发症最常见的有穿刺引起的胎儿心率异常。此外,较少见的有血管及心脏损伤、胎儿失血、脐血管填塞、血栓形成及血肿等。胎儿死亡率主要取决于宫内输血指征的掌握情况和技术。远期并发症有认知异常等。

(李　超)

第十七章　重症感染

第一节　成人社区获得性肺炎

社区获得性肺炎(CAP)是在医院外罹患的感染性肺实质(含肺泡壁,即广义上的肺间质)炎症,包括具有明确诊断潜伏期的病原体感染而在入院后平均潜伏期内发病的肺炎,是临床常见的社区感染性疾病。

一、CAP 流行病学特点

随着人口老龄化,CAP 发病率有逐年上升的趋势,据统计,上海每年 CAP 为 26997 例次,发病率为 145.35/10 万,英国 CAP 发病率 0.5%～1%,占下呼吸道感染的 5%～12%,其中 22%～42%的患者需住院治疗,死亡率高达 5%～14%,而住院的 CAP 患者中 1.2%～10%需 ICU 治疗,这部分患者死亡率高达 30%,半数死亡患者年龄大于 84 岁。2%年全球疾病负担调查报道指出,全球范围内以 CAP 为代表的下呼吸道感染死亡率第四,位于缺血性心脏病、卒中、COPD 之后。CAP 严重威胁人类健康,并带来巨大的经济负担。CAP 住院患者的诊疗费用超过门诊患者 25 倍以上,在英国门诊 CAP 患者的平均费用为 100 英镑/例,住院患者的平均费用高达 1700～5100 英镑/例,而在美国,每年用于 CAP 的诊疗费用高达 84 亿～120 亿美元。由于发患者数众多,医疗资源消耗巨大,各国对于规范 CAP 的诊断和治疗都十分重视。

二、CAP 的病原学特点

不同人群感染不同病原体的几率不同。CAP 的病原体包括细菌、病毒、非典型病原体等。常见的细菌包括肺炎链球菌、流感嗜血杆菌、肺炎克雷伯菌、卡他莫拉菌等,常见病毒包括流感病毒、副流感病毒、呼吸道合胞病毒、EB 病毒和腺病毒,非典型病原体包括肺炎支原体、肺炎衣原体、军团菌。

流感嗜血杆菌和肺炎链球菌是我国急诊重症 CAP 最常见的致病菌。通过对 217 例重症 CAP 患者的痰/静脉血/胸水进行培养,发现流感嗜血杆菌、肺炎链球菌、肺炎克雷伯菌是最常见的病原体,检出率分别为 24.2%、22.7%、13.6%,其他的病原体包括金黄色葡萄球菌 9.1%,大肠杆菌 6.1%,铜绿假单胞菌 4.5%,卡他莫拉菌 4.5qo,化脓性链球菌 3%,鲍曼不动杆菌 3%。该研究未检测非典型病原体和病毒。

2000 年前肺炎链球菌在 CAP 中占有绝对优势,荟萃分析显示有病原学证据的 CAP 中约 65%为肺炎链球菌感染。随着检测方法的发展,非典型病原体在 CAP 中所占的比例不断升高。Arnold 等收集 1996 年 9 月至 2004 年 4 月全球范围内(北美、欧洲、拉丁美洲、亚洲、非洲)的 4337 例 CAP 患者标本进行病原学检测,发现非典型病原体 CAP 占 22%。日本 CAP 患者中肺炎支原体占 5.2qo～27.4%,肺炎衣原体占

3.4％～25.0％,军团菌占0.6％～3.9％。而我国已完成的2项全国多中心成人CAP调查发现,肺炎支原体感染比例高达20.7％和38.9％,超过了肺炎链球菌(分离率分别为10.3％和14.8％),成为成人CAP最常见的病原体。

2008年后PCR技术迅速发展,病毒检出率不断增多。澳大利亚一项收集了885例CAP的前瞻性、多中心研究显示,CAP病原体分布为:病毒15％(包括流感病毒、小核糖核酸病毒、呼吸道合胞病毒、副流感病毒、腺病毒),肺炎链球菌14％,肺炎支原体9％。Cao等对197例门诊CAP患者进行病原学检测,病毒占9.6％(甲型流感病毒、副流感病毒、腺病毒、偏肺病毒),仅次于肺炎支原体(29.4％)。有研究收集了2%年11月至2012年4月共954例CAP患者的前瞻性、多中心试验中,通过PCR、培养等方式测定致病病原体,发现病毒感染比例高达27.5％,其中流感病毒A型比例为9.9％,在45～64岁CAP患者中流感病毒A型感染率最高,而在14～17岁患者中腺病毒感染率最高。我国一项荟萃分析显示病毒是成人CAP感染的重要病原体,占8.6％～56.2％,流感病毒、鼻病毒和冠状病毒最多见。由此可见,病毒是CAP的重要病原体。

呼吸道病毒主要分布于冬季和春季,肺炎支原体有41％在春季达到高峰。除病毒和肺炎支原体外,CAP其他病原体未见明显季节分布特征。

三、CAP 的诊断

CAP临床诊断依据:①新近出现的咳嗽、咳痰或原有呼吸系统疾病症状加重,并出现脓性痰,伴或不伴胸痛;②发热;③肺实变体征和(或)闻及干、湿性啰音;④血WBC>$10×10^9$/L或<$4×10^9$/L,少数患者WBC可在正常范围,伴或不伴细胞核左移、淋巴细胞和血小板的减少;⑤胸部X线检查显示片状、斑片状浸润性阴影,可出现间质性改变,伴或不伴胸腔积液。具有以上①～④项中任何1项加⑤,并排除肺结核、肺不张、肺栓塞等后,可临床诊断CAP。病史及临床表现对确定CAP诊断的敏感性及特异性较低,CAP临床诊断需要考虑呼吸系统感染症状和体征、实验室检查、胸部X线检查等情况综合判断。其中最重要的是胸部影像学支持,尤其是高龄、有合并症、免疫功能低下的可疑CAP患者,临床表现不典型,常表现为食欲缺乏、消瘦、腹泻、意识障碍等,或其他系统疾病(如心力衰竭、高/低血糖等),应常规进行胸部X线检查,若X线检查阴性可进一步行胸部CT检查明确。

虽然欧美指南认为临床表现不足以区分非典型病原体所致肺炎与细菌性肺炎,但日本指南提出鉴别细菌性和非典型肺炎的标准是:①≤60岁;②没有基础疾病或者轻微;③顽固性咳嗽;④胸部听诊很少阳性发现;⑤无痰或快速诊断技术未确定病原体;⑥周围血白细胞计数<$10×10^9$/L。6条中符合至少4条,则应怀疑非典型性肺炎,其敏感性和特异性分别达77.9％和93.6％。若采用第1～5条标准,则符合至少3条也应高度怀疑非典型性肺炎,其敏感性和特异性分别达83.9％和87.0％。

(一)病原学诊断

CAP的病原体实验室检测方法主要包括病原体培养(如血培养、痰培养、胸水培养等)、特异性抗原抗体检测和分子检测。

病原体培养是分离和鉴定病原体的“金标准”,且只有通过培养才能进行药敏试验,而药敏结果对指导临床抗菌药物治疗方案有重要参考价值。在应用抗生素之前,采集血、痰标本进行培养可提高检出率。但即使在CAP病原学调查的研究中,联合多种病原学检测方法,仍有超过50％的CAP病例最终未明确致病病原体,在实际临床工作中,CAP病原学检查的阳性率更低。一项非选择性CAP住院患者的调查表明,血培养的阳性率仅为5％～14％。而痰培养受标本采集、运送、处理、是否为合格痰液、是否进行抗生素治疗等影响较大,在一项研究中,1669例CAP住院患者中仅16%获得合格痰标本,直接影响了痰培养的检出率。病原体检培养耗时长、检出率低,且受抗生素影响,使得病原体培养的临床应用具有局限性。

特异性抗原抗体检测可检测多种病原体。肺炎链球菌血培养敏感性低,痰培养难以区分是否为定植菌,故简便、快速的肺炎链球菌尿抗原检测在CAP病原体检测中占有重要地位。流感病毒快速抗原检测有助于流感快速诊断,国内研究显示其敏感性为77.1%,特异性为70.1%。非典型病原体、病毒血清学检测有助于非典型病原体和病毒的检测,若早期IgM抗体阳性,常提示急性感染,但由于抗体产生滞后于感染,血清学检测多用于病原流行病学的回顾性研究,而不适合CAP的早期诊断。

PCR是目前应用最广泛的病原体分子检测技术,PCR检测迅速,最快2小时即可得到检测结果。PCR检测对标本纯度要求低、无需是活体,抗生素应用对其影响小,交叉反应少,同时可对多种病原体进行检测,极大提高对传统方法较难得到的鼻病毒、冠状病毒等病毒的检出率,且有望实现检测标准化和自动化。但PCR对技术要求高,需要专门的仪器设备和技术人员操作,价格昂贵,部分病原体的PCR检测尚未得到相关部门的认证,临床应用暂时受限。但因其无可替代的优点,临床应用前景广阔。

目前比较一致的看法是,对于大多数门诊CAP患者对经验性抗生素治疗有反应,故门诊CAP患者不常规进行旨在确定病原体的诊断性检验,而对于需要住院治疗的CAP患者,进行比较全面系统的病原学检查是必要的,应考虑血培养、痰涂片染色、痰培养检查,重症CAP患者至少应进行血培养、痰培养、军团菌和肺炎球菌的尿抗原试验。是否进行病原学检查以及需要进行哪些病原学检查应根据患者是否有特殊的临床表现、是否有特殊的流行病学依据、就诊前是否接受过先期的抗生素治疗以及初始经验性抗生素治疗是否有效等临床情况来确定。美国IDSA/ATS2007专门对CAP病原学检查的临床指征进行了归纳和总结,对合理安排病原微生物学检查具有很好的参考价值。我国的医疗卫生资源还比较紧张,对所有CAP患者进行培养会增加医疗费用,且大多痰标本质量较差,检验阳性率低,因此借鉴欧美发达国家的经验,在临床工作中,明确界定哪些情况下需要进行病原学检查,哪些情况下不必常规进行病原学检查,减少CAP诊治中病原学检查的盲目性,是很有必要的。

(二)生物标志物

近年来随着分子生物学不断进步,生物标志物被广泛应用于临床,生物标志物可以准确、敏感的评价早期的组织损伤,并有其独特的优势来提供早期预警,为临床提供了良好的辅助诊断依据。目前CRP诊断中临床应用最广的是C-反应蛋白(CRP)和降钙素原(PCT)。

CRP是机体在炎症、感染或损伤时肝脏合成的一种急性时相蛋白,在正常生理情况下,CRP在体内的合成速率很低,故体内含量也很低,并维持在相对稳定的范围。但当机体发生感染、脓毒症等应激状态下,受IL-6等的刺激,CRP的合成速率迅速增快,并大量释放入血。一般情况下细菌感染后4～6hCRP就会明显升高,并以每8小时翻倍的速度增长,感染后36～50小时达到高峰,可达到正常水平的几百倍甚至千倍,其血浆半衰期大约为19小时,当感染控制后,CRP的浓度也随之下降,逐渐恢复正常。CRP浓度与刺激的强度密切相关,但不受年龄、性别、发热、妊娠、激素等因素影响,而且无论在疾病或健康状态下,机体清除CRP的能力是不变的,故影响血浆CRP浓度的主要因素是其生成量。因此,CRP的升高和降低和致病因素直接相关,其变化趋势和原发病的发生、发展密切相关。Lisboa等发现呼吸系统内感染的细菌载量与CRP血浆浓度成正相关,感染细菌数量下降伴有CRP的降低。

NICE2014年指南n51指出,对有下呼吸道感染症状但临床未诊断为肺炎患者,建议行CRP检测,并根据其结果指导抗生素使用。①当CRP<20mg/L,不常规使用抗生素治疗;②当CRP为20～100mg/L,可暂缓抗生素的使用,仅在症状恶化时再行治疗;③当CRP>100mg/L,推荐抗生素治疗。此外,指南建议对这些患者在常规临床观察同时联合检测CRP来指导抗生素治疗,以期缩短抗生素疗程,建议入院时检测

CRP 的基线水平,如果 48~72 小时病情进展,可再次重复检测。

PCT 是降钙素的前体,生理状态下,PCT 仅在甲状腺和肺少量表达,极少量释放入血,浓度<0.05ng/ml。PCT 生理作用尚不十分清楚,在严重细菌感染时,PCT 浓度可以显著升高,而在病毒感染时其水平仅轻度升高。PCT 在感染后 3h 即可测得,6~12 小时达高峰,半衰期约 25~30 小时。Muller 等通过测定 101 名 ICU 患者的 PCT、CRP、IL-6、乳酸,发现 PCT 较其他生物标志物更适合做脓毒症的诊断标志物。而和白细胞、血沉等其他传统炎性标志物相比,PCT 能更好地区分感染性发热和非感染性发热。2012 年发表的《降钙素原(PCT)急诊临床应用的专家共识指出:脓毒症患者的 PCT 水平明显高于非脓毒症患者。细菌性脓毒症患者的 PCT 水平显著高于非细菌性脓毒症。且 PCT 升高对细菌感染导致的脓毒症特异性很高,因此可作为诊断脓毒症和鉴别严重细菌感染的生物标志物,如怀疑脓毒症者建议立即检查 PCT。PCT 诊断脓毒症的阈值为 0.5ng/ml。

研究显示 PCT 数值与脓毒症的严重程度相关,PCT 浓度在 SIRS、脓毒症、严重脓毒症和脓毒症休克患者中依次增高引,故动态监测 PCT 水平可以判断病情发展。PCT 持续升高表示感染加重或治疗失败,PCT 降低表示感染好转、治疗成功。大量数据表明,治疗后患者 PCT 水平快速下降至<1ng/ml,表示预后良好,而 PCT 初始水平高且在治疗过程中持续升高、无变化或下降缓慢而不能降至 1ng/m 以下,则表示预后较差,需要调整治疗计划。Schuetz 和 Mueller 对纳入 4211 名患者的荟萃分析显示,PCT 指导抗生素使用可以减少抗生素暴露(有效性),且不增加 30d 死亡率和治疗失败率(安全性)。由此,可应用 PCT 指导临床抗生素的治疗,见表 17-1-1 和表 17-1-2。

表 17-1-1　呼吸道感染者 PCT 水平指导临床抗生素的使用建议

＜0.1	基本无细菌感染可能	强烈建议停用抗生素
0.1≤PCT＜0.25	细菌感染的可能性不大	不建议使用抗生素
0.25≤PCT＜0.5	可能存在需要治疗的细菌感染	建议使用抗生素
PCT≥0.5	很可能存在需要治疗的细菌感染	强烈建议使用抗生素

表 17-1-2　PCT 指导中断抗生素应用

＜0.25	强烈建议停用抗生素
0.25≤PCT＜0.5 或浓度降低≥峰值的 80%	建议停用抗生素
0.5≤PCT＜1 或浓度降低＜峰值的 80%	建议继续应用原有抗生素
浓度大于峰值水平且≥0.5	建议更换抗生素

注:开始应用抗生素后,应结合患者病情,每 1~2 天复查 PCT 水平

(三)病情判断和分级

基于 CAP 发患者数众多,医疗资源消耗巨大,国内外多个权威呼吸专业学会均制定和发表了有关 CAP 诊断和治疗指南,提出 IDSA/ATS2007、PSI、CURB-65、CRB-65 和 CTS-2006 等众多评分体系。目前临床上常应用 PSI、CURB(包括 CURB-65、CRB-65)和 IDSA/ATS2007 评分系统来评估 CAP 病情严重程度。

PSI 评分由年龄、性别、基础疾病、体征、实验室检查共 20 项参数组成,总分≤50、51~70.71~90、91~130 和≥130 分别为Ⅰ、Ⅱ、Ⅲ、Ⅳ和Ⅴ级,Ⅰ~Ⅲ级为轻度,Ⅳ级为中度,Ⅴ级为重度。

CURB-65 评分,共 5 项参数,包括意识障碍(简易智力测试量表评分<8 分,或新出现的时间/地点/人物定向力障碍)、血尿素氮升高(>7mmol/L)、呼吸频率增快(≥30 次/分)、低血压(收缩压≤90mmHg,或

舒张压≤60mmHg)、年龄≥65 岁,每项 1 分,0~1 分为低危(死亡<3%),患者可门诊治疗,2 分为中危(死亡风险 3%~15%),患者可能存在重要的生理功能紊乱需要干预,应住院治疗,3~5 分为高危(死亡风险>15%),为重症 CAP 患者应入 ICU 治疗。CRB-65 评分省略了肾功能检查,适用于在初级医疗机构和门急诊快速评估 CAP 患者的病情程度。

有研究发现 PSI 和 CURB-65 评分在评估 CAP 患者病情严重程度和预测死亡率等方面无差异。但是 PSI 评分预测重症 CAP 的敏感性、特异性并不理想,PSI 评分 IV 级患者入住 ICU 的预测敏感性为 75%,特异性为 48%,V 级患者入住 ICU 的预测敏感性上升为 84%,特异性下降为 38%。PSI 评分不是直接针对疾病的严重程度,患者需要住院治疗或门诊治疗的阈值很难界定,评分越高者越需要住院治疗,但一个 PSI 评分 IV 级、有多种慢性基础病的高龄患者,也可能在门诊治疗成功。有荟萃分析显示,PSI 评分在识别低危患者方面更具优势,具有较高阴性预测价值,即低 PSI 评分患者在门诊治疗风险较低,往往无需住院治疗。而 CURB 评分系统在识别高危人群方面较 PSI 评分更具优势,高 CURB 评分患者死亡率高,需要给予更多关注,建议收住院或收住 ICU 治疗。另外,由于 PSI 评分中年龄因素所占权重较高,容易低估年轻 CAP 患者的病情严重程度,且分数计算复杂、繁琐,不利于急诊医师临床操作。而 CURB-65 评分具有简单易记、可评估疾病的严重程度等优点,便于临床医师使用。澳大利亚学者发现,呼吸科医师和急诊科医师更青睐于使用 CURB-65 评分对 CAP 患者进行病情评估。

2007 年 IDSA 与 ATS 共同颁布了 IDSA/ATS2007 评分标准,只要至少满足 1 条主要标准或 3 条次要标准即可诊断重症 CAP:主要标准:①需要有创机械通气;②需要应用升压药物的脓毒性休克。次要标准包括:①呼吸频率≥30 次/分;②氧合指数(PaO_2/FiO_2)≤250;③多肺叶受累;④意识障碍;⑤尿毒症(BUN>7.14mmol/L);⑥白细胞减少(WBC<$4×10^9$/L);⑦血小板减少(PLT<$100×10^9$/L);⑧体温降低(中心体温<36℃);⑨低血压,需要积极的液体复苏。Lim 等发现应用 IDSA/ATS2007 评价 CAP 患者病情严重程度,并对需要 ICU 治疗的患者进行提前干预治疗,可以使重症 CAP 患者死亡率由 23.8% 降至 5.7%(P<0.001),ICU 入院率由 52.9% 下降至 38.6%(P=0.008),ICU 延迟入院率由 32.0% 下降至 14.8%(P<0.001),建议尽早评估 CAP 患者病情,重症 CAP 患者及早入住 ICU 治疗,改善预后。Chalmers 等[28]发现,IDSA/ATS2007 对患者入住 ICU 以及 30d 死亡率均有预测意义,CAP 患者入住 ICU 预测的曲线下面积为 0.85,患者 30 天死亡率预测的曲线下面积为 0.78。Martin 等对 PSI、CRB-65、CURB-65、CURB、ATS2001、IDSA/ATS2007、SCAP 和 SMART-COP 共 8 种评分系统的荟萃分析发现,ATS2001 和 IDSA/ATS2007 评分对重症 CAP 患者需要入住 ICU 治疗的预测准确性较好,敏感性分别为 70%、84%,特异性分别为 90%、78%。

众多的临床评分系统,各有优缺点,临床评估系统有助于患者病情评估和治疗制定,但它们不能替代专业医师的专业评估,临床医生需要结合临床实际,根据不同地区 CAP 流行病学特点,在利用评分系统的基础上,针对不同患者个体特点进行个体化评估和治疗。

四、CAP 治疗

抗感染治疗应于 CAP 诊断后尽早使用,以改善疗效、降低病死率和缩短住院时间。CAP 的初始抗菌治疗均为经验性治疗,早期经验性抗菌治疗是降低病死率、减少细菌耐药的关键环节。

近期,中华医学会呼吸病学分会发表了《中国成人社区获得性肺炎诊断和治疗指南(2016 年版)》,其中对于 CAP 的初始经验性抗感染药物选择。

需要特别强调的是,CAP 诊治指南所推荐的经验性治疗方案均以本国的病原学流行病学调查数据为依据,临床医生 CAP 诊治指南时,应注意各地区 CAP 常见致病原的构成情况和耐药特点,避免简单照搬指南所推荐的治疗方案。

CAP 除了针对病原体的抗感染治疗外,对中重症患者应给予必要的对症支持治疗,如氧疗、补液维持水电酸碱平衡等。

大多数 CAP 患者在初始治疗 72 小时后临床症状改善,应在初始治疗 72 小时对患者病情进行评价;部分患者对治疗的反应相对较慢,只要临床表现无恶化,可以继续观察,不必给予更换抗感染药物。

NICE2014 年发表的 CAP 指南中建议,如果在最近 24 小时内患者存在以下 2 项或以上情况,不宜出院:①体温>37.5℃;②呼吸频率>24 次/分;③心率>100 次/分;④收缩压≤90mmHg;⑤室内空气下血氧饱和度<90%;⑥精神状态异常;⑦不能自主进食。而对于经有效治疗后病情明显好转,体温正常超过 24 小时,且心率≤100 次分,呼吸频率≤24 次分,收缩压≤90mmHg,室内空气下血氧饱和度室内空气下血氧饱和度≥90%,或动脉氧分压≥60mmHg 的患者可转为口服药物治疗,无需要进一步处理的并发症,无精神障碍等情况时,可以考虑出院。

CAP 住院患者的 30 天死亡率大约为 10%~12%。出院后,约 18% 的患者在 30 天内再次住院。许多患者尤其是老年患者需要经过好几个月才能恢复到以前的健康状态,而有的却再也恢复不了。对于坚持 30 天以上的患者,其第一年死亡率大幅度增加,并且肺炎球菌性肺炎患者 3 到 5 年的死亡率仍在上升,这表明 CAP 的进展可以认为是一个限制寿命的潜在条件。所以 CAP 是每位急诊医生要高度关注的临床疾病。

(许　镇)

第二节　重症下呼吸道感染

在 2% 年全球疾病负担研究显示:感染性疾病致死者占全球死亡人数的三分之一,其中下呼吸道感染是第四位死亡原因,主要原因是没有获得及时正确的诊断和治疗。

下呼吸道感染包括急性气管-支气管炎、慢性支气管炎急性发作、支气管扩张继发感染及肺实质感染(肺炎、肺脓肿)等。病原体有细菌、病毒、衣原体、支原体、真菌、立克次体等。临床症状体征可有发热、咳嗽和咳痰,痰呈泡沫状、脓性、黏稠或血性,可伴有胸痛、气急,肺部可闻及湿啰音、白细胞总数及嗜中性粒细胞比例明显增高或者白细胞水平降低,X 线检查提示肺纹理增重、有炎症性浸润影或胸腔积液等表现,严重时可导致感染性休克和呼吸衰竭,因此临床诊断一般不难;细菌学检验能明确感染病原及药敏结果,有助于疾病治疗、流行病学调查和医院感染的监测。特别是,病原谱复杂化多样化、耐药菌株的产生和传播均导致临床经验性用药困难、治疗失败增加,从而突显病原学诊断的重要,因而所有重症患者都必须行病原学检查。

一、痰涂片革兰染色

痰涂片革兰染色(SGS)是鉴别革兰阳性菌和阴性菌最简单、快速、廉价的传统方法。采样注意:尽可能在使用抗生素之前采集标本并在 2 小时内送检;以晨痰为宜,取标本前应摘去义齿,清洁口腔如刷牙和漱口;深咳,采集标本过程中最好有医务人员指导;无痰者可用 3%~5%NaCl 5ml 雾化吸入约 5min 诱导痰,Bandyopadhyay 等证实痰液诱导在无痰患者中是一种有效的采样方法;也可用物理疗法、体位引流、鼻导管抽吸等法取痰。合格的痰标本判定标准为低倍视野下鳞状上皮细胞小于 10 个,白细胞大于 25 个。如果不合乎此标准考虑为非下呼吸道标本,应该弃去重新采集。

近年来,有人对痰涂片革兰染色的作用提出异议。有学者认为在轻中度社区获得性肺炎中痰涂片革兰染色不能发现病原体,诊断价值不大,而且存在部分患者不能提供合格的痰标本,非典型病原体痰涂片革兰染色不能看到,阳性结果的判定各家不统一等缺点。但也有人认为痰涂片革兰染色和痰培养的符合率达 90%,若痰涂片革兰染色见到典型的细菌,即使培养为阴性,仍有参考价值。反之,若培养阳性而痰涂片革兰染色阴性,则大多为定植菌或污染菌。

尽管意见不一,痰涂片革兰染色对治疗仍有一定的指导意义,临床主张患者入院后或者治疗前应该尽早留取痰液做痰涂片革兰染色,其意义在于:增加了初始经验性治疗对不太常见病原体的覆盖,如金黄色葡萄球菌或革兰阴性菌,这一点是最重要的,因为它将减少不合理的抗生素应用;还有,对后来的痰培养结果进行验证。

二、痰培养

对于细菌性肺炎,痰标本送检每天 1 次,连续 2~3 天;不建议 24 小时内多次采集,除非痰液外观性状出现改变;怀疑真菌或分枝杆菌感染者,应连续收集 3 天清晨痰液送检;标本采集后 1~2 小时内必须立即进行实验室处理。如果不能及时运送接种时,应暂存于 4℃。合格的痰液标本判定标准同痰涂片革兰染色检查,合格的痰标本培养结果才有意义。

由于口咽部有细菌定植,痰培养(SC)出来的细菌不一定是致病菌。如连续 2 次以上分离到同一细菌才认为是感染菌;痰培养结果与胸水或血培养结果一致时,则可肯定患者为该菌的感染。定量培养能鉴别污染菌和感染菌,一般痰液定量培养菌落计数 $\geqslant 10^7$ CFU/ml 的纯培养,或者在任一培养基菌落计数 $\geqslant 10^8$ CFU/ml,再或者优势菌落计数大于唾液同种细菌一百倍时可视为该菌感染,但痰定量培养普通实验室很难开展,因此常采用半定量培养法,即标准 4 区划线接种法接种,4 区细菌生长结果以 1+,2+,3+,4+ 表示。

痰培养阳性率大约在 25%~50% 之间,其培养结果对于某个具体患者的临床治疗来说有重要作用,同时从流行病学角度来说也是非常重要的,包括基于痰培养阳性患者的抗生素敏感性数据用于制定指南。军团菌流行地区和近期有旅游史的重症患者,除了常规检查外,将呼吸道分泌物在特殊的缓冲木炭酵母浸膏琼脂上进行培养,以分离军团菌属的病原,对诊断和治疗也是有帮助的。

三、气管吸引物培养

气管吸引物培养(EAC)操作步骤:听诊痰液积聚的部位,必要时予以体位引流及拍背,洗手,戴无菌手套,打开无菌集痰器的包装,连接负压吸引装置,将无菌集痰器之吸痰管以无菌蒸馏水润湿,将吸痰管插入气管插管或气切管,抽取适量痰液入集痰瓶中,将无菌集痰器上的吸痰管连同盖子取下,将集痰瓶底部的盖子取下盖在瓶口,若有需要则予 100% 氧气通气 2 分钟。注意:吸痰时手法要轻柔、吸痰时间 ≤15 秒、将吸痰管送入气管插管深部拔出时再给负压、边旋转边退出。

标本采用 $\geqslant 10^6$ 的阈值,诊断肺炎的敏感度平均 76%±9%,特异度 75%±28%。痰标本是置入人工气道的患者经常采取的临床方法,但其易污染,可靠性稍差,以致于半定量培养的方法不能作为确诊肺炎和决定抗生素治疗的可靠方法。需要结合临床具体分析。

四、经支气管镜的保护性毛刷技术

1979 年，Wimberley 首先应用顶端带有聚乙二醇（分子量 4000，其熔点为 37℃，落在气道内可以迅速融化，并随咳嗽排出）堵塞的双层套管的毛刷，体外试验表明防污染率达 100%。通过毛刷采集病变部位周围气道，量约为 0.01~0.001ml，标本再被稀释于 1ml 的生理盐水中，则稀释度为 100~1000 倍，以每毫升菌落形成单位 $\geqslant 10^3$ 作为诊断肺部感染的阈值，保护性毛刷技术（PSB）定量培养 $\geqslant 10^3$ CFU/ml 的分离菌是病原菌，$< 10^3$ CFU/ml 者为污染菌。PSB 敏感性达 66%±19%，特异性 90%±15%，其特异性优于敏感性，我国 1990 年全国肺部感染会议已将其列为院内支气管.肺感染的病原学诊断方法。

笔者对 2004 至 2006 年收住该院监护室的 57 例重症肺炎并行气管插管机械通气的患者的研究显示：纳入研究的患者中，经人工气道，在支气管镜引导下，行单套管 PSB 检查采集下呼吸道标本的操作前后，患者的心率、血压、呼吸频率、血氧饱和度没有显著改变。而且其敏感性为 97.73%，特异性 84.62%，根据药敏回报及时调整抗感染治疗方案，91.23% 患者达到痊愈或显效的标准，即经支气管镜以单套管 PSB 取样结合细菌定量培养技术，在重症肺炎行机械通气的患者中应用安全性高，并能根据细菌培养及药敏回报调整抗感染药物可获得较高的治愈率，对临床目标抗感染治疗具有很强的指导意义。

注意事项：采样前尽量不作吸引，以保证采样足够；不要在活检孔中追加麻药，因为麻药会抑制培养过程中某些细菌生长；采样前 48 小时内尽量不用抗生素，避免假阴性增加。Prats 等研究显示：对 35 例呼吸机相关性肺炎患者在应用抗生素治疗前及开始治疗后的 12、24、48 及 72 小时分别以保护性毛刷采样，在应用有效的抗生素治疗后 12 小时内，即可见微生物种群的数量、其各自的浓度及 PSB 阳性百分比均出现迅速且显著的下降。某些类别的细菌（肺炎链球菌、流感嗜血杆菌）比其他菌种（金葡、铜绿假单胞、鲍曼不动杆菌）更易受到抗生素的影响。

此项技术建议的适应证：免疫缺陷病人群的肺部感染；呼吸机相关性肺炎；难治性或延迟吸收的肺炎；怀疑有厌氧菌感染可能；疑有阻塞因素存在；有下呼吸道感染而痰液引流不畅；非侵入性检查结果阴性或难以解释。

五、经支气管镜的支气管肺泡灌洗技术

1987 年 Thorpe 和 Kahn 等首先采用支气管肺泡灌洗技术（BAL），灌洗液可达远端肺实质，采样范围广，敏感性达 73%±18%，特异性 82qo+19%，是诊断下呼吸道感染的有效方法。对免疫受损或免疫功能受抑制者的机会感染，如肺孢子虫、分枝杆菌、巨细胞病毒感染及军团菌感染等均有很大诊断意义。

BAL 的方法：通常选择右中叶或左舌叶，将支气管镜楔入肺段或亚段支气管，每次灌入室温生理盐水 25~50ml，总量 100~250ml，不应超过 300ml。负压吸引压力约为 25~100mmHg，要防止负压过大过猛。支气管肺泡灌洗可收集大约 500 万~2000 万个肺泡的表面衬液标本。回收量：中叶或舌叶灌洗回收量应在 40% 以上，下叶或其他肺叶为 30% 以上。灌洗液应在半小时内送至实验室，通常在 2~3 小时内处理。确定肺部感染的阈值定为 $\geqslant 10^4$ CFU/ml，对于检验前应用过抗生素的患者应采用较通常低 10 倍的阈值作为标准。

BAL 检查的不足之处有：支气管肺泡灌洗灌入液量与回收液量不衡定，对半定量细菌培养结果可能产生影响；与保护性毛刷相比，虽然发生出血及气胸等并发症的几率减少，但却可能加重缺氧及对心肺功能造成影响。

Nys 等发现支气管肺泡灌洗液中内毒素水平和细菌定量培养数量显著相关,通过检测灌洗液中内毒素水平可指导治疗。Flanagan 等建议使用支气管肺泡灌洗液的革兰染色,若发现细胞内细菌,可以诊断肺炎,研究表明其特异性达 90%。Veber 等检测支气管肺泡灌洗液中的被感染细胞,以 3% 作为阈值,其敏感性和特异性分别为 74% 和 96%。Jaeger 等通过比较 PSB 及 BAL 液的定量培养和被感染细胞数量,发现BAL 液的定量培养和检测被感染细胞数量对抗生素的耐受性更好。因此,患者已使用抗生素时建议采用BAL 技术。

在临床上尽快地得到病原学结果是非常重要的,因其可以指导抗生素的治疗,降低患者死亡率,所以目前认为,PSB 和 BAL 两者联合应用可以互补,较单独使用效果更好,二者联合,敏感性增至 88%,特异性保持 100%。

六、经支气管镜支气管肺活检技术

经支气管镜支气管肺活检技术(BS-TBBC)操作规范:活检部位应选择病变受累重的一侧的下叶,一般选择下叶的外基底段、后基底段,如两侧受累大致相同,则取右下叶,应避开中叶,避免并发症的发生;插入活检钳至事先选择的段支气管内,直至遇到阻力时再将活检钳后撤 1～2cm,此时嘱患者深吸气,同时张开活检钳,再向前推进 1～2cm,再嘱患者深呼气,于深呼气末将活检钳关闭并缓缓退出。如患者感胸痛,应退回活检钳,更换部位另行活检。

活检组织病理切片诊断标准为:终末细支气管、肺泡周围出现中性粒细胞、纤维蛋白渗出和细胞碎片。肺组织细菌定量培养以 ≥l04CFU/g 为标准。

因此,经支气管镜支气管肺活检技术与 BAL 和 PSB 技术相比,除了能获得肺实质的组织学检查外,并无优势可言。在院内获得性肺炎及免疫功能受抑制患者的机会性肺感染诊断方面,经支气管镜支气管肺活检技术亦无证据表明优于 BAL 和 PSB,而且经支气管镜支气管肺活检技术有造成气胸的危险,其发生率约为 7%～14%。由于 BAL 和 PSB 技术的发展,经支气管镜支气管肺活检技术在诊断肺炎方面的作用基本被否定。目前此项技术仅用于艾滋病患者的淋巴细胞间质性肺炎及球孢子菌病的诊断。

七、血培养

社区获得性肺炎住院患者的大规模无选择性研究表明,治疗前血培养(BC)阳性大约为 5%～14%,即阳性率很低。所有社区获得性肺炎研究中最常见的血培养结果是肺炎链球菌,是由于这种细菌是社区获得性肺炎中最常见的致病原,血培养阳性并不能明显改善预后或优化抗生素选择。假阳性结果会导致住院时间延长,也可能导致万古霉素的使用量明显增加。

综合以上原因,目前认为轻中度社区获得性肺炎无需行血培养。住院患者重症患者需住 ICU 者;肺部有空洞者;酗酒者;有胸腔积液者;患者自身抗菌能力存在缺陷时,比如脾切除术后或补体降低者;有基础慢性肝病的患者;白细胞减少者均需要做血培养。因为这部分患者,金黄色葡萄球菌、铜绿假单胞菌和其他革兰阴性杆菌等其他病原体感染更常见,而不是肺炎链球菌。因此所有重症患者均应进行血培养,其血培养阳性率会更高,发现经验性抗生素治疗没有覆盖的病原体的可能性更大,也更可能影响抗生素治疗策略。

院内获得性肺炎往往病原体复杂,而且耐药率较高,建议最好能够做血培养,以尽早明确病原,指导目标性抗感染治疗。

2004 年中华医学会检验医学分会制订了《临床微生物学血培养操作规范》,对血培养操作做了详尽要求。

皮肤消毒程序:严格执行以下三步法:①70%酒精擦拭静脉穿刺部位置 30 秒以上;②1%～2%碘酊作用 30 秒或 10%碘伏 60 秒,从穿刺点向外画圈消毒,至消毒区域直径达 3cm 以上;③70%酒精脱碘:对碘过敏的患者,用 70%酒精消毒 60 秒,待酒精挥发干燥后采血。

静脉穿刺和培养瓶接种程序:①在穿刺前或穿刺期间,为防止静脉滑动,可戴乳胶手套固定静脉,不可接触穿刺点;②用注射器无菌穿刺取血后,勿换针头(如果行第二次穿刺,应换针头)直接注入血培养瓶;③血标本接种到培养瓶后,轻轻颠倒混匀以防血液凝固。立即送检,切勿冷藏。采血量:成人采血量是 8～10ml,儿童 1～5ml。血液和肉汤之比为 1∶5～1∶100 血培养次数和采血时间:采血培养应该尽量在使用抗菌药之前进行,在 24 小时内采集 2～3 次做血培养(一次静脉采血注入多个培养瓶中应视为单份血培养)。入院前两周内接受抗菌药物治疗的患者,连续 3d,每天采集 2 份。可选用能中和或吸附抗菌药物的培养基。对间歇性寒战或发热应在寒战或体温高峰到来之前 0.5～1 小时采集血液,勿于寒战或发烧后 1 小时进行。标本运送:采血后应该立即送检,如不能立即送检,需室温保存或置 35～37℃孵箱中,切勿冷藏。

八、胸水培养

下呼吸道感染合并有胸腔积液的患者,如果侧位立位胸片可见>5cm 胸腔积液的患者可进行胸水培养(PFC),采用胸腔穿刺收集胸水进行需氧和厌氧菌的培养,胸水分离出的病原菌有高度特异性,对治疗影响很大,包括抗生素选择和是否需要引流。应用血培养专用瓶阳性率更高。若胸水未发现病原菌,可行胸膜活检。但下呼吸道感染胸腔积液的发生率不到 15%,其价值有限。

总之,下呼吸道感染病原诊断的每种取材方法各有其诊断优势和缺点,方法选择可根据临床经验、设备条件、患者状况等具体情况。通过单一或者多种联合的方法明确下呼吸道感染的病原体对于指导抗生素使用,减少病原体产生耐药性和药物副作用,缩短病程,降低费用具有重要意义。

(许　镇)

第三节　肺复张

机械通气是急性呼吸窘迫综合征(ARDS)支持治疗的重要手段之一。实施以限制潮气量(6mUkg,理想体重)和气道平台压(≤30cmH$_2$O)为核心的肺保护性通气策略,以及应用适当水平的呼气末正压(PEEP)可以有效地改善 ARDS 患者的预后,目前已经被广泛应用于临床工作。然而,小潮气量、低平台压通气策略具有加重患者肺泡萎陷的潜在风险。此外,仅仅依靠应用 PEEP 难以使已经萎陷的肺泡得到复张。肺复张策略(RM)可通过短暂地增加肺泡压和跨肺压(PL)以复张萎陷肺泡,从而显著改善氧合状况。因此,近年来 RM 在 ARDS 治疗中的作用日益受到学者关注。

一、RM 的生理学作用

(一)改善机体氧合状况

ARDS 的核心病理生理学改变是由于通透性肺水肿导致机体部分肺泡萎陷,肺容积减少。肺泡的开放很大程度上取决于 PL,即肺泡压与胸腔压之差。限制性通气策略可使 PL 下降,以降低机械通气时肺泡应力,但也可能加重肺泡萎陷。RM 可动态、短暂地增加 PL 水平,当 PL 超过肺泡临界开放压(COP)时,原本萎陷的肺泡能得以重新开放。通过上述机制,RM 可使萎陷的肺泡重新开放,增加肺泡通气总量,减少肺内分流,从而改善机体氧合状况。

(二)改善呼吸力学指标,防止呼吸机相关性肺损伤

一方面,RM 通过使原本萎陷的肺泡得到复张,增加肺泡通气量,从而提高患者肺组织的顺应性,降低驱动压,增加功能残气量,减少无效腔通气,改善呼吸力学状况。另一方面,正压机械通气可使 ARDS 患者充气肺组织与非充气肺组织之间产生较大的剪切力。这种周期性的剪切力可直接造成肺泡损伤,也可使肺微血管腔跨壁压增加,导致血管内皮细胞损伤,称为毛细血管应力衰竭。RM 可改善肺组织的异质性,有效防止上述呼吸机相关性肺损伤(VILI)的发生,发挥肺保护作用。

二、实施 RM 的常用方法

文献报道的 RM 的实施方法较多,临床常用的方法主要如表 17-3-1 所示。目前以控制性肺膨胀(SI)法应用最为广泛,但关于 RM 的最佳实施方法尚无定论,而且气道压力水平、维持时间和 RM 间隔时间等具体内容各家报道不一。

表 17-3-1 临床实施 RM 的常用方法

名称	简介
SI/CPAP 法	CPAP 模式,逐渐将 CPAP 水平增高至 30～50cmH_2O,并维持 20～40 秒
压力控制通气法	压力控制通气模式,调节吸气压 10～15cmH_2O 和 PEEP 25～30cmH_2O,使气道峰压达到 45cmH_2O,并维持 2 分钟
叹气法	每分钟 3 次连续的叹气呼吸,叹气呼吸时调节潮气量使气道平台压达到 45cmH_2O
增强叹气法	逐步增加 PEEP 水平(每次 5cmH_2O,维持 30 秒),同时降低潮气量,直到 PEEP 水平达到 30cmH_2O,维持 30 秒,然后以相同方式降低 PEEP 水平和增加潮气量直至恢复基础通气
间断 PEEP 递增法	间断(每分钟连续 2 次)增加 PEEP 水平至预设水平

注:CPAP:持续气道内正压通气;PEEP:呼气末正压;1cmH_2O=0.098kPa

值得注意的是,一些其他的方法也可以起到肺泡复张的作用。例如,采用胸部物理治疗(包括体位引流、胸部叩击和震颤、诱发咳嗽或痰液吸引等多个步骤)和相关药物治疗积极促进呼吸道黏液清除、俯卧位通气及高频振荡通气等。

三、RM 的有效性和安全性

(一)RM 的有效性

尽管 RM 在 ARDS 治疗中的作用日益受到重视,但相关研究中观察指标以氧合、呼吸力学等生理学指标为主,以患者预后为观察指标的研究较少,且多为小样本、非随机研究。2014 年,Suzumura 等对 10 项随机对照临床研究进行荟萃分析发现,RM 可降低 ARDS 患者的住院病死率(RR=0.84,95% CI:0.74～0.95)。近期,国内学者选取 5 项高质量(Jadad 评分>3 分)的临床研究进行荟萃分析,结果显示 RM 可以降

低 ARDS 患者的 ICU 病死率(RR＝0.77,95%0/:0.60～0.98),同时 RM 有降低住院病死率(RR＝0.87,95%CI:0.76～1.00)和 28 天病死率(RR＝0.81,95%CI:0.63～1.04)的趋势。然而,由于上述两项荟萃分析所纳入的研究干预组中通常将 RM 与其他通气策略联合应用;并且部分研究存在严重的失访偏倚,导致证据质量较低,研究结果可能存在较大偏倚,难以确定死亡率降低是否与 RM 直接相关。例如,Suzumura 等研究亚组分析显示,剔除偏倚风险高的临床试验后,RM 并不能降低患者的住院期间死亡率(RR＝0.90,95%CI:0.78～1.04)。因此,尚无充分证据支持将 RM 作为 ARDS 的标准治疗手段。鉴于在大多数显示 RM 有效性的研究中,90%患者为中重度 ARDS 患者($PaO_2/FiO_2<200mmHg$),故临床实践中选择此类患者实施 RM 或许更为合理。

(二)RM 的安全性

2012 年,Fan 等完成了一项大型随机对照临床试验,结果显示呼吸系统和心血管系统并发症是 RM 的常见并发症,总体发生率为 22%。其中以轻度并发症(如低氧血症、低血压)最常见,一般多发生于 RM 后 1 周以内且持续时间较短,气压伤、心律失常等严重并发症发生率较低。RM 并发症的发生与患者所接受的 RM 次数、方式、持续时间、RM 后 PEEP 水平及肺的可复张性等因素有关。

总之,RM 有效性尚未确定,且具有一定的潜在风险,临床实施 RM 操作须谨慎,不应将其作为 ARDS 患者的常规治疗。

四、肺可复张性的评估及肺复张容积的测定

肺可复张性与实施 RM 的有效性和安全性密切相关。Gattinoni 等应用胸部 CT 进行研究发现,ARDS 患者之间的肺可复张性差异甚大,具有较高可复张性的患者表现以下特点:低氧合指数、低顺应性和高无效腔比。然而,上述 3 项指标用于预测患者肺可复张性的敏感性和特异性都较差。此项研究最大的价值在于证实个体对于 RM 的反应差异,从而提示 RM 前对肺可复张性进行个体化评估的重要性。目前研究认为,肺可复张性主要与肺部病变性质(局灶性或非局灶性)、发病时间以及病变严重程度等因素有关。Constantin 等研究发现,局灶性或非局灶性病灶患者对 RM 的反应截然不同,局灶性病变者表现为肺泡过度膨胀容积显著增加,且超过肺泡复张容积;非局灶性病变者肺泡复张容积显著增加,而肺泡过度膨胀容积增加并不明显。ARDS 病情的严重程度也是影响肺可复张性的重要因素。Cressoni 等研究发现,重度 ARDS 患者含气不良肺组织范围显著大于轻度患者,因而具有更好的可复张性。氧合指数是临床判定 ARDS 病情严重程度的常用指标,PEEP 水平可对氧合指数数值产生影响,故有可能干扰 ARDS 的病情评估。Chiumello 等对不同 PEEP 水平条件下肺可复张性进行研究发现,仅当选用 PEEP 为 $5cmH_2O$ 时的氧合指数进行病情严重程度判定时,肺可复张性与严重程度成正比。因此,该研究支持采用 ARDS"柏林定义"中的低氧血症标准进行病情严重程度判定。近期 Caironi 等发表的一项大型回顾性队列研究也得到相似结论。

胸部 CT 可直观地测定肺复张容积,但相关射线暴露和转运风险制约其临床应用,目前仍多作为研究手段。随着重症超声的迅速发展,一些研究发现经胸超声和经食道超声检查方法可以用于肺复张容积的测定。近年来,电阻抗法也被证实可以用于测定肺复张容积。超声和电阻抗法均无放射暴露风险,可床旁操作,具有一定的临床应用前景。然而,这两项检查方法并不能反映肺过度膨胀容积。

此外,Dellamonica 等通过对不同 PEEP 水平患者肺容积进行研究发现,氮气洗出/洗入法和压力-容积(P-V)曲线法均可以较准确地测定肺复张容积,有助于指导肺复张的临床实施。

五、RM 后 PEEP 滴定

RM 后设定适合水平的 PEEP 有利于维持肺泡的持续开放，从而有效地改善机体氧合状况，预防 VALI 发生。临床应用的 PEEP 滴定方法种类较多，主要包括以下三类。

(一)以氧合状况改善为目标的 PEEP 滴定方法

PEEP/FiO_2 表格法是此类方法的代表，其操作简便，目前已被广泛应用于临床。此法以改善机体氧合指标为目标，对 PEEP 和 FiO_2 水平进行调节。临床通常选用 SpO_2($88\%\sim95\%$)或 PaO_2($55\sim80mmHg$)作为目标值。然而，氧合状况的影响因素很多，除肺复张以外，机体氧合状况还取决于其他因素，如心输出量、外周氧摄取率、肺循环状态等。另外，ARDS 时肺的不同区域，常同时存在肺泡复张和过度膨胀，而表格法并未考虑个体呼吸力学的差异。因此，以氧合指标为唯一治疗目标来调整 PEEP 水平并不完全恰当，而且有可能导致血流动力学不稳定和 VALI 的发生。

(二)以呼吸力学指标改善为目标的 PEEP 滴定方法

P-V 曲线法是此类方法中的经典代表，此法选择静态 P-V 曲线吸气支的低位折点所对应的压力加上 $2cmH_2O$ 作为最佳 PEEP 水平。P-V 曲线可通过大注射器法和慢流速法绘制。其他常用的方法包括：最大顺应性法、应力指数法、食道压法以及肺容积法等。2015 年，Amato 等研究对潮气量、PEEP、气道驱动压(气道平台压与 PEEP 之差值)和呼吸系统顺应性等指标进行分析发现，驱动压的降低与患者死亡率下降显著相关，故推测调节气道驱动压有助于指导 PEEP 水平设定，并有望改善患者预后。然而，驱动压收到潮气量和呼吸系统顺应性影响，此项研究仅为回顾性观察性研究，其结果也受到质疑。近期，有学者通过动物实验研究发现，气道驱动压水平受胸壁顺应性降低和肺部病变性质影响，并不能准确反映肺内外所受的实际应力(跨肺驱动压)，单纯依赖气道驱动压值指导机械通气策略的方法存在一定风险。

(三)影像学方法

与呼吸力学方法相比，影像学检查在反映肺内异质性方面具有一定的优势。CT 检查一直以来作为评价肺泡复张和过度膨胀的标准方法。此外，随着设备和技术条件的成熟，肺部超声和电阻抗法也具有较好的临床应用前景。

总体而言，目前尚无充分证据表明何种 PEEP 滴定方法效果优于其他方法。临床工作中可结合本单位实际技术条件，采取综合性手段确定最佳 PEEP 水平。

六、小结

RM 具有简单易行、价格低廉、可床旁操作等特点，是治疗 ARDS 的重要手段。许多研究证实 RM 不仅可以改善机体氧合状况，而且可以改善肺呼吸力学状况，发挥肺保护性效应。然而，目前尚无确切研究资料证实 RM 可改善 ARDS 患者预后。此外，RM 有可能引发低血压、低氧血症，甚至气压伤等严重并发症的风险。因此，临床工作中实施 RM 前应充分评估风险和获益，不能将 RM 作为 ARDS 的标准治疗常规应用。对 ARDS 患者肺可复张性进行准确评估，选择个体化的 RM 实施方法，以及采取综合手段滴定最佳 PEEP，可改善患者的氧合状况，避免 VILI 的发生，有望对患者的预后产生积极的影响。这也将是今后 ARDS 机械通气治疗研究的重要方向。

(许　镇)

第四节　多重耐药菌感染

近年来,多重耐药菌已逐渐成为医院感染的重要病原菌,目前其种类和数量还在继续增加。多重耐药菌感染呈现的复杂性、难治性问题,已经给临床抗感染治疗带来了严峻挑战。如何加强多重耐药菌感染的管理、有效减缓多重耐药菌的产生、阻断多重耐药菌传播,已引起临床医生的广泛关注。

一、概述

多重耐药菌(MDRO)指对通常敏感的常用的 3 类或 3 类以上抗菌药物同时呈现耐药的细菌,多重耐药也包括泛耐药(XDR)和全耐药(PDR)。临床常见 MDRO 包括耐甲氧西林金黄色葡萄球菌(MRSA)、耐万古霉素肠球菌(VRE)、产超广谱 β-内酰胺酶(ESBLs)、肠杆菌科细菌(如大肠埃希菌和肺炎克雷伯菌)、耐碳青霉烯类肠杆菌科细菌、多重耐药铜绿假单胞菌(MDR-PA)、多重耐药鲍曼不动杆菌(MDR-AB)等。

MDRO 感染危险因素主要包括:①老年;②免疫功能低下(包括患有糖尿病、慢性阻塞性肺疾病、肝硬化、尿毒症的患者,长期使用免疫抑制剂治疗、接受放射治疗和/或化学治疗的肿瘤患者);③接受中心静脉插管、机械通气、泌尿道插管等各种侵入性操作;④近期(90 天内)接受 3 种及以上抗菌药物治疗;⑤既往多次或长期住院;⑥既往有 MDRO 定植或感染史等。

MDRO 常见的医院感染类型包括医院获得性肺炎、血流感染(包括导管相关血流感染)、手术部位感染、腹腔感染、导尿管相关泌尿道感染、皮肤软组织感染等。

MDRO 医院感染的危害主要体现在:①MDRO 感染患者病死率高于敏感菌感染或未感染患者;②感染后住院时间和住重症监护室(ICU)时间延长;③用于感染诊断、治疗的费用增加;④抗菌药物不良反应的风险增加;⑤成为传播源。

二、高危因素与早期识别

临床上如果患者存在 MDRO 感染的高危因素,如住院大于 5 天、入住 ICU、既往 90 天接受抗菌治疗、插管机械通气等应考虑存在 MDRO 风险;既往接受头孢菌素治疗、留置导尿管的应首先考虑产 ESBLs 肠杆菌感染;既往接受化疗、激素治疗、住院时间延长大于 20 天的,应考虑铜绿假单胞菌感染;近期接受侵袭性操作、住院延长 15 天、鲍曼不动杆菌定植的应警惕鲍曼不动杆菌感染可能。对于这类高危患者,针对可能的致病菌,结合临床表现,快速起始治疗,能单一用药就单一用药,若单药无法解决,则选择有协同作用的药物联合治疗。尽快获取培养标本,进行体外抗菌药物敏感性实验,根据药敏试验结果或感染进程,对治疗方案进行调整。

三、MDRO 医院感染预防与控制

(一)手卫生管理

手卫生良好能有效切断主要接触传播途径之一的经手传播病原体,降低患者医院感染发病率。医务人员在直接接触患者前后、进行无菌技术操作和侵入性操作前,接触患者使用的物品或处理其分泌物、排泄物后,必须洗手或使用速干手消毒剂进行手消毒。

(二)严格实施隔离措施

对确定或高度疑似多重耐药菌感染患者或定植患者,应当在标准预防的基础上,实施接触隔离措施,预防多重耐药菌传播。尽量选择单间隔离,也可将同类多重耐药菌感染患者安置在同一房间;与患者直接接触的相关医疗器械、器具及物品如听诊器、血压计、体温表、输液架等要专人专用,并及时消毒处理。

(三)遵守无菌技术操作规程

医务人员应当严格遵守无菌技术操作规程,特别是在实施各种侵入性操作时,应当严格执行无菌技术操作和标准操作规程,避免污染,有效预防多重耐药菌感染。

(四)环境和设备清洁消毒的落实

要加强 MDRO 感染/定植患者诊疗环境的清洁、消毒工作,尤其是高频接触的物体表面。遵循先清洁,再消毒原则;当受到患者的血液、体液等污染时,应先去除污染物,再清洁与消毒。掌握和落实常用环境和设备消毒方法。

(五)暴发医院感染控制

对于 MDRO 导致的医院感染,医疗机构或其科室的患者中,短时间内分离到 3 株及以上的同种 MDRO,且药敏试验结果完全相同,可认为是疑似 MDRO 感染暴发;3 例及以上患者分离的 MDRO,经分子生物学检测基因型相同,可认为暴发。防止医务人员传播 MDRO 的措施包括手卫生,穿戴隔离衣、手套和面罩等的应用。减少环境污染,可选择终末清洁、消毒,使用专用设备和分组医疗护理等。当 MDRO 感染暴发且采取常规措施仍难以控制时,可以考虑暂时关闭病房(区)。只有将病房(区)彻底关闭后才能对仪器、设备彻底消毒;同时对环境进行清洁消毒,对所有可能有 MDRO 污染的设备进行全面清洗、维护。发生 MDRO 医院感染暴发或疑似医院感染暴发时,按《医院感染暴发报告及处理管理规范》的要求及时、准确报告。

四、合理使用抗菌药物

针对不同 MDRO 已有共识推荐的可以选用的抗菌药物治疗方案如表 17-4-1:

表 17-4-1　针对不同 MDRO 已有共识推荐的可以选用的抗菌药物治疗方案

病原菌	宜选药物	备选药物	备注
MRSA	糖肽类(万古霉素、去甲万古霉素、替考拉宁)	头孢洛林、复方磺胺甲噁唑、达托霉素、多西环素和米诺环素、磷霉素、夫西地酸、利奈唑胺、利福平、特拉万星、替加环素	各感染部位的药物推荐方案不同。脓肿、疖、痈等局部病灶需注意切开引流
VRE	无明确有效的治疗,可考虑达托霉素		根据药敏结果及抗菌药物在感染组织的聚集浓度,决定用药方案
产 ESBLs 肠杆菌	碳青霉烯类抗生素	β-内酰胺类/β-内酰胺酶抑制剂复合制剂、头霉素类、氧头孢烯类、多黏菌素、替加环素、磷霉素和呋喃妥因、喹诺酮类和氨基苷类	氟喹诺酮类和氨基苷类不适于产 ESBLs 菌株的经验性治疗,可作为重症感染的联合治疗;磷霉素可作为非复杂性尿路感染的治疗药物,呋喃妥因可用于轻症尿路感染或尿路感染的序贯治疗或维持治疗

续表

病原菌	宜选药物	备选药物	备注
多重耐药不动杆菌	多黏菌素B或E、替加环素	舒巴坦及含舒巴坦的复合制剂、四环素类、氨基苷类、碳青霉烯类、喹诺酮类、头孢菌素类	
多重耐药铜绿假单胞菌	多黏菌素	抗假单胞菌青霉素类及酶抑制剂复合制剂、抗假单胞菌头孢菌素及其酶抑制剂复合制剂、抗假单胞菌碳青霉烯类、单环酰胺类、抗假单胞菌喹诺酮类.氨基苷类	MDR-PA肺炎治疗联合用药：①抗假单胞菌β-内酰胺类＋氨基苷类；②抗假单胞菌β-内酰胺类＋抗假单胞菌喹诺酮类；③抗假单胞菌喹诺酮类＋氨基苷类；④双β-内酰胺类治疗，如哌拉西林/他唑巴坦＋氨曲南；⑤PDR-PA肺部感染，推荐上述联合的基础上再加多黏菌素治疗

五、临床诊疗经验与策略

（一）大肠埃希菌

临床上,耐药菌的感染以肠杆菌科细菌为主(大肠埃希菌),可能与患者既往大量使用易诱导细菌产生ESBLs的三代头孢菌素有关。此种耐药性对喹诺酮类和氨基糖苷类存在交叉耐药,且可通过质粒传播,除对亚胺培南敏感,对其他抗菌药物均有不同程度的耐药,特别对头孢菌素的耐药率很高,因此临床治疗此类细菌所致感染的最后一道防线为亚胺培南。

（二）耐药铜绿假单胞菌感染

耐药菌的感染除肠杆菌科细菌外,铜绿假单胞菌、肺炎克雷伯、鲍氏不动杆菌、MRSA较为常见。临床培养出的PA判断或高度怀疑为感染时,选择有抗PA活性的抗菌药物,除未合并基础疾病的非耐药PA感染轻症患者外,常需联合抗菌治疗,如合并基础疾病或存在PA感染高危因素的患者、重症患者、耐药PA感染患者。国内外指南均推荐PA感染治疗应联合用药,如抗PAβ-内酰胺类＋氨基糖苷类,或抗PAβ-内酰胺类＋抗PA喹诺酮类。前者增效作用略优于后者,成为多数学者治疗多重耐药铜绿假单胞菌(MDR-PA)感染的首选方案,如抗PA第三代头孢菌素或哌拉西林/他唑巴坦＋氨基糖苷类。

（三）鲍氏不动杆菌

鲍氏不动杆菌广泛存在于土壤和水中,人体或动物的黏膜上也可存在,是一种条件致病菌,通常有广谱抗菌药物长期接触史的患者更易感染,因其对多种抗菌药物具有天然耐药性,在制定决策前,必须要区分是定植还是感染,所以决定治疗的时机是尤其重要的,它将直接影响治疗的效果。鲍曼不动杆菌感染的抗菌药物选择：

(1)非多重耐药鲍曼不动杆菌(非MDR-AB)感染,可根据药敏结果选用敏感的β-内酰胺类抗菌药物。

(2)MDR-AB感染,根据药敏结果选用头孢哌酮/舒巴坦、氨苄西林/舒巴坦或碳青霉烯类,可联合应用氨基糖苷类或氟喹诺酮类等。

(3)XDR-AB感染,常采用两药联合方案,甚至三药联合方案。两药联合用药方案有：①以含舒巴坦的复合制剂(或舒巴坦)或碳青霉烯类为基础,联合四环素类(如米诺环素、多西环素、替加环素)、氨基苷类、喹诺酮类、多黏菌素等中的一种；②以多黏菌素为基础,联合含舒巴坦的复合制剂(或舒巴坦)或碳青霉烯类;③以替加环素为基础,联合含舒巴坦的复合制剂(或舒巴坦)、碳青霉烯类、多黏菌素、喹诺酮类、氨基糖苷类抗菌药物中的一种。三药联合方案有:含舒巴坦的复合制剂(或舒巴坦)+多西环素+碳青霉烯类、亚胺培南+利福平+多黏菌素或妥布霉素等。上述方案中,国内目前较多采用头孢哌酮/舒巴坦+多西环素(静脉滴注)或米诺环素(口服)。

(四)MRSA

MRSA 在 MDRO 感染中也有较高的检出率,高龄、意识障碍、免疫功能低下且伴有严重基础疾病等,均是医院 MRSA 感染者的相关因素。滥用广谱抗菌药物特别是第三代头孢菌素,也是促使该菌感染发生率逐年上升的重要原因,因其在抑制革兰阴性杆菌生长的同时,造成革兰阳性球菌过度生长。糖肽类(万古霉素、去甲万古霉素、替考拉宁)为首选药物,各感染部位的药物推荐方案不同。脓肿、疖、痈等局部病灶需注意切开引流。

六、结语

目前,细菌耐药已成为威胁人类健康的重要问题。在这样一个空前的高度耐药的时代,临床医生如何获得感染患者治疗的成功?可期待的新药物几乎不在视线当中,尤其针对泛耐药革兰氏阴性杆菌;诊断方法的质的突破仍然在很遥远的明天。因此,重任只能落在临床医生的肩头:珍视所有抗菌药物并合理用药。一方面,需关注 MDRO 感染的风险因素,用好现有的抗菌药物,提高临床疗效;另一方面,进行抗菌药物管理,努力减少耐药菌的产生。临床上明确的微生物学报告常需要在标本送检 3 天后获得,而对于中重度感染患者来讲,延迟治疗可导致病死率明显上升。因此,对于中重度感染患者,必须使用经验性抗菌治疗方案。经验性治疗时,患者是否存在多重耐药菌 MDRO 感染风险是选择药物的关键,不同的高风险因素通常也可以帮助我们判断是何种 MDR 感染,从而选择更加适合的经验性治疗方案。同时也应考虑药物存患者体内的 PK/PD 特点,确定最佳给药剂量和给药方案,以获得最佳疗效。当然,我们更要意识到使用抗生素不能取代良好的感染控制措施,要规范各项操作流程,加强监测和管理。

(许　镇)

第五节　流行性感冒

流行性感冒(流感)是由流感病毒引起的急性呼吸道传染病,每年季节性的流感造成全球每年 5%~15% 的人约 6 亿人感染流感病毒,导致 300 万重症病例感染,并导致 25 万~50 万人死亡,其中造成主要感染和死亡是甲型流感病毒。更具威胁的是,甲型流感病毒偶然的大流行更会造成灾难性的后果如 2009 年新的甲型 H1N1 流感病毒在数周之内传遍全球。流感是我国重点预防与控制的病毒性传染病,也是全球性的公共卫生问题。

一、流感的病原学及流行病学特点

(一)病原学特点

流感病毒属于正黏病毒科,为单股、负链、分节段 RNA 病毒。根据核蛋白(NP)和基质蛋白(MP)分为甲、乙、丙三型。甲、乙型流感病毒都带有 8 个不同的 RNA 节段,丙型流感病毒只有 7 个 RNA 节段。甲型流感病毒根据其表面血凝素(HA)和神经氨酸酶(NA)蛋白结构及其基因特性又分为不同亚型,至今甲型流感病毒已发现的血凝素有 16 个亚型(H1~16),神经氨酸酶有 9 个亚型(N1~9)。甲型流感病毒可以感染人和动物,常以流行形式出现,能引起世界性流感大流行,甲型 H1N1 和 H3N2 为常见的亚型。乙型流感病毒只感染人类,也可引起局部暴发;丙型流感病毒主要侵袭婴幼儿,以散发感染为主。

(二)流行病学特点

流感具有突然暴发,迅速扩散,造成不同程度的流行,发病率高但病死率低的特点。具有季节性,我国北方流行高峰在冬春季,南方多发生在夏、冬季,一般流行 3~4 周后会自然停止。流感分为散发、暴发、流行和大流行。在非流行期间,病例呈散发分布。传染源是流感患者和隐性感染者,通过空气飞沫传播,也可通过口腔、鼻腔、眼睛等处黏膜直接或间接接触传播,病毒在患者呼吸道分泌物中一般持续排毒 3~6 天或更长时间。人群普遍易感,流感病毒常常发生变异,例如甲型流感病毒在人群免疫压力下,每隔 2~3 年就会有流行病学上重要的抗原变异株出现,人们对新的变异株缺乏抵抗能力,导致感染率增高,尤其是青少年。

(三)发病机制

流感病毒进入人体呼吸道,主要通过 HA 结合呼吸道上皮细胞含有唾液酸受体的细胞表面。嗜人类流感病毒的 $\alpha_{2,6}$ 受体存在于人的气管、支气管上皮组织和肺泡 I 型细胞,而嗜禽流感病毒的 $\alpha_{2,3}$ 受体存在于远端细支气管,肺泡 II 型细胞和肺泡巨噬细胞。流感病毒通过细胞内吞作用进入细胞,病毒基因组在细胞核内进行转录和复制,复制出大量新的子代病毒颗粒,以出芽方式释放子代病毒颗粒(芽生)。NA 清除病毒与细胞膜之间以及呼吸道黏液中的唾液酸,以便于病毒颗粒能到达其他的上皮细胞并感染其他细胞。在人 H5N1 禽流感感染病例中,下呼吸道的病毒载量要比上呼吸道高,咽喉部的比鼻腔的高,有时会出现病毒血症。流感病毒感染人呼吸道上皮细胞,可产生 IL-6、IL-8、IL-11、TNF-α 等多种炎性因子,引起支气管和细支气管细胞广泛坏死,伴随有纤毛上皮细胞脱落、纤维蛋白渗出、炎细胞浸润、透明膜形成,甚至是组织广泛的纤维化。炎性因子也是引起多器官损伤的根源。

二、流感病毒检测

(一)病毒培养分离

为实验室检测的"金标准",主要用于科研。

(二)病毒的抗原检测

快速检测可用于早期诊断。采取呼吸道样本(咽拭子、鼻拭子、鼻咽或气管抽取物中的黏膜上皮细胞)。①免疫荧光的方法,使用单克隆抗体来区分甲、乙型流感,一般可在数小时以内获得结果;②胶体金试验,一般能在 10~30 分钟获得结果。快速检测结果的解释:应结合患者的流行病史和临床症状综合考虑,在非流行期,阳性筛查结果有可能是假阳性;在流行期,阴性的筛选检测结果可能是假阴性;这两种情况均应考虑使用 RT-PCR 或病毒分离培养作进一步确认。

(三)病毒的核酸检测

可以用于早期诊断,以 RT-PCR(最好采用 real-timeRT-PCR)法检测呼吸道样本(咽拭子、鼻拭子、鼻咽或气管抽取物、痰)中的流感病毒核酸,特异性和敏感性最好,且能快速区分病毒类型和亚型,一般能在 4~6 小时内获得结果。一般用于重症流感患者、特殊人群患者以及高度疑似流感但流感病毒抗原快速检测阴性的患者。

（四）病毒的抗体检测

检测流感病毒特异性 IgM 和 IgG 抗体水平。动态检测的 IgG 抗体水平恢复期比急性期有 4 倍或以上升高有回顾性诊断意义。可以用于回顾性调查,但对病例的早期诊断意义不大。

三、确诊标准

具有临床表现,以下 1 种或 1 种以上的病原学检测结果呈阳性者,可以确诊为流感:

1.流感病毒核酸检测阳性(可采用 real-timeRT-PCR 和 RT-PCR 方法)。

2.流感病毒快速抗原检测阳性(可采用免疫荧光法和胶体金法),需结合流行病学史作综合判断。

3.流感病毒分离培养阳性。

4.急性期和恢复期双份血清的流感病毒特异性 IgG 抗体水平呈 4 倍或 4 倍以上升高。

四、常用抗病毒药物

（一）神经氨酸酶抑制剂

作用机制是阻止病毒由被感染细胞释放和入侵邻近细胞,减少病毒在体内的复制,对甲、乙型流感均具活性。在我国上市的有 3 个品种,即奥司他韦、扎那米韦和帕拉米韦。大量临床研究显示,神经氨酸酶抑制剂治疗能有效缓解流感患者的症状,缩短病程和住院时间,减少并发症,节省医疗费用,并有可能降低某些人群的病死率,特别是在发病 48 小时内早期使用。①奥司他韦为口服剂型,批准用于＞1 岁儿童和成人,＜1 岁儿童其安全性和有效性缺少足够资料。成人剂量为 75mg,2 次/d,疗程 5 天。②扎那米韦为粉雾吸入剂型,5mg/粒,2 次/天,疗程 5 天;用于＞5 岁(英国)或 7 岁(美国)儿童和成人,对照研究证明与奥司他韦疗效没有差别。偶可引起支气管痉挛和过敏反应,对有哮喘等基础疾病的患者要慎重,其他不良反应较少。③帕拉米韦注射液用于甲型或乙型流感,患者应在首次出现症状 48 小时以内使用。临床使用剂量为,普通患者 300～600mg,静脉滴注,一次给药;重症患者 300～600mg,静脉滴注,每天 1 次,可连用 1～5 天。儿童通常情况下建议 10mg/kg 体重,一次给药;也可以根据病情,连日重复给药 1～5 天;单次最大剂量为 600mg。

（二）M_2 离子通道阻滞剂

阻断流感病毒 M_2 蛋白的离子通道,从而抑制病毒复制,但仅对甲型流感病毒有抑制作用。包括金刚烷胺和金刚乙胺两个品种,因其较高的耐药率和神经系统、胃肠道不良反应,目前基本不用。

五、抗病毒药物治疗

在发病 36 小时或 48 小时内尽早开始抗流感病毒药物治疗,虽然有资料表明发病 48 小时后使用神经氨酸酶抑制剂亦可以有效,但是大多数研究证明早期治疗疗效更为肯定。

（一）推荐使用抗病毒治疗

1.凡实验室病原学确认或高度怀疑流感、且有发生并发症高危因素的成人和儿童患者,不论基础疾病、流感疫苗免疫状态以及流感病情严重程度,都应当在发病 48 小时内给予治疗。

2.实验室确认或高度怀疑流感以及需要住院的成人和儿童患者,不论基础疾病、流感疫苗免疫状态,如果发病 48 小时后样本流感病毒检测阳性,亦推荐应用抗病毒药物治疗。

（二）考虑使用抗病毒治疗

1.临床怀疑流感存在并发症高危因素、发病＞48 小时病情没有改善和 48 小时后样本检测阳性的成人和儿童流感门诊患者。

2.临床高度怀疑或实验室确认流感、没有并发症危险因素、发病＜48 小时就诊,但希望缩短病程并进而减低可能出现并发症的危险性,或者与流感高危并发症患者有密切接触史的门诊患者,可以考虑使用抗病毒药物治疗。

（三）孕妇的抗流感病毒治疗

1.当孕妇被确诊或疑似流感,无论是否在妊娠早期,都应尽早给予奥司他韦治疗。目前专家建议孕妇接受与非妊娠女性相同的抗病毒药物剂量。

2.应该根据临床评估而非诊断检测进行治疗,因为快速流感抗原检测的敏感性有限,而更精确的检测需要更多时间;病毒培养或流感病毒核酸检测的敏感性一般为 40%～70%,存在假阴性结果很常见,因此在出来更精确的检测结果之前不应该延误治疗。

3.因为流感疫苗的效力仅有约 60%,所以,不管孕妇是否注射过疫苗都应该进行治疗。

4.尽管理想的治疗情况是开始出现症状后不到 48 小时即开始用抗病毒药物进行治疗,因此,在出现流感症状时,孕妇应被鼓励早期就医,即使治疗是在症状发作 48 小时后进行,似乎也会对孕妇有很大帮助。现有数据表明,孕期奥司他韦的使用不会伤害胎儿。

六、普通流感

无论是季节性流感还是新发流感,绝大部分的患者经过休息或抗病毒治疗,无并发症,病程在 1～2 周可以完全恢复。

（一）临床表现

潜伏期一般为 1～7 天,多数为 2～4 天。常突然起病,高热,体温可达 39～40℃,可有畏寒、寒战,多伴头痛、咽喉痛、鼻塞、流涕、干咳和胸骨后不适、全身肌肉关节酸痛、极度乏力、食欲减退等全身症状。患者也可出现厌食、呕吐、腹泻等胃肠道症状。如无并发症呈自限性过程,多于发病 3～4 天后体温逐渐消退,全身症状好转,但咳嗽、体力恢复常需 1～2 周。有轻症者如普通感冒,症状轻,2～3 天可恢复。少数患者流感症状消失但咳嗽症状可以持续 2～4 周。

（二）流感与普通感冒的区别

	流感	普通感冒
致病原	流感病毒	鼻病毒、冠状病毒等
流感病原学检测	阳性	阴性
传染性	强	弱
发病的季节性	有明显季节性(我国北方为 11 月至次年 3 月多发)	季节性不明显
发热程度	多高热(39～40C),可伴寒战	不发热或轻、中度热,无寒战
发热持续时间 3～5	天 1～2 天	
全身症状	重,头痛、全身肌肉痛、乏力	轻或无
病程	5～10 天	5～7 天
并发症	可合并中耳炎、肺炎、心肌炎、脑膜炎或脑炎	少见

七、重症流感

（一）重症流感的临床表现

1.流感病毒性肺炎　季节性甲型流感（HIN1、H2N2 和 H3N2 等）可以引起病毒性肺炎,部分发生难治性低氧血症、ARDS,病死率高。

2.病毒性心脏损害　心脏损伤不常见,主要有心肌炎、心包炎。可见肌酸激酶（CK）升高、多种心律失常、心电图异常,而肌钙蛋白异常少见,多可恢复。重症病例可出现心力衰竭。

3.病毒性神经系统损伤　包括脑脊髓炎、横断性脊髓炎、无菌性脑膜炎、局灶性神经功能紊乱、急性感染性脱髓鞘性多发性神经根神经病（格林巴利综合征）。

4.病毒性肌炎和横纹肌溶解综合征　在流感中罕见。主要症状有肌无力、肾衰竭,CK 升高。辅助检查。

（二）高危人群的流感

特定人群较易发展为重症病例,应给予高度重视,尽早进行流感病毒检测及相关检查,早期治疗可以减轻或避免发生重症流感。

1.妊娠期妇女　是流感相关并发症的高危人群,妊娠期间免疫系统和心肺功能的改变使孕妇患流感后更容易出现严重的疾病,甚至死亡。中晚期妊娠妇女流感病毒感染比例显著高于其他孕周,感染流感病毒后除发热、咳嗽等表现外,易发生肺炎,迅速出现呼吸困难、低氧血症甚至急性呼吸窘迫综合征（ARDS）,可导致流产、早产、胎儿窘迫及胎死宫内,发病 2 天内未行抗病毒治疗者病死率明显增加。

2.老年人　常常存有呼吸系统、心血管系统等原发病,感染流感病毒后病情多较重,病情进展快,发生肺炎率高于青壮年人,其他系统损伤主要包括流感病毒性心肌炎、心功能衰竭、急性心肌梗死,也可并发脑炎以及血糖控制不佳等。可诱发原有基础疾病的加重,病情严重者可以导致死亡。

3.免疫缺陷人群　包括器官移植人群、艾滋病人群、长期应用免疫抑制剂者,感染流感病毒后发生重症流感的危险性明显增加,易出现流感病毒性肺炎,可迅速出现发热、咳嗽、呼吸困难及发绀,病死率高。此外还可出现:

（1）心肌炎、心包炎等心脏损害,表现为肌酸激酶（CK）升高、心电图异常,而肌钙蛋白异常少见,重症病例可出现心力衰竭。

（2）神经系统损伤,包括脑脊髓炎、横断性脊髓炎、无菌性脑膜炎、局灶性神经功能紊乱、急性感染性脱髓鞘性多发性神经根神经病（格林巴利综合征）。

（3）肌炎和横纹肌溶解综合征:在流感中罕见。主要症状有肌无力、肾衰竭,CK 升高。危重症患者可发展为多器官功能衰竭（MODF）和弥散性血管内凝血（DIC）等,甚至死亡。

4.伴有以下疾病或状况者　慢性呼吸系统疾病、心血管系统疾病（高血压除外）、肾病、肝病、血液系统疾病、神经系统及神经肌肉疾病、代谢及内分泌系统疾病及生活于养老院或其他慢性病疗养机构的被看护人员、19 岁以下长期服用阿司匹林者。

5.肥胖者　［体重指数（BMI＞）30,BMI＝体重（kg）/身高（m）^{2}]。

6.年龄≥65 岁的老年人和年龄＜5 岁的儿童　（年龄＜2 岁更易发生严重并发症）。

（三）重症流感判断标准

流感病例出现下列 1 项或 1 项以上情况者为重症流感病例。

1.神志改变:反应迟钝、嗜睡、躁动、惊厥等。

2.呼吸困难和(或)呼吸频率加快＞30 次/分钟。

3.严重呕吐、腹泻，出现脱水表现。

4.少尿成人尿量＜400ml/24h；或出现急性肾衰竭。

5.动脉血压＜90/60mmHg(1mmHg＝0.133kPa)。

6.动脉血氧分压(PaO₂)k60mmHg 或氧合指数(PaO₂/FiO₂)＜300。

7.胸片显示双侧或多肺叶浸润影，或入院 48 小时内肺部浸润影扩大≥50％。

8.肌酸激酶(CK)、肌酸激酶同工酶(CK-MB)等酶水平迅速增高。

9.原有基础疾病明显加重，出现脏器功能不全或衰竭。

(四)辅助检查

1.**影像学表现**　多数患者无肺内受累。发生肺炎者影像学检查可见肺内斑片状、多叶段渗出性病灶；进展迅速者，可发展为双肺弥漫的渗出性病变或实变，个别病例见胸腔积液。

2.**实验室检查**　白细胞总数一般不高或降低。部分病例出现低钾血症，少数病例肌酸激酶、天门冬氨酸氨基转移酶、丙氨酸氨基转移酶、乳酸脱氢酶、肌酐等升高，

3.**病原学相关检查**　病毒学检测；细菌学检测。

(五)重症病例的治疗

积极治疗原发病，防治并发症，并进行有效的器官功能支持。　.

1.**呼吸支持**　重症肺炎是流行性感冒最常见严重并发症，常见的死亡原因有：呼吸衰竭、难治性休克和多器官功能衰竭，可以导致死亡。

(1)氧疗：低氧血症的患者，应及时提供氧疗，保证脉搏氧饱和度(SpO₂)＞90％(如能维持在 93％以上更为安全)。在一些特殊情况下，比如孕妇，SpO₂维持在 92％～95％以上

(2)机械通气：重症流感病情进展迅速，需要动态评估患者肺功能，及时给予相应的机械通气治疗。

1)无创正压通气：在早期重症患者中，若应用面罩吸氧(流量＞5L/min)，SpO₂≤93％或动脉血氧分压(PaO₂)≤65mmHg，氧合指数[PaO₂/吸入氧浓度(FiO₂)]＜300mmHg，呼吸频率＞30 次/分或自觉呼吸窘迫，建议早期选择无创通气支持。慢性阻塞性肺病(COPD)急性加重期、急性心源性肺水肿和免疫抑制的患者，若被诊断为流感和出现呼吸衰竭，应尽早试行无创正压通气。若经过 2～4 小时的规范无创通气后，患者病情仍恶化，如吸氧浓度达 FiO₂≥60％，而 PaO₂仍然不能改善，氧合指数(PaO₂/FiO₂)≤200mmHg 或进行性下降，呼吸窘迫不能缓解，应及时改用有创通气。

2)有创机械通气：重症流感患者引起的 ARDS，可按照 ARDS 相关指南进行机械通气，通常应采用肺保护性通气策略。使用容量或压力控制模式，潮气量≤6ml/kg(实际体重)的小潮气量。初始高浓度吸氧，尽快缓解患者的缺氧状态，根据脉搏/氧饱和度情况逐步降低氧浓度。常呼气末正压通气(PEEP)设置的范围 5～12cmH₂O，一般≤15cmH₂O，个别严重氧合障碍的患者可以＞20cmH₂O。也可以根据 P-V 曲线和血流动力学情况进行调节；控制平台压≤30cmH₂O。必要时采用肺复张和俯卧位通气。

(3)体外膜肺(ECMO)：ECMO 在成人 ARDS 的应用争议较大。因流感病毒肺炎引起的重症 ARDS，当有创机械通气支持不能改善氧合的情况下，ECMO 可作为挽救和维持生命的呼吸支持措施，尤其在急性呼吸衰竭的因素能得到纠正的病例中，ECMO 替代治疗的应用价值更大。在 2009 新甲型 H1N1 流感病毒流行期间，国内外都有使用 ECMO 成功救治严重氧和功能障碍的危重患者的报道。

2.**循环支持**　难治性休克属于流感患者最常见的死因之一。流感患者的休克多见于感染性休克，但也可见于心源性休克。

(1)休克治疗：一旦临床诊断感染或感染性休克，应尽快积极液体复苏，6 小时内达到复苏目标：①中心

静脉压(CVP)8~12mmHg;②平均动脉压>65mmHg;③量>0.5ml·kg⁻¹,h⁻¹;④中心静脉血氧饱和度(ScvO₂)或静脉血氧饱和度(SvO₂)>70%。若液体复苏后 CVP 达 8~12mmHg,而 SvO₂ 或 ScvO₂ 仍未达到 70%,需输注多巴酚丁胺以达到复苏目标。心源性休克治疗遵循 ABC 原则,补充血容量,血管活性药物应用,正性肌力药物应用,必要时应用机械性辅助循环支持,如主动脉内球囊反搏(IABP)。

(2)血管活性药物、正性肌力药物:出现感染性休克首选去甲肾上腺素,经过充分液体复苏后心脏功能仍未见改善可加用多巴酚丁胺。

(3)对于依赖血管活性药物的感染性休克患者,可应用小剂量糖皮质激素。

3.肾脏支持　流感重症患者也可出现急性肾衰竭,多为肾前性和肾性因素引起。急性肾衰竭让患者的死亡率增加 10%~60%。合并急性肾衰竭的 ARDS 患者可采用持续的静脉-静脉血液滤过或间断血液透析治疗。肾脏替代治疗有助于合并急性肾功能不全的 ARDS 患者的液体管理。对血流动力学不稳定患者,持续肾脏替代治疗可能更有利。

4.糖皮质激素治疗　糖皮质激素治疗重症流感患者,目前尚无循证医学依据。流感病毒感染的患者,全身大剂量的激素会带来严重的副作用,如继发感染和增加病毒的复制。因此,仅在感染性休克,动力学不稳定需要血管活性药治疗的患者,可以考虑小剂量激素,一般的剂量为氢化可的松 200~300mg/d,甲基泼尼松龙 60~120mg/d(1~2mg·kg-1,d-1)静点。

5.其他支持治疗　流感病毒除了累及肺、心和肾,还可能累及全身其他脏器系统,导致多器官功能障碍综合征(MODS)以及脑膜和神经肌肉等,因此应根据患者情况给予相应支持治疗。同时要重视营养支持,注意预防和治疗胃肠功能衰竭;维持内环境稳定。

(许　镇)

第六节　念珠菌血症

侵袭性真菌感染是指真菌侵入人体组织、血液,并在其中生长繁殖导致组织器官功能障碍和炎症反应的病理改变及病理生理过程。近 20 年来侵袭性真菌感染呈明显增多趋势。研究显示自 1979 年至 2000 年真菌所致的脓毒症增加了 20.7%。其中,念珠菌所引起的感染是高发病率和死亡率的重要原因,念珠菌属造成的侵袭性感染很大程度上与医疗活动相关,它侵入人体,导致念珠菌血症和转移性器官受累的黏膜感染相关疾病等。念珠菌血症是美国医院中最常见的医疗相关的血行感染,是住院患者最常见的侵袭性真菌病。据估计侵袭性念珠菌血症的归因病死率可高达 47%,侵袭性念珠菌血症导致脓毒症休克的危害性更大。

目前,有 15 种不同的念珠菌属引起疾病,超过 90% 的侵入性感染是由 5 种常见的病原造成,它们是白色念珠菌、光滑念珠菌、热带念珠菌、近平滑念珠菌和克柔念珠菌。这些病原菌有统一的潜在毒性、抗真菌药物敏感性和流行病学。综合来说,由这些念珠菌属造成的有意义的感染称为侵袭性念珠菌病。念珠菌血症是指念珠菌属种血培养一次或多次阳性,出现或不出现临床表现,且念珠菌已先在除血流外的某部位定居或感染。现将念珠菌血症的最新指南和治疗进展综述如下。

一、常见的抗真菌药物

(一)两性霉素 B

能有效治疗侵袭性念珠菌血症,两性霉素 B 静脉注射剂量为 0.5~0.7mg/kg,1 次/天,但如果为光滑念珠菌和克柔念珠菌所致的侵袭性念珠菌血症,剂量为 1mg/kg,1 次/天。两性霉素 B 脱氧胆酸治疗具有严重的肾毒性,研究表明脱氧胆酸引起肾毒性使念珠菌血症死亡率增加 6.6 倍。动物实验研究表明,两性霉素 B 脂质体在神经系统感染的治疗中作用良好。因此,临床医生针对疑似念珠菌血症的危重病患者应用两性霉素 B 脂质体进行抗真菌治疗。

(二)三唑类药物

包括氟康唑、伊曲康唑、伏立康唑和泊沙康唑等药物,大量的临床证实,三唑类药物的治疗念珠菌血症的效果好于两性霉素 B 脱氧胆碱治疗。氟康唑能迅速渗透到脑脊液(CSF),使浓度达到血清的 70%。同时,氟康唑在尿液中能迅速达到血清浓度的 10~20 倍。因此,氟康唑常应用于治疗中枢神经系统和泌尿系统的念珠菌感染。此外,伏立康唑对侵袭性念珠菌血症的治疗也有效。

(三)棘白菌素类药物

包括卡泊芬净,阿尼芬净和米卡芬净等。此类药物对大多数念珠菌(包括光滑念珠菌和克柔念珠菌等)的最低抑菌浓度较低。然而,近平滑念珠菌对此类药物不是特别敏感。目前棘白菌素类药物用于治疗侵袭袭念珠菌血症,效果良好。最近的一项随机实验证明,棘白菌素类药物治疗非中性粒细胞减少念珠菌血症患者的效果显著。

(四)氟胞嘧啶

除克柔念珠菌之外,此类抗真菌药物对其他真菌均具有广谱抑菌作用,半衰期短(2.4~4.8 小时),给药剂量为 25mg/kg,1 次/天,口服用药可吸收 80%~90%,通过尿液排泄,因此,合并肾脏功能不全的患者需要调整药物剂量。此类药物与两性霉素 B 共同作用能有效治疗念珠菌引起的心肌炎:脑膜炎等。

二、念珠菌血症的治疗

(一)非中性粒细胞减少念珠菌血症的治疗

早期给予有效治疗是念珠菌血症得到控制和好转的关键。大量数据表明,抗真菌治疗的拖延和误诊大大提高了念珠菌病的死亡率。临床随机对照实验证明,棘白菌素能有效消灭患者体内 70%~75% 的念珠菌。与氟康唑相比,棘白菌素在治疗念珠菌血症方面似乎更具优势。临床工作中,应用棘白菌素类药物治疗患者病情稳定后一般更换为氟康唑。

基于棘白菌素类药物抗真菌的高效性以及念珠菌属对三唑类药物的耐药性,2016 年 IDSA 指出,棘白菌素类药物被强烈推荐作为念珠菌病的初始治疗(卡泊芬净:负荷剂量 70mg,然后 50mg/d,米卡芬净:100mg/d;阿尼芬净:负荷剂量 200mg,然后 100mg/d)。对于那些病情不严重和那些被认为不可能对氟康唑耐药的念珠菌属感染的患者,静脉注射或口服氟康唑 800mg(12mg/kg)的初始剂量,然后每天 400mg(6mg/kg)是可以接受的替代棘白菌素作为初始治疗方案。推荐对所有血源性和其他临床相关的念珠菌分离菌株进行三唑类敏感性检测。对于前期使用一种棘白菌素类药物治疗的患者、感染光滑念珠菌或近平滑念珠菌的患者,也应该进行棘白菌素类药敏检测。对于临床症状稳定,分离出对氟康唑敏感的念珠菌(如白色念珠菌)感染,初始抗真菌治疗后重复血培养结果阴性的患者,推荐在 5~7 天内将棘白菌素类更换为氟康唑。

对于光滑念珠菌感染的患者,只有当分离株对于氟康唑或伏立康唑敏感时,应考虑将药物更换为更高剂量的氟康唑 800mg/d(12mg/kg)或伏立康唑 200~300mg(3~4mg/kg)每日两次。如果不能耐受、无法获得其他抗真菌药物或耐药,两性霉素 B 脂质体(3~5mg · kg^{-1} · d^{-1})是一个合理的选择。用两性霉素 B 脂质体治疗 5~7 天后,对氟康唑敏感的念珠菌感染患者,临床症状稳定,且在抗真菌治疗后重复血培养均为阴性时,推荐更换为氟康唑继续治疗。

(二)中性粒细胞减少念珠菌血症的治疗

念珠菌血症合并有中性粒细胞减少症的患者病死率上升。中性粒细胞减少症的存在促进念珠菌血症演变成急性播散性念珠菌病,脓毒症样综合征,多器官功能不全,甚至死亡。众多实验共同证明,合并有中性粒细胞减少的念珠菌血症患者可以应用两性霉素 B 进行治疗,而伏立康唑和棘白菌素类药物的治疗效果更加可观,但目前未找到临床实验支持。由于相关研究较少,目前仅有 2 个回顾性实验研究证明,在伴有中性粒细胞减少的念珠菌血症患者治疗中,初步应用两性霉素 B 治疗成功的占 64%,应用卡泊芬净者为 68%。

因此,2016 年 IDSA 指出 13,中性粒细胞减少念珠菌血症患者,强烈推荐任意一种棘白菌素类药物用于初始治疗(卡泊芬净:首剂 70mg,维持剂量 50mg/d;米卡芬净:100mg/d;阿尼芬净:首剂负荷 200mg,维持量 100mg/d)。两性霉素 B 脂质体($3\sim5mg.kg^{-1} \cdot d^{-1}$)是一个有效的方案,但由于其潜在毒性并不被青睐。对于克柔念珠菌感染的念珠菌血症患者,棘白菌素类药物,两性霉素 B 脂质体,或伏立康唑均被推荐。

三、各器官受累的念珠菌感染的治疗

(一)腹腔内念珠菌感染

腹腔是念珠菌寄居的主要场所,是腹腔内念珠菌感染及播撒念珠菌病的人口。患者发生感染的诱因为近期行过腹腔手术或者有其他感染疾病,如腹膜炎、腹腔脓肿、胃肠道穿孔或吻合口瘘等,目前已经达到国际共识的是,在二级或三级腹膜炎的患者中,有 40% 最终发展为威胁生命的腹腔内念珠菌感染。胃-十二指肠穿孔,吻合口瘘和急性坏死性胰腺炎的术后患者是发生侵袭性念珠菌病的高危人群。

因此,最新指南提出,对有腹腔内感染临床证据以及有念珠菌感染高危因素的患者,包括最近的腹部手术,吻合口漏或坏死性胰腺炎的患者,应考虑经验性抗真菌治疗。目前,因为缺乏抗真菌治疗应用于腹腔内念珠菌感染的临床证据,所以控制原发病、适当进行腹腔引流和/或清创才是控制感染发生发展的关键。抗真菌治疗的选择同于念珠菌血症或 ICU 非中性粒细胞减少患者的经验性治疗。

(二)念珠菌血管内感染的治疗

1.念珠菌性心内膜炎　近年来,随着念珠菌感染的频频发生,念珠菌性心内膜炎的发病率不断上升。当患者血培养持续阳性时,当及时处理感染但患者仍有发热时,当患者有新出现心脏杂音,心力衰竭或者栓塞时,临床医师应高度警惕念珠菌感染。有研究表明,在攻击念珠菌形成的生物膜方面,两性霉素 B 脱氧胆酸和三唑类药物比棘白菌素较弱,穿透力较差。棘白菌素和两性霉素 B 脂质体能有效的穿透白色念珠菌形成的生物膜,降低白色念珠菌的杀伤力。一项前瞻性的队列研究和数个病例报道共同证明,棘白菌素单用或联合两性霉 B、氟胞嘧啶类药物在治疗心内膜炎的作用显著。

因此,最新指南建议,对于自体瓣膜心内膜炎,初始治疗推荐两性霉素 B 脂质体 $3\sim5mg/kg$ 每天 1 次,可加用氟胞嘧啶 25mg/kg 每天 4 次,或者大剂量的棘白菌素类药物(卡泊芬净 150mg 每天 1 次,米卡芬净 150mg 每天 1 次,或者阿尼芬净 200mg 每天 1 次)。对于氟康唑敏感的念珠菌感染的患者,若已临床稳定,且已清除血流中的念珠菌,推荐使用氟康唑 $400\sim800mg$($6\sim12mg/kg$)每天 1 次,作为降阶梯治疗方案。同时,建议行瓣膜置换术治疗;术后抗真菌治疗至少持续 6 周以上,对于有瓣周脓肿或者其他并发症的患者抗真菌治疗时间应该更长;对于不能行瓣膜置换术的患者,若菌群对氟康唑敏感,推荐长期使用氟康唑 $400\sim800mg$($6\sim12mg/kg$)每天 1 次,以抑制感染;对于人工瓣膜心内膜炎,推荐按照自体瓣膜心内膜炎的抗真菌方案进行治疗。为预防感染复发,推荐使用氟康唑($400\sim800mg/kg$ 每天 1 次)长期抗真菌治疗。

2.心内植入物相关的感染　最近的案例报道和回顾性研究证明,心脏起搏器和除颤仪均会引起念珠菌感染。根据引起感染的装置部位不同,进行 4～6 周不等的抗真菌治疗是很有必要。因此,对于起搏器和植入式心脏除颤器相关感染,应移除植入装置。抗真菌治疗方案和自体瓣膜心内膜炎的抗真菌治疗方案相同;对于局限于发生器囊袋的感染,建议移除植入装置后继续给予 4 周的抗真菌治疗;对于侵及导线的感染,建议移除导线后至少继续抗真菌治疗 6 周以上。若心室辅助装置不能被移除,推荐按照自体瓣膜心内膜炎的抗真菌方案进行治疗。如果菌群对于氟康唑敏感,只要植入装置未被移除,建议长期使用氟康唑抗真菌治疗。

3.念珠菌化脓性血栓性静脉炎　念珠菌化脓性血栓性静脉炎的经验性治疗是应用两性霉素 B 脱氧胆酸治疗。在一些案例报道中,伏立康唑和卡和白芬净也有治疗效果,但其他用于念珠菌血症的治疗药物(包括棘白菌素和伏立康唑等)可能对其有效。因此,对于此类患者,只要条件允许,建议拔除导管,切开引流,或者行静脉切除术。如果有念珠菌血症,血流中念珠菌清除后,继续给予两性霉素 B 脂质体(3～5mg/kg 每天 1 次),或者氟康唑[400～800mg(6～12mg/kg)每天 1 次],或者棘白菌素类(卡泊芬净 150mg 每天 1 次;米卡芬净 150mg 每天 1 次;或者阿尼芬净 200mg 每天 1 次)至少治疗 2 周以上。对于初始治疗使用两性霉素 B 或者棘白菌素类药物的患者,待临床状况稳定之后,若念珠菌对于氟康唑敏感,应考虑降阶梯治疗,改用氟康唑 400～800mg(6～12mg/kg)每天 1 次。如果临床症状和培养结果皆转为阴性,血栓的彻底治愈可以作为停用抗真菌治疗的依据。

(三)中枢神经系统念珠菌感染的治疗

中枢神经系统的念珠菌感染可以被视为念珠菌病的一种传播形式,是神经外科要处理的棘手的并发症,尤其是当颅内装置插入时很容易引起此类感染。念珠菌感染最常见的表现是脑膜炎,炎症的发生使脑实质出现单发或者多发脑脓肿,以及硬膜外脓肿等。

对于此类感染,治疗药物的选取应基于抗真菌药物对念珠菌敏感性和抗真菌剂在脑脊液和脑组织达到适宜浓度的能力。虽然缺少临床实验的证据,但大量的临床经验证明,与两性霉素 B 脱氧胆酸的使用,在联合或不联合氟胞嘧啶的情况下都能治疗此类感染 21。同时,根据念珠菌性脑膜脑炎动物实验证实,两性霉素 B 脂质体比两性霉素 B 脱氧胆酸在脑脊液的水平高。两性霉素 B 与氟胞嘧啶联合使用效果更好,氟胞嘧啶使两性霉素 B 在脑脊液和脑组织中保持良好的浓度水平并持久发挥作用。并且,氟胞嘧啶已被证明是有用的降压治疗,能有效地降低颅内压。

因此,2016 年指南 13 强烈推荐初始治疗应用两性霉素 B 脂质体 5mg/kg,每天 1 次,可加用氟胞嘧啶 25mg/kg,每天 4 次。初始治疗起效后建议改为氟康唑 400～800mg(6～12mg/kg)每天 1 次,作为降阶梯治疗。治疗应持续到症状、体征、脑脊液和影像学检查皆恢复正常为止。如果可能,建议移除被感染了的中枢神经系统内置人物,包括脑室引流管、分流管、脑深部电刺激器、神经假体重建装置和释放化疗药物的高分子聚合晶片。

(四)念珠菌导致的尿路感染的治疗

1.有症状的念珠菌膀胱炎　对于氟康唑敏感的菌群,建议口服氟康唑 200mg(3mg/kg)每天 1 次,疗程 2 周。针对氟康唑耐药的光滑念珠菌,建议脱氧胆酸两性霉素 B0.3～0.6mg/kg,每天 1 次,疗程 1～7 天,或者口服氟胞嘧啶 25mg/kg,每天 4 次,疗程 7～10 天。针对克柔念珠菌,建议脱氧胆酸两性霉素 B0.3～0.6mg/kg,每天 1 次,疗程 1～7 天。如果可能,强烈建议拔除膀胱留置导尿管。

2.有症状的上行感染念珠菌肾盂肾炎　有症状的尿路感染的一条途径是感染源从下尿道开始引起上行感染,类似于细菌导致尿道感染的发病机制,这种感染者可导致膀胱炎或肾盂肾炎。另一个途径是念珠菌通过血行播散到肾脏。根据抗真菌药物在尿液中是否达到治疗浓度的能力来选择合适的治疗药物,这一点与抗真菌药物的敏感性同等重要。

白色念珠菌是导致真菌性尿路感染的最常见原因,白色念珠菌对氟康唑敏感,并且氟康唑在尿中达到高浓度,可以有效治疗白色念珠菌感染。但是,由于光滑念珠菌和克柔念珠菌尿道炎对氟康唑产生耐药,因此治疗非常困难。一项随机,双盲,安慰剂对照实验证明,氟康唑是治疗念珠菌感染的首选药物。它是唯一一个能有效消除念珠菌导致尿路感染的药物。除一些克柔念珠菌菌株对两性霉素 B 脱氧胆酸耐药外,两性霉素 B 脱氧胆酸治疗能有效控制大多数念珠菌的毒性,并且能在尿液中保持一定的治疗浓度,即使在低浓度下也能有效控制念珠菌感染。三唑类药物和棘白菌素等药物排泄到尿中的具有药物活性的浓度最小,对念珠菌尿路感染的治疗无效。

因此,最新指南指出,对于氟康唑敏感的菌群,推荐口服氟康唑 200～400mg(3～6mg/kg)每天 1 次,疗程 2 周。针对氟康唑耐药的光滑念珠菌,推荐脱氧胆酸两性霉素 B0.3～0.6mg/kg,每天 1 次,疗程 1～7 天,可加用氟胞嘧啶 25mg/kg 每天 4 次。针对克柔念珠菌,推荐脱氧胆酸两性霉素 B 0.3～0.6mg/kg,每天 1 次,疗程 1～7 天。强烈建议解除尿路梗阻。

3.伴真菌球形成的念珠菌尿路感染　研究表明,对于念珠菌引起尿路感染并形成真菌球的成年患者,行外科手术在内窥镜下切除菌丝真菌球,行局部溶栓、灌注抗真菌药物等能有效治疗和控制感染。因此,2016 年指南提出,对于成人患者,强烈建议手术治疗。如果有肾盂造瘘管,建议 25～50mg 两性霉素 B 脱氧胆酸盐加入 200～500ml 灭菌注射用水中进行冲洗。

(五)呼吸道念珠菌定植

由于在重症监护室的气管插管和气管切开患者中,我们经常发现呼吸道中存在念珠菌,于是不禁疑问:从呼吸道分离的念珠菌需要治疗吗?根据最研究表明,念珠菌是气道内定植菌,而非一种感染,念珠菌肺炎和肺脓肿是非常罕见的。原发性念珠菌肺炎或者肺脓肿患者口咽导气管内发现念珠菌属于极个别的现象。虽然患者支气管肺泡灌洗液中分离出的念珠菌提示念珠菌肺炎,但念珠菌肺炎的确诊需要组织病理学研究证据。虽然目前有一些前瞻性或回顾性研究提示气道内念珠菌定植的念珠菌肺炎患者的预后较差,但目前没有实验证明念珠菌气道定植与预后存在因果关系,2016 年新指南明确表示,分离于呼吸道分泌物的念珠菌通常为定植菌,很少需要抗真菌治疗。

(许　镇)

第十八章 创伤急救与烧伤

创伤是机体受到物理、化学或生物因素作用后所造成的体表及内部组织结构紊乱和破坏,以及同时或相继出现的组织器官功能障碍。由于致伤因素多种多样,其作用的强弱程度不尽相同,组织器官所受到的损伤程度也不一样。在救治中,应依据致伤因素,损伤的部位和程度,采取相应的治疗措施。在保障生命的基础上,尽可能保留受损器官和组织的完整性,以恢复其生理功能。

第一节 创伤类型、分度与伤情评估

【临床类型】

1. **按受伤部位分** 依受伤部位分为头部伤、颈部伤、胸部伤、腹部伤、骨盆伤、四肢伤和脊柱脊髓伤等。

2. **按皮肤或黏膜有无伤口分** 有闭合伤和开放伤两大类。

(1)闭合伤:包括扭伤、挫伤、震荡伤、挤压伤、闭合性脏器伤等。

(2)开放伤:包括擦伤、刀切伤、撕裂伤、刺伤、开放性脏器伤和挤压毁灭伤等。

3. **按致伤因素分** 烧伤、冻伤、火器伤、化学伤、放射线伤、冲击伤及机械伤等。

【临床分度】

根据创伤对组织损伤的程度,将损伤分为三度。

1. **轻度创伤** 致伤因素强度小,组织损伤程度轻,引起的组织反应轻微而短暂,一般不需特殊治疗,可以自行修复。

2. **中度创伤** 致伤因素的强度较大,机体对创伤的反应较重,需经及时正确的治疗组织器官功能才能恢复。

3. **重度创伤** 致伤因素强度大,组织损伤程度严重,常合并有多种并发症,必须经积极而正确的处理,才能挽救伤员的生命,恢复组织器官的功能。有时虽然保障了患者的生命,而组织器官的功能却难以恢复。

【伤情评估】

1. 院前评估

(1)评估程序:为了使最紧迫、最危险的伤员能够被最早发现和处理,根据各部位损伤后危及生命的紧迫程度,确定一个对伤情估计的工作程序,简称为 CABDEF 程序。

C 循环,包括两个方面,一是对有效循环血量和失血量的判断;二是对心功能的估计。

A 气道,指呼吸道是否通畅。

B 呼吸,指创伤后是否影响呼吸,有无缺氧表现。

D 神经系统障碍,包括两个方面,一是对脊柱脊髓损伤的判断;二是对颅脑损伤的估计。

E 暴露,充分暴露伤员全身,检查除上述部位以外的脏器损伤。

F 骨折,指对骨盆和四肢骨折的判断,以便搬运伤员时加以注意。

(2)严重程度评估标准:损伤严重程度的估计主要用于大批量伤员同时出现时,为了安排不同伤员的急救和转运,把重伤员转运到离现场最近的条件好的医院,轻伤员转运到远一点的医院。重伤员先转运,轻伤员后转运。

①创伤指数(TI):计算方法是根据创伤部位、类型、循环状态、中枢神经状态和呼吸情况,以上五项的计分相加得出总分。总分越高,伤情越重。总分低于 9 分为轻伤,只需门诊治疗。10~16 分为中度伤,需暂时住院观察。17 分以上为重伤,要住院治疗。21 分以上为伤情危重,病死率很高。29 以上者绝大多数在 1 周内死亡。

②CRAMS 评分:用循环、呼吸、腹部、运动和语言(speech)5 个参数的英文单词字头为名建立了 CRAMS 评分。各项中正常者计分为 2,轻度异常为 1,严重异常为 0。最后把 5 项分值相加,即为总分。积分≤8 为重伤,需入院治疗。积分≥9 为轻伤,可留门诊处理,或者在观察室观察。

③创伤评分(TS):修订后的创伤评分仅根据昏迷指数、收缩压和呼吸次数进行评定,总分为 1~12 分,总分越少,伤情越重。

2.院内评估　指在医院内对伤员的损伤程度进行评估,包括简明创伤分度(AIS)、损伤严重度评分(ISS)和 APACHE 评分等。

(1)简单创伤分度(AIS):AIS 是美国机动车发展学会于 1971 年首先制定,以后又几度修订。目前 AIS 已得到全世界公认,其应用范围已扩展到创伤的流行病学研究,预测伤员存活的可能性,估计预后,以及评价卫生保健制度。具体评分方法较复杂,在此不作介绍。

(2)创伤严重度评分(ISS):ISS 是在 AIS 的基础上,将 3 个最严重损伤部位 AIS 编码的平方数相加所得的总分,ISS 更适合于多发伤。ISS 评分是将人体分为 6 个解剖学区域:体表、头颈部、面部、胸部、腹部、四肢和骨盆。ISS 将损伤的严重程度分为 5 个等级:无损伤为 0 级;轻度损伤是 1 级,计 1 分;中度损伤为 2 级,计 2 分;重度损伤但不危及生命者为 3 级,计 3 分;重度损伤危及生命为 4 级,计 4 分;危重损伤不能肯定存活为 5 级,计 5 分。对多发伤患者,取三处最严重部位计分的平方数相加即可得出总分。如胸部伤伴张力性气胸为 42,脾破裂为 52,骨盆粉碎性骨折为 52,其 ISS 总分＝42＋52＋52＝16＋25＋25＝66。ISS 的总分越高,损伤越重,预后越差,病死率越高。一般认为 ISS<16 为轻伤,ISS≥16 为重伤,ISS≥25 为严重伤。

(简　宇)

第二节　创伤急救系统组成

在事故现场即对伤员进行初步急救,然后用配备有急救器械的救护车等运载工具把伤员快速护送到急救中心或综合性医院的急诊科接受进一步抢救和诊断,待其主要生命体征稳定后再转送到监护病房或专科病房,做进一步治疗。这种把院前急救、院内急诊科急救和加强监护治疗,三部分有机联系起来的系统称为急诊医疗服务体系(EMSS)。在我国,EMSS 系统是发展较快的医学领域之一,但各地发展速度很不平衡。北京、上海、重庆等地 EMSS 较为完善,包括急救通讯工具现代化,急救中心和各级医院急诊科已电脑化和网络化。急救中心可通过卫星定位系统和无线电通讯工具随时联络每辆救护车。在一些欠发达地区目前正在建立和完善 EMSS。

一、院前急救 120

目前,我国县以上城市,甚至广大的农村,都开通了急救电话120,在北京还开通了999。接到急救电话后,指挥中心立即指派救护车到现场进行救护。有的单位已有直升机救护,沿海有救护艇。院前救护组成员有业务素质良好的医护人员组成,配备有性能良好的运输工具、急救器材和药品。

(一)急救人员组成

在完善的院前急救体系中,需有一大批专业人员从事这一工作。美国从20世纪70年代开始使用经过培训的急救员担任院前急救任务。日本则是从消防队员中选派人员进行短期培训,他们既是消防员又是急救员。我国起步较晚,但发展很快,全国各地都已建立并加强了院前急救工作。如北京,1985年经市卫生局批准由急救中心从高中毕业生中招生,经过1年的培训,于1987年毕业后直接充实到院前急救队伍中,承担起院前急救任务。更多的地方则是由急救站的专业医护人员担任,或者是由一所综合性医院的急救中心担任,急救员则是由中专毕业的医技人员组成。

(二)急救任务

需到现场进行急救的患者分为两类,一类为短时间内有生命危险的患者,此类患者占呼救患者的10%~15%,其中需要进行现场心肺复苏的特重患者不到5%。另一类为病情紧急,但在短时间内尚无生命危险的患者,此类患者占呼救患者总数的85%~90%。对这类患者的院前急救目的是稳定病情,减轻患者在转运过程中的痛苦,避免患者在转运途中发生并发症。遇特大灾害或重大事故时,院前急救人员要首先到达现场,对成批伤员进行伤情评估和分类,需要就地抢救者留部分急救员进行现场急救。需要快速运到条件好的医院进行急救者,一边进行快速转运,一边进行生命支持治疗。伤情较轻的伤员可就地做简单处理,然后转运到医院进行治疗。

二、急诊科

1984年,我国卫生部发布了《医院急诊科(室)建设的通知》。目前我国二级以上医院都成立了急诊科,配备了相应的急救设备和急救器材,一所医院的急诊科是EMSS体系中重要的中间环节,它的应急能力和急救水平反映了这所医院的管理水平和综合医疗水平。

1.分检处　急诊科是医院24h对外开放的窗口,布局上应是独立的小区,位置上应便于急救车停靠在急诊科门口,并尽量缩短到达抢救床之间的距离。在入口处设一个分检处,负责分诊和挂号。对外与120指挥中心联网,提前知道来院伤员的大致伤情;对内负责联络有关医护人员。

2.抢救室　二级以上综合性医院都要设急诊抢救室。在抢救室内要有各种急救设备,专职医护人员24h值班,随时负责抢救工作,如病情复杂,有权急呼有关专科医师协同抢救。

3.诊察室　在大医院通常设内科、外科、小儿科、妇产科和骨科等分科急诊诊室。外科附设清创室,对常见的切割伤和撕裂伤进行清创缝合。急诊诊室的医师可有急诊科医师轮流值班,也可由各专科派医师轮流值班。

4.手术室　在急诊科内都要设立急诊手术室,以备进行各种抢救性手术,如对大出血的止血性手术,气管切开,紧急开胸心脏按压,胸腔闭式引流等。急诊手术室要符合无菌要求,要有必备的麻醉机和各种器械,要有专职护士保管,定期消毒,以便随时保证抢救患者的需要。

5.输液室　相当多的较轻创伤患者和其他急诊患者需要肌内注射和静脉输液,所以在急诊科内要设急诊输液室,每天 24h 有护士轮流值班。在急诊科内还要设一定数量的输液病床和临时观察床,暂时诊断不太明确,又不够住院条件的患者可在观察室内临时观察,观察时间一般不超过 24h。

6.病房　根据卫生部的要求,500 张床位以上的医院要有固定编制的急诊科医师和护士。为了使这支队伍能够稳定在急诊第一线,在很多医院的急诊科内都设有一定数量的急诊病床。在急诊病房内主要是收治一些专科性不强的急诊患者。就创伤而言,主要收治一些较重的软组织挫伤,或者经急诊手术室和急诊抢救室抢救后已经脱离危险的急诊患者。需要专科医师处理的,再由专科医师会诊处理。

7.辅助部门　在急诊小区内要设立急诊实验室、B 超、心电图、放射科、药房和收费等辅助科室,这些部门也要 24h 开放,轮流派人值班。有些医院的急诊科内还附设有高压氧舱,主要用于治疗各种气体中毒患者。

三、危重病加强监护室

严重创伤患者经急诊抢救室抢救后,或者经急诊手术室处理后病情仍不平稳者,需要转入危重病加强监护室(ICU),在 ICU 内接受全面而系统的检查、监测和治疗。最大限度地保证患者的生命安全,提高抢救成功率。

目前,我国 ICU 病房有两种类型,一种为综合型,主要适用于规模较小的医院。规模较大的医院多采用分科型,在急诊科内的重症监护室叫 EICU。EICU 医师可以是专职人员,也可以由急诊科医师担任。护士质量至关重要,要从工作 2 年以上的护士中选拔,并进行 3 个月专业培训,经考核合格后方能胜任工作。要求护士不仅能及时发现患者的病情变化,遇到紧急情况时,在医师尚未到达前,护士均要立即采取措施,进行紧急抢救。

（简　宇）

第三节　多发性创伤

多发伤是指同一致伤因素造成的两个或两个以上解剖部位或脏器的损伤,其中至少有一处是危及生命的。复合伤是指两种以上致伤因素同时或短时间内相继作用于人体所造成的损伤。如原子弹爆炸产生的物理、化学、放射等因素所引起的损伤就是一个典型的复合伤。而多处伤则是指同一解剖部位或脏器的多处损伤,与致伤因素多少无关。

多发伤不是各部位损伤的简单相加,而是一种对全身影响较大,病理生理变化较严重的损伤,故有人将多发伤称为外伤症候群。据统计,战时多发伤的发生率为 4.8%～18%,平时严重多发伤多因车祸、爆炸和高处坠落所致,在严重创伤中多发伤约占 65%,其中 66.4% 为车祸伤。所以有人把交通事故称为"马路战争"。

【临床特点】

1.伤情变化快,病死率高　严重多发伤都伴有复杂的全身反应,有严重的生理紊乱和一系列病理变化。而机体对这些紊乱的代偿能力很小,一旦病理紊乱超过机体的代偿能力,病情就会发生急骤变化,甚至很快死亡。严重多发伤的病死率高达 25%～70%,早期死亡者多伴有严重的颅脑损伤。一般情况下,损伤部位的多寡与病死率的高低密切相关。

2.休克发生率高　严重多发伤的损伤范围广,失血量大,休克发生率高。5.8%～16.6% 的严重多发伤患者直接死于失血性休克。若严重颅脑伤合并休克者病死率可高达90%,胸腹部联合伤的病死率为67%,休克的种类有创伤性休克、失血性休克和心源性休克,后者包括胸部创伤、心脏压塞、心肌挫伤和创伤性心肌梗死等。在救治时要注意监测和分析,一经确诊,要及时处理。

3.早期低氧血症发生率高 严重多发伤往往伴有大量失血和通气功能障碍,故早期低氧血症发生率高。PaO_2多低至50～60mmHg。若是以颅脑损伤或胸部损伤为主的多发伤,且伴有休克者,PaO_2可低至30～40mmHg。根据临床表现可分为两种类型:①显症型。表现为明显的呼吸困难和缺氧现象。②隐蔽型。缺氧体征不明显,仅有躁动、焦虑和烦躁不安,如未想到低氧血症而给予抑制呼吸的镇静药,常会导致呼吸停止。此型低氧血症多是由于循环障碍使全身供氧不足,由脑缺氧引起。随着休克的纠正,缺氧和PaO_2过低会改善。

4.容易漏诊和误诊 多发伤的特点是受伤部位多,往往闭合伤与开放伤同时存在,明显伤与隐蔽伤同时存在。若接诊医师缺乏对多发伤的检诊经验,其注意力过分集中于某一专科或容易发现的损伤,只满足于某一部位伤的诊断而忽视了隐蔽性损伤,就会发生漏诊和误诊。一般漏诊率为12%～15%,年轻医师的漏诊率更高。大量资料表明,以严重颅脑伤为主的多发伤漏诊率较高,这是因为严重颅脑伤患者常因意识障碍,不能诉说受伤史和伤情,也不能配合检查,故容易发生漏诊和误诊。

5.并发症多,感染发生率高 由于多发伤的伤情复杂,加上生理功能紊乱,机体抵抗力急剧低下,休克很难及时有效的纠正,所以并发症发生率高(约23%)。另一个问题是感染发生率高,其原因多为伤情重、休克时间长、机体防御功能下降和广泛的软组织损伤、坏死、内脏破裂、伤口早期处理不当,以及监测和治疗的各种导管的应用等。创伤后由于严重感染造成后期死亡约占总死亡数的78%。

6.容易发生多脏器功能衰竭 由于休克、感染和高代谢反应,使多发伤易并发多器官功能衰竭。器官衰竭的顺序依次是肺、肝、消化道和肾。衰竭的脏器越多,病死率就越高。据统计,1个脏器衰竭的病死率为25%,2个脏器衰竭的病死率是50%;3个脏器衰竭的病死率为75%,4个以上脏器衰竭无一生存。

【诊断】

多发伤伤员的任何部位都可能发生损伤。因此,应在不耽误抢救的前提下,以简便的方法进行诊断,在最短的时间内明确是否有致命性损伤。虽然近几年辅助检查设备不断更新,但在急诊情况下物理检查仍是判明伤情的主要手段。

1.诊断标准 多发伤是在同一致伤因素作用下所发生的两个或两个以上解剖部位或脏器的严重损伤,即使这些损伤单独存在,也属于较严重的损伤。一般认为凡具备下列伤情两条以上者可确定为多发伤。

(1)头颅伤:颅骨骨折,伴有昏迷的颅内血肿,脑挫伤,颌面部骨折。

(2)颈部伤:颈部大血管损伤,血肿,颈椎损伤。

(3)胸部伤:多发性肋骨骨折,血、气胸,肺挫伤,纵隔、心、大血管、气管破裂,膈疝。

(4)腹部伤:腹内脏器破裂或出血,腹膜后血肿。

(5)泌尿生殖系统损伤:肾破裂,膀胱破裂,子宫破裂,尿道断裂,阴道破裂。

(6)骨盆伤:复杂性骨盆骨折,或伴休克的骨盆骨折。

(7)脊椎:脊椎骨折伴有神经系统损伤。

(8)四肢:肩胛骨或长骨骨折。

(9)软组织:广泛的皮肤撕脱伤,广泛的挫伤。

2.诊断方法

(1)迅速判断有无威胁生命的征象:在抢救现场,首先对伤员进行快速而全面的粗略检查,包括神志、面色、呼吸、脉搏、血压、瞳孔和出血。对心搏呼吸骤停者,要立即进行心肺复苏。有呼吸道梗阻、休克、大出血等危急情况者也要立即给予相应处理。

（2）病史采集：在迅速处理好威胁生命的损伤后，或者排除掉有危及生命的损伤时，要力争较详尽地了解受伤史，包括伤因、受伤部位、力的方向、力度、受伤时所处的姿态、受伤后的主要症状，处理经过，有无昏迷史等。要尽可能地向患者或目击者询问，不要遗漏有诊断意义的细节。

（3）全面体格检查：因为受伤史常不能全面了解，所以在不影响急救的前提下应做较全面的体格检查，以免漏诊。首先要脱去患者的所有衣服，为了减轻对伤部的扰动和不增加患者的痛苦，必要时可剪开衣裤。只有完全暴露，才能缩短检查时间，便于详细检查。在进行全面检查之前要迅速了解有无呼吸道梗阻、张力性气胸、心脏压塞、出血和休克等致命性伤情。如无以上致命伤，再按一定程序进行检查。常用的检查程序是一看、二摸、三测、四穿刺。①看：面部表情，颈静脉有无怒张，口唇有无发绀，结膜下淤血，瞳孔大小，对光反射灵敏度，耳、鼻孔有无流血，胸式呼吸频率和幅度，有无反常呼吸和胸廓塌陷。腹部有无膨隆和肠型，腹式呼吸是否受限。四肢有无畸形，是否可以自主运动等。②摸：皮肤温度，皮肤出汗，气管位置，颈胸部皮下有无捻发音。胸廓压痛和挤压试验。腹部压痛、反跳痛和肌卫。受伤部位的压痛程度，有无骨摩擦音，颈动脉、股动脉和桡动脉的搏动强度、脉率等。③测：脉搏、呼吸、血压和尿量。④穿刺：对可疑有胸、腹腔内脏器损伤者可进行胸、腹腔穿刺。

为了不遗漏重要伤情，Freeland 等建议急诊医师要牢记 CRASHPLAN 这两个单词的每个字母所代表的需检查的内容：C＝cardiac（心脏），R＝respiration（呼吸），A＝abdomen（腹部），S＝spine（脊柱脊髓），H＝head（颅脑），P＝pelvis（骨盆），L＝limb（四肢），A＝arteries（血管），N＝nerves（神经）。如能熟记上述两个单词及每个字母所表示的内容，紧急情况下可在几分钟内完成较全面的检查。

（4）必要的辅助检查：多发伤患者一送到急诊室，在进行急救的同时要立即查血型和交叉配血，测血红蛋白含量，红细胞计数和比容，白细胞计数和分类，凝血功能，动脉血气分析，尿常规和尿比重，肝、肾功能，血电解质和血糖。如病情允许，可根据体格检查的发现，对可疑部位有选择地做 B 超、X 线、CT 或磁共振检查，以明确诊断。还应常规进行心电监测，注意有无心肌挫伤、外伤性心肌梗死及心脏压塞。常规留置导尿管，以便观察泌尿系损伤情况，也便于观察尿量和做尿液化验检查。

【急救措施】

多发伤早期正确处理是为了防止伤情恶化，保证患者生命，减少致残率。因此，要安排好各个损伤部位的处理顺序，使急需优先处理的创伤能得到及时处理。

1.现场处理

（1）保持呼吸道通畅：当发现口腔和咽喉部有血凝块、黏液、呕吐物和泥土等异物时，要迅速用手指予以清除。当患者处于昏迷状态时，要使头偏向一侧或取半俯卧位，以解除呼吸道阻塞并防止误吸。

（2）止血：及时止血可防止休克加重。凡有明显的外出血，均可用消毒敷料覆盖，加压包扎。四肢的大血管破裂出血可用止血带止血，但要记录放止血带的时间，1h 放松 1 次，每次 3min，以免止血带长时间压迫使远端肢体缺血坏死。

（3）固定骨折：有骨折的伤员，要对骨折处做超关节固定，以防在搬运时骨折断端刺伤周围的血管和神经。有脊柱损伤者要用木板搬运以免引起脊髓损伤。严重的骨盆骨折伴盆腔大出血者最好用抗休克裤，它既能止血，又能固定骨折。

2.急诊抢救室处理

（1）供氧：伤员到达抢救室后要首先开放呼吸道，保证呼吸道通畅，再酌情供氧。有自主呼吸，且呼吸道通畅者，可用鼻导管供氧。昏迷患者放置口咽通气导管或行气管插管，再从导管内供氧。胸部创伤导致通气障碍者，要立即行气管切开或气管插管，接呼吸机做辅助呼吸。因液、气胸而影响肺扩张者要及时做胸腔闭式引流。

(2)输液输血:严重多发伤伤员处于明显休克状态,收缩压低于12kPa(90mmHg)时,估计失血量>1000ml。在排除心源性休克的情况下,应快速从外周静脉补液。一般在上肢或颈部建立2~3条静脉输液通道,在第一个半小时内输入平衡液1500ml及500ml右旋糖酐-70。如血压仍不回升,在十分紧急时,可输入O型血300~600ml。对严重休克的伤员,应适量输入碳酸氢钠,以纠正酸中毒。有人提出高渗盐水可迅速改善休克,总量可按4ml/kg输入,速度为30~40ml/min,浓度为7.5%氯化钠或7.5%氯化钠与右旋糖酐-70混合液。但对有活动性出血者慎用高渗盐水复苏,因为它在升高血压的同时也会加速出血,加重休克。

近来有人认为在有活动性出血的情况下应进行限制性补液,使收缩压维持在70mmHg左右最合理。但是这一新观点并没有被普遍承认。所以,在未进行确定性止血手术之前,抗休克治疗的输液速度、输液量和所选液体的种类要根据每位伤员的具体情况而定。要把积极的手术止血看成是抗休克治疗的重要内容。

(3)控制出血:在多发伤抢救过程中,对有明显外出血者要在伤口处覆盖敷料,加压包扎。对疑有胸、腹腔内大出血者,可做胸、腹腔穿刺来证实。一旦明确诊断,应立即手术。

(4)监测:监护心脏功能,防止心源性休克。特别是伴有胸部外伤的多发伤,可因心肌挫伤、心脏压塞、心肌梗死等导致心泵衰竭。有时低血容量性休克与心源性休克同时存在,更应注意及时发现。这时除心电监护外还要测中心静脉压(CVP)和平均动脉压(MAP)。当伤员有休克表现,同时有颈静脉怒张、CVP升高和MAP下降者,可认为有心源性休克,要针对原因给予处理。有心脏压塞者做紧急心包穿刺和心脏止血手术。

【手术处理】

1.手术处理顺序 1例多发伤伤员可能有两个以上部位需要手术,这里就有一个手术顺序的问题。凡影响循环和呼吸的创伤必须优先给予处理。如两处伤均危及生命,应争分夺秒同时进行手术。

(1)严重颅脑伤伴其他脏器损伤:严重颅脑伤多为广泛的脑挫伤或颅内血肿,颅内压增高,常危及生命。这时要先行颅脑手术,待脑受压解除后再行其他伤的处理。如严重颅脑伤伴胸腹腔内大出血,在积极抗休克的同时应分组行颅脑手术和胸腹部手术。

(2)严重胸部伤伴其他脏器损伤:严重的胸部外伤往往有张力性气胸、开放性气胸、心脏压塞和胸内大血管损伤,这些损伤常危及生命,必须优先手术。其他部位的损伤可待胸部伤处理后再手术。如其他部位的损伤也危及生命,可同时安排另一组医师进行手术。

(3)严重腹部伤伴其他脏器损伤:严重的肝脾破裂大出血,则需优先安排手术,空腔脏器破裂可待危及生命的损伤处理后再行处理。

2.急诊科紧急手术 对严重多发伤的抢救,往往要分秒必争,不允许将患者再转送到专科病房和住院部手术室。因此,在急诊科开展急诊手术是急诊抢救工作的发展趋势,可以提高抢救成功率,减少病死率。一般认为有下列情况者可在急诊手术室就地手术。

(1)颅脑外伤出现一侧或双侧瞳孔散大。

(2)胸、腹腔内脏器损伤大出血,经抢救后血压不升或升后又下降者。

(3)心脏损伤,心脏压塞。

(4)粉碎性骨盆骨折,伴有其他部位损伤,重度休克,需紧急手术止血者。

(5)严重多发伤在抢救中突然心脏骤停,胸外按压无效,需开胸挤压者。

在急诊手术室就地紧急手术的原则是迅速果断,尽一切可能缩短手术时间,以最简单的手术方式完成手术,降低手术危险性。

3.损伤控制外科理论的临床应用　为了提高严重创伤患者的抢救成功率,最近有人提出了损伤控制外科(DCS)理论,并逐步建立了DCS三阶段原则:初始施行简化手术,转入ICU病房进行复苏治疗;病情稳定后再进行确定性手术。实践已经证明损伤控制外科的合理应用已经使严重创伤患者的病死率有了明显的降低。因此,DCS理论已经被普遍承认,并有所发展,由腹部创伤外科发展到整个外科系统的各科,从而使许多重伤员获得了新生。

(1)损伤控制外科的病理生理学基础:严重多发伤并发休克后常会发生严重的生理功能紊乱和代谢功能失调,患者容易出现低体温、酸中毒和凝血功能障碍三联征,使机体处于生理极限状态。这些是分子学、细胞学和血流动力学平衡失调的相对晚期表现。一旦出现上述情况,患者已经面临着死亡或有出现严重并发症的危险。因此,在低体温、酸中毒和凝血障碍三者恶性循环下,患者不能耐受长时间的确定性手术,只有使用DCS技术方能挽救患者的生命。

(2)损伤控制外科的适应证:大多数创伤患者可按常规手术方法处理,不需要采用DCS技术。只有在下列情况下,患者的生理功能临近或已达极限,就必须采取DCS技术处理。①严重的腹部伤:腹部损伤后出现低血压、心动过速或过缓,同时伴有35℃以下的低体温和凝血功能障碍。②腹部伤合并有其他部位的严重损伤:胸腹腔内脏伤合并有重要的大血管伤,多灶或多腔隙出血合并有内脏伤,需要优先处理的多区域损伤等。③其他重要因素:有严重的代谢性酸中毒,pH≤7.25,T≤35℃,复苏或手术时间>90min,输入红细胞悬液≥4000ml,或输入全血≥5000ml,或输液总量≥12000ml。休克时间>70min,PT≥19s,PTT≥60s。④在基层医院,因设备或技术条件所限,不能完成复杂的手术,而且又必须立即进行就地抢救者。

(3)腹部严重伤的损伤控制技术

①止血:腹腔填塞法可用于所有腹腔内的各种出血,包括动脉性出血、静脉性出血和广泛渗血。填塞材料分为可吸收和不可吸收两类。可吸收材料有敷料、粉剂和海绵;不可吸收材料有纱布、绷带和棉垫;自体材料是大网膜。可吸收材料和自体材料多用于实质性脏器内部填塞,无须再次手术取出。不可吸收的填塞材料,最好在72h内取出,否则会增加腹腔内感染的机会。

介入治疗在暂时性止血中常能起到重要作用,特别是填塞法不能止血时,要积极用介入法对相关动脉做栓塞止血。

②控制污染:空腔脏器破损后会有消化液和肠内容物流入腹腔,造成腹腔的严重污染,如不及时控制污染则会引起腹腔及全身感染,甚至会引发MODS。在病情危急时,十二指肠、胆道和胰腺的损伤可置管外引流,结肠破损可做腹壁外造口。另外,整个腹腔内要放置多根引流管做持续引流。

③暂时关闭腹腔:暂时关腹可防止体液和体内热量丢失,对抗休克治疗有利。关腹的方法有单纯皮肤缝合法和修复材料缝合法两种。前者简单、快捷,但必须是腹腔内没有张力时方能施行。后者主要用于腹腔内有张力的暂时关腹,常用真空袋(3L袋)作为关腹材料,其优点是能防止术后腹内高压症。

严重损伤暂时控制以后,要把患者转入ICU病房做进一步复苏治疗。目的是纠正致死性三联征,内容包括纠正血流动力学紊乱,使血压和脉搏稳定在正常范围内。通过呼吸机辅助呼吸或吸氧,纠正患者的低氧血症,使氧分压和二氧化碳分压稳定在正常范围以内。设法给伤员复温,纠正其低体温状态,使体温稳定在37℃左右。另外,还要通过用药和监测,逐步纠正伤员的酸中毒和凝血功能障碍。为了避免发生凝血功能障碍,需要大量输血时,可遵循等量红细胞悬液和新鲜冷冻血浆输入的原则。如已发生弥漫性渗血,PT和ATPP在正常的1.5倍以上,需要按15ml/kg输入新鲜血浆。如仍有出血,且纤维蛋白<1g/L,应输入冷沉淀或纤维蛋白原制剂。如血小板<50×10⁹/L,应及时输入血小板,使患者的生理学状态逐渐恢复正常,以便能够耐受住下一步较长时间的确定性手术。所以,在ICU病房的复苏治疗有承上启下作用,是

损伤控制外科理论的一部分。

施行确定性再手术,恢复各脏器功能,是治疗严重创伤的最终目的。一般认为在第1次手术后24～48h进行确定性再手术效果最好。虽然此时伤员的病情未达到最佳状态,而且脏器的水肿很严重,但是此时全身炎症反应综合征尚轻。如需施行血管吻合或人造血管植入,术后发生血管栓塞的可能性较小。一旦凝血障碍完全纠正,反而容易发生术后血管栓塞。另外,为了止血所填塞的不可吸收性材料也应在此时取出,如果超过72h仍不取出,则会增加感染的机会。此次手术的目的是重建消化道的连续性,如果在第1次手术时已将消化液妥善引流,又没有填塞不可吸收的止血材料,也可适当推迟再手术时间。

（简　宇）

第四节　常见创伤

一、颅脑损伤

颅脑损伤一般可分为颅和脑两部分的损伤,颅部包括头皮、颅骨,脑部包括脑组织、脑血管和颅神经等。颅脑损伤包括头皮损伤、颅骨骨折、开放性脑损伤、闭合性脑损伤和颅内血肿等继发性损伤,伤及中枢神经系统是创伤后死亡和致残的重要原因。早期诊断、及时合理治疗是降低颅脑损伤后死亡率和致残率的重要因素。

（一）头皮损伤

临床上将头皮损伤分为头皮擦伤、头皮挫伤、头皮血肿、头皮裂伤和头皮撕脱伤。头皮损伤需急救处理者主要为头皮血肿、头皮裂伤和头皮撕脱伤。头皮的血运比较丰富,裂伤后极易失血,部分病人尤其小儿可导致休克。

【临床表现】

1.头皮血肿

(1)皮下血肿:皮下血肿一般比较局限,周边较中心为硬,易误诊为凹陷骨折,X线检查可明确有无骨折。

(2)帽状腱膜下血肿:帽状腱膜下血肿范围广泛,严重的可蔓延到整个帽状腱膜下层,血肿张力低,波动明显。

(3)骨膜下血肿:骨膜下血肿周界止于骨缝,多为骨膜剥离或板障出血所致。

2.头皮裂伤　头皮部分或全层裂开,创缘整齐或不整齐,出血较多。

3.头皮撕脱伤　头皮撕脱伤是一种严重的头皮损伤,多因留有发辫的妇女不慎将头发卷入转动的机器所致。头皮大片自帽状腱膜下撕脱,有时整个头皮甚至额肌、颞肌或骨膜也一起撕脱。

【救治措施】

1.头皮血肿

(1)较小的血肿,早期冷敷,减少出血和疼痛,24～48h之后改为热敷,促进吸收。

(2)较大的血肿,加压包扎多可自愈,数日后不见吸收者在严格无菌条件下抽吸后加压包扎,根据情况应用抗生素,补充血容量。

(3)反复抽吸后,血肿如不能变小,应注意有无凝血机制障碍或慢性出血因素,针对病因予以治疗。

(4)骨膜下血肿早期以冷敷为宜,加压包扎后血液可经骨折线流向颅内,引起硬膜外血肿。

2.头皮裂伤

(1)现场急救采用无菌敷料加压包扎。

(2)早期清创,争取在24h内完成,切除污染严重及无生机的软组织(不可切除过多,以免缝合时产生张力),分层缝合帽状腱膜和皮肤。

(3)直接缝合困难,可采用帽状腱膜下松解,裂口作S形、三叉形或瓣形延长切口,以利于缝合。

(4)头皮缺损可采用局部转移皮瓣方法,将清创创面闭合,供皮区保留骨膜,中厚皮片植皮覆盖。

(5)伤后2～3天无明显感染的伤口,仍可试行清创缝合,但需置引流;也可只清创不缝合或部分缝合。

3.头皮撕脱伤

(1)皮瓣再植:伤后2～3h,最长不超过6h,头皮瓣完全脱离、无明显污染、血管断端整齐的病例,可将撕脱的头皮经清创后行血管吻合,原位再植。颞浅动、静脉或枕动、静脉,有一对吻合成功,皮瓣即可成活。

(2)皮瓣移植:头皮缺损而撕脱皮瓣污染严重无法再利用者,可切取身体其他部位皮瓣(如肩胛皮瓣)移植到头皮,与颞浅动、静脉或枕动、静脉吻合。

(3)自体植皮:伤后不超过6～8h,创面尚无明显感染、骨膜亦较完整的病例,可将撕脱的头皮切成类似中厚的皮片植入骨膜上,也可取大腿部的中厚皮片作网状植皮。骨膜缺损可先作筋膜转移或大网膜移植后再植皮。

(4)晚期创面的处理:头皮撕脱伤为时过久。可清创、换药处理,肉芽组织生长后再行植皮。颅骨有外露可行外板多处钻孔,间距1cm,肉芽组织生长后再行植皮处理。

(二)颅骨骨折

颅骨骨折在闭合性颅脑损伤中约占25%,在重型颅脑损伤中约占70%。颅骨骨折造成脑膜、脑血管和颅神经损伤,在临床诊断和治疗过程中,可根据颅骨骨折的部位和类型,分析判断颅内各结构的损伤情况以及颅内血肿的部位和类型。

【临床表现与诊断】

1.颅盖骨折

(1)线形骨折:头皮局部肿胀和压痛,线形骨折几乎均为全层骨折,骨折线通过脑膜血管沟或静脉窦时,有发生硬膜外血肿的可能。

(2)凹陷骨折:头皮局部肿胀或血肿,颅骨局部变形凹陷,几乎均为全层凹陷,周边骨折线呈环形或放射状。婴儿的颅骨质软,着力部位可产生看不到骨折线的乒乓球样凹陷。

(3)粉碎性骨折:头皮局部肿胀、血肿或裂伤,颅骨局部变形。出现多块碎骨片,相互重叠,可造成硬脑膜撕裂和脑组织广泛的挫伤,同时可合并颅内血肿。

2.颅底骨折

(1)颅前窝骨折:骨折线可通过额骨水平部及筛骨,骨折部位的出血可进入眶内,在眼睑和球结膜下形成淤斑,出现黑眼征(熊猫眼);极少数形成球后血肿,引起突眼及眼球运动受限,同时可伴有嗅神经和视神经损伤。脑膜撕裂时,脑脊液可进入额窦或筛窦再经鼻流出,形成脑脊液鼻漏,偶尔气体经额窦或筛窦进入颅腔内形成颅内积气。

(2)颅中窝骨折:骨折累及蝶骨和颞骨,骨折线靠外侧,在颞肌和骨膜下出血形成颞部肿胀;靠内侧可损伤动眼神经、滑车神经、外展神经和三叉神经第一支,出现瞳孔散大、眼球运动受限和前额部感觉障碍,即眶上裂综合征。血液和脑脊液经蝶窦入鼻道,经鼻孔流出,形成脑脊液鼻漏;骨折线通过颞骨岩部,经破裂的鼓膜流出,形成脑脊液耳漏;鼓膜未穿破,脑脊液经耳咽管入鼻腔,形成脑脊液鼻漏,同时可伴有面神经和听神经损伤。颈内动脉在海绵窦段损伤,可形成颈内动脉海绵窦瘘。

(3)颅后窝骨折:骨折可累及岩骨和枕骨基底部,伤后数小时有乳突和枕下部皮下淤血,骨折累及斜坡,可引起咽后壁黏膜下淤血。骨折线位于内侧时,可损伤舌咽神经、迷走神经、副神经和舌下神经;骨折累及枕骨大孔区,可出现延髓损伤表现。

X线平片检查颅盖部骨折确诊率可达95%～100%,颅底骨折仅为30%～50%。CT检查使颅底骨折确诊率达85%左右,结合临床症状、皮下或黏膜下淤血、脑脊液漏和颅神经损伤,可使颅底骨折确诊率提高到95%左右。

【救治措施】

1.颅盖骨折

(1)线形骨折:无头皮裂伤和颅内血肿者无需特殊处理,开放性线形骨折应彻底清创处理。

(2)凹陷骨折:深1cm以上,骨片刺入脑内或位于功能区,应及时手术,以解除脑受压,保护脑皮层功能。轻度凹陷骨折,在0.5cm以下,无颅内压增高及脑损伤症状者,可不手术。静脉窦处的闭合性骨折,有脑损伤症状和体征者可在充分术前准备下进行手术。

婴儿乒乓球样凹陷骨折,采用非手术治疗多能自行复位,有脑损害症状可手术治疗。

凹陷骨折的手术方法主要有3种:①凹陷骨折撬起复位;②骨瓣开颅凹陷颅骨复位;③凹陷骨折摘除及颅骨成形术。目前多主张尽可能一次性手术完成治疗,而非像过去二期手术。

(3)粉碎性骨折:治疗多采用碎骨片摘除及颅骨成形术,也可采用碎骨片粘合复位处理。

2.颅底骨折

(1)脑脊液漏的处理:以防颅内感染为主,禁冲洗或填塞,采用半卧位,头偏向患侧,促其自愈,持续4周不愈者,则应施行修补术。

(2)神经损伤的处理:神经管压迫视神经时,争取12h内行碎骨片摘除及视神经管减压术;其他神经损伤如面神经等,明确为骨折压迫者,均可采用减压术。

(3)颅底骨折口鼻出血的处理:用凡士林纱布或碘仿纱布填塞鼻咽腔,以减少出血,仍不能控制者应行动脉造影,明确出血部位,行栓塞治疗。

(4)延髓损伤的处理:可行后颅窝减压和上颈椎椎板切除术。

(三)闭合性颅脑损伤

暴力作用于脑组织的一瞬间,产生脑组织损伤,多导致原发性昏迷。有无原发性昏迷是判断脑损伤的一个重要标志。昏迷的深浅和持续时间的长短作为判断脑损伤程度的标准,但少数病人虽有局限性脑挫裂伤体征而无明确的原发性意识障碍。脑损伤可根据脑组织是否与外界相通,分为开放性脑损伤和闭合性脑损伤。脑损伤又可分为原发性损伤和继发性损伤两大类,原发性损伤包括脑震荡、脑挫裂伤、脑干损伤和丘脑下部损伤;继发性脑损伤包括脑水肿、颅内血肿和合并症等。

脑震荡

1.临床表现

(1)头部外伤后立即出现短暂的意识丧失,数分钟至十多分钟,一般不超过0.5h。

(2)主要症状为头昏、头痛、恶心、呕吐、耳鸣、失眠,多在数周至数月后逐渐消失,但有部分病人存在长期头昏、头痛、失眠、注意力不集中、记忆力下降等症状。

(3)清醒后有明显的近事遗忘(逆行性遗忘)现象,对受伤前后的经过不能回忆,损伤越重,近事遗忘越明显。

(4)神经系统检查无阳性体征。

(5)腰椎穿刺检查、颅骨 X 线和头颅 CT 检查均正常。

(6)脑干听觉诱发电位可有 I～V 波间期延长，V 波潜伏期延长、波幅降低或波形消失。

2.救治措施

(1)脑震荡无需特殊处理，休息 5～7 天，重症者卧床休息，2 周多可恢复正常。

(2)予以止痛药、镇静药、中药等对症处理。

(3)治疗期间，注意观察病人精神状态、意识状态、临床症状和生命体征。

脑挫裂伤

1.临床表现

(1)意识障碍：脑挫裂伤病人一般昏迷时间较长，由于伤情不同，昏迷时间有数小时、数日、数月不等。

(2)伤灶性症状：损伤额叶、颞叶前端等所谓"哑区"，无神经系统缺损表现；损伤脑皮层功能区，可产生癫痫、失语、视野缺损、运动、感觉障碍等症状。

(3)头痛、恶心、呕吐：是病人清醒后常有的症状。昏迷病人呕吐时，应注意防止误吸。

(4)生命体征变化：轻度和中度脑挫裂伤变化不大，重度损伤，颅内压增高可导致血压上升，脉搏徐缓而有力，呼吸深而慢。血压下降，多提示其他部位合并伤。体温常有轻度升高，38℃左右；持续发热，应注意颅内感染和丘脑下部损害。

(5)脑膜刺激征：血性脑脊液对脑膜的刺激，出现头痛、颈项强直和克匿格征阳性等。

(6)腰椎穿刺：脑脊液呈血性，颅内压正常或轻度增高。明显增高者，有脑水肿、颅内血肿、广泛脑挫裂伤的可能，应引起注意。

(7)辅助检查：X 线平片可了解颅骨损伤情况；CT 扫描在脑挫裂伤区可见点片状高密度或高低密度混杂影，可清楚显示脑挫裂伤部位、程度和有无继发损害，如出血和水肿。

2.救治措施

(1)密切观察病情变化：生命体征、瞳孔和意识状态反映病情的变化，应严密观察，力争在脑发生不可逆性损害前进行治疗。

(2)保持呼吸道通畅：呼吸道梗阻可使胸腔压力增高，颅内静脉回流不畅，同时肺通气量不足，脑缺氧，可加重脑水肿。深昏迷病人应尽早行气管切开。

(3)注意水、电解质平衡：水、电解质平衡紊乱，如低钠、高钠等均可加重脑损害。

(4)控制高热和癫痫：体温升高可使代谢率增加，加重脑缺氧和脑水肿。癫痫发作也可加重脑缺血、缺氧，应予以控制。

(5)脱水疗法：脑挫裂伤伴脑水肿病人应适当限制液体入量，每日不超过 2000ml。脱水剂最常使用的是甘露醇和呋塞米联合应用，酌情选用氢氯噻嗪、氨苯蝶啶、50％甘油、25％山梨醇，适当加用糖皮质激素。

(6)抗菌、止血处理：昏迷、高热伴有颅底骨折者合理应用抗生素，伤后 1～3 天给予酚磺乙胺、氨甲苯酸、6-氨基己酸、维生素 K 等止血药物。

(7)蛛网膜下腔出血处理：在伤后数日内脑膜刺激症状明显者，可反复行腰椎穿刺，放出血性脑脊液，可减轻头痛、改善脑脊液循环。

(8)亚低温疗法：广泛性脑挫裂伤、脑水肿病人可采用亚低温治疗，脑温控制在 32～34℃，可降低脑组织代谢率，减少兴奋性氨基酸等有害物质的释放量，明显降低颅内压，减轻脑水肿。

(9)手术治疗：严重脑挫裂伤，昏迷加深，出现脑疝，药物治疗无效者，可手术治疗，清除破碎、液化、坏死脑组织，去骨瓣，达到内、外减压的目的。

脑干损伤

1.临床表现

(1)意识障碍:原发性脑干损伤的典型表现多为伤后立即陷入持续昏迷状态,轻者浅昏迷,对痛刺激有反应,重者深昏迷,一切反射消失。意识障碍恢复缓慢,恢复后常有智力迟钝和精神症状。网状结构受损严重时,病人可呈植物生存状态,仅存在咳嗽、打哈欠、吞咽、瞬目等原始动作。

(2)去大脑强直:为脑干损伤的一个特征性表现,头部后仰,两上肢过伸和内旋,两下肢过伸,躯体呈角弓反张状态。去大脑强直持续时间越长,预后越差。

(3)瞳孔和眼球运动变化:脑干损伤后瞳孔和眼球运动异常比较常见。中脑损伤时,伤侧瞳孔散大,对光反射消失,眼球向下外侧斜;两侧损伤、双侧瞳孔散大、固定。桥脑损伤时,有双侧瞳孔极度缩小,两眼内斜,同向偏斜或双侧眼球分离等。

(4)交叉性瘫痪:脑干一侧性损伤可出现交叉性瘫痪,即伤侧颅神经瘫痪,对侧上下肢瘫痪。中脑一侧损伤时出现同侧动眼神经瘫痪和对侧上下肢瘫痪(Weber综合征);桥脑一侧损伤时出现同侧外展神经、面神经瘫痪和对侧上下肢瘫痪(Millard-Gubler综合征)。

(5)生命体征变化:脑干内有呼吸中枢、心跳中枢和血管运动中枢,损伤时生命体征变化比较明显。呼吸中枢分布于中脑下段、桥脑和延髓网状结构内,由呼吸调整、长吸和吸气、呼气等中枢组成,损伤时可分别产生呼吸节律变化,抽泣样呼吸和呼吸停止;心跳加速中枢、抑制中枢,血管收缩中枢、舒张中枢均位于延髓,损伤时出现血压下降、脉搏细数等变化。

(6)内脏症状:消化道出血为脑干损伤或病变的一种常见并发症,顽固性呃逆多表示预后差。

(7)辅助检查:腰椎穿刺脑脊液呈血性,压力正常或升高;X线可见颅骨骨折;CT扫描示脑干点片状密度增高或混杂密度影;脑干诱发电位明显异常。

2.救治措施

(1)一般治疗措施:按脑挫裂伤予以治疗。

(2)早期行亚低温治疗,可减轻脑干水肿的进一步发展,促进功能恢复。

(3)昏迷时间较长者,早期行气管切开,及时行鼻饲治疗,防治肺部感染、上消化道出血、褥疮、泌尿系感染等并发症。

(4)急性期予以激素、脱水、降温、吸氧,维持水、电解质平衡,维持呼吸、循环功能,保护脑干功能不再继续受损。

(5)恢复期着重于脑干功能的改善,促醒药物、高压氧治疗,增强机体抵抗力和防治并发症。

丘脑下部损伤

1.临床表现

(1)意识障碍:脑干网状激活系统经丘脑下部投射到大脑皮层各部,损伤时可产生嗜睡,严重者可导致昏迷。

(2)体温调节障碍:丘脑下部前部散热中枢损伤可引起高热,后部产热中枢损伤可出现体温过低。

(3)呼吸功能紊乱:呼吸节律变慢,严重者呼吸停止。

(4)尿崩症:丘脑下部的视上核和室旁核分泌抗利尿激素(ADH),运到垂体后叶。损伤时,ADH缺乏,产生尿崩症,每日尿量4000~10000ml,比重1.005以下。

(5)消化道出血:丘脑下部受刺激时,迷走神经兴奋性增强,胃肠蠕动亢进,毛细血管痉挛,黏膜缺血坏死,导致糜烂性出血。

2.救治措施

治疗措施同脑挫裂伤,有以下症状者应作相应处理。

(1)尿崩症:①严格记录出入量,测尿比重;②注意水、电解质平衡;③轻症者用氢氯噻嗪50mg,口服,每日3次;重症用加压素(长效尿崩停)0.3~0.5ml肌内注射,2~5天重复使用或垂体后叶素5~10U,皮下注射,每日1次。

(2)上消化道出血:①一般处理:卧床镇静,胃肠减压,注意生命体征变化;②补充血容量:输血指证为Hb<70g/L,收缩压低于90mmHg,脉搏120次/min以上;③抑制胃酸分泌:西咪替丁、雷尼替丁或奥美拉唑(洛赛克)静滴,6h一次;④止血处理:云南白药、去甲肾上腺素冰盐水胃管内注入,静脉用酚磺乙胺、氨甲苯酸、维生素K₁等;⑤手术治疗:反复出血不止、保守治疗无效者,可考虑胃大部切除术。

(四)开放性颅脑损伤

外伤造成头皮、颅骨、脑膜和脑组织同时向外界开放的创伤,称为开放性颅脑损伤。硬脑膜破损、颅腔与外界相通时,称为开放性脑损伤。骨折伴有脑脊液漏或气颅时,虽为开放性脑损伤,但处理原则同闭合性脑损伤,一般仍列为闭合性颅脑损伤的范畴。

非火器性颅脑开放伤

致伤因素较多,可概括为打击伤和碰撞伤两大类。前者因锐器或钝器打击在相对静止的头部所致,后者则为移动的头颅碰撞在相对固定物体上所致。锐器伤引起颅内血肿机会少,污染轻;钝器伤引起颅内血肿机会多,污染重;碰撞伤引起对冲伤机会多,颅内出血和感染的机会也较大。

1.临床表现

(1)全身症状:①意识障碍:开放性脑损伤病人意识障碍与损伤程度成正相关。锐器未伤及功能区以及未并发颅内血肿时,意识障碍较轻。钝器和碰撞所致的开放性颅脑损伤与闭合性颅脑损伤相似,多数伤后立即发生意识障碍。②生命体征变化:开放性损伤失血多,常面色苍白,脉搏细弱,血压下降,同时伴有胸腹闭合性损伤等多发伤,是引起休克的常见原因。③癫痫:开放性损伤对脑组织影响较大,神经元兴奋性增高引发癫痫。伤愈后脑膜瘢痕等癫痫灶形成较闭合性损伤多见,易发生癫痫。④颅内感染:开放性损伤常有异物、骨片、毛发被带入脑内,易发生感染。

(2)局部体征:开放性损伤重者伤口裂开,颅骨外露,脑组织外溢。根据受伤的部位、失血的多少或有无脑脊液的流出,可以判断脑原发伤情况及有无静脉窦损伤或脑室穿通伤。

(3)脑部症状:因受伤的部位、范围而异,常见的症状有偏瘫、偏身感觉障碍、同向偏盲、运动性或感觉性失语。

(4)辅助检查:X线检查可了解颅骨骨折,颅内金属异物等情况;CT可确定损伤部位和范围,对异物或骨片的位置精确定位。

2.救治措施

(1)现场急救:昏迷病人应保持呼吸道通畅,取侧卧位或平卧头偏一侧,防止误吸。失血性休克迅速止血,补充液体和输血,纠正休克状态。对插入颅腔的致伤物,切勿轻易拔除,以防颅内大出血。碎化脑组织外溢或外突,可以缓解颅内高压,切勿加压处理,可放一棉圈于突出脑组织四周。

(2)手术治疗:开放性颅脑损伤应尽早施行清创术,清除挫伤失活脑组织、异物或血肿,修复硬脑膜及头皮创口,将开放伤变为闭合伤。在抗生素应用的基础上,早期清创可延长至48h,最长可达72h。清创操作由外至内、由浅入深,彻底止血,硬脑膜应严密缝合,缝合困难时取自体的帽状筋膜或颞肌筋膜进行修补。致伤物留置时,皮瓣以穿刺中心作S形切口,四周钻骨孔,骨瓣连致伤物一并取下,伤道内清创处理。侧脑室内清创尽可能清除其中的血块、液化坏死脑组织和异物,静脉窦伤时充分准备后清创。

（3）术后处理：抗感染，减轻脑水肿，防治并发症。

火器性颅脑损伤

火器性颅脑损伤是一种严重创伤，其发坐率与死亡率都很高，主要死亡原因为脑重要区域损伤、继发颅内血肿、合并伤、休克和颅内感染。火器性颅脑损伤按硬脑膜是否破裂分为非穿透伤与穿透伤；按创伤深度分为：①头颅软组织伤：头皮损伤，颅骨保持完整；②颅脑非穿透伤：头皮损伤和颅骨骨折，硬脑膜尚保持完整，可有脑挫裂伤、颅内血肿；③颅脑穿透伤：头皮损伤和颅骨骨折，硬脑膜破裂，脑组织损伤较严重，常合并有血肿。脑组织的损伤程度可分为：①脑组织直接损伤区：投射物直接穿过损伤区域，内含液化的脑组织碎块与血凝块、颅骨碎片、头皮、布片、泥沙以及弹片等；②脑挫伤区：脑组织直接损伤区周围脑组织由高速投射物产生的高压和相继的负压所致的脑挫裂伤，呈点片状出血和脑水肿；③脑震荡区：脑挫裂伤区周围，肉眼或光镜下无明显变化，可出现暂时性功能障碍。

1.临床表现

（1）意识障碍：火器性颅脑损伤局部虽有较重的脑损伤，但可不出现昏迷。伤及脑干等重要部位时可有持续性昏迷。意识障碍进行性加重，应考虑为急性脑组织受压，可能合并了急性颅内血肿。

（2）生命体征变化：重型颅脑损伤多数出现呼吸、脉搏、血压变化，伤及脑干则出现呼吸节律变化，甚至呼吸、心搏停止。呼吸、脉搏增快，血压下降，多见于胸、腹及四肢骨折等多发伤。呼吸、脉搏慢，血压升高，是颅内压增高、脑受压的表现。

（3）脑部症状：根据受伤的部位和范围，可出现偏瘫、失语、偏身感觉障碍、癫痫等症状。

（4）颅内压增高：火器性颅脑损伤颅内压增高多因颅内血肿、脑水肿、颅内感染等所致。

（5）辅助检查：X线检查可了解颅骨骨折、颅内异物等情况，CT可确定损伤部位和范围，以及骨片、异物的精确定位。

2.救治措施

（1）现场急救：尽力将病人转移至安全地带，无菌敷料包扎伤口，防止污染；昏迷病人取侧卧位，减少误吸，保持呼吸道通畅，尽早应用抗生素；休克病人及时输液、输血、止血处理。

（2）手术治疗：在抗生素的应用下，早期清创可延长至伤后48～72h，彻底清除严重污染或已失活的头皮、肌肉、硬脑膜，清除失活的脑组织·摘除碎骨片和金属异物。感染、清创不彻底、脑挫裂伤严重、脑组织肿胀明显时不缝合硬脑膜，其余均行硬脑膜修补缝合，使开放性脑损伤变为闭合性脑损伤。金属异物及时取出，贯通伤可在出口、入口两处进行清创，脑室伤清创后行脑室外引流，静脉窦处损伤在作好充分的准备下进行手术，清创术用含抗生素的生理盐水冲洗创面。

伤后3～6天创面多为感染创面，仅作头皮清创，扩大骨窗，以利于脓液引流，不宜行脑内清创，以免感染扩散。1周后晚期创面均为感染创面，则行头皮清创，扩大骨窗，清除伤道浅部碎骨片，放置引流条，防感染向脑深处扩延，待感染局限后再进行清创。

（3）术后处理：术后密切观察生命体征、瞳孔和意识的变化，观察有无颅内继发出血、脑脊液漏、颅内感染，积极抗感染、脱水、止血处理，昏迷病人应防止肺部感染、褥疮和泌尿系感染，加强营养支持治疗。

（五）颅内血肿

颅内血肿是继发性颅脑损伤常见而严重的类型.导致颅内压进行性增高、脑疝形成，危及病人的生命。因而早期诊断、及时手术治疗是减少颅脑损伤病人死亡率和致残率的重要手段。

颅内血肿根据症状出现的早晚可分为：急性血肿（3天内）、亚急性血肿（3天～3周）、慢性血肿（3周以上）。根据血肿所在部位又分为：硬脑膜外血肿、硬脑膜下血肿、脑内血肿和特殊部位血肿（脑干血肿、基底节血肿、脑室内出血、颅后窝血肿等）。各型颅内血肿均可压迫、推移脑组织，引起进行性颅内压增高、脑疝形成。当颅内压达到平均体动脉压水平时,脑血管趋于闭塞;当中枢血液供应中断时,病人陷入脑死亡状态。

【临床表现】

1.颅内压增高症状　①头痛、恶心、呕吐:是脑震荡、脑挫裂伤的早期常见症状,并发颅内血肿时,头痛加剧,恶心、呕吐频繁;②生命体征变化:急性颅内血肿导致颅内压增高,可出现"两慢一高"的库欣综合征,即血压升高、脉搏和呼吸减慢;③躁动:是颅内血肿的常见症状,也为颅内压急剧增高或脑疝发生前的临床表现;④视乳头水肿:亚急性或慢性血肿以及少数急性血肿均可出现视乳头水肿。

2.意识障碍　进行性意识障碍为颅内血肿主要症状之一。原发性脑损伤较轻时,可见到典型的中间清醒期(昏迷-清醒再昏迷);损伤较重时表现为昏迷程度进行性加重(昏迷-好转-昏迷);损伤过于严重时表现为持续性昏迷。原发性昏迷时间的长短取决于原发性损伤的轻重.而继发性昏迷的迟早取决于血肿形成的速度。

3.局灶症状　脑挫裂伤后局灶症状立即出现,并与损伤的部位相关;颅内血肿局灶症状逐渐出现,与血肿的部位密切相关。运动区血肿可出现轻偏瘫、失语和局灶性癫痫等;顶叶血肿可出现偏身感觉障碍、失用等;颅后窝血肿可出现眼球震颤、共济失调、肌张力减低或强迫头位等。

4.脑疝症状　幕上血肿造成的小脑幕切迹疝表现为意识丧失,血肿同侧瞳孔散大,对光反射消失和对侧偏瘫。少数病人可由于脑干向对侧移位,瞳孔散大发生在血肿对侧,呈假阳性体征。幕下血肿造成的枕骨大孔疝,可引起呼吸、循环变化,进一步发展可导致呼吸、心搏停止;慢性疝出可有颈强直或强迫头位,双侧锥体束征,呼吸抑制和显著的视乳头水肿。

5.其他症状　婴幼儿颅内血肿、循环血量减少,可出现休克或贫血。慢性颅内血肿可出现精神症状等。

6.辅助检查　颅骨X线平片检查了解骨折的部位,对判断着力部位、出血的来源和血肿的位置、类型有帮助。CT扫描可准确判断血肿的类型、大小、位置和数目,同时可与脑挫裂伤和脑水肿鉴别。

【救治措施】

1.保守治疗　保守治疗适用于神志清楚、病情平稳、血肿量小于30ml、无中线移位、或移位不超过1cm、非颞叶和颅后窝血肿者。在严密观察病情的情况下,采用脱水、输液、抗菌、止血、激素等治疗,并作CT动态监护,血肿量增大,意识障碍加重,应立即手术治疗。

2.手术治疗　根据血肿的部位、大小和脑损伤程度以及脑疝的表现采用不同的手术方式:①骨窗开颅血肿清除术:适用于病情危重,已有脑疝病人,可达到迅速减压的目的,颅骨缺损留待3~6月后择期修补;②骨瓣开颅血肿清除术:适用于病情相对平稳者,先设计骨瓣,可显露充分,便于清除血肿,避免遗留骨瓣缺损;③钻孔血肿腔穿刺引流术:适用于病情稳定,血肿量30~50ml,留置引流管,引流3~6天直至血肿排尽为止,精确手术可在立体定向下进行;④减压术:对广泛脑挫裂伤、脑水肿、脑疝形成的病人,为了达到减压目的而采用的手术方式,分为外减压和内减压两种形式。外减压包括颞肌下减压和去骨瓣减压术。大骨瓣减压术后脑膨出,导致脑移位、变形,加重脑损伤,目前仅用于颅内血肿伴严重脑挫裂伤,血肿清除后颅内高压缓解不满意,以及术前双瞳孔散大、去脑强直、弥漫性脑损伤病人。内减压术即清除挫伤严重的脑组织,必要时切除额极和颞极。

3.术后处理　注意血肿复发和迟发性颅内血肿的可能,四肢及胸腹闭合性损伤的处理,以及脱水、抗菌、止血、吸氧等综合治疗,尤其亚低温治疗可抢救部分濒危病人。

(七)颅脑损伤的监测与护理

【一般症状监测】

1.意识障碍　意识障碍可分为嗜睡、意识模糊、昏睡、昏迷。嗜睡是一种病理性倦睡,可被唤醒,失去刺激后很快又入睡;意识模糊较嗜睡深,病人保持简单的精神活动,但对时间、地点、人物的定向力发生障碍;昏睡是接近人事不醒的意识状态,虽在强刺激下可被唤醒,但很快入睡,醒时答话含糊或答非所问;昏迷是严重的意识障碍,表现为意识持续中断或完全丧失,又分为浅昏迷、中度昏迷和深昏迷。意识障碍也可根据 Glasgow 昏迷计分法进行分级。一般 9 分以上则可认为清醒,7 分以下即为昏迷,分数愈低意识状态愈差。

2.头痛 颅内压增高引起明显头痛,咳嗽或用力可使头痛加重,有蛛网膜下腔出血者头痛较剧烈。

3.恶心呕吐 急性颅内压增高在剧烈头痛的同时伴有喷射状呕吐。是呕吐中枢受到刺激引起的反射性呕吐。后颅窝或迷路受损时呕吐较频繁。

4.抽搐 某一肢体抽搐常提示有硬膜下血肿。抽搐也见于皮质受到刺激或损伤、脑缺氧或脑水肿。

5.大小便失禁 颅脑损伤后可出现大小便失禁,重度颅脑损伤也可出现尿潴留,病人因尿潴留常伴烦躁不安。

6.耳鼻溢液或溢血 颅底骨折伴硬脑膜破裂可出现脑脊液耳漏或鼻漏,如同时伴有血管破裂则可出现耳鼻溢血。

7.生命体征变化 大多数颅脑损伤均有体温升高,重型颅脑损伤体温可达 39℃,下丘脑体温中枢受损,体温可达 40℃以上。脑外伤后急性颅内高压或脑疝早期病人出现三联反应,即血压升高、脉搏减慢(60次/min 以下)、呼吸减慢而加深。当病情发展至终末期时,血压下降,脉搏细弱,呼吸表浅而不规则,很快发生呼吸停止。枕骨大孔疝可突然发生呼吸停止。对创伤开始即出现血压下降、脉搏细弱者,应考虑有无颅脑损伤以外的复合伤,如胸、腹腔脏器破裂所致大出血等。

【神经系统定位体征监测】

1.瞳孔 小脑幕切迹疝早期患侧瞳孔有短暂缩小,继之瞳孔散大,直接、间接对光反射消失。动眼神经损伤、伤侧瞳孔伤后立即散大,但无意识障碍和偏瘫。视神经损伤,伤后立即产生伤侧瞳孔散大、失明、同侧直接对光反射和对侧间接对光反射消失。如果双侧瞳孔缩小,光反射消失,伴两眼同向偏斜,或瞳孔时大时小,提示脑干损伤,预后不良。双侧瞳孔缩小也见于蛛网膜下腔出血及应用吗啡类或冬眠药物。双侧瞳孔散大,光反射消失多提示病情危重、脑疝晚期。

2.肢体瘫痪 瘫痪类型可分为单瘫、偏瘫、截瘫、两侧瘫等类型。单瘫或偏瘫提示病变在对侧大脑半球运动区或内囊附近。截瘫提示病变在胸、腰段脊髓。两侧瘫提示病变在矢状窦两旁。

3.锥体束征 颅内血肿可出现锥体束征。首先表现为一侧浅反射减弱,腹壁或提睾反射不对称,腱反射亢进,继而可有病理反射阳性。

4.脑膜刺激征 可见于蛛网膜下腔出血或颅内继发感染,除剧烈头痛、恶心呕吐外,还有颈项强直、Kernig 征阳性等。

5.下丘脑损伤 下丘脑损伤主要有昏迷、中枢性高热或低体温,也可引起糖尿、尿崩症、胃肠道出血。

6.脑干损伤 脑干损伤除深昏迷、呼吸和循环功能紊乱外,还可有双瞳时大时小、眼球固定、吞咽动作消失、四肢张力消失或去大脑强直。

【辅助检查的监测】

1.颅骨 X 线检查 颅骨 X 线检查可以显示颅骨骨折的部位、类型、范围、异物或骨片存留,颅内积气,骨折线是否经过血管沟或静脉窦而造成血管损伤。

2.颅脑 CT 检查 对于 CT 一时尚未发现病变者,应根据临床症状变化,决定是否再次检查。

3.颅内压监测 对重型脑损伤有意识障碍者应密切监测颅内压。颅内压 $2.0 \sim 2.7 kPa$ 为轻度升高;$2.7 \sim 5.3 kPa$ 为中度升高,颅内压增高应在早期即开始治疗;颅内压高于 $5.3 kPa$ 为难控制性,预后较差,死亡率高。

4.腰穿 适合于病人意识清楚,但头痛剧烈、有脑膜刺激征或疑有蛛网膜下腔出血者。如病人有明显颅内高压、脑疝前期症状及疑有后颅窝血肿,忌作腰椎穿刺,以免诱发脑疝。

【一般护理】

1.呼吸道管理 呼吸困难、昏迷病人注意保持呼吸道通畅,及时清除口腔内异物、分泌物,呕吐时将头转向一侧以免误吸,为防止舌根后坠阻塞呼吸道可抬起下颌或置入口咽通气道。深昏迷一时不能清醒者,应行气管插管或气管切开。严重缺氧呼吸减弱者应尽早运用呼吸机辅助呼吸,并监测血气。

2.体位 无昏迷者头部抬高15°有利于脑静脉回流,对脑水肿的治疗有帮助,频繁呕吐者应取半卧位,头略低位,偏向一侧。昏迷病人定时翻身(每2h一次),不断变换体位,以防褥疮及肺炎。

3.饮食与营养 新入院清醒病人暂禁饮食。昏迷及呕吐病人绝对禁食,给予补液,限制液体总量1500～2000ml,伤后72h仍不能进食者可考虑全胃肠外营养。肠功能恢复后可置鼻胃管或鼻肠管,行肠道内营养。超过一个月以上肠道内营养可行胃造瘘,以免鼻咽食管炎症和糜烂。行肠外或肠内营养病人应定期测定体重、肌肉丰满度、监测氮平衡、血浆白蛋白、血糖、电解质等生化指标,及淋巴细胞计数等免疫学测定,及时调整热卡及各种营养成分。

4.尿道管理 昏迷病人应置入导尿管,但应尽早拔除。尿管留置时间长者应予每日膀胱冲洗,以免泌尿系感染。需长期导尿者可考虑经耻骨上膀胱造瘘术。

5.对症处理 躁动不安难以控制的病人应寻找下列原因:①尿潴留;②颅内高压或脑疝早期;③休克或脑缺氧。针对不同原因予以不同处理。严重者可考虑运用镇静剂或冬眠合剂。高热者可予药物及物理降温。癫痫发作者予以巴比妥类、苯妥英钠等药物治疗。

【脑水肿处理】

1.脱水 可选用甘露醇、白蛋白、呋喃苯胺酸治疗。甘露醇与呋喃苯胺酸20～60mg交替运用效果更好。急性颅内高压应立即给予20%甘露醇250ml静脉滴注,同时静脉给予呋喃苯胺酸40mg。

2.激素 地塞米松20～40mg静脉滴注。

3.过度换气 运用呼吸机作控制性过度换气,使$PaCO_2$降低,PaO_2上升(要使PaO_2提高到100mmHg以上,$PaCO_2$降至30mmHg以下)。脑血管收缩,颅内血管床容积缩小,使颅内压降低。

4.冬眠低温疗法 对严重颅脑损伤高热、躁动者除有镇静降温作用外,主要可降低脑细胞代谢和氧耗,减轻脑水肿。常用冬眠合剂I号溶于5%葡萄糖液中静滴,时间3～5天,使体温维持在36℃左右。可辅以冰帽作头部物理降温或全身降温。注意监测生命体征,防止血压降低及呼吸抑制。对于年龄太大或太小、血压过低者不宜运用冬眠低温疗法。

5.巴比妥疗法 经标准降颅内压措施未取得疗效者,无颅内占位病变,可采用巴比妥疗法。常用硫喷妥钠或戊巴比妥3～5天,颅内压稳定后可停药。巴比妥疗法有一定危险性,运用中应注意维持呼吸或者辅以人工呼吸。

(六)并发症的处理

1.蛛网膜下腔出血 伤后2～3天当伤情趋于稳定后,为解除头痛,可每日或隔日作腰椎穿刺,放出适量血性脑脊液,直至脑脊液清亮为止。

2.脑脊液漏 脑脊液漏有半数以上可自行愈合,耳漏愈合的机会比鼻漏更多,早期不必手术,不作填塞,不可冲洗,禁作屏气、擤鼻等动作,尽量避免喷嚏、咳嗽,卧位时头宜抬高。运用广谱抗生素预防感染。观察一个月,脑脊液漏仍无减少可考虑手术治疗,修补硬脑膜。

3.消化道出血 为下丘脑或脑干损伤引起应激性溃疡所致,大量使用皮质激素也可诱发。治疗应予输血补充血容量,停用激素,运用抑制胃酸分泌药物,如洛赛克、雷尼替丁等静脉滴注,每日1~2次,连续3~5天。

4.癫痫　任何部位脑损伤均可发生癫痫,少数病人可能因低血糖而产生癫痫样抽搐。保护病人免受损伤,防止坠床,在病人的舌和牙之间放置口腔导气管或牙垫,保持呼吸道通畅,控制发作可用安定10~20mg缓慢注射,制止抽搐后将安定加入5%~10%葡萄糖溶液静脉滴注,每日用量不超过100mg。癫痫控制后可用苯妥英钠每次0.1g,每日3次,预防复发,连续服药1~2年。

5.尿崩症　尿崩症为下丘脑受损所致,其表现为尿量每日大于4000ml,尿比重小于1.005,血清钠高于1600mmol/L。记录24h内的出入量,每日测定血电解质和pH值。垂体后叶素每次5~10U皮下注射,尿量每小时超过200ml时,追加一次用药。如果神经垂体轻度损伤,尿崩症常在5~7日内消失。较长时间不愈合者,可采用鞣酸加压素油剂或鼻吸入制剂。尿量增多期间注意补钾(按每1000ml尿量补充1.08mmol氯化钾计算)。

6.急性神经源性肺水肿　病人取头胸稍高位,双下肢下垂,以减少回心血量,保持呼吸道通畅,吸入经过水封瓶内95%乙醇的40%~60%浓度氧,以消除泡沫,并给予呋塞米、地塞米松、西地兰等静脉注射,以增加心输出量并改善肺循环和减轻肺水肿。

二、眼外伤

眼外伤是指机械性、物理性和化学性等因素直接作用于眼部,引起眼的结构和功能损害。根据眼外伤的致伤因素,可分为机械性眼外伤与非机械性眼外伤两大类。

(一)机械性眼外伤

机械性眼外伤是指物体击中或刺伤眼部组织,如跌倒或碰撞造成的眼外伤;高压液体或气体冲击眼部;以及周围组织受到打击,作用力传导伤及眼部组织。机械性眼外伤又分为眼球挫伤和眼球穿通伤两种。

眼球挫伤

1.临床表现

(1)眼部疼痛,畏光,流泪,视力有不同程度的下降。

(2)根据受伤程度不同,可出现不同的眼部体征。①轻度挫伤:眼睑淤血水肿,皮肤裂伤,球结膜充血水肿,球结膜下出血,角膜上皮擦伤,角膜雾状混浊,角膜后沉积物,前房出血,瞳孔散大,房角后退,眼压升高。②中度挫伤:虹膜根部离断,瞳孔呈"D"形,晶状体混浊、脱位,玻璃体积血,脉络膜破裂,视网膜震荡、脱离,黄斑裂孔、变性。③重度挫伤:眼球破裂,主要是角巩膜缘薄弱区破裂,眼内容物脱出,视神经挫伤。

2.诊断要点　根据明确的机械性眼外伤史,结合上述临床表现,一般可作出诊断。

3.救治措施

(1)全身及局部应用抗生素防止感染,给予足量青霉素、头孢菌素类等静脉滴注。有伤口时肌内注射破伤风抗毒素1500U。局部点0.25%氯霉素或0.5%新霉素眼药水,涂四环素眼膏。伤势较重者球结膜下注射庆大霉素2万U。

(2)尽早对伤口进行清创缝合,污染的伤口要清洗干净,眼睑深层裂伤应分层缝合,不要轻易剪除组织,以免造成畸形,影响功能。睑缘断裂应先缝合睑缘,再缝结膜睑板,最后缝肌肉皮肤。泪小管断裂应争取做泪小管吻合术。眼球裂伤的清创缝合见眼球穿通伤。

(3)有外伤性虹膜睫状体炎时,或眼球裂伤后为防止交感性眼炎的发生,应全身及局部使用皮质类固醇。地塞米松 10～20mg 静脉滴注,一日 1～2 次,也可用冲击量,地塞米松 40mg,静脉滴注,每日 1 次,连用 3 天后减量。局部用 0.1%地塞米松眼药水、氢化可的松眼膏。球结膜下注射地塞米松 2.5mg,隔日 1 次。同时用 1%阿托品眼药水充分散瞳。

(4)前房出血及玻璃体积血时,口服云南白药 0.5g,每日 3 次,维生素 K4mg,每日 3 次,肌内注射安络血 10mg 或酚磺乙胺 0.5g,2 次/d,静脉滴注氨甲环酸 0.5～1.0g。前房出血病人应半坐卧位,包扎双眼。前房大量出血伴眼压升高时,为防止角膜血染,应口服乙酰唑胺 250mg,每 6～8h 一次。必要时前房穿刺放出积血,或用尿激酶 5000U 溶于 5ml 生理盐水冲洗前房。角膜血染形成时,可用 0.37%依地酸二钠点眼或 2.0%依地酸二钠 0.5ml 球结膜下注射。为促进玻璃体积血的吸收,可用玻璃酸酶 150U 或尿激酶 100～600U 溶于 1ml 生理盐水作球后注射,每日 1 次。积血严重时用尿激酶 1000～6000U,玻璃体内注射,或进行玻璃体切割。同时用普罗碘胺(安妥碘)2ml,肌内注射,每日 1 次,30 次为一疗程。1%～2%狄奥宁 0.2～0.5ml 球结膜下注射,每周两次。

(5)有虹膜根部离断时,早期用阿托品或强力散药剂充分散瞳。有明显复视时应通过手术将离断的虹膜整复修补。

(6)外伤后晶状体全混浊者,待眼部炎症消退后行白内障摘除手术。晶状体全脱位至前房时,应立即手术摘出,防止继发性青光眼。

(7)挫伤引起的视网膜震荡,可应用血管扩张剂、激素及维生素。口服地巴唑 30mg,每日 3 次;烟酸 0.2g,每日 3 次;芦丁 40mg,每日 3 次;维生素 C 0.2g,每日 3 次。肌内注射妥拉苏林 25mg,每日 1 次。球后注射山莨菪碱 5mg＋地塞米松 2.5mg。严重挫伤造成视网膜脱离者应行视网膜复位手术。黄斑有裂孔者可进行激光治疗。

(8)视神经挫伤对视力影响极大,不及时处理则视神经逐渐萎缩。应尽早施行高压氧治疗,同时给予大量 B 族维生素、血管扩张剂及激素。口服维生素 B_6 30mg,每日 3 次;维生素 B_1 30mg,每日 3 次;烟酸 0.2g,每日 3 次;地巴唑 30mg,每日 3 次;肌内注射维生素 B_1 2000μg,每日 1 次。球后注射地塞米松 2.5mg＋山莨菪碱 5mg。

眼球穿通伤

1.临床表现

(1)伤眼疼痛、畏光、流泪、视力下降。部分角膜穿通伤的病人在受伤的一瞬间感到有"热泪"流出。

(2)眼球伤口的发现是诊断的重要依据。对于有些角膜穿孔较小、伤口已闭合的病例,可将荧光素滴在角膜上,观察有无"溪流现象"。巩膜伤口常被球结膜下出血所掩盖,必要时应分离结膜进行探查。

(3)眼压降低、前房变浅、瞳孔变形、虹膜前粘连、虹膜穿孔、眼内容物脱出以及通过检查证实眼球内异物存留等,都是眼球穿通伤的重要体征。

2.诊断要点　根据明确的锐器刺伤或异物进入眼球的外伤史,结合上述临床表现,一般可作出诊断。

3.救治措施

(1)全身足量应用青霉素、头孢菌素类等抗生素并肌内注射破伤风抗毒素 1500U。球结膜下注射庆大霉素 2 万 U 或新霉素 100～500mg。已怀疑有球内感染者,于玻璃体内注射青霉素 250～500U/0.1ml 或庆大霉素 500U,必要时行玻璃体切除。

(2)对伤口进行清创缝合,缝合前清除结膜囊内污物及异物,抗生素眼液轻洗,禁忌用水冲洗。伤口小于 3mm、对合好、无眼内容物嵌顿或脱出者,可不予缝合,结膜下注射抗生素后加压包扎。角巩膜伤口应在显微镜下进行缝合,缝合应严密,不得有渗出,缝合后前房内注入无菌空气,防止虹膜前粘连。伤口跨过角巩膜缘时应先缝合角巩膜缘处,伤口超过锯齿缘时应作视网膜电凝或冷凝。嵌顿在伤口的色素膜组织如病程短、伤口污染不明显,在抗生素溶液充分冲洗后可送回眼内,反之则应予以剪除。脱出的玻璃体应切除。缝合完毕球结膜下注射庆大霉素 2 万 U＋地塞米松 2.5mg。

(3)预防交感性眼炎的发生,用 1％阿托品眼药水充分散瞳;地塞米松 10～20mg 静脉滴注,地塞米松 2.5mg 球结膜下注射。

(4)球内异物一般应及早摘出。嵌顿于伤口的异物,在缝合伤口时即予以取出;异物离伤口不远、易于取出者可试行取出;远离伤口的异物,应另作切口取出。对于有眼内感染的伤口,可待炎症控制后再行手术,也可一边控制炎症,一边手术取异物。

4.并发症的处理

(1)眼内感染:眼球穿通伤后,大多数都有不同程度的感染,如处理不及时,或受伤严重,则可发生眼球化脓性炎症。如眼内组织发生化脓性炎症,形成玻璃体脓肿为眼内炎,除给予大剂量抗生素外,可施行玻璃体切割。如视力完全丧失,则应行眼球摘除术。眼内炎症穿透球壁向眶组织扩散,累及眼球筋膜及眶软组织则形成全眼球炎,此时为防止炎症向颅内蔓延,应行眼内容剜除术。

(2)交感性眼炎:眼球穿通伤发生色素膜炎后,经过一定的潜伏期,另一未受伤眼也发生同样的病变为交感性眼炎,属自身免疫性疾病。交感性眼炎主要在于预防,应尽量挽救可能保留有视力的眼,大量应用皮质类固醇激素及免疫抑制剂。但严重眼外伤、眼内容大量脱出、眼球塌陷、视力完全丧失者,或炎症顽固的失明眼球,应在伤后两周内摘除,以防止交感性眼炎的发生。

非机械性眼外伤

非机械性眼外伤包括化学伤、烫伤及辐射伤。这里主要介绍化学性眼外伤。

化学性眼外伤为酸类或碱类化学物质接触眼部后引起的眼组织损伤。

1.发病特点

(1)酸性物质的腐蚀作用可使组织蛋白发生凝固。防止酸性物质向深部扩散,使眼组织损害局限于局部。但高浓度的强酸,其破坏性是严重的。

(2)碱性物质能与组织细胞中的脂类发生皂化反应,形成的化合物既溶于水又溶于脂,能迅速穿透眼组织向眼深部渗透扩散,破坏力强而持久。

2.诊断要点

(1)有明确的化学物质接触眼部外伤史。

(2)用石蕊试纸测试结膜囊 pH 值:红色提示致伤物质为酸性,蓝色提示致伤物质为碱性。

(3)眼部的损伤程度与化学物质的性质、浓度和接触时间有密切关系。①轻度烧伤可出现眼痛、畏光、流泪、眼睑痉挛等症状,眼睑皮肤潮红,结膜充血、水肿,角膜上皮剥脱。②重度化学伤则眼部剧烈疼痛、畏光、流泪,睁眼困难,视力下降。眼睑皮肤水泡、肿胀、坏死,结膜苍白、坏死,角膜混浊呈毛玻璃状、甚至溃疡或穿孔。房水混浊,前房积脓,晶状体及玻璃体混浊。并可导致睑球粘连、继发性青光眼、眼内炎等并发症,甚至眼球萎缩。

3.救治措施

(1)结膜囊冲洗:立即用清水冲洗患眼,冲洗时必须拉开眼睑,暴露上下穹隆,充分清洗。冲洗后重新测定 pH 值,直至正常。

(2)中和溶液冲洗:有条件可行中和溶液冲洗,碱烧伤用 3％硼酸溶液,酸烧伤用 2％～3％碳酸氢钠溶液冲洗。石灰烧伤可用 0.37％依地酸二钠溶液冲洗,依地酸二钠可络合钙离子,减少钙离子沉积机会。

(3)球结膜下冲洗:严重碱烧伤时可在角膜外放射状切开球结膜,疏松游离结膜下组织,在球结膜下用大量生理盐水或中和溶液冲洗。

（4）球结膜下注射中和药物：碱烧伤用维生素 C2ml，酸烧伤用 5％磺胺醋酰钠溶液 2ml 球结膜下注射。

（5）前房穿刺：前房穿刺的目的在于将渗入眼内的化学物质与房水一起排出，同时前房穿刺后所形成的第二次房水有一定的营养和保护作用。

4.常规治疗与护理

（1）局部滴 0.25％氯霉素或 0.5％新霉素眼药水，涂四环素眼膏预防感染，必要时全身使用抗生素。

（2）1％阿托品眼药水充分散瞳，减轻虹膜刺激症状，防止虹膜后粘连。

（3）有虹膜睫状体炎时可用 0.5％地塞米松眼药水点眼，或地塞米松 2.5mg 球结膜下注射。但角膜溃疡者禁用。

（4）妥拉苏林 12.5～25mg 球结膜下注射，可促进局部血液循环。

（5）自血 1～2ml 球结膜下注射，可改善局部血液循环及营养状况，且血中 α_2，α_1 巨球蛋白可抑制胶原酶活性。

（6）10％枸橼酸钠或 0.5％～2％半胱氨酸眼药水点眼，枸橼酸钠及半胱氨酸为不可逆胶原酶抑制剂，可减少胶原组织破坏，减轻角膜溃疡。

（7）石灰烧伤用 2％依地酸二钠眼药水点眼。

（8）口服维生素 C、维生素 E 及鱼肝油，促进组织的愈合及角膜胶原合成。

（9）为了防止睑球粘连，可用透明质酸酶 150U 溶于 1ml 生理盐水中点眼，每 2h 一次。烧伤严重可进行黏膜移植修复创面，用自身球结膜或口唇黏膜。

（10）防止继发性青光眼，若眼压过高，可口服乙酰唑胺 250mg，一日 2～3 次。

（11）晚期治疗针对并发症进行。如手术治疗睑内外翻、眼球粘连、继发性青光眼及角膜白斑。

三、口腔颌面部损伤

口腔颌面部是人体重要器官所集中的部位，因处于暴露状态，易受损伤。由于口腔颌面部解剖生理特点，该部位损伤除具有共性外，还有其特殊性。

（一）特点

1.口腔颌面部血运丰富，伤后出血多，抗感染力强，良好的血运有利于组织的再生和创口的愈合。因此，48h 以内或更久的伤口，只要没有明显的化脓感染，清创处理后，仍可作初期严密缝合。

2.口腔颌面部腔窦多。伤后创口或伤道与口腔、鼻腔、鼻窦等相通，易引起感染，故应及早关闭与腔窦相通的伤口，以减少感染。

3.口腔是消化道的入口。受伤后常导致咀嚼、吞咽、语言等生理功能的障碍。血液进入消化道则难以准确判断失血量。伤后常发生牙齿折断和脱出，增加对周围组织的损伤和感染。颌骨骨折移位时，常引起牙齿咬合关系错乱，此点有利于骨折的诊断；恢复牙齿的正常咬合关系，为骨折复位治疗的标准。

4.口腔颌面部是呼吸道的出入口。损伤时，可因异物、凝血块、组织移位、肿胀、舌后坠和分泌物等堵塞而影响呼吸。

5.口腔颌面部有涎腺和神经分布。受损后出现涎腺瘘和神经功能障碍。面神经受损，可发生面瘫。

6.口腔颌面部与颅脑紧密相连。严重的颌面部损伤常合并有不同程度的颅脑损伤，如脑震荡、颅骨骨折、颅内出血等。颅底骨折时，可有脑脊液鼻漏或脑脊液耳漏。

（二）救治措施

口腔颌面部损伤常伴有窒息、出血、休克和颅脑损伤等严重威胁生命的并发症。可单独发生，亦可同时出现。

【窒息的急救】

1.清除口咽部异物　发现口咽腔有凝血块、碎牙片、碎骨片、泥沙等异物,迅速用手抠出,或用吸管吸出。

2.移位组织复位　对移位颌骨骨折块应立即手法复位,并加以暂时固定。

3.解除舌后坠　用穿有粗线的大弯针从舌中线距舌尖2cm处全层贯穿舌组织,将舌体牵引至口外。并将缝线固定在颏部皮肤上。

4.放置通气管道　咽部肿胀压迫呼吸道的病人,可经口腔或鼻腔放置通气导管,如口咽导管、鼻咽导管、气管插管导管等。

5.调整体位　清醒病人取半坐位或仰卧头侧位。转运过程中昏迷或休克病人多取俯卧位,采用软垫将额部垫高,使口鼻悬空,便于分泌物外流。

6.气管切开　病情紧急可采取环甲膜穿刺或紧急切开环甲膜,待病情缓解后再作常规气管切开术。

(三)颌面部出血的救治措施

1.压迫止血

(1)指压止血法:适用于出血较多的紧急情况。用手指压迫出血动脉的近心端,以达到止血目的,然后再改用其他方法进一步止血。颞额部出血,可用手指压迫耳屏前的颞浅动脉。颜面中下部出血时,可压迫位于咬肌止端前缘、下颌骨骨面的颌外动脉。颌面部严重创伤大出血时,病人取仰卧位,头偏向健侧,可在胸锁乳突肌与舌骨大角交界处压迫颈外动脉,或位于稍下方压迫颈总动脉于第六颈椎横突上。但应注意其可能导致的颈动脉窦反射性反应,如心动过缓、心律失常、血压下降等。

(2)包扎止血法:适用于小动脉、小静脉和毛细血管损伤时的广泛性出血。处理时,先使伤口软组织复位,然后在创面上覆盖纱布敷料,再用绷带加压包扎止血。

(3)填塞止血法:适用于开放性及洞穿性创口出血,可用纱布填塞创口,外面用绷带加压包扎。颈部及口底创口如作填塞止血,应注意保持呼吸道通畅,不要压迫气管,防止发生窒息。

2.结扎止血法　可在伤口内结扎出血的血管或在远处结扎出血动脉的近心端。如颌面部严重出血,不能有效地止血时,可结扎颈外动脉。

3.药物止血法　适用于组织渗血、静脉和小动脉出血,可以和包扎、填塞止血法合并使用。

(四)口腔颌面部软组织损伤

口腔颌面部软组织损伤分为闭合性损伤和开放性损伤,可单独发生,也可与骨折同时发生。

【诊断要点】

1.挫伤　挫伤为闭合性损伤。有明显外伤史,表现为受伤部位肿胀,皮肤青紫,或存有组织血肿,压痛明显,功能障碍。

2.创伤　创伤为开放性损伤。表现为皮肤或黏膜张开,可有组织撕裂、缺损、坏死或组织内存有异物等。

【救治措施】

1.急救　主要是预防窒息、止血和防治休克的处理。

2.清创的基本原则

(1)清洗创面:先清洗伤口周围局部皮肤,继而在麻醉下用大量生理盐水冲洗伤口,去除污物和表浅异物,再用双氧水和生理盐水反复擦洗伤口。

(2)清除异物和坏死组织:一般只清洗、搔刮或修剪浅部创面,而颌下和颈部窄而深的创口,特别是邻近大血管的伤道，未作充分准备时，不得盲目搔刮或向深部探取异物，以防大出向。

（3）清创时应尽量保存皮肤、黏膜和有活力的组织。

3.缝合原则

（1）早期缝合：48h 以内或更久的伤口，只要创面无明显化脓感染，经过初期清创后，均可行初期严密缝合。

（2）对位缝合：彻底止血后，用细针细线，分层对位缝合，特别是眼睑、唇颊、鼻翼、口角，唇红缘必须对位良好。一般先作几针定位缝合，然后再作全面缝合。

（3）穿通伤缝合：即先缝合口腔黏膜，再缝肌层，最后缝合皮肤。

（4）定向缝合：损伤组织如有外翻、下垂、移位或由于水肿、感染，清创后不能严密缝合时，可作定向分期拉拢缝合，待组织消肿、接近正常形态时，再作进一步对位缝合。

（5）组织缺损的处理：可根据情况作牵拉缝合、皮片移植或皮瓣转移。如大块全层组织缺损，可行带血管游离皮瓣移植，一次修复；或将洞穿性缺损创缘皮肤与口腔黏膜相对缝合，遗留的畸形待后期再作整形修复。

（6）离体组织的处理：耳、鼻、唇、舌离体组织在受伤后 6～12h 内，经抗生素浸泡后，修剪成新鲜接触创面，再用细针线缝合于原位，术后注意保暖，全身使用抗生素，预防感染。

（7）腮腺导管的处理：导管部分断裂时，可从口腔腮腺导管口插入一粗细适宜的尼龙管，穿过导管裂口两端，再缝合面部伤口，一周后拔除尼龙管。如果导管完全断裂，应通过手术将远心端导管内的尼龙管插入近心端导管内，再将断裂的导管对位缝合 4～5 针，10 天左右拔除尼龙管。

（8）面神经损伤的处理：如面神经干或较大分支被切断，可将断端略加以修整，使神经干的轴心部分比外膜略短，对位后用 9～11 个"0"无损伤缝线，行神经断端外膜吻合。如面神经干部分缺损，不能直接吻合，可取同侧一段耳大神经，进行神经移植修复。

（9）舌部伤口的处理：舌活动度大、组织较脆、易撕裂，缝合时使用较粗的丝线，边距应比一般软组织缝合的边距稍远（0.5cm 以上），作深层褥式缝合。如舌部伤口较大，或有组织缺损，缝合时应最大限度地保持舌的长度，能纵形缝合就不采用横形缝合，以免功能障碍。如舌根部出血或舌动脉损伤，止血困难时，需作舌动脉结扎。

（10）血管损伤的处理：口腔颌面部创伤可造成较大血管的破裂，发生严重出血，需及时作血管结扎处理。颌面部常见的受损血管为颌外动脉、舌动脉及颈外动脉。①颌外动脉结扎术：于嚼肌前缘，沿下颌骨下缘 1.5cm 处切开皮肤、皮下组织、颈阔肌及深筋膜，将切口上方软组织拉向上方，再用手指触膜动脉搏动点，在其上方分离软组织，即可暴露面动脉而予以结扎。注意勿损伤面神经下颌缘支。②舌动脉结扎术：于下颌骨下缘 1.5cm 处，前至颏部，后至下颌角作一长 5cm 切口，切开皮肤、皮下组织、颈阔肌、深筋膜，暴露颌下腺并向上方牵拉，显露二腹肌肌腱及舌骨舌肌，舌动脉位于舌骨舌肌的深面，触及搏动后，分离舌骨舌肌，即可暴露舌动脉，予以结扎。③颈外动脉结扎术：取平卧侧头后仰位，在胸锁乳突肌前缘、上至下颌角、下至甲状软骨上缘作一长 5～6cm 切口，切开皮肤、颈浅筋膜和颈阔肌，分离切开颈深筋膜浅层，将胸锁乳突肌拉向后方，显露越过颈外动脉的甲状腺上静脉、舌静脉和面总静脉，将其牵开或切断结扎。切开颈动脉鞘，将颈内静脉拉向外侧，在动脉周围注入 0.25% 普鲁卡因液，预防颈内动脉窦受刺激时反射性地引起心率减慢与血压降低。封闭后分离暴露颈总动脉分叉、颈外动脉及颈内动脉，在甲状腺上动脉与舌动脉之间结扎颈外动脉，切勿错扎颈内动脉。颈外动脉与颈内动脉主要鉴别点：颈外动脉在颈部有分支，颈内动脉则无分支；其二是阻断颈外动脉后，触摸颞浅动脉和面动脉无搏动。

【注意事项】

1.细致缝合,减少瘢痕。

2.珍惜组织,减少畸形。

3.及时修复面神经、腮腺导管等损伤,减少功能障碍,尽量恢复正常生理功能。

4.处理软组织损伤的同时,应确诊有无骨组织损伤,防止漏诊而造成日后骨组织畸形或咀嚼功能障碍。

(五)口腔颌面部硬组织损伤

牙齿及牙槽骨损伤

牙齿和齿槽突较易遭到损伤,可以单独发生,也可以与颌面部其他损伤同时发生。

1.诊断要点

(1)牙挫伤:①牙髓和牙周膜充血,对冷热、咬合压力敏感,有持续性钝痛或间断的锐性疼痛;②有不同程度的叩痛和牙齿松动或伸长,如根尖孔处血管断裂,可使牙齿失去活力,后期出现牙齿变色;③X线牙片可显示牙周膜增宽。

(2)牙折:①冠折:牙冠出现部分冠折,也可合并冠根联合折。冠折时如牙髓暴露,有明显触痛、冷热刺激或自发性疼痛;②根折:牙齿松动,咬合疼痛,X线牙片显示牙根折裂。

(3)牙脱位:①完全脱位:牙齿完全脱离牙槽窝,或被嵌入颌骨内,有时伴有牙龈撕裂或牙槽骨骨折;②不完全脱位:牙齿部分离开牙槽窝,出现疼痛、松动和伸长。

(4)牙槽骨骨折:①常伴有牙龈肿胀、出血、疼痛及撕裂伤;②骨折片活动,或摇动一个牙齿时,邻近数个牙齿随之移动;③多伴有咬合关系错乱。

2.救治措施

(1)牙挫伤:轻度挫伤勿需特殊处理。如果牙齿松动明显,对单个牙损伤可行牙弓夹板结扎固定。如果后期根尖出现炎症反应,需行根管治疗。如牙冠变色,应行牙齿美容处理。

(2)牙折:①冠折:牙髓未暴露者,可将锐缘磨钝。暴露的牙本质如有症状,应进行脱敏治疗。露髓者应作牙髓治疗,后期可行美容修复,恢复牙冠正常形态;②根折:牙根断面位置较低者应予以拔除患牙。如断面位于牙颈部,待根管治疗后,可行烤瓷桩冠修复。

(3)牙脱位:①完全脱位:脱位的牙齿如牙体和牙槽骨骨质完整,在严密消毒后,开髓作根管充填,再将牙齿立即植入牙槽窝内,并行牙弓夹板结扎固定,可望成活。如果当时无条件作根管治疗,可先行牙体植入,待牙固定1~3个月后再行根管治疗。②牙弓夹板结扎固定法:以脱位牙两倍的长度,选择一成品牙弓夹板,或选用直径1~1.5mm不锈钢丝,弯制成与牙弓形态一致的弧度,紧贴牙的唇颊面,用直径0.25~0.5mm的不锈钢结扎丝,分别将每个牙与牙弓夹板结扎固定在一起,拧紧结扎丝后剪短,其断头推入牙间隙,防止刺伤口腔黏膜。牙弓夹板的位置应放在唇颊侧患牙位于居中的位置。固定时应先结扎正常牙,最后结扎患牙。本法也适用于单纯牙槽骨骨折的病人。

也可选用直径0.85mm的尼龙丝做多于患牙两倍的近远中牙连续结扎,然后用光敏复合树脂或EB树脂覆盖于尼龙丝表面,以加强固定作用。此法在树脂固定前后应注意调整咬合关系,防止产生创伤。固定时间为4~6周。

(4)牙槽骨骨折:①将移位的牙槽突复位;②采用金属丝牙弓夹板固定或尼龙丝结扎加EB树脂或光敏树脂夹板固定。方法同牙脱位治疗中牙弓夹板结扎固定法。

上颌骨骨折

1.诊断要点

(1)骨折块移位:上颌骨是一完整骨块,但有3条薄弱线,是骨折易发部位,LeFort依此,将上颌骨骨折

分为3型:

LeFortⅠ型骨折(即水平骨折):骨折线自梨状孔下部开始,平行于牙槽突底部,经上颌结节上方,向后延至蝶骨翼状突。Ⅰ型骨折时,上颌骨下份骨折块与鼻的软骨部分可一起移位。

LeFortⅡ型骨折(即锥形骨折):骨折线通过鼻骨、泪骨、眶底、颧骨下方至蝶骨翼状突。整个上颌骨与鼻骨可一起移位。

LeFortⅢ型骨折(即高位横型骨折):骨折线通过鼻骨、泪骨、眶底、颧骨上方至蝶骨翼状突。骨折后整个上颌骨可与眼球一起移位,呈颅面分离状。

(2)咬合关系错乱:上颌骨骨折后常因骨折端移位,引起上下颌牙齿咬合关系错乱。

(3)功能障碍:颌骨骨折后常因咬合关系错乱、局部软组织肿胀、疼痛而张口受限,咬合无力,进食困难,涎液外流,语言不清,甚至出现呼吸困难。若上齿槽神经损伤,可出现上唇麻木。

(4)出血症状:如口腔、鼻腔及上颌窦黏膜随之骨折撕裂,局部有出血症状。骨折波及眶裂时,眼睑及结膜常伴有组织内出血,出现"眼镜状"淤血斑。

(5)复视:上颌骨Ⅲ型骨折时,因上颌骨移位,致使眼球位置发生改变,易造成复视。

(6)并发症:①脑震荡与脑挫伤:表现为知觉丧失、恶心、呕吐、面色苍白、出冷汗、脉搏不齐、血压变化、肢体松弛、呼吸缓慢等;②颅底骨折:面神经、外展神经、嗅神经等颅神经可能遭受损伤,有时可出现脑脊液耳漏或脑脊液鼻漏。

(7)X线检查:摄片检查即可查明骨折线的部位、方向、数目和范围,又可明确骨折段移位的情况。

2.救治措施

(1)如伴有颅脑损伤,出现休克、呼吸困难者,应首先处理颅脑损伤、抗休克、通畅呼吸道。如有脑脊液外溢,不可用纱布填塞。

(2)骨折复位:①同时伴有软组织损伤,应尽早进行清创缝合;②骨折复位:多采用手法复位、牵引复位及手术复位,以恢复原有的咬合关系为复位标准。复位过程中,对于有碍骨折复位的骨折线上的牙齿,可予以拔除。

(3)骨折固定:其方法有牙弓夹板结扎固定、颌间结扎加颅颌固定及骨内固定。因上颌骨血供丰富,骨创愈合快,故复位固定应在受伤后两周内完成,否则易发生错位愈合。骨折固定时间一般为3～4周。常用的固定方法有以下几种。①单颌牙弓夹板固定法:采用成品牙弓夹板,或用直径2.0mm的铝丝按牙弓形态弯制成的牙弓夹板,以0.25～0.5mrn的不锈钢结扎丝,分别将每个牙和牙弓夹板结扎固定在一起,利用骨折线上牙齿与上颌骨其余的稳固牙齿,借牙弓夹板将复位后的骨折片固定在正常的解剖位置上,恢复正常咬合关系。②颌间结扎固定法:适用于多发性颌骨骨折、错位较明显的线型骨折或有纤维性错位愈合的骨折,且上下颌均有牙齿可栓扎者。常用的颌间结扎固定法有小环颌间结扎固定法、带钩牙弓夹板颌间结扎固定法、颌间牵引复位固定法、骨间结扎固定法。

(4)及时给予抗感染治疗。疑有污泥污染,应及时使用破伤风抗毒素1500U。

下颌骨骨折

1.诊断要点

(1)有损伤病史。

(2)骨折端移位:下颌骨骨折后,肌肉的收缩是牵引骨折移位的主要因素,但亦需综合考虑骨折线的方向及暴力的大小和方向等因素。因此受上述多种因素的影响,下颌骨骨折后即可出现咬合关系紊乱。

(3)功能障碍:咬合无力,张、闭口受限,局部肿胀和压痛。

(4)骨折端活动:双手握住可疑骨折处两边骨折段,轻轻活动,可发现骨摩擦音。

(5)牙龈撕裂出血:因牙槽骨表面仅有黏膜骨膜覆盖,故骨折时,骨折线上的牙龈易撕裂、出血,形成开放性骨折。

(6)X线检查:常拍摄下颌骨侧位片、后前位片及全景片,疑有髁状突骨折时应拍摄颞颌关节片,以确定骨折线的部位及骨折断端移位的情况。

下颌骨骨折诊断并不困难,但应注意骨折是单发还是多发性,是线状还是粉碎性,是闭合性还是开放性;注意骨折后的合并症,如下颌骨骨折伴口底血肿,易出现舌后坠,特别是有颅脑损伤或昏迷的病人,应防止呼吸道阻塞。若下牙槽神经损伤,可伴有同侧下唇麻木。如果髁状突区严重损伤,可伴有颞骨鼓板的损伤,出现耳道出血。若颅中窝骨折,可出现脑脊液耳漏等。

2.救治措施

(1)急救:对休克、出血、颅脑损伤及呼吸道阻塞等全身性急症及时给予有效的对症处理。

(2)骨折复位:以恢复原来的咬合关系为标准。手法复位最常用,牵引复位多用于早期手法不能满意复位的多发性骨折或陈旧性骨折,手术复位适用于欲行骨间结扎固定者,或错位愈合的陈旧性骨折。

(3)骨折复位后固定:①单颌牙弓夹板固定法;②颌间结扎固定法;③骨内结扎固定法。

(4)骨折固定方法的选择:①骨折两端均有牙齿者,适用单颌结扎,或颌间结扎,或联合应用;②骨折端一端有牙齿,一端无牙齿,选用骨间结扎加颌间结扎;③骨折两端均无牙齿的病人,选用骨间结扎;④应用抗生素控制感染。为预防破伤风,应注射破伤风抗毒素;⑤固定时间一般为4~6周,上、下颌骨同时骨折,可延长至6~8周。

颧骨及颧弓骨折

1.诊断要点

(1)面部不对称,患侧颧骨区凹陷,眶缘和颧弓部可触及骨折线。

(2)眶下神经损伤可出现上唇麻木。眶底下垂可产生复视。颧骨向后内移位,阻碍下颌骨喙状突运动,可出现张口困难。上颌窦黏膜撕裂,可有鼻出血。

(3)X线摄片可见骨折线。

2.救治措施

(1)如颧骨骨折无张口受限,亦无明显畸形者,可不必处理。

(2)口内推压复位:局麻下用手指或压舌板由口腔前庭伸入至颧骨后下缘,向前向外推压移位颧骨,迫使复位。

(3)口内切开复位法:沿上颌第三磨牙龈颊沟处切开黏膜,用牙挺或骨膜分离器从切口伸入到颧骨下后方,将塌陷的颧骨块抬起。

(4)颞部切开复位法:在患侧颞部发际内作2cm长切口,切开皮肤、皮下组织及颞筋膜,暴露颞肌,在颞筋膜和颞肌之间,用骨膜分离器,伸至颧骨下方,向前外方撬动,将移位的骨折片复位,此法多适用于颧弓骨折。

(5)填塞复位法:颧骨粉碎性骨折可采用上颌窦开窗填塞复位。即在口腔前庭尖牙凹处做切口,打开上颌窦,用骨膜分离器深入窦内,而另一只手放在颊部,内外联合推压复位,然后用碘仿纱条填塞上颌窦,继而在下鼻道开窗,将引流条末端穿入鼻腔,严密缝合口内切口。两周后逐渐自鼻腔内抽出碘仿纱条。

(六)颞下颌关节脱位

1.诊断要点

(1)单侧脱位:呈张口而不能闭口,患侧耳前区凹陷。

(2)双侧脱位:呈张口、下颌颏部前伸状,双侧耳前区凹陷。

（3）脱位方向：髁状突前脱位最为多见。髁状突后脱位、侧向脱位多见于外伤性。

2.救治措施

（1）手法复位：病人取直立端坐位，头背靠墙，口位略低于术者的肘关节平面以下。术者两大拇指缠好纱布，置于下颌磨牙咬合面上，其余四指在口外托住下颌骨下缘，拇指突然用力向下压，同时将颏部迅速向上提起。当髁状突已下降至关节结节下方时，再将整体下颌骨迅速后推，髁状突即可滑入颞下颌关节凹内。双侧同时复位困难者，可分侧复位。亦可先在"下关穴"进针作咀嚼肌神经封闭，解除肌痉挛，然后复位。复位后嘱病人2～3周内避免张大口运动。

（2）针刺治疗：采用针灸针，于颧弓中点下1cm处垂直进针深约4cm，针刺达到翼外肌解痉作用，效果较好。

（3）手术治疗：复发性颞下颌关节脱位可行手法治疗，如关节结节增高术、关节囊紧缩术等方法。

四、颈部损伤

颈部损伤较身体其他部位损伤少见，一旦损伤后果多较严重。如大血管损伤，可导致大出血休克，气管损伤可导致呼吸道阻塞，引起窒息，若伤口继发感染，可引起严重的化脓性纵隔炎等。其死亡率较高。

【临床表现与诊断】

1.喉及气管损伤　除出现呼吸困难外，伤口可喷出血液、空气和泡沫，如果血液流入气管内则可发生阻塞而出现窒息；刺伤、弹伤的伤道狭窄，从气管伤口出来的空气不能溢出体外，可形成皮下气肿、纵隔气肿。

2.颈部大血管损伤　以颈总动脉损伤为最常见。大动脉损伤出血猛烈，短时间内可引起病人死亡。如伤道狭窄（刺伤或弹伤），血液不能向外流出，即可引起大血肿，压迫器官发生窒息；以后形成假性动脉瘤；若大静脉同时损伤，可形成动静脉瘘。大静脉损伤虽然也可引起严重出血，但主要危险是发生空气栓塞。尤其颈根部的静脉，其壁与筋膜粘连，损伤后静脉腔不易陷缩，由于胸腔的负压作用，使空气进入，空气进入静脉时，常伴有吸吮声，病人有恐惧、呼吸急促、脉搏快而不规则以及胸痛等症状。大量空气进入心脏内，心脏搏动立即停止，病人立即死亡。

3.食管损伤　自伤口流出唾液及食物。较小损伤不易被发现，可令病人进食从伤口流出，以明确诊断。食管损伤后黏膜易外翻而不能自行愈合，在短期内可引起颈深部化脓感染，向下扩散至纵隔内，则引起化脓性纵隔炎。

【救治与护理】

处理原则：尽快解除呼吸道阻塞，控制大出血，防止静脉空气栓塞和减少感染及瘘的发生。

（一）现场急救

1.解除呼吸道阻塞　立即解除勒缢、血肿压迫气管和清除气管内血液等阻塞物。施行紧急气管切开术，吸氧。在现场抢救中对颈部严重损伤或伴有口腔损伤、颌面部外伤、不能行气管切开和插管时，可采用环甲膜穿刺以保证呼吸道通畅。

2.控制大出血　紧急情况下，可用大拇指直接压迫血管主干，如压迫颈总动脉或分支，可于伤侧胸锁乳突肌中点、环状软骨平面、用手指对着第六颈椎横突压迫颈总动脉，可减少出血；或用纱布直接填塞创口压迫止血。

颈部损伤不宜用止血带或环形加压包扎，以免压迫气管引起呼吸困难，或因压迫静脉减少回流致脑水肿。颈部血管出血，不可用止血钳盲目钳夹出血处，以免损伤重要结构。不要用探针试探伤口的深度，因其可将暂堵住血管壁裂口的凝血块穿破，引起难以控制的大出血。

3.抗休克 颈部大血管损伤往往早期就可出现失血性休克,现场急救除控制出血外,必须按创伤性休克进行抢救。

4.颈部制动 对所有颈部严重受伤的病人都要考虑颈椎骨折的可能,头、颈两侧用沙袋或用颈固定制动,防止搬动和转送时加重颈椎脊髓损伤。

(二)进一步处理

1.颈动脉损伤的处理 对颈动脉损伤,在行紧急止血、抗休克措施的同时,应尽早行颈动脉修复术,根据血管损伤情况来决定修复方法。

(1)血管破口缝合:对切割伤和刺伤的小裂口,其直径不超过血管直径的1/3,清创后,可以直接采用横形缝合法,一般不会造成动脉血管腔狭窄。

(2)颈总动脉或颈内动脉对端吻合。

(3)静脉移植术:颈总动脉或颈内动脉纵形裂伤,吻合困难时,可取股上部大隐静脉,做静脉移植术。

(4)颈内—外动脉吻合术:若颈内动脉撕裂严重,难以修复,可切除撕裂部,近端结扎,然后将未损伤颈外动脉切断,远端结扎,利用颈外动脉的近端与颈内动脉远端行端端吻合术,以保证颅内血液的供应。

(5)颈动脉结扎术:除颈总动脉和颈内动脉及锁骨下动脉外,其他动脉如颈外动脉等损伤时,均可在其损伤的上下予以结扎,不致发生严重后果。

2.颈静脉损伤的处理 小的裂口可以争取修复,颈内、外静脉和锁骨下静脉的严重损伤均可予以结扎,不致发生严重后果。若双侧颈静脉损伤时,至少应保持一侧颈内静脉通畅。如已发生严重空气栓塞,需立即行右心室穿刺抽出空气。

3.气管损伤的处理 必须迅速缝合气管破口,必要时作气管切开。如已发生气肿,则须在胸骨上缘横行切开,加以引流,使纵隔内气体排出。

4.食管损伤的处理 作横形双层缝合修复,并用周围组织加固,常规放置引流,留置鼻饲管4~5天。不能缝合者,将皮肤和食管互相缝合造成外置食管,用鼻管鼻饲,待病情稳定后再行成形术。

五、胸部创伤

胸部创伤可分为钝性伤和穿透性伤两大类。钝性伤包括胸壁直接打击伤、车祸造成的加速或减速伤、挤压伤、坠落伤及冲击伤等;穿透性伤包括刃器伤、枪弹伤和弹片伤。

(一)肋骨骨折

【临床表现】

局部疼痛是肋骨骨折最明显的症状,并随咳嗽、深呼吸或身体转动等运动而加重,有时病人可自己听到或感觉到肋骨骨折处有明显的骨摩擦感。按压胸骨或肋骨的非骨折部位(胸廓挤压试验)而出现骨折处疼痛(间接压痛),或肋骨骨折处出现直接压痛或同时有骨摩擦感,是主要诊断依据。X线检查对肋骨骨折可作出明确诊断,但对于肋软骨骨折、骨折无错位或肋骨中段骨折在胸片上位于两侧的肋骨相互重叠处不易发现,应结合临床表现来判断,以免漏诊。肋骨骨折常合并其他损伤,第1或第2肋骨骨折常合并锁骨或肩胛骨骨折,并可能合并胸内脏器如大血管损伤、心脏挫伤、支气管或气管断裂,还常合并颅脑损伤;下胸部肋骨骨折可能合并腹内脏器损伤,特别是肝、脾或肾破裂,还应注意合并脊柱和骨盆骨折。

【救治措施】

治疗措施应根据肋骨骨折的根数、程度,合并肺部损伤及缺氧的情况而定。

镇痛包括药物镇痛、肋间神经封闭以及肋骨骨折固定等。可适量使用止痛剂。肋间神经阻滞有较好的止痛效果,且能改善呼吸和增强有效咳嗽功能。应用多头胸带或弹力束胸带固定能稳定骨折和缓解疼痛。

鼓励病人咳嗽、经常坐起和辅助拍背排痰,必要时行气管内吸痰。适量给予抗生素和祛痰剂。

对合并有胸腔内积血和气体时,应尽早放置胸腔闭式引流。当出现连枷胸时应立即予以纠正;除了上述原则以外,尤其注意尽快消除反常呼吸运动、保持呼吸道通畅和充分供氧、治疗肺挫伤、纠正呼吸与循环功能紊乱和防治休克。①包扎固定法:在胸壁软化区施加外部压力,或用厚敷料覆盖,外加胶布固定。②牵引固定法:适用于大块胸壁软化。方法是在局麻下,消毒后用无菌布巾钳夹住软化胸壁中央处的肋骨,再用绳带吊起,通过滑轮作重力牵引,使浮动胸壁复位。③手术固定法:用于有开胸探查指证的病例,在术中以钢丝贯穿缝合,固定骨折断端,能取得较好效果。对于反常呼吸运动明显、肺挫伤严重的病人,或原有呼吸功能不全、痰不易咳出的老年病人应尽早使用气管插管、机械辅助呼吸。

(二)创伤性气胸

创伤性气胸是由于各种穿透伤或钝挫伤损伤胸壁、气道、肺或肺泡,使气体进入胸膜腔所致。锐器伤或火器伤穿通胸壁多引起血气胸或脓气胸。臂丛麻醉、锁骨下静脉穿刺、肺部病变穿刺活检等偶尔可引起医源性气胸。闭合性气胸系指胸部创伤后空气进入胸腔内而胸壁及皮肤仍保持完整,胸腔不与外界直接相交通。开放性气胸系指胸腔经胸壁缺损处与外界相交通,空气可随呼吸运动出入胸腔。

【临床表现】

单纯性气胸的主要临床症状是胸痛与呼吸改变。呼吸困难程度取决于肺压缩的多少。根据胸膜腔积气量及肺萎陷程度可将气胸分为少量、中量和大量气胸。少量气胸指肺萎陷在 30% 以下,病人可无明显呼吸与循环功能紊乱。中量气胸肺萎陷在 30%～50%,大量气胸肺萎陷在 50% 以上,病人除出现胸闷、气急等低氧血症的表现外,查体可见气管向对侧移动,叩诊呈鼓音,听诊呼吸音减弱。张力性气胸时病人常表现有严重呼吸困难、发绀,伤侧胸部叩诊为高度鼓音,听诊呼吸音消失。检查可发现脉搏细弱,血压下降,气管显著移向健侧。病人胸部和颈部可有皮下气肿,严重者可扩展至面部、腹部及阴囊。X 线胸片显示胸腔大量积气,肺萎缩成小团,纵隔明显向健侧移位,以及纵隔内、胸大肌内和皮下有气肿表现。胸腔穿刺抽气后,短时间内又出现进行性呼吸困难和大量气胸,即可确诊。开放性气胸病人常在伤后迅速出现严重呼吸困难、惶恐不安、脉搏细弱、发绀和休克。检查时可见胸壁有创口通入胸腔,并可听到空气随呼吸进出胸腔发出的声响。

根据伤病史、上述典型临床表现和体征及 X 线检查易于确诊。

【救治措施】

少量闭合性气胸可自行吸收,不需特别处理,但应注意观察其发展变化。中、大量气胸可先行胸腔穿刺抽气,效果不佳者应及时行胸腔闭式引流。中等量以上的气胸也可直接放置胸腔闭式引流。单纯性气胸,可于锁骨中线第 2 肋间置管;若合并血气胸,最好在腋中线第 4 或第 5 肋间隙置管。

张力性气胸紧急处理是迅速行胸腔排气减压。可用大号针头在锁骨中线稍外方第 2 或第 3 肋间刺入胸膜腔,立刻见高压气体向外冲出。将针头用止血钳固定后,在其尾端接上乳胶管,连于水封瓶,若未备有水封瓶,可将乳胶管末端置入留有 100～200ml 盐水的输液瓶内底部,做成临时胸腔闭式引流器。病人如需转送,可在穿刺针尾端戴一橡皮指套,其顶端剪一裂口,制成活瓣排气针。病情危急时亦可将数个大孔径穿刺针头同时刺入上胸部胸膜腔并让病人咳嗽以加快排气,待症状改善后尽快换用其他方法。病人经急救处理后,应进一步进行胸腔闭式引流,然后行 X 线检查,依据病情进行后续处理。

开放性气胸病人急救措施为尽快封闭胸壁创口,变开放性气胸为闭合性气胸,然后按闭合性气胸原则进行治疗。封闭伤口的材料最好是较硬的无菌材料,也可用多层清洁布块或厚纱布垫,在病人深呼气末敷盖创口并包扎固定。在病人转送途中要密切注意防止敷料松动及滑脱,不能随便更换,并时刻警惕张力性气胸的发生。当病人出现呼吸困难时,封闭的胸壁伤口可间歇开放一次,以缓解症状。

(三)创伤性血胸

各种原因导致的胸膜腔内积血则称为血胸,在胸部创伤后十分常见,常与气胸并存。主要因闭合性或开放性胸部创伤引起胸壁血管、肺组织、心脏和大血管破裂出血所致。

【临床表现与诊断】

临床上少量血胸病人,胸腔积血量在300～500ml以下,病人无明显症状和体征。X线检查可见肋膈角变浅,有时可无变化。中量血胸积血量500～1500ml,病人可有内出血的症状,如面色苍白、呼吸困难、脉细而弱、血压下降等。查体可见伤侧呼吸运动减弱、胸部叩诊浊音、呼吸音减弱;X线检查可见积血达肩胛角平面或膈顶以上5cm。大量血胸积血量在1500ml以上,病人表现有较严重的呼吸与循环功能障碍和休克症状,如焦躁不安、面色苍白、口渴、出冷汗、呼吸困难、脉搏细数和血压下降等。查体可见伤侧呼吸运动明显减弱、肋间隙变平、胸壁饱满、气管移向对侧,叩诊为浊实音,呼吸音明显减弱以至消失,X线检查可见胸腔积液超过肺门平面甚至全血胸。合并气胸时则同时表现有气胸的症状和体征。胸壁或胸膜腔内出血不止,血胸量继续增多称进行性血胸。有下列情况应考虑为进行性血胸:①经输血、补液等措施治疗休克不见好转,或暂时好转后又恶化;②胸腔引流出来的血液很快凝固;③重复检查,红细胞计数和血红蛋白进行性下降;④胸腔闭式引流每小时引流量超过200ml,持续3h以上;⑤胸腔引流量较少而病情不断恶化,连续X线检查胸部高密度阴影逐渐扩大。

根据胸部外伤史、内出血的症状、胸腔积液的体征结合X线胸片的表现,创伤性血胸的临床诊断一般不困难。CT可检查出X线不能发现的少量的血气胸。超声波检查可见胸腔积液,对估计积血量、判别是否为凝固性血胸以及穿刺定位均有较大帮助。诊断性胸腔穿刺抽出不凝固的血液具有确诊价值。

【救治措施】

血胸的治疗原则:防治休克;及早清除胸膜腔积血以解除胸与纵隔受压和防治感染;对进行性血胸应行开胸探查并处理合并伤和并发症。早期治疗以胸腔闭式引流为主。当怀疑有持续性出血时,应当果断进行剖胸探查,寻找出血部位,并给予相应处理。小量凝固性血胸可自行吸收。对中等量以上的凝固性血胸应进行开胸血块清除术,对于机化性血胸行胸膜纤维层剥脱术,感染性血胸按急性脓胸处理。

(四)创伤性窒息

创伤性窒息是胸部创伤中一种少见的综合征,常因暴力挤压胸部所致,以面部、颈部、胸前上部皮肤发绀、口腔黏膜和眼结膜淤血为特点。

【诊断】

1.临床表现

(1)皮肤表现:面部、颈部、前胸乳头水平以上的皮肤呈紫红色,并出现许多散在的淤血点。

(2)眼部表现:眼睑皮肤发紫,球结膜下出血。若合并视网膜或视神经出血,可产生视力障碍、失明等。

(3)神经系统表现:多数有短暂的意识障碍,清醒后可有头晕、头痛、烦躁等。

(4)呼吸的变化:多数病人有胸闷、气急和窒息感。

2.辅助检查　可通过胸部X线检查确定有无多发性肋骨骨折、血气胸等合并伤;头部CT扫描确定有无颅内出血、颅底骨折等合并伤。

根据胸部挤压伤史及以上的临床表现,创伤性窒息的诊断并不困难。但在诊断的同时应全面检查,通过辅助检查进一步判别有无合并伤存在。

【救治措施】

1.病人取半卧位休息,有呼吸困难时吸氧。若有疼痛、烦躁不安、抽搐。可应用止痛及镇静药。

2.对伴有颅脑损伤、疑有脑水肿时,应控制液体的进入量,并应用脱水剂。

3.创伤性窒息若无合并伤,经过适当处理,其症状多能自行消失,预后良好。

(五)胸部创伤的监测与护理

1.循环　观察病人血压、脉搏、尿量、周围循环,判断有无休克发生。仔细寻找并分析引起休克的原因。胸部损伤导致休克的原因包括:①胸内脏器及血管破裂出血;②心包填塞;③高压张力性气胸或纵隔气肿影响静脉回心血量;④胸膜肺休克,即胸膜、肺损伤刺激胸膜、肺门神经。反射性引起呼吸与循环功能紊乱。

2.呼吸　观察病人胸廓形态、呼吸运动的方式、深度、频率、呼吸运动是否对称。病人可表现为胸式呼吸减弱或伤侧呼吸运动减弱或消失,呼吸浅快、急促、费力,伴鼻翼扇动、不能平卧、发绀、烦躁不安等。引起呼吸困难的原因包括:①气胸或血胸压迫肺组织;②气管支气管内分泌物或血液淤积,使肺膨胀不全;③反常呼吸及开放性损伤破坏胸内负压;④肺组织挫伤,肺淤血、水肿。

3.咯血　肺实质损伤者痰中带血量较少。支气管损伤者咳血出现早,量较多。肺爆震伤者咳泡沫样血痰。

4.注意胸部情况　①开放性或闭合性胸部损伤注意有无皮下气肿及纵隔气肿;②肋骨骨折注意有无胸廓压痛及骨摩擦感;③胸部伤口应检查其大小、深度、与胸膜腔是否相通;④损伤性血胸或气胸注意有气管、心脏移位.有无一侧呼吸音减弱或消失、语颤消失等。

5.胸部创伤需紧急护理措施　①保持呼吸道通畅。清除口腔及上呼吸道分泌物,昏迷病人应定期吸痰,常需作气管切开,便于吸引或使用呼吸器。②保持胸廓完整、维持正常呼吸。对开放性气胸应加压包扎:多根多处肋骨骨折产生胸壁浮动者,可予以布巾钳或钢丝牵引、肋骨骨折内固定或者施行间歇性正呼吸。有气胸、血胸者需作胸腔引流或胸腔穿刺。③呼吸器应用。严重胸部创伤病人常伴呼吸困难及缺氧,需使用呼吸器辅助呼吸,如严重肺挫伤及胸壁浮动病人,亦运用呼吸器间歇性正压呼吸。④防治休克。对失血性休克病人应予以输血,补充血容量。⑤伤口处理。12h内伤口应清创缝合。战伤或严重污染伤口一般不予缝合,而用敷料包扎,待伤后4~7天延期缝合。⑥对下列情况应剖胸探查:进行性血胸;气管、支气管、食管破裂;肺广泛严重裂伤,持续大量漏气;心脏、大血管损伤、心包填塞;胸腹联合伤;胸腔内异物;胸壁软化需行固定术;开放性血胸、气胸。

六、心脏、大血管创伤

心脏创伤根据致伤原因可分为穿透性和闭合性。前者为枪弹、利器所致,后者则因胸部遭受直接暴力或减速性损伤所致。穿透性心脏损伤病人在入院前50%~85%已经死亡。

1.现场应采取的措施包括:

(1)向目击者迅速、简要地了解致伤经过,或请目击者一同搬运病人,在途中进一步了解。

(2)初步处理:如封闭胸壁创口、保持呼吸道通畅、体表出血压迫止血等,但禁止以探针探测伤口深度或拔除露在胸部的刀柄等异物。

(3)迅速建立静脉通道,积极抗休克。

(4)根据就地就近的原则,紧急转运到具备开胸条件的医疗单位。

(5)注意多发性创伤的存在。

(6)主动向急诊室接诊医生汇报病史,减少重复问诊。

2.急诊室应采取的措施：

(1)迅速、简要采取病史。

(2)迅速畅通呼吸道,建立大静脉通道。

(3)请专科医生会诊的同时,尽快作好一般检查,如测血压、静脉压、床边心电图,必要的摄片、配血、通知手术室等。

情况危急或已发生心脏停搏,则立即作好急诊室开胸准备,协助专科医生就地紧急进行手术。

(一)心包积血和心脏压塞

【临床表现及诊断】

心脏压塞的典型体征包括心动过速、颈静脉扩张、低血压、心音低沉、奇脉,病人不合作、焦虑不安、皮肤湿冷等。Beck 三联征即颈静脉扩张、心音低沉以及低血压,被认为是心脏压塞的主要体征。但并非所有心脏压塞的病人均出现 Beck 三联征。X 线检查示心影增宽(呈烧瓶样)。心电图示低电压和图形改变。CT 可见心包积液,若有心脏破裂,CT 增强扫描可见造影剂漏出。

所有胸部钝伤或贯穿伤的病人出现休克者,均应考虑到有心脏压塞的可能,尤其是静脉压正常或升高者。如有怀疑,应作心包穿刺术,从心包腔内抽出少量不凝固的血液即可确诊。

【救治措施】

心脏伤引起急性心脏压塞,原则上应紧急施行开胸探查术,进行心包腔减压及止血。开胸后迅速切开心包解除心脏压塞,然后仔细止血。

开胸的指证为:①持续出血;②穿刺抽吸无效;③穿刺后心脏压塞再发;④心搏骤停;⑤所有枪伤。

(二)心肌挫伤

所有因钝性暴力造成的心脏损伤,若无原发性心脏破裂或心内结构损伤均称为心肌挫伤。心肌挫伤后常有心排出量减少,如无心脏破裂或不可逆性心律失常,大多数病人可存活。

【临床表现】

心肌挫伤病人可以从无症状、胸前区疼痛到类似于心绞痛的症状,但不能被扩血管药缓解。病人往往无严重合并伤而伴有明显的心动过速、低血压、呼吸困难等症状。广泛心肌挫伤引起心功能明显下降者可产生类似心源性休克的症状。其他的非特异症状有恶心、呕吐、心悸等。听诊可能心音改变,如奔马律或心律不齐等。

【诊断】

心肌挫伤病人有闭合性心前区外伤史。除上述临床表现及症状外,可进行如下辅助检查。

1.心电图 心电图异常可在伤后短期存在,也可延迟到伤后 $12\sim24h$,这取决于心肌挫伤的程度,Q 波异常与 AMI 相似。也可有 ST 段移位、T 波低平或倒置、房性或室性早搏。

2.X 线检查 X 线检查对心肌挫伤本身诊断价值不大,但可排除心包腔内积血、积气或其他胸内损伤。

3.血清酶检查 心肌挫伤后多种血清酶均可升高,较有诊断价值的有乳酸脱氢酶同工酶 LDH_1 和 LDH_2、CPK-MB。肌钙蛋白 T(cTnT)具有血中出现早、灵敏度高、特异性高、持续升高时间长等特点,更具有诊断价值。

4.同位素扫描 伤后发现左、右室射血分数下降和左室节段性室壁活动异常应高度怀疑透壁性心肌挫伤。

超声心动图发现心包渗出或游离壁运动异常可作为诊断证据之一。

【救治措施】

一般来说除非伴有心肌破裂或发生缩窄性心包炎,心肌挫伤不需要手术治疗。疑有心肌挫伤者,应连续心电监护 48～72h,适当使用镇静剂,补液速度要慢,以免引起心衰;及时处理心衰和室性心律失常。有的病人偶尔需要正性肌力药物,或暂时需要主动脉内球囊反搏维持心排量和使用起搏器治疗传导障碍。

(三)穿透性心脏损伤

【临床表现】

心脏穿透伤在临床上有两种不同特征性表现:

1.心包损伤后血液流入胸腔,形成进行性血胸最终因低血容量性休克迅速致死,此以枪弹伤为多。

2.如心包裂口不能将心脏创口的出血引流,则形成血心包导致急性心脏压塞,多见于刺伤者。

【诊断】

1.有枪弹、利器外伤史或心导管检查史等 伤口位于心前区靠近胸骨和剑突附近的上腹部穿透性损伤,均应想到可能伤及心脏。

2.休克 大量失血或心脏压塞均可导致严重休克,甚至生命体征消失。出血性休克者通常存在明显的血胸。

3.心脏压塞 典型者出现 Beck 三联征,常伴奇脉,但许多病人缺乏此征,更为可靠的应是动脉收缩压降低,舒张压正常,脉压变小。中心静脉压(CVP)$>15cmH_2O(11mmHg)$有助于诊断,但低 CVP 并不能排除心脏压塞。

4.心包穿刺 疑有心脏压塞者,心包穿刺具有诊断和治疗双重价值。紧急心包穿刺则可在危急情况下应用,即使抽出数毫升不凝血也可能救命。有 15%～20% 的病人穿刺阴性,因而当心包穿刺阴性时,也不能轻易排除心脏压塞的存在。

5.X 线检查 急性心脏压塞时心影并不扩大,但可显示血胸、气胸或胸腔内异物存留。

6.心电图 心电图改变无特征性,即使正常也不能排除心脏穿透伤的可能。

7.超声心动图 可见心包积液,心脏运动减弱等。开放伤时见到心脏异物有重要价值;在血流动力学平稳的病人中对于诊断心脏压塞很有帮助。

【救治措施】

紧急剖胸术是唯一有效的治疗手段。但术前应尽可能迅速畅通呼吸道,积极抗休克,建立大静脉通道。短时间输入大量晶体液,安置胸腔引流管,解除气胸对呼吸的影响和动态观察血胸引流量,确定手术时机;条件许可者可做心包穿刺,作为术前暂时减轻心脏压塞的紧急措施。

手术指证:脏穿透伤伴心脏压塞或严重出血者,均应紧急手术。如心脏停搏或情况危急,不允许送手术室,应立即在急诊室内剖胸止血;血流动力学稳定病人,可行较详细的检查,如心脏刀刺伤无明显出血或低血压,说明未刺伤全层心肌,可暂不手术,行食管超声检查后决定。

(四)钝性伤心脏破裂

钝性伤引起的心肌破裂常迅速导致死亡,多在尸解时才发现。该类病人常合并其他多种明显的损伤,因而诊断比较困难。主要死亡原因为难以控制的出血或心脏压塞。

【临床表现及诊断】

心脏破裂可发生于受伤后即刻,也可发生在伤后数天,可能非常局限。心包完整者主要表现为颈静脉怒张、心音遥远、低血压等体征;心包破裂者三联征不明显,表现为持续性胸腔内出血,严重休克或生命体征迅速消失。

1.X 线检查　可能心影扩大不明显或胸腔积血、心包内积气。

2.UCG 检查　可能有心脏压塞表现,尤其是经食道超声检查能较安全地用于诊断胸部闭合性心脏伤。

3.CT 检查　可示胸骨骨折及心包积液,CT 检查增强扫描可见造影剂漏出,对确定心包压塞有很大帮助。特别是严重创伤的病人,因不能站立只能仰卧位摄片,并可能同时存在广泛性皮下气肿、气胸、血胸和肺损伤,胸片无法准确判断,而 CT 就能直观准确地显示。在严重创伤和复合伤时,CT 可不移动病人即可进行其他部位扫描。

【紧急救治】

对钝性伤心脏破裂病人,需毫不犹豫地开胸手术。

七、腹部创伤

(一)概述

【病因及发病机制】

1.开放性损伤　开放性损伤指皮肤完整性受到破坏,深部损伤组织或腹腔内器官直接与外界相通。最多见为刀刺伤、枪击伤,还包括弹片和其他尖锐利器引起的损伤。按腹膜是否破损又分为穿透性和非穿透性损伤。

(1)穿透伤指致伤物穿破腹膜。其中有入口和出口者称贯通伤,只有入口没有出口者称盲管伤。穿透伤 90%～95% 有腹内脏器损伤,肝、小肠、胃、结肠最容易受累。

(2)非穿透伤指致伤物虽穿入腹壁,但未穿破腹膜,非穿透伤因投射物的冲击作用亦可引起腹内脏器的损伤。

2.闭合性损伤　闭合性损伤指皮肤保持完整的深部组织伤。主要由撞击伤、打击伤、坠落伤、挤压伤、冲击伤、座带伤等钝性暴力致伤,故又称钝性伤。脾、肾、肠、肝等脏器最易受累。损伤机制主要包括以下 3 个因素。

(1)直接暴力作用:钝器及冲击波等暴力直接作用于腹壁,将内脏器官向脊柱挤压,或致伤力直接作用于内脏所致。

(2)减速作用:身体处于高速运动中,突然遭遇阻力而减速或停止运动时,组织和血管从附着处撕裂,造成损伤,常发生于车祸和高空坠落。

(3)坐带损伤作用:高速驾车时,急刹车后坐带造成的腹部损伤。

【诊断要点】

1.询问病史　边检查边询问病史,从病人或现场目击者获得受伤的资料。详细了解受伤时间、受伤原因、受伤时的姿势,暴力的性质、大小、方向、速度和作用部位,以及受伤后到就诊时的病情发展和诊治经过。

2.临床表现

(1)单纯腹壁损伤:症状和体征一般较轻。常见表现为局限性腹壁血肿、疼痛和触痛,静息时疼痛减轻,作腹肌运动时疼痛明显加重。有时有皮下淤斑,通常无恶心、呕吐或休克等症状。

(2)腹内脏器挫伤:如果仅为挫伤,没有发生脏器破裂,通常伤情不重。若有破裂,常有明显的腹膜炎症和(或)腹腔内出血的临床表现。

(3)腹内实质性脏器破裂:实质性脏器如肝、脾、肠系膜等破裂主要有内出血的表现,包括面色苍白、脉细速、出冷汗、血压不稳甚至休克;出血量多时可有明显的腹部膨隆和移动性浊音。除非有严重的腹壁挫伤,腹痛一般不严重,腹膜刺激征较轻。但实质性脏器如肝脏和胰腺损伤,伤及胆管和胰管时,胆汁及胰液外溢,刺激腹膜而出现明显的腹痛和腹膜刺激征。

(4)腹内空腔脏器破裂:空腔脏器如胃、肠、胆囊、膀胱等破裂的主要临床表现是急性弥漫性腹膜炎的表现。出现剧烈腹痛、明显的腹膜刺激征,其程度因空腔脏器内容物不同而异。通常胃液、胆汁、胰液刺激最强,肠液次之,血液最轻。常伴有其他胃肠道症状,如恶心、呕吐、呕血和便血等;胃、十二指肠、结肠破裂可出现气腹征;肠麻痹时可出现腹胀;严重时引起全身性感染,出现感染性休克表现。

3.体格检查

(1)生命体征:失血性休克时可有脉搏细速,皮肤湿冷、苍白,低血压等。

(2)腹部检查:检查皮肤有无青紫、肿胀和擦伤,腹壁及其他部位有无开放性伤口,并记录伤口的数目和部位,伤口有无外溢物及其性状,有无内脏脱出。腹部如有压痛、反跳痛和肌紧张等腹膜刺激征是内脏伤,特别是空腔脏器损伤的重要体征。气腹时可有肝浊音界缩小或消失,腹内积血积液量多时可有移动性浊音,肠鸣音减弱或消失。

(3)直肠指诊:检查有无肛门直肠损伤和前列腺移位。

4.辅助检查

(1)化验检查:红细胞数、血红蛋白与红细胞压积随出血的加重而下降。血清淀粉酶或尿淀粉酶升高提示胰腺损伤或胃肠道穿孔,或腹膜后十二指肠破裂,升高的淀粉酶一般在48h内降至正常;血尿说明泌尿系损伤,但其程度与伤情可不成正比。

(2)诊断性腹腔穿刺:如抽得0.1ml以上的不凝血液,即可诊断为腹腔内出血。若抽出为混浊渗液,则多为空腔脏器损伤,收集标本作细胞计数、细菌涂片及培养、淀粉酶测定。若腹腔穿刺阴性,可变换体位或间隔一段时间后重复检查。若均为阴性而又高度怀疑腹内脏器损伤者,可改行腹腔灌洗术。

(3)X线检查:若伤情允许,有选择的X线检查对于未能明确诊断断有一定帮助。膈下新月形阴影说明胃肠道破裂,十二指肠的腹膜后破裂可有后腹膜积气。腹腔内有大量积血积液(至少800ml)时,可有肠间隙增宽。腹膜后血肿可有腰大肌影消失。肝破裂可有右膈升高、肝正常外形消失及右下胸肋骨骨折。脾破裂后血肿可引起胃右移与横结肠下移。

(4)B型超声检查:对肝、胰、脾、肾等实质性脏器损伤和十二指肠伤、腹膜后血肿、腹腔内积液等的诊断极有价值,但应在伤情允许的情况下检查。

(5)CT检查:实质性脏器损伤CT图像表现为体积增大、形态失常、密度不均,若脏器有出血则表现为低密度区;平扫加增强扫描可发现更多损伤灶,动态对比增强扫描还可观察损伤部显影的动态变化。

(6)腹腔镜检查:对疑有内脏损伤而其他检查不能确诊时,可行腹腔镜检查,既可确定诊断,又能同时治疗。

【救治措施】

1.一般治疗

(1)首先处理对生命威胁最大的损伤,如呼吸困难、开放性气胸、明显的外出血等情况。

(2)严密观察病情:监测生命体征,每半个小时检查一次腹部体征,定时复查血尿常规,必要时可行B超检查和诊断性腹腔穿刺。

(3)积极治疗休克:对于腹内出血、低血压,应在短时间内输入大量液体和血液,维持血压。若血压仍不能维持,必须紧急剖腹探查,控制内出血。

(4)抗生素的应用:空腔脏器穿孔引起的混合感染以大肠杆菌、肠球菌和厌氧菌(类杆菌)为主,注射广谱抗生素以预防或治疗可能存在的腹内感染,尤其是下消化道穿孔。术前、术中、术后都要积极应用抗生素。

（5）如有肠管从伤口脱出，应暂时以无菌凡士林纱布覆盖，以无菌敷料包扎，减少脱出肠管进一步损伤。

2.手术探查

剖腹探查术指证包括：①开放性损伤腹膜已被穿破；②有明确的腹膜刺激征；③腹腔穿刺阳性；④胃肠道出血；⑤有腹腔游离气体；⑥持续性低血压、休克难以用腹部以外的原因解释。在适当麻醉下根据受伤脏器的位置选用就近切口进腹，探查性手术采用右侧经腹直肌切口最为简便。

在探查过程中发现出血性损伤或脏器破裂，应随时进行止血或夹住破口，探查结束后逐一处理。原则上先处理出血性损伤，后处理穿破性损伤。脏器伤处理完毕后，彻底清除腹腔内的异物、组织碎块、食物残渣和粪便等。用大量生理盐水冲洗腹腔，污染严重的部位更要重点反复冲洗。

有下列情况之一者，还应放置腹腔引流：①肝、胆、胰、十二指肠及结肠损伤者；②空腔脏器修补后，有可能发生溢漏者；③有较大裸露创面继续渗出者；④局部已形成脓肿者。

（二）肝脏损伤

【临床表现】

伤后即刻出现剧烈腹痛，开始局限于右上腹或中上腹区，随着腹腔内血液积聚范围的不断扩大，逐渐引起全腹疼痛，血液或溢出的胆汁刺激膈肌，可出现右肩疼痛。进行性失血引起休克症状和腹腔积血，以及胆汁外渗引起腹膜刺激症状，病人出现烦躁、口渴、心悸、出冷汗、面色苍白、脉搏细速、血压下降，甚至休克，腹部有不同程度或范围的压痛、反跳痛和肌紧张。右下胸部可有肋骨骨折或局部软组织挫伤。肝区叩击痛明显，腹腔内大量积血时可叩出移动性浊音，肠鸣音一般都减弱或消失。

浅表裂伤出血、胆汁外渗不多，肝脏裂口局部形成血凝块而自行止血，临床症状轻微，一般仅有上腹部疼痛，很少出现休克，且症状可逐渐消退。

肝脏严重碎裂或合并有肝门大血管、下腔静脉破裂时，可发生大出血，病人往往在快速输血输液的条件下，血压仍不能回升。

如为包膜下血肿，病人在受伤后初期可无任何症状，或仅有右上腹胀痛，深呼吸时加重，仅在包膜下血肿继续增大而致包膜破裂时才出现上述临床表现。

【辅助检查】

1.诊断性腹腔穿刺　腹腔穿刺多能获得阳性结果，当右下腹穿刺阴性而临床症状提示有肝破裂，可在右上腹腋前线肋缘下区域或其他腹部象限内穿刺，能提高阳性率。

2.X线检查　仅可见到间接证据，如横膈抬高、膈肌活动受限、肝阴影扩大或不规则，及右下胸肋骨骨折等。

3.B超扫描　对肝包膜下血肿的诊断很有帮助，可显示肝破裂部位、有无出血及血肿。可定期随访观察其进展。

4.CT扫描　可诊断肝损伤和了解其损害的部位和范围，对肝包膜下和实质内血肿的诊断很有帮助。

5.选择性肝动脉造影　可显示肝内血管破损部位，还可作为治疗手段，从肝动脉内灌注血管收缩药及栓塞药，达到止血目的。但受到病情、设备和技术等条件的限制。

【救治措施】

肝损伤的治疗原则是及时诊断，早期手术；对于伤情稳定而症状不明显或小的包膜下血肿或无明显内出血征象以及诊断性腹腔灌洗阴性者，在严密观察下，采用非手术治疗。

1.非手术治疗

(1)卧床休息,限制活动,给予止血药、止痛药,禁食,疑有合并胃肠损伤者应行胃肠减压。

(2)迅速建立静脉输液通道,补充血容量,维持机体内稳态平衡,最好经锁骨下静脉或颈内静脉穿刺置管到上腔静脉输液。

(3)抗生素的应用:可给予头孢菌素或其他无肾毒性的抗生素预防感染。

(4)处理合并伤,根据生命重要器官的伤情安排处理顺序。

2.手术治疗

(1)手术治疗原则:确切止血,清除失活的肝组织,处理损伤创面的胆管,阻止胆汁外溢,充分引流和处理腹腔内合并伤。

(2)紧急止血:开腹后边抽吸边注意出血的来源,如发现肝脏损伤为小的包膜下血肿或小的浅表裂伤,出血已停止者,除放置引流外,无需特别处理。如术中发现有大量出血,用手指压迫肝十二指肠韧带,以暂时控制出血。如肝破裂口局部压迫和肝门阻断都不能有效地控制出血,则可能有肝静脉或肝后下腔静脉的损伤,此时需立即剖胸阻断肝上、下方的下腔静脉,控制大出血和纠正低血压后,再作进一步处理。

(3)单纯缝合法:适用于边缘整齐、浅表的肝实质裂伤及浅表的肝挫裂伤、刀割伤和刺伤,清除失活的肝组织,处理有活动性出血的血管及溢胆的胆管,缝合时切勿在伤口深部遗留死腔,结扎缝线前可用大网膜或明胶海绵、氧化纤维等填入伤口,以促进止血。

(4)清创切除术:对创面比较深而广泛或不整齐的肝裂伤,且有较大血管或胆管破裂时,可作局部清创,清除失活或脱落的肝组织,彻底止血,创面上胆管用8字形缝合结扎,用大网膜填塞以消灭空腔,缝合创面。若创面不能对合,在创面破裂血管、胆管处理妥善后可用大网膜覆盖创面,放置双套管引流。

(5)肝部分切除术:如肝脏为大块粉碎性肝组织损伤,局限于一侧肝叶或肝段,或伴有不能修复的大血管断裂,或大块肝组织已断离或破裂者,可作肝叶或肝段切除。

(6)可吸收网织片包裹法:采用可吸收性聚乙烯等人工合成的网织片,紧紧包裹一侧肝叶周围,取镰状韧带为缝合网织片的固定点;也可将网织片剪成Y形,包裹全部肝脏,网织片对缘缝合,如同套上一层被套。

(7)肝动脉结扎止血法:对大的肝包膜下血肿、肝中央型破裂、复杂肝裂伤,经清创及创面结扎止血后出血仍不能控制者,可结扎肝总动脉或肝固有动脉-或肝左或肝右动脉,以达到止血目的。

(8)切开引流术:肝组织损伤严重的火器贯通伤,常被带入异物污染,宜将肝创面切开,清除异物、止血后敞开。较大的肝包膜下血肿,特别是继发感染者,可切开肝包膜,吸净淤积血液,予以引流。

(9)胆管损伤的处理:胆总管或肝外胆管损伤可根据损伤情况予以修补或吻合,放置T管引流。如肝外胆管离断无法修补,可以做胆管空肠Y型吻合术。

(10)大血管损伤的处理:肝外门静脉、肝固有动脉损伤时在阻断肝门的情况下,直接修补缝合。若损伤严重无法修补,可做对端吻合;若缺损太多可做自体血管移植。肝动脉损伤严重也可做肝动脉结扎。

(三)脾脏损伤

脾脏表面有被膜覆盖,实质脆弱,稍受外力极易破裂。

脾脏损伤在病理上分为包膜下破裂、中央破裂和真性破裂。最常见的真性破裂是指脾实质和被膜同时破裂出血。包膜下破裂是指包膜下实质破裂而包膜完整,血液积于包膜下而不出现腹内出血的临床表现,但随着血肿的继续扩大或稍受外力而使被膜破裂,便变成真性破裂。中央破裂是脾实质内破裂出血,甚少见。继发性脾破裂是指由中央破裂和包膜下破裂发展成为真性破裂。

【临床表现】

1.腹痛 脾真性破裂后即刻出现中上腹或左上腹区剧烈疼痛,并随着血液在腹腔内范围的扩大,逐渐引起全腹疼痛。血液刺激膈肌可出现左肩或右肩放射性疼痛。

2.急性失血表现 出血量较多者可出现烦躁、脉快、血压下降、面色苍白、四肢发凉、口渴等低血容量性休克症状。

3.体格检查 可有面色苍白、出冷汗、脉搏细速和血压下降等表现。左上腹或下胸部可有皮肤软组织挫伤和左胸下位肋骨骨折征象,腹部尤其是左上腹有明显压痛、反跳痛和肌紧张。出血多时移动性浊音阳性,脾区有叩击痛,肠鸣音减弱或消失。

【辅助检查】

1.红细胞计数、血红蛋白、红细胞压积对判断有无进行性内出血有重要价值。

2.腹腔穿刺可抽出不凝固血液,如腹腔内出血量较少者可用诊断性腹腔冲洗术,常可抽到带血色的液体,镜检红细胞计数超过 0.1×10^{12} /L,即为阳性结果,其阳性率要比一般性腹穿高得多。

3.X 线平片可见左膈抬高,运动受限,脾脏阴影扩大或不规则或消失,左肾和腰肌阴影模糊不清。

4.B 超检查可对脾破裂、腹腔内出血尤其是被膜下血肿及时作出诊断。

5.选择性脾动脉造影可见脾脏与侧腹壁间距增大,造影剂经血管外溢等。CT 可显示脾脏轮廓模糊和缺损。

【救治与护理】

1.一般处理

(1)迅速建立通畅的输液途径,输血输液纠正水、电解质失衡及补充血容量,积极抗休克。

(2)严密监测病情变化:定时复查血压、脉搏、尿量,检查腹部体征的变化,复查血常规、B 超和腹腔穿刺,警惕继发性脾破裂。

2.非手术治疗

(1)指证:①表浅的局限性脾破裂;②腹部疼痛不明显,无腹胀和腹膜炎症;③血压稳定或经输血后血压平稳者;④儿童脾破裂。

(2)方法:禁食,持续胃肠减压,输血输液,卧床休息 2～3 周,选用止血药物。动态观察出血有无发展,可用 B 超和 X 线腹部照片检查,直至病情稳定,出院后 3 个月内不应从事重体力活动。若发现有继续出血,仍需用手术治疗。

3.手术治疗 取左侧肋缘下切口,进腹腔后先清除血块,在直视下根据脾破裂的情况,选择手术方式。主要手术方式有保脾手术、脾修补术、纤维蛋白粘合剂、脾部分切除术、脾动脉结扎术、脾脏切除术等。

(四)外科急腹症的处理

急性腹痛是常见的临床症状之一。它的主要病因是由于腹腔内脏器质性病变或功能障碍,以及腹外邻近器官和全身性疾病所致。对外科急腹症,要求作出正确诊断。进行合理治疗。

【鉴别诊断】

外科急腹症是否得到合理处置,很大程度上取决于能否在较短的时间内作出正确诊断。必须收集各方面的临床资料,包括完整的病史、体检以及必要的辅助检查结果,然后进行综合分析。

1.病史 着重了解腹痛发作的诱因、性质、程度和部位,并注意有无胃肠道症状及感染。

(1)腹痛发作情况和诱因:炎症病变开始腹痛较轻,以后逐渐加重。腹痛发作突然而剧烈,常见于腹部空腔脏器穿孔,如胃、十二指肠溃疡穿孔,胆囊穿孔等。高脂饮食或暴饮暴食之后,发生上腹剧痛并逐渐加重者,多系急性胰腺炎、胆囊炎、胆石症等;突然发生的阵发性腹绞痛,多是肠梗阻、胆道结石、肾或输尿管结石等。腹部受伤后发生腹痛应考虑腹腔内脏器破裂、出血、穿孔。

(2)腹痛的部位:一般来说,起病时最先发生疼痛或疼痛最显著的部位即病变所在部位。有些疾病腹痛初期与病变部位不一致,例如阑尾炎腹痛可始于上腹部或脐周围而后转移至右下腹。还应注意腹腔外病变,有时可引起腹部放射痛,如右侧肺炎、胸膜炎可放射至右上腹痛,易误诊为胆囊炎或阑尾炎。

(3)腹痛的性质:一般来说,持续性腹痛多为炎症病变或内出血所引起,如急性阑尾炎、急性胰腺炎、肝破裂;阵发性疼痛多由于空腔脏器梗阻或痉挛,如肠梗阻、胆道结石、尿路结石。当炎症病变波及空腔脏器而引起脏器收缩和痉挛时,可有持续性疼痛阵发加剧,如急性胆囊炎、急性胰腺炎。同样,当空腔脏器梗阻发展成为绞窄以及炎症扩散,可由阵发性疼痛转为持续性疼痛,如阻塞性胆管炎、肠梗阻发生绞窄或坏死时。

(4)疼痛的程度:有时和病变程度相一致,如腹膜炎和肠道梗阻、绞窄、缺血等病变腹痛剧烈,但病人对疼痛的反应有很大的差异,如老年人或反应差的病人有时病变虽重,疼痛却表现不太重。

(5)腹痛的放射或转移:由于神经分布关系,一些部位病变引起的疼痛常放射至固定的区域,如胆道或膈下的疾病可引起右肩或肩胛下疼痛、胰腺位于腹膜后,胰腺炎时腰背部疼痛;肾盂及输尿管的病变疼痛多向两侧腹股沟方向放射。此外,尚有一些疾病,病初在某一部位腹痛,一段时间后,腹痛转移至别的部位,如急性阑尾炎。

(6)恶心、呕吐:当呕吐发生在腹痛之前,应考虑非外科疾病的可能,急腹症的呕吐都发生在腹痛出现之后。早期呕吐多属于腹膜或内脏受到强烈刺激时而反射性引起的呕吐,如溃疡穿孔、急性阑尾炎。而晚期呕吐常是因毒素的吸收影响延髓呕吐中枢而发生剧烈呕吐,如肠绞窄、肠坏死、弥漫性腹膜炎。呕吐的频度和呕吐物,对判断梗阻部位和原因等都有重要的意义,高位梗阻时呕吐早而频繁,多呈持续性,为胃及十二指肠内容物。低位肠梗阻则呕吐较晚,呕出粪水样物。

(7)排便情况:在腹腔脏器炎症早期,因肠道受到刺激,蠕动增强,排便次数增多。晚期腹膜炎合并麻痹性肠梗阻时,则导致便秘。腹痛无排便排气,可能是机械性肠梗阻。果酱样大便是幼儿肠套叠的特征;黏液血便伴有腹部绞痛应想到绞窄性肠梗阻。腹痛伴有尿频、尿急、尿痛、血尿,多为泌尿系疾病。

(8)既往史:过去的病史可能有助于急腹症的诊断。过去有无类似发作、频度及规律,以往的患病和手术以及长期接触某种有害物质的职业史等可能都与急腹症有一定的关系。

(9)月经史:对育龄妇女要询问月经情况,末次月经的日期。既往周期是否规律,有无停经等,如月经周期前半期可发生滤泡破裂出血,后半期亦可出现黄体破裂出血。已婚妇女若停经1~2个月后突然发生下腹痛,伴阴道出血及出血性休克,应考虑宫外孕破裂出血。原有下腹部包块,突然出现腹痛,应考虑卵巢囊肿扭转。

2.体格检查

(1)要重视全身情况:观察病人的一般状况,神志、呼吸、脉搏、血压、体温、舌苔、病容、痛苦程度、体位、皮肤情况以及有无贫血、黄疸。不可忽视全身体格检查。

(2)腹部情况:是急腹症病人重点检查部位,检查次序按视、触、叩、听4步进行。

1)视诊:注意有无手术或外伤痕。腹式呼吸受限或消失,提示有腹膜炎;腹部胃、肠型及蠕动波,提示胃、幽门梗阻或肠梗阻;全腹膨胀多为低位肠梗阻或麻痹性肠梗阻,不对称的膨胀或局限性隆起,可能是闭襻性肠梗阻;舟状腹是胃十二指肠溃疡穿孔的特征。此外,应观察腹外疝常见部位(腹股沟管、股管部)有无嵌顿疝引起的肠梗阻。

2)触诊:注意压痛、肌紧张和反跳痛的部位、范围和程度。压痛最显著的部位常是病变所在。如肌紧张、反跳痛表明有腹膜炎存在。腹腔脏器炎症、破裂、出血、穿孔、绞窄等均可导致腹膜炎。

3)叩诊:肝浊音界缩小或消失常见于消化道穿孔。胃扩张、结肠充气时也可造成肝浊音界缩小。腹腔脏器破裂出血,或腹腔炎性渗出超过500ml,叩诊即可出现移动性浊音。急性胃扩张或麻痹性肠梗阻时呈鼓音。肾绞痛在肾区多有叩击痛。

4)听诊:肠鸣亢进,且伴有高调金属音或气过水声是机械肠梗阻的征象,肠鸣音消失多由弥漫性腹膜炎所致。肠鸣音由亢转为弱以至消失,多提示肠管绞窄或坏死。肠梗阻或胃扩张则可听到震水声。

(3)直肠指诊:直肠指诊对急腹症的诊断之重要性不可忽视。如肠套叠病人指套可有血迹;盆腔脓肿直肠前壁饱满;如果触及直肠肿物,考虑结肠或直肠肿瘤可能性大。女性病人疑有妇科疾病时应行妇科检查。

3.辅助检查

(1)实验室检查:血、尿、粪常规,酮体及淀粉酶是常规急诊检查内容,对判定疾病有帮助。

(2)X线检查:胃、十二指肠穿孔时,绝大多数病人腹部可发现膈下游离气体,但无游离气体也不能完全排除。肠梗阻可见肠管内有液平面或扩大的肠襻。肠套叠早期作空气或钡剂灌肠,可发现典型的杯状影。尿路结石或胆囊和胆道结石在腹部平片上有时可见结石阴影。

(3)B型超声检查:对了解肝、胆、胰、脾的大小、实质变化,肝内外胆管有无扩张,胆管及胆囊有无结石等均有帮助。还可协助确定包块性质、腹腔积液情况。

(4)诊断性腹腔穿刺:如抽出不凝固血液为腹腔内脏器破裂出血;抽出胆汁样液则考虑胆囊或十二指肠穿孔;抽出脓性液为化脓性腹膜炎;抽出血性渗出液,则考虑出血坏死性胰腺炎、绞窄性肠梗阻、肠系膜血管栓塞等;抽出稀粪样物可能为肠破裂,如疑有穿入肠管可将抽出液送检,肠穿孔或破裂者送检物内含脓细胞,正常肠内则无。抽出液应常规送检。

4.诊断分析

对收集的所有资料进行综合分析、判断,以求得出正确诊断。这一步骤始终应依次回答以下3个问题。

(1)判明是否为外科急腹症:在不能明确此点之前,绝不能掉以轻心,并要慎用麻醉性镇痛药,以免影响诊断。一般外科急性腹痛出现早而突出,部位明确,往往压痛显著或拒按,同时有腹式呼吸运动受限、肌肉紧张和反跳痛等腹膜刺激征。而内科腹痛部位不定,临床表现与体征不符,无腹膜刺激征,而往往有明显诱因或前驱症状。一般先有腹痛而后发烧往往是外科疾病,反之多为内科性腹痛。

(2)确定病变性质:是感染还是出血,是穿孔还是梗阻,有无腹腔脏器急性血液循环障碍。

1)急性炎症:起病相对缓慢,多呈持续性钝痛,逐渐加重,疼痛常固定在病灶处,血白细胞数、体温均升高,有腹膜刺激征,并随着病灶的恶化而逐渐扩散。

2)急性空腔脏器穿孔:起病急骤,腹痛剧烈,呈持续性,全身症状出现早,具有明显的腹膜刺激征,X线检查及腹腔穿刺可提供可靠依据。

3)急性出血:多数有明确外伤史。根据出血量的多少,临床表现轻重不一,多有腹膜刺激征。但空腔脏器穿孔所致的腹膜刺激征较轻,有移动性浊音,腹腔穿刺能抽出不凝固血液,可表现出急性贫血和失血性休克。

4)腔道梗阻:起病较急,阵发性腹绞痛,程度剧烈,伴恶心、呕吐,依据梗阻部位的不同有不同的特殊表现。

5)腹腔脏器急性血循环障碍:包括各种类型绞窄性肠梗阻及肠系膜血管栓塞等。起病急,腹痛剧烈,呈持续性阵发性加重,可触及压痛的包块。随着脏器缺血坏死的进展,可出现腹膜炎和感染性休克。

(3)确定病变部位:在明确病因和性质后,应进一步确定病变部位。主要根据病人的自觉疼痛点和最显著的压痛点结合腹腔脏器在腹壁上解剖投影来判断,根据疾病的某些特征来判明,如转移性右下腹痛为急性阑尾炎。

【救治措施】

1.非手术治疗的选择　急性腹痛已渐好转,经观察病情无恶化,病理损害较轻,病人全身情况好,腹膜刺激征不严重并已局限者;某些疾病诊断明确,非手术疗法效果满意的;还有病人情况极度衰竭或患有重要脏器疾病而不能耐受手术治疗者。

非手术治疗的主要原则是:

(1)禁食:必要时给予有效的胃肠减压。

(2)采取半卧位,缓解腹部紧张疼痛及有利于腹腔液体引流至盆腔,减少发生膈下积液感染。

(3)补充营养,维持水、电解质及酸碱平衡。

(4)应用有效抗生素控制感染。

(5)对症处理,如高热应用物理降温或退热药;疼痛剧烈者给予解痉镇痛;急性胰腺炎应用抑制胰腺分泌药物;肠梗阻采取一些安全通便措施等。

2.手术疗法　有手术指证者既要重视腹部病因的处理,又要注意全身情况的变化,根据具体情况,选择话当的手术时机和手术方法。

(1)充分作好术前准备后进行手术:这类病人的特点是病理损害较重,病情复杂,但全身情况尚好,允许有足够时间进行术前准备,如急性阑尾炎、急性胆管(囊)炎、早期肠梗阻。应尽量争取彻底清除原发病灶。

(2)作好必要的术前准备后手术:病情严重、复杂而全身情况很差者,只能在短时间内作一些必要的准备后尽快手术。手术要简单,疗效要确切,如造瘘、引流、减压等。

(3)紧急手术:对伴有严重休克的急腹症,应边抗休克边行手术治疗,切不可坐等休克纠正后再进行手术,以免失去手术机会。手术方法根据手术中的具体情况来决定。

3.剖腹探查指证

(1)有弥漫性腹膜炎而病因不明者。

(2)腹膜炎刺激征经观察无好转,反而恶化或加重者。

(3)腹部症状和体征虽局限,但经非手术治疗后,范围不断扩大和加重者。

(4)腹腔穿刺抽出不凝固血液,伴有失血性休克或休克再度出现者。

(5)疑空腔脏器穿孔无局限趋势,且有明显转移性浊音者。

(6)腹膜刺激征不典型,观察中腹痛、腹胀加重、体温和白细胞计数上升、脉速、全身反应严重者。

(7)疑有脏器绞窄者。

(8)腹内病变明确,伴有中毒性休克,尤其难于纠正或逐渐加重者。

4.对部分诊断不明病人,可按下列原则处理

(1)严密观察生命体征变化,反复检查重要脏器功能情况和腹部体征变化,了解病情发展情况。

(2)在未明确诊断之前,对腹痛病人慎用吗啡类止痛药,可适当选用解痉药,如阿托品、山莨菪碱等。对不能排除肠坏死和肠穿孔者,禁用泻药和灌肠。

(3)在观察期间,应积极作好"三抗一纠",即抗休克,抗感染,抗腹胀、纠正水、电解质平衡紊乱。若症状和体征趋于稳定或好转,病程已超3天,腹膜炎症状局限或减轻者,则可继续保守治疗,否则应尽早行剖腹探查。

（五）腹部创伤手术后的护理

1.密切观察生命体征　术后24h内严密观察病人的血压、脉搏、呼吸及意识情况，观察伤口有无出血及腹内再出血。

2.保持各引流管通畅并记录引流量　观察腹内出血的引流管，术后经常挤压引流管，保持通畅，如无出血，可于术后24～48h拔除；引流渗液的引流管一般术后24～72h拔除；引流脓液的引流管，至引流液少于每日20ml，B超显示脓腔直径小于3cm时拔除；观察消化道瘘的引流管放置至认为吻合口或修补处愈合时拔除，常需放置5～7天。

3.禁食和胃肠减压　禁食、胃肠减压至肛门排气时拔除胃管，然后进流质饮食，如无腹胀或已有排便，再由半流质饮食过渡至普通饮食。对胃肠道损伤，尤其是结肠损伤行修补或吻合者，胃肠减压及禁食时间稍长。有消化道瘘者早期禁食，给予全胃肠外营养。

4.抗感染　对单纯出血病人运用抗生素3天左右，发生腹腔感染者应选用大剂量敏感抗生素，有时需根据细菌培养及药敏指导用药。

5.术后清醒　生命体征平稳后，改半卧位，术后2～3天鼓励病人早下床活动，病情重者应尽早在床上活动、作深呼吸、定期翻身。防止肺部并发症及深静脉血栓形成，促进胃肠功能的’恢复。

6.静脉输液　根据病人术前、术中液体丢失量及术后情况补充液体，维持水、电解质平衡。每日补液还应考虑胃管和各种引流管的液体丢失。病情危重者定期检查血清电解质及酸碱平衡。对老年人及心肺功能不良者，要防止液体过量。

7.注意各种器官功能衰竭　监测和处理严重感染或休克所导致的器官功能衰竭。

8.密切观察处理各种术后并发症　术后并发症主要有术后出血、切口裂开、肠瘘、胆瘘、胰瘘、肠麻痹或机械性肠梗阻、腹腔脓肿、术后胰腺炎、假性胰腺囊肿等。

八、四肢、脊柱及骨盆创伤

四肢创伤

（一）四肢骨折

1.临床表现及诊断

（1）疼痛、局部压痛与传导痛：清醒的病人一般均能明确指出骨折疼痛的部位，但有时股骨颈骨折者诉说膝部疼痛。临床检查在骨折部位可发现局限性压痛，若叩击肢体远端可出现骨折处传导痛。

（2）畸形：骨折端的移位，可显现肢体畸形，常表现为肢体缩短、成角或旋转畸形。

（3）受伤部位的异常活动与骨摩擦音：检查或搬动伤肢时，可发现受伤部位的异常活动，或感到骨折端互相触碰产生的骨摩擦音。注意：骨摩擦音是诊断骨折的特有体征，不论骨折诊断明确与否，都不宜故意或粗暴地作此项检查。

（4）局部软组织肿胀或淤斑：早期伤肢肿胀系骨折处出血所致。伤肢严重肿胀时皮肤可出现张力性水泡，甚至严重影响肢体的血液循环，形成骨筋膜间区综合征，进而导致肢体坏死或日后缺血性肌挛缩。

（5）功能障碍：由于伤肢疼痛、肌肉痉挛及骨骼连续性中断造成正常支持力的丧失，致使肢体失去正常的杠杆作用和运动功能，其功能障碍的程度与骨折类型和移位程度密切相关，不完全性骨折、嵌插型骨折功能障碍一般较轻。

X线摄片检查能确定骨折部位、形态及类型，可为复位方法的选择作参考。

2.救治措施

(1)急救:防治休克,预防感染,包扎并临时固定,以利搬运。对开放性骨折骨端露出创口者,在入院清创术前不允许将骨折复位,以免将污物带入创口深部。

(2)复位与固定:凡移位的骨折原则上均需复位固定,且复位越早越好。在常用的复位、固定方法中,手法复位、石膏外固定最常用。四肢骨折,尤其是长骨骨折,不宜手法复位且不能手术复位内固定者,可采用持续牵引复位固定。伤后早期手术复位内固定的适应证:①手法难以复位者,如骨折端有软组织嵌入;②有些移位的骨折,虽可手法复位,但外固定不能维持对位者;③有明显移位的关节内骨折或骨折脱位,闭合复位不能恢复关节面的平整,日后易导致损伤性关节炎者;④移位的骨骺分离骨折,若不正确复位可能会引起骨骼发育障碍者;⑤断肢再植或合并有重要血管、神经损伤需手术修复者;⑥同一肢体多处骨折;⑦闭合复位固定已被确认疗效不佳的骨折;⑧合并严重颅脑伤的下肢长骨骨折病人,既不能耐受大型石膏固定、持续牵引治疗又难以配合,为便于护理,防止长期卧床可能发生的严重并发症,又便于病人进行自动和被动的功能康复锻炼,也可采用手术复位内固定。

(二)关节脱位

创伤性关节脱位可分为新鲜脱位、陈旧脱位与习惯性脱位。临床依据脱位程度又可分为全脱位及不全脱位(半脱位)。

创伤性关节脱位的主要病理改变是关节对应关系发生错位的同时,关节囊、韧带甚至相关的肌腱或肌肉附着点也会撕裂,故治疗关节脱位时,除了应尽早复位,还必须予以适当外固定休息,以利于关节囊、韧带和损伤肌腱的修复。一般约3周后去除外固定,再辅以物理治疗及积极的功能锻炼,可获得满意的效果。

1.肩关节脱位　前脱位约占98%,后脱位罕见。

(1)临床表现与诊断:肩关节前脱位主要表现为肩峰下方关节盂处有空虚感,外观呈"方形肩",在腋前方、喙突下或锁骨下方可触及移位的肱骨头,上臂与躯干成约30。夹角位,呈弹性固定。患肢的手难以触摸到对侧肩部,即使勉强摸到对侧肩部,患肢肘部也不能贴近胸壁(即 Duga's 试验阳性)。检查时需注意有无腋神经损伤。

肩关节正位 X 线片可明确诊断,并可确定是否合并有肱骨大结节处撕脱骨折。若 X 线检查疑有关节盂缘骨折时,可行 CT 或 MRI 检查。

(2)救治措施:肩关节脱位一般应在臂丛或全身麻醉下复位。手法复位要求应是:尽早复位、避免疼痛、掌握要领、操作要轻;复位后适当制动。常用的复位方法是"牵引、脚蹬"法。该法可适用于前脱位的各种类型,包括合并肱骨大结节骨折者。其手法操作要领是牵引-外旋-"脚蹬"(脚拨)-内收。操作时病人仰卧床上,术者紧贴床边站立,一足抵于患肢腋下(腋下适当加软垫),双手握其腕部行牵引,力量逐渐加强,并将患肢外旋至手心向上,牵引5～10min后,用足弓向外侧"拨"其肱骨上端,同时将伤肢内收。当肱骨头还纳于关节盂时,常可感到弹动感及声响。为证实复位是否成功,再做 Duga's 试验应呈阴性,并常规行 X 线摄片复查。复位后外固定3周,以防关节破口愈合不良导致习惯性脱位。该法复位时若牵引力不够或牵引时间过短(尤其是老年病人),采用强行脚蹬、内收复位,有可能引起肱骨外科颈部骨折,操作时应特别注意。

竖立型脱位复位时,术者应站在病人头顶上方,一足抵于患肢肩上方,将伤肢向病人头顶方向牵引数分钟即可复位。切不可将原为上举过头的患肢向下牵引,否则脱位的肱骨头可能扭绕住腋部血管、神经。

习惯性脱位者,手法复位后为防止再发脱位,可择期手术治疗。

2.肘关节脱位

(1)肘关节后脱位的症状与体征:主要表现为尺骨鹰嘴后凸,屈肘位时肱骨内、外上髁与鹰嘴三点连线不能构成等腰三角形(Hunter三角),肘关节常于半屈位弹性固定。检诊时应注意有无尺神经、正中神经损伤及肱骨内上髁骨骺分离或尺骨冠状突骨折。前脱位易合并尺骨鹰嘴骨折。X线检查可明确诊断。

(2)救治措施:一般采用臂丛麻醉复位。常用牵引复位法,置患肘屈曲70°～90°,一人握住上臂作对抗牵引,术者手握其腕部牵引,另一手用拇指向远端推移尺骨鹰嘴。复位后用上肢石膏托或石膏管型(必须剖开)固定,并行X线片复查。三周后可去除外固定,进行功能锻炼及理疗。过早去除外固定或暴力被动伸屈锻炼有可能导致骨化性肌炎的发生。

3.髋关节脱位

(1)临床表现:髋关节的解剖特点是髋臼深、韧带厚,周围有强大肌肉保护,股骨头有圆韧带系于髋臼顶部,但股骨头血液供应差,故髋关节脱位复位后,晚期并发股骨头缺血坏死者并非少见。平时当髋关节屈曲或屈曲、内收姿势下.若遭受来自膝部向后冲击力,或来自臀部的向前冲击力,都可使股骨头向后上方脱位,并且有时可同时造成髋臼后缘骨折,即"档泥板脱位"。伤者若髋关节呈屈曲、外展、外旋姿势受伤,如骑马跌下时脚仍挂在蹬上造成髋关节过度外展、外旋,可使股骨头向前脱位,股骨头可滞留于闭孔前方。

(2)诊断:根据受伤史、临床体征,结合骨盆正位X线片可明确诊断。若股骨中上1/3骨折病人,当X线片近骨折端呈内收移位时,必须警惕同时合并髋关节后脱位的可能性,不能认定时应加摄骨盆片。

髋关节脱位需与股骨颈内收型骨折、股骨粗隆间骨折相鉴别。

(3)复位方法:常用的复位方法有两种:①旋转复位法(Bigelow法),其步骤为:屈髋、屈膝牵引(助手按压骨盆做对抗牵引)→髋内收、内旋→尽量使髋关节前屈→外展、外旋→使下肢伸直。若系左髋后脱位,整个动作过程犹如画一个大问号;右髋脱位则呈反问号,故称"?"式复位法。髋关节前脱位时,方向与后脱位相反,即屈髋、外展、外旋位牵引→髋关节全屈并向前方提拉→内收、内旋→伸直。②屈髋、屈膝牵引提拉法(Allis法)。其动作要领是:屈髋、屈膝,向前牵引股骨,另用一中单布带绕于患肢腘部与术者项部,牵引数分钟后,在加大牵引力量的同时,术者同时挺直身躯,使布带的提拉力量与手法牵引力量形成合力,使关节复位。

有时髋关节脱位时,脱位的股骨头下方被关节囊破裂口及关节盂缘周围韧带(轮匝韧带)所嵌顿,形成"钮孔样脱位",造成手法复位困难。遇此情况,可在牵引的同时反复内、外旋转股骨干,常可能使股骨头滑出嵌顿颈口;若几次试行复位仍不能成功时,则应考虑手术复位。"挡泥板脱位"者,常需手术将移位的髋臼后缘复位螺钉内固定。

任何髋关节外伤性脱位复位后,均需下肢皮肤牵引3～4周,并在伤后3个月内禁止患肢下地持重,以防止日后股骨头缺血坏死导致该关节永久性残废。

4.小儿桡骨小头半脱位　小儿桡骨小头半脱位又称牵拉肘,常发于1～6岁幼儿。

幼儿桡骨小头骨骺发育尚较小,环状韧带较松弛。当手臂被牵拉时,桡骨小头前外侧部分可脱出环状韧带,并且环状韧带较柔韧,容易卡于桡骨小头与肱骨外髁之间,阻碍关节的正常活动。

(1)临床表现及诊断:①患儿痛哭,常诉说肘部或腕部疼痛;②伤肢垂于体侧,不能自动屈肘或上举,怕痛而畏惧检查,但可接受被动屈肘;③肘部外观无畸形、无肿胀,桡骨头处压痛;④因系半脱位,不存在弹性固定;⑤X线摄片多无异常发现。

(2)救治措施:手法复位不需麻醉、简便易行。术者一手握其腕部,另一手托其肘关节并拇指压在桡骨头前外侧处,使其屈肘并旋转其前臂(旋后或旋前均可),当感到桡骨头处有"咯"的一响,复位即告成功。休息数分钟后,患肢即可活动自如。

桡骨小头脱位复位后,一般不需外固定,若多次复发性脱位复位后,可用上肢石膏托或颈部吊带,悬吊1~2周。

(三)挤压综合征

挤压伤是指四肢或躯干肌肉丰富部位,受外部重物长时间压榨所造成的损伤。挤压综合征是挤压后不但出现受压部位的肿胀,且有肌红蛋白尿及高血钾为特点的急性肾功能衰竭。

1.临床表现和诊断

(1)全身症状:多数病人的初期表现并不严重。若不合并骨折或其他严重伤等,病人尚能活动。伤后3~5天逐渐出现全身乏力、烦躁不安、口渴、厌食、恶心、呕吐、谵妄以至昏迷等全身症状。挤压综合征在未出现严重代谢紊乱以前,全身症状可不明显,一旦进入失代偿期后,与一般单纯性创伤后急性肾功能衰竭的临床过程相似,有休克、水中毒、肌红蛋白尿表现。

(2)局部表现:重物移去后伤肢麻木、疼痛、不能活动,伤肢进行性肿胀,伤后早期患肢尚能活动,肿胀加剧后伤肢完全丧失活动能力。皮肤淤斑、发硬,压伤边缘区出现水疱,远端皮肤苍白、温度低,动脉搏动减弱或消失,感觉迟钝或丧失,出现肌肉运动和神经功能障碍。

(3)尿量减少和色素尿:挤压综合征病人多为少尿,完全无尿者极少。非少尿型挤压综合征病人的尿量不减少,但有血生化和尿色的改变。伤后出现"红棕色"、"深褐色"、"茶色""血尿"者应考虑为肌红蛋白尿或血红蛋白尿。

(4)实验室检查:检查血钾、非蛋白氮、尿素氮、肌酐和肌酸磷酸激酶(CPK)以及谷草转氨酶(AST)等。对尿常规、血常规及生化检验,应作动态观察。此外作心电图检查,以判断有无高钾血症。

2.救治措施　早期施行筋膜间区彻底切开减压,阻断筋膜间区受压导致挤压伤综合征。凡伤后肢体明显肿胀、软组织张力高或出现张力性水泡,并伴有剧烈胀痛或肢体远端感觉、运动障碍时,均应果断尽早施行彻底筋膜切开减压。皮肤切口可不缝合,待肿胀消退后行延期缝合。若减压术中见肌肉组织已失活、坏死,必须彻底清除,不可姑息。术后配合高压氧治疗、药物疏通微循环,并加强肾脏功能保护。

脊柱及骨盆创伤

(一)脊柱、脊髓伤

脊柱、脊髓伤是一种严重创伤,在战时或其他自然灾害时可能大量发生。脊柱骨折脱位常伴发脊髓和神经根损伤,导致伤情更加严重复杂,处理也困难。

【病因和分类】

脊柱骨折或骨折脱位可由高处坠落、交通事故和体育运动伤等多种原因造成。按损伤机制可分为脊柱屈曲型损伤、伸展型损伤、旋转型损伤、纵向压力型损伤和直接暴力型损伤。按损伤部位可分为颈椎、胸椎、腰椎和骶椎骨折或骨折脱位。根据脊柱损伤有无合并脊髓或马尾神经损伤分为合并脊髓损伤或马尾神经损伤与不合并脊髓损伤两种情况。

脊椎骨折或骨折脱位有许多因素可造成脊髓损伤。按脊髓损伤部位和损伤程度的可不同分为:

(1)脊髓完全性损伤:在损伤早期就发生损伤节段以下的感觉、运动和反射消失,并伴有膀胱、直肠功能障碍,发生尿潴留。脊髓休克期过后,损伤平面以下由于失去中枢神经支配而表现功能释放,肢体瘫痪由松弛状态变为痉挛状态,腱反射亢进。

(2)脊髓前部损伤:损伤平面以下的肢体瘫痪和浅感觉、主要是痛温觉丧失,深感觉正常,有括约肌功能障碍。这种损伤的临床表现称为脊髓前部损伤综合征。

(3)脊髓中央损伤:多见于颈椎。通常由于颈椎过伸牵拉所致。当颈部骤然后伸,造成颈椎骨折脱位,瞬间又可复位。黄韧带前凸挤压脊髓,椎动脉遭到过伸位牵拉,并导致颈脊髓挫伤、脊髓内出血、颈脊髓水肿或供血不足。临床表现称为"脊髓中央损伤综合征"。其特点为四肢有不同程度的瘫痪,上肢重于下肢,远端重于近端。可有肢体末端自发性疼痛以及括约肌功能障碍。

(4)脊髓后部损伤:损伤平面以下深感觉障碍,有时出现锥体束症,但肢体运动功能可不受影响,临床称作"脊髓后部损伤综合征"。

(5)脊髓半侧损伤:临床表现称为"Brown-Sequard综合征"。损伤平面以下同侧肢体为上运动神经元性瘫痪和深感觉丧失,对侧肢体痛觉、温度觉丧失。临床上绝大多数病例为非典型表现。

(6)神经根损伤:可发生于任何脊髓节段的神经根。但最多见的是马尾神经根损伤,表现为根性麻木和疼痛。尽管神经根耐受压迫能力较强,但受压时间过久也会变性而不能恢复。

【临床表现与诊断】

病人常有脊柱遭受外力打击或从高处坠落史,伤后主诉脊柱某个区域疼痛和运动障碍。伴有脊髓损伤者,可有肢体完全或不完全瘫痪或大小便功能障碍。检查时可发现脊柱某一部位有肿胀、压痛或畸形,有时在伤部两棘突间可摸到明显的凹陷和皮下血肿。合并瘫痪者,多表现为弛缓性瘫痪。

凡脊柱遭受外力、伤后有脊柱某个区域疼痛、肿胀、压痛者,均应想到脊柱损伤的可能。必须进行详细检查,包括X线检查以确定或排除脊柱、脊髓的损伤。根据外伤史、局部疼痛和肿胀、压痛,特别是伤部棘突的局限性压痛、畸形(包括后突或凹陷畸形),一般即可做出脊柱损伤的诊断。如同时合并有下肢瘫痪或大小便功能障碍者,则脊髓损伤诊断可以确定。

【救治措施】

凡疑有脊柱、脊髓伤的病人,均应按脊柱骨折进行急救和搬运。对合并有休克或其他部位脏器损伤者,根据病人呼吸、循环情况,给予相应急救处理。待情况稳定后,应按正确搬运方法送医院治疗。搬运时以使用平板为最好。移动病人和上下担架时,必须非常小心谨慎,动作一致、平抬平放,一般需3～4人,由一人指挥,行动统一。在搬动颈椎伤病人时,尚应有一人固定病人枕部与颈部,并略加牵引。切忌一人扛上身,一人抬腿,或使用凉椅、藤椅之类使躯干弯曲的工具进行运送,因这些做法可能造成或加重脊髓损伤。对合并截瘫病人,在担架上垫上柔软褥垫。

颈椎骨折或骨折脱位很易造成严重脊髓损伤,轻度椎体压缩骨折不需特殊整复和固定,重点进行功能锻炼。重度椎体压缩骨折应予以整复和固定,矫正畸形。必要时应手术复位,解除脊髓受压并同时作内固定。

脊柱骨折合并脊髓损伤,治疗原则为整复骨折脱位、恢复椎管内径、解除脊髓受压,同时可做内固定。开放伤应尽早彻底清创、减压及固定,修补硬膜,硬膜外放置引流48～72h。加强护理及支持治疗,经常检查全身及局部情况,预防褥疮、尿路及呼吸道感染的发生,进行全身及肢体等方面的功能康复治疗及心理治疗,以求改善病人生活质量。

(二)骨盆创伤

骨盆创伤是一种严重损伤,常发生于坠落、交通事故或地震等自然灾害。

1.骨盆骨折的分类

(1)稳定骨折:正常的骨盆"环"未受到严重破坏,愈合后不影响骨盆的承重功能。如髂骨翼骨折、坐骨骨折、单纯骶尾骨骨折及尾骨脱位、无移位的耻骨骨折等。

(2)不稳定骨折:骨盆环有两处以上的骨折(或骨折脱位),"环"的完整性受到破坏,骨折端移位,软组织损伤较严重,易伴发失血性休克或日后骨盆负重功能障碍。

2.骨盆骨折的合并伤

(1)骨盆环内包含有重要的脏器,如膀胱、直肠、后尿道及子宫等。受伤时这些脏器可能被挤压造成破裂,或被骨折端刺破。直肠、尿道、阴道损伤,应视为开放性损伤,可导致感染;膀胱破裂引起盆壁周围组织间隙尿液外渗,或尿液溢入腹腔。

(2)盆腔内有髂动、静脉及其诸多分支,骶骨前区有丰富的静脉丛。骶前静脉不但壁薄,且无静脉瓣,一旦撕裂可导致严重失血。后腹膜外为疏松结缔组织,可形成巨大腹膜后血肿,有时积血多达2000~4000ml。骨盆不稳定骨折常伴发严重失血性休克。

3.诊断

(1)详细询问病史。

(2)仔细检查有无伤口、淤血、肿胀及压痛部位,特别应注意两侧骶髂关节部;注意检查会阴部有无血肿、淤血,尿道口、阴道外口、肛门部有无血迹,并常规行肛门指诊。不能自解小便者应导尿,观察导尿管放入是否顺利、尿液是否正常,并可为监测肾灌流情况作参考。

(3)检查骨盆"挤压试验"和"分离试验",并测试两侧耻骨水平支处有无压痛。

(4)检查下肢及足部感觉、运动情况及足背动脉搏动。

(5)拍摄全骨盆x线片,病情较重不宜移动者,需床边摄片。疑有腹腔内积血或脏器损伤时,应动态做腹部B超检查,必要时腹穿。

若疑有妇、泌尿外科情况时,请有关专科协助诊治。

4.救治措施

(1)立即建立静脉通道:选用上肢较大血管建立静脉通道,并作好抗休克综合措施。待一般情况较稳定后,根据骨折情况再行专科处理。

(2)稳定骨折的治疗:若不需复位者,可卧硬板床。两下肢半屈曲、稍外展、外旋(呈仰卧蛙式姿势),卧床休息4~6周。若为髂前上棘撕脱骨折,宜手术复位内固定。

(3)不稳定骨折的治疗:一般可行双下肢牵引复位固定,骨折向近心端移位的一侧重量加大(可用到体重的1/7),牵引2天后应床边摄片复查。上下移位矫正后若骨盆仍有向两侧分离,可加用布兜式骨盆悬吊牵引,以侧向矫正分离移位,待复位后适当调整牵引重量,维持牵引4周后改用石膏裤继续固定一个月。骨盆分离牵引不能复位或髋臼骨折,为减少日后负重功能和髋关节功能病废,应考虑行手术复位内固定。

(4)合并伤的处理:骨盆骨折合并腹膜后血肿,多数主张伤后早期快速输血2000ml),若血压仍不能上升或随后又很快下降,考虑有较大血管破裂或盆腔内损伤出血较广泛时,积极施行手术探查并行双侧髂内动脉结扎。但这些手术风险极大,术前必须备好充分血源,并应取得病人家属的理解与支持。

合并泌尿系统损伤、直肠损伤、子宫阴道损伤及腹内脏器损伤等,按相关专科治疗原则处理。

九、泌尿、男性生殖器创伤

(一)肾损伤

【分类】

按暴力方式分为开放性或闭合性损伤。

按损伤程度可分为:

1.肾挫伤　肾包膜完整,肾实质挫伤或轻微裂伤,出血少,可能自行愈合。

2.肾挫裂伤　肾实质挫伤并部分裂伤、出血,形成血肿。

3.肾裂伤　肾实质严重裂伤、破裂甚至横断,出血严重。

4.肾蒂　肾蒂部分或完全断裂,大量出血,短期出现休克,系最危重损伤。

【诊断要点】

1.肾区损伤史,有直接或间接暴力等病史。

2.出血与血尿,表现为不同程度的失血症状,重度可见血尿。

3.休克,多见于严重损伤。

4.腰部疼痛、压痛、肌紧张。

5.合并感染可能发热,开放性损伤可见尿液自伤口流出。

6.X 线平片与排泄性尿路造影(IVP)常规,可见肾区阴影增大,腰大肌阴影模糊,脊柱向伤侧弯曲,IVP 示造影剂外渗,肾盏不规则,肾蒂损伤患侧不显影。

7.超声波:B 型超声波可显示损伤部位、范围,肾脏轮廓,彩超可显示肾蒂血供。

8.CT:可显示损伤部位、范围,判断伤情,为手术治疗提供依据。

【救治措施】

1.非手术治疗　适用于闭合性肾挫伤,出血不严重,无休克症状的病人。

(1)绝对卧床 2 周,严密观察血压、脉搏和呼吸。

(2)止血:①氨甲苯酸 0.4～0.8g/d,静滴;②维生素 K_1 10～20mg/d,肌内注射;③巴曲酶 1～2U/d,肌内注射或静滴。

(3)抗感染:使用抗生素,预防继发感染。

(4)镇痛:①吲哚美辛 25mg,每日 3 次;②哌替啶肌内注射,75～100mg/次。

(5)严密观察尿常规、尿颜色,判断是否继续出血或停止。

2.手术治疗　适用于:①严重的肾裂伤,肾蒂伤;②休克加重或继续;③腰部肿块明显增大,病情加重等情况;④开放性肾损伤。

(1)腰部切开探查或肾周引流术:清除血块、弹片及其他异物,控制出血和探查伤肾。

(2)肾修补术或部分切除术:将裂伤部缝合或将裂伤严重部分切除,达到止血、修补的目的。

(3)肾切除术:伤侧肾损伤严重,无法修补,确认对侧肾功能良好的前提下,切除伤肾。

(4)肾血管修补术:适合肾蒂血管损伤或损伤后肾动脉梗阻,可行取栓、血管修补、血管吻合或自体肾移植。

【注意事项】

1.肾损伤多伴有其他脏器损伤,应注意发现和治疗其他脏器损伤,以免遗漏。

2.尽可能保留肾脏,不轻易施行切除肾脏。

3.同时判断对侧肾功能情况,防止独肾或对侧肾的发育不良引致术后肾功能不全等结果。

(二)膀胱损伤

【临床表现】

1.症状体征

(1)血尿及排尿困难。可见血尿,有膀胱刺激征,但有尿排出或少量排出。

(2)腹痛。多见于腹腔内膀胱破裂,导致腹膜炎。

2.辅助检查

(1)导尿及注水试验:导尿若见血尿,应考虑膀胱破裂。注水试验指在无菌条件下,注入导尿管 300ml 液体,停留 5min,再抽液,如仅抽出少量液体,则提示膀胱破裂。

(2)膀胱造影检查:是诊断膀胱破裂最可靠的方法,以 70～80cm 高度重力注入造影剂 250ml 经透视或摄片以观察造影剂有无外逸,以明确诊断。

【救治措施】

1.轻度膀胱损伤无破裂者可插入导尿管引流,并预防感染。

2.腹膜外膀胱破裂,如损伤轻可导尿引流;如同时伴有其他脏器损伤,或膀胱损伤严重、广泛破裂者,则需开放手术修补。

3.腹膜内膀胱破裂则需积极开放修补,缝合腹膜,关闭膀胱裂口,留置导尿管或造瘘管引流。

(三)尿道损伤

【诊断要点】

1.尿道损伤史,如骑跨或骨盆挤压、冲撞。

2.休克,严重损伤者可出现,特别是骨盆骨折者40%发生休克。

3.尿道出血,尿道口有鲜血滴出,也可见会阴部、阴囊部淤血,多提示膜部尿道以下出血。

4.排尿困难,尿潴留,多为尿道断裂,耻骨上可见膀胱膨大;

5.尿外渗,由于尿液从尿道裂口溢出所致,前尿道损伤尿外渗为会阴、阴茎、下腹壁、尿生殖器以上,后尿道损伤则于膀胱外腹膜外间隙出现尿外渗。

6.诊断性导尿可判断尿道连续性。

7.肛门指诊可触及前列腺上移漂浮。

8.尿道造影可显示损伤部位、程度。

【救治措施】

1.防治休克,及时纠正骨盆骨折的严重出血,不宜过早切开引流,以免加重出血。

2.处理急性尿潴留,首选耻骨上穿刺造瘘,引流膀胱尿液,防止尿外渗加重。

3.尿道挫伤可插入导尿管者,留置导尿管,对症处理,防止尿道狭窄。

4.尿道完全断裂者视病情而定,对伴休克、血肿、尿外渗者,简单行耻骨上膀胱造瘘,待病情稳定后3个月行尿道端端吻合。对无休克、出血及尿外渗较轻者,则可一期行尿道端端吻合术。

5.女性尿道挫伤若能插入导尿管则留置口径较粗的F20～F24尿管。对断裂者则力争一期吻合或会师。

(四)阴茎损伤

【分类】

阴茎位置隐蔽,易于移动,损伤比较少见,阴茎损伤时多数伴有尿道损伤。阴茎损伤按受伤机制可分为下列类型:阴茎挫伤、裂伤、切割伤、穿通伤、皮肤撕脱伤、绞轧伤等,严重损伤时可导致阴茎折断、脱位和离断。

【临床表现】

1.阴茎局部疼痛、淤血、包皮裂开、出血、皮下血肿,阴茎海绵体裂开大出血、皮肤撕脱等不同类型的损伤,合并尿道损伤时可有尿道滴血。

2.阴茎折断系阴茎勃起状态时暴力所致,折断时病人可闻及声响,迅速感觉局部组织破裂、剧痛,勃起阴茎随即萎软,形成皮下血肿,严重者可发生休克。

3.阴茎脱位是暴力致阴茎头部周围包皮环行裂开,阴茎脱离其周围覆盖的皮肤而被挤到阴囊根部、下腹部或大腿根部皮下,合并尿道损伤者可有尿外渗。

4.阴茎绞窄系性格乖僻或恶作剧,将金属环、线套扎在阴茎上,导致阴茎血液循环障碍,绞窄远端阴茎缺血、水肿,严重者发生远端坏死。

【诊断】

根据其外伤史,体格检查有局部疼痛、挫裂或撕脱伤、淤血、出血、皮下血肿等不难作出诊断。

【救治措施】

1.包皮损伤 以清创缝合为主,包皮缺损者可行皮瓣转移或中厚皮片植皮。

2.阴茎切割伤 行阴茎海绵体和包皮清创缝合术。

3.阴茎折断 尽早施行手术,清除血肿,彻底止血,缝合破裂的白膜。

4.阴茎离断 尽可能予以再植。两断面清创后,由尿道外口插入 F18 号导尿管,通过尿道的两断端送入膀胱,引流尿液并作为支架。间断端端缝合尿道海绵体、阴茎海绵体和皮肤,再应用显微外科技术间断端端缝合阴茎背动、静脉。

(五)阴囊及其内容物损伤

【临床表现】

1.阴囊损伤后阴囊肿胀、疼痛,表面皮肤有淤斑或破损、出血。

2.睾丸损伤时睾丸肿大、触痛,血肿较大时睾丸触诊不清。

3.附睾和精索损伤时附睾和精索肿胀,触痛明显。

4.睾丸扭转时睾丸疼痛剧烈,伴恶心、呕吐,睾丸位置抬高。

5.睾丸脱位时阴囊空虚,而在脱位睾丸处可扪及睾丸状包块并有触痛。

【诊断】

根据外伤史和临床表现及 B 超、CT 检查,即可对阴囊和其内容物的损伤作出明确的诊断。彩色双功 B 超对确定睾丸扭转具有重要价值。

【救治措施】

治疗原则为清创、抗感染、尽可能保留睾丸组织。

1.闭合性阴囊损伤卧床休息,抬高阴囊,局部冷敷止痛。

2.开放性阴囊损伤严格消毒清创,清除异物及失活组织,回纳内容物,应用抗生素预防感染。阴囊皮肤撕脱、缺损严重时,应用游离全层植皮重建阴囊。

3.睾丸破裂行一期清创术,清除坏死组织、止血、缝合睾丸白膜。若睾丸广泛损伤或血运已丧失不能不切除时,可将睾丸切片移植于腹直肌内。

4.睾丸扭转应及时手术探查,复位固定。如复位后睾丸色泽仍呈紫黑色,无成活可能,应予以切除。

5.睾丸脱位尽早手术复位,同时行睾丸固定术。

(何 辉)

第五节 烧伤

烧伤可由热水、蒸气、火焰、电流、激光、放射线、酸、碱等各种因子引起。通常所称的烧伤,是指单纯由高温所造成的热烧伤。广义的烧伤,还包括由激光、放射线、酸、碱等各种因子所引起者;其他因子所致的烧伤则冠以病因称之,如电烧伤、化学烧伤等。

【诊断】

烧伤的诊断主要是对烧伤严重程度的判断,它是进行烧伤治疗的重要依据。对烧伤严重程度进行正确判定的重要依据是烧伤面积、深度及并发症。

1.烧伤面积的估计　以烧伤区占体表面积的百分数表示,国内常用中国新九分法和手掌法,后者用于小面积烧伤。

(1)中国新九分法:新九分法是将人体各部分别定为若干个9%,成人各部位体表面积的估计:头颈(1×9)——头(6)颈(3);躯干(3×9)——前躯干(13)后躯干(13)会阴(1);双上肢(2×9)——双上臂(7)双前臂(6)双手(5);双下肢(5×9+1)——两臀(5)双大腿(21)双小腿(13)双足(7)。

小儿的躯干和双上肢的体表面积所占百分比与成人的相似。特点是头大下肢小,并随年龄的增大,其比例也不同,可按下列简易公式计算:

头颈部面积(%)=9+(12-年龄)

双下肢面积(%)=46-(12-年龄)

(2)手掌法:以伤者本人的一个手掌(指并拢)占体表面积的1%计算。

2.烧伤深度的估计　按损伤组织的层次,现较普遍采用三度四分法,即根据烧伤深度分为Ⅰ度、浅Ⅱ度、深Ⅱ度、Ⅲ度。

(1)Ⅰ度烧伤:病变最轻,仅伤及表皮,局部红肿,有疼痛和烧灼感,皮温稍增高,3~5天可好转痊愈,不留疤痕和色素沉着。在计算烧伤总面积时Ⅰ度烧伤不予计算。

(2)浅Ⅱ度烧伤:伤及真皮浅层,生发层仅部分损伤。渗出较多,水泡明显,破裂后渗液多,创底肿胀发红,有剧痛和感觉过敏,皮温增高。如无感染,约2周可愈合,不留疤痕,可有色素沉着。

(3)深Ⅱ度烧伤:伤及真皮深层,尚残留极少部分真皮和皮肤附件。水泡较少或较扁薄,感觉迟钝,皮温可降低,去皮后创面微湿,发白或红白相间,可见网状栓塞血管,水肿明显。由于有极少部分真皮和皮肤附件的残留,仍可再生上皮,如无感染,3~4周可自行愈合,因修复过程中有部分肉芽组织,故留有疤痕。

(4)Ⅲ度烧伤:伤及皮肤全层,甚至可深达皮下、肌肉、骨骼等。皮肤坏死,脱水后可形成焦痂。创面苍白、黄褐或焦黄,无水泡,无知觉,皮湿凉,触之如皮革。由于皮肤及其附件全部被毁,创面已无上皮再生的来源,自然愈合甚慢,需待焦痂脱落、肉芽组织生长而后形成疤痕或上皮自周围健康皮肤长入或通过植皮使创面愈合。

3.烧伤严重程度的分类

(1)轻度烧伤:总面积在9%以下的Ⅱ度烧伤。

(2)中度烧伤:总面积在10%~29%之间或Ⅲ度烧伤在9%以下。

(3)重度度烧伤:总面积在30%~49%之间,或Ⅲ度烧伤面积在10%~19%之间;或烧伤面积不足30%,但有下列情况之一者:①全身情况较重或已有休克;②复合伤;③中、重度吸入性损伤。

(4)特重烧伤:总面积在50%以上,或Ⅲ度烧伤面积在20%以上,或已有严重并发症。

【常见并发症】

烧伤病人病程较长,特别是严重烧伤在其整个病程中,都有可能发生各种并发症,尤以与休克或全身性感染同时发生者居多。

1.肺部并发症　肺部并发症是烧伤并发症的首位,大多数为肺部感染,其次为肺水肿、肺不张、肺梗死等。肺部感染的致病菌常与创面感染菌种相同,以支气管肺炎占大多数。在严重烧伤病人,时有 ARDS 发生,故可导致急性呼吸衰竭。

2.急性肾功能衰竭　引起急性肾功能衰竭的常见原因:①大面积烧伤休克期未及时输液或输液量不足,造成肾缺血,组织缺氧;②大量红细胞和肌肉破坏,产生的血红蛋白和肌红蛋白堵塞肾小管;③烧伤后发生感染,感染毒素、大量组织破坏产生的毒素均可损害肾脏;④某些化学物质,如酚、铝、甲醛等烧伤伴吸收中毒;⑤为控制感染,使用的对肾脏有毒的抗生素,如多黏菌素 B、氨基糖苷类等。

3.应激性溃疡　常称为 Curling 溃疡,其发生与休克、脓毒症和肾上腺皮质功能亢进等因素有关,病变部位以十二指肠、胃多见,亦可见于食管下端、小肠等处。

烧伤使皮肤对细菌的屏障作用发生缺陷,较重的病人还有白细胞功能和免疫功能的减弱。致病菌常为金黄色葡萄球菌、绿脓杆菌等。化脓性感染可出现在创面和焦痂下,还可能发展成为脓毒血症和脓毒性休克。此外,在广泛使用广谱抗生素后,尤其在全身衰弱的病人,还可继发真菌感染。

5.其他　心律失常和心功能不全、脑水肿、肝功能不全、化脓性血栓性静脉炎、电解质代谢异常等在烧伤病人中均可见到。烧伤病人如发生多器官功能衰竭(MOF),死亡率较高。

【救治措施】

(一)早期处理

烧伤的早期处理包括现场急救、急诊室和手术室的处理、病房的早期处理以及针对以后的治疗计划所采取的措施。

1.现场急救

(1)保护受伤部位:①首先是迅速脱离致伤原因,火焰烧伤后应速离开火区,尽快脱去着火衣服或就地滚动灭火;化学烧伤,无论酸、碱等化学物质,均应立即脱掉被浸湿衣服;②热烧伤、化学烧伤,伤后迅速用大量清水长时间冲洗,对化学性烧伤切忌为寻找中和剂而失去抢救的时间;③避免烧伤创面再受损伤,伤处的衣裤袜类应剪开取下,不可剥脱,创面在现场急救时可不予处理,不涂任何药物,用清洁的被单、衣服等覆盖创面或简单包扎。

(2)注意保持呼吸道通畅:特别是存有呼吸道烧伤者,必要时行气管切开或环甲膜穿刺。对有危及病人生命的合并伤,采取对症的急救处理。

(3)镇静止痛:安慰和鼓励病人,使其情绪稳定,必要时酌情使用止痛片、安定、杜冷丁等。

(4)转送:①由烧伤现场转送到医院。应在现场简单处理后争取时间,最好是在伤后 2h 内送到医院。转送途中头向后,足向前或尽可能横放,上下楼梯时头向下。②由条件相对差的医院转送到大医院。如有条件,以就地抢救治疗为原则,如定要转送,待休克期度过后再行转送为宜,切忌在休克高潮时转送;转送路程超过 th 者,应于转送前和转送途中静脉补给晶体液,防止休克,切忌单纯补给水分。如已发生休克,先补足血容量,待休克稳定后再行转送。转送途中要注意保持呼吸道通畅,如有呼吸道烧伤病人,必要时需行气管切开后,再行转送。

2.急诊室处理　烧伤病人送到急诊科后,首先了解受伤原因、经过和接触的时间以及经过何种治疗处理,其次判断烧伤面积、深度、有无合并症。一般情况下,成人烧伤面积在 10% 以下,小儿烧伤面积在 5% 以下的浅Ⅱ度烧伤,在急救处理后,可不收住入院。

急救措施:

(1)清洗、包扎创面。

(2)口服、肌内注射或静脉给予抗生素抗感染治疗。

(3)常规注射破伤风抗毒素。

(4)给予一些烧伤创面外用药并嘱病人门诊随诊。

3.手术室清创处理　对于需住院治疗的病人,常规送至手术室进行清创处理,但须在无休克表现的情况下,如有休克表现者,须在急诊室进行补液抗休克治疗,待病情稳定后再送手术室。

(1)入院标准:①凡有深Ⅱ度和Ⅲ度烧伤需要植皮者;②成人烧伤总面积在 10% 以上,小儿烧伤总面积在 5% 以上者;③特殊部位烧伤,包括头面部、手部及会阴部烧伤等;④烧伤有合并伤者,如合并脑外伤、骨折、内脏损伤、呼吸道烧伤等;⑤特殊原因烧伤,如电击伤、化学性烧伤合并中毒或误服者。

(2)手术室清创:①去除衣裤等,大量清水或无菌水冲洗。一些特殊物质烧伤,尚需采用特殊清洗,如柏油烧伤,用松节油去除柏油。②0.1%新洁尔灭或洗必泰溶液或0.5%碘伏溶液消毒创面,创面较大的水泡,应予剪破,水泡皮予以保留。③根据创面的部位、深度,采用包扎和暴露方法。包扎方法是先用凡士林油纱或药纱置于最内层,再加厚2~3cm的吸湿性平纱或棉垫,外用绷带包扎。暴露方法一般用于一些难以包扎的部位,如头面、颈、会阴、臀部等或一些深Ⅱ度以上创面,需保痂行切、削痂植皮处理的。对浅Ⅱ度创面,采用暴露方法,可对创面用一些烧伤外用药;对深Ⅱ度、Ⅲ度创面需保痂处理,可对创面用磺胺嘧啶银糊剂或碘酊。④对大面积烧伤,在清创前,开放静脉通道,在清创的同时行抗休克治疗;对疑有或确有呼吸道烧伤者,应保持呼吸道通畅,必要时行气管切开。对疼痛较重者,清创前先注射镇痛剂。

(二)监护与治疗措施

1.治疗原则

(1)保护烧伤区,防治和清除外源性污染。

(2)防治低血容量休克。

(3)防治局部和全身感染。

(4)用手术和非手术方法促使创面愈合,尽量减少疤痕增生所造成的功能障碍和畸形。

(5)防治器官的并发症。

2.防治低血容量性休克　小面积烧伤病人,可饮水补液,中、大面积烧伤,特别是大面积烧伤需通过静脉补液防治低血容量性休克。

(1)补液方案。

根据Ⅱ、Ⅲ度烧伤面积计算每1%面积、每千克体重补液量(为额外丢失):第一个24h成人1.5ml;儿童1.8ml;婴儿2.0ml。

第一个24h基础需水量(5%~10%葡萄糖液):成人2000~2500ml;儿童60~80ml/kg;婴儿100ml/kg。

补液顺序:部分晶体液部分胶体液部分水量部分晶体液—部分胶体液……如此循环。

按公式计算出补液总量(包括额外丢失),根据伤情,晶胶比例为2:1或1:1。晶体液首选平衡盐,其次选用等渗盐水等。胶体液首选血浆,其次可选用右旋糖酐、羟乙基淀粉等。全血因含红细胞,在烧伤后血浓缩时不宜应用,但深度烧伤损害大量红细胞时也可应用。

由于烧伤后8h内渗出迅速使血容量减少,故第一个24h补液总量的1/2应在前8h内补入。以后16h内补入其余的1/2量。输液种类开始时选晶体液,利于改善微循环;继以一定量的胶体液和5%~10%葡萄糖液。然后重复这种顺序。

大面积烧伤或休克较深者,加输碳酸氢钠溶液以纠正酸中毒、碱化尿液。

伤后第二个24h的补液总量(包括额外丢失)为第一个24h实际补入量的1/2,基础需要量不变。

(2)补液的监测。

神志:神志清楚、合作安静为循环良好的表现。烦躁不安,多为血容量不足、脑缺氧所致,应加快补液。

尿量:是较可靠的监测指标,每小时尿量与每小时补液量相关,一般要求成人维持30~50ml/h,低于30ml应加快补液,高于50ml应减慢。有血红蛋白尿者,尿量要求偏多。小儿维持尿量在1ml/(kg.h)。尿量减少,应考虑补液不足;如果加快补液,循环状态好转但仍少尿时,可以使用利尿剂。

心率与血压:成人心率120次/min以下,儿童140次/min以下。成人要求维持收缩压90mmHg以上,脉压差20mmHg以上,脉压差的变化较收缩压早且可靠。

末梢循环:肤色红润,肢体温暖,肢体浅静脉和甲下毛细血管充盈良好,表示补液正常。反之,则表示补液量不足。

呼吸:如呼吸增快,往往系缺氧、代谢性酸中毒或急性肺功能不全所致,及时调整补液量并予以相应处理。

口渴:如有烦渴,应加快补液。

中心静脉压:正常值为 $5\sim10\text{cmH}_2\text{O}$。若中心静脉压低、血压低、尿量少,表明回心血量不足,应加快补液。

3.防治全身性感染　全身性感染是烧伤病程中常见的并发症,也是当前大面积烧伤死亡的主要原因。感染源主要来自创面,亦可来自消化道、呼吸道和曾经插管的静脉。致病菌有需氧菌、厌氧菌和真菌。

全身性感染,主要指烧伤败血症和烧伤创面脓毒症。当病人抵抗力明显下降时,细菌侵入血液循环,并迅速生长繁殖,产生毒素,引起一系列临床症状,血培养常阳性者称为烧伤败血症。创面严重感染时,细菌大量繁殖,侵入烧伤创面深部和邻近健康组织,全身症状明显,血培养多阴性,痂下组织细菌计数可达 105 个/g 称为烧伤脓毒血症。

(1)感染征象。主要表现:①体温超过 39℃,甚至 40℃ 以上,或低于 36.5℃;②呼吸加快,甚至呼吸困难;③烦躁不安,反应淡漠、瞌睡或兴奋,多语,可出现错觉、幻觉等精神症状;④腹胀、食欲减退等胃肠道症状;⑤创面凹陷,肉芽色,暗无光泽,创面潮湿,坏死组织增多,创面或健康组织处出现出血斑点等;⑥白细胞计数过高或过低。

(2)治疗。防治措施:①认真处理创面:定期有效地换药,如有条件,尽快消除创面;②积极防治休克:消除与杜绝感染源;烧伤重症病房,实行无菌隔离制度,补充足够营养和维持水、电解质、酸碱平衡;加强支持疗法;③免疫治疗:自动免疫的方法,如注射金黄色葡萄球菌、绿脓杆菌菌苗等,由于免疫反应大,且注射后需 5～7 天才起有效作用,临床未能广泛应用。被动免疫疗法,高价免疫球蛋白、抗绿脓杆菌免疫人血浆等,均有一定疗效,但应用要早,剂量要大;④抗生素的合理应用:烧伤病人病程长,一般全身使用抗生素的时机为渗出和回吸收阶段;溶痂阶段;手术前后;全身性感染或并发其他感染疾患时。

全身性使用抗生素应掌握用药时机,根据病人的不同临床表现和药敏试验,及时、足量、具有针对性的使用或联合使用。长期使用抗生素要注意其副作用、菌群失调和真菌感染。

4.支持治疗　烧伤 10 机体消耗增加,与烧伤面积、深度、感染等的程度相一致。大面积烧伤每日需热量可达 10.46～20.92kj(2.5～5.0kcal),蛋白质消耗在 100g 以上,因而必须补充,以减少身体本身的消耗,防止发生贫血和低蛋白血症,增加机体抵抗力。

营养补充 50% 口服,重症病人可采用静脉输注。碳水化合物、蛋白质和脂肪占总热量的比例最好是 50%.20% 和 30%;注意维生素和微量元素的补充。对大面积烧伤,可间断或小量多次输注全血、血浆、人体白蛋白、复方氨基酸、脂肪乳剂等。

5.维持水与电解质平衡　大面积烧伤,机体代谢紊乱,特别是在烧伤早期、体液渗出和回吸收阶段,可出现各种水与电解质失衡,常见的有脱水、低钾血症、代谢性酸中毒等。

6.器官并发症的治疗　防治烧伤后器官并发症的基本方法是及时纠正低血容量,迅速逆转休克,以及预防和减轻感染。注意对肝、肾、肺等脏器的功能监测,发现异常,采取相应的治疗措施。

7.创面处理　Ⅰ度烧伤属红斑性炎症反应,无需特殊处理,能自行消退。如烧灼感重,可涂薄层牙膏或面霜减痛。

小面积浅Ⅱ度烧伤清创后,如水疱皮完整,应予以保护,只需抽去水疱液,消毒包扎,水疱皮保留以保护创面、减轻疼痛,加速创面愈合。如水疱皮已撕脱,可以无菌敷料包扎。感染创面应勤换敷料,清除脓性分泌物,保持创面清洁。

正确选择外用抗菌药物,如1%磺胺嘧啶银霜剂、碘伏等。外用抗菌药物只能一定程度抑制细菌生长。近年多采用积极的手术治疗,包括早期切痂(切除深度烧伤组织达深筋膜平面)或削痂(削除坏死组织至健康平面),并给予皮肤移植。早期外科手术能减少全身性感染发生率,提高大面积烧伤的治愈率,并能缩短病程。

大面积深度烧伤病人需要皮肤移植的创面大,如遇自体皮供应不足,可分期分批进行。

【电烧伤与化学烧伤】

(一)电烧伤

1.临床表现

(1)全身性损害。轻着有恶心、心悸、头晕或短暂的意识障碍;重者昏迷,呼吸、心搏骤停,如及时抢救多可恢复。

(2)局部损害。烧伤处皮肤炭化,形成裂口或洞穴,常深达肌肉、肌腱、骨周;深部组织夹心坏死,无明显的坏死层面;局部渗出一般较烧伤重,包括筋膜腔内水肿;由于邻近血管的损害,经常出现进行性坏死,伤后坏死范围可扩大数倍。

2.救治措施

(1)现场急救。立即切断电源,或用不导电的物体拨离电源;呼吸心搏骤停者,立即进行心肺复苏。

(2)补液。补液量不能根据其表面烧伤面积计算,对深部组织损伤应充分估计。早期补液量应高于一般烧伤;补充碳酸氢钠溶液以碱化尿液;可用甘露醇利尿。

(3)清创时特别注意切开减张,包括筋膜切开减压。尽早作彻底的探查,切除坏死组织。当组织缺损多,肌腱、神经、血管、骨骼已暴露者,在彻底清创后,用皮瓣修复。对坏死范围难以确定,可以异体皮或异种皮暂时覆盖,2~3天后,再行探查,继续清创,创造条件植皮。

(4)早期全身应用较大剂量的抗生素。特别注意厌氧菌感染,局部暴露,过氧化氢溶液冲洗、湿敷。

(二)化学烧伤

化学烧伤的特点是某些化学物质在接触人体后,除立即损伤外,还可继续侵入或被吸收,导致进行性局部损害或全身性中毒。损害程度除与化学性质有关外,还取决于剂量、浓度和接触时间的长短。处理时应了解致伤物质的性质。

1.一般处理原则　立即脱掉被化学物质浸渍的衣物,连续大量清水冲洗,时间应较长。特别注意眼部与五官的冲洗,因损伤后可因此致盲或导致其他后果。急救时使用中和剂等并非上策,除耽误时间外,还可因匆忙中选择不当或中和反应中产热而加重损害。早期输液量可稍多,加用利尿剂以排出毒性物质。深度烧伤应及早切除坏死组织并植皮。已明确为化学毒物致伤者,选用相应的解毒剂。

2.酸烧伤　较常见的酸烧伤为强酸(硫酸、硝酸、盐酸),共同特点是使组织蛋白凝固而坏死,能使组织脱水;不形成水泡,一般不向深部侵蚀,但脱痂时间延缓。急救时用大量清水冲洗伤处,随后按一般烧伤处理。

此外,有些腐蚀性酸烧伤,如石炭酸,其脱水作用虽不如上述强酸,但可被吸收进入血循环而损害肾。石炭酸不易溶解于水,清水冲洗后可用70%酒精清洗。又如氢氟酸,其穿透性很强,能溶解脂质,继续向周围和深处侵入,扩大与加深的损害作用明显。急救措施仍为大量清水冲洗,随后用5%~10%葡萄糖酸钙(0.5ml/cm²)溶液加入1%普鲁卡因创周浸润注射,使残存的氢氟酸化合成氟化钙,停止其继续扩散与侵入。

3.碱烧伤　强碱如氢氧化钠、氢氧化钾等也可使组织脱水,但与组织蛋白结合成复合物后,能皂化脂肪组织。皂化时可产生热,继续损伤组织,碱离子能向深处穿透。疼痛剧烈,创面可扩大、加深、愈合慢。急救时大量清水冲洗,冲洗时间更应延长。深度碱烧伤适合早期切痂与植皮。碱烧伤中的生石灰(氢氧化钠)和电石($C2Ca$)的烧伤必须在清水冲洗前除去伤处的颗粒或粉末,以免加水后产热。

4.磷烧伤　磷与空气接触达到一定温度后可自燃,在暗环境中可看到蓝绿色火焰。磷氧化后产生的$P2O_2$有脱水夺氧作用。磷是细胞浆毒物,吸收后能引起肝、肾、心、肺等脏器损害。急救时应将伤处浸入水中,以隔绝氧气,切忌暴露在空气中,以免继续燃烧。应在水下移除磷粒,用1％硫酸铜溶液涂布,可形成无毒性的磷化铜,便于移除。必须控制硫酸铜的浓度不超过1％,如浓度过高可致铜中毒。忌用油质敷料,因磷易溶于油脂,而更易吸收。适用3％～5％碳酸氢钠溶液湿敷包扎。深度创面尽早切除与植皮。磷烧伤应特别注意的是全身中毒问题。

(何　辉)

第十九章 淹溺、电击伤、环境因素所致危重病

第一节 淹溺

淹溺又称溺水,是指人淹没于水中,水和水中的污泥、杂草等堵塞呼吸道或因反射性喉、气管、支气管痉挛引起通气障碍而窒息。水大量进入血液循环中可引起血浆渗透压改变、电解质紊乱和组织损伤,若救治不及时,可造成呼吸和心搏骤停而死亡。

【发病机制】

溺水后,因惊慌、恐惧或骤然寒冷等强烈刺激,人体本能地屏气,以避免水进入呼吸道。不久,因缺氧不能继续屏气,水随着吸气而大量进入呼吸道和肺泡,阻滞了气体交换,引起严重缺氧、二氧化碳潴留及代谢性酸中毒。淹溺可分为湿性淹溺和干性淹溺两类:①湿性淹溺:喉部肌肉松弛,吸入大量水分充塞呼吸道和肺泡而发生窒息。水大量进入呼吸道数秒钟后神志丧失,发生呼吸停止和心室颤动。湿性淹溺约占淹溺者的90%。②干性淹溺:喉痉挛导致窒息,呼吸道和肺泡很少或无水吸入,约占淹溺者的10%。由于淹溺时水的成分及水温不同,引起的损害也有所不同。

1.淡水淹溺 吸入呼吸道的水属低渗,迅速通过肺泡壁毛细血管进入血循环。肺泡壁上皮细胞受到损害,肺泡表面活性物质减少,引起肺泡塌陷,进一步阻碍气体交换,造成全身严重缺氧。淡水进入血液循环,稀释血液,引起低钠、低氯殁低蛋白血症。红细胞在低渗血浆中破坏而发生血管内溶血,引起高钾血症甚至心搏骤停。

2.海水淹溺 海水含3.5%氯化钠、大量钙盐和镁盐。海水对呼吸道和肺泡有化学性刺激作用,肺泡上皮细胞和毛细血管内皮细胞受海水损伤后,大量蛋白质及水分向肺泡腔和肺泡间质渗出,引起肺水肿。高钙血症可引起心动过缓和各种传导阻滞,甚至心搏骤停;高镁血症可抑制中枢神经和周围神经功能,使横纹肌收缩力减弱、血管扩张、血压降低。

3.冷水淹溺 在冷水中,体温迅速降低,体内中心温度下降至30~34℃时,可使神志丧失,加重误吸窒息,还可诱发严重心律失常。然而,人体沉溺在冷水中,由于潜水反射使得心搏减慢,外周血管收缩,这样可使更多的动脉血供应心脏和大脑;同时低温时组织氧耗减少,延长了溺水者的可能生存时间,因此即使沉溺长达1h也应积极抢救。

【临床表现】

病人神志不清,皮肤黏膜苍白和发绀,面部浮肿,双眼结膜充血,四肢厥冷,血压下降或测不到,呼吸、心搏微弱甚至停止,口鼻充满泡沫状液体或污泥、杂草,腹部,可因胃扩张而隆起,有的甚至合并颅脑及四肢损伤。在复苏过程中可出现各种心律失常,甚至心室颤动、心力衰竭和肺水肿。经心肺复苏后,常呛咳、呼吸急促,两肺布满湿性罗音,重者可出现脑水肿、肺部感染、ARDS、溶血性贫血、急性肾功能衰竭或弥散

性血管内凝血等各种并发症。如淹溺在非常冷的水中,病人可发生低温综合征。

【实验室检查】

血气分析显示低氧血症、高碳酸血症和呼吸性酸中毒,可合并代谢性酸中毒。淡水淹溺,出现低钠、低氧血症,溶血时可发生高钾血症,尿中游离血红蛋白阳性。海水淹溺,血钠、血氯轻度增高,并可伴血钙、血镁增高。肺部 X 线片显示肺门阴影扩大和加深,肺间质纹理增粗,肺野中有大小不等的絮状渗出物或炎症改变,或有两肺弥漫性肺水肿的表现。

【诊断】

根据水淹病史和临床表现,一般不难诊断。

根据淹溺时间的长短、吸入液体的多少以及临床表现分为轻、中、重度。轻度淹溺者神志清醒,仅有血压升高、心率增快等;中度淹溺者为溺水 $1\sim2min$ 后,可出现神志模糊,呼吸浅慢,不规则,血压下降,心率减慢,反射减弱;重度淹溺者为溺水 $3\sim4min$ 后,面部肿胀,青紫,双眼充血,口、鼻、气管内充满血性泡沫,肢体冰冷,烦躁不安伴抽搐,两肺有弥漫性湿性罗音,心音弱或心律不齐。

【紧急救护】

1.现场急救

(1)水中急救。①自救:不会游泳者,采取仰面体位,头顶向后,口鼻向上露出水面,保持冷静,设法呼吸,等待他救。会游泳者,当腓肠肌痉挛时,将痉挛下肢的足拇趾用力往上方拉,使足拇趾翘起,持续用力,直至剧痛消失;若手腕肌肉痉挛,自己将手指上下屈伸,并采取仰卧位,用两足划游。②他救:救护者应从其背后接近,用一只手从背后抱住淹溺者头颈,另一只手抓住淹溺者手臂,游向岸边,一定防止被淹溺者紧紧抱住。

(2)地面急救。①畅通呼吸道:立即清除淹溺者口、鼻中的杂草、污泥,保持呼吸道通畅。随后将病人腹部置于抢救者屈膝的大腿上,头部向下,按压背部迫使呼吸道和胃内的水倒出,也可将淹溺者面朝下扛在抢救者肩上,上下抖动而排水。但不可因倒水时间过长而延误心肺复苏。②心肺复苏:对呼吸、心搏停止者应迅速进行心肺复苏,即尽快予以口对口人工呼吸和胸外心脏按压。口对口吹气量要大。有条件时及时予以心脏电击除颤,并尽早行气管插管,吸入高浓度氧。在病人转运过程中,不应停止心肺复苏。

2.急救室救护

(1)继续心肺复苏:入院初重点在心肺监护,通过气管插管、高浓度供氧及辅助呼吸等一系列措施来维持适当的动脉血氧和酸碱平衡。间断正压呼吸或呼吸末正压呼吸,以使肺不张肺泡再扩张,改善供氧和气体交换。积极处理心律失常、心力衰竭、休克和急性肺水肿。

(2)防治脑水肿:及时选用脱水剂、利尿剂,激素早期应用对防治肺水肿、脑水肿等亦有益处,有条件可行高压氧治疗。

(3)维持水和电解质平衡:淡水淹溺时适当限制入水量,可积极补 $2\%\sim3\%$ 氯化钠溶液;海水淹溺时不宜过分限制液体补充,可予补 5% 葡萄糖液。静脉滴注碳酸氢钠溶液以纠正代谢性酸中毒,溶血明显时宜适量输血以增加血液携氧能力。

(4)其他并发症处理:及时防治肺部感染,体温过低者及时采用体外或体内复温措施,合并颅外伤及四肢伤者亦应及时处理,尤其要提高对 ARDS、急性肾功能衰竭、弥散性血管内凝血等并发症出现的警惕性。

(简 宇)

第二节　电击伤

电击伤俗称触电,是指电流与病人直接接触进入人体,或在高电压、超高电压的电场下,电流击穿空气或其他介质进入人体而引起全身或局部的组织器官损伤和功能障碍,甚至发生心搏和呼吸骤停。

【临床表现】

1.全身表现

(1)轻型:出现头晕、心悸、皮肤脸色苍白、口唇发绀、惊恐、四肢无力、接触部位肌肉抽搐、疼痛.呼吸及心搏加快,敏感者可出现晕厥、短暂意识丧失,一般都能恢复。连续听诊3～5min可听到期前收缩。

(2)重型:出现持续抽搐甚至导致肢体骨折、休克或昏迷。低电压电流可引起室颤,开始尚有呼吸,继而发生呼吸停止,检查既无心搏、也无呼吸,病人进入"假死"状态。高电压电流引起呼吸中枢麻痹,病人昏迷,呼吸停止,但心搏存在,血压下降,皮肤发紫,若不及时抢救.10min内即可死亡。若系被高电压、强电流电击,呼吸循环中枢同时受累,大多会立刻死亡。

2.局部表现

(1)低电压所致的烧伤:常见于电流进入点与流出点,伤面小,直径0.5～2cm,呈椭圆形或圆形,焦黄或灰白色,干燥,边缘整齐,与健康皮肤分界清楚。一般不损伤内脏,致残率低。

(2)高电压所致的烧伤:常有一处进口和多处出口,伤面不大,但可深达肌肉、神经、血管,甚至骨骼,有"口小底大,外浅内深"的特征。随着病情发展,可在一周或数周后出现坏死、感染、出血等;血管内膜受损,可有血栓形成,继发组织坏死、出血,甚至肢体广泛坏死,后果严重,致残率高达35%～60%。

3.并发症　电击伤可引起短期精神异常、心律失常、肢体瘫痪、继发性出血或血供障碍、局部组织坏死继发感染、高钾血症、酸中毒、急性肾功能衰竭、周围神经病、永久性失明或耳聋、内脏破裂或穿孔等。

【实验室检查】

早期可出现肌酸磷酸激酶及其同工酶、乳酸脱氢酶、丙氨酸转氨酶的活性增高,尿液红褐色为肌红蛋白尿。心电图检查常表现为心室颤动,传导阻滞或房性、室性期前收缩。

【紧急救护】

1.脱离电源　立即切断电源或用木棒、竹竿等绝缘物使病人脱离电源。

2.现场急救　当电击伤者脱离电源后,如果呼吸不规则或停止、脉搏摸不到,应立即进行心肺复苏,即日对口人工呼吸和胸外心脏按压。

3.急救室救护

(1)心肺脑复苏:对心脏停搏或呼吸停止者继续进行胸外心脏按压,尽早尽快建立人工气道和人工呼吸,已发生心室颤动者可先用肾上腺素静脉注射,使细颤转为粗颤,再用电除颤,有利于恢复窦性节律。如病人尚未发生心室颤动,则忌用肾上腺素和异丙肾上腺素,以免诱发室颤。头部置放冰袋,静脉注射盐酸纳洛酮利于脑复苏。

(2)抗休克:对有休克者,在常规抗休克治疗的同时,注意检查是否合并有内脏损伤或骨折,如发现有内出血或骨折者,应立即予以适当处理。

(3)控制感染:对有较大烧伤创面病人,应注意创面保护,彻底清除坏死组织,防止污染和进一步损伤。使用抗生素,预防和控制电击伤损害深部组织后所造成的厌氧菌感染,破伤风抗毒素皮试阴性者肌内注射1500U。

（4）筋膜松解术和截肢：高压电击伤后，深部组织灼伤，大量液体渗出，大块软组织水肿、坏死和小营养血管内血栓形成，可使其远端肢体发生缺血性坏死。应按实际情况及时进行筋膜松解术以减轻周围组织的压力，改善远端血液循环，挽救部分受压但未坏死的肌肉和神经。对需要截肢者，必须掌握手术指证。高压电击伤病人，有45%～60%最终需要截肢。

（5）对症处理：纠正水、电解质和酸碱失衡，防治脑水肿、急性肾功能衰竭、应激性溃疡等。

（6）轻型电击伤的处理：一般卧床休息数日即能恢复，但少数病人可出现迟发性"假死"状态，故应严密观察，必要时对症支持治疗。

（简　宇）

第三节　中暑

中暑是指高温环境中发生体温调节中枢功能障碍、汗腺功能衰竭和水电解质丢失过量为主要表现的急性热损伤性疾病，分为热痉挛、热衰竭、热（日）射病三种类型。随着人们的物质、文化水平的提高及工作环境的改善，职业中暑已明显减少，但是，人群普遍面临着机体热耐受能力的下降，常导致局部地区夏季高温期间发生批量的居民（生活）中暑病例，尤多见于老年人。

【临床表现】

1.前驱症状　高温环境中，出现大量出汗、口渴、头昏、耳鸣、胸闷、心悸、恶心、全身疲乏、注意力不集中等症状，体温正常或略有升高，此时尚能坚持正常工作和生活。

2.典型症状

（1）热痉挛：主要表现有严重的肌痉挛伴有收缩痛，故称热痉挛。肌痉挛以四肢及腹部等肌肉为多见。痉挛呈对称性，时发时愈，轻者不影响工作，重者疼痛剧烈，体温多正常。热痉挛常发生于炎热季节刚开始、对热尚未适应前，因此时汗液中所含氯化钠量与热适应后相比偏高。

（2）热衰竭：常发生在老年人及未能热适应者，起病较急，先有眩晕、头痛、突然昏倒，平卧并离开高温场所即清醒。病人面色苍白，皮肤出冷汗，脉弱或缓，血压偏低但脉压正常。如持续时间长而未及时处理，病人有口渴、虚弱、烦躁及判断力不佳，甚至有手脚抽搐、肌肉共济失调或呈软弱无力，头痛、恶心、呕吐、腹泻及肌肉痛性痉挛。体温可轻度升高，无明显中枢神经系统损害表现。

（3）热射病：典型的临床表现为高热、无汗和意识障碍。中暑高热病人常在高温环境下工作数小时后发生，老人、体弱者和有慢性疾病病人常在夏季气温持续高温数天后发生。前驱症状有全身软弱、乏力、头晕、头痛、恶心、出汗减少。继而体温迅速升高，达41℃以上，出现嗜睡、淡忘和昏迷；皮肤干热，无汗，呈现潮红或苍白，周围循环衰竭时出现发绀。脉搏加快，脉压增宽，休克时血压下降，可有心律失常。呼吸快而浅，后期呈潮式呼吸，四肢和全身肌肉可有抽搐，瞳孔缩小、后期散大、对光反射迟钝或消失。严重者出现休克、心力衰竭、心律失常、肺水肿、脑水肿、肝肾功能衰竭、ARDS、消化道出血及DIC。

头部直接受太阳辐射，病人初感头痛、头晕、眼花、耳鸣、恶心，继而头痛剧烈、呕吐、淡忘、昏迷，头部温度常较体温高，此称日射病，属热射病的特殊类型。

临床上根据病人发病前是否有过过度体力活动而将热射病又分为劳累型热射病和非劳累型热射病，见表19-3-1。

表 19-3-1 劳累型与非劳累型热射病的区别

临床特征	劳累型热射病	非劳累型热射病
发病年龄	年轻	年老
是否流行发生	个别发生	流行发生
体温过高	较高	极高
有无中暑易患疾病	少见	常有
流行气候	不一定	持续热浪
出汗情况	可以有汗	常无汗
酸碱失调	代谢性酸中毒	呼吸性碱中毒
横纹肌溶解	多见	少见
弥散性血管内凝血	显著	轻度
急性肾功能衰竭	常见	少见
高尿酸血症	显著	轻度
酶升高水平	显著升高	轻度升高

【实验室检查】

热痉挛常见实验室检查异常为血钠、血氯降低,尿肌酸增高。热衰竭实验室检查有血细胞比容增高、低钠、低钾、轻度氮质血症或肝功能异常。热射病实验室检查可发现高钾、高钙、血液浓缩,白细胞增多,血小板减少,肌酐、尿素氮、天门冬氨酸氨基转移酶(AST)、丙氨酸氨基转移酶(ALT)、乳酸脱氢酶(LDH)、肌酸磷酸激酶(CPK)增高,蛋白尿、管型尿及肌红蛋白尿,酸中毒;心电图可呈现各种心律失常和 S-T 段压低、T 波改变等不同程度的心肌损害。

【诊断和鉴别诊断】

凡有高温接触史,大量出汗,伴有肌痉挛及体位性晕厥、短暂性血压下降者,结合实验室检查,不难诊断热痉挛或热衰竭;热痉挛伴腹痛应与各种急腹症鉴别,热衰竭应与消化道出血或宫外孕、低血糖等鉴别。过高热、干热皮肤和严重的中枢神经系统症状被认为是热射病的三大特征,再加上在高温环境中突然发病,有散热机制障碍或热负荷增加等诱因,一般不难确诊;鉴别诊断主要与其他引起高热伴有昏迷的疾病相区别,如脑型疟疾、乙型脑炎、脑膜炎、急性脑卒中、有机磷农药中毒、肝昏迷、尿毒症昏迷、糖尿病酮症酸中毒昏迷、中毒性肺炎、中毒性菌痢、抗胆碱能药物中毒、产褥热及其他急性感染等。

【紧急救护】

1.现场初步救治 出现中暑前驱症状时,应立即撤离高温环境,在阴凉处安静休息并补充清凉含盐饮料,即可恢复。

热痉挛和热衰竭的治疗相似,及时将病人抬到阴凉处或有空调供冷的房间平卧休息,解松或脱去衣服,降温时不要引起寒颤,以病人感到凉爽舒适为宜。口服凉盐水及其他清凉饮料,有循环衰竭者由静脉补给生理盐水并加葡萄糖液或氯化钾液。肌肉的痛性痉挛不需按摩,否则会使疼痛加剧,除了尽快补充钠、氯离子的缺失外,尚需注意适当补充其他电解质如钙、镁等。一般经治疗数小时内可恢复。热射病病人病情重、并发症多、预后差、死亡率高,故更需积极抢救。

2.降温治疗 降温是治疗的根本,必须争取时间尽快降温。

(1)环境降温。抢救现场必须通风阴凉,应及时将病人搬入室温低于20℃的空调间内或在室内放置冰块、井水等。

(2)体表降温。蒸发降温是一种简单易行的办法,用井水、自来水或温水浸透的毛巾擦拭全身,不断摩擦四肢及躯干皮肤以保持皮肤血管扩张而促进散热,同时配合电扇吹风。头部、颈两侧、腋窝及腹股沟等大动脉处可置冰袋。病人如有寒颤则必须用药物控制,防止产热增加及乳酸堆积。循环功能无明显障碍者还可做冷水浴,即将病人浸入冷水中,保持头部露出水面。

(3)体内中心降温。可用4～10℃5％葡萄糖盐水1000～2000ml静脉滴注,或用4～10℃10％葡萄糖盐水1000ml灌肠,也可采用胃管内灌注冷生理盐水降温。条件许可时可用冷生理盐水腹膜内灌洗降温或自体血液体外冷却后回输体内降温。

(4)药物降温。应用氯丙嗪25～50mg,加入250～500ml液体内,静滴1～2h,同时严密监测血压,一般在2～3h内降温。如滴完后仍然未有体温下降趋势,可用等剂量重复一次。氯丙嗪可能有抑制体温调节中枢、扩张外周血管、肌肉松弛及减低代谢等作用。纳洛酮0.8～1.2mg,0.5～1h重复应用一次,有明显的降温、促醒、升压等效果。

无论何种降温方法,只要待体温降至38℃(肛温)左右即可考虑停止降温,但又不让体温再度回升。降温时,血压应维持收缩压在90mmHg以上。要密切注视心电监测,观察有无心律失常出现,必要时宜及时处理。

3.对症处理

(1)维持呼吸功能:保持呼吸道通畅,充分供氧,缺氧严重时可予以面罩吸氧。昏迷者应行气管内插管,必要时人工机械通气。

(2)维持循环功能:心力衰竭者应考虑快速洋地黄化,低血压或休克时静脉滴注复方氯化钠溶液恢复血容量,提升血压。热退前一般不宜用缩血管药物。如补充血容量后,血压仍不升者则提示有心肌或毛细血管损害,可静滴多巴胺或多巴酚丁胺。及时处理各种严重心律失常。

(3)防治脑水肿:除降温外应迅速降低颅内压,静滴20％甘露醇、糖皮质激素、人体白蛋白和静注呋塞米,抽搐时使用氯丙嗪或地西泮。

(4)防治肾脏损害:少尿、无尿时经补液、应用呋塞米无效者,如中心静脉压不超过$20cmH_2O$时可用甘露醇。一旦确认急性肾功能衰竭,应尽早进行腹膜或血液透析。应按常规检查尿肌红蛋白,早期应用甘露醇可预防。

(5)防治肝功能损害:除降温外给予保肝药物、早期应用糖皮质激素、极化液(GIK)等。

(6)防治弥散性血管内凝血:除应用小剂量肝素外,补充鲜血(内含抗凝血酶Ⅲ)、血浆、血浆凝血酶原复合物(PPSB)、纤维蛋白原和浓缩血小板。

(7)维持水、电解质及酸碱平衡:对于单纯的热痉挛、热衰竭则尽快补充液体和盐分。重症中暑多数有高渗性脱水,可静滴5％葡萄糖盐液或复方氯化钠溶液。严重酸中毒时可用于5％碳酸氢钠溶液,高钾血症时可用5％葡萄糖液60～100ml加正规胰岛素8U静脉注射,每小时1次,并静脉注射10％葡萄糖酸钙溶液,必要时可用人工肾透析。

(8)加强护理:昏迷病人容易发生肺部感染和褥疮,须加强护理;提供必需的热量和营养物,如适当补充B族维生素、维生素C及钙等。

4.防治多器官功能衰竭 对中暑病人生命体征进行严密监测。防止重度中暑多器官功能衰竭的首要目标是切断过高热引起的恶性循环,必须尽早降低中心体温,降低代谢,较早治疗各种严重并发症,包括休克、颅压升高、循环及呼吸衰竭,以及水、电解质和酸碱失衡等。年轻人中暑并发多器官功能衰竭时累及脏器的顺序,往往先是弥散性血管内凝血、肝功能衰竭、肾功能衰竭等;老年人则是中枢神经损伤、循环功能衰竭、呼吸功能衰竭等。

【预防】

1.中暑高危人群的预防保护

(1)老年人:老年人中特别有心血管疾病等易患中暑者,在夏季应减少外出活动,衣服薄而宽大,经常淋浴或冷水盆浴,避免利尿剂的过度使用,特别提出的是阿托品和其他抗胆碱药物应用时要慎重,防止过度抑制出汗。

(2)孕产妇:可采取在高温期间尽量向每位孕产妇进行一次防暑知识教育,彻底破除不通风、不洗脸、不刷牙等陋习。一旦孕产妇出现中暑的前驱症状,如四肢乏力、口渴、头昏、胸闷、大汗、恶心等,应即将其放在阴凉通风处,凉水擦身,然后急送医院救治。

(3)室外作业、剧烈运动者:要适当调整作业时间,要有遮阳设备,补充足量水、盐,尤其要避免由空调环境快速进入高温环境,以防发生意外。

2.夏季坚持耐热锻炼,提高热耐力　就目前研究水平而言,获得热耐受能力的最佳方法是努力开展耐热锻炼,即在逐渐升高的气温条件下进行体育锻炼,以达到逐渐适应高温环境的目的,尤其对那些长期生活在恒温条件下的人们,应该有意识地安排耐热锻炼,提高机体热应激能力,有效地防止或减轻热浪袭击时机体所遭受的损害。

3.发布中暑气象条件指数预报　当日平均气温连续3天超过30℃、空气相对湿度超过73%时,必然会出现中暑人群,在夏季发布中暑指数十分重要。根据中暑指数预报,及时采取预防措施;医疗部门亦可有针对性地采取应急措施。

4.加强急救抢救医疗体系功能　每当高温气候到来之前,各级医疗机构应充分准备好抢救中暑病人所必须的药品、器材,健全急救抢救体系,做到抢救及时、准确,减少死亡。

(简　宇)

第四节　冻伤

冻伤是指由于低温寒冷引起机体的冷损伤。分为以下几种:①全身性冷损伤:寒冷环境引起体温过低所导致的以神经系统和心血管系统损害为主的全身性疾病,又称体温过低或冻僵。②局部性冷损伤:按其是否发生组织冻结分为冻结性冷损伤和非冻结性冷损伤。前者指短时间内暴露于极低温或长时间暴露于0℃以下低温环境所造成的局部性损伤,即临床上所称的冻伤;后者指暴露于0℃以上低温环境中的局部性损伤,包括手、足、耳垂和鼻尖部的冻疮、战壕足及浸渍足。

【临床表现】

1.全身性冷损伤　开始时表现为头痛、头昏、四肢肌肉关节僵硬、皮肤苍白冰冷、心搏呼吸加快、血压升高。肛温低于33℃时,嗜睡、健忘、心搏呼吸减慢、脉搏细弱、感觉和反应迟钝。肛温低于26℃时,出现昏迷、心输出量减少、血压下降、心律失常、心室颤动。肛温低于20℃时,心脏停搏。低温还可引起血糖降低、血钾增高、胃黏膜糜烂和出血以及胰腺炎症。恢复后可出现血栓形成和组织缺血性坏死。

2.局部性冷损伤

(1)冻结性冷损伤(冻伤)。常发生在手指、足趾、耳廓和鼻,亦可发生在腕、前臂、足、面、肘、踝等部位。左陷埋于雪中时还可发生在臀部、腹壁和外生殖器官。根据损害程度临床分为4度:Ⅰ～Ⅱ度主要为组织血循环障碍,Ⅲ～Ⅳ度有不同深度的组织坏死。

Ⅰ度:皮肤浅层冻伤。初起皮肤苍白,继而为蓝紫色,以后有红肿、发痒、刺痛和感觉异常等症状。

Ⅱ度:皮肤全层冻伤。除红肿外,出现水疱,疱破后易感染。如无感染,经2～3周后水疱干枯成痂愈合,一般不留有疤痕。

Ⅲ度:冻伤累及皮肤全层和皮下组织。皮肤由苍白色渐变为蓝色,转而为黑色,感觉消失。坏死组织脱落形成溃疡,易继发感染。愈合后留疤痕,并可影响功能。

Ⅳ度:皮肤、皮下组织、肌肉,甚至骨骼均被冻伤。冻伤部位呈暗灰色,边缘可有水肿和水疱,感觉和运动完全丧失。2～3周后坏死组织分界清晰,形成干性坏疽,由水肿和继发感染转为湿性坏疽。常遗留有伤残和功能障碍。少数可并发肺炎、心包炎等。

(2)非冻结性冷损伤。冻疮:受冻处暗紫红色隆起的水肿性红斑,边缘呈鲜红色,界限不清,痒感明显,受热后更加剧。局部组织缺氧及细胞受损时,可有水疱或溃疡,愈合后色素沉着。

战壕足及浸渍足:症状可分为三期:①充血前期:肢端凉感明显,轻度肿胀,脉搏减弱或消失。②充血期:极度肿胀,疼痛明显,受热后疼痛更剧,遇冷则自行缓解,脉搏强而有力。重者可有关节僵硬,出现大疱,常有继发感染。此期症状10天左右最严重,而后逐渐恢复。③充血后期:此期可持续数月甚至数年,表现为病变的足、手发冷,出现肢端动脉痉挛现象,感觉过敏、多汗、复发性水肿等。

【诊断】

局部性冷损伤可根据寒冷接触史,结合未融化患部苍白无血色及冷、硬而无弹性等体征诊断。全身性冷损伤根据明确的冷暴露史、低体温(直肠温度≤35℃),及症状、体征,诊断不难;困难在于判断重度冻僵病人是否已真正死亡。临床上常见甚至如尸僵的重症体温过低病人,肛温小于20℃时,脑电活动可能停止,已无生命体征,但尚能完全恢复。目前公认的原则是:一般情况下判断死亡的体征在低体温时意义不大,只有当病人复暖而无心动节律及心输出,或经过适当的复苏及复温处理1～2h后体温仍无回升迹象,才可定为死亡。

【紧急救护】

1.现场急救

(1)迅速判断病情和评价现场环境。发现病人时,首先对现场气象条件、暴露时间、衣着和御寒情况以及病人的生理状态作一初步判断,在未获得有确切的死亡证据前,必须积极抢救。

(2)尽快脱离低温环境。将冻僵病人用毛毯等保暖材料加以包裹,搬运到温暖室内或场所,脱掉潮湿紧固的衣服。尽量采用运送工具转送,避免进一步损伤。搬运时动作一定要轻缓,以免骨折和损伤。如有望迅速送到医疗单位,一般不主张在野外现场进行复温。

(3)避免不适当的现场复温。严禁用拍打、冷水浸泡、雪搓等方法局部复温,也不可用火烤或直接放在发动机废气管或散热片上,以防加重损伤。

2.急救室救护

(1)全身性冷损伤。①复温:首先脱去湿冷衣服。病人肛温在32～33℃时,可用毛毯或被褥裹好身体,逐渐自行复温。肛温小于31℃时,应加用热风或用44℃热水袋温暖全身。不需要做心肺复苏的病人,可做全身性温水浴,方法是头部外露,裸体浸泡于40～44℃或稍低温度的水浴中,使其缓慢复温。复温时可能发生两大危险:复温休克和心室颤动。心脏停搏或有心室颤动的病人应立即进行胸外心脏按压或除颤。肛温低于12℃时,复温后肢体有红、肿、痛,神经和肌肉的功能需要数周或数月后才能恢复,理疗可缩短恢复期。对重症冻僵病人也可采取温液灌胃或灌肠、静脉注入温热的补液、腹膜透析复温法、呼吸道复温法、体外循环复温法,效果显著。②对症处理:对于外周无脉搏及呼吸消失者,应立即实施心肺复苏术。积极纠正低氧血症、水电解质紊乱、酸碱失衡、血液浓缩,重建血液循环.预防血栓形成、继发感染、脑水肿和肾功能衰竭。

(2)冻结性冷损伤(冻伤)。①复温:温水快速复温法是目前救治仍处于冻结状态局部冻伤的最好方法,可以首选。方法是将冻伤部位浸泡于38～42℃的温水中,并保持恒温。如足部与鞋袜仍冻结在一起,可全部浸于温水中,待融化后轻轻脱去或小心剪开。耳、面部可用温热毛巾湿敷或温水淋洗复温。冻结组织融化的指征是感觉恢复、肤色变红和原本发硬的组织已变软。局部已完全融化即可停止温水复温,一般需30～60min,快速融化复温过程中常可引起剧烈疼痛,可给予镇痛剂处理。②局部治疗:根据冻伤程度的不同进行处理:a.Ⅰ度、Ⅱ度冻伤:局部敷741冻伤膏(1%呋喃西林霜剂)、2%新霉素霜剂或5%磺胺嘧啶锌软膏,用干而软的吸水性敷料作保暖性包扎;对较大的水疱,局部消毒后,先用注射器抽出其中浆液,再作包扎。b.Ⅰ度、Ⅳ度冻伤:用0.1%洗必泰多次温浸后,辅以局部敷1mm厚的741冻伤膏或724冻伤膏。将患肢略抬高,以利于静脉血液回流。冻伤早期不宜作切痂术或截肢术,注意创面保护,待其坏死组织分界明显后再作清创处理,确定其远端已完全坏死者可行截肢术;③改善局部血液循环境:a.抗淤积疗法:冻伤后及早应用低分子右旋糖酐。每日静脉滴注500ml,持续1～2周,是治疗重度冻伤的常规方法。b.解除血管痉挛疗法:可应用各种血管舒张剂、交感神经α-受体阻断剂、交感神经切除术、局部动脉内注射普鲁卡因等方法,以药物阻断或交感神经切除术较常用。c.抗凝及溶栓疗法:可以应用肝素、链激酶、纤维蛋白溶酶激活物等药物。但这类药物对于有出血倾向、外伤,尤其是颅脑损伤者,难于应用。

(3)非冻结性冷损伤。①冻疮:应保持局部温暖、干燥、避免受伤、避免火烘或热水浸泡;冻疮破溃时可先用3%硼酸溶液湿敷,渗出好转后再用10%鱼石脂软膏外敷。②战壕足和浸渍足:需撤离寒冷、低温、潮湿环境,脱去潮湿的衣裤和鞋袜,予以全身或局部的保暖;局部保持清洁,控制感染,但不可热敷,以免组织坏死;口服温热的高热量饮料等。充血期应卧床休息,给予止痛剂,病变肢体置于被褥外,略抬高患肢,室温不宜过高;疼痛剧烈时,可作普鲁卡因封闭治疗,严重病人可作交感神经切除术,以减轻肢端动脉痉挛。

(简　宇)

第五节　毒蛇咬伤

毒蛇咬伤是危害人类身体健康的一种病害。目前已知世界上蛇类有2200种,其中毒蛇196种。我国毒蛇种类繁多,分布较广,已发现的毒蛇有40多种,较常见的10余种。毒蛇根据其分泌毒液的性质,大致可分为3类:以神经毒为主的有金环蛇、银环蛇、海蛇等;血液毒为主的有竹叶青、五步蛇、蝰蛇、龟壳花蛇等;混合毒的有蝮蛇、眼镜王蛇、眼镜蛇等。

【临床表现】

毒蛇咬伤多在脚和小腿下端或手部。一般局部留有牙痕,疼痛和肿胀。常有淋巴结肿大、淋巴结炎和淋巴管炎。被不同毒蛇咬伤有不同的临床表现,而病情的严重程度与进入体内的毒素量有关。儿童、老年人和体弱者中毒症状一般较重。

1.神经毒　吸收快,局部症状轻,但潜伏期长,全身症状出现较晚,其危险性大,临床容易被忽略,因此要警惕。

(1)局部症状:被咬伤后,伤口不红肿,流血不多,伤口出现疼痛,半个小时左右消失或减轻,但不久即出现麻木感,并向肢体近端蔓延。

(2)全身症状:被咬伤后0.5～2h出现,有时亦可延至10h,一般有头昏、嗜睡、恶心、呕吐、疲乏无力、步态不稳、头低垂、眼睑下垂等。重者视力模糊、语言不清、呼吸困难、发绀以及全身瘫痪、惊厥、昏迷、血压下降、呼吸麻痹和心力衰竭等。若抢救不及时,可迅速死亡。如能度过危险期(一般为1~2天)症状一经好转,就能很快痊愈,不留后遗症。

2.血液毒

(1)局部症状:出现早且重,伤处剧烈疼痛如刀割,出血不止,肿胀明显,并迅速向近端扩散,皮肤发绀,并有皮下出血、淤斑、水疱和血疱,以致造成组织坏死,伤口经久不愈。

(2)全身症状:畏寒、发热、烦躁、谵语,可出现全身皮肤黏膜及内脏广泛出血、鼻出血、咯血、呕血、血尿、少尿和无尿、肾衰、胸腹腔及颅内出血等。血液毒引起的症状出现快且严重,一般容易早期获治,死亡率反较神经毒者低。但如果治疗不及时,后果非常严重,且病程和危险期较长。

(3)混合毒:局部症状明显,全身症状发展快,兼有神经毒和血液毒的共同表现。

【诊断】

根据蛇咬伤史,咬处疼痛,很快出现局部和全身中毒症状,一般不难诊断。若确定蛇咬伤时,应判明是否被毒蛇咬伤,可从伤口来判断。被无毒蛇咬伤,伤口上留下一排或二排整齐的小齿痕。若患处仅有一对较大的齿痕,则为毒蛇咬伤。

【紧急救护】

急救原则:迅速阻止蛇毒的吸收和扩散,尽快排除毒液,中和毒素,预防并发症。

(一)局部处理

被毒蛇咬伤后要保持冷静,不要惊慌和奔跑,以免加速毒液的吸收和扩散。

1.早期绑扎　争取伤后5min内,立即用止血带、手帕或附近可以找到的其他代用品在伤口近端5~10cm处绑扎,结扎紧度以阻断淋巴、静脉回流。结扎后用手挤压伤口周围,将毒液挤出。每隔20~30min放松1~2min,以免肢体因血循环障碍而坏死。

2.冲洗伤口　在田野、山间咬伤,立即用泉水或冷开水冲洗。有条件时先用肥皂和生理盐水清洗伤口周围,再用0.02%高锰酸钾溶液、双氧水、生理盐水反复冲洗伤口。如伤口内有毒牙残留,亦应取出。

3.扩创排毒　扩创排毒是急救处理中最重要环节。经过绑扎、冲洗、消毒后,用无菌手术刀以牙痕为中心做"+"或"++"型切开,使毒液流出,切开不宜过深,以免损伤血管,只要使淋巴液外流即可,尚可用吸乳器或拔火罐等方法进行反复多次吸引伤口,尽量吸出毒液。无条件时也可用口吸吮,但须口腔黏膜完整无龋牙才能进行,以免发生中毒。扩创后的患肢可以浸泡在2%冷盐水或0.02%高锰酸钾溶液中,自上而下不断挤压排毒20~30min,伤口湿敷,以利于排毒。有伤口出血不止者,不必切开。

注意:伤口如未经冲洗就进行扩创排毒,可增加伤口周围蛇毒进入体内的可能。

4.局部降温　早期冷敷患肢周围,可减缓毒素的吸收。

【解毒措施】

1.封闭疗法　用胰蛋白酶2000U或地塞米松5mg加入0.5%普鲁卡因溶液5~10ml中,在伤口周围及伤肢近心端进行环状封闭,必要时12~24h,重复注射。

2.抗蛇毒血清的应用　应用越早越好。如能确定毒蛇种类及毒素性质,可用单价抗蛇毒血清,否则须用多价抗蛇毒血清。应用前须做过敏试验。

3.中草药治疗　口服南通蛇药片、季德胜蛇药片、广州蛇药。尚可用鲜草药如七叶一枝花、半边莲、白花蛇舌草等捣烂外敷,并煎水内服。

4.激素治疗　早期可用大剂量皮质类固醇激素,地塞米松或氢化可的松有抗炎、抗过敏、抗休克和免疫抑制作用。

5.加速排毒 应用利尿剂,呋塞米或甘露醇静脉注射或快滴,以加速毒素的排出。

（三）防止并发症

1.常规使用抗生素和破伤风抗毒素,防止继发感染。

2.支持疗法,有利于增强机体抵抗力。

3.对症处理,有休克时抗休克治疗,出血、溶血时要及时输血;呼吸衰竭时要吸氧和使用中枢兴奋剂;伤口疼痛剧烈时给予止痛药。

（简　宇）

第六节　毒蜘蛛蛰伤

蜘蛛种类很多,普通的蜘蛛一般无毒性,我国的新疆、内蒙等地区可见到穴居狼蛛,也称"黑寡妇蜘蛛"。成熟的雌蜘蛛呈黑亮态,腹部有红色斑点或呈典型沙漏状红点构成的标志,也称红蜘蛛。这类蜘蛛属于有毒蜘蛛,其螯肢内有毒腺,可分泌和排泄毒液。

毒蜘蛛的毒液含有神经毒蛋白,有很强的神经刺激作用,被螯者中毒后可释放肾上腺素、乙酰胆碱等多种神经传导物质,使得某些肌群呈普遍性痉挛,最终导致运动神经麻痹。

【临床表现】

1.局部表现 螯伤处皮肤苍白,周围发红,可感觉疼痛,少部分毒蜘蛛螯伤者伴荨麻疹或局部组织坏死。

2.全身 软弱无力,可有发热、头晕目眩、恶心呕吐、皮肤多汗、背部与腹部肌肉痉挛、双足灼热刺痛甚至麻木,可持续数日。重症者出现血红蛋白尿,早期血压升高,后期血压下降乃至发生休克。谵妄躁动,小儿常有惊厥,全身的症状以儿童表现最为严重。

【辅助检查】

中毒者血白细胞计数增高,尿血红蛋白定性阳性。重危者可有肾功能异常,呼吸困难者动脉血气分析异常。

【紧急救护】

1.排毒 首先按前述方法扎止血带,然后以0.5%普鲁卡因局部封闭,再经切开扩大创口抽吸毒液,用石炭酸烧灼后撤掉止血带。

2.解毒 螯伤局部以胰蛋白酶2000~4000U封闭治疗,全身可口服蛇药解毒。

3.输液 输液可加速毒物排泄,以10%葡萄糖酸钙溶液10ml缓慢静脉注射,可以拮抗过敏反应,有控制肌肉疼痛或痉挛的作用。

4.对症处理 如应用地西泮(安定)有助于镇静、解痉。

5.肾上腺皮质激素 应用肾上腺皮质激素可快速减轻毒性症状。

6.抗毒素 美国毒蜘蛛抗毒素有很好的疗效,用药前需要作过敏试验。

（简　宇）

第二十章　创伤骨科

第一节　脊柱损伤患者的早期评价与急救处理

脊柱损伤指外界暴力直接或间接作用于脊柱,造成脊柱骨折或脱位,并可伤及脊髓,导致瘫痪,甚至危及生命的一种常见损伤。大多数脊柱损伤由间接暴力造成,最常见的致伤原因是车祸、高处坠落及重物打击等。

据统计 1990 年日本的脊髓损伤发病率为 39.4/106,1995 年美国的脊髓损伤发病率为 39～50/106,而我国北京市 2002 年脊髓损伤发病率为 60/106。脊柱损伤患者的预后取决于损伤的严重程度,由于目前对脊柱损伤合并完全性的脊髓损伤尚无有效地治愈方法,现场积极有效地急救并尽快转送伤员,避免二次损伤就显得十分重要。脊髓损伤初始处理的错误可能是灾难性的,甚至会导致致命的后果。要提高脊柱脊髓损伤病人的存活率和神经功能的恢复程度,必须要有经验的脊柱创伤中心的医生来处理。

一、现场评价与处理

对脊柱脊髓损伤病人现场急救的目的是挽救生命,保护脊髓功能和尽快使患者得到有效治疗。

(一)整体评价

交通事故、高处坠落或重物砸伤等高能量损伤常常会造成多发伤,因此,现场急救的第一步是确定有无致命性多发损伤和脊柱脊髓损伤的可能。首先要对患者全身情况进行评价,应尽量在数分钟内对各系统做一初步的检查,对伤情作出判断,然后再按各部位伤情的轻重缓急安排先后抢救顺序。

1.生命体征　按 A、B、C 的顺序进行检查:

A——airway(气道):观察呼吸道是否阻塞,如有阻塞应及时排除,必要时应用气管插管或气管切开。对任何怀疑有颈椎损伤的患者开放气道时应采用托下颌法,避免颈部过伸。

B——breathing(呼吸):检查患者的呼吸频率、呼吸方式,确定有无血、气胸或多发肋骨骨折等。

C——circulation(循环):检查患者的心率、血压及末梢循环情况。

2.意识状态　多发伤合并颅脑损伤的发生率约在 60% 以上,且由于多发伤时,常因休克、窒息等原因而使颅内高压症状不典型,通过对患者意识状态、瞳孔大小变化等检查,可避免对颅脑损伤的漏诊。

3.胸腹部及骨盆、四肢检查　检查胸廓、骨盆、四肢有无反常活动,压痛,伤口出血情况;腹部有无压痛,有无腹肌紧张等。结合生命体征对多发伤做出判断。

(二)专科评价

单纯脊柱骨折或脱位的临床表现为局部肿胀、剧痛,伴有后凸或侧凸畸形,局部压痛及叩击痛明显,翻身困难,不能站立;脊髓损伤时则出现损伤平面以下感觉、运动功能减退或消失,可伴有大小便功能障碍。

对于高能量损伤,由于患者往往伴有昏迷、严重休克而不能描述病情,或者因为合并颅脑外伤、四肢骨折、活动性出血等伤情,未经训练的急救人员容易漏诊脊柱脊髓损伤。因此现场急救人员一定要考虑到患者有脊柱脊髓损伤的可能,就地进行评价,主要明确两点:①脊柱损伤的部位。如患者清醒,应询问其受伤机制,有无颈部、背部、腰部疼痛并检查脊柱有无压痛、叩击痛。如患者昏迷,应触摸脊柱有无后凸、侧凸畸形。②瘫痪的性质,即判断是四肢瘫痪还是下肢瘫痪。如患者清醒,应询问患者有无四肢麻木、乏力,并让其活动四肢;如患者昏迷,应检查患者肌张力和腱反射。

低能量损伤所致的脊柱脊髓损伤多见于中老年人或者原本有严重骨质疏松、脊柱肿瘤、脊柱结核等患者。该类患者脊柱损伤多不严重,脊髓损伤也多为不完全性,故容易误诊。如患者主诉颈、背、腰痛或四肢麻木、乏力,均应按照脊柱脊髓损伤患者的搬运方式进行搬运。

(三)现场处理

急性脊柱脊髓损伤的处理原则是由脊髓损伤的临床特性所决定的。C_4以上的高位脊髓损伤的现场死亡率极高,C_4以下的脊髓损伤本身不会致命,但约有50%的患者合并有颅脑、胸部、腹部或四肢的严重损伤。即使在发达国家,仍约有37%的脊髓损伤患者在入院之前已经死亡,其死亡原因多为严重复合伤。因此,抢救患者生命是第一位的。

现场评价与处理过程应强调迅速、有效。对急性脊柱脊髓损伤患者必须就地处理,避免不必要的搬动和检查,应按照ABC的原则优先保障呼吸循环功能,抢救生命。大多数治疗干预可在现场完成,如气管内插管、胸腔减压、静脉通道建立、控制出血以及脊柱、四肢骨折的临时固定都应在现场完成。

凡怀疑有脊柱脊髓损伤的患者,均须按脊柱脊髓损伤处理,避免造成或进一步加重损伤。如患者被重物压住或卡在汽车内,不要硬拉暴露在外面的肢体,而应尽量将压在患者身上的重物去除,也不要对伤员任意翻身、扭曲。搬运伤员时禁止一人托抱式搬运或一人抬头、一人抬腿的搬运方式。

首先,将患者仰卧,四肢伸直,怀疑有颈椎损伤时,应先用颈托将颈部固定,或用简易纸、木板固定,由1人专职保护头颈,搬运至少应由3人组成;然后将硬担架或硬木板放在患者一侧,1人在头颈部,另2人在患者一侧,将患者水平托起,轻轻放在担架上,整个过程动作要协调统一。搬到担架后,可用衣物或沙袋放在颈部两侧,防止转运途中因颠簸导致颈部摆动加重脊髓损伤。

二、院前评价与处理

在急救系统较完善的国家,受伤者从伤地送至医院的时间大约在2h以内,而在我国大多数地区转运时间明显延长,并且,多数运送者无脊柱脊髓损伤的营救知识。很多患者出现再次转运的情况,患者几经周折才到达具有治疗脊髓损伤经验的医院,这些都可能在救治运送急性脊柱脊髓损伤患者的过程中加重了脊髓损伤。

因此,脊柱脊髓损伤一旦确诊,应立即将患者就近迅速转运至有条件救治的大型综合性医院或脊柱脊髓损伤中心,运送途中应尽量避免二次损伤。

(一)院前评价

在转运途中对患者进一步进行评价,这些评价应包括:①生命体征:通过心电监护或人工方法监测患者生命体征,包括血压、脉搏、血氧饱和度等;②气道:再次检查呼吸道或气管导管的位置,进行听诊等必要检查;③呼吸:判断患者是否有呼吸困难或胸闷等症状加重,并进行听诊及必要的处理;④神志及精神状态:观察患者神志变化,询问有无头痛、恶心等症状,判断意识障碍有无加重等;⑤专科评价:如患者病情平稳,对脊柱脊髓损伤患者可检查其四肢感觉、运动功能障碍是否加重,有无大、小便失禁,进一步判断其损伤水平及部位。

(二)处理

(1)首先仍旧是抢救生命:①确保呼吸道通畅,必要时吸痰,防止窒息;脊髓损伤特别是颈髓损伤的病人,通气障碍和肺功能不全的发病率常较高,应备有呼吸支持措施。②保持静脉通道通畅,给予必要的补液治疗,如乳酸林格液等,维持一定血压,保证组织、器官灌注;脊髓损伤后出现轻度血压下降,而心率不快(少于 100 次/min),神志及一般情况好,则可能是脊髓休克而不是失血性休克引起,一般只需少量补液,过量补液可能导致肺水肿等并发症。③对伤口进一步包扎、固定,控制活动性出血,具有止痛效果,可防止休克的发生或加重。

(2)对脊柱脊髓损伤患者在转运途中应注意有效固定,避免加重脊髓损伤,怀疑有颈椎损伤患者,予颈托固定,或用沙袋、衣物等放置在头颈部两侧,必要时由 1 人在头侧用双臂固定头颈肩部直至医院;胸腰椎损伤患者应将其固定在硬质担架上。由于脊髓损伤患者对温度感知和调节能力差,在冬季和夏季时应分别注意保暖和降温。

(3)及时与转送医院联系,电话通知急诊科,联系有关专科,针对病情做好相应的抢救准备工作,保证绿色通道畅通。

三、急诊评价与处理

急性脊柱脊髓损伤患者被送达到急诊室后,急诊科及专科医师须对其全身及专科情况重新进行详细的综合评价,并利用医院完善的辅助检查仪器和急救设备对患者进行进一步检查、治疗。

(一)综合评价与处理

1.综合评价　首先判断患者的生命体征情况,特别是检查气道是否通畅。其次,系统的全身检查是判断损伤性质和程度的必要步骤,应评价有无合并重要器官损伤。进行必要的胸腔、腹腔穿刺,以及 B 超、X 片、CT 等辅助检查,综合进行评价。

2.处理

(1)如有呼吸心跳骤停时应立即进行心肺复苏,给予心电监护,吸氧,开放静脉通道,抢救生命。

(2)对呼吸困难患者建立呼吸通道,气管插管,进行呼吸囊或呼吸机辅助呼吸。

(3)化验检查,包括血气、血常规、血生化等。

(4)加强补液,纠正低血容量性休克。

(5)固定其他部位骨折。

(6)如有危及生命的重要脏器破裂出血或颅脑损伤等多发伤,应优先处理,但在搬运患者的过程中,注意保护脊柱脊髓。

(7)判断有脊柱损伤时,立即脊柱制动,颈椎应给予颈托固定,尽量避免搬动患者,特别是在做各项辅助检查时;并请专科医师会诊。

(二)专科评价与处理

1.专科评价

(1)判断脊柱损伤部位。询问病史及临床症状,查体,进行影像学检查,判断脊柱骨折脱位的部位及类型。

影像学检查对脊柱损伤的判断及指导下一步治疗非常重要,需要很好地计划,以避免不必要的损失,

PaulLicina等建议颈椎影像学检查计划可参照以下程序：

（2）伴有脊髓损伤时应判断损伤平面及程度，检查并记录运动、感觉评分。即使患者无明显的四肢肌力减弱，也应检查会阴部鞍区的感觉，以免遗漏脊髓损伤的诊断。

2.处理

（1）保护损伤的脊髓：美国脊髓损伤协会（ASIA）建议在脊髓损伤 8h 以内应立即应用甲泼尼龙（MP）冲击治疗，用法为首次剂量按 30mg/kg，15mm 内静脉滴完，间隔 45min 后再以每小时 5.4mg/kg 维持 23h。

（2）颈椎骨折脱位，应立即给予枕颌带牵引或颅骨牵引，颅骨牵引的重量根据颈椎骨折脱位的严重程度决定，最大可达体重的 1/7，根据复位情况随时调整颅骨牵引重量，每小时床边复查颈椎 X 片，如骨折脱位复位后，应立即减轻牵引重量，改为维持牵引。

（3）小便障碍时，行留置导尿。

（4）伴有脊髓损伤，有手术指征时，应完善术前准备，尽早手术治疗。

四、术前评价与处理

并非所有脊柱损伤的患者都需要手术治疗。脊柱损伤患者手术治疗的目的是重建脊柱的稳定性，恢复脊柱的正常序列，解除脊髓的压迫，防止出现脊髓继发性损伤，恢复脊髓的残存功能。因此，术前对患者进行全身综合评价及专科评价十分必要，术前评价旨在选择手术适应证、手术方式及手术时机，预防和治疗并发症。

（一）术前综合评价

1.首先判断患者的生命体征情况　如呼吸、体温、血压、脉搏等。C_4 以上的脊髓损伤，因膈肌和肋间肌同时受累，容易造成呼吸动力障碍，对于老年患者，特别是长期吸烟者，脊柱损伤早期即可发生肺部感染，加重呼吸困难。体温升高主要由两方面原因引起，一是感染，常见的是肺部及泌尿系感染等；二是颈髓损伤后，脊髓发出的交感神经失控，四肢血管舒缩功能丧失或严重障碍，截瘫平面以下皮肤失去排汗功能，体温调节功能低下。同时，颈髓损伤患者因交感神经损伤及卧床等原因，血压、脉搏较正常人偏低，常可低至 11.97/6.65kPa（90/50mmHg）水平，须与低血容量性休克鉴别，低血容量时脉搏是明显升高的。

2.评价　全身重要脏器功能如心、肺、脑、肝、肾功能等。脊柱损伤如伴有颅脑外伤、血气胸等多发伤，须做专科处理，待病情平稳后再行脊柱手术治疗。术前常规检查血常规、血生化、血凝系列、心电图等，多发伤病人必要时须复查头颅及胸腹部 CT。

3.并发症的评估　并发症使外科治疗无法实施，造成一些患者丧失手术治疗的机会。脊柱脊髓损伤的并发症包括呼吸功能障碍、水电解质紊乱、肺部感染、低血压、低蛋白血症等。术前应系统检查，针对性处理。

（二）术前专科评价

对所有脊柱损伤的病人，首先应粗略地检查四肢运动及皮肤感觉情况，估计有无神经系统损害，如疑有脊髓或马尾神经损害，应系统地进行神经学检查，并结合影像学等辅助检查，进一步明确：①脊柱损伤的机制和类型；②脊柱的稳定性；③脊柱合并脊髓损伤的平面、类型和程度。

【机制和类型】

暴力作用的方式和力量大小的不同导致了脊柱各种类型的损伤。主要暴力种类如下：

1.屈曲　造成椎体前方压缩、楔形变，后方韧带结构受牵张、断裂或棘突骨折。

2.伸展 椎体前方韧带撕裂,前上、下角发生撕脱骨折,后方的椎弓、关节突等发生撞击而骨折。

3.侧屈 椎体一侧压缩,同侧关节突因撞击而骨折,另一侧受牵张,在颈椎可发生臂丛神经的牵拉伤。

4.垂直压缩 椎体粉碎骨折,骨折片向周围散开,可伴有椎板、椎弓根等附件骨折。

5.纵向牵张 椎体经过椎间盘撕裂,附件及周围韧带可断裂或撕脱骨折。

6.旋转 上位椎体脱位,可伴有关节突骨折、脱位或交锁。

7.水平剪切力 通过椎间盘及韧带结构的前后脱位,可伴有关节突的骨折。

临床上脊柱损伤常是几种暴力联合作用的结果,同时脊柱损伤程度也与患者本身的骨代谢异常等病理因素有关,如老年患者伴有骨质疏松症时,轻微外力即可造成椎体压缩性骨折。

【脊柱的稳定性】

判断脊柱的稳定性对于治疗方式的选择十分重要。脊柱的力学稳定性依赖于骨与软组织结构的完整性,其含义包括动态载荷对脊柱的影响和长时间作用后脊柱是否存在畸形。有许多学者均对脊柱的稳定性做出了定义,这些定义以及脊柱损伤手术治疗的适应证在不断发生变化,目前,Denis 等提出的"三柱概念"为众多学者所接受。

Denis 将脊柱划分成三条柱状结构:前柱包括前纵韧带、椎体和椎间盘的前 1/2;中柱包括后纵韧带、椎体和椎间盘的后 1/2;后柱包括椎弓和棘上、棘间韧带等后方结构。脊柱不稳分为 3 度:①一度为机械性不稳,为前柱和后柱损伤或中柱和后柱损伤,可能逐渐发生或加重后凸畸形;②二度为神经性不稳,由于中柱受累,在椎体进一步塌陷时可能继发椎管狭窄,产生迟发性神经症状;③三度兼有机械性和神经性不稳,见于三柱均遭受损伤者;三柱损伤为重度不稳,应手术治疗。

Haher 等(1989 年)通过对脊柱载荷容量(LCC)的测定,定量分析了脊柱各柱在总的稳定性中的比例,结果脊柱双柱损伤减少了 LCC 中屈曲载荷的 70%,因此认为由屈曲载荷导致的胸腰椎骨折中的双柱骨折是手术治疗的适应证。

【平面、类型和程度】

脊柱骨折脱位中约 14% 合并有脊髓神经损伤,表现为完全性或不全性四肢瘫痪或截瘫。通过对皮肤感觉丧失的平面和不同神经支配肌组的功能障碍可判断脊髓损伤的平面。此外,还需鉴别脊髓震荡和脊髓实质性损伤、脊髓休克期与休克后期的表现、完全性截瘫和不全性截瘫,以及判断瘫痪症状是否加重等。

临床常采用 Frankel 分级对脊髓损伤程度和功能恢复进行判断。

【临床检查】

1.神经学检查 包括四肢、躯干及会阴部的感觉、运动、反射及自主神经功能检查等。在伤后早期应每日做多次检查,以了解脊髓和神经功能状态的改变(加重或好转)。对于腰椎骨折应避免遗漏鞍区和会阴部的检查。

(1)运动功能:脊柱脊髓创伤患者主要进行肌力和肌张力检查。

1)肌力:进行四肢肌力检查时,可从远端向近端对某块肌肉和肌群检查运动力量的大小、幅度和速度,应注意两侧肢体对比。

对手部肌肉可用握力计测量,也可让患者用力紧握检查者手指,检查者则用力抽出,以测知患者的握力。

2)肌张力:病人肢体放松,在静止状态下,观察并抚摸肌张力状态;也可以不同速度作被动运动,体会其阻力,注意伸、屈肌有无差别。当上运动神经元损伤时,肌张力增大;下运动神经元损伤时,肌张力减弱。

(2)感觉功能:检查感觉功能时,应注意两侧对称部位的对比,避免给病人任何暗示。检查应从感觉缺失区或减退区开始,逐渐移向过敏区及正常区。为避免错误,应反复检查核实,注意感觉障碍的程度、性质及其范围。对患者的浅感觉(痛觉、温度觉、触觉)、深感觉(关节位置觉、震动觉)以及两点辨别觉、实体觉等做系统检查。

(3)反射及自主神经功能:通过对浅反射、深反射、肛门反射、阴茎海绵体反射和病理反射的检查,可判断脊髓损伤的平面和损伤的性质。检查时应注意两侧的对比,两侧反射的不对称较反射强弱的变化更有诊断意义。自主神经检查主要有出汗反射、血管舒缩反射等。

2.影像学检查　主要有 X 片、CT 和 MRI 等。通过对影像学结果的分析,应明确:①骨折和脱位的类型;②脊柱畸形的程度;③脊柱三柱损伤情况及稳定性;④椎管内骨块侵入的程度。

3.电生理检查　主要指体感诱发电位(SEP)检查,是连续刺激周围感觉神经,信号经脊髓通路向上传导,在中枢神经系统任何部位诱发的电位活动。通过 SEP 检查可评价脊髓损伤程度,估计预后,观察疗效。但是应于受伤后 1~2 日脊髓休克期之后再做检查,才可代表其真实性。

【术前处理】

1.早期处理　对影像学诊断尚不明确的颈椎损伤,可暂给予颈托固定或枕颌带牵引,尽快行 X 片、CT 或 MRI 等检查,如结果提示不稳定性骨折脱位,应立即行颅骨牵引。对颈椎极度不稳的患者,如存在手术禁忌症,可暂时给予三维头架(Halo-Vest)等外固定处理,等待手术时机。

2.并发症的预防和治疗　脊髓损伤患者常伴有多种并发症,可影响手术的尽早实施,对脊髓的恢复造成重要影响。因此,对于各种并发症均应作及时、针对性处理。

(胡国伦)

第二节　脊髓损伤

脊髓损伤(SCI)是脊柱骨折脱位最严重的并发症,伤后脊髓发生一系列复杂的病理生理变化,产生瘫痪症状,并最终遗留有程度不同的感觉、运动或自主神经功能障碍。

一、脊髓损伤病理

【病理分类】

根据脊髓损伤的致伤原因,可将脊髓损伤分为四类,即脊髓撞击伤、脊髓压迫伤、脊髓缺血性损伤、脊髓横断损伤。

按照脊髓损伤后病理生理变化的轻重程度不同,可分为三类:脊髓震荡、脊髓挫伤、脊髓横断损伤,这三者多联合存在,很少单独发生。

1.脊髓震荡　脊髓损伤最轻的就是脊髓震荡,又称生理性脊髓横断,神经症状一般于伤后数小时或 1~2 日内迅速消失,不留任何神经系统的后遗症。

2.脊髓挫伤　脊髓挫伤最为常见,它可来自于受伤当时脊髓受到的直接外力,也可由脊柱骨折脱位时脊髓周围骨折块或血肿等结构的直接压迫引起。根据其病理及临床症状不同又可分为不完全性损伤和完全性损伤。

(1)不完全性损伤:受伤当时脊髓解剖连续性完好,脊髓功能部分丧失,临床表现为不完全性截瘫,其程度可有轻重差别。根据脊髓内损伤部位不同,尚有中央型脊髓损伤、前脊髓损伤、后脊髓损伤及脊髓半横贯损伤等类型。

（2）完全性损伤：受伤当时脊髓解剖连续性也完好,但脊髓功能完全丧失,临床表现为完全性截瘫,其病理过程不断发展,最终脊髓内神经组织均退变坏死。

3.脊髓横断损伤 是脊髓损伤的最严重类型,受伤当时,脊髓即在解剖学上断裂,或解剖学连续性存在,但脊髓功能完全消失,两者均表现为完全性截瘫。

【病理改变】

脊髓损伤后的病理改变是相当复杂的,在形态学上涉及到构成脊髓的各种组织,如灰质、白质、神经细胞、神经纤维、脊髓内血管、胶质细胞等。

1.脊髓震荡 脊髓震荡是无肉眼可见的器质性改变,也无压迫,脑脊液通畅无阻。但是,Scheinker经实验和病理证明,脊髓震荡在细胞学上仍存在变化。由于脊髓灰质较白质有更丰富的血管和神经元性结构,因此脊髓震荡主要的受累区为灰质。早期,仅见灰质中有数个点状出血灶,以后逐渐恢复,只有少数神经细胞及神经轴突退变,绝大多数神经组织正常。

2.脊髓不完全性挫伤 脊髓挫伤后肉眼可见挫伤区脊髓肿胀呈紫红色,各层脊膜出血,脊髓血管瘀缩。镜下观察伤后1～3h,中央管内有渗出及出血,灰质中有点状或灶状出血,神经细胞和白质可无任何改变。伤后4～6h灰质中微静脉内皮出现破坏、血肿和空泡,微血管周围的星状细胞突肿胀,神经细胞开始退变,白质中也出现超微结构的改变。24h少数白质轴突开始发生退变。4～8周,脊髓中已无出血灶,神经细胞存在,只有少数仍呈退变;白质中有众多正常轴突,但有部分轴突退变浊肿,少数空泡。较重的损伤则有坏死囊腔。

3.脊髓完全性挫伤 在伤后15min～3h,可见中央管出血,中心灰质中多灶性出血,出血区中的神经细胞有的已开始退变。6h灰质中的出血灶增多,遍布全部灰质,有些达到脊髓横截面积的一半,有的可见中央动脉出血,白质轴突尚无明显改变。12～16h,白质中发现出血灶,轴突髓鞘出现退变;灰质中大片出血灶者,有的已开始坏死,形成囊腔,神经细胞大多退变。24～48h,脊髓中心坏死区大小不一,但灰质中神经细胞几乎不能找到,白质中不少神经轴突退变浊肿,有的白质已开始坏死。伤后1～2周脊髓大部分坏死,仅周边白质有退变轴突及空泡。6周时脊髓的神经组织已无法找到,全为神经胶质所代替。

4.脊髓横断伤 脊髓横断伤除具有以上完全性损伤的病理改变,即中央出血坏死向周围发展外,还有脊髓断裂所特有的病理改变。横断伤后,在远侧和近侧断端,中央灰质呈片状出血,出血向脊髓两端可达1～2cm;伤后2h,灰质中神经细胞逐渐发生退变,胞浆淡染,尼氏体消失,出血面积逐渐扩大,白质中神经纤维仅少数受累。伤后6h中心灰质处有的神经细胞已开始液化坏死,24h断端中心灰质损失殆尽,并向断端两侧发展。坏死的脊髓端灰白质出血,已不能找到神经细胞,轴索退变浊肿,有的已成为空泡;与全部灰质损失的同时,邻近白质也发生坏死。在72h坏死进展到最大程度,3～6天无明显进展,以后则断端坏死区干瘪,最终损伤区内为胶原纤维瘢痕所替代,没有髓神经纤维。

动物实验表明,脊髓横断后断端处形成瘢痕,而其头、尾两端则出现神经纤维溃变,尾端重于头端,后角重于前角,神经元也退变。到伤后6～9个月,头尾端的传导束已萎缩,未见恢复现象,但神经元已明显恢复,头端恢复稍好。

【病理机制】

目前认为以下三方面可能是导致脊髓损伤后病理改变的机制:①微循环障碍;②神经生化机制;③细胞凋亡。

脊髓损伤后早期即出现微血管反应,局部发生出血、水肿、血液循环障碍,这些微血管变化可导致组织缺氧,并产生多种生化因子,如氧自由基、一氧化氮、血小板激活因子(PAF)、肽类、花生四烯酸代谢产物、强啡肽、内皮素等,均可损伤微血管,使其通透性增高、血小板聚集、血管栓塞、收缩,进一步加重脊髓缺血和损伤,引起神经元的继发性损害。由于血管分布的不同,脊髓灰质与白质的血流量之比是 3∶1,因此受伤后灰质更容易受影响,损伤的脊髓主要表现为中央区尤其是灰质进行性出血。

此外,兴奋性氨基酸(主要包括谷氨酸和天门冬氨酸)、一氧化氮等是中枢神经系统的正常递质,但当脊髓损伤后,此类物质均过度释放,具有神经细胞毒性作用,导致了脊髓进一步损害。

最近发现,神经细胞凋亡也是引起脊髓损伤后继发病理改变的机制之一。大量证据表明少突胶质细胞在决定急性脊髓损伤后神经功能方面起重要作用。已经明确细胞死亡发生在脊髓损伤的当时以及在其后几天到几周的继发性损伤时期。在损伤的中心部位,大部分细胞发生坏死,同时巨噬细胞和小胶质细胞吞噬坏死细胞碎片,然而脊髓白质中细胞坏死却沿脊髓轴向外扩展达几周时间,这与少突胶质细胞的凋亡有关。目前,对细胞凋亡在脊髓损伤中的确切机制尚不明确。

总之,原始脊髓的严重损伤是造成继发性损伤的首要主导因素,而继发性损伤又可加重原发损伤。在不完全性损伤,由于损伤轻,出血及微循环障碍程度轻,故不形成进行性加重而转向恢复。完全性损伤,则将出现多种损伤机制连锁反应,恶性循环,病理改变进行性加重,最终出现脊髓坏死。

【病理改变的临床意义】

脊髓损伤后会发生一泵列复杂的病理生理变化,由此导致了临床症状的不断变化发展。对创伤病理的研究,有利于我们判断脊髓损伤程度,指导临床治疗。

脊髓损伤后在数小时之内即可发生继发性损害,并根据损伤程度,进行性加重。因此,我们在治疗脊髓损伤时应注意:①治疗时间越早越好。特别是对于有一定恢复希望的非横断性脊髓损伤,在伤后 6h 内,脊髓灰质已多处出血,但尚无坏死,周围白质尚无明显改变,此时进行有效治疗,可减轻或阻断创伤病理过程。②采用综合疗法治疗脊髓损伤。由于脊髓损伤后的病理机制是多因素的,因此,采用针对性综合疗法如高压氧、甲泼尼龙等药物以及早期手术减压等,都可减轻脊髓继发损伤,有利于神经功能恢复。

二、脊髓损伤的症状和体征

脊髓损伤后根据损伤程度和损伤平面的不同,具有不同的临床表现。在早期,由于存在多发伤、脊髓休克的可能,很难判断脊髓损伤的真实情况,尤其是脊髓实质的病理变化。因此,在伤后的几天内应密切观察患者神经症状和体征的动态变化,判断脊髓损伤确属完全性横断还是不完全性,以指导我们的治疗和对预后的估计。

对脊髓损伤后症状和体征的观察须解决以下几个问题:①脊髓损伤平面;②脊髓损伤是完全性还是不完全性;③脊髓损伤是进行性加重还是逐渐恢复。

(一)颈段和胸段脊髓损伤

1.损伤早期表现　脊髓颈、胸段实质性损伤的早期即出现脊髓休克,损伤平面以下的脊髓功能处于抑制状态,表现为暂时性的弛缓性瘫痪,高位颈髓损伤出现四肢瘫,低位颈髓和胸段脊髓损伤出现双下肢瘫痪,脊髓腰骶段所支配的运动、感觉和反射功能均完全丧失。脊髓休克的持续时间,成年人可达 1～2 周,最长可达 2 个月。

脊髓休克终止的标志是出现下列反射:①球海绵体反射(又称阴茎反射):挤压龟头,可在阴茎根部或直肠内触到球海绵体肌收缩,即为阳性反射;②肛门反射:针刺肛门周围皮肤,可引起肉眼可见的肛门外括约肌收缩;③病理反射(椎体束阳性体征):如 Babinski 征阳性。并逐渐由低位向高位出现跟腱反射、膝腱反射等腱反射。

2.脊髓损伤平面的判断　脊髓休克期之后,功能可部分恢复或不恢复。通过神经系统检查可判断脊髓损伤的平面、程度。由于体表感觉呈节段性分布,各肌组的运动支配也有一定规律,因此,可根据感觉丧失平面和四肢各肌组肌力的变化,大致判断脊髓损伤的平面(表 20-2-1)。

表 20-2-1 颈髓节段和支配肌肉、皮肤感觉的关系

颈髓节段	支配的主要肌肉	皮肤感觉分布区
C_1	头前、头侧直肌	
C_2	头下、头夹和颈头肌	枕、颈部至下颌骨下缘和头顶
C_3	头半棘肌、斜方肌	耳后枕部、颈部、锁骨上方
C_4	膈肌	肩胛部
C_5	三角肌	前臂和上臂外侧
C_6	肱二头肌	前臂部前面和示指
C_7	肱三头肌	前臂背侧、手五指
C_8	屈指肌	环小指
T_1	小鱼际肌	前臂尺侧

(1)上颈髓($C_{1\sim4}$)损伤:上颈髓损伤,由于可波及呼吸中枢而导致呼吸困难,早期即可丧命,存活者常需要人工辅助呼吸。患者可感到面部,耳部,枕颈部疼痛、麻木,锁骨下感觉消失,四肢及躯干所有肌肉均瘫痪,脊髓休克期后四肢呈痉挛性瘫痪。同时可出现心率不齐、血压不稳、张口呼吸、咳嗽困难等表现,部分患者有自主神经功能障碍,出现单侧或双侧 Homner 征,表现为瞳孔缩小、眼睑下垂及同侧汗腺分泌障碍。

(2)中颈髓($C_5\sim7$)损伤:为颈膨大部,因支配膈肌的运动纤维由第 3~5 颈髓节发出,此节段损伤时呼吸可借膈肌维持,但如病变部位发生水肿,向上波及,则可发生呼吸困难。患者除颈肩部及上臂、前臂外侧部分感觉保存外,所有感觉均消失。肩部因肩胛提肌、斜方肌的牵拉而耸起,肩关节可外展,上肢常为弛缓性瘫痪,而下肢多为痉挛性瘫痪。因脊髓损伤常为多节段损伤,腱反射根据神经损伤水平表现为正常或减弱,也可出现 Homner 征。

(3)下颈髓及胸髓损伤:在损伤节段平面以下感觉减退或消失,主要表现为下肢瘫痪,C_8、T_1 损伤主要表现为手部肌肉肌力减退,而胸髓损伤上肢肌力和腱反射可正常。T_6 以上节段损伤时,腹壁反射、提睾反射、膝腱反射及跟腱反射均消失,T_{12} 节段损伤时,则腹壁反射正常,提睾反射、膝腱反射及跟腱反射消失。

3.脊髓完全性损伤和不完全性损伤的鉴别 脊髓休克期后,球海绵体反射或肛门反射已恢复,而任何感觉、运动功能仍处于丧失状态,则可认为是完全性损伤。如在损伤平面以下感觉、运动完全丧失,则大小便功能障碍,肛门会阴区感觉及括约肌运动均丧失。如持续 48h 仍无恢复,也可认为脊髓完全损伤。

凡脊髓休克期后骶区感觉存在,同时损伤平面以下任何一处有刺痛觉,或某一足趾可以活动,或括约肌反射不完全丧失,均表明脊髓是不完全损伤。

几种特殊类型的颈髓不完全损伤的临床表现:

(1)颈髓中央综合征:常由颈椎过伸型损伤造成,部分患者原来就有后纵韧带骨化(OPLL)或椎管狭窄等疾病,过伸损伤后脊髓前后受压,由于在皮质脊髓侧束内,支配上肢的纤维排列在内侧,支配下肢者在外侧,颈髓中央损伤时上肢感觉、运动障碍明显重于下肢。如有广泛脊髓内出血,可引起四肢瘫。脊髓中央综合征预后较好,随着脊髓水肿的消退,功能可按一定顺序恢复,下肢运动恢复较上肢快。

(2)脊髓半横断损伤综合征:脊髓半横断后,由于皮质脊髓侧束、后索、自主神经降支切断,并且损伤平面前角运动神经元受到破坏,在损伤平面以下同侧肢体出现完全性上运动神经元瘫痪,表现为痉挛性瘫

痪、深反射亢进、病理征阳性;并有深感觉丧失;受累节段支配的肌肉出现萎缩,肌张力下降;还可出现同侧 Homner 征阳性,远侧肢体出汗障碍。由于脊髓丘脑束中断,对侧肢体痛、温觉丧失。

（3）前脊髓损伤综合征:颈髓前方遭到致压物的压迫后,出现损伤平面以下运动丧失,浅感觉如痛、温觉减退或丧失,但位置觉等深感觉存在。

（4）后脊髓损伤综合征:较少见,表现为运动与痛、温觉良好,但存在损伤平面以下深感觉障碍和神经根刺激症状。

（二）胸腰段脊髓圆锥与马尾神经损伤

脊椎 $T_{12}L_1$ 水平以下椎管内为脊髓圆锥和马尾神经。脊髓圆锥损伤时,主要表现为 $L_{4\sim6}$ 神经支配区以下的下运动神经元瘫痪,足底与鞍区感觉麻木或消失,伴有膀胱直肠功能障碍和性功能障碍。第 2 腰椎以下骨折脱位合并马尾神经损伤,大多为神经根挫伤或部分神经根断裂,预后良好,主要表现为严重的根性疼痛,部分患者膀胱、直肠和下肢反射消失。

脊髓损伤常为多节段水平同时受损,只不过有的节段损伤轻,有的节段损伤较重,并且许多神经分布是交叉或重叠的,因此损伤程度不同临床表现也各异,临床检查时应仔细加以辨别。

三、急性颈髓损伤综合征

颈髓损伤后的急性期常出现颅脑和～系列自主神经系统的症状,主要包括:低血压、心动过缓、体温降低、定向障碍等,称为急性颈髓损伤综合征。

【病因】

交感神经系统来自脊髓胸腰段,副交感神经系统来自脑干及脊髓骶段。当颈段脊髓损伤后,由于对交感神经节前神经元下行刺激驱动丧失,早期即失去了交感神经控制,肢体血管扩张,散热增多;而同时由于肌肉瘫痪,不能收缩,产热量减少,引起体温下降,特别在寒冷季节,因为血管不能收缩更容易发生。另外,有些四肢瘫痪病人在伤后 1～2 天或数小时内体温明显下降,但随后又迅速升高,这可能与体温传导通路阻断,失去调节能力,或周围环境温度高等因素有关。

颈髓横断后,包括由颈上、中、下交感神经节节后纤维组成的心上神经,以及由 $T_{1\sim5}$ 脊神经内交感神经支配的主动脉将与脑失去联系,与此同时,包含于第 3、第 7、第 9、第 10 对颅神经内的副交感神经却不受影响。尤其是迷走神经对心脏的作用较强,交感神经系统与副交感神经系统失去平衡,引起心血管功能紊乱,出现心动过缓等表现。

低血压与多方面因素有关,当体温降低时,全身血管舒张,周围阻力下降,循环容量减少;同时,由于四肢瘫痪,肌肉不能收缩,导致静脉回流血量减少,心搏量降低,因此导致低血压的发生。另外,颈髓损伤患者不能很好适应由于体液丢失及补充而引起的血液动力学变化,当循环容量不足时,不能靠交感神经使血管收缩以维持心脏充盈、升高血压。此外,血压还与体位有关,当四肢瘫病人头高足低位时,血压显著下降,这也与交感神经功能障碍有关。急性颈髓损伤综合征导致的低血压与创伤性休克引起的低血压不同,临床上前者脉率减慢、有力,毛细血管床血供正常,无主要脏器缺氧表现;后者脉率增快、微弱,皮肤、眼睑、甲床毛细血管床缺血,主要脏器有缺氧表现。

颈髓损伤早期还会出现低钠血症,其发生率高达 $45\%\sim77.8\%$,发生机制目前尚未明确。有学者认为颈髓损伤后,交感神经兴奋性下降,抑制了肾脏对肾素的合成和分泌,继而醛固酮的合成分泌随之减少,使尿钠、尿氯的排出量增加而引起低钠血症;另外,有效循环血量减少引起的低血压导致抗利尿激素（ADH）的分泌增多,水合作用增强,也是低钠血症的可能原因之一。低钠血症可引起脑水肿,同时低血压、体温下降也可导致患者反应迟钝及定向力差等表现。

这种急性期自主神经功能紊乱大多只是暂时的，较运动、感觉神经恢复快，在脊髓损伤后 1 个月或几个月后会达到一种新的平衡，约需 2 年才趋于完善。但仍有某些自主神经功能障碍终身无法恢复。

【处理】

遇到急性颈髓损伤综合征时应积极治疗，主要是对症处理，改善因低血压造成损伤部位的缺血，以免影响神经功能的恢复。

1. 低温的处理　对体温失去调节的患者，首先应注意室温，使其维持在 20～30℃ 之间，根据情况增减被褥或衣着加以调节。

2. 低血压的处理　急性颈髓损伤患者入院后，应立即给予吸氧、心电监护，保持呼吸道通畅。此时，维持足够的循环血容量，保证血压的稳定对脊髓的血液灌注十分有利。但是，由于颈髓损伤患者不能靠交感神经增加静脉容量使血管收缩以维持心脏充盈，也不能靠动脉收缩而维持血压，在给予患者大量液体输注时，不能使心率加快及增加心脏收缩，容易发生肺水肿。因此，在大量补液时，可考虑行中心静脉压监测，避免肺水肿发生。

血压在一定范围内下降时，不会对组织的血流灌注产生明显影响，但收缩压应维持在 11.97kPa（90mmHg）以上，以保证脊髓的血供。如血压无法维持，可考虑适当应用血管活性药物，如多巴胺（3×千克体重）mg 加 0.9％生理盐水至 50ml，3～5ml/h 微泵维持，根据监测血压进行剂量调节。

3. 心动过缓的处理　窦性心动过缓一般在急性颈髓损伤后 1 周内发生，病人常无明显主诉，持续约 7～10 天，严重时可出现心脏停搏。针对病因，应用抗胆碱能药物可以较好地抑制迷走神经张力，紧急情况下，可静脉注射阿托品 0.5mg，能迅速增快心率。此外，近来有报道应用 β 肾上腺能受体激动剂沙丁胺醇，可有效治疗急性颈髓损伤后的窦性心动过缓，用法为 2.4mg，口服 3 次/日，如心率未增至 60 次/min，可加倍服用，一般用药 7～10 天。

4. 低钠血症及颅脑症状的处理　早期应根据血压、中心静脉压监测结果和出入量平衡的原则限制液体摄入量，防止肺水肿和脑水肿的发生。严密监测血钠、尿钠浓度，如血钠浓度低于 130mmol/L，应立即输入浓度 3％左右的高渗盐水，根据尿钠浓度计算每日钠的补充量，尽量将血钠控制在 125mmol/L～135mmol/L 之间；发生肺水肿或脑水肿时可给予呋塞米、甘露醇脱水治疗。治疗过程中观察患者意识，如患者有烦躁等表现，可给予镇静药物等对症处理。

四、脊髓损伤的合并损伤

正常脊柱引起脊髓损伤需要强大的外力，因此，患者大多伴有其他部位的合并损伤。

【诊断与鉴别诊断】

根据暴力大小及性质的不同，合并伤的严重程度也不同，在做检查时，应避免漏诊，特别是可能危及生命的合并伤。颈椎骨折脱位常与颅脑损伤、胸腔脏器损伤、肋骨骨折等同时发生；胸腰椎骨折脊髓损伤时，常合并腹腔脏器损伤或骨盆骨折、四肢骨关节骨折脱位等。当患者有意识障碍时，更应该做详细体检，监测生命体征，做必要的影像学检查。如患者血压低，可能是因为复合损伤所致的血容量减少，也可能是急性颈髓损伤综合征引起，应注意鉴别。

【处理原则】

对合并伤的处理应以"分清主次，快速有效"为原则，挽救生命是第一位的。脊髓损伤的患者首先要注意其呼吸功能，保持呼吸道通畅和气体的交换量。如并发血气胸，患者胸闷持续加重，呼吸急促，应及时做胸腔闭式引流等处理。如患者合并有胸腹腔脏器破裂,颅脑损伤有手术指征时,以及开放性损伤时,应尽快手术治疗,尽量维持血压、纠正休克,避免脊髓因缺血加重损伤。在合并伤的处理过程中,应注意避免进一步加重脊髓损伤,做好脊柱的临时固定。

五、脊髓损伤的治疗

目前,关于脊髓完全性损伤后的疗效方面尚未取得显著的进展,主要仍关注于脊髓不全损伤,抑制其发展恶化,促进早日康复。但是,对于早期一些临床体征为完全性的脊髓损伤,经过学者们的临床病理解剖观察,仍可能有不等量的未损伤神经纤维存在,因此,在脊髓损伤早期,防治脊髓继发性损害是减轻伤残的重要问题。

脊髓损伤的治疗面临两大难点:①如何预防脊髓损伤引起的脊髓细胞死亡,以及如何替代已死亡的脊髓细胞;②如何抑制损伤局部瘢痕形成,创造适合神经再生的微环境,促进诱导神经生长。近年来,研究者试图通过药物、神经营养因子、组织细胞移植以及转基因细胞移植等多种方法达到治疗脊髓损伤的目的。脊髓损伤病理生理过程的复杂性决定了治疗手段的多样性。

脊髓损伤的治疗原则:①治疗越早越好;②采用综合治疗方法;③手术减压,治疗脊柱骨折脱位;④预防及治疗并发症。

(一)治疗越早越好

由于脊髓损伤后的病理改变非常迅速,伤后 12h 出血即波及白质,白质轴突开始退变,而灰质的坏死尚无有效方法挽救,因此早期治疗的目的是保持白质免于退变坏死。早期治疗需要先进的急救措施,能在最短时间内将患者运送到有治疗脊髓损伤经验的医院,并尽快用上有效药物,如甲泼尼龙,如有条件,可早期手术以解除脊髓压迫。

(二)采用综合治疗方法

以非手术治疗为主的综合疗法近 10 年来已取得很大进展,但绝大多数以实验研究为主,真正实际应用于临床的非常少见。主要有以下几种方法。

【药物治疗】

1.糖皮质激素　糖皮质激素治疗急性脊髓损伤(SCI)的机制是:稳定溶酶体膜,抑制脂质过氧化,维持细胞内外正常离子的平衡,减轻水肿,改善血液循环,降低毒性物质的释放。美国国家第二次急性脊髓损伤研究会(NASCIS,1990 年)认为,早期应用大剂量甲泼尼龙(MP)可明显改善完全与不完全性脊髓损伤患者的神经功能。首次剂量最好在急性 SCI 后 3h 内给药,最迟不超过 8h,若 8h 后给药则不良反应明显增加。

目前,还有许多关于甲泼尼龙治疗急性 SCI 的风险与效益比的争论,Matsumoto 等对急性 SCI 患者进行双盲临床实验,发现甲泼尼龙组 60 岁以上患者的肺部并发症的发生率明显增高,因此认为对老年人应该慎用。Hasse 等报道,甲泼尼龙增加了病人感染性疾病的发生率,部分原来没有糖尿病的病人治疗后出现了严重的高血糖。认为甲泼尼龙应避免用于多发性损伤的病人。虽然存存争论,大剂量 MP 仍然是美国急性 SCI 的标准治疗方法。

2.脱水和利尿剂　能排除脊髓损伤后组织细胞外液中过多的水分,但对于低血压或血容量不足的患者应慎用。常用药物有:①20％甘露醇,250ml 静脉滴注,每 6～8h1 次;②呋塞米,每次 20mg,肌内注射或静脉注射,每日 1～2 次;③50％的葡萄糖 60ml,静脉注射,每 4～6h1 次。使用脱水利尿剂时应注意预防电解质紊乱。

3.神经节苷酯(GM-1) GM-1 是存在于细胞膜脂质双分子层上的主要成分之一,在中枢神经系统特别丰富,在正常神经元分化发育中起重要作用。体外实验发现 GM-1 与神经细胞膜结合后,能明显增加神经生长因子的功能,促进轴突生长。临床上应大剂量、长疗程使用,基本用法是:在伤后 72 小时内应用,GM-1 静滴 100mg,每日 1 次,连续应用 3~5 周。GM-1 可与甲泼尼龙联合应用,治疗效果较单纯 MP 为佳。

4.阿片受体拮抗剂 脊髓损伤后内源性阿片肽(内啡肽等)过量释放,使脊髓血流量减少,是脊髓缺血坏死的重要因素。常用阿片受体拮抗剂有:①纳洛酮,首次冲击剂量 5.4mg/kg,然后 4mg/(kg·h),维持 23h;②促甲状腺素释放激素(TRH),推荐用法为 2mg/(kg·h),连续 4h 静脉输入。

5.钙离子通道拮抗剂 脊髓损伤后细胞外钙内流超载,被认为是涉及细胞死亡的最后途径,钙离子拮抗剂可调节 Ca^{2+} 流入神经细胞,保护神经元,稳定其功能。常用尼莫地平,每次 30mg,每日 3 次,口服 3 周。

6.其他实验应用的药物

(1)自由基清除剂:脊髓损伤后自由基生成较多,细胞膜因含磷脂和不饱和脂肪酸较多,易发生脂质过氧化,细胞膜受损而导致细胞死亡。维生素 E 等有抗脂质过氧化、稳定磷脂膜、清除自由基等作用。

(2)兴奋性氨基酸(EAA)受体拮抗剂:EAA 具有神经毒性,由 N-甲基 D-天门冬氨酸受体(NMDAR)介导,与多种损伤因素如内源性阿片肽释放、钙离子内流等密切相关。实验证实非竞争性选择性 NMDAR 拮抗剂 MK-801 可使神经细胞的死亡率从 74% 降到 10%。

(3)神经营养因子(NTF):NTF 包括神经生长因子(NGF)、脑源性神经营养因子、神经素、成纤维细胞生长因子等。NGF 广泛存在于神经系统中,在中枢神经系统已发现许多部位存在神经生长因子受体(NG-FR),NGF 与 NGFR 结合形成复合体,被逆行转运到神经细胞体内,促进蛋白质合成,发挥神经趋化作用。脊髓损伤后,运动神经元能诱导 NGFR 表达,将外源性 NGF 注射到脊髓损伤部位,则 NGF 与 NGFR 相结合,可以保护神经元,促进轴突再生。现在利用转基因技术,使神经营养因子在损伤局部源源不断地表达成为可能。

(4)拮抗神经瘢痕形成物质:脊髓损伤局部坏死后形成的胶质瘢痕,能抑制轴索生长和髓鞘形成,这可能与胶质瘢痕中硫化软骨蛋白多糖(CSPG)对轴突再生的抑制作用以及髓鞘细胞分泌的抑制分子 Nogo 蛋白等有关。Moor 等应用硫酸软骨素生物素复合物——软骨素酶 ABC(C-ABC)降解 CSPG,发现可减弱胶质瘢痕中 CSPG 对轴突再生的抑制作用。动物实验中应用 Nogo 蛋白抗体也可促进大鼠运动功能的恢复。

(5)某些免疫抑制剂:他克莫司(FK506)是一种大环内酯类抗生素,具有极强的免疫抑制作用。实验证实 FK506 在脊髓损伤后可有效地降低脂质过氧化,抑制炎症反应;还可抑制细胞凋亡蛋白酶-3 的激活,有助于少突胶质细胞在脊髓损伤后的存活。

(6)其他药物:如二甲亚砜(DMSO),能维持细胞膜的稳定性,增加脊髓血流量。东莨菪碱有调节和改善微循环的作用,减轻脊髓水肿,应用方法为 0.3mg,肌内注射,每 3~4h1 次,维持 3 日,于伤后尽早使用。

【高压氧治疗】

临床上高压氧治疗急性脊髓损伤的报道很少。脊髓损伤早期数小时内,组织出现出血、水肿、微循环障碍等,必然使脊髓组织缺氧,因此高压氧治疗有其合理性。根据其早期进行性病理改变,建议用早期短程突击疗法,即在伤后 6~12h 内使用,以 2~2.5 个大气压的氧治疗,每次不超过 2h,每日 2~3 次,持续 2~3 天。治疗过程中应避免氧中毒的发生,如有全身不适、耳鸣、恶心、头痛等症状时要及时停止。

【局部亚低温疗法】

局部低温可降低细胞的代谢率,减少组织的氧耗量,故可增强脊髓缺氧的耐受性,减轻脊髓水肿。方法为在硬膜外放置 2 根塑料管作为冷疗液体的进出管,冷疗液可选用生理盐水、林格液或葡萄糖溶液等,开始 2~8℃低温逐渐维持在 15℃左右,持续 7~8 天。局部亚低温疗法适合于脊髓不完全性损伤患者,对于脊髓横断者无效,也可在手术中行局部冷疗。

【组织细胞移植】

组织细胞移植目前主要还停留在动物实验研究阶段,但已取得一些令人鼓舞的进展,主要包括雪旺细胞移植、嗅鞘细胞移植、胚胎组织细胞移植、神经干细胞移植以及与基因治疗相结合的联合移植等。移植治疗的目的和机制是通过移植物和移植修复技术,为损伤神经提供一个合适的、有利的再生微环境,从而促进损伤神经的轴突再生。但是,目前移植物的来源和安全性问题以及外源性细胞在宿主体内长期存活、定向分化等等问题尚未得到解决。

(三)脊柱骨折脱位的手术减压治疗

长期以来对创伤性截瘫的治疗原则存在分歧,目前比较公认的手术指征是:①不全脊髓损伤,表现进行性加重,怀疑椎管内有出血者;②影像上显示有骨片突入椎管或椎管变形、狭窄及挤压神经根造成严重疼痛者。但是对于完全性脊髓损伤也并非手术禁忌,严重的脊柱骨折脱位,手术复位后可缓解对神经根的牵拉,减轻疼痛;并且近年对脊髓修复的实验研究取得较大进展,一旦可应用于临床,但如果脊柱骨折脱位未得到恢复,也会给脊髓修复增加很大困难。

早期手术复位、减压、内固定,不但能保持脊柱稳定性,有利于脊髓残存功能的恢复和脊髓损伤患者的早期康复,并且可以防止晚期创伤性脊髓病的发生。手术的最佳时间是伤后 8h 之内,但由于病情和其他因素的影响,临床上很难做到,一般可等到患者病情平稳,伤后 3~7 日内进行手术。可经前方或后方入路减压、整复骨折脱位,在减压的同时选择合适的内固定并进行植骨。在后路手术时应避免切除过多椎板和关节突,以免造成脊柱不稳。

(四)预防及治疗并发症

对并发症的预防和治疗贯穿于脊髓损伤的整个治疗和康复过程中,有效的治疗可降低患者死亡率。

【早期并发症】

1.体温异常　表现为高热或低温,与体温调节中枢失常或散热功能紊乱有关。对高热病人宜用物理降温,冰袋置于大血管走行部位,必要时应用冬眠合剂;对低温患者则应注意保温。

2.呼吸困难或衰竭及肺部感染　由高位颈髓损伤引起,首先给予吸氧,必要时行气管插管或气管切开,或给予人工呼吸器辅助呼吸,气管切开者应注意加强护理,避免加重感染;肺部感染则应加强辅助排痰,应用化痰药物或雾化吸入,加强抗感染治疗。

3.循环系统　功能障碍颈髓损伤患者因交感神经损伤及体位原因,常表现为低血压,可给予补液对症处理,将收缩压维持在 11.97kPa(90mmHg)以上。

4.水电解质紊乱　伤后密切复查,根据实验室检查调整补液。

5.消化道功能障碍　应激性溃疡、便秘等,伤后可根据病情应用制酸药物,训练排便反射,必要时给予灌肠、缓泻剂治疗。

6.排尿障碍　行留置导尿,定期更换导尿管,定时夹管锻炼膀胱功能。

7.褥疮　重在预防,加强护理。

8.深静脉血栓　重在预防,鼓励主、被动活动,或行气泵辅助治疗。

【晚期并发症】

1.低蛋白血症　伤后定期监测,纠正负氮平衡。

2.泌尿系结石、感染　注意饮食调节,给予对症治疗。

3.关节周围异位骨化　关节周围较大异位骨块,影响活动时,可行手术切除。

4.肌痉挛及关节挛缩　应加强早期护理及康复,可给予解痉等药物治疗,晚期可行矫形手术。

5.肢体顽固性疼痛　一般局部处理、口服药物和脊髓切开均不起作用,可在疼痛部位或硬膜外行电刺激,抑制痛觉的传入冲动,有一定效果。如上述方法无效,可行脊神经后根切断术。

六、脊髓损伤晚期康复治疗

脊髓损伤后在早期手术减压、稳定脊柱及各种综合治疗的同时即可开始康复治疗,康复治疗的主要目的是充分发挥现有的功能,代偿已丧失的部分功能。对于神经功能稳定,不再恢复的截瘫患者,经过康复,虽然神经功能未能恢复,但是其活动功能仍然可以有相当明显的进步。

晚期康复的内容主要包括:①功能锻炼;②功能性电刺激、物理治疗及支具康复;③矫形手术;④职业性训练和心理治疗等。

(一)功能锻炼

功能锻炼应遵循循序渐进、从易到难,根据功能需要进行锻炼的原则。

对于下肢截瘫的患者要训练其独立生活的能力:①卧床练习:包括上肢肌力锻炼,床上翻身、起坐、坐稳等训练,为上下轮椅做好准备;②坐位练习:包括日常活动,搬动下肢、活动关节,使用及去除下肢支具等;③站立练习:用步行车或双下肢带支具练习站立行走。

对于四肢截瘫患者,要恢复其站立行走非常困难,因此主要是进行卧床训练及坐位功能锻炼,锻炼手部及上肢力量,恢复部分自理能力。

(二)辅助性治疗

电刺激原用于兴奋瘫痪的肌肉,防止其过度萎缩,近年来,电刺激已用于对神经、肌肉的功能恢复治疗,称功能性电刺激(FES)。FES的工作原理是神经细胞的电兴奋性,通过植入或便携式电极对神经细胞产生电刺激,使其产生神经冲动,而令其支配的肌肉产生收缩,获得运动的效果。

多种物理治疗可在截瘫患者的康复治疗中起到一定辅助作用,但应注意其适应证,避免引起组织损伤。

各种支具的使用主要是为了稳定关节、防止畸形,协助或代替完成某种功能,尽量恢复患者的部分独立生活能力。

(三)矫形手术

早期不注意适当功能护理,将发生四肢关节挛缩;而对于上运动神经元损伤患者,会出现痉挛性截瘫,对四肢功能影响极大。在晚期,可借助于对肌腱等软组织的矫形手术,恢复肢体的被动活动。

(四)职业训练和心理治疗

截瘫患者必然有很大的思想负担,悲观、厌世等思想活动,这直接影响到了康复治疗的效果。我们必须通过思想工作,使其树立信心,充分了解康复治疗的目的和步骤,持之以恒地进行功能锻炼,这样才能取得较好的康复效果。而对患者进行适当的职业训练,使其成为自食其力的生产者,对社会和个人都是有利的。

(胡国伦)

第三节 上颈椎损伤

一、寰枕关节脱位或不稳

创伤性寰枕关节脱位或不稳是一种并非罕见的致命性损伤,患者多死于事发现场。以往文献多以个案病例和伤后存活率等形式来报道。截至 1998 年文献报道,来得及去医院救治的寰枕关节脱位患者 63 例,其中 38 例是儿童。1979 年 Bucholtz 报道的 100 例摩托车交通事故死亡者中,24 例死于颈椎外伤,上颈椎占 20 例,其中 8 例死于寰枕关节脱位,占死于颈椎外伤患者的 20%～35%,占交通事故死亡人数的 8%。寰枕关节脱位或不稳定多发生于儿童,是成人的 2～3 倍,占颈椎外伤人数 0.7%～1%。随着现场急救技术的普及和提高及转运条件的大大改善,在美国约 80% 的寰枕关节脱位的患者能被送达医院急救中心。

【损伤机制】

儿童的枕髁小,与成人相比关节面呈水平状,稳定性差,受损时易发生寰枕关节脱位。寰枕关节的稳定结构主要是软组织,寰枕间的直接稳定结构有侧块关节囊、寰枕前后膜、项韧带;间接稳定结构有枕枢间韧带,如覆膜、翼状韧带和齿突尖韧带。Weme 的研究结果认为覆膜和翼状韧带是寰枕间的一线稳定结构,切断两者会引起颅骨前移。寰枕关节半脱位或关节面错位超过 2mm 说明主要结构已破坏。头颈前屈时齿突抵触枕大孔前缘限制过屈;覆膜限制后伸,极度后伸会损伤覆膜;翼状韧带限制侧屈。过屈可损伤后部结构,极度过屈也可损伤覆膜。

创伤性寰枕关节脱位的损伤机制尚不清楚,多由于过伸伤引起,少数情况下,极度过屈也可引起。高速行进的车辆肇事和高处跌落伤是寰枕脱位的主要致伤原因。头面部遭到突然打击,而颈和躯干的惯性继续向前,可能在枕骨和寰椎联结处造成剪切作用,导致寰枕关节脱位。因此,寰枕关节后脱位多见。也可因暴力骤停后肌肉猛烈收缩而复位。

分娩创伤是新生儿寰枕脱位的重要原因,多见于臀位产或暴力器械引产致颈椎在产程中过伸、旋转等致伤。

【损伤分型】

1986 年 Traynelis 报道 1 例创伤性寰枕关节脱位幸存者,并分析了以往文章报道的 17 例患者,依据 X 线片,提出以下分型:

Ⅰ型:前脱位,枕髁相对于寰椎侧块向前移位,是最多见的类型,偶见单侧脱位。

Ⅱ型:纵向脱位,枕髁相对于寰椎侧块垂直向上移位>2mm,牵拉损伤所致,由于枕骨与枢椎间的韧带受到损伤,会同时发生寰枢椎间分离。

Ⅲ型:后脱位,枕髁相对于寰椎侧块向后移位,此型相对少见。

除了上述的脱位类型外,还有寰枕旋转脱位,以及同时伴有纵向脱位和前脱位或后脱位的报道。

【临床表现】

由于寰枕关节的解剖部位特殊,所以其结构破坏、脱位,可引起一系列临床表现。

1.神经系统 可表现为眼球震颤,两侧瞳孔不等大,但对光反应存在;还可出现去大脑强直、Brown-Sequard 综合征等。在颅神经中,下 6 对颅神经易受损伤。还可能出现四肢弛缓性瘫痪、踝阵挛阳性及偏瘫。

所以当颅脑检查无异常或不能解释患者的神经症状时,而同时颈、胸、腰椎检查亦无异常发现,或异常不足以解释某些症状时,不要忽略了寰枕关节脱位。由于寰枕关节脱位发生率小,常合并复合伤,易被忽视。若在搬运或检查、治疗期间某些神经症状突然出现或加重时,千万不能忽略寰枕关节脱位。

2.呼吸系统　由于脑干损伤,可表现为呼吸骤停、呼吸抑制和不规则呼吸。常是寰枕关节脱值患者的死因。

3.心血管系统　也是由于脑干损伤,可表现为心跳骤停、心动过缓。

【诊断】

由于合并颅脑损伤时掩盖了创伤性关节脱位的表现,或诊治注意力过分集中在颅脑损伤上;颅底和上颈椎的结构复杂而混乱,常常合并畸形,X线上的一些确定诊断的解剖标志难以辨认;一些诊断方法中需确认的解剖标志太多,误差大,存在假阳性和假阴性,尤其是儿童,一些结构尚未发育完全;患者没有神经损害表现。上述这些原因易导致创伤性寰枕关节脱位被漏诊或误诊。出现以下任何一种情况都要考虑创伤性寰枕关节脱位的可能性:①任何一个交通事故死亡者;②下颌骨骨折或颌下软组织挫伤者;③伤后急性心肺功能不全者;④X线侧位相显示咽后壁软组织明显肿胀者。

诊断过程中,颈椎X线起着重要的作用。有以下几种测量方法:

1.Wholey等提出了测量枕骨大孔前缘中点至齿状突尖之间的距离(通常该距离小于10mm,当该距离大于10mm时对诊断寰枕关节脱位有意义。但影响该距离的因素较多,如伸屈时该距离的变化就很大。

2.Dubin提出拍摄两下颌骨重叠时上颈椎侧位片,测量下颌骨皮质后缘到C1前缘的距离,正常范围是2~5mm,但也有学者提出异议,认为伸屈和张口时该距离的变化很大。

3.Power提出测量BC:OA的数值,BC是枕骨大孔前缘中点到C,后弓中点,OA是枕骨大孔后缘到C1前缘中点。BC:OA的正常值为0.77,一般小于0.9,大于1.0对诊断前脱位有意义。但当伴有C,的骨折时,BC:OA就不能正确判断寰枕关节脱位。

4.Kaufman等提出颅底与C,的距离不超过5mm,超过5mm时对诊断脱位有意义。

5.Lee等提出X字型评估法。BC2SL是枕骨大孔前缘中点到C2棘突中点的连线,OC2是枕骨大孔后缘中点到C2椎体的后下缘的连线,2条线组成X型。评估时不用测量长度及角度,只看X的形状,BC2SL恰好与齿状突后上角相切,OC2与寰椎后结节相切。

6.BAI-BDI法:此种方法由Harris等在1994年提出,分别测量枕骨大孔前缘中点到C2后侧皮质连线的距离(BAI)和枕骨大孔到齿突尖的距离(BDI),BAI应小于12mm,BDI为2~15mm。

上述6种方法各有利弊,没有任何一种X线测量方法是十分可靠的,凭借平片难以对所有的病例进行确诊,主要原因是由于寰枕交界区域解剖关系复杂,影像重叠,使得理论上的诊断指标在实际应用中遇到困难。复查颈椎侧位平片,并且反复对比,比单次颈椎侧位平片对诊断更有帮助。

尽管从颈椎中立和伸屈侧位可以做出脱位的放射学诊断,但人们常常忽视这一点。软组织影可能会增大(通常在关节处>7mm)。此区域的软组织肿胀是值得注意并需要进一步检查评估。轻微骨折或者韧带损伤会造成咽后间隙的出血,颈颅部椎前软组织的改变,这时需要对颈颅部进行CT检查。当颈颅部出现异常的椎前软组织时CT检查的阳性率为16%,这几乎是文献报道急性颈椎损伤发生率的3倍。MRI对骨性脱位等解剖结构不如CT清楚,但它可以清楚地判断损伤区域的韧带及软组织损伤程度,对判断脑干、延髓的完整性及损伤程度有益。

【治疗】

寰枕脱位的急救和确定性治疗需从以下两方面实施:①呼吸功能衰竭和脊髓损伤的治疗;②脱位的复位和恢复稳定性的治疗　由于损伤的严重性,患者在事故现场情况危急,很容易因呼吸功能障碍猝死,现场救治时头颈部制动很重要,防止脊髓进一步损伤。首先,将颈椎制动于中立位,必要时气管插管维持通气,入院后可行气管切开术。呼吸循环稳定后,尽快稳定枕颈部,尽可能复位。需要注意的是,所有寰枕脱位的患者都不能用颈托制动,因为颈托有重复损伤的力学机制,有纵向牵引的作用,会增加纵向脱位,加重神经损伤。对牵引复位的争议也较大,此种损伤极不稳定,牵引也会增加纵向脱位。不主张手法牵引,建议密切监视下轻轻牵引复位。因此,所有的寰枕脱位患者在术前头颈部制动上均建议采用 Halo 支具制动。儿童采用保守治疗,用 Halo 支具制动后可发生坚强的纤维愈合。成人则不同,保守治疗不易达到坚强稳定的效果,需要手术行寰枕或枕枢间骨性融合。

二、寰椎骨折

在 1823 年 Cooper 第一次描述了寰椎骨折,通常由坠落伤或车祸引起。寰椎骨折不像大多数其他颈椎骨折,很少伴随有神经系统受损,除非伴有齿状突骨折或寰椎横韧带断裂。他们占所有颈椎骨折的 2%～13%,占所有脊柱骨折的 1.3%。

【分型及发病机制】

Jefferson 的名字与寰椎爆裂骨拆常常联系在一起,实际上是由于他在 1920 年提出了一套解剖学分类系统,包括爆裂骨折、后弓骨折、前弓骨折、侧块及横突骨折(。在 CT 出现前,这些损伤的确切发生率只能凭估计,并认为后弓骨折占大部分。自从 CT 作为颈椎损伤的常规检查手段以来,骨折分类的概念及发生率发生了变化。Segal 及同事在 1987 年将原有分型增加到 6 种,认为对预测病人的预后有帮助。近来,Levine 及 Edwards 对其进行修正,增加了第七种分型,具体如下:

1.爆裂骨折(33%)   通常是单纯的轴向压力通过枕骨髁传至 C,上关节面引起,导致寰椎前后弓的骨折和脱位,C1 环通常碎成 3～4 块,伴侧块分离,这种骨折被称为"Jefferson 骨折",最常见,但神经损伤的可能性最小。

2.后弓骨折(28%)   通常是过伸损伤的结果,常伴有齿状突骨折或创伤性枢椎前脱位。

3.粉碎骨折(22%)   通常是轴向压缩及侧向弯曲力结合的结果。通常引起横韧带撕脱及同侧的前后弓骨折,这些骨折很有可能导致骨不连和功能障碍。

4.前弓骨折   过伸运动导致 C1 前弓挤压齿状突而致孤立的前弓骨折。

5.侧块骨折   通常是轴向压缩及侧向弯曲力结合的结果。

6.横突骨折   可以是单侧或双侧的,是撕脱或侧弯的结果。

7.前结节撕脱骨折   被认为是颈部过伸而不伴有轴向压缩导致颈长肌撕脱引起。

Levine 及 Edwards 归类寰椎骨折是基于损伤的机制及损伤时的头部位置:后弓的双侧骨折归因于轴向的过伸作用;单侧的侧块骨折是由于侧方的弯曲及轴向压缩;Jefferson(爆裂型)骨折是由于直接的轴向压缩。后弓骨折超过 50% 伴有其他骨折,常是Ⅱ或Ⅲ型的齿状突骨折、创伤性 C2 前脱位、枕骨髁骨折。

【临床表现】

颈部僵硬和枕下区域疼痛是寰椎椎弓骨折的主要临床表现。有时出现咽后血肿,但通常不会引起呼吸困难和吞咽障碍。头部前倾呈强迫头位,有时用手扶持头部,避免头颈任何方向的移动,脊髓或神经根受压比较少见,这与该区椎管矢径大、骨折后其骨折片离心分离有关,C2 神经根受到压迫或刺激,可出现枕大神经分布区域放射性疼痛或感觉障碍。如果单侧脱位可能致头部向外侧倾斜或斜颈,并伴有颈肌痉挛。局部压痛限于枕外隆凸下方,被动头部运动以旋转受限最明显。

椎动脉损伤可能导致基底动脉供血不足的症状包括眩晕、头昏、视力模糊及眼球震颤。合并脊髓损伤,表现严重四肢瘫痪和部分脑神经损伤症状,呼吸困难常常是损伤初期的致命原因。

【影像学诊断】

近些年来随着 CT 及 MRI 问世,寰椎损伤的放射学诊断水平大大提高。普通平片对评估损伤也很有帮助。除了普通平片,还应常规摄动力位和张口位 X 线片。对于常常并发的其他颈椎损伤,尤其是齿突骨折和创伤性枢椎前移,应该在片中仔细查找。Spence 及同事基于影像学上对横韧带完整性的评价将寰椎爆裂骨折细分成稳定及不稳定型。横韧带完整的爆裂骨折为稳定型,不完整的爆裂骨折为不稳定型,不稳定型比较少见。对横韧带完整性的评价有几种影像诊断方法。在张口位 X 片上,横韧带仍完整的爆裂骨折,寰枢骨折分离移位<5.7mm,而伴有横韧带断裂的寰枢移位>6.9mm;在颈椎侧位 X 线片上,以寰齿间距(ADI)这个指标最为常用,其定义为侧位 X 线片上寰椎前弓后缘与齿状突前缘之间的距离。当成人 ADI≥4mm 时可诊为寰枢椎不稳,而≥3mm 时应高度怀疑寰枢椎不稳,但尚须结合临床其他检查方可确诊。至于小儿寰枢椎不稳,则应以 ADI≥5mm 为宜。颈椎动力位片一般仅适合无神经损害及无意识障碍病例,且应在严密监护下进行。然而单凭颈椎侧位片寰齿间距去预测横韧带的完整性可能会导致错误的结果。因为在创伤性病例中,当寰齿间距是 5mm 或者更宽时,横韧带可被认为断裂。而在患有风湿性关节炎的病人中,横韧带虽完整但松弛,这个空间可以明显增大。高分辨率 CT 扫描可显示横韧带所在位置,其体部密度较高而在寰椎附着处密度相对较低,这恰好与其宽度相对应。有时 CT 扫描还可显示横韧带在寰枢椎侧块附着处的撕脱骨折,但如果在韧带区域出现骨折及出血,与软组织的鉴别作用可能受到限制,MRI 检查可直接显示寰枢椎横韧带及其损伤部位,因而具有明确的诊断学价值。横韧带在 MRI 图像上呈低信号,在轴位像上其前方的寰齿后关节和后方的脑脊液的高信号与其形成鲜明对照。当横韧带发生损伤时其断裂处呈高信号影,提示横韧带连续性中断,如损伤处有血肿则表现为低信号影。

【诊断】

寰椎椎弓骨折的诊断主要依据 X 线检查,由于普通的前后位和侧位 X 线片常因该部结构复杂造成阴影重叠,影响对损伤的判断。因此,张口位片能够显示该部解剖形态。

X 线检查是此类损伤诊断和鉴别诊断必不可少的手段。X 线特征性表现如下:①寰椎的两侧块移位,可以同时向外侧分离移位,也可能为不对称的移位,移位的范围可达 2~4mm;②判断侧块移位应参照 C_2 的棘突是否维持在中央,若棘突阴影在中央而有侧块移位,则表明并非旋转所致侧块与齿突距离的差异;③断层拍片对了解细微结构的变化有帮助,可能发现寰椎侧块的内侧有一小游离骨片,系为横韧带撕脱所致,但这种小的撕脱骨片在普通 X 线片上无法显示出来;④咽后壁软组织肿胀阴影能在 X 线片上清晰显示出来,表示该部骨折出血的血肿。

正常人寰枢椎开口拍片可因不同程度的旋转和侧屈引起寰枢椎间向内或外侧倾。因此两侧都偏斜时,应仔细观察 C_2 棘突的位置是否居中,对正常或异常的判断至关重要。如 C_2 棘突位置居中,侧块移位意味着既不是旋转也不是侧屈,而是由于损伤引起的骨折移位。双侧寰椎侧块都发生偏斜,这是 Jefferson 骨折所特有的表现。但在没有旋转和侧屈异常条件下,发生偏斜也见于寰枢椎前脱位,应结合上颈椎的侧位 X 片来判断。

【治疗】

这些骨折没有压迫椎管的倾向,因此很少产生神经系统症状。大多数孤立损伤经保守的非手术治疗能达到愈合。下结节撕脱骨折只用颈托制动即能治愈。单纯的无合并症的前后弓骨折,移位很小的爆裂骨折及侧块骨折(寰枢联合距离<5.7mm)以及横突骨折使用 Halo 支具或者颈托固定,直到发生骨连接即可。Lee 及其同事进行了一项回顾性研究,评估在稳定型 Jefferson 骨折中只使用颈托的疗效。研究中所有的病人获得了康复,且在 12 周时没有任何不稳定的迹象。

根据 Levine 及 Edwards 的研究报道,对张口位显示寰枢椎骨折分离移位为 2～7mm 的寰椎骨折,患者佩带 3 个月 Halo 支具即可治愈。分离移位大于 7mm 的寰椎骨折首先行 4～6 周的轴向牵引以保持复位,使骨折得以初步愈合,再继续佩带 1～2 月的 Halo 支具。在 3 个月的制动后,应该摄动力位片以明确寰枢关节的稳定性。如有任何明显的不稳(在成人寰齿间距＞3mm,儿童＞5mm),则应行后路 C_1～C_2 融合术。在 Levine 及 Edwards 连续治疗的病人中,没有发现任何不稳定的病例,而且其他使用非手术疗法治疗此种损伤的作者们也注意到了 C_1～C_2 迟发不稳定的发生率极低。这种低发生率很有可能是侧块关节囊和翼状韧带仍保持完整的结果。以前的尸体研究发现,当切断横韧带,而翼状韧带、尖韧带和侧块关节囊保持完整时,寰齿间隙可增大至约 5mm。寰椎骨折并发的横韧带撕脱,是由轴向压力引起侧块分离所致,与过屈伤造成的韧带撕脱不同,后者因为伴有其他支持结构(翼状韧带、齿突尖韧带和侧块关节囊)的撕脱而更不稳定。

对不稳定的寰椎骨折(寰枢骨折侧方分离移位/＞7mm),应在骨折牵引复位后施行 C_1～C_2 内固定融合术。经关节螺钉固定的应用可以保证 C_1～C_2 关节的正常位置,而不像过去的后路钢丝法必须要求有完整的 C_1 环。而且,经关节螺钉适于合并齿状突骨折或者 C_2 椎体前滑移的病人的治疗。尽管对技术要求高,但此种方法仍然吸引人,因为不需要长期卧床及牵引,也不需要支具制动,C_1～C_2 融合的缺点是牺牲了颈部 50％的旋转度。

对于伴发上颈椎骨折的不稳定寰椎骨折,枕颈融合也是一种治疗方法。然而,这需要牺牲颈椎伸屈功能的 50％,还必须牺牲颈部 50％的旋转功能。即便经过治疗,很多寰椎骨折的病人仍长期有临床症状,诸如头皮感觉迟钝或过敏、颈痛及活动度减少。如果骨折涉及到侧块,或者从枕骨到 C_1～C_2 关节的其他损伤,这些长期并发症的发生率将增加;另有报道的并发症还有骨不连。

三、寰枢关节脱位

寰枢关节脱位是上颈椎最常见的严重损伤。若未及时治疗,其脱位程度常进行性加重,导致脊髓高位受压而危及生命。由于其潜在危险性大,应积极治疗。

【损伤机制】

1.外伤型

(1)单纯寰枢椎脱位:作用于头颈后部的外力均有可能致寰椎横韧带断裂而引起寰椎向前滑移的前脱位。其中以屈曲型损伤为多见,包括重手法推拿用力过猛。如其移位程度超过椎管之有效间隙时,则可造成高位颈髓损伤,严重者多死于现场或搬运途中。一般来说,横韧带断裂所引起寰椎脱位者的颈髓损伤,较之齿状突骨折者为重,病死率高。

(2)伴齿状突骨折的寰枢椎前脱位:齿状突骨折在临床上并非少见,因其上方有附着至枕骨大转子前缘的齿突尖韧带,两侧有附向枕骨髁内侧缘的翼状韧带;此组韧带与寰椎横韧带相协调维持了枕颈及寰枢关节间的稳定与活动。但如果头向前极度屈曲、或向后极度仰伸、或向左右剧烈旋转时,由于此组韧带高度紧张而可引起齿状突骨折。并随着暴力的惯性作用,以致继发寰枢关节脱位。其中以头向前屈曲所致的前脱位为多见;后脱位则相对较少,但随着高速公路的发展,这种损伤将日益增多。

齿状突骨折后,由于其与寰枢椎同时向前移位,使齿状突上端后缘至寰椎后弓前缘的距离仍保持原状,但下端处则减少,因此与后脱位相比对颈髓致压的机会相对为少,因寰椎内径稍宽大,使脊髓有退让之余地之故。

如齿状突发育不全,包括齿状突缺损、愈合不良及假关节形成等,此处损伤则更易发生。齿状突骨骺闭合时间一般在 7~8 岁之间,在此之间亦易引起此种损伤(骨骺分离)。

合并脱位的齿状突骨折大多见于齿突基底部,罕有在上方发生骨折者。

(3)伴齿状突骨折的寰枢椎后脱位:其发生机制与前者相反,是属于颈椎过伸性损伤的一种。将随着交通工具的高速化,因猛刹车或撞车所造成者日渐增多,但与前者相比,其发生率仍明显为少。由于齿状突骨折后向后移位,以致脊髓后方的有效间隙明显减少,而使其与相邻的颈髓神经易遭受挤压损伤,因此病死率及四肢瘫痪率较高。

2.病理性寰枢脱位　亦非少见,尤以儿童,主因为咽后部慢性炎症造成局部肌肉、韧带及关节囊的水肿、松弛及局部骨质脱钙而引起横韧带的松动、撕脱,并逐渐引起寰椎向前脱位。因其发生过程缓慢,神经症状一般较轻;但如附加外伤因素,则易招至意外。此外侵及颈段的类风湿关节炎患者,亦有 20% 左右病例可能出现此种结果。

【病因分类】

1.外伤性寰枢脱位

(1)合并齿状突骨折:即齿状突骨折并寰枢关节脱位。从枢椎椎体后上角或骨折线后缘测量到寰椎后弓的前缘,此距离为脊髓可占据的有效空间,可据此估计缓冲间隙的狭窄及脊髓受压情况。

(2)单纯的寰椎前脱位:不伴有齿状突骨折的寰枢关节脱位,必有寰枢之间韧带的广泛损伤,尤其是横韧带损伤。由于齿状突的存在,脊髓被夹在齿状突和寰椎后弓之间,更易损伤。

2.发育性畸形脱位　枕颈部有发育异常者,外伤后较正常人更容易发生寰枢关节急性脱位。多数病例是在少年以后逐渐发生寰枢关节不稳定。常见的有以下 2 种:①分节障碍,表现为枕骨寰椎融合,即寰椎枕骨化或颈 2~3 椎体融合;②齿状突发育畸形,导致寰枢椎不稳或寰椎脱位。

3.自发性脱位　成人患者多继发于类风湿关节炎,儿童则多继发于咽部感染。

4.病理性脱位　为缓慢发生的脱位,与自发性脱位的区别在于寰椎和(或)枢椎有骨质破坏性改变,在我国以寰枢椎结核为多见,也偶见于枢椎肿瘤或炎症。

【临床表现及诊断】

如前所述,除头颈部外伤外,对儿童病例主要应了解咽喉部有无慢性炎症等病史。视移位程度及致伤机制不同,临床症状悬殊甚大,轻者毫无异常主诉,重者可造成完全性瘫痪。具有以下临床特点:①病死率高:外伤性者,如暴力较强,作用迅猛,易因颈髓高位损伤而死于现场或运送途中。即使不完全性脊髓损伤者,亦易死于各种并发症,应注意及早防治。②颈部不稳:即患者自觉头颈部有被一分为二,如折断似的不稳感,以致不敢坐起或站立(自发性者则不明显)。③颈痛及肌肉痉挛:外伤性者多较剧烈,尤以伤后数天以内。④活动受限:无论外伤性或病理性者,一般均有程度不同的头颈部活动受限,严重者开口亦感困难。⑤如双侧关节均有脱位时,头颈呈前倾斜体位,如系一侧性关节脱位,则头向健侧旋转并向患侧倾斜。此种体位加重了活动受限的程度,包括张口困难。⑥伴齿状突骨折者,脊髓神经受压发生率相对为低,且程度较轻。⑦其他如后枕部压痛,吞咽困难及发音失常带有鼻音等。

诊断上除了临床表现外,必须借助 X 线摄片。X 线张口位摄片主要特征表现是枢椎齿突与寰椎两侧块间距不对称,但张口摄片时合作不好可使投影位置偏斜,引起两者间隙异常,或不能满意显示该区解剖结构。必要时重复多次摄片,避免因投影位置不当造成误诊。侧位 X 线片能清晰显示齿状突和寰枢椎后弓之间的距离变化,寰椎前弓结节后缘中点至齿状突距离(ADI)在临床上意义较大。侧位片可见寰椎前弓后缘与齿突相对应点的距离,正常成人和儿童分别为 3mm 和 5mm;如成人寰齿距为 3~5mm,常提示有横韧带撕裂;如寰齿距为 5~10mm 则提示横韧带断裂并部分辅助韧带撕裂;如 10~12mm 则证明全部韧带断裂。但必须指出,有时横韧带完全损伤而不发生间距变化,遇有此种情况不可放弃诊断,应在医师保护下作主动伸屈动态下摄片,显示屈曲位时寰椎前弓和齿状突呈"V"形间隙,提示横韧带下部纤维以外的部分撕裂,使寰枢椎借助未断纤维束起支点作用,而显示寰齿间隙上部分离呈"V"形。

【治疗】

针对寰枢关节脱位本身的治疗,首先做颅骨牵引。Gilisson 枕颌带牵引适用于儿童,也可试用于成人的急性脱位或轻度慢性脱位。成人或 10 岁以上少年应使用颅骨牵引,采用 Crutchfield 颅骨牵引弓或 Halo 头环牵引器做持续牵引。陈旧性脱位和严重的慢性脱位常难整复,需采用大重量牵引,成人可用 8～10kg;牵引时间有时需要延长到 3 周以上。在牵引期间,定期床旁拍摄侧位照片,了解脱位是否复位;每日做神经系统检查,了解脊髓受压症状有无改变或是消失。

牵引复位后,根据脱位复发可能性的大小来决定下一步治疗。脱位是否复发常取决于病程和病因,即:①凡病程超过 3～4 周的陈旧性脱位,不论病因如何,在复位与外固定治疗后脱位复发率高,常需行融合术,这可能是由于齿状突破坏或横韧带与其他韧带的损伤,在陈旧性病例中不可能得到完整修复而重建寰枢间的稳定性;②病程在 2～3 周以内的新鲜脱位则不一定必须手术,如儿童的自发性脱位,若能及早复位,并积极控制炎症病灶,经一段时间的头颈胸石膏外固定后常能重获关节稳定。齿状突骨折脱位,骨折线经椎体者(Ⅲ型),复位与石膏外固定可获骨性愈合。但骨折线在齿状突基底部以上或为腰部骨折(Ⅱ型),则因骨折不愈合率较高,多数作者主张行齿状突固定术或行 C$_{1\sim2}$ 或 C$_{1\sim3}$ 融合术。先天性脱位的韧带已经薄弱,病理性脱位有骨质破坏,均应在复位后行融合术。

陈旧性及慢性进行性脱位,行持续大重量牵引亦常不能复位。但牵引常能使神经症状消失,无论病因及复位程度如何,在神经症状消失后应行枕颈融合术以保护脊髓。

四、枢椎齿状突骨折

因为齿状突骨折常潜在神经损伤和骨不连的可能性,所以没有那种上颈椎损伤会象齿状突骨折这样引发诸多争议。在 20 世纪初,人们认为齿状突骨折患者几乎全部死亡。后来的评测把预计死亡率降低到 50% 左右,最近的数字则证明死亡率大约是 4%～11%。这些数字可能有误导性,因为一些病人可能在到达医院前就因为进展迅速的脑干或脊髓损伤而毙命。这一情形也仅仅是一种可能性而非事实,因为 Bohler 在一组尸检报告中称只发现 1 例齿状突骨折引发的致命性四肢瘫。齿状突骨折在所有颈椎骨折中的发生率为 7%～14%,像其他大多数上颈椎损伤一样,齿状突骨折基本上都是由坠落或机动车事故造成。

【发病机制】

齿状突骨折主要源于创伤,Ossgood 及 Lung 报道,80% 的齿状突骨折是由于头颈部的过伸损伤或重物砸伤头部所致。在 20 世纪 50 年代,在齿状突骨折发生的原因中交通事故占 57%。随后的数据显示交通事故致伤的比例逐年上升,从 57% 上升到近年的 81%。损伤机制与年龄相关,虽然大多数源于车祸,但年龄较小者可能源于坠落伤。

Doherty 和 Sasso 等用新鲜的枢椎标本进行实验。结果表明,纯伸展载荷可导致齿状突Ⅲ型骨折,斜向载荷加侧向屈曲运动则产生齿状突Ⅱ型骨折。Doherty 认为,由于载荷的差异及个体枢椎的变异,产生的齿状突骨折在 Anderson 分型中可出现若干亚型。不同方向的主要损伤向量将导致不同类型的齿状突骨折(Ⅰ型、Ⅱ型、Ⅲ型),任何方向的主要损伤向量均可导致齿状突骨折。

齿状突骨折显然涉及了多种不同的损伤机制,Althoff 对尸体颈椎标本进行生物力学研究,分别对寰枢椎施加过屈、过伸及水平剪切等载荷,均未造成齿状突骨折。因此他认为前后水平方向的外力主要引起韧带结构的破坏,而不引起齿状突的骨折;水平剪切结合轴向压缩的共同作用是造成齿状突骨折的主要机制。Mouradian 等在实验中也发现侧方载荷可引起齿状突骨折。

齿状突骨折也可发生在屈曲型损伤中。在这个类似铡刀的机制中,一个完整的横韧带足以传递足够的能量,引起齿状突骨折向前移位。在多种暴力的联合作用中,扭转暴力的存在,将使齿状突易于发生骨折。

【损伤类型及病理】

Anderson 根据齿状突骨折的 X 线解剖部位分 3 种类型:

Ⅰ型属于齿状突尖部斜行骨折,有时也表现为撕脱骨折。这是由于附着在其尖部的翼状韧带牵拉后引起的齿状突尖部一侧性骨折。

Ⅱ型:齿状突与枢椎椎体连接部骨折。

Ⅲ型:骨折线波及枢椎椎体的松质骨,是一种通过椎体的骨折。

齿状突骨折及其骨折后的病理变化与外力形式、大小和解剖结构有密切关系。横韧带和翼状韧带分别从齿状突的顶部和尾部的两侧呈扇形分散,前面与寰枕前膜混合一起,翼状韧带的后面附着在枕骨大孔的前缘及枕骨髁部;横韧带的两端附着在寰椎两侧块内侧缘并自齿状突后面绕过,二者被一个小滑液囊分开并形成关节。当齿状突根部骨折(Ⅱ型)时,这些韧带都附着或绕过近侧骨端上,如果采用颅骨牵引,将使寰椎和齿状突二者因韧带联结成一体,因寰枢关节囊和颈部肌肉方法限制,故可使枢椎椎体与寰椎和齿状突分离。翼状韧带主要是传导扭曲力并引起Ⅰ型头端骨片的旋转移位。Ⅲ型骨折后虽也有韧带牵拉作用,但骨折的接触面积较大,如果是屈曲外力引起损伤,骨折段具有相互嵌压作用,故认为它是稳定骨折。因此,这些韧带附着和牵引作用说明了Ⅰ型骨折具有内在稳定作用、Ⅱ型骨折是不稳定骨折。

寰枢椎管的前后径约 30mm,颈髓和齿状突的直径各约 10mm。因此,在寰枢椎的脊髓有一定自由活动的缓冲间隙,即寰枢椎管内有不超过 10mm 的前后径移位变化范围,如果超过 10mm 就有可能引起脊髓压迫。但对各病例也不都如此,寰枢不稳定时脊髓有潜在危险,但是如果齿状突骨折与枢椎椎弓一并向前移位,则这种危险大为减少;相反,如齿状突没有骨折而寰椎向前移位,则齿状突或寰椎后弓可能对脊髓造成压迫。

【临床表现】

临床上许多齿状突骨折被漏诊,尤其在昏迷、有严重的多发伤的情况下。有学者统计在严重的头面部外伤、四肢外伤中,并发齿状突骨折占 50% 左右。

临床表现可能是不典型和轻微的,许多患者主诉斜颈和枕颈部疼痛、痛觉过敏及活动受限。能够行走的患者常主诉头颈部不稳,在起床时常常需要用双手托住头部。在儿童,就更应强调详细体格检查的重要性,Seimon 报道 2 例小儿齿突骨折,年龄分别为 22 个月和 35 个月,2 个儿童在平躺或完全直立时无不适,而在体位变化时啼哭,家长扶持其头部时婴儿停止哭泣,后经详细体检发现齿状突骨折。

齿状突骨折的神经系统症状可能相差较大。当然其中大多数没有临床表现。实际上,鲜有齿状突骨折致脊髓损伤的患者现场存活。Clark 及 White 等进行了一项比较全面的多中心研究,收集了一组 48 例Ⅲ型和 96 例Ⅱ型齿状突骨折患者的资料。

陈旧性齿状突骨折出现脊髓病变相对较少,但越来越引起学者们的重视。最初认为脊髓病变与上颈椎不稳关系不大。Crockard 回顾了 16 例延误诊断的齿状突骨折病例,其中 5 例发生畸形愈合,这 5 例并没有发生颈椎过伸、过屈位片上的不稳,但出现寰椎水平的脊髓病变。他们认为原因如下:①畸形的齿状突对脊髓累积刺激;②脊髓受压,表面存在高张力,影响局部血运。

【诊断】

X 线检查是诊断齿状突骨折的主要依据和手段。最初的影像学检查应包括前后位、张口位以及侧位 X

片检查。临床上常因患者已有神经系统症状或其他严重的并发症,而使这些基本的检查不允许或无法施行。牵引位状态下较容易获得颈椎中立位片。张口位片对诊断上颈椎骨折、脱位非常重要。当齿状突骨折在张口位片上不能很好显示时常需摄颈椎 CT 片。有价值的颈椎 CT 片,可以显示寰枢椎、寰枕间的细微骨折。

当诊断有怀疑时,应反复摄片,加行 CT 检查、MRI 检查可提供脊髓损伤的情况。在横切面上,齿状突和脊髓各占椎管矢状径的 1/3,余 1/3 为缓冲间隙。成人寰椎前弓后缘与齿状突之间距离(AO 间距)为 2～3mm,儿童略大,为 3～4mm,超出这一范围即应考虑有齿状突骨折和(或)韧带结构断裂。开口位片上齿状突两侧间距不对称,亦应怀疑该部位的损伤。清晰的开口位片可以显示齿状突骨折及骨折类型;侧位片可显示骨折类型、前或后的移五个和是否有寰枢椎脱位。另外,尚需注意有无合并枕颈部其他部位的畸形和骨折。

CT 平扫引起的漏诊也应引起重视,由于 CT 平扫时可能遗漏未明显移位的水平骨折线。建议在怀疑有齿状突骨折的患者中增加高质量的矢状位扫描,以期减少漏诊。

诊断需与寰椎横韧带断裂、横韧带撕脱及寰枢椎后脱位相鉴别。横韧带断裂时 AO 间距超过 5mm,齿突完整。横韧带撕脱时可见开口位上寰椎侧块间出现不规则骨块,CT 横扫可明确诊断,显示寰椎侧块内面的小缺损及游离骨块。寰枢椎后脱位在侧位 X 线片显示前弓与齿突前方或顶端有时有小的骨片存在。

详尽、准确的受伤史和体格检查,常能使医师考虑到这种损伤的可能。摩托车事故是年轻人群中齿状突骨折的常见原因,在老年人群中这种损伤的最常见原因是坠落。枢椎齿状突骨折伴后脱位比伴前脱位的损伤更为严重,出现神经症状的概率也更大,在老年人群中更为常见。

一个齿状突骨折的诊断应包括以下 5 点:①齿状突骨折的类型;②有无移位及方向;③有无神经损伤;④有无伴随邻近骨骼和软组织损伤;⑤有无合并全身其他部位损伤。

【治疗】

如何治疗这些损伤是个复杂的问题,何种方案最佳尚未有定论。因为所有治疗方法均有缺陷,没有一种方法被普遍接受;然而,某些原则是适用的。Ⅰ型骨折即是翼状韧带或齿状突尖韧带的撕脱骨折,它不破坏 $C_{1\sim2}$ 关节的完整性,没有重大的临床价值。但在损伤引起的肌痉挛解除后,必须通过动力位 X 片来排除枕寰区不易察觉的损伤。只需较短时间颈托制动,Ⅰ型骨折即可痊愈。对Ⅱ型骨折及Ⅲ型骨折,答案却并非如此清晰明了。手术疗法和保守疗法都有人大力提倡。但如果外科医师完全理解导致骨不连的危险因素,那么在低风险病人中采用非手术疗法的骨折骨愈率可达 90%。

与Ⅱ型骨折的骨不连或畸形愈合有关的因素包括移位>4～5mm、制动的类型及成角>10°不论治疗方法如何,在伴有移位>5mm 的Ⅱ型骨折中,骨不连发生率约为 40%,另一些报道认为向后移位预后更差。骨折的复位及复位后的维持对骨质的愈合产生重要影响,如使用 Halo 支具制动,在Ⅱ型骨折及Ⅲ型骨折中愈合率分别是 66% 及 93%。Vieweg 及 Schul-thesis 对 35 项研究进行分析,确定在不同类型上颈椎损伤中使用 Halo 支具制动的疗效。这项研究回顾了 312 名齿状突骨折患者的结果,在研究的病例中,Ⅰ型齿状突骨折只有 2 例,且都用 Halo 支具进行治疗;Ⅱ型骨折有 189 例(177 例单一骨折和 12 例 C1～2 联合损伤)。在患有联合伤的 12 名病人中,愈合率为 67%;在 123 例Ⅲ型齿突骨折患者中,愈合率为 96%。在文献中有关Ⅱ型齿状突骨折骨愈合率的报道差异很大,使用齿状突内固定的愈合率为 92%～100%,使用后路固定融合术的融合率为 96%～100%。

SeyboldJ 及 Bayley 在为期 10 年的研究中对采取手术和保守治疗的齿状突骨折(37 例Ⅱ型,20 例Ⅲ型)的功能预后进行了评估。在Ⅱ型骨折患者以及用 Halo 支具保守治疗的患者中(尤其是年龄大于 60 岁的患者),疼痛评分较高。对于老年病人,手术治疗较之保守治疗并不能获得更好的功能预后。不考虑骨折类型,Halo 支具治疗的愈合率为 80.9%,Ⅱ型骨折的愈合率为 65.3%。对有移位骨折的患者进行复位和 Halo 支具制动,他们没有发现骨不连组和愈合组在年龄、骨折类型、诊断的延迟时间、移位以及移位方向或损伤机制上有任何不同。但在Ⅱ型骨折中骨不连更多见。接受 Halo 支具固定的老年患者有更多的并发症:钉松动的比率增加,运动范围受损和肩部不适,以及吞咽困难。有人观察到,老年患者若接受手术治疗,则趋向于得到更好的预后评分,但此趋势并无统计学意义。

最近 Lennarson 和同事对 33 名接受支具制动治疗的单一Ⅱ型骨折患者进行了病例对照研究。Halo 支具制动后骨不连的患者被定义为病例组,反之则为对照组。两组具有相似的伴发医学病症、性别比例、骨折移位程度、骨折移位方向、住院时间以及随访时间。结果发现,年龄超过 50 岁是十分重要的导致 Halo 支具制动失败的危险因素。在 50 岁及以上的患者中,Halo 支具制动失败的发生率要高出 50 岁以下者 21 倍。

Julien 及同事回顾了美国医学协会数据分类概要的 95 篇文章,对齿状突骨折的处理进行了循证分析,只有 35 篇文章符合至少 3 级证据的选择标准(以回顾性采集的数据为基础,包括临床研究、数据单元回顾、病例回顾),1 级和 2 级(前瞻性研究或使用可信数据的回顾性研究)文章没有被选入,其余则归属 4 级数据,这项研究以骨融合作为唯一的预后标准。他们以治疗方法对研究进行分类:无治疗、Halo 支具、牵引、后路手术以及前路手术。他们的结论是,对于Ⅰ型和Ⅲ型骨折,84%～100%的病人可通过制动得到满意的结果。Ⅲ型骨折采取前路固定可将愈合率提高到接近 100%。在Ⅱ型骨折中,Halo 支具和后路融合术有着相似的融合率,分别为 65%～84%,前路固定可以有 90%的融合率,而单独的牵引则只能达到 57%。此项观察基于对 3 级数据的回顾,但 3 级数据不足以确立治疗标准和指南。因此上述所有的处理方法均可作为备选的治疗方案。

据文献报道Ⅱ型骨折骨不连发生率为 10%～60%。因为手术有可能造成灾难性后果,包括感染及瘫痪,对Ⅱ型骨折的移位最好先试行复位再使用 Halo 支具制动 12 周。在齿状突螺钉固定方法发明之前,Ⅱ型骨折可选择的手术方案是各种后路 $C_{1\sim2}$ 融合技术,大多数的研究报道成功率为 90%～100%。但是,患者不仅仅要面对手术潜在的危险,还损失了颈椎正常旋转度的 50%。齿状突螺钉固定的优势在于它既能保持寰枢椎活动度,也没有必要再使用 Halo 制动装置或后路融合术。但齿突螺钉固定技术上要求较高,有学者对齿突内外形态学的研究表明并非所有人的齿突都完全一致,因此在评估术前 CT 时必须格外小心,某些齿状突不适合螺钉固定。

Ⅱ型骨折如果复位不完全,或者发现时间超过 2 周,应该考虑行手术固定。如果使用颈胸支具制动 12～16 周后,动力位 X 片仍显示有不稳定,也应考虑手术。齿状突螺钉固定对骨不连有很好的疗效。Apfelbaum 及其同事发现如在 6 个月内行前路螺钉固定,愈合率达 88%,如果超过 18 个月,愈合率将下降至 25%。在齿状突骨折同时伴有横韧带损伤的患者,可能在后期出现不稳定。如前所述,后路的钢丝固定或者 $C_{1\sim2}$ 经关节螺钉融合对稳定 $C_{1\sim2}$ 有良好的效果。

如 Clark 及 White 所述,Ⅲ型骨折要比设想的更棘手。如果有显著的骨折移位或成角,骨畸形愈合甚或骨不连的发生率将大大增加。因此只使用颈胸支具对Ⅲ型骨折是远远不够的。移位和成角的骨折应使用 Halo 支具牵引复位,并以颈胸支具制动维持,直到骨折愈合。“浅”Ⅲ型骨折也可使用齿突螺钉技术,疗效也不错。

五、创伤性枢椎前滑移(Hangman 骨折)

1866 年,Haughton 在 1 名绞刑致死者身上第一次发现枢椎的骨折、脱位。1913 年,Wood 注意到把绞索的绳结置于颏下总是造成同一种致命的枢椎骨折、脱位——双侧椎弓根骨折。1965 年，Schneider 等在汽车事故中发现同样的损伤，提出术语"Hangman 骨折"。也有人提出异议，如 James 等认为该骨折仅发生于少数绞刑犯；Niijiima 认为"Hangman"的定义是一个吊起另一个人的人"，即绞刑执行者，建议将其更名为"hanged-man 骨折"。实际上，这种损伤更为适合的名称应为"创伤性枢椎前滑移"，定义为：枢椎双侧椎弓根骨折，伴或不伴前滑移。

【病因及发病机制】

枢椎上下关节突呈前后排列，上关节突在前，位于齿状突基底两侧，上连寰椎侧块；下关节突在上关节的后下方，与第 3 颈椎上关节突连接。两个关节突之间为狭窄的峡部，其间又有一个椎动脉孔（横突孔）穿越，故在解剖学上属于薄弱部位。但枢椎的椎板和棘突却较邻近的颈椎宽厚和坚实。从发育和损伤机制来看，椎弓部是力学的杠杆，外力可以从椎体传至后结构。而且，一旦在此处发生骨折，椎体和椎弓易发生分离移位。

寰椎后弓与枢椎的椎板间有寰枢后韧带，颈 2 神经后支组成的枕大神经，穿越此韧带上升至枕部。因此，该部位损伤可因枕大神经受累而有枕部疼痛。

根据损伤史和伤后 X 线表现，可对损伤机制作出推测。按照外力作用可归纳为 3 种。

1.上颈椎超伸展　外力上颈椎突然过度伸展超出维持颈椎稳定的结构张力范围（例如前、后纵韧带及椎间盘等软组织），颈颅结构（包括颅骨、寰椎、枢椎的椎体和齿状突）自相对固定的下颈椎（包括枢椎椎弓和棘突）并以枢椎椎弓根和侧块为支点分离下来，即枢椎与颈椎分离机制。因为枢椎椎弓根被其下关节突固定，超伸展外力就可能导致作为力的支点的峡部骨折。从前后位观察，颅颈力学传导，从枕寰两侧向下呈漏斗形，到枢椎椎体合为一条力线；从侧位上看，枕颈部为单一的力线，到枢椎横突孔分为两股力线。如果枢椎椎弓骨折时，前纵韧带也同时撕裂，则椎体就可能向前滑移。

2.伸展压缩　外力上颈椎突然遭致纵向压缩和伸展双重暴力作用导致枢椎椎弓骨折。例如额顶部遭到猛烈撞击，下颌部又突然受到打击而身躯继续前冲所形成的外力。这种情况多发生在汽车肇事时。

3.伸展和牵张外力　常发生在身体快速向前运动时，下颌或颈前部突然被障碍物阻挡而停止运动，造成上颈椎猛烈、急速伸展和牵张，这种损伤机制和矫形中采用的技术是一致的。在平时，伤者极少有合并牵拉外力的损伤。

在极度伸展外力作用下，可使上颈椎向前伸展，以致使 $C_{2\sim3}$ 之间的纵行韧带撕裂，当伸展力继续存在时，枢椎的椎弓被挤压在枕骨、寰椎的下方和颈椎的上方而发生骨折。在 X 线常显示枢椎椎体向前下方脱位。这种异常情况提示在损伤时可能含有剪切外力因素存在。

【分类】

Bucholz 依据 $C_{2\sim3}$ 椎间盘的完整性，第一次把这种损伤划分为稳定性和不稳定性两类。Effendi 和其合作伙伴依据 X 线片上移位和稳定性的表现把这种损伤进行了进一步的划分。从治疗的角度出发，我们把它分为 2 型：①稳定型：暴力较小时仅引起 C_2 狭部骨折和部分韧带损伤，骨折移位在 2～3mm 内；②不稳定型：暴力较大，或过伸和过屈暴力的相继作用，引起韧带与椎间盘纤维环的严重损伤，枢椎椎体明显前移并旋转，$C_{2\sim3}$ 椎体间出现成角畸形。最近最有效的分类方法是由 Levine 和 Edwards 提出的，他们主要是改进了 Effendi 和其合作伙伴的 X 线片影像学系统。这种分类系统基于治疗前的颈椎侧位 X 线片，对于推测创伤的发生机制和制定治疗计划很有用：

Ⅰ型：为双侧椎弓根骨折，骨折线在关节突关节之前，引起前部的 C2 椎体与后部椎弓复合体的分离。两部分常常分离 1～3mm，伸屈位 X 线片显示，即使有异常活动也很少。

Ⅱ型：既成角又移位。尽管前纵韧带完整，但本型骨折是不稳定的，椎体移位常常超标准（移位 3mm，或成角 11.)。

ⅡA 型：有轻微的或不明显的移位，但是骨折有严重成角。

Ⅲ型：有明显的成角和移位，骨折经过后部结构的不同部位。骨折线常在关节突后，并 C$_{2\sim3}$ 前后纵韧带断裂，或伴关节突脱位，或有 C$_2$ 椎体移位。后一种情况下必然伴有椎间盘及纤维环断裂。这样，C$_2$ 损伤 3 个部位：①椎弓根或椎板骨折；②双侧关节突半脱位或脱位；③前、后纵韧带断裂，使 C$_2$ 椎体半脱位或脱位。

Ⅰ型骨折是稳定性骨折，有完整的椎间盘；Ⅱ型、ⅡA 型和Ⅲ型是不稳定性骨折，原因是 C$_{2\sim3}$ 的椎间盘破裂。Ⅱ型最为常见，发生率为 55.8%；Ⅰ型骨折后继发Ⅱ型的，占 28.8%。ⅡA 和Ⅲ型不常见，发生率分别为 5.8% 和 9.6%。

大多数 Hangman 骨折不会侵及椎管，但有报道称非典型性 Hangman 骨折有侵及椎管的可能性。这种类型的骨折累及椎体背侧，使椎体背侧的碎片向腹侧移位，进入椎管。识别这种骨折很重要，因为其导致神经损伤的可能性很大。

【临床表现】

局部症状表现为枕颈部疼痛和压痛，头部活动受限。颈神经受损表现为枕大神经分布区域疼痛。有时也可出现头颈倾斜。

合并颜面部及颈部损伤是另一个具有明显特征性的临床表现。软组织损伤多为下腭或颏部，表现为皮下淤血和皮肤撕伤。此外，还可能合并下颌骨折及颈部气管伤。表现为暂时性昏迷的颅脑伤也较多见。

合并脊髓伤多为严重的四肢瘫痪和呼吸困难，存活者极少。

【诊断】

Hangman 骨折的诊断，常常因为缺乏准确的损伤史和对于该损伤特点的认识不足造成延误。严重暴力所造成的损伤较为复杂，常并有多发伤，尤其存在明显的致命性非颈部损伤而被忽视。在这种情况下，伤者只要颈项疼痛和活动受限就应在医生陪同下行常规颈椎拍片，一旦发现上颈椎 X 线解剖关系有可疑征象，就必须拍摄颈椎伸屈侧位片。有的作者主张采用头部牵引下拍片，既可确定骨折，又可明确骨折的稳定程度。有时尚需要做断层拍片才能清楚显示骨折线。

X 线的典型表现是枢椎椎弓根部断裂。骨折移位程度可有不同。骨折线有时垂直，有时斜形，枢椎椎体前面倾斜。应该注意，有时病损只有在斜位 X 线片可以看出来。此外，常合并有邻近椎体上缘或下缘的撕脱骨折。

【治疗】

创伤性前滑脱的治疗经历了一系列反复的过程，可能最大的错误在于过重地估计了这种骨折的不稳程度，过分强调了坚强的内固定。在治疗前我们应该理解创伤性前滑脱的损伤机制，正确评估骨折后的稳定性。正确把握上颈椎的稳定性是治疗的前提，因此应对创伤进行正确的分型。对于Ⅰ型、Ⅱ型骨折的患者进行颈椎正侧位片，动态评估上颈椎的稳定性。Ⅲ型骨折是不稳定、不可复性骨折，必须手术复位。

治疗过程应分为急诊处理和后续治疗两个阶段。清晰的 X 线侧位是创伤性前滑脱的诊断基础。如果患者无神经系统症状，合并齿状突骨折等情况，必须行 Halo 支架或行颅骨牵引。明确诊断后的治疗包括颈椎矫形器、Halo 支架、Halo 牵引以及手术治疗。Schneider 对一组 8 例的创伤性前滑脱的病例采用延长牵引的办法，随后用 Halo 支架固定。越来越多的学者认同非手术治疗的融合率。对于保守治疗许多学者有自己的习惯方法。Brashear 建议使用颈椎牵引 6 周，随后 Halo 支架固定。Franis 和 Fielding 总结了一项多中心的研究报告，创伤性前滑脱的非手术治疗包括即刻的 Halo 支架固定，短时间颅骨牵引（8 天），随后用 Halo 背心治疗，3 个月后融合率为 95%。

可靠的治疗手段是在理解创伤性前滑脱损伤机制的基础上展开的。Ⅰ型骨折,移位少于3mm,成角轻微,如果动力位片上证实上颈椎是稳定的,$C_{2\sim3}$椎间盘的力学特征是完整的,并且没有或只有轻度的韧带损伤。此时,骨折端较为接近,待骨折愈合后上颈椎的稳定性将恢复。因此,可用颈托固定3个月。枢椎骨折愈合时间同下颈椎,大约需3个月。用颈托固定的患者失败的主要原因是骨折间隙变大。这是因为开始时是Ⅱ型骨折,被误为Ⅰ型骨折。但临床上常发现有些Ⅰ型骨折的患者并不适合颈托固定,譬如,肥胖或颈部粗短的患者。对颈椎多发性骨折,对稳定性的评估要客观、细致,不能简单地将伤情相加。如Ⅰ型骨折合并寰椎后弓骨折,使用颈托固定就足够了,勿需将固定方式升级。因为这2种骨折并没有增加上颈椎的不稳定性。患者Ⅱ型齿状突骨折同时合并创伤性前滑移,使用Halo支具固定就可以了。

对于Ⅱ型骨折,必须区别是Ⅱ型骨折还是ⅡA型骨折,两者都是不稳定性骨折,但不稳的性质和机制不同,治疗方法也迥异。Ⅱ型骨折是过伸加轴向载荷导致近乎垂直的骨折,再是屈曲应力导致椎间盘由后向前破裂。简言之,过伸造成椎弓骨折;屈曲造成椎间盘撕裂,此型前纵韧带是完整的。造成Ⅱ型骨折的最终应力是屈曲及轴向载荷。因此,枕颌带牵引或Halo支具牵引是最好的办法。采用Halo支具牵引可使牵引后的背心安装较为容易,患者可用6～9kg的重量过伸位牵引。即刻行走,会导致复位的丢失,临床上3～5mm的位移及10。左右的成角可通过Halo牵引复位。

对于Ⅱ型及ⅡA型不稳定骨折,应该常规行颈椎MRI检查,如MRI显示$C_{2\sim3}$椎间盘损伤,并向后方突出有压迫脊髓的可能时,需行前路$C_{2\sim3}$椎间盘切除植骨融合术,必要时可辅以前路$C_{2\sim3}$钢板内固定术。

虽然对大部分Ⅱ型及ⅡA型的病例采取保守治疗即可获得满意的近期疗效,但远期易发生迟发性$C_{2\sim3}$鹅颈畸形。因此,有学者倾向于对不稳定的Ⅱ型及ⅡA型骨折采取早期手术治疗,常用颈前路$C_{2\sim3}$椎间盘切除植骨融合钢板内固定术、后路$C_{2\sim3}$融合术、以及枢椎椎弓根拉力螺钉内固定术。由于枢椎椎弓根拉力螺钉内固定可使骨折端达到解剖复位,加压固定确切,且无生理功能的破坏,Judet称之为"生理性重建手术",并为不少学者所提倡。

Ⅲ型骨折是唯一必须手术治疗的Hangman骨折,因后方的小关节突骨折和脱位若不予以复位,可引起持续的颈部疼痛。可行后路手术复位及"O"字钢丝固定植骨融合术,然后Halo支具制动,以获得植骨的融合和骨折的愈合。$C_{2\sim3}$前方韧带和椎间盘的断裂,可造成该节段的极度不稳,有时牵引难以持续复位,需行手术固定,术式有后路枢椎椎弓根钉内固定术、前路$C_{2\sim3}$椎间隙减压植骨融合术、前路钢板内固定术或前路PCB(钢板Cage结合体)植骨固定术。术后给予有效的外固定制动作为保护,直到有骨性融合。手术的目的是减压、复位及提供稳定。Matsumoto等报道1例涉及枢椎椎体的枢椎椎弓根骨折患者,MRI提示脊髓压迫来自后方——枕骨大孔和寰椎后弓,开始行颅骨牵引治疗,数天后拍片复查未见复位,而神经症状加重,行枕骨大孔减压、寰椎后弓切除减压、枕颈融合术,并予Halo支具制动,术后几天内神经症状改善,术后12周X线显示融合牢固,此后改用颈托保护。此时复查MRI提示高位颈脊髓已获减压,膜下间隙正常。

(胡国伦)

第四节　下颈椎损伤

下颈椎即指第3～7颈椎,下颈椎损伤较上颈椎多见。各种暴力,伸展、屈曲、旋转、压缩和剪切等都可能造成下颈椎各种类型的骨折与脱位。

下颈椎损伤60%～70%合并有不同程度的脊髓和神经根损伤,这主要与颈椎的稳定性较差有关,一旦骨关节损伤,易引起椎管的变形和狭窄,以至出现神经症状。下颈椎损伤的类型与脊髓损伤明显的相关,本章将对下颈椎损伤的分类。损伤机制及治疗等问题作出阐述。

一、下颈椎损伤的分类

合理分类法对医生与研究者之间的交流、诊断及治疗非常有用。对下颈椎损伤尚无十分理想的分类法,目前主要是根据颈椎的稳定性进行分类,是目前为止最简单实用的分类法。White 和 Panjabi 认为:稳定脊柱为脊柱本身无畸形或疼痛,保护脊髓和神经根既无损伤又无后续刺激,在生理负担下维持相互之间稳定关系的能力。Nicoll 将稳定性与骨折模式相联系,认为稳定性骨折的患者恢复后可重回工作岗位;他还认为后柱结构破坏的骨折一般都是不稳定的骨折。Holdsworth 也证实 Nicoll 的观点。他通过将颈椎分成 2 柱进一步阐明了骨折机制。前柱包括椎体、椎间盘及前后纵韧带,后柱包括椎弓根、附件及附属韧带组织。稳定骨折只损伤 1 柱,2 柱均损伤为不稳定骨折。2 柱机制尽管不适用于胸腰椎,但在颈椎非常适用。

表 20-4-1　颈椎损伤 White 和 Panjabi 评分方法

评定内容	评分
前结构破坏或丧失功能	2
后结构破坏或丧失功能	2
矢状面相对位移(水平)＞3.5mm	2
矢状面相对旋转位移＞11°	2
牵引试验阳性	2
脊髓损伤	2
神经根损伤	1
椎间隙异常变窄	1
先天性椎管狭窄	1
估计负重危害	1

注:总分≥5 分为不稳定颈椎损伤。

White 和 Panjabi 曾在尸体上对人类颈椎进行测试,证实了 Holdsworth 的二柱理论。另外,他们还认定了用于决定临床不稳定的参数。根据实验,他们从后向前及从前向后分次、连续切断韧带结构,分别进行屈伸活动,并测量脊柱后突及成角移位,当全部的后韧带结构加某一前韧带或全部的前韧带结构加某一后韧带被切断时,显著增加了椎体成角的发生,增加了不稳定性。当脊柱不稳定时,向前平移 3.5mm,脊柱后凸成角增加了 11°在这些实验及其他临床观察的基础上,为了能客观地评价稳定性,他们尝试用量化方法来评估颈椎的稳定性。每个因素都被分配一定的分数来评估,如果存在,即如得 1 分或 2 分,如果不存在即 0 分。如果总分≥5,脊柱为不稳定型,＜5 分为稳定型。这并不表明患者需要手术治疗,但在紧急情况下意味着患者至少应该颈托固定。如损伤早期属稳定型,观察过程中总分不断增加转为不稳定型者则为稳定型转变为不稳定型。

(一)第一种分类

以 Allen 等提出的分类方法为基础。

1.屈曲压缩型(CF)　Ⅰ度,椎体前上缘变钝,轮廓表现为圆形,韧带复合结构无损伤;Ⅱ度,在Ⅰ度的基础上,椎体前缘变钝并倾斜,高度丢失,椎体前下缘呈喙状,下终板凹面加深,椎体可出现垂直骨折线;Ⅲ度,在Ⅱ度的基础上,骨折线从椎体前面斜行过椎体-直到下面的软骨下板,并伴随"鸟嘴样"骨折;Ⅳ度,椎体变形和"鸟嘴样"骨折,椎体后下缘向椎管方向移位<3mm;Ⅴ度,骨折同于Ⅳ度,椎体后下缘向椎管内的移位(>3mm),椎弓根完整,小关节面分离,棘突间距离增宽,这种损伤表明前后韧带复合损伤。

2.屈曲牵张型(DF)　Ⅰ度,椎体前下缘变钝,后方韧带复合损伤,损伤水平棘突明显分离,小关节在屈曲状态半脱位,因此也有人称之为"屈曲扭伤";Ⅱ度,单侧小关节突脱位(交锁)或半脱位,后方韧带复合损伤的程度在早期的 X 线影像学检查中可能不明显,这是因为部分后纵韧带损伤导致关节脱位,很少同时发生前后方韧带复合结构损伤,脱位的钩椎关节变宽;Ⅲ度,双侧小关节脱位,椎体向前移位 1/2,上位椎体的小关节突移位到下位椎体关节突前方,呈现"栖息状",下位椎体的前上缘可有或无变钝;Ⅳ度,椎体可以完全向前脱位或者运动节段极度不稳,呈现为。浮动椎"。

3.伸展压缩型(CE)　Ⅰ度,单侧椎弓骨折,伴或不伴有椎体向前移位,同侧椎弓根和椎板骨折或者同侧关节突骨折,可伴有旋转移位;Ⅱ度,临近椎节多处椎板骨折,双侧椎板骨折而无其他组织损伤;Ⅲ度,双侧椎弓根骨折,关节突骨折,无椎体向前移位;Ⅳ度,双侧椎弓骨折,椎体部分向前移位;Ⅴ度,双侧椎弓骨折且伴有整个椎体向前移位,骨折的椎弓后部结构不发生移位,椎弓前方随椎体向前移位,在 2 个不同的椎体节段发生韧带损伤和前后韧带复合损伤,相临的下椎体前上部受向前移位的椎体作用,呈切割样骨折(此为特征性 X 线表现)。

4.侧方屈曲型(LF)　Ⅰ度,椎体不对称性压缩骨折伴随同侧椎弓骨折,椎体在前后方无移位,断层摄影显示关节突和椎弓骨折,椎体可以发生垂直骨折。Ⅱ度,椎体侧方不对称性压缩伴同侧椎弓骨折,椎体前后方无移位,后侧韧带损伤和关节突分离。在部分病例中,一侧椎体压缩而对侧椎弓撕脱骨折。

5.伸展牵张型(DE)　工度,前方韧带复合损伤、椎体横行非变形骨折,X 线检查表现为损伤节段的椎间隙明显增宽;Ⅱ度,前后韧带复合结构损伤、损伤节段上位椎体向后移位进入椎管。这类损伤通常可自动复位,X 线检查显示移位<3mm。

6.垂直压缩型(VC)　Ⅰ度,椎体上下缘软骨板骨折,呈"吸杯状"畸形;Ⅱ度,椎体上下软骨板骨折伴"吸杯状"畸形,骨折线通过椎体,但移位甚微;Ⅲ度,椎体骨折移位,椎体后缘骨折片可进入椎管,可合并或不合并韧带损伤。

(二)第二种分类

以 Cooper 等提出的分类方法为基础。

1.屈曲-脱位型　脊柱的 3 柱损伤,有潜在不稳定性,包括跳跃性的双侧或单侧小关节脱位。外力可分为移位、旋转或牵张,导致明显的后方韧带损伤及前柱骨折。旋转及牵张外力可导致单侧小关节的不全脱位,颈椎侧位 X 线片上,椎体移位小于矢状面上椎体直径的一半。显著的屈曲和牵张外力可导致双侧小关节不全脱位,同时伴有显著的神经损伤,侧位 X 线片显示,半脱位的程度超过椎体前后径的 1/2。

2.屈曲-压缩型　脊柱的中柱承受压力,中后柱承受张力,致前柱压缩,而中后柱张开。通过 X 线片了解前方压缩的程度,可判断后方韧带结构的损伤程度。一些学者认为,前方压缩>1/2 便可认为颈椎不稳。

3.压缩-爆裂型　脊柱的前、中柱损伤,为垂直和屈曲外力协同作用致椎体爆裂,在颈椎后方轴向骨折中并非常见类型。椎体后部裂开并与椎间盘一并进入椎管,常导致严重的脊髓损伤,而通过椎体后方的矢状面骨折可能无神经损伤,可引起以后迟发性损害。

4.后伸损伤　脊柱或脊髓后伸损伤的患者常伴有脊柱关节僵硬,受到高能量损伤的患者也可发生此类损伤。这类损伤可无影像学上的骨折,也可表现为后方椎板骨折伴随前纵韧带的撕裂和椎体的退行性病变。

二、单侧小关节脱位

单侧小关节脱位是由于颈椎屈曲和旋转双重暴力引起,当两种暴力同时作用于颈椎时,损伤节段形成向前下方扭转,以椎间盘偏后中央为轴心,导致一个小关节向上,对侧的向下运动,棘突间隙向曲线凸面增大,随着过度的外力,颈部一边移动得过低,另一边移动得过高从而导致小关节脱位,形成"交锁"现象。有时在上下关节突相互撞击时发生骨折。

【临床表现】

单纯损伤只表现颈的局部疼痛症状,颈部伸展、屈曲和旋转障碍,头部呈强迫性前倾畸形。多数有不同程度的神经症状,神经根刺激或压迫时表现为该神经分布区皮肤过敏、疼痛或感觉减退,脊髓损伤表现为不同程度的瘫痪。

【影像学表现】

单侧小关节脱位常被忽略,因为在标准的正、侧位片常不能显示,仅少数的半脱位患者可能有所显示。单侧小关节脱位常常发生在 $C_{5\sim6}$、$C_{6\sim7}$ 节段,但该节段往往因为双肩阻挡而显示不清。

放射学特征为脱位椎体移位约 1/4,极少伴有椎体后部的微小压缩性骨折,棘突间宽度根据牵引量及最初头颈部的位置而不断变化。在侧位片上的一个重要表现为:上关节突不对称,下关节突损伤。斜位片可清楚显示小关节交锁现象,但必须避免患者头部旋转。CT 扫描,矢状面及冠状面的三维重建能清晰显示小关节交锁。MRI 对小关节交锁及椎间盘完整性较有意义,约有 15% 发现椎管内有压迫。

【治疗】

单侧小关节脱位这类损伤经过急诊复位后一般能够保持稳定,因此复位后予以 Halo 支具固定能够获得满意的效果。保持伸直并轻度对侧旋转能减少再脱位的发生。一般病人需要多次随访以确保复位成功。3 个月后拆除 Halo 支具,并动力位 X 片检查,如有不稳存在,则需行后路融合手术。大多数单侧小关节脱位病人可以用 Rogers 或者 Bohlman 方法行棘突间钢丝固定技术来融合。

1.非手术治疗　牵引复位是最常用的方法,通常采用颅骨或枕颌带牵引,牵引时颈略屈曲,牵引重量从 5~6kg 开始,逐渐增加,但不超过 10kg,以免损伤或加重神经损伤。为便于复位,有时可在脱位侧的肩背略为垫高。在复位过程中,密切注意全身情况的变化,并每隔 30~60min 床边拍片复查。复位后改水平牵引,应用 1~2kg 重量维持约 3~4 周,再用外固定 3 个月。

2.手术治疗　牵引复位失败的,可行手术治疗。单纯小关节突交锁的,手术取后路切口暴露交锁的小关节突,切除嵌入的关节囊和软组织,用骨膜剥离器撬拨复位,如不能复位,可切除阻碍复位的小关节突,调整牵引方向通常可复位。伴有脊髓损伤时,在复位时可行椎板切除减压术,其减压范围根据压迫情况决定,为保持损伤节段的稳定,术中可应用棘突间或小关节突内固定并取自体髂骨移植。当伴有椎间盘损伤者,颈前路手术治疗,切除损伤的椎间盘,试用椎体间牵开器通常可使关节突复位,椎间植入自体髂骨,应用前路钢板内固定保持复位和植骨块的稳定。如果术前发现椎间孔狭窄,即使复位成功,也须行后路椎间孔切开成形加后路融合术。

三、双侧小关节脱位

双侧小关节脱位,由不同的机制引起,最常见的是由过度屈曲同时伴一定的旋转。Roaf 在尸体上制造各种脊柱损伤模式,发现单纯过度屈曲导致椎体的压缩性骨折,当伴有一定的旋转时较易使双侧小关节脱位。其他学者也利用在颈椎屈曲位,通过对颅骨施以一压负荷,制造了双侧小关节突脱位。这种机制常发生在年轻的运动员中。不管损伤的机制如何,双侧小关节突脱位属于高度不稳定损伤,不伴神经损伤者少见,仅为16.67%。尸体解剖发现所有后部韧带结构和纤维环均有明显的损伤,前纵韧带经常保持完整。

【临床表现】

颈部疼痛症状,颈部伸展、屈曲和旋转功能丧失,头部呈强迫性前倾畸形,颈部压痛广泛,以受伤处棘突为甚,前方也有压痛。多数有不同程度的神经症状,脊髓损伤表现为不同程度的瘫痪或伴有根性疼痛。

【影像学表现】

侧位片上,双侧小关节脱位常伴有1/2的椎体移位,常伴有后部结构的骨折。不正常的椎板间隙狭窄被认为不良的信号,颈椎后凸、棘突间隙增宽也经常存在。前后位片显示小关节并不十分清晰,但钩椎关节关系紊乱,或二椎体边缘重叠。

椎间盘损伤有特殊的重要性。纤维环从椎体后缘撕开,髓核突入椎管,进一步压迫神经组织。MRI证明10%~40%双侧小关节脱位的病人合并椎间盘突出,然而椎间盘突出明显压迫脊髓的较少见。见图20-4-1。

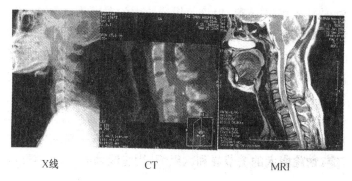

图 20-4-1　G、C7 脱位

X线侧位未见明显的异常;CT 二维重建 C_6、C_7 脱位;MR 示 C_6、C_7 脱位

【治疗】

急救治疗先保持呼吸道通畅,如出现呼吸功能障碍,需要紧急行气管插管或气管切开,必时使用人工呼吸机行呼吸支持。双侧小关节脱位常常发生于剧烈的颈椎外伤,通常伴有严重的脊髓损伤。Beatson 等发现这类病人所有韧带结构破坏,前纵韧带也通常从椎体前缘的骨膜下剥离。虽然目前提倡长期卧床休息或者予以 Halo 支具固定,但是由于其高度不稳定和韧带结构的损伤,常常需要手术治疗。治疗此类双侧小关节脱位需要考虑许多重要因素,包括椎间盘的情况、与后柱骨折的关系、复位的时间和方法、椎动脉损伤的可能性和手术方式、手术时间等。

伴有严重脊髓损伤的双侧小关节脱位病人须立即进行牵引下闭合复位。病人须密切监护,任何神经症状,如感觉异常或者感觉、运动损伤加重,立即中断牵引,予以 MRI 检查。如果复位成功,病人须立即行MRI 检查来评估椎间盘情况。如果发现椎间盘突出,压迫脊髓,则须行前路椎间盘切除、植骨融合钢板固定术。如果椎间盘正常,则予以行后路融合手术。后路棘突间钢丝固定技术,如 Rogers 或 Bohlman 方法,对于无骨折病人已经足够。对于伴有小关节、椎板或者棘突骨折病人,可行后路侧块固定或者前路钢板固定。

双侧小关节脱位合并发生双侧椎弓根骨折非常罕见,这会增加椎管的损伤但减少神经损伤的机会,其可能受伤机制是由于过伸引起,这些骨折很难通过牵引来复位和维持,目前通常采用颈前路钢板内固定治疗。

1.非手术治疗　颅骨牵引为首选方法,牵引时颈略屈曲,牵引重量从 5～6kg 开始,逐渐增加。每半小时拍 1 次床边片,观察复位情况。同时观察生命体征,在神经症状不加重的情况下,牵引重量可达 10～15kg。待脱位复位后,牵引方向改为过伸位,并且牵引重量应立即改至 2～3kg,维持牵引 3～4 周,改用头颈胸石膏固定,或持续牵引 3 个月,直至骨折愈合。

2.手术治疗　牵引复位失败的,非手术治疗脊髓损伤症状加重,脊髓损伤症状恢复过程中出现明显的停顿,均可行手术治疗。手术方法根据病情需要分为后路和前路手术 2 种。

(1)后路切开复位、减压融合术:手术在颅骨牵引或石膏床下进行,手术取后路切口暴露棘突、椎板及交锁的小关节突,切除嵌入的关节囊和软组织,用骨膜剥离器撬拨复位,如不能复位,可切除阻碍复位的小关节突,调整牵引方向,通常可复位。复位后,将颈椎伸展并用侧块螺钉或钢丝环结扎固定,对于合并椎板和关节突骨折并陷入椎管的必须将其切除减压。伴有脊髓损伤时,在复位后可行椎管单开门扩大成形术,术中可应用小关节突或椎弓根内固定并取自体髂骨移植。

(2)前路复位、减压和融合术,处仰卧位,胸锁乳突肌和颈动脉鞘内缘入路,暴露损伤节段,根据病情需要行椎间盘切除或椎体次全切,应用椎体牵开器牵引复位,取自体髂骨植骨,颈前路钢板固定维持复位。外伤 1 周内进行手术,应用前路颈椎牵开器再配合术中调整体位,通常可达到复位。双侧关节突交锁常非常稳定,完全采用撑开器使之复位会有一定的困难,但如合并关节突骨折复位可能会容易得多。

四、颈椎前半脱位

颈部屈曲暴力较小,作用力尚不足引起双侧小关节突脱位,也不能导致椎体压缩性骨折。当颈部受到屈曲暴力的作用,受力作用节段前方为压应力,而后部结构为张应力。以椎间盘中央偏后为轴心,椎体前部为支点,张应力侧的关节囊、棘间韧带、黄韧带,甚至后纵韧带等撕裂。外力作用导致上位颈椎的两下关节突向前滑动并分离移位。外力中止后,使半脱位的关节又复回原位,但也有关节囊的嵌顿或小骨折的阻碍,而保持半脱位状态。

【临床表现】

颈椎前半脱位的症状常比较轻,主要表现为颈部的疼痛、酸胀,颈部屈曲及旋转受限,颈部肌肉痉挛,头颈前倾僵硬;损伤节段的棘突及棘间隙肿胀并有压痛。神经症状较少见,即使有也比较轻,有时表现为神经根的压迫和刺激症状。但该损伤容易造成颈椎的不稳,致颈椎的退变加剧,可以发生"迟发性损害"。

【影像学表现】

常规 X 线片可能无异常征象,如果小关节仍维持在半脱位,侧位片可显示关节突的排列异常和椎体的半脱位。常用颈椎的动力位片,可以显示颈椎的不稳定。颈间隙的 Cobb 角变化大于 $11°$,椎体位移距离大于 3.5mm 表示不稳定。见图 20-4-2。

【治疗】

枕颌带牵引通常可以复位,不需要颅骨牵引。牵引时头颅处于中立位,牵引重量 2～3kg,拍片证实复位后,减轻牵引重量至 1～1.5kg,持续 3 周以头颈胸石膏固定,为期 2～3 月,或直接用 Halo 支具固定 3 月,拆除外固定时做颈椎动力位片检查,如有不稳表现,仍需要作颈前路手术治疗。若有脊髓压迫,应施行颈前路手术治疗,减压范围根据压迫情况决定。如果后期仍然存在损伤节段不稳定,或出现"迟发性的神经损害",应采取手术治疗,行颈前路椎间盘摘除、减压及自体髂骨植骨融合加内固定术。

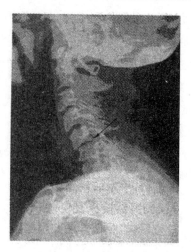

图 20-4-2   颈椎前半脱位

五、椎体楔形压缩骨折

椎体压缩骨折发生于过度屈曲或轴向外力作用,上下颈椎的终板相互挤压,使压缩的椎体前缘皮质变薄,随之椎体的松质也同时被压缩,椎体的垂直高度将减小。除椎体受压外,后结构的小关节突也可能发生骨折。由于后方结构承受牵张力,后韧带复合也常发生撕裂。

如果压缩骨折仅限于椎体前部,则椎管的形态常不会发生改变,脊髓也极少受到损伤;若合并椎间盘损伤向椎管方向突出,则导致脊髓受压,出现神经症状。

【临床表现】

表现颈的局部疼痛症状,颈部活动疼痛性受限,棘突和棘间隙有压痛。合并神经根和(或)脊髓压迫出现相应的神经症状。

【影像学表现】

影像学上椎体楔形变,但椎体后部皮质完整,MRI 表现为椎体信号的异常。见图 20-4-3。

【治疗】

轻度压缩骨折,后部骨韧带复合体是完整的,可直接用头颈胸石膏或 Halo 支具固定,在支具治疗结束时,应进行颈椎的动力位片检查,以排除残留的韧带结构不稳定。楔形变明显的,采用枕颌带牵引,颈椎呈伸展位,约 20°～30°,尽量使压缩骨折复位,并可使后结构复位愈合。压缩骨折不容易复位,而后结构的修复对损伤节段的稳定具有十分重要的意义。牵引 3～4 周后,改用头颈胸石膏或 Halo 支具固定 2～3 个月,待骨愈合后再行颈部功能锻炼。

压缩骨折常合并后部韧带断裂,为不稳定骨折,不能保守治疗。如果发生脊髓压迫,则需要做进一步检查以确定致压的原因,根据情况施行减压和稳定手术。通常采用颈前路伤椎次全切减压及自体髂骨植骨加颈前路钢板内固定术,以恢复颈椎生理弧度和高度。

六、椎体爆裂型骨折

颈椎在中立位时,突然受到来自垂直方向暴力打击,外力通常从头顶传递到枕寰部和下颈椎,可以造成寰椎爆裂性骨折(Jefferson 骨折),外力自上而下,通过椎间盘达椎体,可造成下颈椎爆裂性骨折。骨碎片从椎体中央向四周分离移位,前后纵韧带同时破裂(图 20-4-4)。

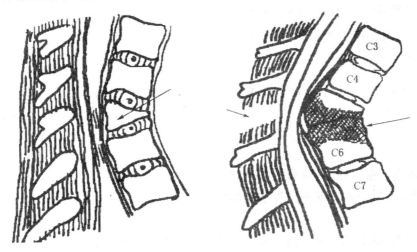

图 20-4-3　椎体楔形压缩骨折　　　　　图 20-4-4　椎体爆裂型骨折

【临床表现】

表现颈部疼痛和运动功能丧失,压痛广泛,以损伤的棘突和棘间压痛最明显,颈前方也可触及压痛。损伤严重时可造成脊髓完全性损伤,损伤平面以下感觉、运动和括约肌功能障碍。有时可引起脊髓前动脉损伤或压迫,导致脊髓前侧损害的特殊临床表现。神经根刺激或压迫时表现为该神经分布区皮肤过敏、疼痛或感觉减退。

【影像学表现】

X 线片的特征性表现是诊断的重要根据,颈椎的生理弧度消失,椎体前后柱高度变扁,骨折片向前突出颈椎前缘弧线,向后移位压迫脊髓,椎弓根间距离变宽。

CT 扫描的横断面,清晰可见椎体爆裂的形态和分离移位的特点,尤其能显示骨折片在椎管的大小和位置及其与脊髓之间的关系。

【治疗】

这种损伤都比较严重,急救治疗先保持呼吸道通畅,紧急处理合并伤。

1.颈椎爆裂性骨折与胸腰椎爆裂性骨折相类似,是否稳定或者说治疗方法的选择取决于后柱的稳定性。骨折常常发生在 C_6、C_7 椎体,因此常常会被 X 片检查所漏诊。CT 和 MRI 检查是必要的,以了解后柱韧带结构损伤情况。所有的爆裂性骨折经急救和对合并伤的处理后,都应行颅骨牵引治疗。大多数情况下,椎体爆裂骨折都是不稳定性骨折,都伴有前纵韧带和后纵韧带松弛,因此大重量的牵引常常是安全的。确切的治疗方法需依据骨折的稳定情况和是否伴有神经损伤而定。

2.不稳定骨折病人和伴有后柱骨韧带结构损伤的病人最好选用手术治疗。在颈前路还没有安全有效的钢板前,这些损伤常常是通过后路钢丝固定结合或不结合 Halo 支具固定来治疗。在控制轴向稳定方面,侧块钢板固定比棘突间钢丝固定更加有效。伴有神经损伤的颈椎爆裂性骨折需要行前路减压融合内固定治疗,前路减压移除碎骨片和损伤的椎间盘可以促进有活力但无功能的神经组织恢复,同时能重新桥接固定损伤的节段。也有一些人认为可予以联合前后路固定一些高度不稳定的骨折。目前普遍认为很少需这样做,因为前路钢板固定已经相当稳定了。

七、颈椎后脱位

头部直接受到暴力打击和高处坠落是常见的原因。由于颈椎正常生理前凸,伸展暴力作用时,在前凸的顶部产生一个向后的水平的剪力,该力与伸展力共同作用致上位颈椎向后移位。轻度作用时,可不产生骨折,如果作用力持续存在,后结构的关节突和棘突相互挤压可引起后部结构的骨折,并以该部为支点,导致前纵韧带和椎间盘撕裂,并可累及后纵韧带,破裂的椎间盘向后突进椎管。

【临床表现】

颈部疼痛、压痛广泛,前方有明显的压痛,大多数均有不同程度的神经症状,严重程度视脊髓和神经根的损伤程度,可表现为四肢瘫痪和部分瘫痪及神经根刺激症。

【影像学表现】

颈椎侧位 X 线片可表现颈前软组织肿胀,受伤椎间隙表现为张口样,有时椎体前缘可见骨折片。轻度损伤时可无明显的骨折脱位征象,中重度损伤时,后结构出现不同程度的骨折。

颈椎动力位片时损伤节段显示明显的不稳定,尤其在过伸位,上位椎体明显的后移。伸展性颈椎损伤常常合并 2～4mm 的椎体后滑脱。这种损伤通常被称做外伤性后滑脱,为中度不稳定性损伤。这种后滑脱与退行性后滑脱难以区别,在一些有疑问的病人中可以行脂肪抑制像 MRI 检查,这能清楚地区别是否为外伤性滑脱。

【治疗】

治疗方面主要取决于是否伴有神经系统损伤,如无神经系统损伤,则可用头颈胸石膏或 Halo 支具固定,围领的高度须能够防止颈椎过伸。如果病人有一过性或者持续性神经损伤表现,须予以颅骨牵引及 MRI 检查。如果神经损伤未缓解,则有前路椎间盘切除植骨融合指征。

颈椎伸展过度性损伤致椎体后移中有超过 50% 的患者伴有脊髓损伤。由于损伤了前纵韧带和椎间盘纤维环,颅骨牵引常常难以复位和维持,并且常常伴有后柱多节段骨折,压迫椎管内脊髓。这些病人应该予以颅骨牵引,并尽早予以神经影像学检查。其最好的治疗方法是前路减压植骨融合内固定。

严重的外伤性后滑移治疗非常困难,首先须予以颅骨牵引,如果复位成功,则予以行前路减压椎体间植骨融合内固定术。如果复位失败或者难以维持,则是行前路切开复位指征。这些病人通常还需行后路侧块或椎弓根固定以维持脊椎稳定。如果伴有移位的椎板骨折压迫神经,则须行椎板切除减压。

八、后柱损伤

(一)单纯后部骨结构骨折

棘突、椎板、横突的单纯骨折并不多见,大多数由严重损伤引起,但只要小关节稳定,则不伴有椎体移位。单纯的椎板骨折较少见,骨折常发生在关节突后至棘突之间,骨折线呈斜形,多数伴有关节突和棘突骨折,当骨碎片陷入椎管压迫脊髓,可出现不同程度的症状。

(二)后部韧带损伤

颈部的快速过度屈曲对后部韧带产生巨大张力,引起各种项韧带的损伤。通常巨大的张力可产生一系列的损伤,一旦受损严重,椎体后方张开,从而导致脊柱后凸成角。

后部韧带断裂可分为轻度和重度。在轻度损伤时,导致Ⅰ度或Ⅱ度韧带损伤,但仍能维持颈椎的稳定性。临床上,病人局部压痛,但是没有神经症状及体征。影像学上可能棘突间距轻度增宽,没有脊柱后凸或向前移位,MRI 上没有出血或信号强度增强的改变。

由于过度屈曲,后部骨韧带复合体可能发生完全断裂。患者表现局部疼痛。在颈胸联合部经常出现这样一个损伤间隙,在颈椎损伤中较少出现。影像学可能只显示轻微异常,局部脊柱后凸、小关节分离、小关节旋转不良或棘突间增宽都可能发生。在颈椎 X 线上,如果患者处于过伸位,脊柱后凸成角变小,因此损伤不易发现。棘突间增宽是最可靠的测定,经常被忽略,在颈椎侧位上能清楚显示。应用颈椎动力位片来评估颈椎的稳定性及潜在韧带损伤尚有争议。使用 MRI 脂肪抑制成像技术可评估后部韧带损伤情况,如果影像学显示棘突间有高强度信号,该患者就应该考虑严重韧带损伤。同时还可用 White 和 Panjabi 评分标准评估,当总分大于 5 分时,可考虑不稳定型严重韧带损伤。

(三)治疗

1.单纯后部骨结构骨折 稳定伸展过度型损伤局限于一柱,不伴椎体的移位。单纯的棘突骨折、椎板骨折、横突骨折为稳定的后部损伤。单纯的横突骨折只要脊柱稳定性存在就无明显的临床意义,但可能伴随椎动脉的损伤。后部结构的稳定骨折可通过颈胸支具或颈托治疗 6～8 周,最长延至 12 周。制动后通过动力位片来评估。移位的棘突骨折可能发展为不连续状态,但很少出现症状。

2.后部韧带损伤 后部韧带损伤可通过 White 和 Panjabi 标准来评估。由于屈曲过度而至轻度韧带损伤或棘突骨折的患者是稳定的,评分少于 4 分。临床上,患者反复出现局部的颈痛,但脊柱后凸成角、棘突间宽度及椎体移位是最小的。这些损伤可通过颈托或支具制动 6～8 周治愈。

后部韧带损伤合并轻度压缩骨折预后不良,且较易忽略、延误治疗。该类损伤行保守治疗过程中,常逐渐演变成不稳定型骨折,其脊柱后凸角进行性增加,保守治疗失败。因此,这种损伤形式的患者应该用 Halo 支具固定或后部结构的融合术。非手术治疗对其预后是不利的,需要后期的融合术处理。

九、下颈椎外伤的治疗

脊髓损伤初始处理的错误可能是灾难性的,甚至会导致致命的后果。要提高脊柱脊髓损伤病人的存活率和神经功能的恢复程度,必须要有经验的脊柱创伤中心的医生来处理。在进行理想的初始治疗中,最初承担创伤病人处理的医生起着至关重要的作用。

颈椎损伤患者的治疗目的是避免脊髓进一步受损,骨折及脱位的复位、固定、充分减压,提供一长期稳定、无痛的颈椎。最可能的神经恢复环境应该在伤后最初的几小时内。治疗的基本原则是早期首先抢救患者的生命,然后,确认骨折分类,评估骨折稳定性,尽可能的早期闭合复位,使用药物尽可能地减少脊髓的继发性损伤。脊柱脊髓损伤的决定性治疗分为手术治疗和非手术治疗。

【非手术治疗】

绝大多数脊柱损伤均可采用非手术治疗。总结大量的临床观察报道及脊柱稳定性的生物力学研究和影像学测定,单一的非手术治疗或手术治疗,都不适用于某一特殊病例的决定性的治疗。手术治疗唯一公认的适应证是合并有神经功能障碍的脊柱骨折。保守治疗一个公认的禁忌证是骨骼发育成熟病人的韧带损伤合并不稳定性脊柱损伤。韧带损伤在仍有显著生长潜力的小儿病人可以充分的愈合,但在成年病人中,不管卧床或外固定的时间多长,韧带愈合不能足以提供脊柱稳定,不稳定的韧带损伤一般都需要融合手术治疗。骨性损伤会充分愈合,但需要治疗,以控制畸形的发生。

非手术治疗方法是卧床、Halo 支具、颈托或石膏固定。卧床可以适用于任何病人,而对那些原来存在严重畸形、病理性肥胖或其他疾病的患者的最终治疗可能只能采用卧床治疗。支具固定以前的最初几周卧床是严重不稳定损伤的一个选择,损伤的类型可作为选用支具种类的一个指导。石膏固定能用于过伸损伤病人,以改善后凸。头环背心固定比支具和石膏更稳定可靠,并具有一定的牵开和调整的作用,可作为最终的治疗,也可作为术前、术中、术后的辅助治疗。支具固定要持续到骨愈合能足够承载负荷时为止,承载负荷的时间指标是,颈椎损伤 2 个月,胸腰椎损伤 3 个月。

为了选择合适治疗方法,应采用 White 和 Panjabi 评价标准对这些损伤进行评价。稳定性损伤是指评分在 4 分及以下者,这些损伤的常见类型是椎体压缩性骨折、前纵韧带撕脱、过伸性泪滴样骨折、轻度后纵韧带损伤和孤立性后部结构骨折。

患者为稳定性骨折损伤时,病人可用硬质颈围领或颈-胸支具固定 6～8 周。选用支具之后,进行直立位和动力位 X 线检查,以检查颈椎的稳定性。每 2 周重复 1 次这些检查,直到痊愈,通常需要 6～8 周才能愈合。在固定期间,病人应该进行颈部的等长收缩锻炼和低强度活动。随访中,医生不能以他们的主观性来判断颈椎的稳定性,只有应用 X 线检查及仔细随访才能明确颈椎的愈合及其稳定性的变化。疼痛增加或出现新的神经功能障碍,可能提示骨折部位的活动或复位的丢失,强烈提示曾经被认为是稳定性的骨折实际上可能是不稳定的。

保守治疗还包括枕颌带牵引和颅骨牵引。枕颌带牵引可用于大多数的病人,使用方便,但其牵引的重量受到明显的限制,如做持续牵引,牵引重量超过 2kg,患者就很难忍受。颅骨牵引,需要在颅骨上钻孔,有一定的创伤,允许 5～10kg 重量牵引。如果不能复位,在严密的神经体征、生命体征及影像学的监测下,牵引重量可逐渐增加至 15kg,甚至达到人体重约 70% 的牵引重量也可以比较安全。牵引中,仔细观察侧位 X线,及时发现过牵征象,如椎间盘高度增加、小关节分离等。一旦复位完成,牵引重量需逐步减少至牵引的维持量。颅骨骨折或大块颅骨缺损是颅骨牵引的禁忌证,在完全韧带损伤的患者应该慎用。

【手术治疗】

脊髓损伤患者的手术治疗是建立在与严格的临床实验相对照的临床经验和临床观察报道的基础之上。脊柱稳定的手术是一项极其重要的技术,因为其能够防止对受伤脊髓组织造成进一步的机械性损伤。去除脊髓的任何致压物,正如在对脱位的脊椎进行复位或去除压迫在脊髓上的骨折块一样,也可以使脊髓功能得到更好的恢复。没有复位的损伤行保守治疗有可能导致以后需要手术处理的慢性疼痛。

根据近来的研究,早期治疗的时间在脊髓功能恢复中起着潜在的关键性作用。脊髓损伤的早期干预不是用伤后几天来定义,而是以伤后几分钟和几小时来定义的。动物研究已经显示,脊髓损伤后“恢复机会可能的窗口期”是在受伤后的头 3～6h。正是在这段时间之内显著的脊髓功能恢复才是有可能的。

颈椎的手术方法分颈前路和颈后路手术。前路钢板固定和后路钢板固定同样能成功地治疗颈椎创伤。早期的研究报告称前路手术并发症的发生率高,然而,即便是合并有后部韧带损伤的患者,前路钢板固定也可提供即刻稳定,所固定脊柱的强度不会因椎体切除和前路植骨而改变。现已证实前路植骨可改善颈椎的序列,并能维持颈椎的序列,同时已证明,前路融合同样是一种很好的手术选择,因为它允许早期活动、缩短住院时间、减少经济负担,但颈前路手术对脊髓血流可能产生不利的影响。

(一)颈前路减压和融合

适用于脊髓损伤伴有椎间盘突出或碎骨块突入椎管压迫脊髓前方导致运动、感觉功能障碍者。前路减压可以切除对脊髓压迫的碎骨片和椎间盘组织,不但可以解除脊髓前角细胞和神经根压迫,而且可以解除对脊髓轴突白质的压迫。大多数病人脊髓受压都来自腹侧,因此前路减压可以让病人得到充分恢复。颈前路减压的优点包括,前路减压手术入路简单、摆放体位容易、不用剥离脊旁肌,以及可以恢复椎体高度等。当后路多发骨折时,前路手术的融合节段最小。

前路减压融合由于切除了前纵韧带和残留的椎间盘组织,所以其主要缺点是失去稳定性。一些作者注意并报道了前路减压后因进行性不稳而重新出现神经症状,尤其好发于伴有后柱骨、韧带结构损伤的病人。另外,对于完全性四肢瘫患者,由于术后常常出现咽后壁软组织肿胀,压迫气道,可致通气困难。

当神经障碍不缓解或者遗留有前路脊髓或神经根受压症状时,就有前路减压植骨融合指征。在手术前需予以 MRI 检查,手术时间的选择仍有争议,目前没有报道支持早期积极手术与晚期手术有区别,预防性减压并不提倡。行前路植骨减压后,目前常规行前路钢板内固定。

麻醉采用气管插管全麻,病人取仰卧,肩后垫小枕,保持颈部轻度过伸位,并在左侧臀部稍垫高,有利于术中取髂骨。如果病人为过伸性损伤,伴有中央脊髓综合征时,必须避免颈椎过伸,最好予以持续颅骨牵引,使得术前能最大程度的复位。切口的选择为相应节段水平从中线开始横向胸锁乳突肌,切开皮肤、皮下组织、筋膜及颈阔肌,将胸锁乳突肌拉向外侧,沿着气管食管鞘与颈动脉鞘之间钝性分离至椎前筋膜,并做纵向分离,显露椎体、椎间盘及颈长肌。术中透视定位,确认手术节段。如果须切除椎间盘,可以用尖刀切除前纵韧带、椎间盘纤维环及髓核组织,用刮匙刮除上下软骨终板,直到后纵韧带。如果伴有小关节脱位,椎间盘和终板可能突向椎体后侧,因此常常需要切除部分椎体才能安全的将椎间盘组织切除。在一些创伤性颈椎损伤中,后纵韧带可能断裂,因此须切除断裂的后纵韧带才能完成彻底的神经减压。椎间孔部位有神经根通过,前路减压时必要时可以使用 1mm 的咬骨钳或者磨钻扩大椎间孔减压。

行椎体次全切时,须将椎体两侧的椎间盘组织及终板切除。可以用咬骨钳或磨钻切除椎体,后侧的椎体可以用金刚磨钻磨除,直至剩下非常小的薄片骨,然后用刮匙小心刮除,直到后纵韧带。接着向椎体两侧清除,直至暴露硬脊膜或者后纵韧带的扩张部,通常宽度须达 12～14mm。术中需仔细定位,确保方向位于颈椎中线,以防椎动脉损伤。利用椎体间 Caspar 撑开器可以更好的显露,并可以矫正前柱短缩。术中必须完全切除椎体软骨终板,然后用磨钻磨平,并尽量保存皮质骨终板。于皮质骨终板处用小型成角的刮匙戳孔,有利于移植骨再血管化,移植骨的长度和宽度需术中测量,用骨凿取出相应大小的植骨块,经过修整后,嵌入上下椎体之间,以维持间隙高度。在关闭切口前,需再次透视确认颈前路钢板位置,然后,于深筋膜层置入皮管引流 1 根,分别缝合颈阔肌和皮肤,术后 24h 拔除引流管。术后常规心电监护 1～2 天,并可以在术后清醒后立即起床活动,颈托保护 2～3 个月。

(二)颈前路内固定

Bohler 于 1964 年首次采用颈前路钢板内固定术,目前在颈椎损伤中广泛应用。前路钢板的应用可以使颈椎节段间更加稳定,并促进植骨融合。第一代植入物是不锈钢板,其上的钉孔是圆形或斜形,通常选用直径 3.5mm 的螺钉行椎体间固定,使用套环来预防螺钉松动,后来许多作者推荐双层皮质螺钉可以避免松动,但增加了神经损伤的危险性,并且需要术中反复透视。第二代钢板是采用坚固的锁定螺钉钢板,避免螺钉松动,不需要将螺钉打穿对侧皮质。Traynelis 等比较了使用单侧皮质固定和双侧皮质固定的差别,他们发现单侧皮质骨固定的锁定钢板与双侧皮质骨固定的非锁定钢板具有相同的强度。然而,临床上发现非坚强固定和坚强固定的效果均佳。在伸展位,前路钢板明显比后路固定要稳定。Newell 等报道了 37 例使用 AO 前路锁定钢板固定颈椎前后均不稳的骨折脱位病人,34 例融合成功,1 例为无症状性骨不连,1 例出现钢板断裂伴随有神经症状,另 1 例出现急性螺钉从椎体内拔出。这有力的支持了前路钢板内固定在颈椎创伤中的治疗应用价值。

1.非刚性前路钢板　Orozco 颈前路钢板是四叶形的薄钢板,适合于各种长度。螺钉孔是圆形的,每个节段均有 2 个,螺钉的直径是 3.5mm。该钢板采用双皮质螺钉,有损伤脊髓和神经根的可能性,同时缺乏锁定装置,存在螺钉松动、脱出的可能性,会导致椎前器官、血管、神经束的损伤。在置入螺钉前需要予以透视确认钢板的位置,理想的情况应该是螺钉刚好在椎体的中间位置。通常需要 C 臂机监视下进行,利用可限定长度的钻朝后内上方向进钻,初始长度一般选择为所测的被切除的椎间盘深度,对侧皮质需在透视监视下进行,必要的话,可以每次增加 1mm 进入。钻的深度指导螺钉长度的选择,然后选择相应的直径为 3.5mm 的螺钉固定。

2.颈前路锁定钢板　目前国内市场上应用的均为锁定钢板,颈前路锁定钢板使螺钉与钢板达到坚强的固定。采用锁定型的颈椎前路钢板内固定具有以下优点:①融合节段即刻稳定。钢板内固定比传统的石膏外固定更易使融合节段稳定,尤其对2个节段以上同时受累行椎体开槽扩大减压者更可增加植骨块的稳定性,防止植骨块向后、向前滑动,避免植骨块对颈髓的压迫及食管、血管、神经损伤等并发症,并免除长期外固定给患者带来的痛苦。②植骨融合时间缩短,融合率高。Bose等指出颈前路钢板内固定后可使颈椎获得即刻稳定,植骨块固定牢固,促进骨性融合,并可使减压更彻底,促进患者术后早期活动,缩短住院时间。③可维持术后颈椎的椎间高度和生理弧度,避免因椎间塌陷造成的后凸畸形或继发性神经损伤,降低再次手术率。

(三)颈后路减压和融合

1.椎板减压术　后路椎板切除减压曾经在颈髓损伤病人中常规进行,但少有好转。Morgen和Guttmann等人极力反对后路椎板减压,他们认为这会加重病人的脊髓损伤。生物力学显示后路椎板切除减压对前方的神经组织压迫无作用。相反,椎板切除后常常导致畸形复发和遗留后突畸形,因而使它成为一个有附加危险的手术。在创伤病例中,如果必须实施全椎板切除,均需要行后路融合术。

椎板切除的指征是伴有神经症状的脊髓后路压迫性损伤;椎板切除术的另一指征是多节段前后受压和脊柱前突的中央脊髓损伤综合征病人。Epstein等认为只有恢复颈椎中立位或前凸位序列时,脊髓才会由前向后漂移而达到效果。而后凸阻碍了脊髓自然向后移位,因此降低了神经损伤的恢复。

2.颈后路椎板成形术　适应证是涉及到2个节段以上,要求进行多节段减压的颈椎管内的病变。其优点是可以进行多节段的椎管减压,同时又不损害颈椎的活动性。另一方面,同椎板切除术相比较,椎板成形术保留了后方的组织,因此减少了对脊柱结构的破坏。后路椎板成形术不适合于颈椎后凸畸形和颈椎不稳定的病例,椎板成形术的主要原则是使脊髓向后方移位,从而使之得到减压。目前常用的方法有:单开门、双开门、Z字开门术。

(四)颈后路内固定

1.颈椎棘突间钢丝捆绑后路融合　棘突间钢丝固定是维持颈椎长期稳定最常用的方法,已被证实安全有效。2种常见的固定技术是:Rogers棘突间钢丝和Bohlman三联钢丝技术。后部钢丝固定在带有完整后部结构的1~2个运动节段的稳定非常有效。如果小关节骨折存在,在钢丝固定之后畸形可能再次出现,旋转及椎体前移可能丢失。尽管Bohlman三联钢丝技术稳定性增加,但始终不能控制旋转力,Rogers技术在棘突间使用单一的钢丝或编织钢丝套圈,恢复后柱的张力带。

Bohlman三联钢丝技术:为了增加稳定性,尤其是抗旋转,Bohlman发明了三联钢丝技术。力学上,该技术同时增加了屈曲及旋转的稳定性,超过了Rogers的固定技术。这种技术棘突间钢丝的固定类似于Rogers方法,第二及第三根钢丝通过棘突并在带有皮质骨的松质自体植骨块上收紧。该技术适合颈椎创伤性后部不稳定,尽管它增加了旋转的稳定性,但仍然可以发现如果小关节损伤时可再次脱位。

2.侧块间固定　颈椎侧块间固定是由坎贝尔等在巴黎首次提出。他们应用钴铬合金钢板结合14mm的螺钉固定,这项技术后来被Grob和Magerl等人改进,发展成AO钩形接骨板。由于其固定强度牢固,复位丢失率低,减少术后支具的使用等,使得这项技术获得较广泛的推广。侧块固定的其他优点包括适用于椎板或者棘突骨折或移位、多发性不稳以及控制旋转不稳。

螺钉的置入有多种方法,坎贝尔等推荐于侧块的顶点或者中央进钉,方向为向外约10°。Grob和Magerl等推荐于侧块中央外上1~2mm处进钉,方向为向上和向外各30°。Ander-son等改进了此项技术,并推荐螺钉的进钉点为侧块中央Imm内,角度为向上30°,向外15~20°。An等在尸体上作分析,他们发现神经根位于上关节面的前外侧椎间孔内。他们认为神经根的损伤随着向上及向外侧成角的增加而增加,然而,过小的向上及向外侧角度损伤椎动脉危险性更大,因此他们推荐30°的外侧成角和15°的向上成角。

Heller 等在尸体样本上分别用坎贝尔方法和 Magerl 技术行侧块螺钉固定。令人吃惊发现:临床经验是螺钉置入好坏的重要因素。有经验的外科医生使用 Magerl 技术置入螺钉时,神经根的损伤为 7.0%,而用坎贝尔方法置入螺钉时,其神经根损伤率为 5.4%。生物力学显示 Magerl 技术置入螺钉更长,其拉力强度也更强。

根据 Ulrich、Coe、Montesano、Campbell 等以及 Abitbol 等生物力学实验证实,侧块固定优于后路钢丝固定及前路钢板固定。但是,其神经根损伤、固定松动等并发症仍有发生。Heller 等报道 654 例侧块螺钉固定中,有 6% 的医源性神经根损伤和 0.2% 的关节突关节移位。超过 1% 的病例发生固定松动,内固定断裂的发生率在 0.5% 左右。

临床上,侧块固定被予以高度评价,效果较佳。Aderson 和 Grady 前瞻性报道了 120 例利用 AO 重建钢板侧块螺钉固定不稳定性颈椎损伤。经过 14 个月的随访,所有病人在所拍的动力位 X 线片上显示愈合良好,复位位置得以维持,只增加了 1.5。的后凸畸形及 0.1mni 的滑脱;Heller 等认为颈 7 侧块螺钉的置入较难,而且 C_7 神经根最容易受损。这是因为,C_3 椎板较薄,很难确定此椎体侧块的位置。如果 C_7 侧块边缘的位置难以确定,应尽量避免在此侧块内置入螺钉,可以选用 C_7 椎弓根及 T_1 固定,或者单独钢丝固定。

病人俯卧于翻身床上,保持颈部中立位。在切开皮肤之前,先用侧位 X 线片定位。然后做后正中切口,暴露脊突、椎板及两侧侧块外侧边缘。中线位置的软组织尽量保存,避免医源性不稳或者屈伸受限。

从生物力学、技术掌握难易程度和安全方面考虑,目前常使用 Magerl 技术置入侧块螺钉。进钉点建议选择在侧块中央内侧 1~2mm 处,螺钉的方向向上平行于关节面,即大约 30°,向外 10°~20°。钻孔时选用直径 2mm 的克氏针比可调节方向的电钻要好,克氏针的初始长度设定在 14mm,向上、向外进针,不断测试是否达到对侧皮质,如果未到,逐渐加长克氏针 1~2mm,直至到达对侧骨皮质或者深度达 18mm,并决定所使用螺钉的长度,在所钻孔上置入直径 3.5mm 的松质骨螺钉固定。

颈椎钢板内固定适用于多种下颈椎外伤,如泪滴样骨折、小关节骨折或脱位等。对于小关节脱位病人,如术前未达解剖复位,必须首先予以术中手法复位。对于单侧或者是双侧的小关节脱位,单侧钢板固定已经足够。使用以上方法在需要固定的侧块钻孔后,经过试模板测试,预弯重建钢板,恢复颈椎前凸角度,置入直径 3.5mm 的螺钉完成固定。螺钉的长度必须通过测量,防止超过侧块前缘。在置入钢板前,将预先取出的髂骨松质骨植于去皮质的关节突关节内,并在固定完成后,于相应椎板、棘突去皮质,植入松质骨。术后病人需立即予以硬颈围或者颈胸支具固定 2~3 月。

3.椎弓根固定 自 Abumi 等于 1994 年首先报道将经颈椎椎弓根螺钉固定技术应用于中下段颈椎外伤以来,颈椎椎弓根螺钉在临床已广泛应用。手术适应证:①经椎弓根螺钉固定不需要椎板提供稳定性,尤其适用于同时做颈椎后路减压和融合的颈椎外伤的病人;②对于有严重的颈椎三柱不稳和(或)多节段不稳的颈椎骨折、脱位,经椎弓根螺钉固定系统能提供最佳的稳定性。

目前进针方法主要有 Abumi 法、解剖标志定位法、开窗椎弓根探查法等。Abumi 等最早报道了应用磨钻打磨穿椎板外侧块骨皮质后,X 线透视下将小探针经椎弓根髓腔插入椎体中,扩髓后,结合术前 CT 扫描可见经椎板外侧块骨皮质、椎弓根到椎体前沿的长度及椎弓根髓腔内径大小,再置入合适的椎弓根钉,此技术被一些学者接受并予以推广应用。开窗椎弓根探查法是先在准备置钉的椎体的椎板上行部分椎板切除开窗,探查椎弓根的上、下、内侧 3 个界,进钉点和进钉方向取决于椎弓根探查结果。Miller 等比较研究了 Abumi 法与解剖标志定位法的优缺点,认为 Abumi 方法明显优于解剖标志定位法,但此类手术操作难度较大,宜慎重选用。

经颈椎椎弓根螺钉行三维固定优于其他常规的颈椎单纯前路、后路固定及前后路结合固定方法,尤其在多节段固定时抗扭转和抗伸展稳定性佳。Jones 等及马迅等对比了颈椎椎弓根螺钉和颈椎关节突螺钉的拔出力,前者明显大于后者,同时经颈椎椎弓根螺钉固定的扭转破坏力矩和前屈破坏力矩最大,稳定性最强。

【并发症】

下颈椎损伤的并发症主要指与脊髓损伤和骨折复位失败有关的伴发疾病。这些并发症好发于伴四肢轻瘫或者四肢瘫患者中,包括胃肠道出血、呼吸衰竭、深静脉血栓形成、尿路感染以及褥疮等。在外伤性四肢瘫中,约有 4% 的患者伴有隐蔽性腹腔脏器损伤,因此对怀疑有腹腔脏器损伤的病人,可常规予以腹腔穿刺检查,对于这些多发伤的处理,最好在脊髓损伤诊治中心进行。脊髓损伤后由于常规给予糖皮质激素治疗,其胃肠道出血的发生率在 6% 左右,因此可予以常规监测胃酸及给予质子泵抑止剂或者 Hz 受体阻滞剂抗酸治疗。呼吸衰竭主要是由于肺水肿、肺不张或者肺部炎症等致肺通气不足引起,导致恢复时间延长,早期脊髓损伤后死亡通常与肺部并发症有关。急性脊髓损伤伴四肢瘫患者中约有 25% 可出现深静脉血栓形成,脊柱固定后早期活动可以减少这类并发症的发生,必要时可予以抗凝治疗。尿路感染也非常常见,常常继发于留置导尿管后,在损伤后急性期可予以间歇性更换导尿管,以减少尿路感染发生。经常翻动患者及早期稳定脊柱可以减少褥疮的发生,因此,脊柱损伤中心优质的护理可以明显减少褥疮发生。

颈椎损伤后,约 1%~5% 的病人可出现神经损伤加重,这些情况大约 50% 是医师的行为所致,是可以预防的。最常见于强直性脊柱炎患者发生骨折后,原因是容易误诊、翻身时骨折位置易移动或者未给予 Halo 支具固定。其他的原因诸如待术的时间长短及伴有椎间盘突出等。为减少此类情况发生,所有患者均需颈部保护,直至排除颈椎外伤。除只有轻微神经症状及双侧小关节脱位病人外,建议早期牵引复位并固定,坚强固定对于强直性脊柱炎患者尤为重要。当患者出现神经损伤加重时,需立即行 X 片及 MRI 检查,如果有手术指征,可急诊减压固定。

脊髓损伤后常常伴有血流动力学不稳,其原因是损伤了下行的交感神经纤维,从而导致周围血管扩张、血压降低。迷走神经兴奋后可致心动过缓,心输出量减少,脉搏变慢,可以鉴别神经损伤引起的低血压和低血容量休克引起的低血压。因此,对于神经性休克,补液复苏还不如血管加压素或者血管加压剂有效。心动过缓可应用阿托品治疗,必要时,安装起搏器。由于失去自身调节,脊髓血供只有通过血压来调节,因此,需要快速纠正低血压情况。

【结论】

下颈椎损伤患者具有很高的致残率和致死率。院前、急诊和康复治疗的改进使许多病人得到很好的康复。对于脊柱损伤患者,需要立即仔细小心检查,一旦确定有下颈椎损伤,须行 CT 或者 MRI 检查确定损伤的类型。对于稳定性损伤,可支具固定并密切观察随访直到愈合为止。对于不稳定性骨折,或者伴有脊髓损伤病人,须急诊牵引复位。一种例外的情况是,双侧小关节脱位伴脊髓损伤病人在复位前,须 MRI 检查。在 8h 以内的急性脊髓损伤患者可根据《国家脊髓损伤协议Ⅱ》,大剂量糖皮质激素冲击治疗。确切的治疗须根据具体损伤的类型、神经压迫情况及神经损伤节段水平而定,是否须急诊手术仍有争议。早期手术治疗可以减少致残率和致死率,但也可能使脊髓损伤加重。

无论前路还是后路手术均可获得坚强的固定,使病人能够早期活动。成功运用这些新技术需要懂得骨折病理力学和内植入物生物力学的相互关系,掌握病人的局部解剖结构和手术方法,正确选择植骨块,以及术后恰当的外固定支具固定。

(胡国伦)

第五节 胸腰椎损伤

一、胸腰椎及神经解剖特点

(一)$T_1 \sim T_{11}$椎体

胸椎椎体呈心形,而椎管相对较小,呈圆形。由于胸椎两侧与肋骨相连,故椎体两侧的上下和横突末端均有小的关节面,分别称上肋凹、下肋凹和横突肋凹。胸椎棘突细长并向后下倾斜,关节突较长,排列较垂直而呈前后方向。胸椎除椎体、椎间盘、关节突关节连接外,还有肋骨组成的胸廓与其相连,从而大大增加了胸椎的稳定性。胸椎伸屈活动较小,但在下胸椎有一定的旋转活动。椎体的血供来自胸主动脉的肋间动脉分支,沿椎体前方及侧方,又分出小支即前外侧椎体动脉。肋间动脉的后支又进入椎间孔,分为前支、中支及后弓支,分别供应椎体及椎弓。

(二)胸腰段

胸腰段一般指 T_{11} 至 L_1 或 L_2 段脊柱。此段结构有 3 个特点:①胸腰段上端为较固定的胸椎,所以胸腰段成为活动腰椎与固定的胸椎之间的转换点,躯干活动应力易集中于此;②胸腰是生理后突,腰椎为生理前突,胸腰段为两生理性曲度的衔接点,肩背负重应力易集中于此;③关节突关节面的朝向在胸腰段移行。Singer 对 161 例胸腰椎损伤行 CT 检查,发现小关节的移行集中在 3 个层面,在 $T_{11} \sim 12$ 者占 52%,$T_{12}L_1$ 占 24%,其余在 $T_{11} \sim 12$ 与 $T_{12}L_1$ 之间。实验研究表明,小关节由冠状面转变为矢状面处,易遭受旋转负荷的破坏。胸腰段脊柱在解剖结构上的 3 个特点,构成胸腰段脊柱骨折发生率高的内在因素。

(三)腰椎

腰椎的椎体较颈椎和胸椎大而厚,主要由松质骨组成,外层的密质骨较薄。从侧面看,腰椎椎体略呈楔状,横径大于前后径,并从上到下逐渐增大。椎弓发达,位于椎体后方,包括椎弓根、椎板、上下关节突、棘突和横突。关节突较长,上下关节面基本呈矢状位。棘突宽大,呈矢状位后伸,末端圆钝,且棘突间隙较宽。棘突、横突及上下关节突都是肌肉、韧带的附着部位,并由此连接上下腰椎。椎间孔较大可为卵圆形、三角形或三叶草形。椎间孔内有脊神经通过。腰椎椎体厚而大,关节突较长,其组成椎间连接,既有较好的活动性,又有较好的稳定性,其生理前凸的存在,对人体适应站、坐、卧 3 种姿势甚为重要。因此对其骨折脱位复位、脊柱固定及融合,均需要注意维持腰椎的生理前凸姿势。

腰椎在胚胎生长、发育过程中较易形成一些先天性的解剖异常,如先天性的 6 个腰椎,L_5 与 S_1 融合形成腰椎骶化,T_{12} 发生移行形成腰化,L_5 棘突未融合而形成隐性脊柱裂,可造成晚期腰痛症状的 L_3 横突肥大等。所有这些先天性的畸形都有可能成为腰部疾患的病理基础,在一些诱发条件下则可能由此产生腰部疼痛、下肢疼痛、麻木等症状。

腰椎主要由腰动脉供血。腰动脉来自腹主动脉,髂腰动脉或骶中动脉,于椎间孔处分出脊柱前支、中间支和背侧支形成椎管内血管网。腰椎的营养动脉在后纵韧带深面与对侧同名动脉吻合形成动脉丛,椎体中央支数目较少,系由椎体前外侧面及背侧进入为主要营养血管,中央支在椎体中 1/3 平面发出一支向前直行至椎体中心,呈树枝状,伸向椎体上下端,周围支较短分布于椎体周围骨质。腰椎内静脉系统丰富,有椎管内前后 2 个静脉丛和椎管外前后 2 个静脉丛及体壁、肋间和腰静脉等相通,椎管内静脉尚能与盆腔腹腔血流相通,而回流至 T 腔静脉或髂总静脉。

（四）胸腰椎椎弓根解剖特点

椎弓根是连接椎体与其后面附件之间的桥梁,呈椭圆形,周围为坚强的骨皮质,为椎骨最坚固的部位。即使患者有骨质疏松,椎弓根仍有足够的强度提供固定。

上胸椎椎弓根短窄而薄,椎弓根的上缘与椎体上终板相平行,椎弓根的下缘位于椎体的上 2/3 处。椎弓根后部稍高,前部稍低,这一特点说明椎弓根的长轴中心线向下有一定的倾斜度,另外由于胸椎体积小,其椎弓根长轴中心线与椎体矢状面形成内倾角。临床进钉时应结合患者的手术节段及影像学资料注意这 2 个倾角。

国外资料的椎弓根高度从 $T_1 \sim T_5$ 逐个增加,为 $0.7 \sim 1.5cm$,宽度是由 $0.7 \sim 1.6cm$。国内资料椎弓根高度和宽度从 $T_1 \sim T_5$ 逐个增大,最小值分别是 5.4mm 和 10mm,因此应用椎弓根螺钉时,直径应在 4mm 为佳,由后向前贯穿椎弓根时,由胸椎到腰椎螺钉也需逐渐加长,T_9 到 L_1 为 40mm,$T_2 \sim T_5$ 是 45mm。

因胸椎椎弓根的内侧为脊髓,相距 $0.2 \sim 0.3cm$,由硬脊膜及脑脊液相隔,在 L_1 以下则为神经根和马尾。由于神经根位于椎弓根内下方,故椎弓根的内下部是最危险的部位,而椎弓根的外上部钻孔则很少有危险。

椎弓根的延长深度为椎弓根轴线长度(包括上关节突厚度,临床上可称为骨螺钉通道深度)。椎弓根螺钉进入脊椎的长度,因螺钉与脊椎矢状轴所成夹角的大小而不同,螺钉从椎弓根以 0°角进入者最短,而有向前、向内成角者则进入较长。椎弓根的方向在 $T_1 \sim T_3$ 很内斜;从 $T_4 \sim L_4$ 几乎是矢状面的,其角度不大于 10°;而 L_5 则为例外,向内的倾斜为 30°Skillant 以 e 角和 f 角来表示椎弓根的方位,e 角为椎弓根纵轴与脊椎矢状轴所成的夹角,测量结果 L_1 为 5°,L_2 为 10°,L_3 为 10°,L_4 为 10°~15°,L_5 为 15°,f 角为椎弓根纵轴与椎体水平所成的夹角,"＋"表示椎弓根纵轴自后上向前下方,反之为"－",根据 52 具干燥脊椎骨标本的测量结果,f 角在腰椎椎弓根基本为水平位。故螺钉钻入时应向内偏斜 10°~15°,平行于椎体终板。

（五）脊髓

胸段脊髓较细,神经根离开脊髓椎间孔,自上而下,同序数脊髓节段约比同序数脊椎高 2~3 节,脊髓圆锥的水平多位于 Li 下缘。Reimann 与 Anson 收集各家报道的 692 例,结合自己的 129 例解剖观察,指出脊髓圆锥下极位于 Li 椎体下缘者占 24%。胸腰段脊髓有 2 个特点:①以 $T_{12} \sim L_1$ 骨折脱位为例,脊髓圆锥终止于 $T_{12} \sim L_1$ 及 L_1 上 1/3 者,是下神经元损伤,表现为迟缓性截瘫。如圆锥终止于 $L_{1 \sim 2}$ 间者,在脱位间隙以下可有数节脊髓,系上神经元损伤,下肢特别是膝以下表现为痉挛性截瘫。所以同一水平的骨折脱位,由于圆锥的水平不同,而出现不同的截瘫。②由于圆锥多终止于 L_1 椎体中上部,如以 T_{10} 脊椎下缘相当于 L_1 脊髓节,则 $T_{11} \sim L_1$ 下缘处,就集中了 $L_2 \sim S_5$ 脊髓及其相应的神经根,即胸腰段为脊髓与神经根在所在部位,骨折脱位即损伤了脊髓,又损伤了神经根。脊髓对损伤的抵抗力低,而神经根则相对抵抗力强。

(1)AB 为通道长,CD 为矢径(2)AB 为横径,BC 为根闯距脊髓损伤未恢复者,其神经根损伤可能恢复。所以胸腰段骨折脱位合并截瘫者,其神经根损伤常有一定恢复。

脊髓血供由脊髓前动脉、脊髓后动脉和根动脉供应,脊髓前动脉和后动脉均起于颅内,由枕骨大孔下行,脊髓前动脉为 1 条或 2 条走行于脊髓前正中裂,至脊髓圆锥为止,且不断与脊髓后动脉吻合,脊髓后动脉有 2 条走行于脊髓后外侧沟,至圆锥与前动脉支吻合。此 2 条动静脉均较细,走行距离又长,故需不断接受由颈动脉、肋间动脉和腰横动脉分出之根动脉补充血供,但不是每一椎间均有根动脉,颈段脊髓多由颈升动脉之分支成为根动脉,$T_{1 \sim 2}$ 节段的血供相对较小,是易发生缺血的部位,在下胸椎的根动脉中有一支较大者,称为根大动脉,起自左侧 $T_2 \sim T_{12}$ 水平,供应大半胸髓,也称大髓动脉,其出肋间动脉后沿椎体上升约 1 个或 2 个椎节段进入椎间孔,根动脉又分为上升支、下行支,并与脊髓前动脉和后动脉吻合,当由于脊椎骨折脱位遭受损伤时,如无其他动脉的分支与其吻合,易导致下胸椎脊髓缺血。

（六）马尾

L₂ 以下神经为马尾，了解马尾的结构是修复马尾损伤必备的基础知识。马尾的解剖特点：马尾在硬膜囊中每个神经根由 1 条前根纤维束与 3 条后根纤维束组成，圆椎以下从 L₂～S₅ 共 9 条神经根，即每侧有 36 条纤维束，双侧共 72 条加上终丝 1 条。下行时每下移一节便减少 8 条纤维束。至 L₅ 以下则仅剩 40 条纤维束加一条终丝了，马尾在硬膜囊内的排列规律是 L₅ 椎间孔以上，纤维束多集中一起，前后根分别位于前后、终丝居中，万一断裂缝合时只要选其中 1～2 束粗大纤维，分别前后对合缝合固定即可。L₃ 椎间孔以下神经根逐渐分开，各相关神经根前后接近各相关椎间孔，终丝向后正中移位。腰椎者在两侧前部，骶椎者在后面近中线。横切面呈马蹄形。神经根的前根树在前内，后根树在后外，此可作为马尾部水平断裂缝合时的参考。马尾神经根的数量，后根神经纤维数：平均每一根神经根为 311682 条，前根纤维为 94983 条，前后根之比为 1：3.2。既往曾用肋间神经吻合修复马尾腰骶神经根损伤，因肋间神经纤维计数约在 10000～35000 之间，相差约 10 余倍以上，似乎并不合理。

二、胸腰椎损伤病因

（一）交通意外

交通意外是现代脊髓外伤的首要原因。由于交通工具速度快，发生交通意外时，乘员常系安全带时，躯干固定，头颈随车速向前移动，碰在挡风玻璃或前座背时，常发生颈髓损伤，而未系安全带者，整个躯干随车速移动，发生胸腰椎损伤较多。伤者如在车外，可被车轮撞击躯干致脊髓损伤，或被车碾压过躯干致脊髓损伤，常是无骨折脱位的脊髓损伤。

（二）工伤事故

高处坠落，例如在楼房建筑施工时不慎坠落等，是脊髓外伤的第二大原因，头向下落地可发生头颅外伤和颈椎脊髓损伤，足落地摔倒可发生跟骨骨折和脊柱脊髓损伤，臀部着地多发生胸腰椎脊髓损伤。夜间地震建筑物倒塌，砸伤躯干发生脊柱脊髓损伤，如唐山和邢台地震，发生大量脊髓损伤。

（三）运动失误

例如骑马摔倒，从马头处掉下，导致胸腰椎脊髓损伤。又如跳水，由于不知水深浅或头向下潜入后，来不及抬头，至头顶撞击水底致颈髓损伤。儿童和青年人的体操或舞蹈倒立训练，常是脊柱过伸训练，连续几个之月后，可发生无骨折脱位脊髓损伤，轻者不全截瘫，重者完全截瘫，应当引起训练时的注意。

（四）其他

生活中损伤，多见于老年人，例如天黑走路，不小心撞在木杆上。儿童玩耍，背后被撞击，可致无骨折脱位脊髓损伤。

火器伤，战争中脊柱受投射物损伤，为直接损伤或由于投射物高速冲击波致伤脊髓，在某些国家例如美国其平时火器性脊髓损伤，已升至交通意外之后的第二位原因，占 23%，我国平时也有一些发生。锐器伤近些年来屡有发生，主要是匕首类锐器，从椎间隙中刺入脊髓，可为完全脊髓横断，也可为脊髓半侧损伤。

三、胸腰椎损伤的分类

胸腰椎骨折的分类在过去 60 余年来不断发展演变。分类方法主要基于对损伤机制、影像学资料的判断，并以此指导临床治疗和判断预后。主要的分类方法有以下几种：

（一）早期分类法

胸腰椎骨折的分类最早在 1938 年由 Watson-Jones 提出，对 252 例脊柱损伤进行分析后，他列出 7 种不同类型的骨折，并着重于主要的三种损伤分类：单纯楔形压缩骨折、粉碎性骨折、骨折脱位。而 1949 年 Nicoll 根据对英国矿工胸腰椎骨折的治疗效果提出的分类方法包含了 Watson-Jones 提出基本分类方法，但是增加了一种 Chance 描述的屈曲旋转损伤。Nicoll 根据骨折后畸形加重和脊髓损伤的风险，首先提出脊柱损伤分稳定性和不稳定性骨折两类。稳定性骨折不需要石膏制动，病人卧床 3～4 周，然后逐渐增加活动量。不稳定性骨折需要在石膏床中制动 4 个月以上。

1963 年 Holdsworth 改进并发展了 Nicoll 的分类法，并适用于整个脊柱，是后来各种分类方案的基础。Holdsworth 将 Watson-Jones 和 Nicoll 的粉碎性楔形骨折称为爆裂性骨折。并根据损伤的机制将胸腰椎骨折分成 5 组：

（1）单纯屈曲性损伤：造成稳定的楔形压缩骨折。

（2）屈曲和旋转性损伤：造成不稳定性骨折-脱位，伴有后方韧带复合结构的断裂、棘突的分离、下位椎体接近上边缘的片状骨折和上方椎体的下关节突脱位。

（3）伸展性损伤：造成椎间盘和前纵韧带断裂和发生脱位椎体前缘小骨片的撕脱。这种脱位几乎总能自发性地复位，并且在屈曲时是稳定的。

（4）椎体压缩损伤：使椎间盘髓核突入椎体造成终板骨折，也使椎体爆裂，椎体骨碎片向周围移位。因为韧带保持完整，所以这种粉碎性骨折是稳定的。

（5）剪力损伤：造成整个椎体移位和关节突或椎弓根的不稳定骨折。

（二）Denis 分类法

1968Kelly 和 Whitesides 提出两柱理论，将胸腰椎描述成由 2 个负重柱组成：椎管的中空柱和椎体的实心柱。1983 年 Denis 提出的分类建立在 412 例胸腰椎损伤的 X 线回顾，以及 53 例病人的 CT 片和 120 例病人的手术记录的基础上，并提出了中柱或第三柱的概念。

脊柱的 3 柱包括前、中、后柱：前柱包括前纵韧带、椎体的前半部分和纤维环的前部分；中柱包括后纵韧带、椎体的后半部分和纤维环的后部分；后柱包括椎弓根、黄韧带、关节囊和棘间韧带 Denis 指出纵向压缩、纵向牵拉和不同平面力引起的平移等可以造成 3 柱中 1 个或几个柱的破坏。

根据 Denis 的分类，有 4 种基本的类型：

（1）前柱压缩引起的单纯稳定楔形压缩型骨折。

（2）爆裂性骨折伴前中柱压缩。

（3）牵张性损伤即安全带型损伤。

（4）骨折脱位型，通常不稳定并累及 3 柱。

（三）McAfee 分类法

McAfee 等在研究了 100 例有潜在不稳定性骨折或骨折-脱位患者的 CT 片后，确定了中部骨-韧带复合结构破坏的机制，在此基础上发展了一种新的分类系统。

楔形压缩型骨折：由向前的屈曲力引起，造成单纯前柱破坏。除非有多个相邻椎体节段受损，此型损伤一般很少引起神经损伤。

稳定爆裂性骨折：由压缩性负荷引起，造成前柱和中柱的破坏，后柱的完整性不破坏。

不稳定爆裂性骨折：压缩造成前柱和中柱破坏伴有后柱断裂。后柱可以因为压缩、侧方屈曲或旋转力量而造成破坏。因为不稳定，所以有创伤后脊柱后凸和引起进行性神经损伤症状的倾向。如果前柱和中柱是因为压缩引起的破坏，则后柱的破坏不可能是牵张性力量引起。

屈曲牵拉型损伤:屈曲轴位于前纵韧带后方,前柱被压缩力破坏,而中柱和后柱被牵张力破坏。因为黄韧带、棘间韧带和棘上韧带通常是断裂的,所以这种损伤是不稳定的。

平移型损伤:这种损伤是整个椎管断裂,表现为椎管排列紊乱。通常是剪切力造成了3柱均被破坏。在受累节段,椎管的一部分发生横向移位。

缺点:①CT扫描和X线片只可以提供静止的图像,而不能显示最大的移位。②隐匿的韧带损伤在平片和CT扫描片上无法鉴别,而且拍摄胸腰椎屈伸位X线很危险。

(四)McCormack 分类法

McCormack等报道一组28例胸腰椎骨折手术的病人,这些病人都通过短节段的后路内固定治疗:骨折椎体上下椎的椎弓根螺钉和钢板内固定。28病例中有10例内固定失败。Mcocormack等发现损伤最严重的椎体其骨折的程度和性质与后路短节段内固定的成功有密切相关,根据此观察结果,他们提出了骨折分类新评分系统。

McCormack等强调了骨折的3种特性:椎体的粉碎程度,骨折块的贴合程度和术前术后X线上后凸畸形的纠正程度。每种特性的根据严重程度分为3级(轻度、中度、严重),并分别赋予1分、2分、3分。根据他们的研究成果,认为评分7分以上(包括7分)易导致后路短节段内固定的失败。这种分类方法特点在于对损伤的严重性进行量化,但是并没有考虑到韧带和神经组织的损伤,而且此分类的产生起源于回顾性的结果分析,缺乏可重复性。

骨折赋予3种特性:椎体的粉碎程度,骨折块的占位程度和术前、术后X线上后凸畸形的纠正程度。每一种特性根据严重程度赋予1~3分。粉碎程度:一级,矢状面粉碎程度≤30%;

(五)Magerl/AO 分类法

Magerl等广泛合作和严谨组织下对5个医疗机构的1445连续病例进行分析,1994年出版了Magerl脊柱损伤的分类法,并后由Gertzbein进行修正。他们的分类方法借鉴了AO四肢骨折的分类法。根据原始应力的类型,将损伤分为三大类:压缩、牵张、扭转。每一大类再分为三组,并可再分成三亚组。如果有必要,这些亚组可以再分出更小的损伤类型。其损伤分类的目的在于鉴别非常严重的损伤。其中A1是最轻微的损伤而C3是最严重的损伤。

尽管Megerl/AO的分类满足了脊柱损伤分类的许多要求和标准,不过在区分损伤类型上仍存在问题。最初的报告列出了53种不同的损伤类型,但如此多的类型足以让研究者和医生生畏。最近的一项研究表明,即使仅对损伤进行ABC的分类,观察者之间仍然有很大的判断分歧(鉴别分类时仅有67%的一致性)。如果细分损伤类型到组和亚组,那么分类的可靠性也更随之降低,这表明过细的分类对临床无助。

1.A型　压缩损伤 A1:嵌压骨折;A2:分离型骨折;A3:爆裂骨折。

2.B型　牵张损伤 B1:主要韧带的后侧牵张;B2:主要骨性结构为主的后侧牵张;B3:前侧通过椎间盘的牵张损伤。

3.C型　扭转损伤 C1:A型伴扭转;C2:B型伴扭转;C3:扭转剪切损伤。

(六)其他

Kulkarni等的报告和最近其他人的报告都认为,MRI在查出隐匿的韧带损伤、进入周围软组织中的出血和判断神经损伤的程度和脊髓水肿的范围等方面很有帮助。他们还认为MRI对判断脊髓损伤后的预后也很有益。神经损伤的严重性和椎管受累的程度之间缺乏直接相关性。但很明显的骨和椎间盘的碎片向后突入胸腰段椎管要比突入腰段椎管能造成更严重的后果,因为脊髓和脊髓圆锥恢复的预后差,而马尾损伤与周围神经损伤的性质一样较容易恢复。所以,Kulkarni主张在脊柱损伤分类时,应考虑到患者MRI的影像学表现。

四、胸腰椎损伤的临床表现

胸腰段损伤是发生脊柱脊髓损伤最常见的部位。这类损伤多见于男性（15～29岁），多由较大的外力如交通伤和坠落伤所致。胸腰段损伤大多发生于 $T_{11\sim12}$ 挖节段（52%），其次是 L_1～L_5 节段（32%）和 T_1～T_{10} 节段（16%）。

（一）脊柱损伤、骨折或骨折脱位

表现为伤处疼痛，活动受限，伤椎的棘突常有压痛。如有明显的压缩骨折或骨折脱位，常见伤椎和上位椎的棘突后凸和压痛。有棘突间韧带撕裂和脱位者，该棘突间距增宽，严重者棘上韧带同平面腰背筋膜撕伤，可见皮下淤血。确切的检查诊断，必须依靠 X 线等影像学检查。

（二）脊髓损伤

胸腰段脊髓伤表现为双下肢瘫痪，称截瘫。各类脊髓损伤和严重不全脊髓损伤病例，伤后可呈现一段脊髓休克期，即损伤节段和其以下脊髓功能暂时丧失，表现为感觉丧失，肌肉瘫痪，深浅反射消失等下神经单位损伤表现。待休克期过后，损伤平面以下脊髓功能恢复，则其支配的肌张力增加，腱反射亢进，出现病理反射。脊髓休克期的长短，依据损伤平面和损伤严重程度而定，肛门反射及阴茎球海绵体反射的出现，表示脊髓休克期将过。

1.脊髓震荡　为轻度脊髓损伤，开始即呈不完全截瘫，并且在 24h 内开始恢复，至 6 周时，恢复完全，其与不完全脊髓损伤之区别在于前者可完全恢复，而后者恢复不全。脊髓震荡与脊髓休克的区别主要是组织病理学和预后不同。脊髓休克本身无明显病理改变，提出脊髓休克本身可能是接收器与突触传递的变化，所以是严重脊髓损伤的早期表现，而不是一种损伤类型。

2.脊髓挫伤　多为不完全性损伤，脊髓功能部分丧失，临床表现为不完全性截瘫，其程度可有轻重差别，根据脊髓内损伤部位的不同，尚有中央型脊髓损伤、前脊髓损伤、后脊髓损伤及脊髓半横贯损伤等类型。

3.脊髓横断损伤　是脊髓损伤的最严重类型，脊髓功能完全消失，表现为完全性截瘫。

4.圆锥损伤　大多数人的圆锥位于 L_1 椎体平面，其上方为脊髓，周围则为腰骶神经根（马尾）。胸腰段损伤，L_1 爆裂性骨折可能造成圆锥损伤，也可造成脊髓和神经根损伤。因此，圆锥损伤可分为三类或三型：脊髓、圆锥、神经根损伤。单纯圆锥损伤，支配下肢的腰骶神经根无损伤，仅表现为圆锥损伤即肛门会阴区感觉障碍，球海绵体反射和肛门反射消失。

5.马尾损伤　L_2 以下骨折或骨折脱位，单纯损伤马尾，可为完全损伤或不完全损伤，双侧平面可以一致，也可不一致。完全损伤时，感觉丧失，运动瘫痪为迟缓性，腱反射消失，包括 $S_{2\sim4}$ 神经根损伤者，括约肌功能障碍，球海绵体反射和肛门反射消失。

6.无骨折脱位脊髓损伤　胸椎无骨折脱位脊髓损伤的发生率有日渐增多之趋势，胸腰无骨折脱位脊髓损伤主要发生在儿童和青壮年，儿童组之年龄在 1～11 岁，青壮年为 18～38 岁。致伤原因系车祸、轧压伤、碾轧伤等严重碾压伤。成人伤后立即瘫痪，儿童则半数有潜伏期，自伤后 2h～1 天才出现瘫痪，截瘫平面在上部胸椎者占 1/3，在下部胸椎者占 2/3，绝大多数为完全瘫痪，且系迟缓性软瘫，此因大段脊髓坏死所致。胸椎还有一个特点即胸部或腹部伴发伤较多，可达半数以上，胸部伤则主要为肝脾破裂出血，胸椎无骨折脱位脊髓损伤机制可能有大髓动脉损伤，由于胸腹腔压力剧增致椎管内高压，小动脉出血而致脊髓缺血损伤，部分病例表现为脑脊液中有出血。例如 18 岁女性，乘电梯发生故障，被电梯挤于顶壁之间达 4h，经救出后发现 T_{12} 以下不全瘫痪，胸锁关节前脱位，右第 6、第 7、第 8 肋骨骨折，骨盆骨折，肉眼血尿，胸腰椎无骨折脱位,腰穿脑脊液中红细胞 150 个,说明胸腹腔被挤成高压状态,可致脊髓损伤。

腰椎无骨折脱位脊髓损伤少见,有报道 5 例青壮年男性患者,致伤原因有背部撞伤,冰上跌到等,伤后双下肢不全瘫,X 线检查,4 例有腰椎管狭窄,可能是发病的基础因素,而经非手术治疗,截瘫完全恢复。

7.创伤性上升性脊髓缺血损伤　多见于下胸椎损伤,伤后截瘫平面持续上升。胥少汀报道 5 例,2 例为 T_{10} 骨折脱位,3 例为胸腰段损伤。熊恩富等报道 12 例,损伤部位是 $T_{8\sim9}$,T_{10},$T_{11\sim12}$ 各 1 例,$T_{12}\sim L_1$ 为 9 例。伤后 2~3h 截瘫平面与骨折脱位一致,伤后 2~3 天截瘫平面开始上升,其中 3 例上升至 $C_{3\sim4}$ 平面,因呼吸衰竭而死,其余截瘫平面上升至 3~5 个节段,大多数在 T 7~8 平面停止上升,停止时间最晚在伤后 23 天。死亡的 1 例尸检见整个脊髓自 $C_{3\sim5}$ 软化坏死,另 2 例于伤后 4 周~6 个月手术探查见胸椎自 T_4 以下坏死软化或呈半瘢痕化。病人下肢截瘫一直呈迟缓性而非痉挛性,其原因有二:胥少汀报道 1 例截瘫平面上升至颈髓致死者,系 T_{10} 伤段脊髓血管(前后动脉)血栓,逐渐扩大向上、向下蔓延至颈髓和骶髓,致整个脊髓缺血坏死;另一种为胸腰段的大髓动脉损伤,导致其供养之脊髓段缺血坏死。

8.截瘫平面与骨折平面的关系　截瘫平面高于骨折脱位平面,通常脊椎骨折或骨折脱位损伤其同平面的脊髓与神经根,截瘫平面与脊髓损伤平面是一致的。虽然在病理学上,损伤节段脊髓内出血可以向上下累及 1~2 个脊髓节,但因脊髓节段数比同序数脊椎的平面为高,例如对应 T_{12} 脊椎的脊髓节段为 $L_{2\sim3}$。所以其脊髓内出血一般不会高于 T_{12} 节段。

胸腰段脊髓损伤。在完全性脊髓损伤中约有 1/3 可出现截瘫平面高于脊柱损伤平面的表现,根据 45 例具备此特征的手术探查中,发现脱位上方脊髓发生缺血坏死占 33.3%,脊髓横断 29.3%,严重挫裂伤 27.3%,脊髓液化囊肿与硬膜外血肿各 6%,说明脱位上方的脊髓损害严重,缺血坏死的原因可能系位于胸腰段的根大动脉损伤所致,因其常供养下胸段脊髓。因此出现截瘫平面高于脊柱损伤平面,表示脊髓遭受严重损伤,恢复之可能性甚少。

腰段神经根损伤。腰椎侧方脱位,可牵拉损伤神经根,当上位腰椎向右脱位时,则牵拉对侧即左侧的神经根,可以是同一平面神经根,也可为上位神经根,则截瘫平面而高于脊椎损伤平面,神经根损伤较脊髓损伤恢复之机会为多,如有恢复则此体征消失。

五、胸腰椎损伤的诊断

(一)影像学评估

前后位和侧位 X 片是胸腰椎损伤后"标准"的影像学检查方法,由于可能出现多处脊柱损伤,对怀疑合并脊柱损伤的高能量伤的病人推荐行包括颈椎、胸椎、腰椎和骶椎的全面检查。一些特殊的损伤机制或骨折类型可提示脊柱外的损伤,如高处坠落后除脊柱爆裂骨折外,也可出现跟骨和胫骨平台骨折。Chance 骨折或类似的屈曲牵张型损伤应注意到潜在有生命威胁的腹腔内损伤。

CT 通常是平片后的进一步检查手段。薄层扫描和矢状位的三维重建有助于评估骨折的类型和椎管内占位情况。损伤节段椎管的前后径和横径可以通过 CT 测量并和伤椎上下椎的椎管大小进行比较,以判断椎管内的占位程度。

没有神经功能缺失的胸腰椎损伤通常不需要急诊 MRI 检查,MRI 有助于判断平片和 CT 扫描不能确定的韧带损伤。胸背部皮下和脊柱中的气体影像提示屈曲-牵张性损伤的可能。在有神经功能损害的胸腰椎损伤,MRI 可以显示脊髓压迫和排除硬膜外血肿。

(二)神经功能诊断

胸腰椎爆裂性骨折合并神经损伤的发生率为 30%~90%,神经学检查的目的在于判定是否合并神经损伤及其程度,从而为制定治疗方案提供依据。与颈椎损伤和下腰椎损伤不同的是,胸腰椎损伤可不仅合并脊髓、圆锥损伤,也可同时合并马尾、神经根损伤,而圆锥损伤同时伴有马尾损伤者也并非少见。根据神经学检查将神经损伤程度区分为完全性损伤、不完全性损伤和无损伤,但应注意将脊髓完全性损伤同脊髓休克相鉴别。实际上在脊髓休克期结束之前即准确判定脊髓损伤程度相当困难。不完全性脊髓损伤可表现为前脊髓综合征、后脊髓综合征或 Brown-Sequard 综合征,圆锥或马尾损伤则分别表现为圆锥或马尾综合征。其中当圆锥受损时腰神经根可不受累及,从而表现为肛门、膀胱功能障碍,但下肢肌力尚好。

1.脊髓神经功能评定标准　Frankel 标准:由 Frankel 等于 1969 年将神经损伤程度分为 5 个等级并得到广泛应用。这一标准的优点为简便易行,缺点为缺乏膀胱、直肠功能评定内容,对 D 级的损伤不能进一步鉴定,因而难以记录其功能改善程度。鉴于此,Bradford 和 McBride 将 Frankel 标准做了修订,其主要区别在于将 D 级定义具体化并进一步分成 3 个等级。美国脊柱损伤协会(ASIA)也对 Frankel 标准做了修订。

ASIA 标准:ASIA 标准主要包括脊髓损伤水平和程度的诊断,其中脊髓损伤程度的诊断依据为修订的 Frankel 标准。而对神经功能更为详细的评定则是从感觉和运动两方面来反映;对感觉的检查是在 28 个皮节,左、右两侧共 56 个主要感觉点分别测试痛觉和轻触觉,每个主要感觉点正常为 2 分,缺失为 0 分,分数合计最高为 112 分;运动功能则在左、右两侧检查 10 块主要肌肉,按 6 级肌力评定,分数合计最高为 100 分。

2.神经损伤程度的相关因素　骨折后神经损伤程度可相差甚远,对其相关因素的研究结果也不一致。一些作者试图寻找骨折后影像学异常与脊髓损伤程度之间的内在联系,胸腰椎爆裂骨折所造成的脊髓损伤严重程度主要取决于骨折瞬间所产生的能量,因此影像学检查所显示的形态学异常程度并不一定反映了脊髓损伤的严重程度。因此,对于胸腰椎爆裂性骨折的早期治疗选择,不仅要考虑到其局部形态学的异常改变,而且应重视对其合并脊髓损伤的严重程度作出准确评价。

神经功能的检查应包括了脊髓功能、神经根和周围神经功能完整性。成人脊髓通常终止于 L_1 椎体的下缘,也有延至 L_2 椎体。所以胸腰椎损伤神经损伤临床表现各有不同,可能损伤的结构有脊髓、圆锥、马尾、神经根。即使没有出现肌力减弱或反射下降,神经根损伤表现仍可表现为神经支配皮区感觉异常。下肢广泛的感觉异常、肌力减弱、反射缺失提示马尾、圆锥和脊髓的损伤。脊髓损伤后必须检查球海绵体反射,以评估脊髓休克的情况。如果球海绵体反射未恢复而感觉运动功能的丧失可能是脊髓休克引起,并不一定是完全性的脊髓损伤。出现球海绵体反射提示脊髓休克期结束,通常发生在损伤后 48h,可以准确评估患者的神经功能状况。

关于完全损伤与不完全损伤的区别,除前述以 S_4、S_5 支配区有无感觉和运动存在外,美国脊髓损伤学会还提出"部分保留带",指出此术语仅用于完全脊髓损伤,即在神经损伤平面以下,一些皮节和肌节保留部分神经支配,有部分感觉和运动功能的节段范围,称为部分保留带,他们还指出:"它们应按照身体两侧感觉和运动分别记录,例如感觉平面在 C_5 而右侧 $C_5 \sim C_8$ 存在部分感觉,那么 C_5 被记录为右侧部分保留区",此与不完全脊髓损伤的区别,在于 $S_4 \sim S_5$ 的感觉和运动(肛门括约肌)完全丧失。另外 Kitchel 则认为完全脊髓损伤在损伤平面以下存在感觉或运动的节段不能超过 3 个,不完全脊髓损失在损伤平面以下有超过 3 个节段的感觉和运动存在。

(胡国伦)

第二十一章　常见急性中毒自救与互救

第一节　概论

【原因】

急性中毒是指短时间内毒物通过吞食、吸入、皮肤黏膜吸收或注射途径进入人体内,引起急性生理改变,甚至死亡。毒物的种类有工业性毒物、农业性毒物、植物性毒物、动物性毒物、药品和日用化学品等。急性中毒按其病因可分为职业性中毒和非职业性中毒,家庭常见中毒为非职业性中毒或生活性中毒,其中毒外因与衣食住行有关,且与"食"关系最为密切。

1.食物中毒　引起食物中毒的病因,通常是因为:①进食了本身有毒的食品,如毒蘑菇、河豚鱼等。②进食了污染毒物的食品,而食品本身无毒,如污染了致病细菌或细菌毒素、真菌或毒素或有毒化学物质。根据食物内毒物种类可分为细菌性食物中毒、真菌性食物中毒、有毒动植物性食物中毒、化学性食物中毒。

2.工业毒物中毒　日常多因意外接触环境污染等,可分为无机化合物中毒和有机化合物中毒。

3.农药中毒　包括杀虫剂、杀鼠剂及锄草剂中毒。日常多因意外接触、误服、服毒等所致。

4.药品过量中毒　中毒原因多为误服或有意过量服药等。

5.日用化学品中毒　中毒原因多为误服、误用或意外接触等。

【诊断】

急性中毒发病急骤、症状严重、变化迅速。如不及时处理常危及生命。在发病早期采取一定的自救或互救措施,而救治措施的准确实施,需要对急性中毒做出正确判断。

(一)采集病史

采集详尽的病史是诊断的第一环节。①对非职业性中毒者实施院前自救者,回忆本人近期进食及服用药物的情况、可能接触的毒物的种类和数量、中毒途径,根据中毒症状,可以做出初步诊断,并将上述情况及所采取的初步处理对已受治疗的反应等告诉最先到达的施救人员。②对非职业性中毒者实施院前互救,需要了解患者的生活、精神状态、本人或家人经常服用药物的情况、可能接触的毒物的种类和数量、中毒途径,根据中毒症状及现场情况,做出初步判断,并要将所了解的具体情况及采取的救治措施等告知专业医护人员。③医护人员通过仔细询问患者本人、家属、目击证人、救援人员等以了解上述情况,必要时现场核查,调查中毒环境,搜集患者身边可能盛放毒物的容器、包装和剩余毒物,进一步核实毒物的种类、中毒途径。

(二)临床表现

绝大多数急性中毒有其特殊的临床表现,可称为毒物的指纹,紧急情况下,根据简单病史和临床表现,可进行初步诊断并采取相应治疗。常见中毒的临床表现特点和常见毒物有以下几种。

1.特殊气味包括呼吸、呕吐物和体表的气味　蒜臭味有机磷农药,磷,砷化物;酒味:甲醇、乙醇及其他醇类化合物;硫臭味(臭蛋味):硫化氢及其他含硫化合物;氨味(化肥味):氨水、硝酸铵等。

2.皮肤黏膜潮红　乙醇,抗组胺药、抗胆碱药,硝酸酯类药;发绀:亚硝酸盐、苯的氨基和硝基化合物、甲脒类杀虫剂;湿润多汗:有机磷毒物、水杨酸类、吗啡、乙醇、拟胆碱药、降血糖药。

3.眼部症状瞳孔缩小　有机磷、拟胆碱药、阿片类药、镇静催眠类药;瞳孔扩大:抗胆碱药抗组胺药、三环类抗抑郁药、苯丙胺类等;视力障碍:有机磷、甲醇、一氧化碳、肉毒中毒、苯丙胺类。

4.呼吸系统　呼吸频率的变化:阿片类药、镇静催眠类药、有机磷;哮喘:有机磷、刺激性气体;肺水肿:刺激性气体、有机磷、毒蕈等。

5.循环系统心动过速　抗胆碱药、拟肾上腺药、甲状腺片、醇类等;心动过缓:有机磷、拟胆碱药、洋地黄类、β受体阻滞剂、钙拮抗剂等。

6.消化系统　中毒性胃肠炎与腹绞痛:各种食物中毒、有机磷、灭鼠剂、强酸、强碱等;中毒性肝损害:对乙酰氨基酚、毒蕈、其他肝毒物。

7.神经系统　嗜睡昏迷:阿片类药、镇静催眠类药、有机磷、醇类、有机溶剂、抗抑郁药、抗组胺药;抽搐惊厥:毒鼠强、氟乙酰胺、有机磷、中枢兴奋药、三环类抗抑郁药、抗组胺药、氰化物、肼类化合物等;肌肉震颤:有机磷、拟胆碱药、β受体激动剂等;瘫痪:一氧化碳、河豚毒素、可溶性钡盐、肉毒中毒、铅、汞。

8.尿的颜色　蓝色:亚甲蓝;绿色:麝香草酚;棕黑色:亚硝酸盐、酚;红色(肉眼血尿)磺胺、斑蝥、杀虫脒、毒蘑菇等。

(三)实验室检查

1.非特异性辅助检查　根据临床表现进行的各种非特异性化验,既有助于了解各脏器功能及并发症,在某些时候又具有特殊意义。

(1)尿常规:尿色变化如橘红色:灭鼠药、氯醛糖;绿色:麝香草酚;棕红色:氨基比林、山道年;棕黑色:酚亚硝酸盐;蓝色:亚甲蓝等。

(2)腹部 X 线检查:金属、三氯乙烯、四氯化碳、氯化钾和高锰酸钾片。

(3)心电图检查:三环类抗抑郁药、氯喹、阿义马林和某些抗心律失常药物中毒。

(4)脑电图:地西泮类或巴比妥类(周期性等电位线,并不表明脑死亡)。

(5)血流动力学检查:严重的海洛因、钙通道阻滞剂、农药百草枯、金属蒸汽中毒,导致 ARDS 和休克。

(6)内镜检查:各种腐蚀剂经口腔食管和胃肠道中毒。

2.特异性化验检查　如有机磷中毒时胆碱脂酶活性降低。一氧化碳中毒血中碳氧血红蛋白增高。亚硝酸盐中毒血中高铁血红蛋白增高等。

3.毒物分析　是唯一客观地最后确定急性中毒诊断的方法。但是限于各种条件,临床上真正能够进行紧急毒物分析的急性中毒很少。多数情况下用于群体中毒、法律纠纷或科研需要。由于化学毒物相当浩繁,进行毒物分析相当困难。如果临床能够提供可靠的临床资料推理线索及合适的生物材料和可疑物品,则可以极大地降低分析难度。

(四)试验性治疗

利用小剂量解毒药或拮抗剂等特异性治疗,根据用药后病情是否好转判断是否对诊断有帮助。如怀疑有机磷中毒时可静脉注射 1～2mg 阿托品,如无阿托品化征象,则有助于诊断;怀疑亚硝酸盐中毒引起的皮肤青紫,可使用美蓝静脉注射,如青紫减轻或消失,则有助于诊断等。

【自救与互救】

急性中毒发病急、进展快,发现中毒后给予必要的有效的院前救助,将为医院赢得宝贵的救治时间,甚至挽救中毒者的生命。

1.可能存在气体中毒 应采取措施及时切断毒源(如关闭阀门等),进行通风(如打开门窗等),使中毒者迅速脱离中毒现场,沿上风或侧风方向移至通风好空气新鲜处,适当保温并保持镇静;施救者应对现场情况进行预判,不可不顾自身安全,不加任何防护措施进行现场施救。

2.皮肤染毒 则迅速脱去染毒衣物,用清水或肥皂水冲洗染毒部位数分钟至15min。

3.眼睛染毒 迅速用清水冲洗眼睛数分钟至15min。

4.食物中毒或误服药物 迅速喝300ml温开水或淡盐水,甚至浓茶水、自来水等,然后用手指或其他物品刺激咽部舌根引起呕吐,反复数次,以尽量将毒物吐尽。但腐蚀性毒物中毒时忌用。同时可因地制宜选用大黄或番泻叶煎服,甚至喝麻油以加快从肠道排毒。

5.出现中毒症状或判断不清 尽快呼救,拨打求助电话,由120急救或他人护送至医院。

6.保持呼吸道通畅 染毒者已发生呼吸心跳停止,应保持呼吸道通畅,迅速实施心肺复苏术。

【救治】

1.对症治疗 积极救治重要脏器功能损害,如循环骤停、急性呼吸衰竭、休克状态、癫痫持续状态、昏迷并发症的预防和治疗。

2.迅速清除尚未吸收的毒物

(1)呼吸道染毒清除呼吸道分泌物保持气道通畅,以3%硼酸、2%碳酸氢钠或清水拭洗鼻、咽腔及含漱,予以吸氧,休息,保暖。

(2)皮肤污染应脱下所有被污染衣物彻底清洗体表被污染部位或在现场已初步冲洗的基础上,根据毒物性质,选用不同溶液在做彻底清洗。注意清洗液的量比清洗液的类型更重要,忌用热水,以微温为宜。

(3)眼内染毒可用等渗盐水或其他适当溶液冲洗,腐蚀性毒物须反复冲洗;强酸或强碱类溅入眼内,淋洗时间不少于30min。必要时请眼科会诊协助处置。

(4)经口中毒:口服摄入毒物是家庭生活最常见的中毒途径之一,除非患者情况不允许或强酸、强碱等腐蚀性很强的毒物中毒者,否则应对所有摄毒者均应采取积极的清除措施。

1)洗胃:洗胃是救治经口中毒使用最多的方法。就是指中毒时胃内毒物尚未排空,即应洗胃。一般6h内均应洗胃,1h内洗胃效果最佳,但在摄入毒物较多、毒物为缓释制剂、块状毒物,或服毒后曾摄入大量牛奶、蛋清者,由于毒物的特点或胃的保护性反应而使胃的排空延长者,不受6h胃排空时间的限制;有些毒物(如敌敌畏)胃肠吸收后又从胃黏膜排出,需反复多次洗胃。一般急诊洗胃液用清水即可,吞服腐蚀性毒物石油化工产品和产生泡沫的毒物禁止洗胃;昏迷患者洗胃前应气管插管。

2)导泻:口服或洗胃管内注入50%硫酸镁50～100ml或20%甘露醇250ml加500ml5%葡萄糖盐水溶液。

3)灌肠:经上述处理无下泻。可用温水、盐水、肥皂水作高位灌肠。近年来新出现全胃肠灌洗方法,使用非吸收化合物如聚乙二醇,通常1～2h内将4～6L液体从鼻胃管滴入,引起大量腹泻,快速有效的消除全肠道毒物。这种方法适用于大量服毒,又不能催吐或洗胃消除,如缓释胶囊等。

3.排除已吸收进入血液的毒物

(1)强化利尿:加快毒物排泄布美他尼2mg或呋塞米40mg静脉注射。

(2)换血和血浆交换:可用于形成高铁血红蛋白和发生溶血的患者,但因输血量大,易发生输血反应,目前较少用。

(3)血液透析:适宜于可透析性毒物中毒,有肝肾功能损害及出现严重并发症者。可透析的毒物:巴比妥类、镇静催眠类、水杨酸类、非那西丁等解热止痛药、抗生素、醇类等。

(4)血液灌流:适宜于不可透析的毒物中毒,对脂溶性分子量大与蛋白质结合的毒物效果好。对毒鼠强、有机磷农药、有机氯、百草枯、镇静催眠类、洋地黄类、毒覃类、甲醇、解热止痛药、抗抑郁药等效果好。其中对镇静催眠药引起的深昏迷为首选。

4.特异性抗毒治疗　指针对中毒发病机制,用拮抗剂、络合剂等解除降低或拮抗毒物毒性的方法。常用的抗毒药物如下。

(1)阿托品:用于有机磷农药中毒、氨基甲酸酯类农药中毒、拟除虫菊酯类、沙蚕毒素类农药中毒,毒蘑菇中毒等。

(2)胆碱酯酶复活剂:用于有机磷农药中毒,常见有碘解磷定、氯解磷定、双复磷、双解磷。

(3)长托宁(盐酸戊乙奎醚):用于有机磷农药中毒,其适应证与阿托品类似。

(4)乙酰胺(解氟灵):用于有机氟杀鼠药中毒。

(5)维生素 K:用于抗凝血类杀鼠药中毒。

(6)纳洛酮:用于阿片类药物中毒和乙醇甲醇中毒的催醒。

(7)亚甲蓝:用于亚硝酸盐中毒(小剂量),氰化物中毒(大剂量)。

(8)亚硝酸异戊酯与亚硝酸钠用于氰化物中毒。

(9)硫代硫酸钠用于氰化物中毒。

(10)氟马西尼:用于苯二氮䓬类中毒。

(11)乙酰半胱氨酸用于对乙酰氨基酚中毒。

(12)地高辛:抗体用于洋地黄类药物中毒。

(13)金属络合剂:如二巯丁二钠、二巯丁二酸、二巯丙磺酸、二巯丙醇,用于铅、汞、砷、镍、铜等中毒和毒覃中毒。依地酸钙钠用于铅、锰、铜、铬中毒。

5.氧疗法　用于中毒时,根据缺氧与否及缺氧严重程度,采用不同吸氧方式有面罩及鼻导管吸氧,机械通气,高压氧。高压氧对窒息性、刺激性气体中毒疗效好,对一氧化碳、硫化氢、氰化物、四氯化碳等有特异性的解毒作用。

(秦　丹)

第二节　常见急性食物中毒

一、细菌性食物中毒

细菌性食物中毒是指由于进食被细菌或细菌产生的毒素污染的食物而引起的急性中毒性疾病。根据临床表现分为两大类:胃肠型食物中毒和神经型食物中毒。

(一)胃肠型食物中毒

【病原学与发病机制】

常见的有沙门菌、副溶血弧菌、大肠杆菌、变形杆菌、蜡样芽胞杆菌、椰酵样假单胞菌、小肠结肠耶耳森菌、空肠弯曲菌、葡萄球菌、产气荚膜杆菌。病原菌在污染的食物中大量繁殖,并产生肠毒素类物质或菌体裂解产生内毒素,引起人体剧烈的胃肠道反应。

大多数细菌能产生肠毒素或类似毒素,刺激肠壁上皮细胞,激活其腺苷酸环化酶,在其催化作用下,使胞质中三磷酸腺苷脱磷酸成为环磷酸腺苷,环磷酸腺苷浓度增高可促进胞质内蛋白质磷酸化过程,并激活有关酶系统,促进液体及氯离子的分泌,抑制肠壁上皮细胞对水钠的吸收,导致腹泻。耐热肠毒素是通过激活肠黏膜的鸟苷环化酶,提高鸟苷酸环化酶水平,引起肠隐窝细胞分泌增强和绒毛顶部吸收能力下降而引起腹泻。沙门菌、副溶血弧菌、变形杆菌等能侵袭肠黏膜上皮细胞,引起肠黏膜细胞充血水肿变性坏死,导致黏液和血便。沙门菌菌体裂解后产生的内毒素致病性较强,可导致发热、呕吐、腹泻等症状。

【诊断】

1.病史　患者有进食变质食物、海产品、腌制食品、未煮熟的肉类、蛋制品等。短期内集体发病,诊断价值更高。

2.临床表现　潜伏期短,常于进食后1~72h发病,一般16~48h。主要表现为腹痛、腹泻、恶心、呕吐、发热等症状,大便可以黄稀便、水样便,亦可见黏液、脓血便。呕吐、腹泻严重者可出现脱水、酸中毒,甚至休克。

3.实验室检查　收集可疑食物、患者的呕吐物、粪便等做细菌培养,能分离到同一病原菌。

【自救与互救】

进食可疑食品出现急性胃肠炎症状时,立即停止进食,尚未发生呕吐者,如食物吃下去的时间在1~2h内,可采取催吐的方法。立即取食盐20g,加开水200ml,冷却后一次喝下。如不吐,可多喝几次,迅速促进呕吐。亦可用鲜生姜100g,捣碎取汁用200ml温水冲服。如果吃下去的是变质的荤食品,则可服用十滴水来促进迅速呕吐。有的患者还可用筷子,手指或鹅毛等刺激咽喉,引发呕吐。

如果患者吃下去中毒的食物时间超过2h时,且精神尚好,则可服用些泻药,促使中毒食物尽快排出体外。一般用大黄30g,一次煎服,老年患者可选用元明粉20g,用开水冲服即可缓泻。老年体质较好者,也可采用番泻叶15g,一次煎服,或用开水冲服,亦能达到排毒目的。

食物中毒者常会因上吐下泻而出现脱水症状,如口干、眼窝下陷、皮肤弹性消失、肢体冰凉、脉搏细弱、血压降低等,最后可致休克。故必须给患者补充水分,以稀释的盐水为佳。如果发觉中毒者有休克症状(如手足发凉、面色发青、血压下降等),就应立即平卧,双下肢尽量抬高并速拨打求助电话,并迅速护送至医院治疗。

【救治】

1.一般治疗　卧床休息。沙门菌食物中毒应作床边隔离。早期饮食为易消化的流质或半流质饮食,病情好转后逐渐恢复正常饮食。呕吐、腹痛严重者暂禁食。

2.对症治疗　静脉补液,给予5%葡萄糖盐水溶液或林格液,维持水、电解质及酸碱平衡,及时补钾,纠正酸中毒。呕吐、腹痛者,可用山莨菪碱10~20mg肌内注射或丁溴东莨菪碱20~40mg肌内注射以缓解症状。高热者先物理降温,后用解热镇痛药。

休克者首先扩容,早期一般选用晶体液如平衡液、生理盐水等,休克持续较久时可给予胶体液如右旋糖酐40、羟乙基淀粉、血浆、全血、白蛋白等。最初0.5~1h内输液500~1000ml,24h输液2500~4000ml,晶胶比为3:1。充分扩容的基础上予以血管活性药如多巴胺、间羟胺、多巴酚丁胺等。

3.病原学治疗　病情轻者,不必应用抗菌药;重者可经验性选用抗生素,氟喹诺酮类G菌活性高,抗菌谱广,可作首选,但不宜于孕妇未成年人及哺乳妇女。亦可选用头孢第二代、第三代,氨基糖苷类抗生素。之后根据病原菌结果及药敏结果进一步调整药物。

(二)神经型食物中毒

【病原学及发病机制】

肉毒杆菌感染。肉毒杆菌外毒素经口食入后,胃酸及消化酶不能将其破坏,经肠黏膜吸收入血循环,主要作用于脑神经核肌肉神经连接处及自主神经末梢,抑制神经传导介质乙酰胆碱的释放,使肌肉收缩运动障碍而致瘫痪,脑及脑膜显著充血水肿,并有广泛的点状出血与小血栓形成。

【诊断】

1.病史 曾进食可疑被污染食物如变质罐头、瓶装食品、发酵豆制品与面制品等。同进食者可集体发病。

2.临床表现 潜伏期多为12～36h,可短至2h或长达10d。潜伏期越短,病情越重。起病急,神经系统症状为主,先有全身乏力、软弱、头痛、头晕或眩晕,继而又有视物模糊、复视、瞳孔扩大、眼肌瘫痪,重者可出现吞咽、咀嚼、发音困难,甚至呼吸困难。患者体温、血压正常,脉搏加快,无感觉障碍,意识始终清楚。胃肠道症状可有恶心、腹胀、便秘,腹痛、腹泻少见。婴儿首发症状常为便秘,随后出现脑神经麻痹,最终因中枢性呼吸衰竭而突然死亡。

3.实验室检查 可疑食物厌氧菌培养发现肉毒杆菌。食物渗出液进行动物试验,动物有外毒素所至的瘫痪现象。

【自救与互救】

停止进食可疑食物,进食6h内者可取食盐20g,加开水200ml冷却后一次喝下。如不吐,可多喝几次,迅速促进呕吐。亦可用鲜生姜100g,捣碎取汁用200ml温水冲服。如果吃下去的是变质的荤食品,则可服用十滴水来促进迅速呕吐。有的患者还可用筷子、手指或羽毛等刺激咽喉,从而引发呕吐。

如果患者吃下去中毒的食物时间超过2h,且精神尚好,则可服用些泻药,促使中毒食物尽快排出体外。一般用大黄30g,一次煎服,老年患者可选用元明粉20g,用开水冲服即可缓泻。老年体质较好者,也可采用番泻叶15g,一次煎服,或用开水冲服,亦能达到排毒目的,之后拨打求助电话,护送患者迅速到医院接受治疗。

【救治】

1.洗胃 常用5％碳酸氢钠或1：5000高锰酸钾溶液洗胃。50～100g活性炭混悬液灌服。50％硫酸镁导泻。卧床休息,注意保暖。吞咽困难者可鼻饲饮食。

2.对症治疗 静脉补液,给予5％葡萄糖盐水溶液,大量维生素C和B族维生素,维持水、电解质及酸碱平衡。呼吸困难者及痰液积聚者给予吸痰、吸氧,必要时气管插管或气管切开机械通气。防治继发感染。

3.抗毒治疗 早期多价抗毒血清治疗有效,1次应用5万～10万U,由静脉、肌内注射各半量,必要时6h后重复给予1次。用前应作皮试。

二、真菌性食物中毒

(一)毒草中毒

【病因与发病机制】

多因进食毒性较小,烹调不当的蕈类或误食外观与无毒相似的毒蕈所致。

根据所含毒性成分的不同,分为胃肠毒素类、神经精神类、溶血毒素、原浆毒素、类光敏毒素等。

1.胃肠毒素类 其毒性成分可能是类树脂物质、酚类、甲酚类化合物、蘑菇酸、胍啶。

2.神经精神类 其毒性成分包括毒蝇碱其作用类似乙酰胆碱,能拮抗阿托品,经肠道吸收后,导致副交感神经兴奋症状,使心率减慢、血压下降、腹痛、腹泻、腺体分泌增多、瞳孔缩小、呼吸困难;异恶唑衍生物作用于中枢神经系统,能导致脑水肿充血,甚至点状出血,引起精神错乱、幻觉和色觉紊乱;色胺类化合物可引起极明显的色幻视;致幻素是不同于色胺类化合物的一类物质精神异常、幻觉等。部分牛肝蕈中毒可有特征性小人国幻视。

3.溶血毒素 其毒性成分主要是鹿花蕈素,可致急性溶血危象。

4.原浆毒素　其毒性成分主要是毒肽类及毒伞肽类,毒肽类主要作用于肝内质网,作用快,大剂量 1～2h 可引起死亡;毒伞肽类主要作用于肝细胞核,可能抑制聚合酶,并能减少肝糖原而导致肝细胞死亡,毒性较慢,潜伏期可达 3～14d,毒性强,死亡率高。

5.类光敏毒素　会导致日光性皮炎症状,但具体成分不详。

【诊断】

1.病史　有采摘食用鲜蕈史,同食者相继发病症状类同。

2.临床表现　根据所食用毒蕈所含毒性成分不同而表现不同。首发症状多为消化道刺激症状,之后有所不同,各型间可以互相重叠。

(1)胃肠毒型潜伏期 0.5～6h,主要表现为恶心、呕吐、腹痛、腹泻等,严重者可有休克、谵妄及昏迷。

(2)神经精神型潜伏期 0.5～6h,最短 10min,主要表现为心率减慢、血压下降、腹痛、腹泻、瞳孔缩小等,严重者呼吸困难,肺水肿及昏迷。也可有精神症状如谵妄、精神错乱、幻视、幻听等。

(3)溶血型潜伏期长,一般 6～12h,早期胃肠道症状,3～4d 后出现溶血性黄疸肝脾肿大,少数出现血红蛋白尿,大量溶血可引起急性肾衰竭。

(4)肝肾损害型临床表现十分复杂,有纳差、黄疸、肝功能损害,潜伏期长,可达 15～30h。另外,可能有胃肠炎期,假期,内脏损害期,精神症状期,治疗及时后可于 2～3 周进入恢复期。少数患者呈暴发经过,潜伏期后 1～2d 突然死亡。

3.实验室检查　鲜蕈鉴定或通过喂食动物证实其毒性。

【自救与互救】

发现进食毒草后,意识清醒者立即自行催吐,或由他人帮助进食者进行催吐,取食盐 20g,加开水 200ml 或用鲜生姜 100g,捣碎取汁用 200ml 温水冲服,亦可直接喝冷开水、自来水有条件时饮浓茶后用筷子、手指或鹅毛等刺激咽喉,引发呕吐。也可口服绿豆汤或灌入甘草等中药帮助解毒。并立即护送至医院接受治疗。

用大黄 30g,一次煎服,用开水冲服即可缓泻。老年体质较好者,也可采用番泻叶 15g,一次煎服,或用开水冲服,亦能达到肠道排毒目的。

【救治】

1.清除毒物　1∶5000 高锰酸钾溶液或 3%～5% 鞣酸溶液或浓茶洗胃;口服或胃管内注入活性炭混悬液 50～100g,以后减量,2h1 次,连用 1～1.5d。50% 硫酸镁导泻,无腹泻者温盐水高位灌肠,亦可聚乙二醇进行全肠道灌洗。

2.血液净化　血液灌流对于清除毒素效果较好,应早用。后期出现急性肾功衰时,血液透析可清除蓄积体内的代谢产物及部分引起或加重肝性脑病的代谢产物,纠正水、电解质紊乱和酸碱失衡。连续性腹膜透析亦可应用于毒蕈中毒所致的急性肾衰竭。有报道可用新鲜血置换治疗毒蕈所致的急性肝坏死。

3.解毒治疗

(1)阿托品主要用于含毒蕈碱的毒蕈中毒,可解除副交感神经过度兴奋症状,还可用于缓解腹痛呕吐症状及对中毒性心肌炎所致的房室传导阻滞。根据症状轻重采用皮下或静脉注射,直至出现轻度阿托品化时减量维持并逐渐停药。对于牛肝蕈等表现为类阿托品样毒作用的,不宜用阿托品。

(2)巯基类解毒药主要用于含原浆毒素的毒蕈中毒,常用二巯丁二钠 0.5～1.0g 加注射用水 10～20ml 稀释后静脉注射,每 6h 1 次,首剂加倍,症状缓解后每日 2 次,连用 5～7d;或 5% 二巯丙磺酸钠 5ml 肌内注射,每 6h1 次,症状缓解后每日 2 次,连用 5～7d。

(3)肾上腺糖皮质激素主要用于溶血毒素引起的溶血反应既有中毒性心肌炎、中毒性脑炎、严重肝损害和出血倾向的重症患者。早期、短程、足量使用,如氢化可的松每日 300～400mg,或地塞米松每日 20～40mg 静脉滴注,连用 3～5d,病情好转后改泼尼松口服。有类植物日光性皮炎者,可予以氢化可的松 100～200mg 或地塞米松 10～20mg 静脉滴注,同时口服氯雷他定、西替利嗪、氯苯那敏等抗过敏药物。

4.对症支持治疗 补液利尿,纠正水电紊乱和酸碱失衡;积极保肝,可选用还原型谷胱甘肽、水飞蓟素等;口服或静脉注射碳酸氢钠以(静脉注射首次用 5% 碳酸氢钠 100～200ml,口服碳酸氢钠 1～2g,每日 4 次)碱化尿液;控制精神症状,可选用地西泮 10～20mg 肌内注射或静脉滴注;防治脑水肿,可用 20% 甘露醇 250ml 静脉滴注;昏迷者防治并发感染。

(二)真菌毒素中毒

【病因与发病机制】

多因误食霉变的食品、粮油及其制品等,不同地域、季节,中毒原因有所不同。常见的有黄曲霉菌中毒、霉变甘蔗中毒、霉烂红薯、小麦、水稻等中毒。

发病机制因真菌种类而有所不同,如黄曲霉素主要损害肝脏,表现为肝细胞水肿、脂肪变性、坏死、出血、纤维增生。同时可损害肾脏表现为肾小管上皮细胞变性、坏死,尿中有管型。霉变甘蔗中病原菌是节菱胞霉菌,产生 3-硝基丙酸损害中枢神经及消化系统,吸收迅速,短时间可造成广泛中枢神经损害,引起脑水肿、脑疝等。含麦角的粮食或其制品含有麦角碱、麦角异新碱、麦角胺、麦角异胺等,可引起消化道与神经系统症状。

【诊断】

1.病史 有进食霉变食品或霉变粮食及粮食制品史。

2.临床表现 潜伏期长短不一,短的 10min,长达数日。有消化道症状如恶心、呕吐、腹泻、腹痛,亦有口中异味、舌头肿胀发僵;精神神经系统症状,如头昏、头痛、视物模糊、肌肉阵颤、抽搐、嗜睡、昏迷等。出现肝肾损时有腹胀、黄疸、少尿、无尿等。

3.实验室检查 霉变粮食及制品送检发现有关毒素。

【自救与互救】

停止进食,未呕吐者催吐或由他人帮助进食者进行催吐,可取食盐 20g,加开水 200ml 或用鲜生姜 100g,捣碎取汁用 200ml 温水冲服,亦可直接喝冷开水、自来水后用筷子、手指或羽毛等刺激咽喉,引发呕吐。

如果患者吃下去中毒的食物时间超过 2h,且精神尚好,则可服用些泻药,促使中毒食物尽快排出体外。一般用大黄 30g,一次煎服,老年患者可选用元明粉 20g,用开水冲服即可缓泻。老年体质较好者,也可采用番泻叶 15g,一次煎服,或用开水冲服,亦能达到导泻的目的。可服用绿豆汤,或用甘草、红糖煎水服用,以减轻毒性,出现临床症状者立即护送至医院接受治疗。

【救治】

1.清除毒物 进食后未呕吐者进行常规催吐、洗胃、导泻,必要时结肠灌洗。

2.对症支持治疗 补液利尿,纠正水电紊乱和酸碱失衡;积极保肝,可选用还原型谷胱甘肽、水飞蓟素等;口服或静脉注射碳酸氢钠以(静脉注射首次用 5% 碳酸氢钠 100～200ml,口服碳酸氢钠 1～2g,每日 4 次)碱化尿液;控制精神症状,可选用地西泮 10～20mg 肌内注射或静脉滴注;防治脑水肿,可用 20% 甘露醇 250ml 静脉滴注;昏迷者防治并发感染。

3.其他治疗 无特殊抗毒治疗。

三、植物性食物中毒

误食外观与常用食物相似的植物,如毒芹、苦杏仁、莽草籽;过量服用兼具食、药两用的植物,如白果、鲜黄花菜;本身含有小量致毒物质且加工不当后食用的植物,如木薯、未熟透的四季豆等豆类;贮藏或加工过程中可能产生有毒物质的植物,如腌菜、粗制的棉籽油、发芽马铃薯等。

(一)亚硝酸盐中毒

【病因与发病机制】

将工业用亚硝酸盐误用作烹调用食盐;食用过量的含亚硝酸盐的食品如亚硝酸钠加工的熟食,腌肉、腌菜、存放过久的蔬菜及剩蔬菜等;婴幼儿食用受大量硝酸盐还原菌污染(如枯草杆菌)污染的奶制品;引用苦井、蒸笼水等。

腌菜或存放过久的蔬菜含有较多的硝酸盐,进食后在肠道内硝酸盐还原菌的作用下还原为亚硝酸盐。亚硝酸盐使血液中二价血红蛋白氧化为三价血红蛋白,导致高铁血红蛋白血症。高铁血红蛋白血症本身无携氧能力且能阻止正常血红蛋白释放氧,从而使组织缺氧,中枢神经系统受损,引起呼吸困难、循环衰竭和昏迷等。因可导致患者皮肤、口唇青紫和组织缺氧现象,又称为肠源性青紫病,俗称乌嘴病。

【诊断】

1.病史　依据进食可能含有大量硝酸盐或亚硝酸盐的水、食物的历史。

2.临床表现　大量进食含硝酸盐的蔬菜、新腌制的咸菜后至发病的时间一般为 $1\sim3h$,最长可达 20h。中毒症状主要为全身皮肤及黏膜呈不同程度的青紫、蓝灰、灰褐或蓝黑色,皮肤颜色可断续或持续发作,与呼吸困难不成比例;神经系统症状有烦躁不安、精神萎靡、反应迟钝,重者出现神志不清、嗜睡、惊厥、昏迷;消化道症状有恶心、呕吐、腹痛、腹泻、腹胀等;循环系统症状有心悸、冷汗、血压下降;甚至循环衰竭及肺水肿。

3.实验室检查　高铁血红蛋白的定性及定量分析,必要时对食物进行亚硝酸盐定量分析。

【自救与互救】

发现进食后出现症状时,立即取食盐 20g,加开水 200ml,冷却后一次喝下。如不吐,可多喝几次,迅速促进呕吐。紧急时亦可直接喝冷开水、自来水后用筷子、手指或羽毛等刺激咽喉,引发呕吐。

用大黄 30g,一次煎服,用开水冲服即可缓泻。老年体质较好者,也可采用番泻叶 15g,一次煎服,或用开水冲服,亦能达到肠道排毒目的。密切观察,出现发绀时迅速护送至医院接受治疗。

【救治】

1.清除毒物　进食后未呕吐者立即催吐,温水洗胃,灌服 $50\sim100g$ 活性炭悬液,50%硫酸镁 50ml 导泻。

2.特殊解毒药　每次甲苯胺蓝 5mg/kg 加入 10%葡萄糖溶液注射液中缓慢注射;或亚甲蓝 $1\sim2mg/kg$ 加入 25%葡萄糖溶液注射液中缓慢注射,必要时重复给予半量或全量。亦可加用大量维生素 C、ATP、辅酶 A 等。

3.对症支持治疗　吸氧,呼吸兴奋剂应用(可选用尼克刹米或山梗菜碱静脉注射,然后以 $5\sim10$ 支加入静脉滴注;亦可用乙苯吡酮 $0.5\sim2mg/kg$ 静脉滴注,每日最高剂量 2.4g),必要时机械通气;补液利尿维持水、电解质及酸碱平衡;循环衰竭出现时应用血管活性药物,如多巴胺、间羟胺、多巴酚丁胺、酚妥拉明等。

4.其他治疗　必要时输血或换血。

（二）四季豆与其他未煮熟的豆类

【发病机制】

烧煮不熟的四季豆类中（包括生豆浆）含皂苷、皂素、胰蛋白酶抑制剂和凝血素等有毒物质，对黏膜有刺激性，且有溶血作用。

【诊断】

1.饮食史　依据有烧煮不熟的豆类进食史。

2.临床表现　潜伏期 1～5h。口腔、食管及胃有烧灼感，继而恶心、呕吐、腹痛、腹泻、头晕、头痛，轻者时间短，数小时逐渐恢复。部分患者有胸闷、心慌、出冷汗、手脚发冷、四肢麻木、畏寒、发热等症状。

3.呕吐物　呕吐物中见豆类残渣。

【自救与互救】

进食后未呕吐者催吐，立即取食盐 20g，加开水 200ml，冷却后一次喝下。如不吐，可多喝几次，迅速促进呕吐。紧急时亦可直接喝冷开水、自来水后用筷子、手指或羽毛等刺激咽喉，引发呕吐。已经出现严重呕吐者或有其他症状者不必催吐，立即送入医院治疗。

【救治】

1.清除毒物　温清水洗胃；导泻。

2.对症支持治疗　症状严重者补液加维生素 C，注意纠正水、电解质失衡；吸氧；腹痛者解痉，可用阿托品 0.5～1mg 肌内注射或溴东莨菪碱 20～40mg 肌内注射；如有溶血现象可应用肾上腺皮质激素、输血。

（三）发芽马铃薯

【发病机制】

发芽马铃薯含有较高的龙葵素能刺激胃肠黏膜，麻痹中枢神经系统，尤其是运动和呼吸中枢，溶解红细胞。其病理变化主要为急性肺水肿，其次是胃肠炎及肝、肺、心肌和肾脏皮质的水肿等。

【诊断】

1.饮食史　依据进食发芽马铃薯史。

2.临床表现　潜伏期数十分钟至数小时，先出现咽喉及口腔内刺痒或烧灼感，继而恶心、呕吐、腹痛、腹泻，重者脱水及电解质紊乱，严重者出现意识障碍、昏迷、抽搐，呼吸肌麻痹而死亡。

3.实验室检查　将剩余马铃薯切片，在芽附近加浓硫酸或浓硝酸数滴，如变为玫瑰红色即证明毒素存在。

【自救与互救】

进食发芽马铃薯或皮变绿的马铃薯后，出现口腔及咽喉刺痒时，立即催吐，或饮水浓茶后反复催吐，并喝食醋数口以分解毒素，有条件者口服 25% 硫酸钠 30ml 或 50% 硫酸镁 50ml 导泻，用番泻叶 15g 泡茶饮，使进入肠道的残余药物从大便中排出，以减少药物的吸收和毒性。轻者可多饮糖开水、淡盐水、绿豆汤、甘草汤等解毒密切观察，病情严重者迅速送往医院治疗。已出现昏迷者昏迷时可针刺人中、涌泉穴自救与互救。

【救治】

1.清除毒物　进食后未呕吐者立即催吐，洗胃，口服活性炭混悬液 50g，无腹泻者硫酸镁导泻。

2.对症支持治疗　补液纠正水、电失衡，腹痛者阿托品 0.5～1.0mg 或山莨菪碱 10mg 肌内注射解痉，呼吸困难者吸氧及适量呼吸兴奋剂（可选用尼可刹米或山梗菜碱静脉注射，然后以 5～10 支加入静脉滴注；亦可用乙苯吡酮 0.5～2mg/kg 静脉滴注，每日最高剂量 2.4g），呼吸肌麻痹者机械通气。

3.其他治疗　无特殊解毒剂治疗。

(四)菠萝

【发病机制】

菠萝为我国南方地区常见的水果,近年随生活水平的提高,在北方地区亦常见。但是,个别人对菠萝有过敏现象,其原因为菠萝含大量菠萝蛋白酶,少数人对菠萝蛋白酶过敏;或认为此酶具有消化蛋白质的作用,可使胃肠黏膜通透性增加,胃肠内异体蛋白质进入血液,导致有过敏体质者产生变态反应。

【诊断】

1.饮食史　依据进食史或呕吐物见菠萝残渣。

2.临床表现　潜伏期1h内。进食菠萝后突然出现剧烈腹绞痛、呕吐、腹泻,伴有皮肤潮红、荨麻疹、瘙痒、结膜充血、口舌及四肢发麻。严重者发生过敏性休克,表现为呼吸困难、心率增快、血压下降、口唇发绀、昏迷等。及时处理多无生命危险,2~3d可恢复。

【自救与互救】

1.饮食史　食用菠萝时,要将菠萝削去皮,切成小块在盐水中浸泡15min左右,或者将菠萝煮熟,可以破坏菠萝蛋白酶,食后可避免发生过敏反应。

2.菠萝过敏史　有食用菠萝过敏史者禁止食用。菠萝蛋白能融解纤维蛋白和酪蛋白,故胃溃疡、肾病患者和血液凝血功能不全者,不宜多吃菠萝。

3.及时治疗　进食菠萝后出现腹绞痛、呕吐、腹泻时,立即送医院治疗。

【救治】

1.清除毒物　患者血压恢复、病情稳定后,未呕吐时催吐,以1:5000高锰酸钾溶液洗胃,无腹泻时,给予50%硫酸镁50ml导泻,或用1%~2%温盐水高位灌肠。

2.抗过敏治疗　立即肌内注射0.1%肾上腺素0.5~1.0ml(儿童酌减),注射肾上腺素30min后仍无好转,则静脉滴注氢化可的松100mg及适量去甲肾上腺素,继以口服泼尼松每次10mg,每日3次,或口服氯苯那敏、氯雷他定、西替利嗪等抗组胺药物。

3.对症支持治疗　有休克者给予抗休克治疗,可用5%葡萄糖溶液注射液加间羟胺40mg、多巴胺80mg静脉滴注,滴速视血压改善情况而定;呼吸困难者吸氧,呼吸兴奋剂,必要时机械通气;补液维持水、电及酸碱平衡;其他对症治疗,腹痛剧烈时给予阿托品0.5~1.0mg或山莨菪碱10mg肌内注射。

(五)白果、苦杏仁等

【发病机制】

白果中含有氰苷、银杏酚、白果酸;苦杏仁、苦桃仁中含有氰苷氰苷经胃酸水解后产生氢氰酸可导致氰化物中毒;银杏酚、白果酸等中毒机制不详,主要损害中枢神经系统。

【诊断】

1.饮食史　依据进食史。

2.临床表现　苦杏仁中毒潜伏期1~2h,白果中毒潜伏期1~16h,早期均有消化道症状,流涎、恶心、呕吐、腹痛、腹泻,可伴有头晕、头痛、心悸、乏力等。重者出现神经系统症状如惊厥、昏迷,严重者因呼吸中枢麻痹而死亡。

3.呕吐物　呕吐物中见果仁银杏残渣,必要时留取尿样送检,尿中硫氰酸盐含量增加。

【自救与互救】

1.注意饮食　勿食生果,少食熟果。

2.催吐和导泻 为减少毒物被胃肠道的吸收,可用羽毛、筷子刺激咽部,或用柿蒂 3 个,熬汤口服以催吐。也可用番泻叶 15g,泡水代茶喝,导泻。

3.及时治疗 进食白果后出现流涎、恶心时,未呕吐者饮温水后催吐,密切观察,生甘草、绿豆各 60g 水煎服,有解毒作用症状严重者送医院治疗。

【救治】

1.清除毒物 进食 6h 内未呕吐者立即催吐,洗胃,口服活性炭混悬液 50g,无腹泻者硫酸镁导泻。

2.解毒治疗 按氰化物中毒处理,先立即吸入亚硝酸异戊酯,1～2 支击碎倾入手帕后置于口鼻前吸入,1～2min1 次,可连用 5～6 支。继而使用亚硝酸钠-硫代硫酸钠疗法,即静脉注射 3％亚硝酸钠 10ml(缓注,1～2ml/min),再以同一针头注入 20％硫代硫酸钠 25～50ml(缓注,10ml/min),必要时 1h 后可重复 1次。轻者可仅用硫代硫酸钠。

没有亚硝酸钠时可以用亚甲蓝替代,但疗效较差,需大剂量 5～10mg/kg。

依地酸二钴等有机钴类治疗氰化物中毒有效,一般以 1.5％依地酸二钴溶液 20ml 静脉注射或 40％羟钴胺 10ml 缓慢静脉注射,之后再注入 20％硫代硫酸钠 25～50ml 则效果更好。

近年来还使用 4-二甲氨基苯酚(4-DMAP)代替亚硝酸钠,其 10％溶液 2ml 肌内注射即相当于 3％亚硝酸钠 10ml 的效果,且能够避免亚硝酸钠的降压作用。

3.对症支持治疗 抽搐惊厥者给予地西泮 10～20mg 静脉注射;呼吸困难者吸氧,呼吸兴奋剂(可选用尼可刹米或山梗菜碱静脉注射,然后以 5～10 支加入静脉滴注;亦可用乙苯吡酮 0.5～2mg/kg 静脉滴注,每日最高剂量 2.4g),必要时机械通气;补液维持水电及酸碱平衡;其他对症治疗。

(六)木薯

【发病机制】

木薯的根茎叶中含有生氰苷,可在酶的作用下水解产生游离氢氰酸,氰离子在人体内与细胞线粒体内氧化型细胞色素氧化酶的三价铁结合,阻止了氧化酶中三价铁的还原,也就阻挡了氧化过程中的电子传递,使组织细胞不能利用氧,形成内窒息。

【诊断】

1.饮食史 依据进食生木薯或未经去毒处理或处理不当的木薯史。

2.临床表现 急性中毒潜伏期 2～12h,一般 2～3h。可出现流涎、恶心、呕吐、腹痛,伴有头晕、头痛、乏力、嗜睡、心悸、呼吸困难等。严重时出现烦躁不安、阵发性痉挛及全身抽搐。皮肤黏膜鲜红色。救治不及时,患者昏迷加深、血压骤降、呼吸浅而不规则,最后呼吸麻痹而死亡。慢性中毒主要可有热带性共济失调性神经病,以及流行性痉挛性截瘫。

3.实验室检查 呕吐物可见木薯残渣,病史不详的可疑中毒者送尿样化验,尿中硫氰酸盐含量增加。

【自救与互救】

1.食用前先剥除内皮用水浸泡和长时间水煮,有些地方剥去内皮后先用水泡 3～5d,换水煮 2 次,煮时将锅盖打开,使氢氰酸蒸发,煮后弃汤后食用。

2.幼儿及老弱孕妇不宜用木薯作食物。

3.进食木薯后出现流涎、恶心时,未呕吐者饮温水后催吐,密切观察。生甘草、绿豆各 60g 水煎服,有解毒作用。症状严重者送医院治疗。

【救治】

1.清除毒 物洗胃、洗肠。常用 1:5000 高锰酸钾溶液或 3％过氧化氢溶液(每 10ml 加入 100ml 水中)进行洗胃和洗肠,然后口服硫代硫酸钠 2g,亦可开始即用 5％～10％硫代硫酸钠溶液洗胃,并留置

100ml 于胃中。

2.解毒治疗　可参照白果、苦杏仁等中毒的治疗。最常使用亚硝酸钠-硫代硫酸钠疗法,即静脉注射 3％亚硝酸钠 10ml(缓注,1～2ml/min),再以同一针头注入 20％硫代硫酸钠 75～100ml(缓注,10ml/min),轻者可仅用硫代硫酸钠。

3.对症支持治疗　抽搐惊厥者给予地西泮 10～20mg 静脉注射;呼吸困难者吸氧,呼吸兴奋剂(可选用尼可刹米或山梗菜碱静脉注射,然后以 5～10 支加入静脉滴注;亦可用乙苯吡酮 0.5～2mg/kg 静脉滴注,每日最高剂量 2.4g),必要时机械通气;补液维持水、电及酸碱平衡;其他对症治疗。

(七)野毒芹

【发病机制】

野毒芹中含有高级不饱和醇毒芹毒素,类似印防己毒素,能麻痹运动神经和中枢神经,导致阵发性惊厥;某些种类野毒芹含有毒芹碱,主要毒性是麻痹运动神经及其末梢,对延脑中枢也有抑制作用,大量服用时可因呼吸中枢和迷走神经麻痹而死亡。

【诊断】

1.饮食史　误采误食野毒芹的历史,呕吐物中见毒芹残渣。

2.临床表现　潜伏期 30min 至 1h。先有黏膜刺激症状:口唇起泡,口、咽、胃烧灼感,恶心、呕吐等,继而出现神经系统症状:头晕、头痛、四肢乏力、站立不稳、行走困难,随之四肢麻痹,丧失活动能力。呼吸肌麻痹表现为呼吸困难、发绀,重者呼吸衰竭而死亡。

3.实验室检查　取可疑检材溶于水中,置玻片上,加盐酸 2 滴,蒸干后于显微镜下观察,毒芹碱呈无色或淡黄色针状或柱状结晶。

【自救与互救】

进食野毒芹出现口咽烧灼感时,未呕吐者饮温水后催吐,密切观察,呕吐严重者送医院治疗。

【救治】

1.清除毒物　温清水洗胃,洗胃后服用 4％鞣酸溶液 200～300ml 或浓茶,无腹泻者应用硫酸镁导泻。

2.对症支持治疗　抽搐惊厥者给予地西泮 10～20mg 静脉注射;呼吸困难者吸氧,呼吸兴奋剂(可选用尼可刹米或山梗菜碱静脉注射,然后以 5～10 支加入静脉滴注;亦可用乙苯吡酮 0.5～2mg/kg 静脉滴注,每日最高剂量 2.4g),必要时机械通气;补液维持水电及酸碱平衡;其他对症治疗;四肢麻痹者可用新斯的明 1～2mg 皮下注射。

3.输血或血液置换　必要时输血或血液置换。

4.其他治疗　无特殊解毒治疗。

四、动物性食物中毒

(一)河豚中毒

【病因与发病机制】

常因进食处理不当的河豚、被河豚毒素污染的其他鱼体,或因误食死河豚、河豚内脏而中毒。

河豚的有毒成分为河豚毒素、河豚酸、肝毒素和卵巢毒素等,主要是河豚毒素。毒素性质稳定,不易被破坏,是目前自然界发现的最毒非蛋白之一,其毒性相当于氰化钠的 1250 倍,对中枢神经和末梢神经均有麻痹作用。毒素能选择性阻挡神经细胞膜对钠离子的通透性,阻碍神经传导,使神经产生麻痹作用。进食后,河豚毒素箭毒样作用对胃肠产生刺激作用,吸收后,先引起感觉神经麻痹,继而运动神经麻痹,严重时脑干麻痹,导致呼吸衰竭。此外,它还可抑制心肌细胞的兴奋性,导致心律失常。

【诊断】

1.饮食史 进食河豚鱼史。

2.临床表现 潜伏期15min～2h,越短则中毒越重,预后也越差。进食后迅速出现恶心、呕吐、口渴等胃肠道症状。继而全身乏力、口、唇、舌尖及肢端麻木,以致全身麻木,随后出现共济失调、眼睑下垂、肌肉瘫痪、呼吸困难、心律失常,严重者嗜睡、昏迷、惊厥,最后呼吸中枢麻痹和血管运动中枢麻痹而死亡。

3.实验室检查 取患者尿5ml注入雄蟾蜍腹腔内,出现肌肉瘫痪的中毒反应,则有助于诊断。

【自救与互救】

误食未经专业加工的河豚鱼或进食河豚鱼后出现口唇麻木症状者,饮浓茶300ml后催吐,或口服吐根碱或1%硫酸铜100ml催吐,有条件者口服25%硫酸钠30ml或50%硫酸镁50ml导泻,用番泻叶15g泡茶饮,使进入肠道的残余药物从大便中排出,以减少药物的吸收和毒性。随后迅速护送至医院接受治疗。

【救治】

1.清除毒物 洗胃,以2%碳酸氢钠溶液或1：5000高锰酸钾溶液或温清水反复彻底清洗。以50%硫酸镁50～100ml口服或胃管注入导泻。

2.解毒治疗 无特效解毒药。可试用纳洛酮2mg静脉注射或L-半胱氨酸0.2g肌内注射,每日2次;有报道阿托品1～2mg,15～30min静脉注射1次,以阿托品化为度,可收到较好的效果。

3.对症支持治疗

(1)改善全身状况给予糖皮质激素地塞米松10～3dmg静脉注射。

(2)肌肉麻痹者1%士的宁2mg肌内注射,每日3次;可加用维生素B_{12}肌内注射。

(3)呼吸麻痹者保持呼吸道通畅,吸氧,呼吸兴奋剂(可选用尼可刹米或山梗菜碱静脉注射,然后以5～10支加入静脉滴注;亦可用乙苯吡酮0.5～2mg/kg静脉滴注,每日最高剂量2.4g),必要时机械通气。

(4)循环支持休克时用血管活性药物,大剂量莨宕类有助于拮抗毒素对心脏的毒性作用。

(5)补液、利尿,促进毒物排出,注意保持水、电解质及酸碱平衡。

4.其他治疗 有条件时血液灌流。

(二)鱼胆中毒

【病因与发病机制】

相信民间单方治病,过量吞食鲜鱼胆、蒸熟鱼胆或与酒同服鱼胆而中毒,尤其是服用青鱼、草鱼、鲢鱼、鲤鱼、胖头鱼的鱼胆者更易于中毒。

鱼胆的主要成分是胆盐氰化物和组胺。胆盐和氰化物可破坏细胞膜,使细胞受损;氰化物可影响细胞色素氧化酶的功能,引起心、脑、肾、肝等脏器损害;组胺可引起变态反应。鱼胆中毒的确切机制尚未完全清楚。

【诊断】

1.饮食史 生食鱼胆史。

2.临床表现 潜伏期2～6h。开始出现消化道症状如恶心、呕吐、腹痛、腹泻等,可伴有头晕、乏力、出冷汗等。重度中毒发生在第2～3日,出现黄疸、肝区疼痛、腹胀、腹水、肝功能异常,甚至肝昏迷。还可出现少尿、无尿,直至急性肾衰竭。少数患者出现头痛、嗜睡、烦躁、昏迷等中毒性脑病表现,急性溶血、出血和中毒性心肌病,可因脑水肿、呼吸循环衰竭而死亡。

3.实验室检查 肝功能异常,血尿素氮和肌酐升高,血红蛋白下降,血红蛋白尿等。

【自救与互救】

发现生食鱼胆汁,立即令其喝一杯牛奶,随后可用筷子刺激咽喉2部,催吐出残留在胃里的生鱼胆汁,有条件者口服25％硫酸钠30ml或50％硫酸镁50ml导泻,用番泻叶15g泡茶饮,使进入肠道的残余药物从大便中排出,以减少药物的吸收和毒性,并迅速护送至医院治疗。

针对腹痛、呕吐、腹泻等症状,就近找卫生员或备有药物的邻居,予口服颠茄之类的胃肠道解痉止痛药物;因患者频繁的吐泻可能会出现体内失水,有输液条件时可给予静脉补液,无输液条件也可给口服淡糖水、金银花水、生甘草水、生姜水等。

【救治】

1.清除毒物　洗胃应彻底,洗胃用1∶5000高锰酸钾溶液或清水,洗胃后胃管内注入活性碳或硫酸镁。

2.抗毒治疗　目前尚无特效解毒药。早期、足量、短程使用大剂量糖皮质激素有助于保护和改善脏器功能,可用地塞米松每日20～40mg或氢化可的松每日300～500mg。

3.对症支持治疗　保护肝肾功能,应用保肝药物肝泰乐、维生素C、复合维生素、还原型谷胱甘肽、鑫贝科等,补液、利尿,碱化尿液,急性肾功衰竭时及早作血液透析。注意维持水、电及酸碱平衡。

4.防治感染　防治并发感染。

(三)含高组胺的鱼类中毒

【病因与发病机制】

误食含高组胺的鱼类,进食不新鲜或保管不当的金枪鱼、沙丁鱼、马鲛鱼、鲭鱼等产组胺鱼类。

鱼类在高温环境下长时间保存时,被脱羧酶活性强的细菌及其他具有组胺酸脱羧酶的细菌污染后,鱼肉中的组胺酸脱羧基而产生组胺,当组胺蓄积到一定量时就具有毒性作用。人进食后出现毛细血管扩张和支气管收缩症状。

【诊断】

1.饮食史　进食鱼类史。

2.临床表现　潜伏期数分钟至数小时。可有面部潮红、唇舌肿胀、球结膜充血、全身皮肤瘙痒或烧灼感、荨麻疹。伴有胸闷、心悸、恶心、呕吐、腹痛、腹泻等。重者出现哮喘、喉头水肿、呼吸困难、血压下降等。一般症状12h内消失。

3.实验室检查　鱼肉标本的组胺含量。

【自救与互救】

发现进食鱼类后出现组胺中毒症状者,立即令其饮浓茶300ml后催吐,轻者或有过敏体质或过敏性疾病者,可自行服用家中的抗过敏药物,重者迅速护送至医院治疗。

【救治】

1.清除毒物　洗胃用1∶5000高锰酸钾溶液或清水,洗胃后胃管内注入活性碳或硫酸镁。

2.抗过敏治疗　1∶1000肾上腺素0.5～1ml皮下注射;抗组胺药物可选用异丙嗪、苯海拉明、氯苯那敏等;重者可用糖皮质激素静脉注射或滴注如地塞米松10～20mg,或氢化可的松100～200mg。

3.对症支持治疗　补液、利尿;维持水、电酸碱平衡,补充大剂量维生素C;腹痛者,可用山莨菪碱10～20mg肌内注射或丁溴东莨菪碱20～40mg肌内注射以缓解症状,亦可用阿托品;诱发哮喘者吸氧,并给予沙丁胺醇等支气管扩张剂;如有抽搐者可用地西泮10～20mg肌内注射。

4.其他治疗　病情严重者可进行血液净化。

（四）含瘦肉精猪肉中毒

【病因与发病机制】

瘦肉精主要成分是克伦特罗，属于 β_2 受体激动剂。用其添加入猪饲料中能使猪体重增加且多长瘦肉，但它能在猪体内残留，人进食这类猪的肉及内脏后，可引起克伦特罗的药物反应，即瘦肉精中毒。

克伦特罗过量摄入后，激动了骨骼肌慢收缩纤维上的 β_2 受体，使之收缩增强增快，破坏慢收缩纤维之间融合现象，且使原来交感神经功能亢进者更加亢进，从而产生中毒症状。

【诊断】

1.饮食史　进食猪肉，特别是进食猪肝脏、肺脏、肾脏等病史。

2.临床表现　潜伏期 $0.5\sim2h$，与进食猪肉的量有关。表现为头晕、头痛、烦躁不安、恶心、呕吐、心悸、心动过速、面部和四肢肌肉震颤，严重时血压升高、惊厥、昏迷。原有高血压、心脏病、甲状腺功能亢进、青光眼、前列腺肥大者，病情可加重。

3.实验室检查　必要时采集患者的血、尿及所进食的猪肉送检进行克伦特罗分析鉴定。

【自救与互救】

进食后出现头晕、头痛、恶心、心悸、肌肉震颤等症状者立即催吐，有条件者口服 25％硫酸钠 30ml 或 50％硫酸镁 50ml 导泻，用番泻叶 15g 泡茶饮，使进入肠道的残余药物从大便中排出，以减少药物的吸收和毒性，并迅速到医院接受观察治疗。

【救治】

1.清除毒物　用 1∶5000 高锰酸钾溶液或清水洗胃，50％硫酸镁 50ml 导泻。

2.对症支持治疗　镇静、抗惊厥可应用地西泮 $10\sim20mg$ 肌内注射；血压过高者应口服降压药，必要时应用硝普纳 50mg 加入 5％葡萄糖溶液注射液 500ml 中，以 $0.5\sim10\mu g/(kg\cdot min)$ 的速度静脉滴注或乌拉地尔(亚宁定)25mg 静脉注射，而后以 $50\sim100mg$ 加入 $100\sim250ml$ 液体中静脉滴注；心动过速者，可给予 β 受体阻滞剂如阿替洛尔 $12.5\sim25mg$ 口服，每日 3 次，普萘洛尔 $10\sim30mg$ 口服，每日 3 次，亦可用酒石酸美托洛尔 $12.5\sim50mg$ 口服，每日 2 次，心率恢复后减量使用。

3.其他治疗　补液、利尿，加速毒物清除及体内解毒。

五、化学性食物中毒

（一）急性酒精中毒

【病因与发病机制】

常见于一次大量饮酒。小儿高热时，乙醇(酒精)擦浴时皮肤吸收过量亦可引起酒精中毒。偶见幼儿误饮。

酒精为乙醇的俗称。乙醇可以从消化道、呼吸道、皮肤进入人体。摄入后80％由小肠上段吸收。空腹时，1h 内吸收 60％，2h 内吸收达 95％。其水溶性好。能分布全身，能透过血脑屏障和胎盘。

乙醇摄入后的急性效应取决于遗传因素、吸收及排泄率、摄入总量以及饮酒习惯。乙醇属微毒类，麻醉作用比甲醇大，主要效应对中枢神经系统产生抑制。小剂量时对大脑皮质高级中枢抑制，从而解除了对边缘系统的抑制，产生欣快兴奋感；大剂量时中枢神经系统抑制作用增强，首先作用于大脑皮质，继而影响皮质下中枢，可引起延髓血管运动中枢和呼吸中枢麻痹。

【诊断】

1.饮食史　饮酒史或呼出气、呕吐物有明显酒味。

2.临床表现　症状轻重与饮酒量个体敏感性有关。根据神经系统表现临床大致分三期:①兴奋期:患者头昏、乏力、自控力丧失、欣快感、言语增多、颜面潮红或苍白。②共济失调:其动作不协调、步态不稳、语无伦次、眼球振颤。③昏睡期:体温下降、意识不清、面色苍白、皮肤湿冷、口唇发绀、瞳孔正常或扩大,严重者出现二便失禁、陈-施呼吸,甚至呼吸麻痹而死亡。

其他症状可有急性胃炎表现如频繁恶心、呕吐、上腹痛,甚至呕血;心肌损伤,低血糖,肝功能异常等。

小儿乙醇中毒后很快沉睡,并不省人事,可出现惊厥、高热、休克及颅内压升高等。

3.实验室检查　血、尿中检出乙醇。

【自救与互救】

1.一般治疗　对于轻度乙醇(酒精)中毒后,可让其安静睡下,注意保暖,可用冷水毛巾或冰块、冰袋等冷敷,或不需采取特殊治疗,常可自行恢复。

2.其他治疗　饮酒过量者立即催吐,意识模糊且呕吐剧烈时头应注意保持头侧位,避免因呕吐引起误吸而导致窒息,并慎用催吐,可做人工呼吸及针刺人中、涌泉等穴位,并应护送至医院接受治疗。

3.简易偏方治疗

(1)松花蛋1个,蘸醋慢慢吃下。

(2)吃梨或喝梨汁。

(3)醋1小杯,慢慢喝下。

(4)鲜藕洗净,榨汁,慢慢饮服。

(5)鲜橙1个,榨汁饮用,或吃鲜橙。

(6)饮、浓茶、浓咖啡。

(7)藿香正气片,4片,口服。

【救治】

1.清除毒物　一般到医院后不需再洗胃及导泻。但摄入量极大或同时服用其他药物,并在服用后45min内到达医院者,则应洗胃。

2.特效解毒药　纳洛酮对乙醇中毒昏迷、血压、下降、休克、呼吸抑制者可作为非特异性催醒药使用,成人每次0.4～0.8mg,儿童0.01mg/kg,静脉注射,根据病情,15～30min重复给予,直至苏醒呼吸平稳。

3.血液透析　能有效清除体内乙醇,适用于深昏迷者。

4.对症支持　①保持气道通畅,防误吸,呼吸抑制者应用呼吸兴奋剂利少弊多,必要时气管插管后机械通气。②保暖,纠正低体温。③纠正低血糖。④防治脑水肿。⑤其他,如烦躁不安、过度兴奋或抽搐者可用地西泮5～10mg肌内注射,避免用巴比妥类、吗啡等;上消化道刺激症状或出血者,应用胃黏膜保护剂,H_2受体拮抗剂或泵离子抑制剂等,出血量大者按上消化道大出血处理。

(二)甲醇中毒

【病因与发病机制】

多因为饮用含甲醇较多的劣质酒及掺有甲醇的酒或饮料所致。

甲醇易经呼吸道、消化道和皮肤吸收。经消化道吸收后30～60min可达吸收高峰浓度。吸收后在人体内的分布量与组织含水量有关,肝肾和胃肠道中最高,眼玻璃体和视神经也较高,脑、肌肉和脂肪组织较低。40%甲醇30ml是人的最小致死量。

甲醇在人体内经肝脏代谢,先后在酶的作用下氧化为甲醛甲酸,最后成为二氧化碳和水。甲醇对中枢神经系统有麻醉作用,甲醛和甲酸对视神经和视网膜有特殊的致毒作用,导致视神经萎缩和中毒性视神经病;甲酸在体内堆积,加之能诱导线粒体呼吸抑制和组织缺氧产生乳酸,导致代谢性酸中毒。

【诊断】

1.饮食史　饮酒史或误饮甲醇史。

2.临床表现　潜伏期口服纯甲醇仅40min,同时摄入乙醇者潜伏期较长,一般12~24h,最长可达4d。

中枢神经系统症状有头痛、眩晕、乏力和意识改变,很少有欣快感。重者共济失调、昏迷和抽搐。可因为中枢麻醉作用导致呼吸、循环衰竭。有些患者可出现精神异常、狂躁或抑郁症。

眼部症状有视物模糊、飞雪感、闪光感、眼球疼痛、复视等,重者视力急骤下降,甚至失明。

代谢性酸中毒是甲醇中毒的特征性临床表现之一,轻者无症状重者出现呼吸困难。

消化道症状有恶心、呕吐、腹痛、腹泻等,可并发肝损害及胰腺炎。泌尿系统表现为血尿、少尿、无尿。

3.实验室检查

(1)血液中甲醇和甲酸浓度测定:血甲醇>6.2mmol/L,出现中枢神经症状;>31.0mmol/L,出现眼部症状。潜伏期血甲醇>15.6mmol/L或血甲酸>0.65~1.65mmol/L,可诊断为甲醇中毒。

(2)动脉血气分析:呈代谢性酸中毒表现。

(3)眼科检查:视野缩小、瞳孔扩大、光反射减弱或消失、眼球固定、视网膜水肿。

(4)头颅CT:血甲醇>4mmol/L时。CT可见豆状核梗死。

【自救与互救】

饮(含甲醇)酒过量者立即催吐,意识模糊者慎用催吐,催吐时头应保持侧位,避免因呕吐引起误吸而导致窒息。可饮50%乙醇水溶液30ml,用纱布遮盖双眼,避光,立即护送至医院接受观察治疗。

【救治】

1.清除毒物　经口中毒者立即洗胃。

2.血液透析　早期血液透析可明显减轻症状减少后遗症和挽救生命。透析指征为:血甲醇>15.6mmol/L或血甲酸>4.34mmol/L;严重酸中毒不能被碱性药物很快纠正;有视觉损害者;肾功能明显损害者。

3.解毒治疗

(1)乙醇竞争性争夺醇脱氢酶与醛脱氢酶,抑制甲醇代谢,减少甲醛和甲酸的产生,有利于透析清除甲醇。口服法:50%乙醇水溶液每次30ml,3~4h1次,连用4d;静脉滴注法:将静脉用纯乙醇加10%葡萄糖溶液配成10%乙醇后静脉滴注,首量为乙醇800mg/kg,1~2h内滴完,维持量80mg/(kg·h)。乙醇治疗指征为:血甲醇>6.24mmol/L;口服甲醇达4ml/kg;有酸中毒;考虑血液透析的患者。

(2)叶酸类促进甲酸氧化成二氧化碳,减少甲醇在体内蓄积。用法:50mg静脉注射,每4h1次,连续3~5d。

(3)4-甲基吡唑可抑制醇脱氢酶,阻止甲醇代谢成甲酸。用法:首剂量10mg/kg静脉注射,以后4~5mg/kg,每日2次。

4.对症支持治疗

(1)保持呼吸道通畅必要时机械通气。

(2)防治脑水肿。

(3)保护眼睛,用纱布遮盖双眼,避光。

(4)纠正酸中毒。

(5)意识障碍者可用纳洛酮。

(6)视神经损害者可用B族维生素。

（秦　丹）

第三节　常见急性药物中毒

一、急性巴比妥镇静催眠类药物中毒

巴比妥类药物包括硫喷妥钠、苯巴比妥、戊巴比妥、速可巴比妥等。

【病因与发病机制】

误用过量或自杀吞服过量此类药物。

巴比妥类药物中毒对中枢神经系统有抑制作用,对大脑皮质及下丘脑部抑制,使反射功能麻痹,意识障碍;对延髓中枢的抑制,可使呼吸变慢而浅,出现潮式呼吸乃至呼吸中枢麻痹,出现呼吸衰竭;对心血管舒缩中枢的抑制,使血管扩张,血压下降,甚至休克;损害肝功能,出现黄疸;损害肾功能,出现蛋白尿、血尿。

【诊断】

1.病因　根据大量用药史。

2.临床表现　轻度中毒发生于2～5倍催眠剂量。表现为嗜睡易唤醒,言语不清,感觉迟钝,判断力及定向障碍,反射存在,生命体征正常。

中度中毒发生于5～10倍催眠剂量。表现为沉睡,不能答问,腱反射及咽反射存在,呼吸浅慢,有唇、手指及眼球震颤。

重度中毒发生于10～20倍催眠剂量。表现为早期四肢强直,反射亢进,有踝阵挛;后期全身迟缓,反射消失,瞳孔散大(有时缩小),呼吸不规则,脉细弱,终因呼吸麻痹、休克而死亡。

3.实验室检查　可通过血、尿、呕吐物巴比妥类药物测定,可以帮助确诊。

【自救与互救】

发现过量服药且未出现昏迷意识障碍者,立即催吐,可饮300～500ml后继续催吐,有条件者口服25%硫酸钠30ml或50%硫酸镁50ml导泻,用番泻叶15g泡茶饮,使进入肠道的残余药物从大便中排出,以减少药物的吸收和毒性。

已出现昏迷、意识障碍者应清除口鼻的分泌物及呕吐物,保持呼吸道通畅,迅速护送至医院治疗。在等待运送车辆的过程中,对于昏迷不醒的患者可将其头部偏向一侧,以防呕吐物误吸入肺内导致窒息。为促其清醒可用针刺或指甲掐其人中穴。若其仍无呼吸则需立即开始口对口人工呼吸。

【救治】

1.清除毒物　以清水或1:5000高锰酸钾溶液洗胃,洗胃后胃管内注入活性炭50～100g,并灌服50%硫酸镁50ml导泻或先灌入20%甘露醇250ml,再灌入生理盐水500ml导泻。长效巴比妥可采用强化利尿,并碱化尿液以促进从肾脏排泄。

2.对症支持　维持呼吸和循环功能,必要时气管插管,机械通气;注意保温,恢复体温;纠正缺氧和酸中毒;低血压者扩容,必要时应用多巴胺等升压药;深昏迷反射完全消失者,可用贝美格,首次150mg静脉缓注,继而250mg加入5%葡萄糖溶液中静脉滴注维持,至生理反射恢复后停药;呼吸抑制者可以用纳洛酮静脉滴注每次2～4mg。每日2～4次。

3.血液透析　适于强化利尿后血清巴比妥类药物仍维持较高水平,或病情恶化及肝肾功能损害者。腹膜透析亦适用。

4.血液灌流　适于中短效巴比妥中毒者。

二、急性非巴比妥镇静催眠类药物中毒

非巴比妥镇静催眠类药物此处主要指苯二氮䓬类,包括地西泮、氯氮䓬、艾司唑仑、阿普唑仑、氟西泮及水和氯醛。

【病因与发病机制】

误用过量或自杀吞服过量此类药物。

本类药物主要作用于脑干网状结构和大脑边缘系统。在药物进入人体后与大脑内广泛存在的苯二氮䓬受体(BZ 受体)结合,从而阻止了氨基丁酸(GABA)调控蛋白发生作用,增强 GABA 与其受体的结合。促使氯离子通道开放,大量氯离子进入细胞内,形成超极化,由此产生一系列药理作用。大剂量时主要表现为中枢神经及心血管系统的抑制作用。

【诊断】

1.病因　根据大量用药史。

2.临床表现　主要为头晕、嗜睡、运动失调,偶有中枢神经兴奋,锥体外系障碍及一时性精神错乱。年老体弱者易有晕厥。严重中毒者尚有昏迷、血压下降及呼吸抑制。

3.实验室检查　如不能提供用药史,可通过血、尿、呕吐物、胃液药物测定,可以帮助确诊。必要时通过氟马西尼诊断性治疗帮助鉴别。

【自救与互救】

1.减少药物的吸收和毒性如果服药时间不超过 6h,可让患者喝 2～3 杯凉开水,然后用手指或包了棉花的筷子刺激咽部、舌根,促使患者呕吐出服下的药物,此法可反复数次。然后用番泻叶 15g 泡茶饮,使进入肠道的残余药物从大便中排出,以减少药物的吸收和毒性。

2.保持呼吸道通畅发现过量服药且出现昏迷、意识障碍者,已出现昏迷、意识障碍者应清除口鼻的分泌物及呕吐物,保持呼吸道通畅,迅速护送至医院治疗。在等待运送车辆的过程中,对于昏迷不醒的患者可将其头部偏向一侧,以防呕吐物误吸入肺内导致窒息。为促其清醒可用针刺或指甲掐其人中穴。若呼吸停止则需立即开始口对口人工呼吸。

3.注意保暖注意观察患者的病情变化,躁动的患者要防止坠床和外伤,体温低时要注意保暖。

【救治】

1.清除毒物　以清水或 1:5000 高锰酸钾溶液洗胃,洗胃后胃管内注入活性炭 50～100g,并灌服 50%硫酸镁 50ml 导泻或先灌入 20%甘露醇 250ml,再灌入生理盐水 500ml 导泻。

2.解毒治疗　氟马西尼对苯二氮䓬有特异性解毒作用。用法:0.2mg 静脉注射 30s,继而 0.2mg/min 维持,直至有反应或总量达 2mg。治疗有效后重复给药 0.1～0.4mg,以维持疗效。亦可采用静脉滴注的方法(0.1～0.4mg/h)。

3.对症支持治疗　维持呼吸和循环功能,纳洛酮对中毒所致的呼吸抑制有效,可以应用,必要时气管插管,机械通气;保持水、电解质及酸碱平衡。

低血压休克者首先扩容,早期一般选用晶体液如平衡液、生理盐水等,休克持续较久时可给予胶体液如右旋糖酐 40、羟乙基淀粉、血浆、全血、白蛋白等。最初 0.5～1h 内输液 500～1000ml,24h 输液 2500～4000ml,晶胶比为 3:1,充分扩容的基础上予以血管活性药如多巴胺、间羟胺、多巴酚丁胺等。

4.血液灌流能有效清除药物,其效果远强于血液透析。

三、阿片类药物中毒

此类药物包括吗啡、哌替啶、可待因、美沙酮、芬太尼及二氢埃托啡等。

【病因与发病机制】

多为过量误服或吸毒此类药物主要抑制中枢神经系统,对呼吸中枢有高度选择性抑制;作用于延髓催吐化学感受区引起呕吐,用药过量抑制大脑皮质,表现精神状态的改变,对痛觉敏感性降低。大剂量吗啡因中枢迷走兴奋及对窦房结和房室结的抑制致心动过缓;由于抑制血管平滑肌及释放组胺造成血压下降。

【诊断】

1.病史　依据过量用药史和吸毒史。

2.临床表现　瞳孔缩小呈针尖样是阿片类药物中毒的特征性表现,它与呼吸抑制,意识改变合为阿片中毒三联征。急性中毒时先出现短暂舒适感、颜面潮红、头昏、心动过速、恶心、呕吐、兴奋,继而呼吸浅慢、嗜睡、昏迷、肌肉松弛、反射消失、体温血压下降,最终呼吸衰竭而死亡。

3.实验室检查　必要时检测血、尿、胃液的阿片药物成分。

【自救与互救】

发现过量服药且未出现昏迷、意识障碍者,立即催吐,有条件者口服 25％硫酸钠 30ml 或 50％硫酸镁 50ml 导泻,用番泻叶 15g 泡茶饮,使进入肠道的残余药物从大便中排出,以减少药物的吸收和毒性。

已出现昏迷、意识障碍者应清除口鼻的分泌物及呕吐物,保持呼吸道通畅,迅速护送至医院治疗。在等待运送车辆的过程中,对于昏迷不醒的患者可将其头部偏向一侧,以防呕吐物误吸入肺内导致窒息。为促其清醒可用针刺或指甲掐其人中穴。若呼吸停止则需立即开始口对口人工呼吸、胸外按压。

【救治】

1.清除毒物　以清水或 1∶5000 高锰酸钾溶液洗胃,洗胃后胃管内注入活性炭 50～100g,并灌服 50％硫酸镁 50ml 导泻或先灌入 20％甘露醇 250ml,再灌入生理盐水 500ml 导泻。

2.解毒治疗　纳洛酮是阿片受体拮抗剂,能全面逆转阿片中毒引起的呼吸抑制昏迷作用。用法:2～4mg 静脉滴注,呼吸好转后继续静脉滴注维持,根据病情调整剂量。吸毒者起始用量要低于一般人,避免引起戒断症状。

3.对症支持治疗　维持呼吸和循环功能,必要时气管插管,机械通气;保持水、电解质及酸碱平衡。

低血压休克者首先扩容,早期一般选用晶体液如平衡液、生理盐水等,休克持续较久时可给予胶体液如右旋糖酐 40、羟乙基淀粉、血浆、全血、白蛋白等。最初 0.5～1h 内输液 500～1000ml,24h 输液 2500～4000ml,晶胶比为 3∶1。充分扩容的基础上予以血管活生药如多巴胺、间羟胺、多巴酚丁胺等。

4.其他治疗　血液透析和强化利尿能加速本类药物的清除。

四、抗精神病药物中毒

抗精神病药物即强镇静药,主要用于治疗急慢性精神病吩噻嗪类(氯丙嗪、奋乃静、甲硫达嗪)、硫杂蒽类(泰尔登、三氟噻顿等)、丁酰苯类(氟哌啶醇、五氟利多等)、二苯氧氮类(氯噻平、氯氮平等)、苯甲酰胺类(舒必利)、氧化吲哚类(吗啕酮)。本类药中以吩噻嗪类及丁酰苯类最常发生急性中毒,引起心脏、神经毒性,锥体外系反应和抗胆碱症状。由于临床对中毒物无特殊解救方法,以下以吩噻嗪为代表作重点介绍。

【病因与发病机制】

绝大多数系精神病患者出院后自杀吞服。治疗时长期较大量服用、误服及和某些药物合用时亦可引起中毒。

主要作用于网状结构,通过阻断多巴胺受体,中毒时产生中枢神经过度抑制作用和严重的锥体外系症状。此外,还能够阻断α肾上腺能受体和M胆碱能受体,从而产生自主神经症状,对α肾上腺能受体的阻断作用还可以直接舒张血管平滑肌,抑制心脏及血管运动中枢,使血压下降,心率加快。

【诊断】

1.病史　依据过量服药史。

2.临床表现　轻度反应仅有头晕、困倦、共济失调。重者可出现意识障碍、昏迷、瞳孔缩小、血压下降、呼吸抑制,并有肌肉震颤与痉挛;体温调节紊乱,低体温多见;锥体外系反应震颤麻痹综合征,静坐不能,急性肌张力障碍反应如斜颈、吞咽困难、牙关紧闭等;心血管系统表现为低血压或体位性低血压和心律失常。此外,还可有口干、少汗或无汗、视物模糊、尿潴留、药物性肝损害、粒细胞缺乏等。大剂量时可迅速出现昏迷、呼吸抑制。

3.实验室检查　必要时进行血、尿、呕吐物或胃液毒物分析。

【自救与互救】

发现过量服药且未出现昏迷、意识障碍者,立即催吐,有条件者口服25%硫酸钠30ml或50%硫酸镁50ml导泻,用番泻叶15g泡茶饮,使进入肠道的残余药物从大便中排出,以减少药物的吸收和毒性。

已出现昏迷、意识障碍者应清除口鼻的分泌物及呕吐物,保持呼吸道通畅,迅速护送至医院治疗。在等待运送车辆的过程中,对于昏迷不醒的患者可将其头部偏向一侧,以防呕吐物误吸入肺内导致窒息。为促其清醒可用针刺或指甲掐其人中穴。若无呼吸则需立即开始口对口人工呼吸、胸外按压。

【救治】

1.清除毒物　以清水或1:5000高锰酸钾溶液洗胃,洗胃后胃管内注入活性炭50～100g,并灌服50%硫酸镁50ml导泻或先灌入20%甘露醇250ml,再灌入生理盐水500ml导泻。

2.对症支持治疗　中枢神经系统抑制较重时,可用贝美格50mg静脉注射或哌甲酯20mg静脉注射或纳洛酮2～4mg静脉滴注,伴有呼吸功能不全者可以应用咖啡因、尼可刹米等,必要时气管插管,机械通气;震颤麻痹综合征可选用苯海索、氢溴酸东莨宕碱等;癫痫发作可用地西泮10～20mg缓慢静脉注射,如有呼吸抑制者改用苯妥英钠0.1～0.25g肌内注射,每日4次;保持水、电解质及酸碱平衡;低血压者首先扩容,早期一般选用晶体液如平衡液、生理盐水等,低血压持续较久时可给予胶体液如右旋糖酐40、羟乙基淀粉、血浆、全血、白蛋白等。充分扩容的基础上予以血管活性药如多巴胺、间羟胺、多巴酚丁胺等。进行扩容,生压药首先考虑间羟胺,忌用肾上腺素、去甲肾上腺素等α受体激动剂。

3.血液灌流　能有效清除药物,但强化利尿和血液透析效果不确切。

五、三环类抗抑郁药中毒

常见的三环类抗抑郁药有阿米替林、多塞平、丙米嗪、氯丙米嗪等,口服阿米替林15～30g可引起严重中毒。

【病因与发病机制】

绝大多数系精神病患者出院后自杀吞服。治疗时长期较大量服用、误服及和某些药物合用时亦可引起中毒。

此类药物能组织神经末梢对去甲肾上腺素 5 羟色胺及多巴胺的摄取,阻滞 H_1 受体、M 受体、α_1 受体、α_2 受体、多巴胺受体、5 羟色胺受体。有中枢及外周性抗胆碱作用、心脏血管作用与组胺拮抗作用。

【诊断】

1.病史　依据过量服药史。

2.临床表现　中枢神经系统症状:兴奋、激动、定向力障碍、谵妄、嗜睡、昏迷。此外尚有肌肉震颤、痉挛或惊厥,也可出现锥体外系反应如急性肌张力异常、静坐不能等。抗胆碱能症状:口干、少汗或无汗、体温升高、瞳孔扩大、视力模糊、尿潴留、便秘。心血管系统症状:低血压及各种心律失常,常见有窦性心动过速、室上性心动过速,严重者出现房室传导阻滞、室速、房颤、室颤。

3.实验室检查　必要时进行血、尿、呕吐物或胃液毒物分析。

【自救与互救】

发现过量服药且未出现昏迷、意识障碍者,立即催吐,有条件者口服 25% 硫酸钠 30ml 或 50% 硫酸镁 50ml 导泻,用番泻叶 15g 泡茶饮,使进入肠道的残余药物从大便中排出,以减少药物的吸收和毒性。

已出现昏迷、意识障碍者应清除口鼻的分泌物及呕吐物,保持呼吸道通畅,迅速护送至医院治疗。在等待运送车辆的过程中,对于昏迷不醒的患者可将其头部偏向一侧,以防呕吐物误吸入肺内导致窒息。为促其清醒可用针刺或指甲掐其人中穴。若无呼吸则需立即开始口对口人工呼吸、胸外按压。

【救治】

1.清除毒物　以清水或 1:5000 高锰酸钾溶液洗胃,洗胃后胃管内注入活性炭 50～100g,并灌服 50% 硫酸镁 50ml 导泻。

2.对症支持治疗　维持呼吸和循环功能,必要时气管插管,机械通气;注意保温,恢复体温;纠正缺氧和酸中毒。

低血压者首先扩容,早期一般选用晶体液如平衡液、生理盐水等,休克持续较久时可给予胶体液如右旋糖酐 40、羟乙基淀粉、血浆、全血、白蛋白等。最初 0.5～1h 内输液 500～1000ml,24h 输液 2500～4000ml,晶胶比为 3:1。必要时在充分扩容的基础上予以血管活性药如多巴胺、间羟胺、多巴酚丁胺等。

惊厥者可用地西泮或苯妥英钠,慎用巴比妥类;保持水、电解质及酸碱平衡;降温采用物理降温,禁用人工冬眠药物;毒扁豆碱可对抗三环类抗抑郁药的抗胆碱能反应,首先 2mg 缓慢静脉注射,之后每次 1～2mg,0.5～1h 重复 1 次,直至中枢神经症状消失,但易诱发癫痫或严重心动过缓型心律失常,甚至停搏,须严密观察。

对严重室性心律失常首选利多卡因 1mg/kg 静脉注射,随后 2mg/min 静脉滴注维持,伴低血压时立即同步直流电复律;心动过缓者<40 次/min 时可行人工心脏起搏。

3.血液灌流　能有效清除药物,但强化利尿和血液透析效果不确切。

六、对乙酰氨基酚中毒

对乙酰氨基酚具有解热、镇痛作用,是目前较常用的镇痛药、感冒药的主要组分,常见的泰诺、百服宁、白加黑等均含有该成分。

【病因与发病机制】

误服超剂量服用或多种含此成分的药物联合应用

对乙酰氨基酚进入体内后,主要经肝脏代谢,一部分在细胞色素 P450 参与下代谢成为有毒的中间产物 N-乙酰-P-苯醌亚胺。治疗剂量时,肝脏谷胱甘肽与有毒产物结合而解毒,过量时,谷胱甘肽消耗殆尽,有毒产物与肝细胞结合而致肝细胞损伤和死亡。成人 5~15g 可引起中毒,致死量 13~25g。

【诊断】

1.病史 依据过量服药史。

2.临床表现 服药后 24h 内出现恶心、呕吐、出汗和嗜睡,18~72h,自觉症状减轻;重者 3d 后可发生肝坏死、肝性脑病、心肌损害及肾损害;可出现呕吐、右上腹痛、黄疸、出血、昏迷。可并发 DIC、急性胰腺炎、心肌炎等,可因多脏器衰竭而死亡。

3.实验室检查 可有转氨酶增高、胆红素增高、血糖降低、凝血酶原时间延长等,如用药史不详且怀疑对乙酰氨基酚中毒,可监测血浆中的药物含量,有助于确诊、判断预后及选择治疗方法。

【自救与互救】

发现过量服药且未出现昏迷、意识障碍者,立即催吐,迅速护送至医院治疗。就医不便者但有条件者口服 25%硫酸钠 30ml 或 50%硫酸镁 50ml 导泻,或用番泻叶 15g 泡茶饮,使进入肠道的残余药物从大便中排出,以减少药物的吸收和毒性,随即送医院治疗。

【救治】

1.清除毒物 以清水或 1:5000 高锰酸钾溶液洗胃,并灌服 50%硫酸镁 50ml 导泻或先灌入 20%甘露醇 250ml,再灌入生理盐水 500ml 导泻。一般不用活性炭灌胃。

2.解毒治疗 N 乙酰半胱氨酸(痰易净,NAC)在服药后 10h 内给药能有效预防肝损害的发生,16h 后效果较差,24h 后无效。用法:首剂口服 140mg/kg,以后每 4h 服 70mg/kg,共服用 17 次。在服毒量大而必须使用活性炭时,NAC 剂量应加大 30%。

3.对症支持治疗 服药 24h 后以支持治疗为主。主要采取静脉补液,利尿,维持水、电解质及酸碱平衡,防止低血糖,有出血倾向者应用维生素 K_1,积极治疗肝性脑病和脑水肿等多器官功能损害。

4.其他治疗 早期血液灌流和血液透析能有效清除药物,特别适宜于有肝肾功能损害者。

七、苯丙胺类中毒

苯丙胺类包括苯丙胺、麻黄碱、苯丙醇胺(去甲麻黄碱)、去氧麻黄碱(甲基苯丙胺,冰毒)、亚甲二氧甲基苯丙胺(摇头丸)芬氟拉明和安非拉酮。

【病因与发病机制】

吸毒者有意过量服用或误服过量苯丙胺。

本药间接作用于肾上腺受体,同时直接兴奋 α、β 受体,对大脑皮质、延髓呼吸中枢和心血管中枢兴奋作用明显,对心血管系统和支气管平滑肌亦有作用。大剂量可引起周围血管收缩、兴奋心脏、升高血压、松弛支气管和肠道平滑肌、瞳孔扩大、膀胱括约肌收缩等。

【诊断】

1.病史 依据过量服药史。

2.临床表现

(1)轻度中毒表现为兴奋、激动不安、头痛、失眠、心悸、震颤、多汗、口干、瞳孔扩大;腱反射亢进。

(2)中度中毒表现为精神紊乱、幻想、恐惧及多动。并有发热、血压升高、呼吸加快、心动过速。此外还有腹胀、腹泻、呕吐等胃肠道症状。

(3)重度中毒出现谵妄、狂躁、高热,兴奋过后转入抑制时,出现昏迷、呼吸表浅以及衰竭。伴有高血压、心动过速、心律失常。也可发生脑出血、心绞痛、心肌梗死、骨骼肌溶解、急性肾衰竭。

3.实验室检查 必要时进行血、尿药物分析可检出苯丙胺类药物。

【自救与互救】

发现过量服药且出现中度以上症状者立即催吐,有条件者口服 25％硫酸钠 30ml 或 50％硫酸镁 50ml 导泻,用番泻叶 15g 泡茶饮,使进入肠道的残余药物从大便中排出,以减少药物的吸收和毒性。

已出现昏迷、意识障碍者应清除口鼻的分泌物及呕吐物,保持呼吸道通畅,迅速护送至医院治疗。在等待运送车辆的过程中,对于昏迷不醒的患者可将其头部偏向一侧,以防呕吐物误吸入肺内导致窒息。为促其清醒可用针刺或指甲掐其人中穴。若无呼吸则需立即开始口对口人工呼吸、胸外按压。

【救治】

1.清除毒物 以清水或 1:10000 高锰酸钾溶液洗胃,洗胃后胃管内注入活性炭 50～100g,并灌服 50％硫酸镁 50ml 导泻或先灌入 20％甘露醇 250ml,再灌入生理盐水 500ml 导泻。

2.药物治疗 酸化尿液可促进药物排出体外,可静脉滴注维生素C3～4g。

3.对症支持治疗 快速性心律失常可选用 α、β 受体阻滞剂拉贝洛尔 50～200mg 静脉滴注;高血压者常规予以酚妥拉明、拉贝洛尔、硝普钠等;惊厥者可用地西泮、苯妥英钠或短效巴比妥类,如无效,可在机械通气基础上应用肌松剂;中枢极兴奋者可选用氯丙嗪肌内注射 1mg/kg 或氟哌啶醇 2～5mg,每 4～6h1 次;高温采用物理降温。

4.其他治疗 严重中毒者血液灌流和血液透析。

(秦　丹)

第四节　常见急性农药中毒

一、有机磷农药中毒

有机磷农药属于有机磷酸酯或硫代磷酸酯类化合物,农业生产中广泛应用。大多数为油状液体,难溶于水,有大蒜臭味;酸性环境中稳定,遇碱性物质易分解破坏,但甲拌磷和三硫磷耐碱,敌百虫遇碱变为毒性更强的敌敌畏。有机磷农药按毒性可分为:剧毒类(对硫磷、内吸磷、甲拌磷、久效磷),高毒类(敌敌畏、氧化乐果、甲胺磷、甲基对硫磷),中毒类(乐果、敌百虫、乙硫磷、倍硫磷、甲基内吸磷),低毒类(马拉硫磷、杀螟松、蹈瘟净)。

【病因与发病机制】

生产及使用过程中多因为意外泄露或不按操作规范配制使用,导致皮肤和呼吸道吸收而中毒;生活中多因为误服、自杀服毒所致,也有因摄入被污染的水源、食物、水果而引起中毒。

有机磷农药被吸收后,很快分布到胆碱能神经的神经突触和神经肌肉接头处,与乙酰胆碱酯酶结合形成稳定而无活性的磷酰化胆碱酯酶,从而失去水解乙酰胆碱的能力,导致乙酰胆碱异常大量积聚,进而使胆碱能神经过度激活,引起中枢和外周持续而强烈的胆碱能兴奋,出现一系列中毒症状。

【诊断】

1.病史 依据接触有机磷农药或服药史。

2.临床表现 有机磷农药中毒的潜伏期与药物进入人体的途径有关。经口最短 5～10min·经呼吸道约 30min,经皮肤 2～6h。

（1）急性有机磷农药中毒主要表现：是急性胆碱能危象，症状有三类：①毒蕈碱样（M样）症状：恶心、呕吐、腹痛、腹泻、多汗、流涎、食欲减退、视力模糊、瞳孔缩小、呼吸困难、呼吸道分泌物增多，严重可出现肺水肿。②烟碱样（N样）症状：胸部压迫感、全身紧束感、肌纤维颤动，常见面部、胸部，以后发展为全身抽搐，最后因呼吸麻痹而死亡。③中枢神经系统症状：头痛、头昏、乏力、失眠或嗜睡、言语不清，严重者昏迷、抽搐，可因中枢性呼吸衰竭而死亡。

（2）中间综合征：多见于中毒后第1～4日，个别在7d后，类似重症肌无力症状，因其发生在急性胆碱能危象与之间，故称为中间综合征。

（3）迟发性多神经病变：急性中毒恢复后1～2周开始发病，部分延迟至3～5周，多见于经口服重度中毒者，以甲胺磷、马拉硫磷、对硫磷、甲基对硫磷、敌敌畏、敌百虫、杀螟松、蹈瘟净等中毒多见，甲胺磷中毒时发病率最高达10%以上。主要表现为周围神经病变，但中枢神经也可有类似病变。恢复期6个月至2年。少数遗有终身残疾。

其他特殊表现可有中毒性心肌炎、急性胃黏膜病变、中毒性肝炎、中毒性胰腺炎、中毒性肾病等。

治疗过程中，在急性胆碱能危象好转后2～15d，易发生反跳，原因尚不肯定。

3.实验室检查全血胆碱酯酶活力在中毒时降至80%以下，依据其降低水平可判断病情严重程度。诊断分级：仅有M样症状，胆碱酯酶活力50%～70%，为轻度中毒；兼有N样症状，胆碱酯酶活力30%～so%，为中度中毒；同时存在两样症状，并出现肺水肿、昏迷、呼吸麻痹、脑水肿，胆碱酯酶活力<30%，为重度中毒。

【自救与互救】

1.口服有机磷农药者立即催吐，迅速护送至医院治疗。接触有机磷农药出现中毒症状时，迅速脱离染毒环境，至空气新鲜处。脱去污染衣物，用肥皂和清水清洗皮肤毛发和指甲，立即到医院治疗。如果没有清水，则用干净棉布或纸张轻擦皮肤，不得用力过猛清洁皮肤，以免擦伤。

2.密切观察症状，采取措施稳定中毒者情绪，确保急救措施更加有效。

3.如果中毒者已经停止呼吸.先将下巴向后推，确保呼吸道通畅。如果呼吸没有恢复，应立即进行人工呼吸。如果中毒者口腔污染严重，则应关闭口腔，从鼻于向内吹气，这样有助于施救者自身减少中毒机会；检查中毒者心脏是否跳动；循环往复进行人工呼吸，直至中毒者被送入医院。

4.如果施药人员眼睛被农药污染，无论是否有中毒症状都必须用清水反复清洗眼睛，然后送医院治疗。

【救治】

1.清除毒物

（1）口服中毒者无论服毒时间长短，均须以清水彻底洗胃，碱性液体虽能破坏大多数有机磷，但仍有部分耐碱或遇碱毒性增强，且急诊时大多时间紧迫，过于强调则易延误时间。重症者，如呼吸停止及循环衰竭者，应先气管插管、机械通气，后插洗胃管，不宜插胃管者或插管困难者，可行胃造瘘或剖腹洗胃。洗胃后可保留胃管，必要时4～6h洗胃1～2次。

（2）洗胃后胃管内注入活性炭50～100g。

（3）并灌服50%硫酸镁50ml导泻或20%甘露醇250ml导泻。有人认为镁离子对中枢有抑制作用，提倡用硫酸钠导泻。

（4）喷洒农药中毒者，用肥皂水和清水彻底清洗染毒的皮肤、毛发及甲床。

2.解毒治疗

（1）胆碱酯酶复能剂的应用：应用原则是早期（48h内给药，2h内为给药的"黄金时间"）、足量（首次负荷量给药，即给血有效药浓度$4\mu g/ml$的2倍剂量，使血药浓度达$7～14\mu g/ml$）、足疗程（根据病情调整用药,中、重度患者可延长用药时间,甚至达 5～7d)。国内推荐使用氯解磷定,用法:采用肌内注射或静脉注射,轻度中毒首量 0.5～1.0g,重复量每 6hlg,用 2d;中度中毒首量 1.0～2.0g,1h1 次,重复 2 次,后每 4h1次,用 2d;重度中毒首量 2.0～3.0g,1h1 次,重复 2 次,后每 4hl 次,用 3d。注意:乐果、敌敌畏、敌百虫、马拉硫磷的急性中毒时,以往认为胆碱酯酶复能剂效果不佳,现在认为中毒酶可部分复活,小剂量用药 2～3g/d即可。

(2)抗胆碱能药的应用:阿托品是目前最常用的抗胆碱能药。它能有效缓解毒蕈碱样症状和对抗呼吸中枢抑制,但对烟碱样症状和恢复胆碱酯酶活力没有作用。使用原则为早期、适量、迅速达到"阿托品化"。用药不宜固定模式化,应该个体化。达到阿托品化后不宜立即停药,应维持阿托品化 1～2 周或更长;阿托品化的维持可静脉注射、肌内注射或皮下注射,不宜静脉滴注。

长托宁相比阿托品作用更强,兼有抗 MN 样作用,且不良反应小,不加快心率,是阿托品的理想替代品。给药方法:首量轻度中毒 1～2mg,中度中毒 2～4mg,重度中毒 4～6mg。重复剂量:中度中毒 1～2mg,重度中毒 2mg。总剂量:轻度者 2.5mg,中度中毒 6mg,重度中毒 12mg。足量标准:口干、皮肤干燥、分泌物消失。

3.对症支持治疗　维持正常心肺功能,保持呼吸道通畅。出现呼吸衰竭时,立即吸氧,机械通气;肺水肿者,用阿托品的同时可给予糖皮质激素、呋塞米;休克者用升压药;脑水肿者用脱水剂和糖皮质激素;维持水、电解质及酸碱平衡;保肝,防治肺部感染。患者经充分解毒治疗且排除阿托品过量或中毒后,仍有烦躁不安、抽搐者,可给予地西泮 10～20mg 肌内注射,必要时可重复,但不宜过多过快,以免抑制呼吸。

4.重症患者血液灌流应及早应用　一般在中毒后 12h 内进行效果较好。血浆置换不轻易使用,且行血浆置换时应用新鲜血液,具体为每次放血 200～400ml,不超过 500ml,然后输入新鲜血液 400～600ml,库血不宜使用。有循环衰竭或低血压者不可放血治疗。

5.中间综合征的治疗　及时的人工机械通气是救治成功的关键,同时,冲击量使用复能剂有效。

反跳的治疗确诊后立即使用阿托品,达到阿托品化直至症状消失并加以维持。

二、氨基甲酸酯类农药中毒

氨基甲酸酯类农药有西维因、呋喃丹、叶蝉散、灭多威、涕灭威、巴沙、速灭威等,发生中毒者以呋喃丹最多,其次是叶蝉散、西维因和灭多威。

【病因与发病机制】

生产及使用过程中多因为意外泄露或不按操作规范配制使用,导致皮肤和呼吸道吸收而中毒;生活中多因为误服、自杀服毒所致,也有因摄入被污染的水源、食物、水果而引起中毒。

氨基甲酸酯类农药的作用机制与有机磷农药相似,主要是抑制胆碱酯酶活性。进入人体后与胆碱酯酶活性中心丝氨酸的羟基结合,形成氨基甲酰化胆碱酯酶,从而使胆碱酯酶失去活性,导致乙酰胆碱大量积聚,产生一系列临床症状。但与有机磷农药有所不同:它直接与胆碱酯酶结合,不需活化;与胆碱酯酶结合松散,不存在老化的问题;胆碱酯酶复能剂不能被抑制的酶复能,反而妨碍酶的复能。

【诊断】

1.病史　依据接触氨基甲酸酯类农药或服药史。

2.临床表现　与有机磷农药中毒相似,但一般较轻,以毒蕈碱样症状为明显。经皮肤吸收潜伏期 1～8h,快者仅 0.5h;经口吸收潜伏期为 1～3h,快者 15min,先出现胸闷、乏力、头晕、恶心、呕吐、腹痛、多汗、流涎、瞳孔缩小和视力模糊等,进一步胸闷加剧、肌束震颤、呼吸道分泌物增多和呼吸困难、意识障碍。经口中毒严重时可发生肺水肿、脑水肿、昏迷和呼吸抑制。

3.实验室检查　血液胆碱酯酶活性下降,尤其是红细胞胆碱酯酶活性明显下降,其程度与临床表现的严重程度成正比。

【自救与互救】

1.立即催吐　口服农药者立即催吐,迅速护送至医院治疗。接触氨基甲酸酯类农药出现中毒症状时,迅速脱离染毒环境,至空气新鲜处。脱去污染衣物,用肥皂和清水清洗皮肤毛发和指甲,立即到医院治疗。如果没有清水,则用干净棉布或纸张轻擦皮肤,不得用力过猛清洁皮肤,以免擦伤。

2.加强观察　密切观察症状,采取措施稳定中毒者情绪,确保急救措施更加有效。

3.及时抢救　如果中毒者已经停止呼吸,先将下巴向后推,确保呼吸道通畅。如果呼吸没有恢复,应立即进行人工呼吸。如果中毒者口腔污染严重,则应关闭口腔,从鼻于向内吹气,这样有助于施救者自身减少中毒机会;检查中毒者心脏是否跳动;若心跳停止应立即进行心肺复苏术,直至中毒者被送入医院。

4.加强护理　如果施药人员眼睛被农药污染,无论是否有中毒症状都必须用清水反复清洗眼睛,然后送医院治疗。

【救治】

1.清除毒物　喷洒农药中毒者,用肥皂水和清水彻底清洗染毒的皮肤、毛发及甲床。口服中毒者须以清水或碱性液体彻底洗胃(不用高锰酸钾洗胃)。洗胃后胃管内注入活性炭50～100g。并灌服50％硫酸镁50ml导泻或先灌入20％甘露醇250ml,再灌入生理盐水500ml导泻。

2.解毒治疗　首选阿托品,应及早使用,轻、中度中毒可肌内注射或静脉注射给药,每次1～2mg,15～30min重复用药1次,不需阿托品化;重度中毒需静脉注射,可考虑阿托品化。用法:经口服中毒轻中度中毒者每次1～3mg,15～30min重复用药1次;重度中毒者每次3～5mg,10～15min重复用药1次。经皮肤中毒,轻、中度者每次0.5～2mg,30～60min重复用药,次;重度中毒者每次2～3mg,15～30min重复用药1次。

禁用胆碱酯酶复能剂。对本类农药与有机磷混配农药中毒时,目前一般认为不用复能剂。

3.对症支持治疗　维持正常心肺功能,保持呼吸道通畅。出现呼吸抑制时,可用纳洛酮,必要时机械通气;抽搐者用地西泮治疗,不用巴比妥类;脑水肿者用脱水剂和糖皮质激素;维持水、电解质及酸碱平衡;中毒早期补充碳酸氢钠等碱性溶液,给予保肝药物。

三、拟除虫菊酯类农药中毒

拟除虫菊酯类农药是人工合成的仿天然除虫菊素类农药,主要品种有溴氰菊酯、氰戊菊酯、氯氰菊酯和甲氰菊酯。

【病因与发病机制】

生产及使用过程中多因为意外泄露或不按操作规范配制使用,导致皮肤和呼吸道吸收而中毒;生活中多因为误服、自杀服毒所致,也有因摄入被污染的水源、食物、水果而引起中毒。

尚未完全阐明,目前主要认为本类农药影响细胞膜的功能,干扰钠离子通道。

【诊断】

1.病史　依据接触拟除虫菊酯类农药或服药史。

2.临床表现　经皮肤吸收潜伏期1～24h,一般6h左右;经口吸收潜伏期1h左右。中毒症状以神经系统症状为主,皮肤吸收先有局部刺激症状,污染部位感觉异常:麻木、烧灼感、瘙痒、针刺蚁行感;口服中毒先有恶心、呕吐、腹痛、腹泻等。后有头昏、头痛、乏力、多汗、肌肉震颤,神志恍惚、瞳孔缩小、阵发性抽搐、昏迷,严重者可出现肺水肿。

3.实验室检查　必要时进行毒物检测。

【自救与互救】

1.立即催吐　口服农药者立即催吐,迅速护送至医院治疗。接触拟除虫菊酯类农药出现中毒症状时,迅速脱离染毒环境,至空气新鲜处。脱去污染衣物,用肥皂和清水清洗皮肤毛发和指甲,立即到医院治疗。如果没有清水,则用干净棉布或纸张轻擦皮肤,不得用力过猛清洁皮肤,以免擦伤。

2.加强观察　密切观察症状,采取措施稳定中毒者情绪,确保急救措施更加有效。

3.及时抢救　如果中毒者已经停止呼吸,先将下巴向后推,确保呼吸道通畅。如果呼吸没有恢复,应立即进行人工呼吸。如果中毒者口腔污染严重,则应关闭口腔,从鼻子向内吹气,这样有助于施救者自身减少中毒机会;检查中毒者心脏是否跳动;若心跳停止应立即进行心肺复苏术,直至中毒者被送入医院。

4.加强护理　如果施药人员眼睛被农药污染,无论是否有中毒症状,都必须用清水反复清洗眼睛,然后送医院治疗。

【救治】

1.清除毒物　喷洒农药中毒者,用肥皂水和清水彻底清洗染毒的皮肤、毛发及甲床。口服中毒者须以清水或碱性液体彻底洗胃。洗胃后胃管内注入活性炭50～100g。并灌服50%硫酸镁50ml导泻或先灌入20%甘露醇250ml,再灌入生理盐水500ml导泻。

2.解毒治疗　无特效解毒药。中药葛根素和丹参对试验动物有保护和治疗作用,可试用于临床。葛根素每次5mg/kg静脉滴注,每2～4h重复用药,24h不超过20mg/kg,症状好转后改为每日1～2次,直至症状消失。

3.对症支持治疗　控制抽搐是治疗本类农药中毒的关键,可用地西泮或巴比妥类治疗;对流涎和出汗者可小量应用阿托品;肺水肿者阿托品用量适当增加,切不可过量;维持水、电解质及酸碱平衡;中毒早期补充碳酸氢钠等碱性溶液,给予保肝药物。

4.其他治疗　对本类农药与有机磷混配农药中毒时,宜先用阿托品和胆碱酯酶复能剂治疗有机磷农药中毒,再根据病情对症治疗。

四、甲脒类农药中毒

目前国内使用的甲脒类农药主要是杀虫脒、单甲脒和双甲脒,急性中毒以杀虫脒最多。

【病因与发病机制】

生产及使用过程中多因为意外泄露或不按操作规范配制使用,导致皮肤和呼吸道吸收而中毒;生活中多因为误服、自杀服毒所致,也有因摄入被污染的水源、食物、水果而引起中毒。

发病机制尚未完全阐明,但明确不影响胆碱酯酶活力。

【诊断】

1.病史　依据接触甲脒类农药或服药史。

2.临床表现　经皮肤吸收潜伏期2～6h;经口吸收潜伏期0.5～12h发病。除局部刺激症状外,中毒症状表现为多器官受累,以嗜睡、发绀和出血性膀胱炎三大综合征为主要表现。污染部位感觉异常:麻木、烧灼感、瘙痒、疼痛感;口服中毒有恶心、呕吐及厌食;可出现头昏、眩晕、乏力、肌肉酸痛,肢体麻木等,随后出现视物模糊、肌肉震颤、抽搐、嗜睡和昏迷,以嗜睡最多见。发绀以口唇、鼻尖、四肢末端最明显,发绀程度与中毒剂量成正比。出血性膀胱炎多见于中度以上中毒患者。少数重症患者可出现心力衰竭、肺水肿、休克。

3.实验室检查 血中高铁血红蛋白升高,单胺氧化酶活力下降,镜下血尿。必要时进行尿中杀虫脒及其代谢产物测定。

【自救与互救】

1.立即催吐 口服农药者立即催吐,迅速护送至医院治疗。接触甲脒类农药出现中毒症状时,迅速脱离染毒环境,至空气新鲜处。脱去污染衣物,用肥皂和清水清洗皮肤毛发和指甲,立即到医院治疗。如果没有清水,则用干净棉布或纸张轻擦皮肤,不得用力过猛清洁皮肤,以免擦伤。

2.加强观察 密切观察症状,采取措施稳定中毒者情绪,确保急救措施更加有效。

3.及时抢救 如果中毒者已经停止呼吸,先将下巴向后推,确保呼吸道通畅。如果呼吸没有恢复,应立即进行人工呼吸。如果中毒者口腔污染严重,则应关闭口腔,从鼻子向内吹气,这样有助于施救者自身减少中毒机会;若心跳停止应立即进行心肺复苏术,直至中毒者被送入医院。

4.加强护理 如果施药人员眼睛被农药污染,无论是否有中毒症状,都必须用清水反复清洗眼睛,然后送医院治疗。

【救治】

1.清除毒物 喷洒农药中毒者,用肥皂水和清水彻底清洗染毒的皮肤、毛发及甲床。口服中毒者须以清水或碱性液体彻底洗胃。洗胃后胃管内注入活性炭 $50\sim100g$。并灌服 50% 硫酸镁 $50ml$ 导泻或先灌入 20% 甘露醇 $250ml$,再灌入生理盐水 $500ml$ 导泻。忌用油类泻剂。即使有上消化道出血仍应洗胃,洗胃液中加入去甲肾上腺素。

2.对症支持治疗 控制高铁血红蛋白血症,可用亚甲蓝 $1\sim2mg/kg$ 加入 50% 葡萄糖溶液中缓慢静脉注射,必要时重复,总量不超过每日 $600mg$;抽搐可用地西泮或巴比妥类治疗;嗜睡及昏迷者可应用纳洛酮等;出血性膀胱炎可用卡巴克络、酚磺乙胺等止血药,碱化尿液,预防感染;补液、利尿,促进毒物排泄,维持水、电解质及酸碱平衡;心血管系统损害者可用糖皮质激素心肌保护药物。

3.其他治疗 对本类农药与有机磷混配农药中毒时,宜先用阿托品和胆碱酯酶复能剂治疗有机磷农药中毒,辅以小剂量亚甲蓝消除高铁血红蛋白血症。

五、沙蚕毒素类农药中毒

沙蚕毒素类农药是仿照天然沙蚕毒素的结构,人工合成的一类仿生杀虫剂,主要有杀虫双、杀虫环、巴丹及杀虫磺等。以杀虫双使用最多,发生急性中毒最多。

【病因与发病机制】

生活中多因为误服、自杀服毒所致,也有因摄入被污染的水源、食物、水果而引起中毒。经皮肤及呼吸道吸入中毒罕见。

本品主要是以他的硫醇基与胆碱能神经受体的巯基形成二硫键。从而竞争性占据乙酰胆碱受体,阻断胆碱能神经的突触传导。小剂量时主要以周围性神经肌肉阻滞为主,大剂量直接作用于中枢神经系统。此外,还能影响体内众多含巯基的酶,并轻度影响胆碱酯酶活性,兴奋 M 受体。

【诊断】

1.病史 依据沙蚕毒素类农药服药史。

2.临床表现 潜伏期 $0.5\sim1h$,短者 $10\sim15min$,最长 $2h$。轻、中度中毒主要表现为头昏眼花、心悸、乏力、出汗、流涎、面色苍白、肌束震颤,恶心、呕吐、腹痛、上腹不适。严重中毒有瞳孔缩小、对光反射迟钝、烦躁不安、全身肌肉抽动、抽搐和昏迷,可因呼吸肌麻痹而呼吸衰竭。大剂量中毒还可引起心、肝、肾损害。死亡见于大量口服延误治疗者,常发生于中毒后 12h 内,死因主要是呼吸衰竭及严重心律失常.

3.实验室检查　部分患者全血胆碱酯酶活性轻度下降,一般在正常值的 50% 以上。必要时毒物检测。

【自救与互救】

1.立即催吐　口服农药者立即催吐,迅速护送至医院治疗。接触农药出现中毒症状时,迅速脱离染毒环境,至空气新鲜处。脱去污染衣物,用肥皂和清水清洗皮肤毛发和指甲,立即到医院进一步治疗。如果没有清水,则用干净棉布或纸张轻擦皮肤,不得用力过猛清洁皮肤,以免擦伤。

2.加强观察　密切观察症状,采取措施稳定中毒者情绪,确保急救措施更加有效。

3.及时抢救　如果中毒者已经停止呼吸,先将下巴向后推,确保呼吸道通畅。如果呼吸没有恢复,应立即进行人工呼吸。如果中毒者口腔污染严重,则应关闭口腔,从鼻子向内吹气,这样有助于施救者自身减少中毒机会;若心跳停止应立即进行心肺复苏术,直至中毒者被送入医院。

4.加强护理　如果施药人员眼睛被农药污染,无论是否有中毒症状都必须用清水反复清洗眼睛,然后送医院治疗。

【救治】

1.清除毒物　喷洒农药中毒者,用肥皂水和清水彻底清洗染毒的皮肤、毛发及甲床。口服中毒者须以清水或碱性液体彻底洗胃。洗胃后胃管内注入活性炭 50~100g。并灌服 50% 硫酸镁 50ml 导泻或先灌入 20% 甘露醇 250ml,再灌入生理盐水 500ml 导泻。

2.解毒治疗　小剂量阿托品治疗有效,无需阿托品化,症状好转后维持治疗 2~3d。巯基类络合物可选用二巯丙磺酸钠肌内注射,轻者 0.25g,每日 4 次,用 1d;重者首次静脉注射 0.25g,以后改为肌内注射,第 2 日视病情仍可肌内注射 2~3 次,每 8~12h1 次。

忌用胆碱酯酶复能剂。

3.对症支持治疗　发绀者吸氧,必要时机械通气;抽搐者可给予地西泮或巴比妥类;脑水肿者应用脱水剂和糖皮质激素;补液利尿,促进毒物排泄,维持水、电解质及酸碱平衡。

六、除草剂百草枯中毒

百草枯又称敌草快、克无踪,是目前使用最广泛的除草剂,对人毒性高,估计成人致死量 20% 水剂 5~15ml 或 40mg/kg,且无特效解毒药,致死率高。

【病因与发病机制】

可经消化道、皮肤吸收中毒,一般不易经呼吸道吸收中毒。急性重度中毒多为儿童误服或成人自杀服毒所致。

其中毒机制尚未完全阐明,一般认为百草枯为一电子受体,在细胞内被氧化为氧自由基及过氧化氢,引起肺及其他组织器官细胞膜脂质过氧化,从而造成以肺为主的多脏器多系统损害。

【诊断】

1.病史　依据百草枯农药服药史及接触史。

2.临床表现

(1)局部表现皮肤污染可引起接触性皮炎及灼伤性损害如红斑、水疱、溃疡、坏死等。眼接触后引起结膜和角膜水肿、灼伤和溃疡。呼吸道吸入可引起咽痛及刺激性咳嗽。口服时可致口腔、咽喉、食管黏膜溃烂,严重时引起食管气管瘘。

(2)全身症状表现为多器官损害。①消化系统早期有恶心、呕吐、腹痛、腹泻,甚至呕血、便血和胃穿孔,3～7d出现中毒性肝病,严重者急性肝坏死。②肺损害:大量口服者24h迅速出现肺水肿和肺出血,未死亡者随后出现ARDS,最后进展为迟发性肺纤维化.最终死于呼吸衰竭;非大量吸收者于1～2周出现肺损害表现如胸痛、喘憋和咳嗽,此后可发生肺纤维化;部分患者无明显临床症状,缓慢进展为肺间质纤维化,肺功能损害随病变进展而加重,最终可发展成为呼吸衰竭而死亡。③泌尿系统:中毒2～3d出现膀胱刺激症状,严重者出现急性肾衰竭。④循环系统损害:可有中毒性心肌损害、心包积液、心律失常、血压下降。⑤神经系统症状有头痛、头晕、精神异常、幻觉、嗜睡、震颤、脑水肿、脑出血等。⑥血液系统可出现贫血、血小板减少,甚至DIC。

3.实验室检查及肺功能　胸片出现异常,但无特异性。必要时毒物检测。

【自救与互救】

1.立即催吐　口服农药者立即灌服肥皂水100～300ml后催吐,迅速护送至医院治疗。皮肤染毒者立即脱去污染衣物,用肥皂和清水清洗皮肤、毛发和指甲,立即到医院进一步治疗。如果没有清水,则用干净棉布或纸张轻擦皮肤,不得用力过猛清洁皮肤,以免擦伤。

2.加强观察　密切观察症状,采取措施稳定中毒者情绪,确保急救措施更加有效。

3.加强护理　如果施药人员眼睛被污染,无论是否有中毒症状都必须用清水反复清洗眼睛,然后送医院治疗。

【救治】

1.清除毒物　眼部污染者用2%～4%碳酸氢的冲洗15min以上后再用等渗盐水冲洗。

口服中毒未呕吐者须以肥皂水口服后催吐,尽快灌服白陶土60g或皂土或活性炭50～100g。洗胃不提倡用洗胃机,以手工吸注较好。洗胃液以5%碳酸氢钠加适量肥皂液或洗衣粉为宜。洗胃后在口服活性炭悬液,并以50%硫酸镁50ml导泻或先灌入20%甘露醇250ml,再灌入生理盐水500ml导泻。必要时全肠道灌洗。

2.血液灌流　应尽早反复进行,最好在中毒24h内开始,12h内最佳。治疗时间在10h以上。

3.解毒治疗　无特效解毒药。理论上可应用N乙酰半胱氨酸、大剂量维生素C、维生素E等。大剂量糖皮质激素有助于防治肺损害及多脏器损害。早期应用免疫抑制剂如环磷酰胺、硫唑嘌呤可阻断肺纤维化。

4.对症支持治疗　禁止或限制吸氧,只有在氧分压<40mmHg时或出现ARDS时,才可以吸入低浓度氧气;补液、利尿,维持水、电解质及酸碱平衡;综合治疗多器官衰竭等。

七、抗凝血杀鼠剂

抗凝血杀鼠剂为国家批准生产、销售及使用的杀鼠剂,常见的有敌鼠、敌鼠钠、氯敌鼠、溴鼠隆、溴敌隆等,是目前城乡大规模灭鼠运动中使用最多的一类灭鼠剂。

【病因与发病机制】

多为误食(特别是儿童)、投毒及自杀服毒。此类毒物化学结构与香豆素相似,为抗凝血杀鼠剂。经口进入体内,竞争性抑制维生素K,影响凝血因子在肝脏内合成,从而抑制凝血酶原和凝血酶及凝血因子的合成,使凝血时间和凝血酶原时间延长。此外,还可直接损害毛细血管壁,增加血管壁的脆性和通透性,导致皮下和内脏出血,严重者致死。

【诊断】

1.病史　有接触或使用杀鼠剂的历史。

2.临床表现　中毒症状一般在食后 3d 出现,部分食后即有恶心、呕吐、心悸、低热、腹痛等。食入量少者可自愈,量大者可有出血表现,如鼻出血、牙龈出血、皮下出血、血尿、消化道出血等,可导致贫血甚至休克,发生在脑、心包、心肌等重要脏器的出血可危及生命。

3.实验室检查　贫血、出血时间延长、凝血时间和凝血酶原时间延长、血小板减少。必要时将食物、呕吐物、血、尿进行毒物检测。

【自救与互救】

口服者立即催吐,迅速护送至医院检查治疗。

【救治】

1.清除毒物　清水洗胃。洗胃后在口服活性炭悬液,并以 50% 硫酸镁 50ml 导泻或先灌入 20% 甘露醇 250ml,再灌入生理盐水 500ml 导泻。

2.解毒治疗　维生素 K,是特效解毒药。服药后无出血倾向,凝血酶原时间及活动度正常,不需治疗。轻度血尿及凝血酶原时间延长,可肌内注射 10~20mg,每日 3~4 次;严重出血可静脉滴注,日总量 100~300mg,连续用药至出血停止、凝血酶原时间及活动度正常后停药。维生素 K_3、维生素 K_4 无效。

3.对症支持治疗　出血量大者输血;积极防治脑出血和心肌出血等并发症;酌情应用糖皮质激素和抗过敏药物。

八、有机氟杀鼠剂中毒

有机氟杀鼠剂主要指氟乙酰胺和氟乙酸钠,因毒性大及易导致二次中毒,国家已禁止生产销售和使用,但仍有不法商贩生产和销售。

【病因与发病机制】

多为误食(特别是儿童)、投毒及自杀服毒。

有机氟农药进入人体后即脱胺形成氟乙酸,与细胞线粒体内的辅酶 A 结合形成氟乙酰辅酶 A,再与草酰乙酸作用生成氟柠檬酸。氟柠檬酸结构与柠檬酸相似,但不能被顺乌头酸酶作用,反而抑制顺乌头酸,阻断了三羧酸循环中柠檬酸的氧化,使柠檬酸在体内大量积聚,导致糖代谢障碍,能量生成终止,神经系统最先受累;同时氟乙酸和氟柠檬酸也能直接刺激神经系统,可发生抽搐和痉挛;对心脏亦有损害,并可导致各重要脏器急性血液循环障碍如淤血、水肿、出血等。

【诊断】

1.病史　依据口服有机氟灭鼠剂史。

2.临床表现　潜伏期 2~15h。早期出现恶心、呕吐、上腹部疼痛、头晕、头痛、乏力、心悸、胸闷、血压下降等症状,随进展出现烦躁、肌肉震颤、意识障碍、昏迷、肠麻痹等;部分患者还有语无伦次、谵妄等精神障碍。典型症状为阵挛性抽搐及强直性惊厥,来势凶猛,呈进行性加重,常导致呼吸衰竭而死亡。

3.实验室检查　二次中毒者多不易明确,须通过实验室检查帮助诊断。实验室检查可有血糖降低、血氟、尿氟增高,血柠檬酸增高。必要时进行毒物分析。

【自救与互救】

误服者立即催吐,迅速护送至医院检查治疗。发生阵挛性抽搐及强直性惊厥者,口腔分泌物较多。如清除不及时,可吸入气道造成窒息或发生吸入性肺炎。故患者应保持头偏向一侧,并在牙齿间垫上金属汤匙或筷子,有利于清除口腔分泌物,防止咬伤。

【救治】

1.清除毒物　清水或 1:5000 高锰酸钾溶液洗胃。洗胃后在口服活性炭悬液,并以 50% 硫酸镁 50ml 导泻或先灌入 20% 甘露醇 250ml,再灌入生理盐水 500ml 导泻。

2.解毒治疗　特效解毒药乙酰胺(解氟灵),用法:成人每次 2.5～5.0g,肌内注射,每日 2～4 次;或每日按 0.1～0.3g/kg 计算,分 2～4 次肌内注射;重症者可给予 5～10g 肌内注射,或溶于 50% 葡萄糖溶液中静脉注射。应足量应用,逐步减量,一般应用 5～7d。

3.对症支持治疗　重点是控制抽搐,保护心脏,解除呼吸抑制和昏迷,防治脑水肿。抗惊厥和解除痉挛可用地西泮 10～20mg 肌内注射或静脉注射,必要时重复。速效巴比妥类可以应用,但应注意呼吸抑制,特别对老人和儿童。低血糖时可适量予以高渗糖,必要时加用糖皮质激素。维持水、电解质及酸碱平衡。昏迷者可试用高压氧。

4.其他治疗　危重患者可考虑血液流。

九、毒鼠强中毒

毒鼠强化学名四次甲基二砜四胺,简称四二四,商品名或俗称"没鼠命"、"神猫灵"、"三步倒"、"一扫光"等,是一种对人畜有剧烈毒性的杀鼠剂,性质稳定难以分解,易造成二次中毒,国家已明令禁止生产、销售、使用,但仍有不法商贩受利益驱动进行地下生产和销售。

【病因与发病机制】

多为误食(特别是儿童)、投毒及自杀服毒。近年影响较大的集体中毒多因为投毒所致。

本品为中枢神经或运动神经兴奋剂,具有强烈的致惊厥作用。一般认为其直接作用是拮抗中枢神经系统的抑制性递质氨基丁酸的结果。

【诊断】

1.病史　依据毒鼠强接触史。

2.临床表现　潜伏期短,口服 5～20min 发病,长者仅数小时。其长短与摄入量直接相关。主要表现有恶心、呕吐、腹痛、口唇麻木、头痛、头昏、呼吸急促、惊恐不安、动作失调、痉挛、角弓反张。突出表现为反复发作的强直性抽搐痉挛,甚至呈癫痫持续状态。严重者数十分钟死于呼吸麻痹。

部分患者首次发病治愈后 1 月左右,可再次出现类似抽搐,且表现仍很重,1d 可发作 10 余次;亦可出现精神异常表现。

3.实验室检查　病史不详的反复抽搐患者如怀疑毒鼠强中毒,需进行毒物分析。

【自救与互救】

误服者立即催吐,迅速护送至医院检查救治。发生抽搐及强直性惊厥者,口腔分泌物较多。如清除不及时,可吸入气道造成窒息或发生吸入性肺炎。故患者应保持头偏向一侧,并在牙齿间垫上金属汤匙或筷子,有利于清除口腔分泌物,防止咬伤。

【救治】

1.清除毒物　清水或 1:5000 高锰酸钾溶液洗胃。洗胃后在口服活性炭悬液,并以 50% 硫酸镁 50ml 导泻或先灌入 20% 甘露醇 250ml,再灌入生理盐水 500ml 导泻。如已出现惊厥,洗胃应在惊厥控制后进行,对有意识障碍或呼吸衰竭者,应在气管插管、机械通气支持下进行。

2.其他治疗　血液灌流可清除体内已吸收的毒鼠强,即使在中毒 48h 后仍有效,但需要进行多次才能明显降低血中药物浓度。

3.对症支持治疗　重点是控制抽搐,保护心脏,解除呼吸抑制和昏迷,防治脑水肿。

控制抽搐的药物以苯巴比妥钠为首选,提倡早期使用,缓慢减量,长时间维持。一般为 0.1~0.2g,肌内注射,每 6~8h1 次,应用 1~2 周。对于癫痫样大发作者,可联用大剂量地西泮 50~200mg 静脉滴注维持,滴速以刚好控制抽搐为宜。

对于频繁发作强直性抽搐,使用大剂量镇静剂无效者应及早气管插管或气管切开,机械通气,必要时可联用肌松剂如维库溴铵等。低血糖时可适量予以高渗糖,必要时加用糖皮质激素。防治感染,维持水、电解质及酸碱平衡。昏迷者在抽搐控制后可试用高压氧 1~3 个疗程(10d1 个疗程)。

4.抗中毒治疗　有报道二巯基丙磺酸钠用于毒鼠强中毒治疗。

(秦　丹)

第五节　常见急性气体中毒

一、一氧化碳中毒

【病因与发病机制】

生活性中毒主要由于使用煤炭、煤气、煤油、木炭等烹调、取暖热水器时,室内通风不良而至一氧化碳(CO)积聚所致。此外,在密闭的小轿车内开冷、暖空调,发动机长时间运转也可导致 CO 中毒。

CO 吸入后迅速经肺泡壁弥散入血液,与血红蛋白结合形成碳氧血红蛋白(COHb),CO 与 Hb 的亲合力比氧与 Hb 的亲合力大 240 倍(37℃时)。COHb 不能携带氧,并阻碍释放氧,由于组织受双重缺氧作用,最终导致低氧血症,引起人体代谢最活跃的组织器官如脑、心、肝、肾等损伤,严重时导致多脏器功能衰竭。此外,CO 还可直接与线粒体中细胞色素结合,阻碍呼吸链中的电子传递,造成细胞呼吸障碍,影响能量代谢,从而产生病理损伤;CO 中毒时氧自由基介导的细胞损伤作用、内皮及炎症细胞激活的炎症反应损伤作用亦起重要作用。

【诊断】

1.病史　依据 CO 接触史。

2.临床表现　轻度中毒表现为头晕、头痛、乏力、恶心、呕吐、心悸、胸闷、四肢无力、站立不稳、行动不便或有短暂意识丧失;中度中毒表现出出汗、心率加快、表情淡漠、嗜睡、烦躁或昏迷,血压先升后降;严重中毒出现昏迷加深、颜面及唇呈樱桃红色,昏迷初期可见四肢肌张力增加或阵发性痉挛、腱反射增强、腹壁反射消失、呼吸及心率加快、体温升高、二便失禁,最终出现深昏迷或去大脑皮质状态。可并发脑水肿、肺水肿、肺部感染、心肌损害、酸中毒、休克及肾功能不全等。

部分患者经积极治疗意识恢复,经 2~60d 无症状期,再次出现精神及意识障碍、锥体系损害、锥体外系损害和脑、脊神经损害的症状,称为迟发脑病。

3.实验室检查　病史询问有困难时,通过实验室检查,血中 COHb 含量有确诊价值:正常血中 COHb 饱和度≤10%,轻度中毒 COHb 饱和度 10%~20%,中度中毒 COHb 饱和度 30%~40%,重度中毒 COHb 饱和度>50%。

其他实验室检查如血气分析动脉氧分压下降,二氧化碳分压代偿性降低;脑电图检查异常;头颅 CT 及

MRI 检查脑内有灶性分布低密度区,以皮质和内囊区多见。

【自救与互救】

1.在工作生活环境中　如发现有 CO 中毒的迹象,应立即自行打开门窗通风,行动不便时可设法打开门窗玻璃,使新鲜空气进入室内。并尽快脱离染毒环境,转移到空气新鲜处。症状较重不能自行打开门窗或无法脱离染毒环境时,应尽力设法呼救。迅速由同伴护送到医院接受治疗。

2.在工作生活环境中　如发现有人发生 CO 中毒症状,应迅速帮助患者并尽快脱离染毒环境,转移到空气新鲜处。救助者进入和撤离现场时,如能匍匐行动会更安全。开放煤气自杀的情况,室内煤气浓度过高,按响门铃、打开室内电器开关甚至衣物摩擦产生的电火花均可引起爆炸。进入室内时严禁携带明火,冬天应该先摸一摸暖气片或者自来水管再进入室内,不宜按响门铃、打开室内电器开关。

进入室内后,应迅速打开所有通风的门窗,如能发现煤气来源并能迅速排出的则应同时控制,如关闭煤气开关等,但绝不可为此耽误时间,因为救人更重要。

然后迅速将中毒者背出充满一氧化碳的房间,转移到通风保暖处平卧,解开衣扣,头侧位,清除口鼻的分泌物及呕吐物,保持呼吸道通畅,立即护送到医院接受治疗。在等待运送车辆的过程中,对于昏迷不醒的患者可将其头部偏向一侧,以防呕吐物误吸入肺内导致窒息。为促其清醒可用针刺或指甲掐其人中穴。若无呼吸则需立即开始口对口人工呼吸。

【救治】

1.抢救　立即吸氧,解开衣扣,头侧位,清除口鼻的分泌物及呕吐物,保持呼吸道通畅,开放静脉通道,如患者呼吸、心跳停止,立即进行心肺复苏术。

2.纠正缺氧　吸氧,高浓度吸氧或吸纯氧,呼吸停止时机械通气;高压氧治疗,高压氧能迅速提高氧分压,增加血氧含量,加速 COHb 的解离,迅速纠正低氧血症,并能使颅内血管收缩,通透性降低,有利于降低颅压。有条件者,凡 CO 中毒均应进行高压氧治疗。

3.防治脑水肿　20％甘露醇 250ml 快速静脉滴注,每日 3～4 次,连用 2～3d,颅压增高症状缓解后逐渐减量。可配合使用呋塞米。

4.对症支持治疗　控制高热,支持营养脑细胞,促进脑细胞代谢,可应用依达拉奉、纳洛酮等,积极控制感染等。

二、天然气和液化石油气中毒

【病因与发病机制】

天然气(农村常见沼气)重要成分是甲烷;液化石油气主要成分有丙烯、丙烷、丁烯、丁烷,含少量戊烷及微量硫化氢。上述两类气体均是家庭常用的燃料,引起中毒的原因多为意外泄漏所致或液化石油气燃烧不充分。此外,还见于自杀故意吸入大量气体或误入含大量此类气体的环境如下水道、粪池等。

天然气本身无毒,引起中毒主要因为窒息,但高浓度的天然气对呼吸道黏膜有强烈刺激作用,可引起化学性肺炎,甚至肺水肿;高浓度液化石油气吸入具有麻醉作用,燃烧不充分可产生 CO 中毒。

【诊断】

1.病史　依据高浓度天然气或液化石油气吸入史或使用不当史。

2.临床表现　均可出现头晕、头痛、乏力、心悸、恶心、呕吐、步态不稳,严重者烦躁、昏迷、意识丧失,呼吸心跳停止。

3.实验室检查　必要时还可检查 COHb 含量。

【自救与互救】

1.在工作生活环境中　如发现有气体泄漏时,应立即停止使用,关闭总开关,自行打开门窗通风,行动不便时可设法打开门窗或砸碎门窗玻璃,使新鲜空气进入室内。并尽快脱离染毒环境,转移到空气新鲜处。症状较重不能自行打开门窗或无法脱离染毒环境时,应尽力设法呼救。迅速由同伴护送到医院接受治疗。

2.在工作生活环境中　如发现有气体泄漏时,应立即停止使用,关闭总开关,有人出现中毒症状时,应迅速帮助患者并尽快脱离染毒环境,转移到空气新鲜处。在进入充满毒气或烟雾环境前,应快速做2～3次深呼吸,然后憋住气,迅速进入室内营救中毒者,以防吸入毒气。如果中毒者意识丧失,应观察有无呼吸和脉搏,并将中毒者颈部、胸部的衣物松开,采取心肺按压复苏。如果中毒者昏迷,但呼吸和脉搏还没有消失,应让中毒者头部偏向一侧,清除口、鼻的分泌物及呕吐物,保持呼吸道通畅,防止窒息。打电话叫救护车,吸氧气,立即将中毒者护送到医院接受治疗。状时,应迅速帮助患者并尽快脱离染毒环境,转移到空气新鲜处。如有人出现昏迷,应加大通风驱除硫化氢气体或戴供氧防毒面具,身缚救护带,轮流作业,将患者救出,立即护送到医院接受治疗。需要心肺复苏时,应在危险区外进行。

注意切记不可在不具备任何防护措施的情况下贸然进入危险区进行救治,缺少专业通风措施时可采用普通电扇或人力进行送风,进入危险区前可先将动物如鸡、鸭、狗、猫等送入,如发生动物死亡则说明危险大,仍不可无防护进入。

【救治】

1.抢救　立即吸氧,解开衣扣,头侧位,清除口、鼻的分泌物及呕吐物,保持呼吸道通畅,开放静脉通道,如患者呼吸、心跳停止,立即进行心肺复苏术。

2.中毒　者立即进行高压氧治疗以改善机体缺氧状态,加速硫化氢的排除。

3.应用糖皮质激素　早期、足量、短程应用糖皮质激素,以预防和治疗肺水肿、脑水肿,用量视病情而定,一般如地塞米松每日40～80mg,亦可选用甲泼尼龙或氢化可的松。ARDS患者糖皮质激素用量较大,必要时持续呼气末正压通气。脑水肿患者还需应用脱水剂如20％甘露醇250ml快速静脉滴注,每日3～4次,连用2～3d,颅压增高症状缓解后逐渐减量。可配合使用呋塞米。

4.对症支持治疗　补液,保持水、电解质及酸碱平衡;支持营养脑细胞,促进脑细胞代谢,可应用依达拉奉、纳洛酮等;积极控制感染等。

5.眼部处理　清水或生理盐水冲洗眼睛,抗生素眼膏或可的松滴眼液控制感染,保护角膜。

6.解毒治疗　大剂量的谷胱甘肽、鑫贝科、半胱氨酸或胱氨酸能增强细胞的抗氧化能力,加速对硫化氢的解毒作用。亚硝酸钠在急性硫化氢中毒时的应用及疗效,尚有争议,仅在致死性硫化氢中毒患者中考虑使用。

三、常用日用化学品急性中毒清洁洗涤剂中毒

家用清洁洗涤剂主要分为阴离子型、非离子型和阳离子型。阴离子清洁洗涤剂主要包括肥皂、洗衣粉、餐具和果蔬消毒清洗剂;阳离子型清洁洗涤剂主要包括衣物柔顺剂、二合一洗发剂、润发剂、新洁尔灭等;非离子型清洁洗涤剂主要有低泡洗衣剂及低泡机器用吸盘洗涤剂。这类物质引起中毒症状一般不重,只要及时救治几乎都能获救,临床上未见死亡报道。

【病因与发病机制】

这类物品引起的中毒主要是误食、长期过量使用经皮肤吸收以及误入眼睛。此类物品具有对消化道

症状和黏膜刺激作用,其中阳离子型清洁剂引起的中毒病情较重,大量摄入可引起中枢神经系统症状,高浓度摄入可致胃肠穿孔。

【诊断】

1.病史　有误服或过量使用史、不慎溅入眼睛史。

2.临床表现　大多有恶心、呕吐、腹痛、腹泻及皮肤刺激表现。阴离子和非离子清洁洗涤剂一般无严重情况,阳离子清洁洗涤剂中毒严重者可引起惊厥、低血压、呼吸麻痹等症状,部分患者可发生胃肠穿孔。

【自救与互救】

冷开水或自来水冲洗眼睛及皮肤,口服者可饮用牛奶200～300ml,症状严重者自行或在帮助下送医院接受治疗。

【救治】

1.温清水洗胃　阳离子型清洁洗涤剂中毒者可口服牛奶或活性炭30～50g,同时口服硫酸钠20～30g导泻。

2.严重中毒者注意保持呼吸道通畅　维持呼吸功能,出现惊厥、低血压者抗惊厥、抗休克治疗。

3.注意　此类气体易燃易爆,自救或互救时,不宜使用明火及随便打开电器开关,以免发生爆炸。冬天应该先摸一摸暖气片或者自来水管再进入室内,因为衣服可能有静电,产生电火花而导致爆炸。

【救治】

1.抢救　立即吸氧,解开衣扣,头侧位,清除口、鼻的分泌物及呕吐物,保持呼吸道通畅,开放静脉通道,如患者呼吸心跳停止,立即进行心肺复苏术。

2.纠正缺氧　吸氧,高浓度吸氧或吸纯氧,呼吸停止时机械通气;及时进行高压氧治疗。

3.防治脑水肿及肺水肿　可在利尿、脱水基础上,小剂量应用糖皮质激素。

4.对症支持治疗　补液,保持水、电解质及酸碱平衡;支持营养脑细胞,促进脑细胞代谢,可应用依达拉奉、纳洛酮等;积极控制感染。

四、硫化氢中毒

【病因与发病机制】

硫化氢是有特殊臭蛋样气味的无色、易燃气体,比空气重,易积聚在低洼处。中毒原因多见于生产中意外泄漏,含硫化氢的废气、废液排放不当及疏通阴沟、粪池等意外接触所致。还可见于误入存在大量硫化氢的低洼处,导致中毒。

硫化氢是窒息性气体和刺激性气体,有剧毒,主要经呼吸道进入机体,消化道亦可吸收,皮肤虽可吸收但速度甚慢。它进入机体细胞后与线粒体内的细胞色素氧化酶结合,抑制细胞的生物氧化过程,阻断细胞内呼吸,导致细胞窒息和组织缺氧;与黏膜接触后,与表面的水分结合形成硫化钠和氢硫酸,引起结膜、角膜、呼吸道的化学性炎症,重者发生肺水肿;极高浓度可通过颈动脉窦和主动脉的化学感受器,引起中枢神经系统超限抑制,导致呼吸麻痹或猝死。

【诊断】

1.病史　短时间内有确切吸入大量硫化氢的历史。呼气或体表有特殊臭蛋味。

2.临床表现　短时间吸入大量硫化氢可引起以中枢神经系统、眼和呼吸道系统损害为主的急性中毒表现。

(1)中枢神经系统损害:头痛、头晕、恶心、呕吐、全身乏力、焦虑、烦躁、意识障碍、抽搐、大小便失禁、全身肌肉痉挛或强直。最后可因呼吸麻痹而死亡。高浓度硫化氢吸入可使患者数秒钟内"闪电样"死亡。

（2）眼部刺激症状：眼刺痛、异物感、流泪、畏光、视物模糊，视物时有彩晕，结膜充血、水肿，重者角膜浅表浸润及糜烂、点状上皮脱落、混浊。

（3）呼吸系统刺激和损害症状：流涕、咽干、咽喉痛、声音嘶哑、咳嗽、咳痰、胸闷、胸痛、咯血，严重者呼吸困难，发绀、烦躁、咳大量粉红色或白色泡沫痰。还可有喉头水肿、皮下和纵隔气肿、ARDS、继发感染。一般可分为以下几级。

1）刺激反应：仅有咽和呼吸道刺激症状，短时间内可恢复。

2）轻度中毒：结膜充血、水肿、眼胀痛、畏光、咽干、咳嗽及轻度头痛、头晕、乏力、恶心、呕吐等症状。

3）中度中毒：明显头痛、头晕、轻度意识障碍、咳嗽、胸闷，眼结膜水肿及角膜溃疡等。

4）重度中毒：谵妄抽搐，昏迷，肺水肿，呼吸、循环衰竭。极重者"闪电样"死亡。

3.实验室检查　血中硫化物含量明显增高，血内出现硫化血红蛋白，中度以上中毒胸部 X 线检查有相应的影像学改变。

【自救与互救】

1.病史　吸入硫化氢气体后出现不适症状后，应迅速脱离染毒环境，由同伴护送到医院接受治疗。

2.在工作生活环境中　如发现有硫化氢气体吸入出现中毒症状时，应迅速帮助患者并尽快脱离染毒环境，转移到空气新鲜处。如有人出现昏迷，应加大通风驱除硫化氢气体或戴供氧防毒面具，身缚救护带，轮流作业，将患者救出，立即护送到医院接受治疗。需要心肺复苏时，应在危险区外进行。

注意切记不可在不具备任何防护措施的情况下贸然进入危险区进行救治，缺少专业通风措施时可采用普通电扇或人力进行送风，进入危险区前可先将动物如鸡、鸭、狗、猫等送入，如发生动物死亡则说明危险大，仍不可无防护进入。

【救治】

1.抢救　立即吸氧，解开衣扣，头侧位，清除口、鼻的分泌物及呕吐物，保持呼吸道通畅，开放静脉通道，如患者呼吸、心跳停止，即进行心肺复苏术。

2.中毒者立即进行高压氧治疗　以改善机体缺氧状态，加速化氢的排除。

3.应用糖皮质激素　早期、足量、短程应用糖皮质激素，以预防和治疗肺水肿、脑水肿，用量视病情而定，一般如地塞米松每日 40～80mg，亦可选用甲泼尼龙或氢化可的松。ARDS 患者糖皮质激素用量较大，必要时持续呼气末正压通气。脑水肿患者还需应用脱水剂如 20% 甘露醇 250ml 快速静脉滴注，每日 3～4 次，连用 2～3d，颅压增高症状缓解后逐渐减量。可配合使用呋塞米。

4.对症支持治疗　补液、保持水、电解质及酸碱平衡；支持营养脑细胞，促进脑细胞代谢，可应用依达拉奉、纳洛酮等；积极控制感染等。

5.眼部处理　清水或生理盐水冲洗眼睛，抗生素眼膏或可的松滴眼液控制感染，保护角膜。

6.解毒治疗　大剂量的谷胱甘肽、鑫贝科、半胱氨酸或胱氨酸能增强细胞的抗氧化能力，加速对硫化氢的解毒作用。亚硝酸钠在急性硫化氢中毒时的应用及疗效，尚有争议，仅在致死性硫化氢中毒患者中考虑使用。

（秦　丹）

第六节　常见用日用化学品急性中毒

一、清洁洗涤剂中毒

家用清洁洗涤剂主要分为阴离子型、非离子型和阳离子型。阴离子清洁洗涤剂主要包括肥皂、洗衣粉、餐具和果蔬消毒清洗剂;阳离子型清洁洗涤剂主要包括衣物柔顺剂、二合一洗发剂、润发剂、新洁尔灭等;非离子型清洁洗涤剂主要有低泡洗衣剂及低泡机器用吸盘洗涤剂。这类物质引起中毒症状一般不重,只要及时救治几乎都能获救,临床上未见死亡报道。

【病因与发病机制】

这类物品引起的中毒主要是误食、长期过量使用经皮肤吸收以及误入眼睛。此类物品具有对消化道症状和黏膜刺激作用,其中阳离子型清洁剂引起的中毒病情较重,大量摄入可引起中枢神经系统症状,高浓度摄入可致胃肠穿孔。

【诊断】

1.病史　有误服或过量使用史、不慎溅入眼睛史。

2.临床表现　大多有恶心、呕吐、腹痛、腹泻及皮肤刺激表现。阴离子和非离子清洁洗涤剂一般无严重情况,阳离子清洁洗涤剂中毒严重者可引起惊厥、低血压、呼吸麻痹等症状,部分患者可发生胃肠穿孔。

【自救与互救】

冷开水或自来水冲洗眼睛及皮肤,口服者可饮用牛奶200～300ml,症状严重者自行或在帮助下送医院接受治疗。

【救治】

1.温清水洗胃　阳离子型清洁洗涤剂中毒者可口服牛奶或活性炭30～50g,同时口服硫酸钠20～30g导泻。

2.严重中毒者注意保持呼吸道通畅　维持呼吸功能,出现惊厥、低血压者抗惊厥、抗休克治疗。

3.对症支持治疗　呕吐、腹痛者予以胃黏膜保护剂及山莨菪碱等;补液,维持水、电解质及酸碱平衡。

二、碱类或聚磷酸盐清洁剂

此类清洁剂主要成分为强碱和聚磷酸盐(水软化剂),用于清洁厨房灶具、玻璃门窗、墙壁、地面和家具等,包括油污清洁剂、机用洗盘剂等。

【病因与发病机制】

多为误服,少数见于自杀。其中所含强碱类物质能溶解蛋白及胶原组织,形成碱性蛋白化合物,并能皂化脂肪,使组织细胞脱水坏死。口服后可导致口腔食管胃黏膜损伤及碱中毒。

【诊断】

1.病史　误服及使用史。

2.临床表现　可有腹痛、呕吐、腹泻、呕血及虚脱,进一步发展引起消化道穿孔;大量聚磷酸盐中毒可出现发绀、心率减慢和昏迷;全身碱中毒可出现手足抽搐。

【自救与互救】

清水冲洗眼睛及皮肤,口服者可饮用牛奶200～300ml,症状严重者自行或在帮助下至医院接受治疗。

【救治】

1.禁止催吐、洗胃　可口服牛奶或蛋清,清水冲洗皮肤或眼睛15min以上。

2.怀疑消化道损伤时　尽快做胃镜检查,并以1%醋酸冲洗受伤区域直到碱类完全转化为止;食管烧伤可用抑酸剂或黏膜保护剂,酌情给予泼尼松,以减少瘢痕形成;后期出现食管狭窄者可作内镜扩张术。

3.手足抽搐　给予10%葡萄糖酸钙10ml缓慢静脉注射;眼睛、皮肤出现症状时请专科医生治疗。

4.其他　补液,维持水、电解质及酸碱平衡,纠正低血压等对症治疗。

三、水垢清洁剂中毒

此类清洁剂主要有便池清洁剂、洁厕灵、去油净等,成分是稀释的酸性物质、表面活性剂和消毒剂等,少数含有强酸。

【病因】

引起中毒的主要原因为误服或有意服毒。

【诊断】

1.病史　有误服水垢清洁剂史。

2.临床表现　主要是酸类物质的刺激症状:口咽食管和消化道的烧灼样疼痛,呕吐、腹泻、腹痛等,严重者可出现消化道穿孔。溅入眼后可引起结膜炎与角膜溃疡,出现疼痛、流泪、畏光等。大量蒸汽吸入者可引起肺炎肺水肿,会厌水肿可引起窒息。此外,还有引起急性溶血的报道。

【自救与互救】

清水冲洗眼睛及皮肤15min以上;口服者可饮用适量水、蛋清、牛奶;蒸汽吸入时立即打开门窗通风,症状严重者自行或在帮助下至医院接受治疗。

【救治】

1.禁止催吐、洗胃　可口服蛋清、牛奶或清水,忌用碳酸氢钠中和,以免引起胃胀气和穿孔。清水冲洗皮肤或眼睛15min以上。

2.怀疑消化道损伤　应禁食和胃肠减压,或外科手术治疗。疼痛严重必要时可给予吗啡止痛。食管烧伤可用抑酸剂或黏膜保护剂,酌情给予泼尼松,以减少瘢痕形成。

3.保持呼吸道通畅　会厌水肿是可应用适量糖皮质激素,必要时气管插管或气管切开。

4.吸入中毒　可立即给予雾化吸入5%碳酸氢钠溶液2～3次;应用止咳、化痰、解痉对症治疗,抗生素防治感染;防治肺水肿。

5.其他　补液,维持水、电解质及酸碱平衡;纠正低血压;眼睛、皮肤出现症状时请专科医生治疗。

四、含氯消毒剂中毒

家庭常见的含氯消毒剂主要有含氯石灰(漂白粉)和84消毒液,其主要成分分别为次氯酸钙、次氯酸钠。

【病因与发病机制】

主要是儿童误服和成人有意服毒。

其主要毒性作用是因与胃酸接触形成次氯酸,对黏膜有刺激作用;或分解形成氯,接触或吸入是溶于眼及呼吸道黏膜的水分中后,形成氯化氢和次氯酸,引起眼、气管和支气管黏膜充血、水肿、坏死,严重者导致化学性肺炎和肺水肿。

【诊断】

1.病史　误服及使用史。

2.临床表现　食入含氯消毒剂可造成黏膜腐蚀损伤,出现腹痛、呕吐、呕血,严重者血压下降、谵妄与昏迷。可有咽喉水肿,后期出现食管狭窄。吸入者出现呼吸道刺激症状,如咳嗽、气喘、呼吸困难,严重者出现化学性肺炎,甚至肺水肿。溅入眼内可致结膜炎、角膜炎;皮肤接触后可出现红肿、瘙痒等。;

【自救与互救】

清水冲洗眼睛及皮肤 15min 以上,口服者可饮用适量水、蛋清,牛奶,蒸汽吸入时立即打开门窗通风,症状严重者自行或在帮助下至医院接受治疗。

【救治】

1.禁止催吐、洗胃　可口服蛋清、牛奶或清水,忌用碳酸氢钠中和,以免引起胃胀气和穿孔。清水冲洗皮肤或眼睛 15min 以上。

2.怀疑消化道损伤　应禁食和胃肠减压,或外科手术治疗。疼痛严重必要时可给予吗啡止痛。食管烧伤可用抑酸剂或黏膜保护剂,酌情给予泼尼松,以减少瘢痕形成。

3.保持呼吸道通畅　喉头水肿时可应用适量糖皮质激素,必要时气管插管或气管切开。

4.吸入中毒　可立即给予雾化吸入 5% 碳酸氢钠溶液 2～3 次;应用止咳、化痰、解痉等对症治疗,防治肺水肿。

5.其他　补液,维持水、电解质及酸碱平衡;纠正低血压;眼睛、皮肤出现症状时请专科医生治疗。

五、家用杀虫剂中毒

目前市场上常见的杀虫剂包括杀蚊子、苍蝇、蟑螂、蛾子和蚂蚁等杀虫剂,以喷雾剂型多见,如雷达、必扑、全无敌等,主要成分是拟除虫菊酯类化合物。

（秦　丹）

第二十二章 常见急症表现

第一节 发热

一、概述

【临床特点】

发热是一种常见的症状,是指体温超出正常值高限。正常体温是指口腔温度(舌下测量)36.3~37.2℃,直肠温度36.5~37.7℃,腋下温度36.0~37.0℃。不同个体的正常体温略有差异,少数健康成年人其口腔温度可低于36.3℃或高于37.2℃。

通常腋窝体温超过37.4℃可定义为发热。按照体温上升程度可分为低热(38℃以内)、中等度热(38~39℃)、高热(39~40℃)和超高热(40.5℃以上)。一般认为,口腔温度达到37.5~38.0℃,持续2周以上者称为持续低热;发热持续2周以上,体温38.5℃以上称为长期发热。

发热的原因可分为感染和非感染两类。感染性疾病的病原体包括细菌、病毒、真菌、螺旋体、立克次体、原虫等外致热原。非感染性发热主要为内致热原,如抗原抗体复合物等所导致的发热,常见疾病主要包括免疫系统疾病,如系统性红斑狼疮、血管炎等;血液系统疾病,如白血病、淋巴瘤等;恶性肿瘤;内分泌疾病,如甲状腺功能亢进症;中枢神经系统疾病,如脑血管意外等;另外还有中暑、吸收热、药物热等多种病因。尽管医学不断进步,仍有相当一部分发热(10%)是无法明确病因的,

发热时人体的免疫功能明显增强,可以提高抗生素的使用效果,但体温过高可能引起惊厥(小儿常见)、昏迷,甚至导致严重后遗症,因而需要及时地对症治疗。

【诊断要点】

1.首先测量体温,确定发热的程度。询问发热时间长短、规律、特点,要注意患者的热型,是否合并寒战、皮疹等伴随症状。在社区急诊,遇到的患者多为急性发热。

2.流行病学情况:要根据发病季节、地区的流行病情况综合分析。要询问患者的接触史及周围人群发病情况。

3.询问患者的既往病史,许多慢性疾病患者较易合并感染,如慢性阻塞性肺疾病(COPD)患者易患呼吸道感染,胆石症患者易出现胆道感染,长期服用激素、糖尿病、器官移植患者易出现感染性发热等。

4.细致查体,注意发热相关的体征,如肺部啰音、腹部的固定性压痛、皮肤黄染、皮疹、淋巴结肿大等阳性体征。

5.询问患者既往做过哪些检查,其结果如何。急诊相关的化验检查项目较少,但常规的检验就可以为

临床提供很多重要的信息。血常规、尿常规、肝肾功能、电解质水平等都可作为诊断和急诊处理的依据。

6.胸部 X 线及腹部超声检查也是诊断发热原因的必要检查。

7.询问患者既往使用的药物及其治疗效果、过敏史等以便下一步治疗方案的选择。

【处理原则】

1.感染原因导致的发热,应尽早使用抗生素治疗,但要注意合理应用抗生素。首先要尽量明确发热的病因,在病因不明的情况下,不要盲目使用抗生素。有条件的医院要尽量在留取标本进行培养后再使用抗生素。经验性抗生素使用要根据患者的感染部位、可能的感染病原、患者的药物过敏情况、肝肾功能情况、药物的不良反应等综合判断。

2.卧床休息、补液治疗、营养支持等。

3.对症处理。发热是人体的抵抗机制之一,所以在患者的耐受范围内可以不急于降温。一般体温低于38℃可不用药物退热,而采取物理降温,如冷敷、擦拭身体等方式。

药物降温,可选用中成药、中药或西药,如牛黄清热散 0.2g,每日 2 次,口服;牛黄清脑丸,1～2 丸,每日 2 次,口服;紫雪散,0.75g,每日 2 次,口服;中药汤剂:大黄 15g,芒硝 9g,玄参 15g,甘草 6g,水煎服或灌肠治疗;西药可选用:对乙酰氨基酚(扑热息痛,百服宁,泰诺),0.3～0.6g,每 6 小时 1 次,口服,一日不超过 2.0g。小儿服用阿司匹林要慎重。

【转院建议】

转院与否,要根据医疗条件以及对患者病情进行综合评估后判断,出现下列情况建议转院。

1.经社区初步检查,对发热诊断不清。

2.疑为风湿、肿瘤、血液系统疾病导致的发热。

3.处理有困难,如高热不退。

4.为了明确诊断,需要做进一步检查的患者,如风湿免疫检查、计算机 X 线断层摄影术(CT)、磁共振胰胆管成像(MRCP)、内镜等。

二、成年人上呼吸道感染

【临床特点】

上呼吸道感染是最常见的呼吸道感染性疾病,部分感染可以有很强的传染性。上呼吸道的解剖结构包括鼻腔、鼻窦、咽、喉、中耳以及隆突以上的气管。因此,这些部位的感染都可称之为上呼吸道感染。按照病程不同,可分为急性和慢性上呼吸道感染,在社区急诊中最常见的为急性上呼吸道感染。

上呼吸道感染的病原体以病毒最为常见,其他包括细菌、真菌、螺旋体等。最常见的致病原主要为鼻病毒、冠状病毒、腺病毒、呼吸道合胞病毒、流感病毒、副流感病毒、柯萨奇病毒及溶血性链球菌等。全年均可发病,以冬春季节多发。可通过含有病毒的飞沫和被污染的用具传播。

患者受凉、淋雨、过度疲劳等情况下可诱发本病,老幼体弱或有慢性呼吸道疾病者更易罹患。

【诊断要点】

1.普通感冒

(1)症状表现为咽干、咽痒、喷嚏、流涕、咽痛,可伴有低热、头痛。

(2)查体:鼻腔黏膜充血、水肿、有分泌物、咽部充血。

(3)血象:病毒性感染白细胞计数通常为正常或偏低,淋巴细胞比例升高;细菌感染时白细胞计数增多与中性粒细胞比例升高。

(4)胸部 X 线正常。

2.咽炎和喉炎

(1)症状表现为咽痒、咽部烧灼感,可以有发热及吞咽疼痛。喉炎时出现声嘶、咳嗽等。

(2)体检咽喉部充血、水肿,局部淋巴结肿大和触痛。

(3)血象和胸部 X 线片表现同"普通感冒"。

3.流行性感冒

(1)流行病学史:流行季节、流行地区。

(2)症状表现为全身症状重而呼吸道症状轻。初期为急起高热、畏寒、头痛、乏力、全身酸痛。后期逐渐出现上呼吸道症状,如鼻塞、流涕、咽痛、干咳等。

(3)查体:急性病容,眼结膜、咽部充血,口腔黏膜可有疱疹。

(4)血象:白细胞计数通常为正常或偏低,淋巴细胞比例升高。

(5)胸部 X 线:轻症可表现正常,重症患者胸部 X 线检查可显示单侧或双侧肺炎,少数可伴有胸腔积液等。

【急诊处理】

1.休息、多饮水、营养支持　隔离患者,注意通风。

2.对症治疗　解热镇痛药及减少鼻炎充血的药物.如对乙酰氨基酚、伪麻黄碱等。

3.抗病毒治疗　如奥司他韦每次 75mg,每日 2 次,连用 5d。

4.中药治疗　清热解毒、化湿、扶正祛邪等。

三、小儿急性上呼吸道感染

【临床特点】

急性上呼吸道感染是儿童最为常见的疾病之一,原因在于小儿上呼吸道解剖和免疫方面均存在特殊性。

1.鼻　婴幼儿鼻腔较成年人短,无鼻毛,后鼻腔狭窄,黏膜柔嫩,血管丰富,易于感染。发炎时后鼻腔易堵塞而出现呼吸及吸吮困难。

2.鼻窦　其黏膜与鼻腔黏膜相连续,且鼻窦口相对较大,故急性鼻炎易致鼻窦炎。

3.咽部　较狭窄,腭扁桃体 1 岁末逐渐增大,4~10 岁达发育高峰,14~15 岁逐渐退化,故扁桃体炎 1 岁内少见。

4.咽鼓管　宽、直、短,呈水平位,故鼻咽炎易波及中耳致中耳炎。

5.喉　呈漏斗状,喉腔、声门裂狭窄,软骨柔软,黏膜娇嫩,血管及淋巴组织丰富,故轻度炎症易充血水肿,引起喉头狭窄。同时,小儿呼吸道非特异性和特异性免疫功能均较差,婴幼儿的免疫球蛋白含量普遍较低。新生儿、婴幼儿咳嗽反射弱,气道平滑肌收缩功能和纤毛运动功能亦较差,难以有效清除吸入的尘埃及异物颗粒,故易患呼吸道感染。营养不良、维生素 D 缺乏患儿更加易感。

【诊断要点】

(一)诊断

小儿急性上呼吸道感染其症状轻重程度相差很大,与年龄、病原体和机体抵抗力不同有关。一般来讲,年长儿症状较轻,婴幼儿症状较重,常见以下几种类型:

1.一般类型上呼吸道感染　潜伏期 1~3d,病程一般 3~5d。症状:鼻塞、喷嚏、流涕、干咳、咽部不适、发热等。婴幼儿可骤然起病,高热、纳差、咳嗽,伴有呕吐、腹泻、烦躁,甚至热性惊厥。有的患儿发病初期表现有阵发性脐周疼痛,与发热所致阵发性肠痉挛或肠系膜淋巴结炎有关。体征:咽部充血、腭扁桃体肿大、颌下淋巴结肿大、触痛、肺部呼吸音正常。肠道病毒所致者,常伴不同形态的皮疹。

2.流行性感冒 由流感病毒、副流感病毒引起,有明显流行病学史。全身症状重,如发热、咽痛、头痛、肌肉痛等,上呼吸道卡他症状可以不明显。

3.两种特殊类型上呼吸道感染

(1)疱疹性咽峡炎:由柯萨奇A组病毒引起,好发于夏秋季。急性起病,表现高热、咽痛、流涎、厌食、呕吐等。咽部充血,腭咽弓、腭垂、软腭等处有 2~4mm 的疱疹,周围有红晕,疱疹破溃后形成小溃疡,病程1周。

(2)咽结合膜热:由腺病毒 3 型、7 型引起,春夏季多见。临床表现以发热、咽炎和结合膜炎为特征,可表现为高热、咽痛、眼部刺痛。咽部充血,一侧或两侧滤泡性眼结合膜炎。颈部、耳后淋巴结可肿大,有时有胃肠道症状,病程 1~2 周。

(二)并发症

患上呼吸道感染时,炎症可波及邻近器官并可向下呼吸道蔓延。尤其婴幼儿可并发中耳炎、鼻窦炎、咽后壁脓肿、颈淋巴结炎、喉炎、气管炎和支气管肺炎等。年长儿若因链球菌引起上呼吸道感染,可引起急性肾炎、风湿热等。

(三)鉴别诊断

根据病人发热程度、呼吸道症状及或全身症状等不难诊断,但需与以下疾病鉴别。

1.急性传染病的早期 上呼吸道感染常为各种急性传染病的前期症状,如流行性脑脊髓膜炎、麻疹、猩红热、百日咳、脊髓灰质炎等,应结合流行病学史、临床表现及实验室资料综合分析,动态监测病情演变加以鉴别。

2.急性阑尾炎上呼吸道感染 伴腹痛应注意与急性阑尾炎相鉴别。急性阑尾炎常是腹痛先于发热,以持续性右下腹痛为主,有腹肌紧张及固定压痛点,末梢血白细胞及中性粒细胞增高可资鉴别。

【急诊处理】

1.一般治疗 孩子患了病毒性感冒之后,一般不需要服抗生素,只要加强护理。休息、多饮水,吃营养丰富、富含维生素、易消化的食物。注意室内通风和呼吸道隔离,预防并发症。

2.病因治疗 常用利巴韦林抗病毒,疗程 3~5d。结合膜炎用 0.1% 阿昔洛韦滴眼,1~2h1 次。若病情重、有继发细菌感染或发生并发症者,可加用抗生素治疗,常用青霉素、头孢菌素和大环内酯类等,疗程 3~5d。若证实为溶血性链球菌感染或既往有风湿热、肾炎病史者,青霉素应用 10~14d。

3.对症治疗 高热可服用解热镇痛药或物理降温。咽痛给予咽喉片含服。热性惊厥予镇静、止惊等,也可服用清热解毒的中药来减轻症状。

4.预防 加强体育锻炼,增强抵抗力;提倡母乳喂养,预防佝偻病和营养不良;注意居室通风;尽量与呼吸道感染的病人隔离。

四、肺 炎

【临床特点】

肺炎是指包括终末气道、肺泡腔及肺间质等在内的肺实质炎症。按照病因可分为细菌性、病毒性、真菌性肺炎等。按照肺炎发生的环境,又可分为社区获得性肺炎和医院获得性肺炎。在社区急诊工作中最常见到的为社区获得性肺炎。

社区获得性肺炎是指在医院外罹患的肺实质(含肺泡壁,即广义上的肺间质)感染性炎症,包括感染了具有明确潜伏期的病原体,在入院后潜伏期内发病的肺炎。这是一种常见的感染性疾病,病死率为5%～10%。大约50%以上的社区获得性肺炎患者的致病原无法确定,在能够培养出的致病原中,主要为肺炎链球菌、肺炎支原体、流感嗜血杆菌、肺炎衣原体、需氧革兰阴性杆菌、金黄色葡萄球菌、卡他莫拉菌等。

【诊断要点】

(一)诊断

按照中华医学会2006年社区获得性肺炎的诊断标准,肺炎的诊断要包括以下几方面内容。

1.症状

(1)呼吸道症状:指新近出现的咳嗽、咳痰或原有呼吸道疾病症状加重,并出现脓性痰,伴或不伴胸痛。

(2)发热。

临床上大部分肺炎患者具有这两项症状,但需要指出的是,并不是所有的肺炎都具备上述表现。很多临床上诊断的肺炎可以单独表现为发热而缺乏其他呼吸道症状,也有的肺炎患者(特别是老年人),仅有咳嗽咳痰而体温正常,这需要临床医师有足够的警惕性。

2.体格检查　主要为肺实变体征(叩诊浊音、触觉语颤增强、支气管呼吸音)和(或)闻及湿性啰音。需要注意的是肺炎患者在疾病早期可以无异常肺部体征。另外,由于肺炎的严重程度不同可造成不同程度的全身炎症反应,在关注呼吸系统体征的同时还应当注意患者的一般状况及累及脏器的变化。除患者的基本生命体征(体温、脉搏、呼吸、血压)外,还应注意患者的神志情况、面容、是否出现呼吸衰竭及休克(即口唇及四肢末梢发绀、皮肤湿冷等表现)。重症肺炎常会累及患者的肾脏及心脏,查体时也应注意。

3.化验检查　主要指血常规中白细胞计数,$WBC > 10 \times 10^9/L$ 或 $< 4 \times 10^9/L$,伴或不伴核左移。在某些细菌性肺炎,如肺炎链球菌肺炎、葡萄球菌肺炎等,患者的白细胞计数会增高、中性粒细胞比例增加、核左移并有中毒颗粒。而有些特殊病原体肺炎的白细胞计数不升高,甚至降低,如病毒性肺炎等。白细胞计数可以提示很多临床信息:如果白细胞计数 $> 20 \times 10^9/L$ 或 $< 4.0 \times 10^9/L$ 常提示病情较重;而如果治疗后白细胞计数未能恢复正常意味着治疗无效或是出现并发症。

4.胸部X线检查　显示片状、斑片状浸润性阴影或间质性改变,伴或不伴胸腔积液。

以上X线胸片表现为必需条件,症状、体征、血常规结果具备其一即可。

(二)鉴别诊断

在肺炎诊断前,还应除外某些可引起类似表现的疾病,如肺结核、肺部肿瘤、非感染性肺间质性疾病、肺水肿、肺不张、肺栓塞、嗜酸细胞浸润症及肺血管炎等。

【急诊处理】

1.抗生素的应用　一旦确诊为肺炎,抗生素应尽早使用,这与患者的预后直接相关。而由于诊断性检查的限制性,肺炎的初步治疗往往是经验性的抗感染治疗。我国地域广阔,病原体的分布和抗生素的耐药率不一致,各地医师的经验性用药也需要参考当地的具体情况制定。至于给予抗生素的方式,对于既往健康的轻症患者、胃肠功能正常的患者应当尽量使用生物利用度好的口服给药的方式;病情较重,或是无法口服的患者可选用静脉用药。推荐的抗生素方案为以下两种:

(1)无心肺基础疾病和附加危险因素的患者:推荐方案为新大环内酯类(阿奇霉素、阿克拉霉素等);青霉素类(青霉素、阿莫西林等);多西环素(强力霉素);第一代或第二代头孢菌素类;呼吸喹诺酮类(如左氧氟沙星、莫西沙星等)。

(2)伴心肺基础疾病和(或)附加危险因素的患者:推荐第二代头孢菌素类(头孢呋辛、头孢丙烯、头孢克洛等)单用或联合大环内酯类;B-内酰胺类/B-内酰胺酶抑制药(如阿莫西林/克拉维酸、氨苄西林/舒巴坦),单用或联合大环内酯类;呼吸喹诺酮类。

2.对症支持治疗　包括卧床休息、补充液体、胸痛时可给予镇痛药物等。

【转院建议】

大多数轻症肺炎的患者在社区门诊可以通过上述检查措施得到明确诊断和有效的治疗,但具备以下危险因素的肺炎患者应当要特别注意:

1.年龄≥65 岁。

2.存在基础性疾病,如慢性阻塞性肺疾病、糖尿病、慢性心、肾功能不全、恶性肿瘤或血液病、吸入性肺炎或存在容易发生吸入的因素、器官移植术后或长期应用免疫抑制药、获得性免疫缺陷综合征(AIDS)、慢性酗酒或营养不良、精神异常、脾切除术后及近 1 年内曾因肺炎入院等。

3.具有以下异常体征之一:意识障碍;呼吸频率≥30/min;脉搏≥120/min;动脉收缩压<90mmHg;体温≥40℃或<35℃。

4.少尿:尿量<20ml/h 或<80ml/4h,或并发急性肾衰竭。

5.呼吸衰竭。

6.并发脓毒性休克。

7.X 线胸片提示一个以上肺叶受累、出现空洞、病灶迅速扩散或出现胸腔积液。

8.存在肺外感染病灶。

9.生活在养老机构。

10.白细胞计数>20×10^9/L 或<4.0×10^9/L 等。

如果具备 2 项以上危险因素的患者应当立即安排转院治疗。

五、尿路感染

【临床特点】

尿路感染是指各种病原微生物在泌尿系统生长繁殖所致的尿路急、慢性炎症反应。多见于育龄女性、老年人、免疫功能低下、肾移植和尿路畸形者。根据感染发生的部位,临床可分为肾盂肾炎、膀胱炎和尿道炎。

尿路感染的病原微生物主要是细菌,极少数为病毒、真菌、衣原体、支原体及滴虫等。单纯性尿路感染病原菌谱中,尿路感染多为单一细菌感染,75%局限于大肠埃希菌,25%局限于表皮葡萄球菌、肺炎克雷白杆菌。复杂性尿路感染(长期使用抗生素或免疫抑制药治疗、长期留置导尿管或输尿管插管以及机体抵抗力差、泌尿器械检查者)的病例可见多种细菌混合感染、厌氧菌及真菌感染。这类病例的病原菌谱中,大肠埃希菌不足 50%,葡萄球菌属、克雷伯菌属等明显增多。

上行感染途径是指病原菌由尿道、膀胱、输尿管上行至肾盂引起感染性炎症,血行感染继发于全身败血症或菌血症,约占尿路感染的 3%,多见于金黄色葡萄球菌;直接感染和淋巴道感染少见。

【诊断要点】

1.确诊尿路感染是否存在　符合下列指标之一者,即可诊断尿路感染:

(1)新鲜中段非离心尿革兰染色后油镜观察>5 个菌/视野。

(2)新鲜清洁中段尿细菌培养计数≥10000/ml。

(3)膀胱穿刺的尿培养阳性。

2.尿路感染的定位诊断　判断是上尿路感染还是下尿路感染。如果是肾盂肾炎,还要判断是急性还是慢性肾盂肾炎。

(1)膀胱炎:通常有尿痛、尿频、尿急及下腹部疼痛,30％可见血尿。大部分患者的尿液中可检测到白细胞和细菌。一般无38.5℃以上发热、腰痛等全身感染表现。

(2)急性肾盂肾炎:一般在发病数小时或1d后快速出现明显全身感染症状,发热、寒战、体温升高至38~40℃,伴有恶心、呕吐、腹泻及肌肉酸痛等,大部分患者末梢血白细胞升高,严重者可出现革兰阴性杆菌败血症表现,膀胱炎的症状可有可无。体检时肾区叩痛阳性,尿革兰染色可检测到细菌,尿中出现白细胞管型,可出现血尿。

(3)慢性肾盂肾炎:50％的患者可有急性肾盂肾炎病史。表现为腰部酸痛不适、间歇性尿频、排尿不适,可伴有乏力、低热、食欲减退及体重减轻反复发作、病情迁延可合并肾小管功能损伤,如夜尿增多等,持续发展可导致尿毒症。少数病人可无任何临床症状,仅表现为尿检异常和尿细菌检查阳性。

3.明确有无合并症

(1)肾乳头坏死:常常发生于患有糖尿病、镇痛药性肾病及痛风性肾病等基础疾病的尿路感染患者;临床出现高热、剧烈腰痛和血尿等症状;尿中有坏死组织排出,阻塞输尿管可引起肾绞痛。

(2)肾周围脓肿:常并发于糖尿病、尿路梗阻的患者。临床出现持续性高热和明显的单侧性腰痛以及腰肋角压痛和叩痛等症状。

(3)革兰阴性杆菌败血症:常见于复杂性尿路感染病人,偶见于严重的单纯性肾盂肾炎患者。病情急剧、凶猛,病人出现寒战、高热及休克。预后不良,死亡率高。

(4)肾结石和尿路梗阻:变形杆菌等形成结石。反复尿路感染炎症形成的瘢痕和结石可引起尿路梗阻,导致肾盂积液、反流性肾病等,加重肾功能损伤。

【急诊处理】

1.治疗原则　注意休息。尿路刺激症状明显或伴发热,应卧床休息,一般急性单纯性膀胱炎休息3~5d,肾盂肾炎休息7~10d。高热、消化道症状明显者应静脉补液以保证足够热量。增加饮水量,入液多排尿多,使尿路得到冲洗,每日尿量应该在1500ml以上。选用适当的抗菌药物,如给予清热镇痛药,对高热、头痛、腰痛等症给予对症处理。

2.急性膀胱炎　治疗尿路感染时磺胺类药物可作为首选。

(1)短效制剂:磺胺异口恶唑(SIZ),抗菌作用很强,成年人每日剂量为4g,儿童为每千克体重25~50mg,分4次口服。

(2)中效制剂:磺胺甲口恶唑(SMZ),抗菌作用与磺胺异口恶唑相似,它与甲氧苄啶(TMP)合用,疗效可增强数倍,对前列腺炎引起的尿路感染更为合适。复方磺胺甲口恶唑就是SMZ与TMP所组成的。

(3)长效制剂:有磺胺-5-甲氧嘧啶、磺胺-2,6-甲氧嘧啶等,这些药物的特点为剂量小,不良反应少,服用方便。

使用时应该注意以下几点:①对磺胺类药物过敏者禁用。②服药期间应多饮水,如果长期服用时最好加用碳酸氢钠,以避免发生血尿和结晶尿。③妊娠最后3个月内的孕妇也应禁服。④凡是有肾功能损害、严重肝病、白细胞下降、血小板下降者不宜使用。

此外,喹诺酮类(氧氟沙星、诺氟沙星、左氧氟沙星等)、头孢菌素类(头孢拉定)、青霉素类(氨苄西林、阿莫西林),这些均为广谱抗菌药,治疗尿路感染都有较好效果。

(1)单剂量治疗法:磺胺甲口恶唑(SMZ)2.0g,它与抗菌增效药甲氧苄啶(TMP)0.4g合用,或选用阿莫西林3.0g,或氧氟沙星0.4g,1次顿服。

（2）短疗程疗法：复方磺胺甲口恶唑 2 片，每日 2 次，或阿莫西林 0.5g，每日 4 次，或氧氟沙星 0.2g，每日 2 次，均连服 3d。

（3）合并妊娠或糖尿病的患者：应持续抗生素治疗 7d。妊娠时首选阿莫西林，也可选用二三代头孢菌素，禁用喹诺酮类及磺胺类药物。

无论单剂量或短疗程疗法结束后，即使症状消失，也需要在停药后 7d 再次行清洁中段尿培养。如无细菌生长，可作为临床治愈，妊娠患者每月应进行尿培养，直到分娩；如仍有细菌生长，需继续抗生素治疗 2 周。单剂量或短疗程剂量疗法结束后，症状没有缓解，并伴有白细胞尿和（或）菌尿，则按肾盂肾炎处理；如伴有白细胞尿，但无菌尿，则应考虑有无厌氧菌、结核菌或支原体、衣原体及病毒感染的可能。

3.急性肾盂肾炎

（1）一般治疗：目的在于缓解症状，防止复发，减少肾实质的损害。应鼓励患者多饮水、勤排尿，有发热等全身感染症状应卧床休息。服用碳酸氢钠 1g，每日 3 次，可碱化尿液，减轻膀胱刺激症状，并对氨基糖苷类抗生素、青霉素、红霉素及磺胺等有增强疗效作用，但可使四环素、呋喃妥因的药效下降。治疗诱发因素，如肾结石、输尿管畸形等。最好根据药物敏感试验选择有效抗生素；在无药敏结果时，应首选对革兰阴性杆菌有效的抗生素；上尿路感染宜选用血、尿浓度均高的抗生素；以选用杀菌药物为佳。

（2）抗感染治疗：急性肾盂肾炎的主要细菌是革兰阴性菌，其中以大肠埃希菌为主。初发的急性肾盂肾炎可选用复方磺胺甲口恶唑（SMZ-TMP）2 片，每日 2 次，或氧氟沙星 0.2g，每日 2~3 次，诺氟沙星 0.2g，每日 3 次，疗程 7~14d。感染严重有败血症者宜静脉给药。根据尿培养结果选用敏感药物，如头孢哌酮、阿米卡星霉素对葡萄球菌、克雷伯菌、变形杆菌，铜绿假单胞菌、大肠埃希菌的敏感率均在 90% 以上。前者 1~2g，每 8~12h1 次，后者 0.4g，每 8~12h1 次。氟喹诺酮类药物对变形杆菌、枸橼酸杆菌及克雷伯菌敏感率在 80% 以上。哌拉西林、氨苄西林、呋喃妥因对 D 群肠球菌 100% 敏感。前两者 1~2g，每 6h1 次；后者 0.1g，每日 3 次。真菌感染用酮康唑 0.2g，每日 3 次，或氟康唑 50mg，每日 2 次。

（3）疗效判断：①见效，治疗后复查细菌尿阴转；②治愈，见效后停药后第 2 周和第 6 周复查仍无菌；③治疗失败，指治疗后仍持续有细菌尿。

4.慢性肾盂肾炎　急性发作者按急性肾盂肾炎治疗，反复发作者应通过尿细菌培养来确定菌型，明确此次再发是复发还是重新感染。

复发指治疗后菌株转阴性，但在停药后的 6 周内再发，且致病菌和先前感染的完全相同。复发的常见原因有：①尿路解剖上或功能上异常，引起尿流不畅。可通过静脉肾盂造影或逆行肾盂造影以明确之，如有明显解剖异常情况存在，需手术加以纠正。如果梗阻因素难以解除，则根据药敏选用恰当抗菌药治疗 6 周。②抗菌药选用不当或剂量和疗程不足，常易复发，可按药敏选择用药，治疗 4 周。③由于病变部位瘢痕形成，血流量差，病灶内抗菌药浓度不足，可试用较大剂量杀菌类型抗菌药治疗如头孢噻吩、氨苄西林、阿莫西林等，疗程 6 周。

1 年内如尿感发作在 3 次或 3 次以上者又称复发性尿路感染，可考虑长程低剂量治疗。一般选毒性低的抗菌药物，如复方磺胺甲口恶唑或呋喃妥因每晚 1 粒，服用 1 年或更长，约 60% 患者菌尿转阴。男性因前列腺炎引起复发者，宜同时治疗慢性前列腺炎，选用脂溶性抗菌药物如复方磺胺甲口恶唑；环丙沙星 0.5g，每日 2 次；利福平 0.45~0.6g，顿服，疗程宜长达 3 个月。必要时手术切除病变，如前列腺增生、前列腺肿瘤。

【转院建议】

转院与否，要根据所在单位的医疗条件以及对病人病情评估而定，出现下列情况建议转院。

1.经社区初步检查，对尿路感染原因诊断不清，特别是男性反复感染，疑为复杂性尿路感染者。

2. 疑为泌尿道结核感染,转专科医院。

3. 合并有严重的并发症,如革兰阴性杆菌败血症、肾乳头坏死等。

4. 慢性肾盂肾炎已出现肾功能不全且需要专科治疗。

六、急性扁桃体炎

【临床特点】

急性扁桃体炎是急诊常见疾病,为腭扁桃体的急性非特异性炎症,多发生于儿童及青壮年。主要致病原为乙型溶血性链球菌、葡萄球菌、肺炎双球菌、流感杆菌及腺病毒,多数为条件致病菌。如诊断治疗不及时,可继发周围器官炎症,如中耳炎、鼻窦炎,甚至可诱发其他脏器的疾病,如风湿热、急性心肌炎、急性肾炎等。

【诊断要点】

1. 症状　表现为起病急,有畏寒、高热、头痛、乏力、四肢酸痛等全身症状,小儿可因高热而引起抽搐、呕吐及昏睡。局部症状主要表现为咽痛、吞咽困难、颌下淋巴结肿胀、疼痛,还可出现张口受限。

2. 检查　可见:双腭弓及腭扁桃体急性充血,腭扁桃体肿大,其表面黏膜下有黄白色脓点,或在隐窝口有豆渣样脓栓,可形成假膜,伴颌下淋巴结肿大、压痛。

3. 血常规检验　白细胞总数升高、中性粒细胞增多。

【急诊处理】

1. 一般方法　本病具有传染性,最好能隔离病人。卧床休息、多饮水、进流质食物、加强营养及疏通大便。

2. 抗生素的应用　足量的抗生素为主要治疗方法。首选青霉素类药物,根据病情决定给药途径。对重症病人,可给青霉素针剂 800 万 U/d,静脉滴注 5～7d。对重症病人伴高热者,可加用皮质类固醇静脉滴注,退热效果明显。对青霉素过敏者,可选用红霉素或其他抗生素。也可配合中药治疗,主要以清热解毒、利咽消肿为主。

3. 局部治疗　可用复方硼砂溶液、氯己定或生理盐水含漱。急性化脓性扁桃体炎也可将隐窝口的脓栓吸除,使局部引流通畅,加快炎症吸收。

【转院建议】

当患者出现局部或全身并发症时要根据病情及时转院治疗。另外,有扁桃体炎并发症的患者也可建议其在急性炎症消退后转院于耳鼻喉科就诊,明确是否需施行腭扁桃体切除手术。

七、急性盆腔炎

【临床特点】

盆腔炎性疾病是指女性上生殖道及其周围组织的炎症,主要表现子宫内膜、输卵管和卵巢及其周围组织、盆腔腹膜等部位的炎症,其中临床最常见的是输卵管和卵巢及其周围组织的炎症。临床上根据起病情况和临床表现分为急性和慢性盆腔炎两类。急性盆腔炎不能很好控制,病情进展快,可引起腹膜炎、败血症、感染性休克,严重者可危及生命。另外急性盆腔炎在急性期如果未能得到彻底治愈,容易转为慢性盆腔炎,迁延不愈。

急性盆腔炎症的临床表现为发热,下面主要介绍急性盆腔炎的诊断与处理。

【诊断要点】

1.首先了解　有无导致盆腔炎症的高危因素

(1)年龄:常见生育期女性。

(2)多伴有官腔手术史。

(3)产后或流产后感染。

(4)性卫生不良,多个性伴侣。

(5)阴道的性传播疾病等。

2.询问病史　了解起病经过,发热,持续性下腹痛伴腰痛,阴道分泌物增多伴有异味,严重时表现脓性分泌物。体温较高时,可以伴有全身中毒症状,如寒战、头痛、食欲缺乏等。

3.检查病人　严重病例表现体温高、心率快、全身中毒症状比较明显;下腹部或全腹有压痛、反跳痛、腹肌紧张等腹膜刺激征的表现;盆腔检查可以发现阴道有脓性分泌物、宫颈有举痛、子宫压痛明显、一侧或双侧附件区增厚并伴有压痛或者可以触及炎性肿块。

4.辅助检查

(1)血常规:白细胞计数升高、中性粒细胞百分比升高等。

(2)尿常规检查可以与急性泌尿系感染鉴别。

(3)鉴别困难、病情需要、有条件情况下可以做阴道后穹穿刺,穿出物为脓性液体时,基本可以确诊。

(4)有条件的社区医院可以借助盆腔超声诊断仪帮助诊断:盆腔炎性包块通常在一侧或双侧附件区可见实性、不均质性肿块,有光点或光带分布杂乱。

【急诊处理】

病人一般情况好、症状轻、病情允许门诊治疗,应该在门诊给予口服抗生素,同时辅助中药治疗;若病人一般情况较差、全身中毒症状明显、病情严重时,应该及时向上级医院转诊、住院治疗。

1.门诊抗生素治疗的常用方案

(1)氧氟沙星400mg+甲硝唑400mg,每日2～3次口服;或左氧氟沙星200mg+甲硝唑400mg,每日2～3次口服。

(2)左氧氟沙星100mg静脉滴注,每日2次,同时甲硝唑500mg,静脉滴注,每日1次。

无论应用哪种治疗方案,都应该连用14d。

2.中药辅助治疗

(1)常用口服中成药:妇科千金片、金刚藤糖浆或胶囊、妇乐颗粒冲剂、抗宫炎片等,根据病情任选一种,按照说明服用。

(2)常用外用中成药:康妇消炎栓、野菊花栓剂等经肛门上药的制剂也有较好的辅助治疗效果,根据病情任选一种,按照说明使用即可。

(3)中药热敷。

①方剂:苏木10g,羌活10g,花椒10g,独活10g,千年健15g,络石藤15g,白芷10g,艾叶6g,透骨草15g,防风10g,当归12g,五加皮15g,乌头12g。

②用法:药装于布袋中,隔水蒸热,敷于下腹部。每日2次,每包用5～7d。

③注意:布袋温度适中,防止烫伤。

3.社区门诊治疗过程中注意事项　对急性盆腔炎门诊治疗的病人,要注意严密观察,应用口服抗生素2～3d,发现效果不好或者病情加重,应及时转诊;或者出现全身中毒症状应立即转诊至上级医院住院治疗。

【转院建议】

1.医务人员应遵守无菌操作规定,杜绝各种感染因素,保持局部清洁,急性期尽量避免不必要的盆腔检查,以免扩大感染,引起炎症扩散。

2.发热患者在退热时一般出汗较多,要注意保暖,保持身体干燥。

3.要注意观察白带的量、质、色、味。白带量多、色黄质稠、有臭味者,说明病情较重,适时决定转诊。

4.急性或亚急性盆腔炎患者要保持大便通畅,并观察粪便的性状。若粪中带脓或有里急后重感,要立即转诊。早期发现盆腔脓肿,防止脓肿溃破肠壁,造成急性腹膜炎。

5.急性或亚急性盆腔炎患者,尽量取半卧位休息,以利炎症局限和分泌物的排出。

6.对急性盆腔炎病人要嘱咐注意充分休息,加强营养,饮食应以清淡食物为主。忌食生、冷和刺激性的食物。

八、猩红热

【临床特点】

猩红热是 A 组溶血性链球菌感染引起的一种儿科常见的急性呼吸道传染病,全年均可发病,冬春季多见。

猩红热潜伏期 2～5d。临床特点为起病急骤,表现有寒战、发热,体温一般为 38～39d,重者可达 40℃以上。发病后 24h 左右迅速出现皮疹,最初见于腋下、腹股沟及颈部,24h 内遍及全身,呈弥漫性猩红色针尖大小的丘疹,融合成片,充血性或如鸡皮样疹,疹间无正常皮肤。伴全身不适,咽及腭扁桃体显著充血,可见脓性渗出物,口周苍白圈和杨梅舌存在。病程第 1 周末开始脱屑,依次为面部、躯干,然后到肢体与手足掌。一般历时 2～4 周,疹退后无色素沉着。

【诊断要点】

1.接触史。有与猩红热或咽峡炎病人接触史者,有助于诊断。

2.发热、咽峡炎、全身弥漫性猩红色充血性皮疹、疹退后脱屑。

3.实验室检查白细胞数增高达(10～20)×10^9/L,嗜中性粒细胞占 80% 以上。咽拭子、脓液培养可获得 A 组溶血性链球菌。

【急诊处理】

1.一般治疗。做好呼吸道隔离,隔离期 1 周。急性期应卧床休息、多饮水、吃营养丰富、富含维生素、易消化的食物。注意口腔清洁,可用淡盐水漱口,一日 3～4 次。保持皮肤清洁,防止继发感染。

2.抗菌治疗。首选青霉素,疗程 7～10d。对青霉素过敏者,可用红霉素等药物,疗程至少 10d。

3.病后 2 周应复查尿常规,排除肾脏损害。

4.对于密切接触者,除了隔离进行医学观察外,亦可口服复方磺胺甲口恶唑 0.25～0.5g,连服 3d,或者用淡盐水或 1:1000 黄连素液漱口。

九、幼儿急疹

【临床特点】

幼儿急疹是人类疱疹病毒 6 型或 7 型引起的急性传染病,是婴幼儿时期常见的发疹性疾病,一年四季均可发生,但好发于冬春季。幼儿急疹多见于 2 岁以下,无性别差异。

幼儿急疹起病急，无前驱症状，以突发高热（39℃或更高）起病，患儿在高热期间一般情况良好是本病的特征之一。全身症状轻微，呼吸道症状以咽炎多见，消化功能紊乱较常见，一些患儿颈部淋巴结肿大。发热持续1～5d体温骤然下降至正常，热退后出疹。皮疹为红色斑丘疹，分布于面部及躯干，持续3～4d消退，预后较好。得病后获得持久免疫力，很少二次得病。

【诊断要点】

幼儿急疹初步诊断主要依据婴幼儿、突然高热而一般情况较好，退热后出疹，颈部淋巴结肿大等特点。

【急诊处理】

一般不须特殊治疗。发热期间患儿宜多饮水。高热时可用物理降温或口服药物降温，也可以给予一些清热解表中药等对症用药。

十、麻疹

【临床特点】

麻疹是由麻疹病毒引起的，具有高度传染性的急性出疹性呼吸系统传染病。麻疹患者是唯一的传染源，传播途径是通过呼吸道飞沫传播。人类普遍易感，婴幼儿明显。感染麻疹后可产生持久的免疫力，大多可获终身免疫。随着麻疹疫苗的诞生，通过疫苗接种可很好地控制麻疹的感染。接种过麻疹疫苗者仍可有少数人感染麻疹。典型麻疹可分为以下四期。

1.潜伏期　9～14d，平均为10d左右，接受过被动免疫的患者可延至4周。潜伏期末可有低热、精神萎靡和烦躁不安等全身不适。

2.前驱期　也称出疹前期，2～4d。

（1）发热：中度以上，热型不定。

（2）卡他症状明显：在发热同时出现咳嗽、流涕、打喷嚏、咽部充血、结膜炎、眼睑水肿、畏光、流泪。

（3）麻疹黏膜斑（科氏斑）：为早期诊断的重要依据，一般在出疹前1～2d出现，常见于颊黏膜第二磨牙处。在口腔黏膜鲜红色的背景上可见直径1～2mm白色或灰白色斑点，整个颊黏膜和口唇内侧的黏膜乃至口唇均可发红。麻疹黏膜斑具有特异性，一旦皮疹出现，黏膜斑会很快消退乃至消失。

（4）其他：可有全身不适、精神不振、食欲减退、呕吐、腹泻等。

3.出疹期　多在发热3～4d尔后出现皮疹，此时全身中毒症状加重，体温骤然升高，可达40℃以上，咳嗽加剧，呼吸急促，嗜睡。皮疹首先见于发际、颈侧部和耳后，约24h内向面、颈、上肢及上胸部蔓延，然后向下延至躯干和四肢，包括掌跖。皮疹初为红色斑丘疹，呈充血性，略高出皮面。初发时皮疹稀疏，疹间皮肤正常，其后部分融合成片，颜色加深呈暗红色。一般3d出齐，持续3～4d。

4.恢复期　若无并发症，皮疹出现后4～5d，体温开始下降，食欲、精神等全身症状逐渐好转，皮疹按出疹先后顺序开始消退，疹退后皮肤留有棕色色素沉着并伴糠麸样脱屑。此为后期诊断的重要依据，一般病程10d。若出疹后1周内体温仍不降，一般情况未见改善或加重，提示并发症出现。

【诊断要点】

根据年龄、季节、流行情况、疫苗接种以及典型的临床表现如发热、上呼吸道炎（咳嗽、流涕）、结膜炎、口腔麻疹黏膜斑和全身斑丘疹、疹退后遗留棕色色素沉着并伴糠麸样脱屑等可诊断。

【急诊处理】

一旦高度怀疑此病时，一定要按照传染病的就诊流程，采取隔离措施。拟诊断麻疹时应及时转诊到传染病院进行确诊。

目前尚无特异性抗病毒疗法,应采取支持和对症治疗。发热期间患儿宜多饮水,进食易消化的食物。高热时可用物理降温或口服药物降温。也可以给予一些中医中药治疗,前驱期可用辛凉透表方剂;发疹期用清热解毒透疹药物;恢复期应用养阴清余热或调理脾胃之法。

十一、小儿急性喉炎

【临床特点】

小儿急性喉炎是由于病毒或细菌感染引起的喉部黏膜急性弥漫性炎症,常见于 6 个月至 3 岁的婴幼儿,冬春季节多发。由于小儿喉部的解剖特点,喉部呈漏斗状,喉腔狭小,声门裂狭窄,软骨柔软,黏膜娇嫩且富含血管及淋巴管组织,轻微炎症即可引起喉头水肿,进而迅速发生喉梗阻,若不及时抢救,可因吸气困难而窒息死亡。

【诊断要点】

多见于婴幼儿,起病急、症状重。一般白天症状轻,夜间症状加重。可有发热、犬吠样咳嗽、声嘶、喉鸣和吸气性呼吸困难。哭闹及烦躁常使喉鸣和气道梗阻加重。

【急诊处理】

保持呼吸道通畅,控制感染,减轻喉头水肿,缓解喉梗阻。

1.保持呼吸道通畅防止缺氧加重,必要时吸氧。

2.控制感染,及早使用有效、足量的抗生素以控制感染。

3.使用肾上腺皮质激素,有抗炎、抗病毒和抑制变态反应等作用,及时减轻喉头水肿,缓解喉梗阻。常用泼尼松,口服 1～2mg/(kg·d);重症可用地塞米松 2～5mg 静脉推注,继之。1mg 静脉滴注,共 2～3d,至症状缓解;或用超声雾化吸入布地奈德混悬液 2～4mg 或肾上腺素 4mg 均能明显减轻症状。

4.为了减少哭闹,避免加重呼吸困难,可酌情使用镇静药。

【转院建议】

经上述处理呼吸困难无缓解,仍存在严重缺氧;或来就诊时已经出现Ⅲ度喉梗阻者,应即刻转院,必要时行环甲膜穿刺或环甲膜切开。

（杜乃文）

第二节 昏迷

一、概述

【临床特点】

昏迷即完全、持续性意识丧失,昏迷患者无自发睁眼动作,缺乏睡眠-觉醒周期,是一种任何刺激都不能唤醒的病理状态,也是脑功能衰竭的主要表现之一。临床上根据其程度分为如下几种

1.浅昏迷 患者无自发言语和睁眼动作,肢体无有目的的动作,有时对疼痛刺激有躲避和(或)痛苦表情;瞳孔对光反射、角膜反射、吞咽反射、咳嗽反射等脑干反射基本保留。

2.中度昏迷 患者对外界一般刺激无反应,强烈疼痛刺激时可见防御性反射动作,脑干反射减弱或消

失;可出现中枢性过度换气等形式的呼吸节律紊乱。

3.深昏迷 对任何刺激均无反应,全身肌肉松弛,眼球固定,瞳孔散大,脑干反射消失;呼吸不规则,心率、血压、体温等生命体征不稳定。

昏迷这一常见的急诊临床证候与多个临床学科有着广泛的联系。根据患者的病变部位可将昏迷分为两大类。第一大类为颅内病变,凡累及幕上结构(如双侧大脑半球、丘脑、间脑中央部、中脑等)、幕下结构(如脑干、小脑及第四脑室)的病变,临床上都可以发生昏迷,此外某些颅内弥漫性病变,主要为脑膜和(或)脑实质病变,可引起急性颅内压增高,造成脑血流减少,以及间脑中央部、脑干网状结构受压也会发生昏迷。第二大类为颅外病变,由于各种原因所致的脑血液循环障碍和必需营养物质不足、内源性代谢紊乱(重要脏器功能严重损害或急性重症感染等)、外源性中毒(药物或毒物)等都可能导致昏迷的发生。

【诊断要点】

昏迷是急诊中的危重症,询问病史要简明扼要,体格检查要全面细致且重点突出。

1.首先要确定患者是否发生昏迷 主要根据患者对语言、声音、疼痛等刺激的反应及一些神经反射的变化来判断,但要注意与一些貌似昏迷的临床现象进行鉴别,主要包括癔症性不良反应状态、木僵状态和闭锁综合征。

2.询问病史

(1)重点询问患者昏迷的发生速度、持续时间及演变过程,昏迷发生前的首发症状以及随后出现的伴随症状。

(2)既往病史:有无高血压、心脏病、糖尿病、慢性肝病、肾病、肺部疾病、脑血管病、癫痫、脑外伤等病史。

(3)患者发生昏迷前所处的环境。

3.体检 首先应注意生命体征中的重要环节,如气道是否通畅,呼吸频率、节律是否正常,血压和心率(律)如何,体温是否正常,有无皮疹或瘀斑,皮肤、口唇有无黄染、发绀,呼出气味有无异常等。

此外应注意头部有无外伤,鼻腔、外耳道有无出血或脑脊液流出,腹部是否有异常的膨隆、肌紧张等。

神经系统检查应重点检查昏迷的程度,瞳孔的大小和对光反射,眼球的位置和活动情况,肢体活动情况(主动或被动),有无病理反射和脑膜刺激征。

4.实验室检查 结合病史和体检所得实施必要的实验室检查。可选择性地进行血常规、血生化检查、血气分析、心肌酶、肌钙蛋白T(TnT)、腹部B超、头部CT、脑脊液检查等。

【处理原则】

1.迅速清理呼吸道,保持气道通畅,及时吸氧 迅速松解病人领口,将病人一侧肩部稍垫高、头偏向一侧,清理口腔内阻塞物;还可以根据患者情况采用口咽导管甚至实施气管插管来达到保持气道通畅的目的。

清理呼吸道的同时要注意积极给氧,以纠正脑缺氧。有条件者可用血气分析监测,保持病人血氧分压在80mmHg以上,二氧化碳分压在30~35mmHg,以防止心脏和脑组织因缺氧造成进一步损害。

2.建立静脉通道,维护循环功能 在清理呼吸道的同时应迅速评估心脏情况,尽快开放静脉通道,保持病人的血容量、血压和心排血量在正常水平。对呼吸心搏骤停者要立即复苏,心律失常要立即处理。

3.迅速控制外出血,保护脊髓 对外伤导致昏迷患者,应迅速控制出血,对有可能合并脊柱外伤的病人尽量减少搬动,必须搬动时使用脊柱板,禁止弯曲转动病人身体和转动头部,以免造成脊髓的进一步损伤。

4.血糖调控 急查血糖,评估有无低血糖,对低血糖患者要立即给予纠正,非低血糖患者不要输入大量的含糖液体。

5.保护脑功能　颅内病变所致的昏迷患者或昏迷时间较长者发生的脑水肿可适当使用脱水药,但同时应注意病人的水电解质平衡、循环功能和肾功能。可根据病人的具体情况适当选用脑保护药、脑细胞活化与脑代谢改善药物,如有持续抽搐应立即处理。

在患者留院期间应严密观察生命体征(血压、呼吸频率与节律、心率与脉搏、体温)和昏迷程度的变化,必要时应对某些实验室检查指标进行复查。此外对昏迷患者常见的并发症要特别注意观察和及时处理,这些常见的并发症包括:水、电解质和酸碱平衡失调,继发感染,上消化道出血,急性肾衰竭,弥散性血管内凝血(DIC)等。

【转院建议】

凡不明原因的昏迷或因条件所限,基层医院处理有困难的,原则上都应转往上一级医院治疗。转院时应注意以下几点。

1.对病情进行全面评估,在初步的急救处理后对病情进行全面评估,待病人生命体征相对平稳后再转院。

2.在医院水平相当的情况下,尽可能转往最近的上级医院,并事先进行电话联系,告知病人基本情况,做好抢救准备。

3.履行告知义务,将病人的病情、需要转诊的理由、转诊途中可能出现的风险及准备采取的应对措施一一告知病人家属,取得病人家属的理解与合作。

4.选择有急救资质的医疗机构负责昏迷病人的转运,并向随车护送的医师交代患者情况。

5.外伤病人的转运时要注意搬运体位,采取必要的保护措施(如使用脊柱板、颈托),以免造成病人的脊髓损伤。

二、颅内感染

【临床特点】

在引发昏迷的颅内感染中以颅内弥漫性感染最为常见,主要包括各种原因引起的重型和极重型脑炎、脑膜炎,以乙型病毒性脑炎和单纯疱疹病毒脑炎较为常见。它们的共同特点是发热、头痛,临床体检有颅内压增高(如眼底视盘水肿、脑膜刺激征等)和其他一些神经系统体征。

【诊断要点】

1.乙型病毒性脑炎　夏秋季多发,发病人群以儿童为主,由于乙脑疫苗的广泛应用,儿童和青少年发病率已大大减少,成年人的发病率相对增加。患者起病急骤,高热,体温多达40℃以上,病人可反复发生抽搐并很快出现昏迷,呼吸衰竭出现较早为本病的一个主要特征。

2.单纯疱疹病毒脑炎　病人多为急性或亚急性起病,首发症状多为发热、头痛和精神异常,常出现抽搐、意识障碍。病人可出现淡漠、人格障碍、谵妄、幻觉、行为异常易激惹、记忆和定向障碍、幻嗅等,少数病人口唇周围还可出现疱疹。部分病人可出现偏瘫、失语、共济失调、肢体瘫痪等。重症患者呼吸衰竭出现较早。

3.化脓性脑膜炎　重症化脓性脑膜炎可出现昏迷,以流行性脑脊髓膜炎较常见。该病属传染性疾病,主要经呼吸道飞沫传播,发病季节以冬春季为主,出现昏迷者主要见于暴发型。该型起病急骤,病人表现为寒战、高热、头痛、呕吐,部分病例可有谵妄、惊厥发作、意识模糊甚至昏迷,可同时出现脓毒症、感染中毒性休克。体检可发现部分病人前胸、背部及肢体有出血点。严重者可出现脑疝、呼吸衰竭。

4.神经系统检查　除意识障碍和脑膜刺激征外,患者还可出现肢体瘫痪、腱反射亢进、病理反射等体征。

5.实验室检查　重症乙型病毒性脑炎患者外周血白细胞总数升高,多核白细胞达80％以上。脑脊液压力升高,外观多为无色透明状,白细胞数增多,早期以中性粒细胞为主,随着病程的发展,可以单核细胞为主,蛋白轻度升高,糖、氯化物多正常。补体结合实验可检测到特异性IgG抗体,但不能用于早期诊断。乙脑特异性IgM抗体在病后3～4d出现,2～3周达高峰。检测患者血清中的乙脑病毒的核酸,阳性结果可确诊。

单纯疱疹病毒脑炎患者外周血白细胞总数多不高,分类以淋巴细胞为主,腰穿检查可有脑脊液压力增高,白细胞增多,以淋巴细胞为主,亦可有红细胞增多。脑脊液蛋白含量轻至中度升高,糖含量正常或轻度减低。脑脊液和神经影像学检查对诊断有重要意义,典型的脑脊液改变为脑脊液压力增高,白细胞增多,以淋巴细胞为主,亦可有红细胞增多。脑脊液蛋白含量轻至中度升高,糖含量正常或轻度减低。脑脊液单纯疱疹病毒IgG、IgM抗体的测定和PCR扩增单纯疱疹病毒DNA序列对确诊有帮助。

化脓性脑膜炎患者外周血象白细胞总数升高,中性粒细胞占80％～90％或以上,中毒症状严重者可有血小板降低,血沉增快,有时在皮下出血点的血涂片中可找到病原菌。脑脊液压力明显升高,外观浑浊,可呈"米汤样",白细胞总数多在(1000～10000)×10^6/L,以中性粒细胞为主。蛋白含量增高,糖、氯化物含量降低,脑脊液涂片可见病原菌。

6.头CT和MRI检查　部分单纯疱疹病毒脑炎可发现典型改变,在额叶、颞叶底部可见片状、周边不规则病灶,部分病例病灶内可见出血。这两种检查手段相比,MRI较为敏感,在发病早期即可发现病变区域有异常信号改变。

【急诊处理】

1.一般处理　包括一般支持治疗和对症治疗。

(1)环境:通风良好,有降温设备,乙型脑炎患者应同时有防蚊措施。

(2)补充热量,鼻饲饮食和静脉输液共同进行,出入量平衡。

(3)脱水药的应用:根据病人颅内压增高的情况选用20％甘露醇250ml快速静脉滴注(20min滴完),每日2～4次;地塞米松10mg加入输注液中,每日2次。

(4)高热患者予冰袋、酒精擦浴进行物理降温。可适当应用解热药、中药、针灸等方法进行退热(参见第1章发热)。必要时可用亚冬眠疗法。

(5)对反复抽搐发作的病人可予抗惊厥药物。

(6)对合并严重精神症状的患者可予氟哌啶醇5mg肌内注射对症治疗,或在精神科医师的指导下用药控制精神症状,同时要对病人进行特别看护,以防伤人和自伤。

(7)呼吸衰竭为本病的主要死亡原因之一,要始终密切注意保持病人呼吸道通畅,必要时行气管插管或气管切开术,使用人工呼吸机辅助呼吸。

(8)抗休克治疗。

2.病因治疗

(1)病毒性脑炎应根据感染原选择抗病毒药物,疱疹病毒感染首选药为阿昔洛韦,10mg/kg加入100ml液体静脉滴注,1～2h滴完,每8h重复1次。该药毒性较低,可透过血-脑脊液屏障,对DNA病毒有较好的疗效。其他抗病毒药物(如膦甲酸钠、阿糖胞苷、阿糖腺苷等)也可使用。

(2)化脓性脑膜炎应根据感染原选用足量的对致病菌敏感的抗生素。

三、脑卒中

(一)脑出血

颅内出血、脑出血、蛛网膜下腔出血、脑室出血及外伤性脑出血(见脑外伤)都可引起昏迷。

【诊断要点】

1.颅内出血的共同特点是起病急骤,多为活动状态下起病,多数病人昏迷前有头痛、呕吐,脑膜刺激征多为阳性。病人多面色潮红,鼾声呼吸,大汗淋漓,血压急剧升高。严重者出现高热和呕吐咖啡样物。

2.由于出血部位的不同,病人可表现出不同的症状和体征。如偏瘫、颞叶钩回疝(患者昏迷,病灶侧瞳孔散大)、瞳孔针尖样缩小、四肢瘫痪和注视麻痹、眼球分离等。

3.CT 或 MRI 可显示出血病灶,大部分病例腰穿可有血性脑脊液。

【急诊处理】

1.尽可能就地治疗,减少不必要的搬动,防止出血加重。

2.迅速降低颅内压,控制脑水肿,防止脑疝发生。

3.降颅压治疗后,若收缩压高于 200mmHg,舒张压高于 180mmHg 可用降压药物治疗。

4.对合并消化道出血的病例可应用止血药。蛛网膜下腔出血病人除上述治疗外,为防止血凝块溶解引发再出血可用氨基己酸 4～6g 或氨甲苯酸 0.6g 溶于生理盐水或葡萄糖溶液中静脉滴注,持续 7～10d。

5.急诊外科手术治疗非手术治疗无效情况下,为降低颅内压,挽救病人的生命而施行。

(二)脑梗死

部分脑栓塞和动脉血栓性脑梗死可致昏迷。

【诊断要点】

1.脑栓塞患者可见于任何年龄,多起病急骤,动态起病,多有心脏病、房颤病史。

2.动脉血栓性脑梗死多见于中老年患者,安静状态下起病,多有高血压病、糖尿病、动脉硬化病史。

3.临床症状和体征与闭塞血管供血区域的脑功能损伤相一致,脑栓塞患者还可出现抽搐、恶心、呕吐等症状。

4.头 CT 多在发病 24h 后显示低密度影;头 MRI 多在发病 6h 后显示 T_1 相低信号,T_2 相高信号。

【急诊处理】

1.在进行简要评估和急救处理后,尽快在发病 6h 之内转往具有溶栓条件的上级医院治疗。

2.控制脑水肿,对合并高颅压的患者可酌情静脉滴注脱水药。多用 20%甘露醇 250ml 快速静脉滴注,也可酌情使用甘油果糖、呋塞米等。

3.应用抗血小板聚集药物,常用药包括阿司匹林、氯吡格雷等。

4.血液中纤维蛋白原增高者可用降纤治疗,常用药有巴曲酶等,用药前后需监测血纤维蛋白原水平。

四、低血糖

【临床特点】

系由于多种原因引起的成年人血糖低于 2.8mmol/L(50mg/dl),临床上产生以交感神经过度兴奋及中枢神经系统功能障碍为突出表现的综合征。严重的低血糖可导致昏迷,称为低血糖昏迷。

引起低血糖急症的病因很多,主要有空腹低血糖、胰岛素瘤、胰外肿瘤、肾上腺皮质功能减退症、甲状腺功能减退症、严重营养不良、剧烈运动、长期饥饿、长期发热、慢性腹泻、糖尿病早期、药物诱发低血糖、胰岛素用量过多、酒精性低血糖等。

引起低血糖急症的原因中最多的是药物,尤其是糖尿病患者应用胰岛素或口服降血糖药是最常见的医源性低血糖急症,以磺脲类药物最常见,如格列本脲(优降糖)、格列吡嗪(美吡达)、格列喹酮(糖适平)等,可在剂量不变、服药数周至数月后出现低血糖。

【诊断要点】

1.临床表现无力、出汗、心动过速、心悸、震颤、神经质、激动、口周及手指麻木感、饥饿感。伴有神经系统功能障碍表现,如头痛、体温降低、视物模糊、反应迟钝、精神错乱、记忆缺失、昏迷、癫痫样发作、肌肉痉挛。

2.血糖<2.8mmol/L(50mg/dl),尿糖(-)、尿酮体(-)。

【急诊处理】

1.立即抽血查血糖。

2.静脉注射50%葡萄糖溶液40~60ml,多数病人能立即清醒,但即使意识完全恢复,仍需继续观察;如注射50%葡萄糖溶液后仍不清醒,则应反复注射,然后持续静脉滴注10%葡萄糖溶液500~1000ml,以每小时滴入葡萄糖12g的速度,保持血糖浓度在正常范围,直至病人能够口服或进食为止。

3.严重及顽固低血糖急症应在静脉滴注葡萄糖的同时,可选用或合用下列药物:静脉注射糖皮质激素如地塞米松2~10mg/d,皮下或肌内注射肾上腺素0.25~0.5mg;高血糖素0.5~1mg,皮下、肌内注射。

【转院建议】

持续低血糖经处理后仍无法纠正者;已出现神志障碍,甚至昏迷的患者,在静脉推注葡萄糖注射后短时间内无明显改善者;合并有呼吸循环障碍,或其他严重疾病的患者。

五、糖尿病高渗性昏迷

【临床特点】

糖尿病高渗性昏迷又称非酮症糖尿病昏迷,是糖尿病急性代谢紊乱的另一临床类型。无糖尿病病史或轻型糖尿病史,50~70岁多见。

【诊断要点】

1.常有高热、各种感染、脑血管病、心肌梗死、大手术、脑外伤、严重烧伤等诱因;或因神志不清、护理不周、吞咽困难、长期不能进水、不能进食者;呕吐、腹泻引起脱水者;肾功能不全等。医源性疾病,如颅压增高时大量应用高张葡萄糖脱水治疗,长时期的静脉高营养或鼻饲治疗,高糖饮食,不恰当地长期使用利尿药、血液透析、腹膜透析等。某些药物如苯妥英钠能抑制胰岛素释放;大剂量肾上腺皮质激素、噻嗪类利尿药、免疫抑制药等有对抗胰岛素的作用,均可使血糖升高。

2.起病隐袭,多有数天到数周的烦渴、多尿、软弱无力、头晕、头痛、精神萎靡、嗜睡、食欲缺乏、恶心、呕吐。

3.发生原因不明的严重失水现象,进行性意识障碍,局灶性癫痫和局限性神经系统体征,而不能用其他疾病解释者。

4.实验室检查:高血糖>333mmol/L(600mg/dl),高血钠>145mmol/L,高血浆渗透压>350mOsm/L。血浆尿素氮增高,尿糖强阳性,尿酮体定性阴性,或为弱阳性。血白细胞计数增多,血细胞比容增高。

血浆二氧化碳结合力正常或稍低。

【急诊处理】

老年人神志不清者、病因不明时切忌盲目给予10％葡萄糖溶液或5％葡萄糖盐水,可以先给生理盐水保持静脉通道,经过实验室检查确定为高渗性非酮症性糖尿病昏迷时立即采取以下措施。

1.补液和纠正高渗状态

(1)如无休克,而血糖、血钠、血浆渗透压均显著增高,宜先补充0.45％～0.6％氯化钠液体250～500ml,应注意大量的低渗溶液可使血浆渗透压下降过快,有发生溶血和导致继发性脑水肿及低血容量休克的危险,加重昏迷。

(2)如已出现了休克,先静脉滴注等渗盐水或平衡液及一定量的血浆容量扩充药,如右旋糖酐-40、羟乙基淀粉等,待血压上升后,再根据血浆渗透压酌情使用低渗溶液。

(3)当血糖下降至13.9～16.5mmol/L(250～300mg/dl)时,应静脉滴注5％或10％葡萄糖溶液或5％葡萄糖生理盐水。

(4)补液量最初24h内为3000～5000ml,重者再酌情增加,最初8～12h要求达到总量的2/3,在补液过程中要监测血压、中心静脉压、血浆渗透压、血细胞比容、尿量等,并注意患者的心、脑、肾功能状况,随时调整补液速度。

(5)下胃管输入凉白开水,可减少静脉补液量,防止低渗液体过量;神志清楚者可自饮白开水。

(6)确诊本病后,可参考如下液体:①血压正常,血渗透压＞350mOsm/L,补半渗液体,降至350mOsm/L改为等渗液体。②血压正常,血渗透压＜350mOsm/L,补生理盐水。③血压低于正常,血钠＜155mmol/L,补生理盐水。

2.降低血糖和小剂量胰岛素治疗　胰岛素用量:0.1U/(kg·h),即每小时4～6U的速度持续静脉滴注,当血糖＞139mmol/L(250mg/dl)时,用生理盐水＋胰岛素;如血糖≤139mmol/L(250mg/dl)时,开始输入5％葡萄糖＋胰岛素,可按葡萄糖与胰岛素用量为4g∶1U。要根据血糖浓度调节胰岛素的剂量及速度,在治疗过程中要注意个体差异,要防止血糖下降过快或低血糖昏迷,防止再发生脑水肿。

3.纠正低血钾和酸中毒　补钾要根据血钾及尿量来决定。

如治疗前血钾低于正常,开始治疗时补钾,开始可滴注1.0～1.5g氯化钾。

治疗前血钾正常,每小时尿量＞40ml,可在输液及应用胰岛素时开始补钾。

治疗前血钾高于正常或无尿者,暂不补钾;在补液及胰岛素治疗后,随着葡萄糖的利用,钾进入细胞内,并随着血容量的增加,肾功能得到改善,尿量增多,可能发生低钾血症;血钾在4.0～5.0mmol/L以下,有尿者,按0.3％的浓度补钾,补钾量为每小时10～15mmol/L,一般患者24h总量不超过4～8g;病情允许以口服为宜,补钾期间每小时尿量不少于50ml。近年来已注意到机体失钾常常同时伴有失镁,要注意检测血镁,如低于正常值要及时补充硫酸镁等。

轻、中度代谢性酸中毒不用碱性药物,但当pH＜7.2,二氧化碳结合力＜11.2mmol/L(25vol％)应予以补碱,可输入1.25％碳酸氢钠(5％碳酸氢钠84ml用蒸馏水稀释成1.25％的液体)快速滴入,30min后再测pH、CO₂CP等决定是否再补碱。勿用高渗的碳酸氢钠溶液,不要使用乳酸钠溶液,因为可能有乳酸酸中毒存在。

【转院建议】

深昏迷患者均应在补液、降糖等治疗后考虑转院治疗。

六、肝性脑病

【临床特点】

肝性脑病(肝昏迷)为肝功能不全所引起的神经精神综合征,可发生于急性肝功能不全者,亦可发生于慢性肝病者,特别是发生于有门静脉分流的患者,多种原因均可导致肝功能不全。

根据临床表现不同,肝性脑病可分为急性肝性脑病、慢性肝性脑病、肝脑变性和痉挛性截瘫4种。前两种主要是功能性的,后两种则常有明显的器质性损害。

【诊断要点】

1.病史 有严重的肝脏病史,多数有诱发因素,如进食蛋白质过多,上消化道出血、服用含胺药物、大量利尿和放腹水、感染、手术、肾衰竭等。

2.肝性脑病不同分期的临床表现

(1)前驱期:轻度性格和行为改变,如变为沉默、冷漠或兴奋、欣快,常无或仅有轻微的神经体征。

(2)昏迷前期:精神错乱,行为反常,计算、定向及理解力减退,神经体征明显,如反射亢进、肌张力增强、病理反射阳性,出现肝臭和(或)扑翼样震颤。

(3)昏睡期:以昏睡和浅昏迷为主,各种神经体征持续或加重,少数有极度的精神运动性兴奋。

(4)昏迷期:昏迷阶段,对各种刺激均不起反应。

3.肝功能明显损害 有明确的肝病症状和体征。

4.血氨升高 部分病人血中的支链氨基酸降低,芳香族氨基酸含量增高。检查凝血酶原活动度(<40%以下)和血浆游离蛋氨酸的浓度(100mmol/L以上)有助于急性肝性脑病的诊断。

【急诊处理】

1.寻找和去除病因

2.减少含氨毒素的产生和吸收

(1)饮食:原则上应停止或限制进食蛋白质,用植物蛋白代替动物蛋白,少食动物蛋白,食用乳制品(牛乳或乳酪),其含氨量较肉制品少,同时服用乳果糖。口服支链氨基酸10~30g/d,可与天然食物混合食用。

(2)保持大便通畅:一般泻药或灌肠(勿用碱性溶液,以免氨基酸吸收增加),可用新清宁片每次5片(1.5g),每日3次,以使大便2~3次/d为宜。

(3)应用乳果糖:用量因人而异,一般30~60mg/d,分2~4次口服,病人每日2~3次不成形大便为宜,也可用乳果糖灌肠,保留灌肠用50%乳果糖100ml加水至250ml,每日1次,新霉素和乳果糖并用效果更好。

(4)口服抗菌药物:应用肠道不吸收或很少吸收的抗菌药物,以减少产生毒素的细菌。新霉素2~4g/d,分次口服或经直肠灌入。巴龙霉素、卡那霉素均每日2g。甲硝唑每次0.2g,每日4次。

3.谷氨酸和精氨酸治疗肝性脑病 近年来国外已少用,国内常用精氨酸20g加醋谷胺(乙酰谷酰胺)0.6~0.9g每日静脉滴注1次,疗程酌病情而定。

4.营养 对少数需限制进食蛋白质以控制肝性脑病的肝硬化患者,可应用支链氨基酸。

5.其他防治措施

(1)维持水电解质和酸碱平衡:对急性肝性脑病患者,其入量成年人最好每日不超过1500ml或前1d尿量加500ml。慢性肝性脑病,成年人每日2000ml左右。对急性的和慢性肝性脑病患者注意低血钾、低镁和碱中毒。治疗中注意避免出现上述变化,一旦出现变化,则应迅速纠正。

（2）重症肝炎患者脑水肿发生率高,应及时治疗脑水肿。20%甘露醇或 25%山梨醇 250ml,快速静脉滴注。

【转院建议】

肝性脑病的患者在进入昏睡期后均应立即转院或住院治疗,尽早采取进一步治疗。

七、肺性脑病

【临床特点】

临床上,慢性胸肺疾病的患者在发生 II 型呼吸衰竭后出现的神经精神症状,可称之为肺性脑病。肺性脑病就是二氧化碳潴留和缺氧对中枢神经系统产生抑制作用引起的。最常见病因为慢性阻塞性肺疾病。

【诊断要点】

1.病因　多肺部疾病,如慢性支气管炎、慢性阻塞性肺气肿、肺心病、胸廓畸形等所致的气道阻塞。

2.临床表现　临床症状以原发病为主或症状被原发病所掩盖。初期病人常感觉倦怠、头痛、兴奋或失眠、注意力不集中、定向障碍等,当二氧化碳分压（PCO_2）持续增高,患者症状明显,可表现为嗜睡、昏睡或昏迷。体检时可见腱反射减低、视盘水肿和扑翼样震颤等。

3.血气分析及其他检查

（1）原发性 PCO_2 升高称为呼吸性酸中毒。

（2）急性呼吸性酸中毒时肾脏未能代偿,故碳酸氢根（HCO_3）仅代偿升高 3～4mmol/L,即 $HCO_3 <$ 30mmol/L。

（3）慢性呼吸性酸中毒时肾脏代偿多在 3d 以上,所测 $HCO_3 >$ 30mmol/L,血 pH 降低。

（4）尿 pH 下降。

（5）血 K^+ 升高,血 Cl^- 降低。

【急诊处理】

1.治疗原发病、消除病因是治疗的基础。

2.通畅气道、增加通气量:可使用支气管扩张药,常用的有吸入和口服剂型,吸入为首选。可使用沙丁胺醇吸入或雾化治疗,茶碱口服或静脉用药。

3.氧气治疗:需注意的是由于肺性脑病是 II 型呼吸衰竭所致,氧疗应采用控制性氧疗,即吸氧浓度通常为 25%～33%。

4.抗感染治疗:针对原发病及发病诱因选择有效抗生素进行治疗。

5.呼吸中枢兴奋药:在无机械通气条件时可以使用呼吸中枢兴奋药治疗,不仅可以兴奋中枢,也可以增加排痰、清醒意识。常用剂量为生理盐水或 5%葡萄糖溶液 500ml 加洛贝林 15mg 或尼可刹米 0.25～0.5g 静脉输注。需要注意的是呼吸兴奋药可使患者的耗氧量增加,使用时要监测血氧情况。

6.祛痰治疗。

【转院建议】

肺性脑病患者在给予氧疗、通畅气道等治疗后应立即转院进一步治疗。

八、甲状腺危象

【诊断要点】

由于甲状腺危象病情重,无特殊的实验室检查指标可作为确诊的依据,所以主要靠临床症状和体征。

甲状腺功能亢进症病人一旦出现以下情况就应考虑危象。

1.甲状腺功能亢进症症状突然加重。

2.典型甲状腺危象：①高热，体温在39℃以上，一般解热措施无效；②心率超过160/min，心脏搏动强而有力，部分病人可有心律失常及心力衰竭；③恶心、呕吐、大便次数多、大汗、脱水、电解质紊乱；④神经精神障碍、焦虑、烦躁，精神变态、谵妄、昏睡和昏迷。

北京协和医院根据甲状腺危象的主要临床表现，提出危象前期和危象期的7项诊断依据。甲亢病人凡具有表中7项条件中的3项者，可分别诊断危象前期和危象期。

【急诊处理】

1.尽快控制或去除诱发因素　如严重感染、机体的应激状态、精神刺激、过度疲劳、突然停药、外伤和外科手术等诱因。

2.降低血循环中甲状腺激素的浓度

(1)丙(或甲)硫氧嘧啶600～1200mg口服(首次剂量)，之后用硫氧嘧啶300～600mg/d，分3次口服。也可用甲巯咪唑或卡比马唑60～120mg，然后用甲巯咪唑30～60mg/d，分3～4次口服。

病情不是十分危重者，可用甲巯咪唑或卡比马唑，每次20～30mg；或用甲(或丙)硫氧嘧啶200～300mg，每6h1次。危象控制后，逐渐减量。外科手术后发生的危象，硫脲类药物不可以用。

对硫脲类药物过敏或疗效不佳者，可慎用过氯酸甲，剂量为1000mg分3次口服，症状缓解后改为250～500mg/d维持。

(2)Lugol碘液，每日10～20滴，每6h1次，首次剂量可大些。口服或碘化钠0.5～1.0g加入10％葡萄糖液中静脉滴注，24h1.0～3.0g。Lugol液每毫升含碘126.5mg，每滴含碘约为6mg。在急性症状控制后，碘药可减量，一般用3～7d可停药。碘药对外科手术引起的甲状腺危象无效。

对碘过敏者可选用碳酸锂，剂量为900～1500mg/d，分次日服。肾功能损害、酸碱平衡失调、电解质紊乱者禁忌。

3.清除血循环中过高的甲状腺素-儿茶酚胺的反应

(1)利舍平，首次5mg肌注，此后每次1～3mg肌内注射或口服，每4～6h1次，重症病人可用1mg加入葡萄糖溶液中静脉滴注。用药3～6d。对于有昏迷、嗜睡者，选用胍乙啶，每日1～2mg/kg，分3次口服。

(2)普萘洛尔20～80mg口服，每4～6h1次。严重病例用普萘洛尔1～5mg溶于10％葡萄糖溶液20ml中缓慢静脉注射，必要时可每4h重复1次。

4.低温及人工冬眠

(1)镇静药、物理降温：在头部和四肢大血管处放冰帽和冰袋，或用冰生理盐水灌肠、酒精擦浴、电风扇等。不宜用阿司匹林类药降温，阿司匹林能与甲状腺素结合球蛋白结合，反使游离甲状腺激素增加。

(2)常用冬眠合剂(哌替啶50～100mg，异丙嗪25～50mg，双氢麦角碱0.3～0.6mg)肌内注射。根据病情每4～12h1次，以达到亚冬眠为度。将体温维持在34～36℃。

5.全身支持疗法

(1)琥珀酸钠氢化可的松200～400mg或地塞米松10～30mg，每日静脉滴注1次，病情好转逐渐减量。

(2)吸氧。

(3)补充水、电解质、能量及维生素，低镁者给予补充镁。有心力衰竭者注意补液速度和补钠量，需注意强心。

(4)镇静：有狂躁、抽搐者苯巴比妥钠0.2g肌内注射，10％水合氯醛15～20ml保留灌肠等。

(5)治疗并发症如充血性心力衰竭、急性肺水肿，抗感染及预防感染。

【转院建议】

甲状腺危象患者宜在急诊对症治疗等处理后尽快转院治疗。

（杜乃文）

第三节　头痛

一、概述

【临床特点】

头痛通常是指眉弓以上至枕下部的疼痛。头痛的病因各异,发病机制也十分复杂,它不仅是最常见的神经系统疾病症状,也是其他系统疾病伴发症状的常见表现之一。

头痛是一个临床综合征,有多方面的病因和多种分类方法。从临床角度出发,根据病因将头痛大致分为原发性头痛和继发性头痛两大类。原发头痛包括偏头痛、紧张性头痛、丛集性头痛等。继发性头痛的病因包括①颅内疾病,如脑肿瘤、脑外伤、慢性硬膜下血肿、脑血管病(蛛网膜下腔出血、脑出血、脑梗死、脑血管畸形、颞动脉炎、颅内静脉血栓形成等)、颅内压改变(高颅压、低颅压)、颅内感染(脑炎、脑膜炎、脑寄生虫病等)、头痛性癫痫等;②引起头痛的其他系统性疾病,如发热、非头部感染、缺氧、高碳酸血症、低血糖、透析、高血压或低血压、尿毒症、药源性(包括与某些物质或与某些物质戒断有关的头痛)、中毒、颈椎及邻近器官(眼、耳、鼻、牙齿等)的疾病、功能性或精神疾病(神经症、癔症、抑郁症等)。

【诊断要点】

（一）病史

1.起病形式

(1)急性起病(数分钟、数小时内突发):多为偏头痛、丛集性头痛、蛛网膜下腔出血、颅脑外伤、青光眼急性发作等;少见原因包括头痛型癫痫等。

(2)亚急性起病(头痛持续数日至数周):可见于慢性颅内感染、硬膜下血肿、脑脓肿、高血压脑病、良性颅内压增高、颞动脉炎等。

(3)慢性起病(头痛持续数周至数月以上):可见于紧张性头痛、外伤后头痛、颈椎病、鼻窦炎等。

(4)进展性头痛:可见于颅内占位性病变、结核性脑膜炎等。

(5)复发性头痛:可见于偏头痛、头痛型癫痫、高血压病和脑室系统内肿瘤或囊虫等。阵发性疼痛多见于三叉神经痛、枕神经痛等。

2.伴随症状

(1)伴剧烈恶心、呕吐:可见于颅内占位性病变、颅内感染、蛛网膜下腔出血、脑出血和某些类型的偏头痛。

(2)伴头晕或眩晕:可见于颅后窝占位性病变、小脑出血等。

(3)伴近期体重减轻:可见于颅内原发或转移恶性肿瘤、甲状腺功能亢进症、抑郁症和颞动脉炎等。

(4)伴发热和(或)寒战:可见于颅内感染、全身性感染等情况。

(5)伴视觉症状:可见于眼部疾病(如青光眼)、有先兆偏头痛、颅内压增高、某些颅内占位性病变、某些脑血管病(动脉或静脉)等。

(6)精神症状:可见于脑炎、额叶肿瘤、脑血管病(累及颞叶等部位)等疾病。

3.诱因

(1)与精神紧张、劳累、情绪变化、睡眠不足有关:可见于各种类型的偏头痛、神经性头痛,紧张性头痛和神经症等。

(2)与内分泌因素有关:可见于月经期头痛。

(3)与体位有关:站立时加重,平卧时减轻,多见于各种原因的低颅压头痛。而部分丛集性头痛和高颅压的病人可在直立时疼痛减轻。

(4)与服用某些药物(或物质)有关:临床上能引起头痛的药物繁多,如某些抗心绞痛药物(硝酸甘油、亚硝酸异戊酯等)、钙拮抗药(硝苯地平等)、地高辛、磺胺、某些喹诺酮类抗生素(如诺氟沙星)、抗真菌药(如两性霉素 B、酮康唑等)、避孕药等。某些具有血管活性作用的物质及其戒断也可引起头痛,这些物质包括:乙醇、大麻、可卡因、谷氨酸钠、硝酸和亚硝酸盐类物质、组胺、尼古丁、咖啡因等。

4.既往史和家族史　有反复间歇性头痛病史者多见于偏头痛、神经性头痛、头痛性癫痫等疾病;部分血管性头痛、头痛性癫痫可有家族史。

(二)体格检查

对头痛病人的体检应全面,包括一般检查和神经系统检查。以下体征有助于头痛的诊断:

1.体温升高　提示颅内和(或)全身感染性疾病、中毒等。

2.血压升高　提示高血压病或颅内出血性疾病及占位性病变等。

3.眼球突出伴球结膜水肿　提示海绵窦血栓形成、眼眶内肿瘤、蝶骨嵴脑膜瘤等。

4.额部、耳周疱疹伴局部痛觉减退　提示带状疱疹(侵犯三叉神经)。

5.鼻旁窦区压痛　提示鼻窦炎引起的头痛。

6.眼球结膜充血、瞳孔散大、眼压增高　提示青光眼。

7.颈部、颞部血管杂音　提示血管病变,颞动脉炎可在颞动脉附近扪及条索状物并有压痛。

8.复视、眼球运动障碍　多见于脑血管病、颅脑外伤、颅内肿瘤等,也可见于眼肌麻痹型偏头痛。

9.视野缺损、视力下降　多见于脑血管病、颅内占位性病变。

10.失语、癫痫、精神异常　见于大脑皮质病变(如脑炎、中毒等)。

11.肢体运动和(或)感觉障碍　见于各种颅内病变。

12.脑膜刺激征　提示脑炎、脑膜炎、蛛网膜下腔出血、颅后窝病变等。

(三)辅助检查

对一些不明原因的头痛应进行必要的辅助检查来明确头痛的病因,大部分须将病人转往上级医院的专科。对头痛病因有所提示的辅助检查可先行在社区医院完成,然后根据检查结果再将病人转往相应的专科诊治。如白细胞总数升高提示细菌、真菌感染;淋巴细胞比例升高应警惕结核杆菌感染;白细胞总数减低提示病毒或伤寒杆菌感染;血红蛋白降低提示贫血、头痛等。

为明确头痛的病因,常需进行的检查还有脑脊液检查(主要用于中枢神经系统感染的诊断)、脑电图(主要用于头痛性癫痫的诊断)、X 线胸片(主要用于颅脑外伤、颈椎病变的诊断)、数字减影血管造影(主要用于疑有脑血管畸形、颅内动脉瘤等)、电子计算机断层扫描和磁共振成像(用于各种颅内疾病)、经颅多普勒超声、正电子发射脑断层扫描(PET)、局部脑血流量测定等,这些检查绝大部分需在上级医院完成。

【处理原则】

1.头痛的一般处理

(1)镇痛药:可用于原发性头痛和已明确病因的继发性头痛的病人。常用药物有非甾体抗炎药,如复方阿司匹林、布洛芬、对乙酰氨基酚(扑热息痛)、酚咖片、索米痛片等。对常用镇痛药物无效的剧烈头痛(主要为难治性偏头痛),病人应经专科医师诊治后再决定是否使用二线镇痛药(哌替啶、曲马朵、盐酸二氢埃托啡)等。

(2)止吐药:用于伴随恶心、呕吐症状的治疗。常用药有甲氧氯普胺(胃复安),10mg肌内注射。老年人和儿童使用该药时应特别注意其锥体外系的不良反应。

(3)镇静药:用于某些急性头痛发作(如紧张性头痛、药物依赖性头痛、神经症等)的辅助治疗。常用药物有地西泮2.5～5mg全科医师急症手册口服。

2.偏头痛急性发作期的处理

(1)非甾体抗炎药:常用药物布洛芬、萘普生和多种含对乙酰氨基酚的药物(如百服宁、泰诺林、扑热息痛等)。常用剂量为布洛芬缓释药0.3g,每日2次;萘普生0.25g,每日2次。

(2)普坦类药:该类药物为5-羟色胺受体激动药,代表药物有舒马曲普坦(英明格)和佐米曲普坦(佐米格)等。主要用于治疗各种类型的偏头痛,有缺血性心脏疾病者应禁用,这类药物目前在国内使用还不普遍。

(3)麻醉镇痛药。

3.继发头痛的处理 最主要是病因治疗,需经专科医师施行。

【转院建议】

凡原因不明的头痛或已明确病因但因条件所限,基层医院处理有困难的,原则上都应转往上一级医院治疗。对首次发病的头痛或持续头痛并逐渐加重者也应将病人转往专科诊治。转诊时应注意以下几点。

(1)对疑为脑出血所致头痛的病人,转诊应遵循就近的原则,这类疾病病情变化快,甚至可因途中颠簸造成病情恶化,应尽可能缩短转诊路途。

(2)对头痛合并高热、精神症状、眩晕、脑膜刺激征及神经系统定位体征的病人应拨打120,由具有急救资质的医疗机构负责转运,并做好病历记录。

二、青光眼

【临床特点】

青光眼是指当眼压超过眼内组织特别是视神经所能承受的限度,引起视盘凹陷、视神经萎缩及视野缺损的眼病。人群中的发病率为0.21%～0.6%,40岁以上的患病率为1.4%。青光眼是我国目前主要致盲眼病之一。眼压是青光眼发病中极其重要的因素,但却不是唯一因素。在临床上我们也常常遇到另外两种情况:①眼压高于正常,但经多年观察没有出现青光眼性视盘改变及视功能改变,被称为高眼压症。②眼压在正常范围,但却有明显的青光眼性视盘改变及视功能改变,被称为正常眼压性青光眼。根据房角形态、发病原因以及发病年龄,可将青光眼分为原发性、继发性、混合性和先天性四大类。

(一)急性闭角型青光眼

【诊断要点】

1.剧烈眼痛及同侧偏头痛、雾视、虹视、视力下降,严重者仅存眼前数指或光感。常伴有恶心、呕吐、发热、寒战等症状。

2.眼压升高,一般在4～10.64kPa(30～80mmHg),甚至特别严重者可达13.3kPa(100mmHg),指压眼球坚硬如石,此种病例应采取紧急处理,否则有迅速失明的危险。

3.瞳孔散大,常呈中等或极度散大,瞳孔呈固定状态,对光反射消失。

4.眼部充血,常为表层巩膜血管淤血及混合充血,有时合并结膜水肿,严重者可出现眼睑水肿。

5.角膜水肿,由于眼压突然升高,破坏角膜内皮细胞调节角膜水分的作用,出现角膜水肿,呈雾状或毛玻璃状,上皮出现水疱。

6.前房变浅及房角闭塞。

7.房水浑浊,有时引起虹膜后粘连,在虹膜前面及角膜后面常见到微细的尘状色素沉着。

8.虹膜节段性萎缩,这是由于在相当高的眼压下,供给虹膜之动脉循环障碍而引起局部缺血造成的。

9.青光眼急性发作后,部分患者在晶状体前囊上出现青光眼斑。

10.由于急性闭角型青光眼有以下不同的病程阶段,各有其特点,未必有上述所有症状。

(1)临床前期及先兆期:没有任何自觉症状,但前房很浅,以全科医师急症手册此为临床前期。另外有一些病人只表现为一时性虹视、视矇及眼胀,若即刻检查将发现眼压轻度升高,眼局部稍充血,经过休息后症状完全消失,此称为先兆期。

(2)急性发作期:此期常具有上述典型症状。

(3)缓解期:急性发作的病例,大多数经过治疗或极少数未经治疗但停用一切降压药物后症状消失,眼压恢复正常。但这种情况只是暂时的,随时有急性发作的可能。

(4)慢性期:由没有缓解的急性发作期迁延而来,此期常可见视盘呈病理性凹陷及萎缩,视力下降及青光眼性视野缺损。

(5)绝对期:由于持久的高眼压最终导致失明。

【急诊处理】

治疗原则为迅速降低眼压,使已闭塞的房角开放。眼压下降后定期监测眼压和及时选择适当手术防止再发。

1.用药物及时缩小瞳孔,使房角开放。1%毛果芸香碱(匹罗卡品)眼药水滴眼,每5min1次,共5次,然后每30min1次,共4次,以后根据情况决定定用药频度。

2.β肾上腺素受体阻滞药。此药是通过抑制房水生成,降低眼压,常用0.25%~0.5%噻吗洛尔溶液,每日滴用2次。对有心脏传导阻滞、支气管哮喘、窦房结功能不全的病人忌用。

3.高渗药。增大血浆渗透压,使玻璃体脱水,眼内容积减少,不但可降低眼压.而且使晶状体虹膜隔后退,前房加深,使缩瞳药奏效。常用20%甘露醇溶液,1~1.5g/kg,静脉快速滴注或推注,或50%甘油溶液,2~3ml/kg,口服(糖尿病患者禁用)。

4.碳酸酐酶抑制药。减少房水生成,常用乙酰唑胺,首次500mg,配以碳酸氢钠1.0g,以后酌情减量。

5.如虹膜反应明显,应加用皮质类固醇类眼药滴眼。

6.其他。2%利多卡因溶液或2%普鲁卡因溶液球后注射可降压镇痛;服用镇静药、轻泻药等。

7.手术治疗。急性闭角型青光眼虽可用药物治疗使急性发作症状缓解,但仅能达到短期降压的目的,而不能防止再发,故应根据病情尽快选择周边虹膜切除术或滤过性手术。

8.社区医师应根据实际条件给予紧急处理(降眼压药治疗)后及时转入上级医院进一步诊治。

(二)膨胀期白内障性青光眼

【诊断要点】

1.老年性白内障膨胀期,晶状体体积增加,推挤虹膜前移,使前房变浅,房角关闭而发生眼压升高。

2.晶体浑浊膨胀并有水裂。

3.临床表现与急性闭角型青光眼相同。

【急诊处理】

治疗原则为积极降压治疗的同时,采取单纯晶状体摘除术,如房角已有广泛粘连,需施白内障和青光眼联合手术。社区医师给予适当的降低眼压治疗后及时转入上级医院进行手术治疗。

(三)青光眼睫状体类综合征

【诊断要点】

1.好发于中青年。

2.呈发作性眼压升高,在眼压升高的同时或前后出现半透明、较粗大的角膜后沉着物。

3.前房深,房角开放。

4.房水无明显浑浊,不引起虹膜后粘连。

【急诊处理】

1.滴用噻吗洛尔滴眼液。

2.滴用皮质类固醇眼药水控制炎症。

3.口服乙酰唑胺片。

4.口服吲哚美辛(消炎痛)抑制前列腺素的生物合成,拮抗前列腺素的生物效应。

5.社区医师根据现有条件给予控制眼压治疗后及时转入上级医院。

三、高血压急症

【临床特点】

高血压急症不是一个孤立性疾病,是指原发性或继发性高血压在疾病发展过程中,或在某些诱因作用下,使血压突然升高(收缩压达180～200mmHg以上,舒张压达120～130mmHg以上),同时合并由高血压引起的心、脑、肾等重要靶器官的严重损害,称为高血压急症。仅有血压显著升高,但不伴靶器官功能损害,则称为高血压亚急症。高血压急症及高血压亚急症两者均属于高血压危象。高血压急症是高血压病最严重的、需要紧急控制的并发症,其发生率占所有高血压病患者的1%左右。

【诊断要点】

高血压急症包括:伴血压升高的不稳定型心绞痛或急性心肌梗死、伴肺水肿的急性左心衰竭、主动脉夹层动脉瘤、高血压脑病、颅内出血、急性肾衰竭以及子痫等。高血压急症也可见于并不太显著的血压升高,如妊娠期妇女或某些急性肾小球肾炎患者,特别是儿童。另外,在临床上,若患者收缩压>220mmHg和(或)舒张压>140mmHg,则无论有无症状亦应视为高血压急症。

高血压急症临床表现可因全身小动脉一时性强烈收缩,血压急剧升高,导致患者出现剧烈头痛、头晕、恶心、呕吐、气促、面色苍白或渐红、视物模糊、黑矇、心动过速、心绞痛等症状。有的患者因脑细小动脉痉挛持续时间过久,血液循环严重障碍,导致脑水肿,颅内压增高可以发展为高血压脑病,其主要临床表现为血压急剧升高、剧烈头痛、头晕、视物模糊、失明、失语、暂时性偏瘫、视盘水肿、出血和渗出等,严重者可发生意识障碍、精神错乱甚至昏迷。部分患者还可出现心、肾功能不全表现。

【急诊处理】

1.立即静脉应用起效快、半衰期短、便于调量的降压药物。

2.硝普钠是临床常用的药物,在紧急情况或条件有限时,几乎所有的高血压急症(除妊娠高血压、肾功能不全、急性冠状动脉综合征)的院前急救都可以选择硝普钠。作用极快(数秒钟内),作用时间为1～

2min,半衰期为3～4min。开始剂量从10～15μg/min开始,每5～10min递增,以每次10μg/min的幅度上调剂量,直至血压降至满意水平。液瓶及液路应避光,最好每隔8h新配一次液体。冠心病患者使用该药,会因为后负荷明显降低而出现冠状动脉血流减少(冠状动脉盗血现象),故不主张用于急性冠状动脉综合征患者。

3.高血压急症禁用短效硝苯地平口服或舌下含服降压。短效硝苯地平经口服或舌下含服后能迅速被吸收,并直接扩张血管。5～10min迅速起效,30～60min达到高峰,持续6h。由于有效的扩血管作用,血压急骤下降,使心、脑、肾缺血导致致命意外。因此,对于高血压急症患者应当尽量不用短效硝苯地平。

4.应在数分钟至2h内,将平均动脉压(1/3收缩压+2/3舒张压)下降不超过25%。在随后的2～6h将血压降至较安全水平,一般为160/100mmHg左右。

5.同时治疗高血压急症的原发病或并发症,并且使血压逐渐达标。

(1)缺血性脑卒中:在急性期3～5d不必积极降压,可保持在(160～180)/(100～110)mmHg,待以后恢复期再将血压降至安全水平。而出血性脑卒中与高血压脑病则需要尽早将血压降至安全水平。常应用硝普钠或乌拉地尔,出血性脑病禁用硝酸甘油。

(2)急性肺水肿、肾功能不全等,应使血压进一步下降至140/90mmHg以下。常应用硝酸甘油或硝普钠。

(3)急性冠状动脉综合征、糖尿病或伴有大量蛋白尿患者,最终使血压降至130/80mmHg或更低些,同时使心率达到理想范围,即50～70/min,常应用硝酸甘油或乌拉地尔。

(4)主动脉夹层:尽量在30min内将血压降至正常理想或低限水平,如(110～120)/(70～80)mmHg,常应用硝普钠、艾司洛尔。

6.高血压急症在静脉滴注抗高血压药物同时,就应开始合用口服降压药。应选择疗效肯定的降压药物,既要有效降血压,又要安全、可靠地保护心脑肾重要靶器官,易于患者接受,还要达到延长寿命、改善生活质量的降压药物。待口服用药5～7个半衰期后,可开始逐渐减少静脉药量直至停用。若在用药过程中,血压波动过大时,可随时调整静脉用药剂量及静脉滴注速度。

7.所有的静脉降压药物在撤药时都要遵循逐渐减量的原则,快速减药或突然停药都可能使血压反弹。

8.治疗原发性疾病,去除诱因。

9.强化控制高危人群,全面综合控制心脑血管病的多重危险因素(高血脂、糖尿病、吸烟、肥胖等)。

10.降压期间应注意血压监测,观察降压药效果,避免血压波动。

【转院建议】

1.患者转院前按上述治疗原则紧急治疗,将血压降至160/100mmHg或在原来血压的基础上降低20%～25%,严重并发症得到有效控制,拨打120或999电话,尽快送往就近医院。

2.基层医师应将患者基本情况、疾病诊断及治疗情况做详细记录,尤其对于重大治疗过程尽可能详细记录,以便上级医师参考。

3.转诊途中有医护人员护送并有相应抢救设备,严密监护患者的意识状态、呼吸、脉搏、心率、血压及并发症等病情变化,保持静脉通路通畅,随时做好急救准备。

(何　辉)

第四节　抽搐

一、概述

【临床特点】

抽搐是指身体的全部或局部肌肉不自主快速阵发性收缩,有强直、阵挛等多种表现形式,临床上具有发作突然和反复发作的特点。抽搐的类型很多,临床上大致分为痫性抽搐和非痫性抽搐两大类。前者发作时多有意识障碍;而后者多无意识障碍。

痫性抽搐即癫痫发作,其发生的原因非常复杂。临床上习惯根据癫痫病因的不同将其分为原发(病因未明)和继发(症状性)两大类。痫性抽搐的发作形式主要有强直发作、阵挛发作、强直阵挛发作、肌阵挛发作、部分发作、Jackson癫痫和旋转性发作。非痫性抽搐的表现形式有手足搐搦(见于维生素D缺乏、低血钙、碱中毒和癔症等)、强直性肌痉挛(见于破伤风、狂犬病等)、非痫性肌阵挛(可见于多种中枢神经系统疾病和多种代谢性脑病)。

常见抽搐的一般临床特点和病因如下。

1.痫性抽搐　于各种场合下均可发作,多数无精神诱因。因发作类型不同而表现各异。可表现为肢体和躯干的强直、阵挛、强直阵挛、肌阵挛发作等,多数发作类型有意识障碍,可伴有双眼上吊或向一方注视、尿失禁、舌咬伤等,部分病人有脑电图异常。发作过后病人的意识多在 $10\sim30min$ 恢复,发作后常感头痛、头晕、困倦等。继发痫性抽搐还可出现原发疾病的症状。

引起继发癫痫的神经系统疾病有脑外伤、脑血管病、脑肿瘤、中枢神经系统感染、儿童高热惊厥、神经系统遗传、变性病等;系统性疾病包括低血糖、低钠血症、低镁血症、高渗状态、高钙血症、尿毒症、肝性脑病、血卟啉病、高血压脑病中枢神经系统白血病、狼疮脑病、HIV脑病、高热、中毒(药物、毒物、酒精中毒)、维生素 B_6 缺乏症、心源性抽搐、妊娠子痫、某些药物诱发的痫性发作等。某些传染性疾病(如中毒性菌痢、流行性出血热、钩端螺旋体病等)引起脑膜、脑损害时也可有癫痫发作。

2.非痫性抽搐　以手足搐搦为主要表现的疾病可见于低钙(维生素D缺乏、甲状旁腺功能减退症等)、癔症和过度换气综合征。

3.其他　破伤风抽搐较为特异,以强直性发作为主,病人表情痛苦恐惧,大汗淋漓,多伴有肌肉疼痛,发作多自咽喉部、咀嚼肌开始,向面部、躯干和四肢扩展,典型发作呈"苦笑面容"、四肢强直、角弓反张,无意识障碍,发作可由声、光和进食而诱发。狂犬病痉挛期的病人可表现出喉肌和全身肌肉的痉挛,严重者呈角弓反张样,病人极易因受到声、光的刺激而发作,特别表现为"恐水",看到水或听到流水的声音即可诱发抽搐。

【诊断要点】

抽搐的诊断主要依据对发作情况的观察或目击者对病人发作情况的描述,参考病人既往发作的情况和其他相关病史做出初步的判断,病因诊断主要依据辅助检查。

1.急诊常见的抽搐如下

(1)癫痫持续状态:为常见的重症急诊之一。指癫痫连续多次发作,在2次发作间期意识障碍不恢复,或持续发作超 30min 以上。任何一种发作类型都可能会产生癫痫持续状态,临床上以强直阵挛型持续状态最常见。多见于既往有癫痫病史的人,停药或漏服药物、饮酒、感染等为常见诱因,脑炎、脑肿瘤、脑血管病、妊娠中毒症、胰岛细胞瘤等也可继发癫痫持续状态。

(2)心因性抽搐:成年人多见于癔症,少数儿童可有暴怒惊厥。短暂发作多无大碍,但连续过度换气发作可能造成呼吸性碱中毒。

2.转诊注意事项

(1)无论什么原因引起的抽搐发作,首诊者都应先进行一般处理,对连续抽搐发作的病人应最大限度地保证气道通畅,建立有效的循环通路。需立即转院进行诊治的应拨打 120 电话,由具有急救资质的医疗机构负责转运。

(2)转院时首诊医疗单位应出具完整的病历记录。记录病人来院时情况、诊治经过和病人离院时的情况。特别注意的是,对病人来院后的发作情况(发作次数、持续时间、发作时的表现)应有详细记录;对所使用药物的名称、剂量、给药途径和给药时间应有详细记录。将记录交急救站医师或随车的病人家属携带。

(3)转运外伤病人时应使用脊柱板(特别是车祸、高空坠落、其他直接或间接暴力致复合伤的),没有脊柱板时要注意使用硬木板平托病人,由专人固定颈部、头部、下颌和躯干,使病人的枕部和下颌与身体的纵轴保持一致,以免因搬运不当造成病人的脊髓损伤。

二、癫痫持续状态

【急诊处理】

1.控制发作　尽快控制发作是抢救成功、减少并发症和病死率的关键。静脉注射抗痫药物是最有效的方法,常用药物有:①地西泮(安定),予 10～20mg 稀释至 10ml 缓慢静脉推注(速度<5mg/min),如有复发,20min 后可重复使用。若发作暂时停止即应停止推药,改为地西泮 100mg 加入 500ml 葡萄糖溶液中缓慢静脉滴注(12～24h),以维持必要的血药浓度。该药静脉注射时呼吸抑制作用较明显,用药时要特别注意推药速度并监测病人呼吸节律和幅度的变化,必要时予以人工辅助呼吸或气管插管。②苯妥英钠 20mg/kg 静脉注射或滴注,速度应<50mg/min。用药时要特别注意监测呼吸、血压和心脏情况的变化。③若以上处理仍不能控制发作,可在麻醉医师的协助下,给病人施行气管插管,在心肺功能的监测下予苯巴比妥钠 20mg/kg 静脉注射,速度<100mg/min。

2.维持治疗　癫痫发作初步得到控制后,原则是根据发作类型选择合适的抗癫痫药。全身强直阵挛发作应首选丙戊酸,其次可选苯妥英钠、卡马西平等。其种类和剂量应参考病人既往的用药情况决定。若病人由于发作本身和药物的镇静作用仍处于意识障碍阶段,可将药片研碎从鼻饲管内灌入。

三、妊娠高血压综合征

妊娠高血压综合征是妊娠期特有的疾病,包括妊娠期高血压、子痫前期、子痫、慢性高血压并发子痫前期,以及慢性高血压,见表 21-4-1。妊娠高血压综合征的特征是发生在妊娠 20 周以后,表现高压升高,但妊娠期无明显加重;或妊娠 20 周后首次诊断高血压并持续到产后 12 周以后现高血压、蛋白尿、水肿,并伴有全身多脏器的损害。严重者可以出现抽搐、昏迷、脑出血、心力衰竭、胎盘早剥和弥散性血管内凝血,甚至死亡。

表 22-4-1　妊娠高血压综合征的分类

分类	临床表现
妊娠期高血压	BP≥140/90mmHg,妊娠期出现,并于产后12周内恢复正常;尿蛋白(一);患者可伴有上腹部不适或血小板减少,产后方可确诊
子痫前期	妊娠20周后出现,BP≥140/90mmHg,尿蛋白≥300mg/24h或尿蛋白(＋)。可伴有上腹部不适、头痛、视物模糊等症状
子痫	子痫前期孕产妇抽搐,且不能用其他原因解释
慢性高血压并发子痫前期	高血压妇女于妊娠20周以前无蛋白尿,若妊娠20周后出现尿蛋白≥300mg/24h,或妊娠20周前突然出现蛋白尿增加,血压进一步升高或血小板减少(＜100×10⁹/L)

从流行病学资料显示,妊娠期高血压综合征的发生与下列高危因素密切相关:初产妇、年龄＜18岁或＞40岁、多胎妊娠、有妊娠期高血压病史及家族史、慢性高血压、慢性肾炎、糖尿病、抗磷脂综合征、营养不良以及社会经济状况低下等。

妊娠高血压综合征的病理生理改变的基础是全身小动脉痉挛导致的脑、心、肺、肝、肾等重要器官严重缺血,进而出现产妇心脏、肾脏、肝脏的功能衰竭,还可以出现肺水肿和脑水肿,表现为抽搐昏迷、弥散性血管内凝血等;同时可使胎盘缺血,出现胎盘功能减退、胎盘早剥、胎死宫内。

作为社区一线医师,在常规对孕妇的产前保健检查时,识别高危因素,早期预防宣教,及早发现妊娠高血压综合征倾向的孕妇,早期干预,降低妊娠期高血压疾病的发病率,减缓妊娠高血压综合征的严重程度和进展是非常重要的。

【诊断要点】

1.病史　有妊娠高血压综合征的高危因素,妊娠20周以后出现高血压、水肿、蛋白尿。轻者可以有轻度头晕,伴水肿或微量蛋白尿;重者孕妇主诉头痛、眼花、恶心、呕吐、持续右上腹痛,如果不及时处理,很快进展到昏迷、抽搐。

2.体检　轻度头晕的孕妇,检查时可以发现血压轻度升高,踝部可凹性水肿;重者血压明显升高、视物模糊、水肿延及大腿或会阴部,或者病人出现抽搐、昏迷的体征。

3.辅助检查

(1)血液检查:包括血常规(全血细胞计数、血红蛋白、血细胞压积、血小板计数等)、血液黏度、凝血功能、肝肾功能、电解质、酸碱平衡等。用于判断有无并发症和全身脏器功能受损的严重程度。

(2)尿液检查:尿常规、尿比重、24h尿蛋白质定量等。

(3)眼底检查:观察视网膜小动脉痉挛的程度。

(4)其他:还有胎儿胎盘功能的检查和心电图、超声检查等。如果疾病进一步发展,出现昏迷、抽搐时,还应该做头颅CT等检查。

【急诊处理】

在妊娠期发现孕妇BP≥140/90mmHg,但尿蛋白(一),诊断妊娠期高血压是暂时的。可能在整个孕期病情无进展,也可能病情发展为子痫前期或者子痫。妊娠高血压大多数在社区保健阶段时可以发现;在子痫前期阶段,蛋白尿是子痫前期诊断的重要依据,是妊娠期高血压患者的全身小动脉痉挛导致肾脏血流量减少、肾脏功能受损的结果。如果病情得不到控制,进而在子痫前期的基础上出现抽搐、昏迷,称为子痫,是严重威胁孕产妇生命的病理妊娠。作为社区一线医生,重要的是:①首先早期识别妊娠期高血压;②

积极控制、严密观察;③一旦发现妊娠期高血压控制不满意,有进展到子痫前期的倾向,立即向上级医院转诊;④从早孕阶段对妊娠合并慢性高血压的孕妇应该加强管理与监护,避免发展到"慢性高血压并发子痫前期"。

1.妊娠期高血压处理原则　休息、镇静、降压、严密监测母儿情况。

(1)可以居家休息,保证充足睡眠时间,每天睡眠不少于10h,尽量左侧卧;有条件可以间断吸氧。

(2)镇静:精神紧张、焦虑孕妇,可以适量口服镇静药。地西泮2.5～5mg,睡前。

(3)严密监测母儿情况:增加产前高危门诊次数。母亲方面主要观察血压、是否头痛、视力改变、上腹部情况、定期复查尿常规;胎儿方面注意胎动、胎心、胎盘功能等。

(4)饮食指导:选择高蛋白、多维生素、低脂的食物,保证补充足够的铁和钙剂,除非全身水肿,一般不严格限盐,但应避免摄取过多的盐腌食品。

(5)降压:经过上述处理,有些妊娠期高血压孕妇血压可以得到控制,否则,可以口服降压药。在门诊常规治疗时可以首选β-受体阻滞药阿替洛尔或美托洛尔等,这类降压药对妊娠后期无大碍,不会波及胎儿,比较安全;其次,在门诊发现孕妇血压较高,需要较快把血压降下来时,可以暂时舌下含服硝苯地平(心痛定),30min后测量血压,有所下降后,及时转院。

2.子痫前期在社区的处理原则　子痫前期是在妊娠期高血压基础上进一步发展的结果,说明病情加重。除了上述处理以外,还要进行解痉、降压等治疗,必要时应该终止妊娠。所以对子痫前期的病人,是不宜留在社区治疗的,应该尽快转到上级医院住院治疗。

3.子痫在社区的处理原则　子痫是在子痫前期的基础上进而有抽搐发作,或者伴有昏迷,是妊娠高血压疾病最严重的阶段,是妊娠高血压疾病导致母儿死亡的最主要原因。在社区遇到子痫发作的紧急情况下,必须积极处理。在社区紧急处理原则是:控制抽搐(解痉、镇静)、防止受伤、纠正缺氧酸中毒、立即转院。

具体做法:①25%硫酸镁10ml加入到25%葡萄糖溶液20ml中静脉推注(时间>5min),然后再用25%硫酸镁60ml加入到5%葡萄糖溶液500ml,以2g/h静脉滴注;②静脉或肌内注射地西泮5～10mg;③给病人放置开口器,防止舌咬伤和窒息;吸氧;防止坠床摔伤;保持安静、避免刺激;④条件允许可以给予20%甘露醇250ml降颅压和4%碳酸氢钠纠正酸中毒;⑤立即联系救护车转院,救护车要有了解情况的医护人员陪同护送。

4.社区的预防与护理

(1)定期产前检查,做好孕期保健工作。妊娠早期应测量1次血压,作为孕期的基础血压,以后定期检查。尤其是在妊娠32周以后,应每周观察血压及体重的变化、有无蛋白尿及头晕等自觉症状。

(2)指导孕妇合理饮食与休息,加强妊娠中、晚期营养,尤其注意蛋白质、多种维生素、叶酸、铁、钙等微量元素和新鲜蔬菜、水果的补充,对预防妊娠高血压疾病有一定作用。

(3)重视诱发因素和高危因素,积极治疗原发病。对有妊娠高血压疾病家族史、肾脏病、糖尿病及羊水过多、多胎妊娠的孕妇更应注意。产前检查的次数可适当增加,密切注意病情变化。

(4)指导孕妇保持足够的休息和愉快的心情,坚持左侧卧位和胎动计数等,对降低妊娠高血压疾病的发生和发展有重要意义。

(郑　斌)

第五节　肢体瘫痪

【临床特点】

瘫痪是指骨骼肌的随意运动功能减退或消失的一种临床表现。根据运动神经径路上病变发生部位的不同,可分为上运动神经元瘫痪(皮质脊髓束以上的病变,表现为肌张力增高、腱反射亢进、病理反射阳性、肌肉萎缩不明显)和下运动神经元瘫痪(脊髓前角细胞以下的病变,又称弛缓性瘫痪,表现为肌张力减低、腱反射减弱或消失、病理反射阴性、肌萎缩明显);按瘫痪范围的不同又可分为偏瘫、截瘫、单瘫、四肢瘫等类型。偏瘫是指身体同一侧的肢体同时发生瘫痪,多由一侧脑的病变或高颈段脊髓病变引起;某一个肢体的瘫痪称作单瘫,可由某一局部的周围神经病变引起,也可由一侧某一节段的部分脊髓病变引起;截瘫是指躯干某一部位以下的双侧肢体瘫痪,多合并大小便障碍,由脊髓病变所致。

临床上出现肢体瘫痪的病因和发病机制十分复杂,涉及多个学科,有些至今尚未明了。根据病变的部位通常可将瘫痪分为神经源性和肌源性两大类,确切的鉴别要靠电生理、神经病理、免疫组化、分子生物学、生物化学等实验室检查手段来确定。

临床医师应注意将肢体瘫痪与关节病变和肢体疼痛所致的肢体活动受限加以鉴别,后者的肢体肌力是正常的。此外,应注意与精神症状中的木僵状态、癔症等鉴别。

【诊断要点】

接诊瘫痪病人首先应初步判断病人是否是真性瘫痪,临床医师应注意将肢体瘫痪与关节病变和肢体疼痛所致的肢体活动受限加以鉴别,后者的肢体肌力是正常的。此外,应注意与精神症状中的木僵状态、癔症等鉴别。

一般来说,临床医师根据病史,紧密结合病人临床表现的特点来判定病人属于哪一种类型的瘫痪,但这与损伤的部位和持续时间有很大关系。如某患胸段脊髓肿瘤的病人在疾病的较早阶段可能表现为一侧下肢的单瘫,随着病程的进展可发展为双下肢的截瘫。因此,虽然临床医师最早观察到的是瘫痪的类型,但仅此一项在一些情况下对病变部位和病因的诊断并无太大意义,还应依据病史体检和实验室检查综合做出诊断。

1.偏瘫　病人表现为一侧肢体的运动障碍(可合并感觉障碍),由于受损部位的不同,上、下肢瘫痪的程度可有不同,多数病人合并瘫痪侧的脑神经损害和瘫痪侧肢体的感觉障碍。急诊常见引起偏瘫的病因有急性脑血管病、脑外伤、脑炎、颅内占位性病变等。

除以上比较常见的疾病外,有些临床不太常见的疾病也应提醒急诊医师注意,如:

(1)青壮年,有缓解复发相交替病史(两次发作的间隔至少 1 个月,每次发作持续 24h 以上),中枢神经系统白质内有 2 个以上的病灶者应考虑多发硬化之可能。头颅 CT 可显示脑室周围、小脑等白质区域内低密度信号病灶,MRI 显示长 T_1、T_2 信号;视觉、听觉和体感诱发电位可发现相应部位的临床或临床下病灶;腰穿可显示脑脊液蛋白轻度增高,IgG 比例明显增高,急性期白细胞数增高,以淋巴细胞为主,脑脊液中可显示寡克隆带,髓鞘碱性蛋白升高。

(2)感染或疫苗接种后 1～2 周发病,除偏瘫外伴有头痛、精神症状、抽搐、不自主运动、感觉障碍等,应考虑急性播散性脑脊髓炎、多发硬化。此时腰穿、头颅 CT 和 MRI 检查常有助于明确诊断。

(3)偏瘫伴颈部疼痛及瘫痪肢体对侧痛觉减退者而无脑神经损害表现者应考虑高颈段脊髓压迫症,颈部 CT 或 MRI 可显示病灶所在。

2.截瘫　病人表现为同一脊髓水平的两侧肢体的运动障碍,多为双侧对称性,但由于病因的不同及病程的不同,两侧肢体瘫痪的程度可有差别;在双侧肢体出现运动障碍的同时会出现相应水平的感觉障碍,临床上往往根据它的位置来判断脊髓受累的水平;除以上表现外,病人还会出现大小便障碍,早期多为尿潴留,后期可出现尿失禁。

截瘫可见于多种累积脊髓的疾病,最初的诊断思路来源于与之有关的病史和体征,举例如下:

(1)有明确的脊柱外伤史,起病初出现损伤平面以下肢体弛缓性瘫痪,腱反射减弱或消失,各种深浅感觉减退或消失,尿便潴留,应考虑急性脊髓损伤;搬重物后突然起病应考虑椎间盘脱出。

(2)缓慢起病,截瘫由一侧瘫痪发展而来,两侧非对称性起病,伴有脊柱或附近的疼痛,用力及咳嗽时加重,应考虑脊髓肿瘤或转移瘤;急性起病,有发热及全身感染症状,背痛明显者应考虑硬膜外(下)脓肿;有结核病史逐渐发生截瘫者应考虑脊椎结核。

(3)青壮年,病前有上呼吸道感染或疫苗接种史,急性起病,双下肢麻木无力,感觉丧失,大小便潴留,应考虑急性横贯性脊髓炎;若在此之前有过视力下降或同时发现视力下降,应考虑视神经脊髓炎,必要时可检查眼底并做视觉诱发电位检查。

(4)缓慢起病,病情迁延波动,两侧瘫痪程度不一,感觉障碍呈条块状分布者应考虑脊髓蛛网膜炎。

(5)突然起病,出现一侧或双下肢瘫痪,伴或不伴尿潴留,或出现脊髓半切综合征,要考虑急性缺血性脊髓血管病;而出现颈部、腰背部撕裂样剧痛,体检发现脑膜刺激征者,应考虑出血性脊髓血管病(脊髓内出血或脊髓蛛网膜下腔出血)。腰穿检查和相应节段的脊髓 MRI 检查有助于诊断。

(6)中年以上慢性起病,逐步发展的非对称性下肢无力,出现束带感和感觉障碍,晚期有括约肌功能障碍者应考虑亚急性坏死性脊髓病。腰穿检查和相应节段的脊髓 MRI 检查有助于诊断,确诊要靠病理诊断。

总之,截瘫的病变部位在脊髓,临床要初步确定其病变部位,可参考感觉障碍平面。病变性质根据病人的全身情况和其他伴随症状、体征来判断。MRI 对于脊髓病变显示清晰,对诊断有很大帮助;若疑为感染、自身免疫性病变,腰穿会对诊断有所帮助;而椎管造影会为椎管内占位性病变的诊断提供证据。

3.单瘫　单瘫多表现为一个肢体或一个肢体的某一部分活动障碍。临床上多见于周围神经损害所致,但脑血管病也可能会导致单一肢体的瘫痪,应引起临床医师的注意。

某一肢体的一部分出现运动不能或受限,应首先考虑脊神经单神经病变,这是临床上单瘫最常见的原因。然后再根据运动障碍的部位,以及是否伴随相应神经支配区域的感觉和自主神经障碍进一步判断哪一条脊神经受累,并通过详细询问病史、体检和辅助检查(特别是肌电图)来进行定性诊断。常见的有以下几种类型:

(1)桡神经麻痹:主要表现为"垂腕",病人不能伸指和伸腕,前臂不能旋后,前臂背面和手背桡侧一个半手指痛觉减退。急性起病多见于腋部或上肢受压、肩关节脱位、肱骨及桡骨骨折等.亚急性或慢性起病可见于铅中毒、酒精中毒等。

(2)正中神经麻痹:主要表现为手腕不能外展、屈曲,桡侧三个手指不能屈曲,拇指不能外展、屈曲及对掌,大鱼际萎缩,呈"猿手"。手掌部桡侧三个半手指痛觉减退。急性起病多为外伤,亚急性或慢性起病见于压迫(腕管综合征)和炎症等。

(3)尺神经麻痹:表现为腕部不能屈曲,手指内收、外展障碍,掌指关节过伸,手指末节屈曲,小鱼际肌和骨间肌萎缩,典型的会出现"爪形手"。尺侧一个半手指感觉减退。急性起病者多见于外伤;亚急性或慢性起病多见于炎症、麻风和压迫性病变,其中以"肘管综合征"(肘管内压迫)最为常见。

(4)腓总神经麻痹:典型的表现为足下垂,小腿腓骨肌和腓骨前肌群萎缩,小腿前外侧及足背痛觉减退,行走呈跨阈步态。急性起病多见于外伤(包括手术损伤)和压迫,缓慢起病者可见于炎症和一些中毒代谢性疾病(如糖尿病、铅中毒、麻风等)。

(5)胫神经麻痹:典型表现为用足尖行走困难,足趾不能跖屈,足内翻力弱,小腿后部及足底感觉减退,可由炎症、外伤、肿瘤(压迫)等原因引起。

此外,有些表现为单瘫的疾病是有脑或脊髓病变引起的,如某些脑血管病,一侧大脑中动脉皮质支病变可表现为对侧上肢无力(多远端重于近端),一侧大脑前动脉病变可表现为对侧下肢瘫痪。又如儿童,急性起病,多伴有发热,突发单一肢体弛缓性瘫痪(多为下肢),应考虑脊髓灰质炎。此时病毒学检测、肌电图等神经电生理检查可对诊断提供帮助。

面神经麻痹在脑神经损害中是最常见的。单一面神经麻痹由脑桥面神经核以下的病变引起,表现为一侧(个别为双侧)面部肌肉活动不灵,漱口时患侧口角漏水,眼睑闭合无力,体检可见患侧额纹变浅、眼裂变大、鼻唇沟变浅、口角下垂、鼓腮漏气等。部分病人可合并患侧舌前 2/3 味觉减退。急性发病以特发面神经麻痹最多见,亚急性或慢性起病可见于中耳、迷路、乳突的化脓性病变,腮腺的炎症或肿瘤及颅后窝肿瘤或转移瘤(可合并其他脑神经损害);若合并对称性四肢瘫痪应考虑急性炎症性脱鞘性多发性神经病(吉兰-巴雷综合征)。

4.四肢瘫

(1)急性起病者应结合其他病史和体检结果考虑以下疾病。

①有外伤史者首先应考虑颈髓外伤、脊髓内出血。

②合并上肢疼痛、瘫痪肢体的痛温觉消失和大小便障碍,关节位置觉和震动觉相对保留者可见于颈段脊髓前动脉闭塞(少见)。

③合并脑神经损害,伴有意识障碍、血压高,出现一侧或双侧病理反射者应考虑脑干出血、基底动脉血栓形成。

④四肢瘫为对称性,瘫痪肢体的肌张力减低、腱反射消失。可合并手套袜套样感觉减退,特别是出现脑神经损害并有肋间肌无力者应考虑炎症性脱鞘性多发性神经病(吉兰-巴雷综合征)。

⑤四肢弛缓性瘫痪,下肢重于上肢,无感觉障碍,有类似发作史或家族史,血清钾降低者应考虑低钾型周期性瘫痪,高钾或正常血钾型周期性瘫痪比较少见。

⑥在四肢瘫同时出现明显肌肉疼痛,近端重于远端,血清酶(特别是 CK)明显增高者应考虑多发肌炎。

(2)亚急性或慢性起病,瘫痪从某一个肢体开始逐渐发展为四肢瘫痪的应考虑以下情况。

①四肢无力呈波动性,活动以后加重,休息后减轻,部分合并眼肌麻痹者应考虑重症肌无力(全身型)。中年以上首次发病者不能除外兰伯特-伊顿综合征(Lambert-Eaton 综合征),并进一步检查寻找全身恶性肿瘤。

②青少年期起病,肢体无力多为对称性进行性加重,且伴有明显的肌肉萎缩,无感觉障碍,应考虑进行性肌营养不良症。

③中年以上发病,逐渐出现手部或其他部位的肌肉萎缩无力,进行性加重,病程中出现肌束震颤、锥体束征及吞咽困难和构音不清,以至发展为四肢瘫痪、呼吸肌麻痹,可见于运动神经元病(晚期)。

在以上疾病中,脊髓病变(外伤、肿瘤、血管病)和脑干病变的诊断多需借助于 MRI 检查;而肌电图、神经和(或)肌肉活检则对神经肌肉病变的诊断有较大意义,在实际工作中可酌情选择。

【处理原则】

1.一般处理

(1)急性偏瘫:首先关注病人的意识和其他生命体征。对血压、心率、呼吸出现异常者要先行处理,然后再进行其他必要的检查和处理。

偏瘫绝大多数由颅内病变引起。对疑有颅内病变且生命体征平稳的病人可先行头颅 CT 平扫检查,此项检查可筛查出急性脑血管病、脑挫裂伤等,若怀疑颅内占位性病变,可再行增强扫描或 MRI,明确病变的性质;若考虑偏瘫可能由颅内炎症所致,还可行腰穿,除进行常规、生化检查外,还应做脑脊液涂片、培养和病毒学抗体检查;对怀疑急性播散性脑脊髓炎、多发硬化的病例,除影像检查外,还可进行脑脊液的免疫球蛋白、寡克隆带、鞘内合成率等检测,必要时可做视、听、体感诱发电位检查;对少数怀疑高颈段病变的病例可行相应部位的 MRI 检查。急诊常见的偏瘫有急性脑血管病、脑外伤(脑挫裂伤等)、颅内占位性病变、脑炎等。

(2)急性截瘫:急诊常见截瘫的原因有外伤、急性横贯性脊髓炎,其他原因所致的脊髓压迫症也可见到。

搬运急性脊髓、脊柱损伤(特别是车祸、高空坠落、其他直接或间接暴力致伤的)的患者时应注意避免由于对脊柱骨折或脱位的病人搬运不当造成的原有脊髓损伤加重,搬运时要使用脊柱板或代用品,平托病人,对颈部损伤的病人要有专人固定住头部和下颌,使病人的枕部和下颌与身体的纵轴保持一致。

对尿潴留患者要施行导尿,定期开放,注意尿道口、外阴部皮肤清洁,防止泌尿道感染;每 1～2h 翻身 1 次,骨隆起处加垫气圈,防止压疮形成;若病变上升至颈髓,出现呼吸困难,应立即清理呼吸道,予辅助呼吸,给予氧气吸入,必要时行气管切开并注意防止、控制呼吸道感染。

(3)四肢瘫:重点注意患者生命体征,特别是呼吸的频率和深度,观察肋间肌和胸廓的活动。以下情况提示病人存在呼吸肌无力:病人感憋气,胸部有重压感;胸式呼吸减弱,腹式呼吸相对增强;肋间肌动度减弱,呼吸频率和心率加快;有的病人还可有面色发红,出汗等表现,严重者面色灰暗、口唇发绀、呼吸幅度变浅、四肢厥冷,呼吸时看不到胸廓的运动。如发现缺氧的临床表现,应立即给患者吸氧,并采取措施,力保呼吸道通畅。

部分导致四肢瘫的疾病会同时合并四肢的感觉障碍,在搬动患者时要注意动作轻柔,以防造成肢体受伤和骨折。

尿潴留的处理和皮肤护理同截瘫。

2.呼吸肌无力的一般处理　可根据病人缺氧的程度采取鼻导管给氧、高频给氧,一般对动脉血氧分压低于 70mmHg 者应及早采用无创或有创正压通气。同时要做好综合治疗和护理,要定时给病人翻身拍背,帮助病人咳嗽排痰,对严重呼吸肌无力、不能自主排痰的患者要适时予以吸痰,预防呼吸道感染和肺不张,若合并吸入性肺炎应及时给予抗生素治疗。对合并有吞咽困难的病人要及早鼻饲饮食,以防发生吸入性肺炎并保证足够的营养摄入。

3.急性炎症性脱髓鞘性多发神经病(吉兰-巴雷综合征)的治疗　吉兰-巴雷综合征是一种单向型自身免疫性疾病,轻者只有肢体的活动障碍,重者还可致呼吸肌麻痹,吞咽不能,甚至累及自主神经造成心律失常和心脏传导阻滞。治疗除一般处理外,存在呼吸肌受累的一定要根据患者缺氧程度采取必要的措施,保证呼吸道通畅和氧的供应。此外,急性期还可选择以下治疗。

(1)静脉注射免疫球蛋白:应尽早使用,成年人参考剂量为 0.4g/(kg·d),连用 5d。常见的副作用有面部发红发热,免疫球蛋白或先天性 IgA 缺乏者禁用。

(2)血浆交换:可去除血浆中的抗体,轻度的病人每周可做 2 次,中度或重度的病人每周做 4～6 次。合并严重感染、心律失常、心功能不全、凝血功能障碍者不宜进行。

(3)皮质类固醇激素:原则上先采用大剂量激素(如甲泼尼龙 500～1000mg/d)冲击 3～5d,然后逐渐减量。但学术界对本病应用皮质类固醇激素治疗的利弊一直存在着争议,至今没有肯定的结论。

对自主神经系统受累较重,出现心律失常(以窦性心动过速最多见,个别病人也会出现窦性心动过缓、心脏传导阻滞等)的患者通常情况下不需特殊处理,严重的心动过缓、心脏传导阻滞病人可安装临时起搏器。

4.低钾型周期性瘫痪的治疗　本病为常染色体显性遗传性钙通道病,部分病例可散发。过劳、饱餐、酗酒等可诱发,可有家族史和反复发作史,部分患者有甲状腺功能亢进症病史。多数病人急性起病,表现为四肢对称性迟缓性瘫痪,多自下肢向上肢发展,程度不一,近端重于远端,肌张力减低,腱反射减弱或消失。头面部和颈部肌肉多不受累,呼吸肌受累少见,不伴感觉障碍。发作期血清钾<3.5mmol/L,心电图可呈低钾性改变,补钾后症状好转。临床常用处理如下。

(1)10％氯化钾 10~20ml 或枸橼酸钾分次口服,重症患者可同时给予静脉补钾,补钾量和速度根据患者的血钾水平决定,原则上每小时不超过 1g。

(2)发作期可口服乙酰唑胺 250mg/次,每日 4 次,螺内酯 200mg/次,每日 2 次,以预防复发。

(3)避免饮食过饱、过咸,避免过劳、受凉、大量饮酒等诱发因素,高钾饮食有助于减少发作。

积极治疗引起低钾型周期性瘫痪的疾病(如甲状腺功能亢进症、肾小管酸中毒等)。

5.重症肌无力　危象的处理重症肌无力是一种神经-肌肉接头传递障碍的获得性自身免疫性疾病,有多种临床分型,全身型患者可有严重的呼吸肌受累。主要治疗包括胸腺切除、抗胆碱酯酶药物、皮质类固醇激素、血浆置换和其他免疫抑制药的应用。部分未治疗或正在治疗的患者可发生呼吸肌瘫痪,即出现危象,也是急诊医师通常会遇到的。

无论发生哪一种危象,都会出现呼吸肌的麻痹,因此立即进行辅助呼吸,改善通气是最基本最重要的治疗,包括正压通气,必要时给予气管插管或气管切开,人工呼吸机辅助呼吸。此外,还应及时请神经内科医师会诊,鉴别危象的类型,进行针对性的治疗。

(1)肌无力危象:是三种危象中最常见的一种,约占 95％,由疾病本身恶化或抗胆碱酯酶药物不足所致,静脉注射依酚氯铵(腾喜龙)5~10mg 或肌内注射新斯的明 0.5~1mg 症状可暂时缓解。应立即增大抗胆碱酯酶药物的用量,同时给予皮质类固醇激素治疗。

(2)碱能危象:由于抗胆碱酯酶药物的用量过大,使突触后膜产生除极化阻滞所致,除呼吸肌无力外还常常表现为瞳孔缩小、汗液和唾液增多等。静脉注射依酚氯铵(腾喜龙)5~10mg 症状无改善或反而加重。此时应立即停用抗胆碱酯酶药物,静脉注射阿托品 2mg/h,同时予以补液以加速抗胆碱酯酶药物的排出。然后再考虑调整抗胆碱酯酶药物的剂量或改用皮质类固醇激素治疗。

(3)反拗危象:机体对抗胆碱酯酶药物无反应,应用依酚氯铵或新斯的明症状无改善。此时应停用抗胆碱酯酶药物,给予补液支持疗法,也可以改用其他疗法。

【转院建议】

绝大多数社区医院对急性肢体瘫痪的患者的诊断、治疗存在困难,社区医师应对患者进行初步的检查和处理,然后安排患者转往上级医院治疗。

(郑　斌)

第六节　胸痛

一、概述

【临床特点】

胸痛是最常见的临床症状之一,仅次于腹痛,为第二位就诊主诉。并非所有的胸痛患者都是因冠心病所致,据统计以胸痛到医院就诊者,仅 1/3 的患者为冠心病所致,其余 2/3 的患者为其他疾病。因此,在诊断急性冠状动脉综合征时要与其他非心源性胸痛疾病相鉴别。

【诊断要点】

（一）常见急性胸痛的疾病及其特点 （表 22-6-1）

表 22-6-1　急性胸痛的常见疾病和临床特点

系统	疾病	临床描述	特征
心源性	稳定型心绞痛	阵发性胸骨后或左前胸压榨样或绞榨样疼痛，疼痛可放射至左上肢、背部、颈部及上腹部	每次心绞痛发作有一定的诱因（如劳累、运动、情绪激动等）。每次发作可持续 3～5min，一般不超过 15min。原地休息或口含硝酸甘油可立即缓解
	不稳定型心绞痛	同稳定型心绞痛，但通常程度较重，有时疼痛可表现在上腹部、颈部等部位，表现为烧灼感、堵塞感，伴气短、恶心、头晕等	同稳定型心绞痛，但通常程度较重，发作更频繁，休息和舌下含服硝酸甘油只能暂时或不完全性缓解
	急性心肌梗死	类似于不稳定型心绞痛，但程度更重，患者可以感到恐惧感或濒死感，伴气短、呼吸困难	疼痛发作时间长，超过 20min 以上，含服硝酸甘油无效；胸痛发作频繁，常伴发呼吸短促、心律失常、低血压和休克、恶心、呕吐。心电图有特征性动态变化：心肌损伤 ST 段弓背抬高、心肌坏死出现 Q 波，心肌缺血表现为 T 波变化。血清心肌酶谱及肌钙蛋白升高并呈动态变化
	急性心包炎	急性纤维蛋白渗出阶段，胸痛呈锐痛，疼痛可随体位而改变，仰卧或吸气时加重，坐位前倾则缓解。当心包液体量大时，表现为胸闷、气短、呼吸困难	心前区可闻及心包摩擦音，其强度受呼吸和体位影响，于坐位前倾呼气后屏气时听诊最清楚。如心包腔内渗出增多，脏层和壁层分离，则胸痛减轻，心包摩擦音减弱或消失，部分出现心脏压塞症状：心浊音界增大，心音轻而远，颈静脉怒张、肝大、肢肿、低血压。心电图有 ST-T 变化，超声心动图有助于诊断
血管源性	主动脉夹层	突发心前区、胸背部、腰背部或腹部剧烈疼痛。疼痛呈刀割样或撕裂样，常在劳动、运动、情绪激动、咳嗽、用力排便等状况下发生。患者常烦躁不安、大汗淋漓、有濒死感，甚至因疼痛而晕厥	常发生于高血压或马方综合征患者，患者常因持续性剧痛而表现为烦躁不安、大汗淋漓，甚至因疼痛而晕厥。并发主动脉瓣关闭不全可在胸骨左缘 3～4 肋间闻及舒张期杂音，偶尔可发生冠状动脉口闭塞导致急性心肌梗死。胸部 X 线检查可发现心底部增宽，超声心动图、CT 和 MRI 可明确诊断
	肺栓塞	既往无心、肺疾病的患者出现呼吸困难或既往有心、肺疾病的患者呼吸困难加重，并出现胸痛、咯血，重者可发生休克	急性呼吸困难、呼吸快、发绀、颈静脉怒张、肝大等右心力衰竭体征；常见于长期卧床、术后、妊娠、分娩、长途旅行、有下肢深静脉血栓等患者。心电图出现 I、Ⅲ导联的 ST-T 段变化和右心负荷过度表现。结合病史、超声心动图、CT、MRI 检查可明确诊断，必要时可行肺动脉造影

系统	疾病	临床描述	特征
呼吸系统	肺动脉高压	进行性、活动性呼吸困难，咯血；胸痛、晕厥与右心肥厚、冠状动脉供血不足有关，可呈典型心绞痛样表现	肺动脉高压体征，如肺动脉瓣区第2心音亢进和时限不等的分裂；颈静脉怒张、肝大、肢肿等右心衰体征
	胸膜炎	各种原因导致的纤维索性胸膜炎起病较急，常有不同程度的发热、气短及与呼吸、咳嗽有关的胸痛，呈刺痛或撕裂痛，深呼吸时加重，以胸廓下部、腋前线和腋中线附近最明显	语颤减弱或消失。有胸膜摩擦音，伴中至大量胸腔积液时患侧呼吸音减弱或消失，气管向健侧移位，叩诊呈浊音
	肺炎	发热、咳嗽、咳痰、伴患侧胸痛	炎症范围大，叩诊浊音，语颤增强和可闻及支气管呼吸音及啰音
	自发性气胸	胸痛与肺萎陷的程度无关，常为突然一侧剧烈胸痛，为锐痛、持续性刺痛或刀割样疼痛，随即出现胸闷和呼吸困难，刺激性咳嗽，张力性气胸伴有气促、窒息感、烦躁不安、发绀、出汗、休克	气管向健侧移位，患侧胸廓饱满，呼吸动度、触觉语颤减弱，叩诊鼓音，听诊呼吸音减弱或消失。仔细体检和胸部X线检查可明确诊断
消化系统	胃食管反流	为胸骨后、上腹部烧灼样疼痛，伴反酸、胃灼热、上腹饱胀	多在餐后特别是饱餐后、仰卧或躯体前屈时出现，疼痛可持续数小时；站立或服用止酸药可以缓解。食管吞钡检查或食管动力试验有助于诊断
	胃溃疡	多在餐后0.5～1h疼痛，疼痛可位于上腹部和下段胸骨后，可向前胸或后背放射。与进食有关，持续时间长，伴反酸、暖气	进食加重腹痛，节律性、周期性疼痛。服用止酸药可缓解。胃镜和钡剂检查可明确诊断
	十二指肠溃疡	饥饿痛、夜间痛，疼痛可位于上腹部和下段胸骨后，可向前胸或后背放射。与进食有关，持续时间长，伴反酸、暖气	疼痛呈节律性、周期性疼痛，进食及服用止酸药可缓解腹痛。胃镜和钡剂检查可明确诊断
	急性胆囊炎	疼痛持续时间较长，可向右肩和右肩胛下区放射。右上腹胆囊区有明显压痛、肌紧张或有反跳痛，墨菲征阳性	常于饱餐或高脂饮食后发作。心电图和腹部超声检查有助于诊断急性胰腺炎突发持续性上腹部胀痛、钝痛，疼痛向背部及下胸部放射，前倾位可缓解。伴恶心呕吐、大汗甚至休克常于胆石症发作不久、大量饮酒或饱餐后发生。心电图也可出现ST-T变化和一过性Q波。病史、腹部体征、腹部超声和相应酶学变化可明确诊断

续表

系统	疾病	临床描述	特征
骨骼肌肉系统	肋软骨炎	系统突发短暂剧痛,病变部位多在胸前第 2～5 肋软骨处和季肋部(肋骨前下缘),多位于第 3、第 4 肋骨与肋软骨交界处,疼痛呈针刺样或持续性隐痛	局部常有疼痛和压痛,发病的肋软骨肿胀隆起,深吸气、咳嗽或活动患侧上肢时疼痛加剧。服用消炎镇痛药可缓解
	颈椎间盘病	突发的短暂疼痛,疼痛亦可累及前胸和左上肢,可伴头痛、眩晕、颈部酸胀、活动受限,肩背部疼痛、上肢麻木、胀痛等	常与颈部、胸部或左上肢活动有关。体检和局部 X 线检查可作出诊断
	外伤或拉伤	持续性疼痛	触诊、胸壁或上肢活动时加重
传染性疾病	带状疱疹	病疼痛剧烈难忍,可发生在皮疹出现前,表现为感觉过敏、轻触诱发疼痛。疼痛常持续至皮疹完全消退后,有时可持续数月或数年之久	簇集水疱,沿一侧周围神经作群集带状分布
心理或精神源性	自主神经功能失调	以中青年女性多见,主诉症状较多,常有心悸、胸部不适或胸痛。其胸痛部位多位于乳房下或心尖部、左腋下,针刺样短促痛或持续性闷痛数小时或数天,一般无放射性。常伴随一些其他神经官能症症状,如失眠、多梦、易激动、头晕、头痛等	胸痛发作与运动无关,与情感障碍和疲劳有关。深吸气或叹息样呼吸可缓解症状,硝酸甘油常无效

(二)社区医师在诊治急性胸痛时应考虑的问题

1.区分心绞痛是心源性还是非心源性心绞痛,见表 21-6-1。

2.在询问胸痛病史时应注意

(1)胸痛的性质。

(2)胸痛发作的诱因、部位与时间。

(3)有无放射性疼痛。

(4)胸痛有无随体位或活动而改变。

(5)胸痛是否受进食影响。

(6)有无伴随症状。

(7)含服硝酸甘油后是否很快缓解。

3.对于胸痛患者一定要做详细体格检查,尤其是胸腹部。

4.遇到胸痛患者,最重要的是快速判断患者是否存在威胁生命的疾病,其中常见危及生命的疾病有如下几种。

(1)冠心病心绞痛。

(2)急性心肌梗死。

（3）急性主动脉夹层动脉瘤破裂。

（4）气胸（尤其是张力性气胸）。

（5）肺栓塞。

必须做出准确的判断和及时的处理。对急性胸痛患者均应测量生命体征，对生命体征不稳定的患者，首先维持生命体征的稳定，为诊断和治疗疾病赢得时间。

二、冠心病心绞痛

【诊断要点】

1.典型心绞痛特点

（1）诱发因素：心绞痛发作常于体力活动、劳累、情绪激动所激发，但其发作常常在活动或激动的当时而不是在之后。受寒、吸烟、饱餐、逆风行走、心动过速或血压低等情况下也可诱发心绞痛。

（2）发作部位：疼痛部位在胸骨上、中段，少数在心前区或剑突下，范围为手掌大小。疼痛可放射于左胸、左背、左肩、左上臂前内侧直达环指及小指，亦可放射至颈部、后背、咽喉、下颌和牙齿。

（3）疼痛性质：为压迫感、紧缩感或闷胀性、窒息性疼痛，发作时迫使患者立即停止活动，直至心绞痛症状缓解。如发生急性心肌梗死，其心绞痛可呈锐痛、灼痛甚至刀割样疼痛，并伴有濒死样恐惧感。

（4）疼痛时间：心绞痛可数日发作 1 次，亦可每日发作多次。疼痛一般历时 1～5min，很少超过 15min，如果心绞痛时间超过 15min，或舌下含服硝酸甘油心绞痛不缓解，应考虑可能发生急性心肌梗死。

（5）缓解方式：心绞痛发作时休息或含服硝酸甘油后 2～3min 可缓解症状，极少超过 5min 缓解。

（6）心绞痛发作时一般无特异性体征，患者可出现心率增快、血压一过性升高、出汗、皮肤发凉等。

（7）心绞痛时听诊可有第一心音低钝，有的患者可闻及附加心音，如第三心音或第四心音。

2.不典型心绞痛特点　有的患者心绞痛发生部位为胸骨下段、左前胸或上腹部，疼痛可放射至颈部、下颌、左肩胛区或右前胸部，也有的患者心绞痛表现为气短、心前区发闷感，对这一类型的患者应提高警惕，易误诊为其他疾病。

3.下述情况可以除外冠心病心绞痛

（1）胸痛呈持续几秒钟或数小时，甚至一天或数天。

（2）胸痛呈针刺样感，仅局限在某一点不放射，能用手指指出或圈出疼痛范围，呈一点、一条线、一小片或前胸后背对称性一点疼痛，此情况多数是肋间神经痛。

（3）50 岁左右的女性，特别是绝经前的女性出现胸痛，而且胸痛呈持续隐痛，伴胸闷、气短，当大口呼吸后自感症状明显好转，可能与自主神经功能紊乱或更年期综合征有关。

（4）胸痛呈持续隐痛，胸闷，发作时如能与人聊天，或从事一些生活劳作，胸痛减轻或消失，此种胸痛多与神经精神因素有关。

（5）胸痛部位用手按压时疼痛重，不按压时疼痛轻，此可能与肋软骨炎及肋间肌纤维炎有关。

（6）胸痛发作时常常伴胸骨后、上腹部烧灼样疼痛，伴反酸、胃灼热、上腹饱胀，胸痛发作时含化硝酸甘油不能缓解，服用抗酸或解痉药物能缓解，此种胸痛应考虑是消化道疾病所引起。

（7）胸痛多在休息时或在活动后休息时发生，而不是在活动过程中出现。

（8）胸痛含化硝酸甘油需要 10min 以上才能够缓解。

4.如何判断心绞痛的严重程度　对心绞痛严重程度判断标准，国内外均采用 1970 年加拿大心血管协会制定的标准：

Ⅰ级：一般体力活动不受限，仅于强快或长时间体力活动时可引起心绞痛。

Ⅱ级：一般体力活动轻度受限，在饭后、冷风、精神应激下引起心绞痛。

Ⅲ级：一般体力活动明显受限，以一般速度在一般条件下平地步行一个街区或上一层楼即可引起心绞痛。

Ⅳ级：轻微活动就可引起心绞痛发作，甚至于静息状态下也可发生心绞痛。

基层医院的医师如果发现患者发生Ⅱ级以上心绞痛，建议尽快将患者转院进一步治疗。

5.不稳定型心绞痛　是指介于稳定型心绞痛与急性心肌梗死之间的一种临床心绞痛综合征，极易恶化为急性心肌梗死和心脏性猝死。分类包括初发劳累性心绞痛、恶化劳力性心绞痛、梗死后心绞痛、变异性心绞痛。

【急诊处理】

1.抗心肌缺血　应用β受体阻滞药、硝酸盐制药。β受体阻滞药可缓解心绞痛症状，大大缓解心肌缺血，减少安静和运动时的心室率，使心脏舒张期延长，冠状动脉供血时间延长，改善心室壁张力，减轻心肌收缩力，降低血压，减轻心脏负荷，减少心肌耗氧量，改善心肌缺血，它还可降低不稳定型心绞痛和心肌梗死患者的病死率，特别适用于交感神经张力较高的患者。硝酸盐制药能减轻和防止缺血性疼痛的再发生，能降低肺毛细血管楔压和收缩期动脉压，减小左心室容量，缩小梗死面积，减少机械性并发症的发生。

2.抗凝　低分子肝素的应用，可降低不稳定型心绞痛患者的高凝状态，减少非闭塞性血栓形成与扩展，降低不稳定型心绞痛患者发生心肌梗死和猝死的机会。低分子量肝素皮下注射，每12h1次。

3.抗血小板治疗　抗血小板凝集是抗血栓形成的一个重要方面。需要长期服用阿司匹林，首次剂量为160～325mg/d，可以嚼碎以便迅速达到有效血药浓度，继而以75～100mg/d维持。

4.他汀类调脂药物的应用　不仅仅是调脂，还具有稳定动脉粥样硬化斑块、抗感染、抗血小板等作用，有效减少不稳定型心绞痛患者发生心血管事件。

5.不稳定型心绞痛患者不能够行溶栓治疗　应当尽早针对患者具体情况行经皮冠状动脉成形术或冠状动脉旁路移植术。

基层医师经过上述处理后应尽快将患者转至有血管重建条件的医院，进行进一步治疗。

三、急性心肌梗死

【诊断要点】

1.基层医院医师遇到以下情况时要考虑患者发生急性心肌梗死可能性

(1)近期(1个月内)新发生的心绞痛，胸痛范围较广泛，心绞痛发作时间长，超过20min，含服硝酸甘油无效。

(2)胸痛发作频繁，不仅在活动时发生心绞痛，而且在休息时也发生心绞痛，应用抗心肌缺血药物效果不明显。心绞痛发作时患者常烦躁不安、出汗、有濒死感。

(3)心绞痛发作时有左心功能不全表现或有低血压、出汗表现。

(4)心绞痛发作时伴严重心律失常(如频繁发作室性心律失常、房室传导阻滞等)。

(5)不能解释的胸痛、气短、呼吸困难，尤其是老年人。

(6)发作心绞痛时心电图示2个或2个以上相邻导联ST段压低＞0.1mV，心绞痛缓解后心电图缺血性ST段恢复较慢，可持续数小时以上。

(7)发作心绞痛时，尽管心电图未有ST段下移，但有T波对称性倒置，尤其是胸前导联T波对称性倒置≥0.2mV。

(8)合并有糖尿病,心绞痛发作时常常伴上述心电图ST-T改变。

(9)心绞痛发作伴发热、白细胞增加、血沉快及血清酶增高等变化。

当发现患者发生以上临床情况时,应警惕可能发生急性心肌梗死,为避免延误急性心肌梗死治疗的时机,应及时呼叫120急救中心,尽快转运到相关医院,检测和跟踪测定血清心肌标志物,尤其是肌钙蛋白T或I的测定。

2.典型急性心肌梗死临床特点

(1)梗死前先兆:30%～65%的急性心肌梗死患者,在发生急性心肌梗死前数日可有以下前驱症状。

①原有心绞痛史,心绞痛发作突然加重,发作时间延长、频繁,用硝酸甘油效果不如以前有效。

②新近发生的心绞痛,且发作频繁,逐渐加重。

③有心绞痛史,发作诱因不明显,活动或安静状态下可发作,发作时间长、频繁。

(2)胸痛:为多数急性心肌梗死患者首先出现的症状,疼痛部位和性质与心绞痛相似,但是发生时间长,可达20min以上,且反复发生。用硝酸甘油效果差,常伴有烦躁不安、大汗、恐惧感。部分病人伴恶心、呕吐和上腹胀满,可同时伴血压下降、心律失常、心力衰竭、心源性休克等。

(3)心电图动态变化:随着胸痛的发生,出现T波高尖→ST段呈弓背向上抬高→Q波形成一抬高的ST段下降-T波倒置等动态改变。但有20%～30%病例心电图改变表现为非ST段抬高,也无Q波形成,仅表现为相邻2个或2个以上导联的ST段下降≥2mm,或ST段较前压低明显,尤其是R波高于20mm的导联ST段压低超过1mm,或T波倒置(或加深)。

(4)实验室检查:梗死几小时后白细胞总数可增多,一般不超过20×10^9/L,中性白细胞计数可达80%～90%,发病24～48h或以体温升高,一般达38℃左右,极少超过39℃,可持续3～5d,随病情稳定逐渐恢复正常。发病24～48h或以后血沉开始增快,持续1～3周。血清心肌酶,尤其是肌钙蛋白T或I异常升高。

3.应提高对急性心肌梗死等位性Q波诊断意义的认识 虽然心电图诊断急性心肌梗死的敏感性、特异性、准确性不断提高,但仍有约30%的急性心肌梗死误诊或漏诊。研究发现急性心肌梗死早期心电图可以出现一些不典型坏死性QRS波改变,即等位性Q波,其临床意义等同急性心肌梗死的病理性Q波,可以作为急性心肌梗死的心电图诊断标准。下述心电图表现应认为是急性心肌梗死等位性Q波。

(1)非典型病理性Q波-q波

①左胸前导联q波宽度和深度均超过下一胸前导联q波,如qV3>qV4或qV4>qVs或qVs>qV6。

②下壁导联:QⅢ为病理性Q波,QaVF宽度≥20ms,Ⅱ导联能看到q波高度怀疑有下壁心梗。

(2)q波动态改变:在条件相同的情况下,如胸部心电图体表位置固定、心电图机固定等,排除了间歇性束支传导阻滞和预激综合征后,原来没有q波的导联出现q波,原来有q波的导联q波加深、加宽。

(3)R波丢失

①在排除极度顺时针向转位,右心室肥大、A型预激、束支阻滞等情况时,V1～V4R波递增顺序改变,即V1>V2,V2>V3,V3>V4,提示有心肌梗死的存在。

②R波电压进行性降低,同一个导联,随时间的推移R波电压进行性降低,提示心肌梗死的存在。

③两个相邻的胸前导联,R波振幅相差>50%,提示心肌梗死的存在。

④Ⅲ、aVF导联R波振幅≤0.25mV伴QⅡ,提示下壁梗死。

4.临床实践中急性心肌梗死容易漏诊的情况

(1)未能及时做心电图:在患者发生急性左心衰竭、原因不明的低血压、休克以及晕厥等临床重症发作时,未能及时做心电图检查,致使急性心肌梗死漏诊。

(2)医务人员未能掌握急性心肌梗死的心电图特征性改变,未能连续动态监测心电图的变化,导致漏诊。

(3)对急性右心室及正后壁心肌梗死的漏诊:仅仅做常规 12 导联心电图,没有加做 V_3R、V_4R、V_5R 导联及 V_7、V_8、V_9 导联心电图,使右心室及正后壁心肌梗死漏诊。根据我们的经验,患者拟诊为急性下壁心肌梗死、可疑急性心肌梗死、患者出现原因不明的低血压、窦房结功能障碍、缓慢及室上性心律失常时,应常规加作 V_3R、V_4R、V_5R 导联及 V_7、V_8、V_9 导联心电图。

(4)心电图伪正常化造成的漏诊:指平时有持续心肌缺血且心电图呈 ST-T 改变的患者,在心绞痛或急性心肌梗死发作时,其心电图表现反而改善,这种现象往往导致医师放松警惕,从而贻误治疗。因此对平时心电图不正常的冠心病患者,在其有缺血性胸痛同时心电图反而改善时应更加小心,采取积极的监测及防治措施,并将患者送医院进一步诊治。

(5)对于不典型患者未能做动态心电图观察造成的漏诊:研究表明,仅以心电图作为急性心肌梗死判断标准,对于急性心肌梗死的诊断仅根据第一份心电图,急性心肌梗死的确诊率为 46.2%,误漏诊率为 53.8%。因此,仅做一份心电图是不能否定或排除急性心肌梗死的。因此对可疑者应将其送医院做相应检查。因故不能去医院者应间隔 20～40min,再行心电图检查,然后将结果加以对照。有条件者,应做心肌酶及肌钙蛋白 T 或 I 测定。

(6)对急性心肌梗死等位性 Q 波意义缺乏认识。

【急诊处理】

1.一旦怀疑或诊断为急性心肌梗死者,为避免延误急性心肌梗死治疗时机(尤其是发病 6h 内患者),应及时呼叫 120 急救中心,尽快转运到能进行血管重建的医院,并及时与患者家属谈及病情及其可能发生的情况。

2.限制患者活动,给予吸氧、建立静脉通道、行心电监护,准备心脏除颤仪、急救药物。

3.患者胸痛应首选吗啡镇痛,用吗啡 5mg 皮下注射,效果不满意时,5min 重复 1 次。舌下含硝酸甘油 0.6mg,如果不缓解,每 5min1 次,总量不超过 3 片。收缩压＞90mmHg,心率＞50/min 者给予静脉输注硝酸甘油,从 10μg/min 的速度开始,可酌情逐渐增加剂量,每 5～10min 增加 5～10μg,直至症状得到控制。

4.无出血倾向的患者可立即口嚼 150～300mg 阿司匹林肠溶片。无低血压,心室率≥70/min 时,服用 β 受体阻滞药,可以选择美托洛尔 6.125mg 或比索洛尔 1.25mg。

5.纠正低血压和低灌注状态,存在有右心室梗死者尤为如此,此时应立即停止应用硝酸甘油,抬高下肢,快速补液,严重低血压者可静脉输注多巴胺。

6.出现心房扑动、心房颤动者,如果心室率非常快,并影响到血流动力学,立即行电复律是最有效、简单的方法,起始能量为 100～200J。如果复律失败,则可以选择更高的能量。如果血压正常,可考虑胺碘酮静脉复律。

7.出现缓慢性心律失常,如出现窦性心动过缓、心率＞50/min 的二度Ⅰ型或心率不低于 50/min 的二度Ⅱ型房室传导阻滞,一般不需针对心率进行特殊治疗。对伴血流动力学异常的显著窦性心动过缓(心率＜40～50/min)和房室传导阻滞者,常需要提升心率,可给予阿托品 0.5～1.0mg 静脉注射,3～10min 重复 1 次(总量不超过 2.0mg),使心率增加到接近 60/min 为宜。对于急性前壁心肌梗死或下壁心肌梗死伴高度或三度房室传导阻滞者,应用阿托品无效,可慎重考虑应用异丙基肾上腺素 1mg 加入 500ml 液体中缓慢静脉滴注,应密切监测患者血压及心电活动,有条件可行临时心脏起搏治疗。

8.如果出现恶性心律失常,例如室性心动过速、室性纤颤发生时立即给予心脏电除颤。

9.有条件的基层医院对 ST 段抬高性急性心肌梗死发病 3～4h 行静脉溶栓治疗。患者无出血倾向和出血历史,否认有肿瘤和夹层动脉瘤;年龄<75 岁的患者均可以考虑实施静脉溶栓治疗。其主要不良反应是出血,因此需要对患者的利弊权衡之后,在家属同意情况下做出决定。虽然有 ST 段的抬高,但发病时间已经>3～4h,胸痛消失或仅有 ST 段压低者不宜行溶栓治疗。尿激酶是应用最广和最早的溶栓药,可用 150 万 U 于 30h 之内静脉滴注,或链激酶 150 万 U 于 1h 内静脉滴注,配合低分子量肝素皮下注射,每 12h1次。也可应用重组组织型纤溶酶原激活药,首先给予 8mg 静脉注射,继之 90min 内静脉滴注 42mg;在应用前给予肝素 5000U 静脉注射,然后以 1000U/h 的速度持续静脉滴注。

四、主动脉夹层动脉瘤

【诊断要点】

1.概述　主动脉夹层动脉瘤是主动脉中层形成夹层血肿并沿主动脉壁延伸剥离的一种严重心血管急症。病因主要为长期高血压、动脉粥样硬化、马方综合征、主动脉缩窄、妊娠和外伤等。发病急骤,未治疗的急性期主动脉夹层动脉瘤每小时病死率增加 1%,12h 病死率为 13%,24h 为 21%,2 周内接近 80%。

2.临床特点

(1)90%患者伴血压升高。

(2)在心前区或胸骨后突然出现的剧烈的烧灼痛或撕裂痛,可放射至头、颈、上肢、背、腰、中下腹甚至下肢,伴呼吸困难。

(3)一般情况下持续时间较长、程度较重、烦躁或恐惧,有些患者出现心包摩擦音。

(4)有时四肢血压和脉搏不对称差异明显,可有一侧桡动脉搏动减弱或消失。

(5)多数患者胸部 X 线片提示心影或纵隔增宽。

(6)经超声心动图、大动脉 CT 或磁共振成像可确诊。

【急诊处理】

1.一旦怀疑为主动脉夹层动脉瘤,为避免延误治疗时机,应及时呼叫 120 急救中心,尽快转运到有条件的医院治疗,并及时与患者家属谈及病情及其可能发生的情况。

2.限制患者活动,给予吸氧、建立静脉通道、行心电监护,准备心脏除颤仪、急救药物。

3.患者胸痛应首选吗啡镇痛,并给予镇静药。

4.为了减少主动脉压力,防止主动脉破裂,应尽快有效地控制血压。一旦拟诊为急性主动脉夹层动脉瘤,尽早使用非口服降压药。首选硝普钠,硝普钠能同时直接扩张动脉和静脉,降低前、后负荷。开始时以 50～100mg/500ml 浓度,每分钟 10～25μg 速率静脉滴注。有条件时最好使用静脉泵入的方式,泵入速度同静脉滴注,最大 10μg/(kg·min)。快速降压的目标是在 30min 内,使血压控制在(100～110)/(60～75)mmHg。

5.降低心率。为了控制心动过速,减少主动脉射血次数,单用扩血管药是不够的,最佳方法是 β 受体阻断药与扩血管药联合使用。理想的心率应控制在 55～75/min,尤其在急性期 24h 内。

6.除密切观察血压、心率外,同时应注意观察意识、末梢循环,特别是尿量变化。

7.尽快转院进一步治疗。近些年来主动脉腔内支架置入术具有微创、简便、相对安全、恢复快等优点,逐渐成为主动脉夹层动脉瘤的重要治疗手段。

(郑　斌)

第七节 心悸

一、概述

【临床特点】

患者自身在心脏跳动频率、节律、起源部位、传导速度、激动顺序及心肌收缩力改变时感到的一种不舒适的心脏跳动感,临床上常把这种症状称为"心悸",也称为"心慌",其原因是心律失常,心率过快、过慢或过强。

【诊断要点】

心悸发生情景与可能原因(表 22-7-1)。

表 22-7-1 心悸发生情景与可能原因

心悸发生情景	可能原因	可做检查
孤立性"心跳"或停搏感	期前收缩	心电图、Holter
心动过速突然发生、突然终止	阵发性快速心律失常	心电图、Holter、必要时电生理检查
持续性心动过速与药物、应激无关与用药有关	甲状腺功能亢进、心房纤颤、心房扑动、贫血、焦虑、低血糖等,阿托品、肾上腺素、氨茶碱	心电图、Holter、血常规 T_3、T_4、TSH、血糖等,尽量避免用相应药物,饮浓茶、酒,咖啡等
中年女性常燥热出汗、月经紊乱	更年期综合征	雌激素
心动过速或正常,长期失眠、焦虑	心神经官能症	排除器质性疾病及心理治疗

【处理原则】

临床常用抗心律失常药。

(一)静脉制药

1.维拉帕米 5mg,溶于 20ml 液体中静脉缓注,无效 10min 后重复,24h 总量不超过 15mg。

2.地尔硫䓬 首剂以 15～25mg 稀释后缓慢静脉注射,然后以 5～15mg/h 静脉滴注。

3.美托洛尔 2.5～5mg 稀释后缓慢静注,无效 10min 后可重复 1～2 次。

4.普罗帕酮 1.0～2.0mg/kg,稀释后静脉缓慢(10min)注射,继之以 0.007mg/(kg·min)静脉滴注,24h 总量＜210～300mg。

5.腺苷 3～6mg,稀释后静推(2s 内),如 2min 内阵发性室上性心动过速不终止,再以 6～12mg 稀释后 2s 内推注。

6.三磷腺苷(ATP) 10mg,稀释后 3s 内推注,2min 内无反应,则 10～15mg 稀释后 3s 内推注。

7.毛花苷 C 适用于心力衰竭合并室上性心动过速者,0.4mg 稀释后缓慢静注,4～6h 后可重复。

8.胺碘酮 150mg(3～5mg/kg)稀释后缓慢静注,10～15min 可重复,然后以 1～1.5mg/min 静脉滴注 6h,6h 后减量 0.5mg/min,共 24h,24h 总量＜1.2g。

腺苷及三磷腺苷均为强烈迷走神经兴奋药,起效快。严重副作用为窦性停搏、房室传导阻滞,禁用于

60 岁以上老年人、病态窦房结综合征、房室传导阻滞、冠心病、哮喘者。

（二）口服制药

1.美托洛尔　口服,12.5～50mg,每日 2 次。

2.阿替洛尔　口服,12.5～25mg,每日 2 次。

3.富马酸比索洛尔　口服,1.25～5mg,每日 1 次。

4.维拉帕米　口服,40mg,每日 3 次。

5.地尔硫䓬　口服,30～60mg,每日 3 次。

6.普罗帕酮　口服,150mg,每日 3 次。

7.普罗帕酮复律　口服,450～600mg 顿服,以后每日 450～600mg,分 3 次口服。

8.莫雷西嗪　口服,150mg,每日 3 次。

9.胺碘酮　口服,0.2g,每日 3 次,共 5～7d;0.2g,每日 2 次,共 5～7d;0.1～0.2g,维持每日 1 次。

10.地高辛　口服,0.125～0.25mg,每日 1 次。

二、心律失常

（一）期前收缩

【临床特点】

期前收缩简称早搏,可分为房性早搏(常见)、结性早搏(不常见)及室性早搏(较常见)。一般来讲,医生单凭触摸脉搏及听诊很难区别这 3 种早搏,必须靠心电图及 24h 动态心电图进行鉴别。偶发早搏无症状,频繁早搏可有心悸、气短、胸闷等不适。

【诊断要点】

心电图表现如下。

1.房性早搏

(1)过早发生的 P 波,其形态与窦性 P 波略有不同。

(2)P-R 间期＞0.12s。

(3)早搏后 QRS 波形态与正常窦性相同,或因伴差异而畸形(需与室性早搏相区别)。

(4)房性早搏后代偿间歇多属不完全性代偿间歇(图 22-7-1)。

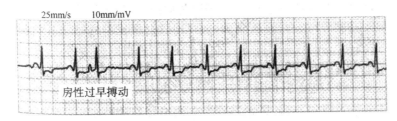

图 22-7-1　房性过早搏动

2.房室交界性早搏

(1)过早出现的逆行 P′波,可出现于 QRS 波之前,P′-R 间期＜0.12s,或出现于 QRS 波之后,R-P′＜0.20s,或埋于 QRS 波中。

(2)早搏后多伴有完全的代偿间歇。

(3)无差异传导时,早搏后的 QRS 波群形态正常(图 22-7-2)。

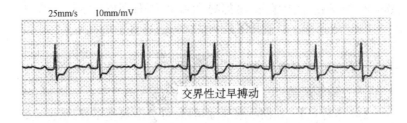

图 22-7-2　交界性过早搏动

3.室性早搏

(1)过早出现的 QRS 波群,期前无 P 波,QRS 波形态宽大畸形,并>0.12s,T 波的方向往往与 QRS 主波方向相反。

(2)早搏后大多完全代偿间歇,与期前心搏间期恒定。

(3)室早发生于前一心搏的 T 波上(或 P 波上),称 R-on-T(R-on-P)现象(图 22-7-3),此型易诱发室性心动过速或心室颤动发生。

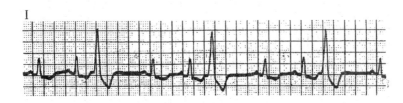

图 22-7-3　R-on-T 现象

4.功能性室性早搏特点

(1)多见于年轻人。

(2)发作时多伴交感神经兴奋性升高或有兴奋的诱因。

(3)发作时主诉多而离奇。

(4)抗心律失常药物治疗效果差。

(5)心电图多无房室或室内阻滞,也无心室肥大等异常。

(6)心电图室性早搏的 QRS 波振幅高而且时限短,相反病理性室性早搏形态常常为矮胖形,QRS 波宽且低。

(7)不伴血流动力学改变。

(8)常常无须治疗。

【急诊处理】

首先应明确有无心律失常相关症状及器质性心脏病(尤其是缺血性心脏病),其次应立足于改善患者的症状及长期预后,并结合病因及诱发因素进行综合性治疗。在治疗早搏过程中,要明确治疗目的是减轻症状。

1.对无症状的孤立性早搏,无须进行治疗。

2.对无症状、无器质性心脏病患者发生的早搏,也无须治疗。

3.对确有症状,但无器质性心脏病者,首先应对诱发因素治疗,症状不缓解可心理治疗。

4.在心理治疗无效情况下考虑药物短期治疗,首选β受体阻滞药或钙拮抗药。

5.早搏发生在器质性心脏病者,如无心功能不全及电解质紊乱,首先立足于对发病因素的控制,不主张首选抗心律失常药物治疗,如发病因素控制,确有与心律失常直接相关的症状者才依病情选用抗心律失常药物短期治疗。

6.早搏发生于器质性心脏病患者,伴心功能不全者,治疗重点在于改善心功能,在改善心功能基础上确有与心律失常直接相关的症状发生,可考虑应用抗心律失常药物,但应禁用Ⅰ类及Ⅳ类抗心律失常药物,首选胺碘酮治疗。

【转院建议】

1.有眩晕、黑目蒙或有先兆晕厥等临床表现。

2.有器质性心脏病。

3.已发生心脏结构及功能改变。

4.有遗传性心律失常病史或家族史。

5.心电图存在多源、成对、成串的室性早搏。

(二)阵发性室上性心动过速

【诊断要点】

1.阵发性发作,突然发生,突然终止,并有反复发作和发作渐频倾向,发作时间长短不一,较少>24h,发作时心率可高达160~250/min,心律规则(图22-7-4),第一心音强度恒定。

2.发作时可有胸闷、胸憋、心悸、气短、头晕、心绞痛,严重者可发生休克及心力衰竭。

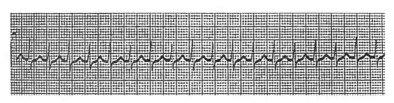

图 22-7-4　阵发性室上性心动过速

【急诊处理】

1.兴奋迷走神经法

(1)咽反射:用压舌板或鸡毛刺激咽部,引起恶心、呕吐。

(2)做 Valsalva 动作:深吸气后屏气,再用力做呼气动作。

(3)压迫眼球:嘱患者仰卧位,闭眼并眼球向下,术者用拇指适度压迫一侧眼球上部,每次5~10s,以刺激球后迷走神经末梢,无效可压迫另一侧,心率突然减慢,则停止压迫,如压力过大可引起视网膜剥离,青光眼、老年人及高度近视者不宜采用此方法。

(4)颈动脉窦按摩:嘱患者仰卧位,头略向后仰,侧颈,在下颌骨角下相当于甲状软骨上缘水平,用手指触及颈动脉搏动,并向颈椎横突方向加压并按摩,先右后左,切忌双侧同时按压,每次按压时间为5~10s。有颈动脉病变、颈动脉窦过敏、脑供血不足及老年人禁用此方法。

(5)冷水面部浸浴(潜水反射):嘱患者深吸气后屏气,将面部浸入2~100C冷水盆内20~40s,此方法可使血管收缩,血压升高,对高血压、冠心病、病态窦房结综合征及房室传导阻滞者禁用。

2.抗心律失常药物应用　如上述方法不能终止,可选用以下药物:维拉帕米、普罗帕酮、腺苷、ATP(三磷腺苷)、毛花苷C、β受体阻滞药、胺碘酮等。

3.电转复　适用于伴有严重血流动力学障碍者的室上性心动过速及药物治疗无效的室上性心动过速,应用100~200J即可。

4.导管射频消融术　此方法可根治,为目前治疗室上性心动过速最有效手段,成功率达95%以上。

5.预防发作　目前尚无药物能有效预防其发作。

（三）心房颤动（简称房颤）

【诊断要点】

1.临床表现

(1)表现形式

①首诊性房颤:指首次发现的房颤,患者有或无症状,所发生的房颤可表现为阵发性房颤、持续性房颤或永久性房颤。

②阵发性房颤:房颤发作<7d,多数<48h,不需药物或电复律可自行转复窦性心律。

③持续性房颤:房颤发作>7d,多需要药物或电转复恢复窦性心律。

④长期持续性房颤:持续时间≥1年,并决定进行节律转复治疗。

⑤永久性房颤:房颤不可恢复为窦性心律,治疗以控制心室率及抗凝血治疗为主。

(2)临床症状:取决于心室率快慢及心功能的状态。常有心悸、心慌、气短、胸闷等不适,心室率过快可发生心绞痛、心功能不全、血压下降、晕厥等。

2.心电图特点

(1)P波消失,代之以形态、间距及振幅均绝对不规整的心房颤动波(F波),其频率为350~700/min,F波间无等电位线。

(2)R-R间期不等,如心室率慢而规整,提示合并完全性房室传导阻滞。

(3)无室内差异性传导及束支阻滞时,QRS波形态正常(图22-7-5)。

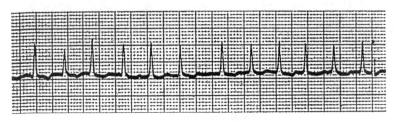

图 22-7-5　心房颤动

【急诊处理】

1.节律控制　房颤持续时间越长,越易导致心房电重构,不利于转复。研究表明药物转复在房颤发作7d内转复效果最佳。尽管节律控制优于室率控制,但是节律控制需要长期服用抗心律失常药物,其副作用较多,而且房颤的复发率比较高,复律1年后只有30%~45%的患者能维持窦性心律。因此,目前多主张对于基础心脏病变轻、年轻的、有症状的房颤患者应积极转复房颤。阵发性房颤多于24h内自行转复为窦性心律,如心室率不快,可观察24h,如24h仍未转复为窦性心律,则用药物或电转复治疗。药物是节律控制的首选治疗方法。

(1)药物转复适应证:①心功能Ⅱ级以下,无风湿活动及急性感染,也无电解质紊乱;②超声心动图检查示心房内无血栓,左心房内径<5cm;③风心病房颤史<半年,其他原因房颤史<1年;④3个月内无动脉栓塞史,二尖瓣分离术或人工瓣膜置换术4~6周后仍有房颤者;⑤基本病因已去除,但房颤仍持续存在,如甲状腺功能亢进症术后、药物中毒、心力衰竭、电解质紊乱等。

(2)药物转复禁忌证:①病态窦房结综合征、心脏传导阻滞;②洋地黄中毒、低血钾、低血镁;③转复后难以用药物维持窦律者。

(3)药物转复:已证实能有效转复房颤药物为Ia、Ic及Ⅲ类抗心律失常药物,主要为:普鲁卡因胺、胺碘酮、奎尼丁、普罗帕酮、莫雷西嗪、Dofetilide(多非利特)、依布利特、索他洛尔等,上述药物既有复律作用,又有预防复发、维持窦性心律作用，其中效果较好的药物为多菲利特、依布利特、胺碘酮及奎尼丁。由于奎尼丁应用后可增加患者死亡率，不主张应用；而多非利特、依布利特价格较贵，且一部分患者可发生尖端扭转性室性心动过速。目前临床常用普罗帕酮(心律平)及胺碘酮复律。

(4)射频消融术：在维持窦性心律方面，导管射频消融的效果显著优于药物治疗。对于年龄＜75岁、无或轻度器质性心脏疾病、左心房前后径＜50mm，反复发作，症状严重且药物控制不满意的阵发性房颤患者，对于无器质性心脏病的持续性或永久性房颤，如果抗心律失常药物治疗失败，亦可考虑采用导管消融治疗。

2.室率控制 心室率要求控制在休息时60~80/min，日常中等活动时90~110/min。

(1)下列房颤患者推荐采用室率控制，对他们来讲室率控制与节律控制一样有效：①无特殊理由必须转复为窦性心律的无症状性房颤患者；②对于房颤已持续几年的患者，即使转复为窦性心律后，也很难维持窦性心律；③用抗心律失常药物转复和维持窦性心律的风险大于房颤本身风险的患者；④对于年龄＞65岁或心脏器质性疾病(包括冠心病、二尖瓣狭窄、左房内径＞55mm)病因未纠正的患者。

(2)室率控制药物：包括β受体阻滞药、钙拮抗药、洋地黄类和某些抗心律失常药物。β受体阻滞药和非二氢吡啶类钙拮抗药可用于控制持续性、永久性房颤或需紧急处理的房颤患者的心室率。失代偿性心力衰竭患者应用洋地黄类药物，由于洋地黄类药物对白天和运动时的心室率控制效果差，常需加用β受体阻滞药。有心力衰竭的房颤患者不主张应用非二氢吡啶类钙拮抗药。

3.抗凝血防止血栓、栓塞事件发生 所有房颤包括阵发性、持续性或永久性房颤患者，均应进行抗凝治疗。

(1)对于下述高危患者，应行华法林抗凝治疗：高龄＞65岁、心脏瓣膜病、既往有脑卒中史、TIA史、糖尿病、高血压心功能不全、左心房内径≥45mm、心房内血栓。

(2)应用华法林过程中应监测凝血指标，使INR(国际标准化比值)维持在1.7~2.5。

(3)年龄＜60岁、没有心脏疾病或任一种血栓栓塞危险因素的房颤患者不推荐应用华法林预防脑卒中。

(4)对于阵发性或持续性房颤者，由于房颤发作＞48h就有可能形成左心耳血栓，转复前应充分华法林抗凝治疗3周，复律后继续服华法林4周，以免因心耳部位收缩延迟恢复形成新的血栓栓塞。如房颤病程＜48h者，超声心动图无血栓迹象，可直接复律，复律前给静脉肝素，复律后仍需华法林抗凝4周。

(四)心房扑动

简称房扑，临床较少见，多为器质性心脏病所致。

【诊断要点】

1.临床表现

(1)多数为阵发性，少数为持续性可持续数小时、数天。

(2)发作时感心悸、心慌、气短、心前区不适，室率不快者往往无症状。

(3)心室率在150/min左右，规则，房室比例多为2∶1，如房室比例为5∶1、4∶1、3∶1时心室率可慢而规律。

(4)房室比例不固定时，心室率可不规律。

(5)颈静脉搏动与心室率不一致，颈静脉显示快而浅的搏动，超过心室率。

2.心电图表现

(1)无P波，代之以锯齿状心房波(F波)所替代，于Ⅱ导联及V1导联最明显。

(2)F波间无等电位线，频率在250~350/min。

（3）心室率规则与否取决于房室传导比例是否恒定。

（4）无室内差异传导、束支阻滞情况下 QRS 波形正常（图 22-7-6）。

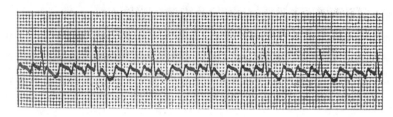

图 22-7-6　心房扑动

【急诊处理】

1.治疗原发疾病及去除诱因。

2.直流电复律为心室率较快的房扑首选治疗手段,成功率高达 95%,应用 50~100J 电能。

3.对不能做电复律者可行射频消融术。

4.房扑药物治疗原则同房颤治疗,但是效果差。

（五）预激综合征（W-P-W 综合征）

【临床特点】

指激动经正常房室传导系统未达心室肌前,部分心室肌已提前激动,这种房室间传导加快,使正常激动的同步性受到干扰而形成的心律失常,称预激综合征。患者若发生房颤,往往因快速心室率导致晕厥,可危及患者生命。

【急诊处理】

1.药物治疗:用普罗帕酮、胺碘酮可有效终止其发作,禁用洋地黄类药物,因洋地黄可加速旁路传导,可致室速或室颤发生。腺苷及钙拮抗药能阻碍房室结前传,也应避免应用,β受体阻滞药不能减慢房颤经旁道的前传,但能阻碍房室结前传,故禁用。

2.对 W-P-W 伴房颤、房扑、有晕厥及低血压时,则立即行电转复。

3.对 W-P-W 伴房颤、心动过速,房颤转复后尽早行导管射频消融术。

（六）室性心动过速（简称室速）

【诊断要点】

1.按室速发作时间分类

（1）非持续性室性心动过速（NSVT）:室速发作持续时间<30s,可自行终止。

（2）持续性室性心动过速（SVT）:室速发作持续 30s 以上,不可自行终止;或持续时间<30s,但患者血流动力学状态已属恶化者。

2.临床表现

（1）阵发性发作、突然发生、突然终止,发作时心率为 100~250/min,心律略不规整,第一心音强弱不等。

（2）发作时感心悸、心慌、头晕、胸闷、胸憋、恶心、呕吐,重者血压下降甚至休克、心力衰竭、心绞痛、晕厥等。

3.心电图特点

（1）连续 3 个或 3 个以上的室性过早激动,QRS 波宽大畸形,时限>0.12s,ST-T 波方向与 QRS 波主波方向相反。

(2)心室率为 100～250/min,节律略不规整。

(3)可见窦性 P 波,但 P 波与 QRS 波无关,心室率快于心房率,呈房室分离。

(4)可见心室夺获和室性融合波。

【急诊处理】

1.治疗原则

(1)无器质性心脏病发生 NSVT,且无症状及晕厥发生者,可应用β受体阻滞药治疗,不主张常规应用抗心律失常药物治疗,除非有明显临床症状才短期用药。

(2)有器质性心脏病发生 NSVT,应积极治疗原发病及触发因素(如电解质紊乱、感染等),在此治疗基础上用抗心律失常药物治疗,首选胺碘酮及β受体阻滞药。

(3)严重的 SVT(室率≥230/min)的持续性单形性室速、多形性室速(包括尖端扭转型室速)及猝死高危者(EF≤40%、心肌梗死、猝死史等),无论有无心脏病均须积极治疗(药物、电转复、介入治疗、埋藏式心脏转律除颤器等),以尽快恢复窦性心律及血流动力学状态。

(4)积极治疗基础心脏病及去除诱发原因。

2.药物治疗　适用于无明显血流动力学障碍及洋地黄中毒所致室速。

1)利多卡因:是缺血性及药物中毒所致室性心动过速发作患者首选药物。

用法:50mg 稀释后静脉注射,10min 后可重复,1h 内<200～250mg,室性心动过速终止后以 1～4mg/min 静脉维持,连用 24～48h 后因其半衰期延长,应减少维持量。

注意:对低血压、70 岁以上老人、肝功能障碍者,维持量为正常的 1/2。

(2)普罗帕酮:应用于无器质性心脏病、心功能良好的室性心动过速,不适用于急性心肌梗死、室内传导阻滞及心功能不全者。

(3)胺碘酮:可有效控制恶性室性心律失常,明显降低心源性猝死发生率,负性肌力较小,促心律失常不良反应发生率低,尤其适用于器质性心脏病合并心功能不全的患者。

(4)β受体阻滞药:为唯一能够显著减少心肌梗死后心力衰竭患者猝死率、总病死率的抗心律失常药物,常用于 VT 预防及复发的治疗。如 SVT 发作时,可用美托洛尔 5～10mg 稀释后静脉缓注,VT 终止则立即停药,如无效改用利多卡因或胺碘酮治疗。

3.非药物治疗

(1)电转复:适用于药物治疗无效者、SVT 发作伴血流动力学障碍、有 SVT 或室颤发作史及非洋地黄中毒所致尖端扭转型室速,初始电能为 100～200J,无效可增大电能,最大至 360J。

(2)导管射频消融术:适用于无器质性心脏病的特发性室速者,成功率达 90%以上。近年来,也适用于器质性室性心动过速的治疗。

(3)外科手术治疗:对有明显局部结构异常的右心室发育不良所致 VT,心肌梗死所致心室壁瘤引起的室速,可手术将局部结构异常处或室壁瘤切除,可减少其 VT 发作。对先天性多形性 VT 伴长 Q-T 间期综合征,用β受体阻滞药治疗无效者,可行高位左胸交感神经节切除术。

(4)埋藏式心脏转律除颤器(ICD):适用于反复发作伴血流动力学障碍的 SVT 药物治疗难以控制者。对猝死高危病人的 VT 有较好疗效,可显著降低猝死及心脏病总病死率,其疗效明显优于抗心律失常药物及其他方法治疗,目前已成为危及生命及猝死高危的 VT 治疗的首选治疗手段。

(七)心室扑动与心室颤动

又称室扑与室颤,均为致命性心律失常,室扑常为室颤的先兆,在极短时间内可转为室颤。

【诊断要点】

1.临床特点表现　为阿-斯综合征,患者突然发生意识丧失、抽搐、呼吸停顿,甚至死亡,此时患者心音、血压、脉搏均消失。

2.心电图表现

(1)心室扑动:①QRS波与ST-T混于一起,无法辨认,呈正弦波形,波幅大而规整。②正弦波频率为150～250/min。

(2)心室颤动:①P波、QRS波及T波形状、大小各异,被极不均匀的室颤波所替代。②室颤波频率为150～500/min,如室颤波波幅<0.5mV,示患者存活机会极小。

(八)窦性心律失常

起源于窦房结的心律为窦性心律,当频率及节律发生变化时,可致窦性心律失常,可分为如下几种。

窦性心动过速

窦性心动过速频率为100～180/min,称为窦性心动过速。

【诊断要点】

1.临床特点

(1)生理情况:如情绪、运动、饮酒、浓茶、咖啡、吸烟、体力劳动及服用药物(阿托品、山莨菪碱)等。

(2)病理情况:如贫血、甲状腺功能亢进症、心肌炎、心力衰竭、肺心病、心包炎等。

2.心电图特点

(1)P波于Ⅰ、Ⅱ、aVF导联直立,aVR导联倒置,P-R间期为0.12～0.20s,频率100～180/min。

(2)刺激迷走神经,心率可减慢,停止刺激心率可恢复原有水平。

【急诊处理】

主要针对病因及诱发因素进行治疗,有症状可用β受体阻滞药或非二氢吡啶类钙拮抗药治疗。

窦性心动过缓

窦性频率<60/min,常伴窦性心律不齐,称为窦性心动过缓。

【诊断要点】

1.临床特点

(1)心室率<40/min时,临床症状明显,可有心悸、心慌、气短、头晕等。

(2)生理情况:健康年轻人、运动员、迷走神经张力高、睡眠状态及服用药物(如β受体阻滞药、非二氢吡啶类钙拮抗药、胺碘酮、洋地黄等)。

(3)病理情况:常见颅内压高、甲状腺功能减退症、梗阻性黄疸、病态窦房结综合征等。

2.心电图特点

(1)P波于Ⅰ、Ⅱ、aVL导联直立,aVR导联倒置,P-R间期为0.12～0.20s。

(2)频率<60/min,不同P-R间期差异>0,12s。

【急诊处理】

1.心率50/min以上者无须治疗,主要针对病因及诱发因素治疗。

2.有症状心动过缓可服用山莨菪碱、阿托品、氨茶碱等药物,以提高心室率。

3.对药物治疗无效,又有明显症状者,可行心脏起搏治疗。

窦性停搏

【诊断要点】

1.临床特点

(1)窦房结在某一时间内不能产生冲动。

(2)常见于迷走神经张力亢进及颈动脉窦过敏者、急性心肌梗死、心肌炎、高血钾、洋地黄中毒、抗心律失常药物尤其Ⅰ类药物的不恰当应用。

(3)一般可有心悸、心慌、气短等不适,停搏时间长可有头晕、眩晕,甚至于阿一斯综合征发作。

2.心电图特点

(1)P波于Ⅰ、Ⅱ、aVF导联直立,aVR导联倒置,P-R间期为0.12～0.20s。

(2)较长时间内无P波及QRS波出现,停搏时间长可有交界性或室性逸搏或逸搏性心律发生。

(3)长PP与正常窦性PP间无倍数关系。

【急诊处理】

同窦性心动过缓。

4.窦房传导阻滞

【诊断要点】

1.临床特点

(1)窦房结的冲动传到心房过程中发生延迟或完全阻滞,一般无临床症状。

(2)见于迷走神经张力高及颈动脉窦过敏者。

(3)见于心肌炎、急性心肌梗死、心肌病、洋地黄中毒、高血钾或Ⅰ类抗心律失常药物应用不当等。

2.心电图特点　按程度不等分为3度。

(1)Ⅰ度窦房阻滞:心电图可不显示。

(2)Ⅱ度窦房阻滞:文氏型,P-P间期进行性缩短,甚至出现一次长P-P间期,该长P-P间期短于基本P-P间期的2倍,长间期后的第一个P-P间期大于期前的P-P间期;莫氏型,长P-P间期为正常P-P间期的整倍数。

(3)Ⅲ度窦房阻滞:所有窦性激动均于窦房连接处发生传导阻滞,导致心房收缩,心电图示在一段时间内无窦性P波,但可有心房、房室交界区或心室发出的逸搏或逸搏心律。

【急诊处理】

同窦性心动过缓。

(九)病态窦房结综合征(简称病窦综合征)

是由于窦房结及其邻近组织的器质性病变,引起窦房结起搏功能和(或)窦房传导功能障碍,产生多种心律失常和相应临床表现的综合征。

【诊断要点】

1.临床特点　临床表现取决于病程及心律失常类型。

(1)轻度:乏力、心悸、气短、头晕、记忆力下降等。

(2)重度:心动过缓有关的心脑等脏器供血不足,表现为乏力、头晕、黑目蒙、心绞痛、心功能不全、栓塞,甚至发生晕厥。

2.心电图表现

(1)明显持久的窦性心动过缓(室率<50/min)。

(2)窦性心动过缓伴窦性停搏、窦房阻滞或延迟发生的逸搏心律。

(3)窦房阻滞与房室传导阻滞并存,伴逸搏性心律(双结病变)。

(4)心动过缓-心动过速综合征、心动过速发作终止时窦性心律恢复较慢,常>1.5s。

【急诊处理】

1.针对病因治疗。

2.针对缓慢心律失常治疗,可应用山莨菪碱、阿托品、氨茶碱等药物治疗。

3.主张安置心脏起搏器。

(十)房室传导阻滞

冲动从心房传至心室过程中,冲动在房室结、希氏束及束支等任何部位发生传导延迟或受到阻滞,致冲动部分或完全不能下传至心室,称房室传导阻滞(AVB),按其阻滞程度可分一度 AVB、二度 I 型 AVB、二度 II 型 AVB 及三度 AVB。

【诊断要点】

1.临床特点

(1)可发生于迷走神经张力亢进、药物中毒(洋地黄中毒、抗心律失常药物不适当应用等)、电解质紊乱。

(2)也可发生于器质性心脏病,如急性心肌梗死、心肌炎、高血压、心力衰竭、先天性心脏病等。

(3)临床症状常取决于 AVB 类型:二度 AVB(I 型)可有心悸感;二度 AVB(II 型)常感头晕、心悸、乏力;三度 AVB 常感心悸、头晕、气短、心绞痛、心功不全,重者晕厥、阿-斯综合征发作。

2.心电图表现

(1)一度 AVB:P-R 间期>0.20s,每个 P 波后均有 QRS 波群。

(2)二度 AVB(I 型)

①P-R 间期逐渐延长,直至 P 波后无 QRS 波。漏跳后的第一个下传心搏的 P-R 间期往往在正常范围内。

②R-R 间期逐渐缩短,直至出现一次长间歇,最长的 R-R 间期小于最短 R-R 间期的 2 倍。

(3)二度 AVB(II 型)

①P-R 间期正常或延长,且恒定。

②QRS 波群呈周期性脱漏,房室传导比例可为 2:1、3:1、3:2、4:3 等,常将房室传导比例在 3:1 以上称为高度房室传导阻滞。

(4)三度 AVB:心房冲动不能下传至心室。

①P 波与 QRS 波无关,心房率大于心室率。

②心房冲动可来自窦房结或异位心房节律(房速、房扑或房颤)。

③QRS 波群形态取决于阻滞点位置,阻滞点在 His 束以上,QRS 波群形态正常,心室率为 40～60/min;如阻滞点在 His 束以下,QRS 波群宽大畸形,心室率<40/min。

【急诊处理】

1.病史及诱发因素治疗　停用一切影响 AVB 的药物,纠正电解质紊乱等,并对原发疾病进行治疗。

2.一度 AVB 及二度 AVB　由于心室率不慢,无须治疗。

3.二度 AVB 及三度 AVB　心室率慢,且伴血流动力学障碍,则应立即治疗,可选用以下药物(对急性心肌梗死、冠心病及陈旧性心梗者慎用阿托品及异丙基肾上腺素治疗,应选择起搏治疗)。

(1)阿托品:0.3mg,口服,一日 3 次或一日 4 次;0.5mg 静脉注射或肌内注射,一日 3 次或一日 4 次。

(2)氨茶碱:0.1～0.2g 口服,一日 3 次或一日 4 次。

（3）麻黄碱：25mg 口服，一日 3 次。

（4）异丙基肾上腺素：5～10mg 口服，一日 3 次或一日 4 次；1～2mg 加入 500ml 溶液中静脉滴注，使心室率达 60～70/min。

心室率慢，药物治疗不好，或心率慢，有明显症状者尽快行心脏起搏器治疗。

三、贫血

【临床特点】

贫血时可引起心悸，常见于急性失血，慢性贫血，一般在劳累后出现心悸。红细胞 $<3\times10^{12}/L$ 或血红蛋白 $<70g/L$ 时易出现心悸。

贫血是指外周血红细胞容量减少，低于正常范围下限的一种常见的临床症状。我国成年男性 Hb$<$120g/L，成年女性（非妊娠）Hb$<$110g/L，孕妇$<$100g/L 就为贫血。

1.发病机制

（1）失血（急慢性出血）。

（2）红细胞生成障碍：造血要素缺乏、造血干细胞缺陷、骨髓微环境异常、血红蛋白合成障碍等。

（3）红细胞破坏过多、过快，溶血。

（4）多种机制综合作用，如药物、理化因素、放射线等。

2.分类

（1）按细胞形态分类

①正常细胞性贫血：急性出血、慢性病贫血、再生障碍性贫血、溶血性贫血等。

②大细胞性贫血：巨幼细胞贫血、骨髓增生异常综合征、肝病、乙醇过量等。

③小细胞低色素贫血：缺铁性贫血、珠蛋白生成障碍性贫血、铁粒幼细胞贫血等。

（2）按贫血的严重程度分类：轻度贫血$>$90g/L；中度贫血 60～90g/L；重度贫血 30～59g/L；极重度贫血$<$30g/L。

（3）按骨髓增生分类：骨髓增生不良性贫血；增生性贫血。

3.临床表现　面色苍白，溶血性贫血时有黄疸、头晕眼花、耳鸣、失眠、多梦、记忆力减退、乏力心悸、气短（活动后加重）、腹胀、消化不良、食欲减退，血管内溶血常有血红蛋白尿。

【诊断要点】

探讨病因、确定贫血性质和治疗效果验证诊断。

1.仔细询问　一般资料（了解籍贯、生活地区及职业）、现病史（注意贫血发生可能的诱因、时间、程度、发病速度、伴随症状、治疗的反应等）、既往史（有无消化道疾病、肾病、糖尿病、肿瘤、风湿病、慢性感染、心血管病、手术史及药物史等）、家族史（仔细询问有无贫血的遗传背景）、营养史（有无消化不良、食欲减退、严重偏食、进食蚕豆等食物、慢性腹泻史）、月经史（仔细询问月经初潮年龄、月经量、周期、末次月经时间及周期和量与既往有何不同）、生育史、危险因素（射线、化学毒物、药物及病原微生物）、暴露史。

2.查体　尤其注意生命体征，如血压、心率、呼吸频率，一定要动态监测。检查有无发热、营养不良、特殊面容等；皮肤黏膜有无苍白、黄疸、出血点、紫癜和瘀斑；有无毛发干燥、舌乳头萎缩、匙状甲、淋巴结肿大、水肿等；有无肝脾大、心界扩大、心脏杂音；有无神经病理征及深层感觉障碍等。

3.实验室检查　常规做血、尿、便常规检查。

（郑　斌）

第八节　咳嗽

一、概述

【临床特点】

咳嗽是人体的一种保护性反射动作,呼吸道的病理性分泌物和从外界吸入呼吸道的异物可借咳嗽反射动作而排出体外。频繁、剧烈的咳嗽可造成患者体力消耗,影响睡眠或工作,严重者可产生胸痛、肋骨骨折、气胸、咯血、疝、尿失禁、肺内病变播散、外科伤口愈合困难、咳嗽性晕厥等,这些情况的咳嗽则失去其保护性意义,也是患者在急、门诊就诊的常见原因。咳嗽反射发生机制包括:①末梢咳嗽感受器(气管、支气管的机械感受器、化学感受器和存在于肺泡周围的牵张感受器)接受刺激;②传入神经(迷走神经'、舌咽神经、三叉神经、膈神经等)传递刺激信息到延髓;③延髓咳嗽中枢兴奋增强;④传出神经将咳嗽指令下传,开始为快速吸气,接着为一个很迅速的过程,声门关闭,胸部与腹部的呼吸肌用力收缩,胸腔内压突然上升,常超过 $100\sim200mmHg(1mmHg\sim0.133kPa)$,然后声门突然开启,气流以很高的线速度冲出,气道内分泌物、气管、支气管相邻肺组织推动产生咳嗽声音。要判断是急性咳嗽还是慢性咳嗽,是干咳还是咳痰,还要了解患者咳嗽持续的时间、一般情况、有无其他疾病等。急诊还应注意影响咳嗽有效性的因素,咳嗽无力常见于呼吸肌无力、神经肌肉性病变或使用镇静药等情况。慢性阻塞性肺疾病(COPD)患者因气流受限常出现咳嗽有效性降低、咳嗽无力可能造成肺不张、通气换气功能降低和肺炎等。

引起咳嗽的主要因素有炎性、机械性和心理性 3 种情况。常见的是气管、支气管炎症,机械性刺激如吸入烟雾或粉尘、肺纤维化或肺不张造成支气管扭曲也可引起刺激,心理性干咳与焦虑不安有关。

咳嗽刺激,分为外源性刺激(如吸烟、环境污染、过敏原、异物等)和内源性刺激(如鼻后滴漏、胃食管反流、误吸、胸膜炎、心包炎、膈肌刺激等)。有人把咳嗽病因按"解剖"分类:中枢神经系统原因,如神经性(心理性)原因;鼻咽部原因,如鼻炎、鼻窦炎、咽炎、会厌炎、腭垂过大、腭扁桃体增大等;气道和肺的原因,如气管、支气管炎、慢性阻塞性肺疾病(COPD)、细菌性肺炎、过敏性肺炎、非典型肺炎、肺泡炎或纤维化细支气管炎、药物反应、血管炎、肿瘤、心功能不全等。

【诊断思路】

几乎所有的呼吸系统疾病都伴有咳嗽、咳痰。另外,胃食管反流刺激、心因性反应、充血性心功能不全也可以引起咳嗽,需要鉴别诊断的疾病很多,以下情况应予注意,对处理十分有必要。

(一)持续时间——是急性还是慢性发病

急性发病的咳嗽,伴有鼻炎、咽痛、发热,一般是上呼吸道病毒感染的前驱症状。慢性咳嗽,常指 3 周以上的咳嗽,没有其他明显症状,胸部 X 线无特殊阴影,首先考虑为慢性支气管炎,另外,鼻后滴漏、哮喘、胃食管反流也是慢性咳嗽的常见原因。

(二)是干咳还是湿性咳嗽

不伴有咳痰的咳嗽为干咳,多是由于咽喉部、胸膜病变所致。支气管肿瘤可以主要表现为干咳,应特别注意。有时老人、女性有痰不易咳出或被吞咽,要认真分析。干咳的音调一般较有痰的液性咳嗽要高。

(三)痰的外观——脓性、黏液性和浆液性

1.脓性痰　咳脓性痰提示气道感染,没有气道感染而痰中嗜酸性细胞增多时也可表现为黄色,与痰的

色调相比,痰的浑浊度对于鉴别是否为脓性痰更为重要,脓性痰与黏液性痰相比,因其细胞成分多,因而浑浊度增加。

2.浆液痰 咳大量(100ml/d以上)浆液性痰者称为支气管黏液溢。多见于支气管哮喘、肺泡细胞癌或为特发性。

3.黏液痰 常是由于气道长期受刺激的结果。有的患者常把鼻液(咽喉鼻漏)或唾液误认为是痰,应特别注意。

(四)有无伴随症状

1.上呼吸道症状 如咽痛、音哑、鼻塞,常见于普通感冒。

2.胸痛 可见于自发行气胸、胸膜炎等。

3.发热 肺部感染、严重急性呼吸综合征(SARS)等。

4.喘鸣或呼吸困难 常见于支气管哮喘、慢性阻塞性肺疾病急性发作、支气管扩张合并感染、肺水肿等。

5.胸部物理检查异常 心脏杂音——充血性心功能不全,叩鼓音——气胸,叩浊音——胸膜炎。

(五)临床检查

1.胸部 X 线 注意有无肺部炎症、气胸、胸腔积液及心脏外形的变化。

2.血液、血清学检查 常规做白细胞计数及分类,必要时做嗜酸性粒细胞直接计数、血 C 反应蛋白、血清冷凝集试验、支原体、衣原体及军团菌等。

3.支气管镜检查 怀疑是支气管肺癌或气管异物等引起的咳嗽时应考虑做气管镜检查。

(六)痰的检查

1.细菌学检查 包括革兰染色、抗酸染色查结核菌或细菌培养及敏感试验,为诊断和治疗提供依据。

2.细胞学检查 除检查有无恶性细胞外,应注意有无嗜酸性粒细胞、中性粒细胞、巨噬细胞数量增加。

(七)咳嗽所致的障碍

1.胸痛、腹痛 持续剧烈咳嗽可引起胸部或腹部肌肉疼痛,严重者可引起气胸、肋骨骨折、疝气及尿失禁等。

2.进食障碍 咳嗽可引起呕吐,造成进食困难或导致食物、饮料误吸至支气管。

3.影响睡眠及工作 频繁的咳嗽常使患者入睡、谈话及工作困难。

4.咳嗽性晕厥 多在剧烈咳嗽后数秒钟内突然发生,也可发生在正常人。可能与剧烈咳嗽时胸腔内压突然升高影响血液循环有关。

【处理原则】

轻度咳嗽有利排痰,不需用镇咳药。过度的咳嗽如影响睡眠,为防止病变恶化,减少消耗可适量使用镇咳药。湿性咳嗽,使用祛痰药较好,在不得不使用镇咳药时,应与祛痰药并用。单纯干咳,可积极使用镇咳药。

(一)镇咳药

镇咳药是指抑制咳嗽反射某一环节,包括感受器、传入神经、传出神经及咳嗽中枢的任何一部位,从而达到止咳作用的药物。

1.中枢性镇咳药 直接抑制延髓咳嗽中枢的镇咳药物称为中枢性镇咳药,如吗啡、可待因类,镇咳作用强而迅速,但有易于成瘾、使痰不易咳出和抑制呼吸等缺点。中枢性镇咳药适用于干咳或痰量不多的剧烈咳嗽。有呼吸衰竭表现的病例,不要用中枢性镇咳药。

(1)可待因(磷酸甲基吗啡,codeine):对延髓咳嗽中枢有选择性抑制作用,是标准的镇咳药。口服后约

20min 起效,作用持续 2~4h。适用于各种原因的干咳,并有镇痛作用,对胸膜炎干咳伴有胸痛尤为适用。此药能抑制支气管腺体分泌,故有少量痰时宜与祛痰药合用。对支气管平滑肌有轻度收缩作用,对慢性阻塞性肺疾病(COPD)患者慎用。反复使用可产生成瘾性。

用法:成年人口服 15~30mg/次,每日 3 次。磷酸可待因糖浆 10ml/次,每日 3 次,必要时可皮下注射 15~30mg/次。

治疗量不良反应少见,偶有呕吐、头痛及便秘。

(2)右美沙芬(美沙芬,右甲吗喃,Dextromethorphan):镇咳作用与可待因大体相等,无镇痛作用,无成瘾性。口服后 15~30min 起效,作用持续 3~6h。

用法:成年人口服 10~20mg/次,每日 3~4 次。糖浆 10~20ml/次,每日 3~4 次。

不良反应少见,偶有头晕、食欲缺乏及暖气等。孕妇忌用。

2.外周性镇咳药 苯丙哌林(磷酸苯哌丙烷,哌欣,Benprop-erine):阻断由肺-胸膜的牵张感受器刺激而产生的肺迷走神经反射,并具有罂粟碱样平滑肌解痉作用,兼有中枢镇咳作用。口服后 15~60min 起作用,作用持续 4~7h。毒性小,无抑制呼吸作用,无成瘾性,不引起便秘。适用于各种原因引起的咳嗽。

用法:成年人口服 20mg/次,每日 3 次。

服后偶见口干、胃部烧灼感、乏力、头晕和药疹。服时不可嚼碎,否则可引起口腔麻木。

3.其他药物及方法 普通感冒或流感引起的咳嗽,很多抗感冒药含有止咳成分,如日夜百服宁、泰诺、酚麻美敏片等。"咳嗽变应性哮喘"即以咳嗽症状为主的哮喘,给予支气管扩张药、抗过敏药及吸入皮质激素可有显著效果。食管反流引起的咳嗽,应用 H2 受体拮抗药(如雷尼替丁)或胃肠动力促进药(如多潘立酮等)。ACE 阻断药引起的咳嗽,换用其他药物。

(二)祛痰药

咳嗽伴有排痰困难者应使用祛痰药。

1.恶心性祛痰药 口服这类药物刺激胃黏膜感受器,引起轻度恶心,通过刺激胃-肺迷走神经,促进支气管腺体分泌增加,稀化痰液,使痰易于咳出。

(1)氯化铵:口服后刺激胃黏膜,反射性引起呼吸道腺体分泌增加,使痰液变稀,易于排出。本品祛痰作用并不强,大剂量可引起恶心、呕吐及支气管痉挛,主要用作祛痰合剂的组成成分。适用急、慢性支气管炎和肺部感染患者痰黏稠不易咳出者。此外,本品尚有酸化体液、尿液的作用。

用法:片剂 0.3~0.6g/次,每日 3 次,或 10%溶液 10ml/次,每日 3 次,饭后服用。

剂量过大可引起恶心、呕吐、胃痛等症状。

(2)含氯化铵合剂:咳停片、敌咳、非那根伤风止咳露、倍宁咳、复方咳必清糖浆等。

(3)中药:吐根、远志、桔梗及竹沥等也属恶心反射作用为主的祛痰药,多为合剂组成成分。

2.黏痰溶解药 这类药物能改变痰液的黏性成分,降低痰黏稠度,易于咳出。可分为黏液溶解药、黏液调节药及黏膜润滑药。

(1)溴己新:主要作用于支气管腺体,促使黏液分泌细胞的溶酶释出,从而使黏液中黏多糖降解,降低痰黏稠度,其黏痰溶解作用较弱。适用于慢性支气管炎、哮喘、支气管扩张和硅沉着病等。

用法:8~16mg/次,每日 3 次。

偶有胃肠道症状及过敏反应,胃溃疡患者慎用。

(2)乙酰半胱氨酸:为黏液溶解药,有较强的黏液溶解作用。其分子中所含巯基(-SH)能使痰中糖蛋白多肽链的二硫键(-S-S-)断裂,从而减低痰的黏滞性,使痰液液化而易咳出。本品还能使脓性痰中的 DNA 纤维断裂,使脓性痰溶解。近年本品的抗氧化治疗作用受到重视,用于慢性阻塞性肺疾病(COPD)及肺纤维化的治疗。适用于大量黏痰阻塞而引起的呼吸困难,如手术后、急性和慢性支气管炎、支气管扩张、肺结核、肺炎、肺气肿等引起的痰液黏稠、咳痰困难。

用法:推荐使用泡腾片,600mg/次,每日 1～2 次。

本药可降低青霉素、四环素、头孢菌素类的抗菌活性,使用时应间隔 4h,交替使用。

(3)羧甲司坦(羧甲半胱氨酸,化痰片):直接作用于支气管腺体,促使唾液黏蛋白分泌增加,减低黏液黏稠度,为黏液调节药。适用于慢性支气管炎、哮喘等疾病引起的痰液黏稠,咳痰困难者。

用法:片剂,0.25～0.75/次,每日 3 次。

偶有轻度头晕、恶心、胃部不适、腹泻、消化道出血等,溃疡病患者慎用。

(4)盐酸氨溴索(沐舒坦、溴环己胺醇):为溴己新的衍生物。促进支气管腺体分泌增加,刺激肺泡Ⅱ型细胞分泌表面活性物质,使黏液理化特性正常,促进纤毛运动,使痰易于排出,为黏膜润滑药。用于急、慢性支气管炎、支气管扩张、肺结核、哮喘及手术前后的咳痰困难。

用法:片剂,口服 30～60mg/次,每日 3 次。糖浆 10ml/次,每日 3 次。雾化吸入,15～30mg/次,每日 3 次。静脉注射,每日 1.2～1.6mg/kg,分 2～3 次注射,使用时可以在 2～3min 缓慢推注,也可以与葡萄糖溶液、生理盐水和林格液一起滴注。

可有上腹不适、纳差、腹泻、皮疹。

(5)舍雷肽酶:为蛋白分解酶,有缓激肽分解功能及纤维蛋白凝块溶解功能,有利于黏液性脓痰液的去除而达到止咳祛痰作用,并有消除组织肿胀作用,用于外科。用于支气管炎、哮喘、麻醉后咳痰困难者。

用法:5～10mg/次,每日 3 次。

偶有过敏、肝功异常、食欲缺乏及腹泻、凝血功能障碍,过敏者禁用。

(6)吉诺通:为桃金娘科树叶的标准提取物,是一种脂溶性挥发油。具有溶解黏液、刺激腺体分泌、稀释呼吸道黏稠分泌物、促进纤毛摆动等作用,有助痰液排出。适用于急、慢性鼻窦炎和支气管炎。

用法:300mg/次,每日 3～4 次,餐前 30min,温净水服用。

3.吸入药物

(1)氯化钠溶液:0.9%氯化钠溶液与组织等渗,雾化吸入后无刺激性,常用 3～5ml 雾化吸入,湿化气道或作为其他药物的溶剂吸入。

1.8%～5%氯化钠溶液是有效的黏液促动剂。雾化吸入后使液体从血管和组织中吸入气道,使痰黏稠度降低,并因其容量增加,诱发咳嗽。对于无痰者可用此法诱发咳嗽,留取痰标本。常用量 0.5～2ml/次,每日不超过 10ml。

(2)碳酸氢钠溶液:2%～7.5%碳酸氢钠溶液吸入后,使气道黏液呈碱性,降低黏痰的吸附力,加强内源性蛋白酶活性与纤毛运动,其高渗作用使痰液稀释,易于咳出。

用法:2～5ml/次,每日 3～4 次。2%溶液无刺激性,5%～7.5%溶液有一定刺激性。气管切开或气管插管患者吸痰后可滴入,每次 5～10ml。碱性环境可加快支气管舒张药破坏,应避免同时吸入。乙酰半胱氨酸在碱性条件效果增加,可同时使用。

4.使用祛痰药应注意的问题　临床上患者有"胸部不适感"时,一般反映纤毛输送困难,慢性支气管炎患者未合并感染时痰常为拉丝样黏痰,并有"痰咳不出"的主诉,最好使用羧甲司坦类的黏液调节药与氨溴索类黏膜润滑药合用。晨起咳痰困难者,使用周期缓释效果的药物如氨溴索效果较好。机械通气、重症哮喘可吸入或注射氨溴索类药物。应根据临床情况采用综合措施,如吸氧时注意湿化、理疗帮助排痰、体位引流、导管吸痰等,与祛痰药同时使用才能得到更好的疗效。

【转院建议】

在经过询问病史、体检、常规检查后仍不能明确病因,或是经过正规治疗仍不能缓解的患者应当转院进一步检查和治疗。对可能危及生命的重症患者,如重症哮喘、异物、气胸等需立即转院治疗。

二、喉炎

【临床特点】

喉炎是指喉部黏膜的炎症。可分为急性喉炎和慢性喉炎。病因常为呼吸道感染、发声不当、吸入有害气体等,鼻及鼻窦、咽部的感染也可刺激导致慢性喉炎。

【诊断要点】

1.急性喉炎　表现为起病急、咳嗽、声嘶、吸气性喉鸣,严重时可有呼吸困难,体检可见咽部充血,喉部声带充血、水肿。

2.慢性喉炎　表现为声哑及喉部不适感,体检可见声带增厚或变薄。

【急诊处理】

1.戒烟酒、注意声带休息,必要时吸氧治疗。

2.抗生素治疗。

3.雾化吸入治疗,急性喉炎可给予皮质激素雾化吸入或口服治疗。

4.严重气道梗阻的患者可给予气管切开治疗。

【转院建议】

严重呼吸道梗阻的患者在给予应急处理后应立即转院。

三、急性气管-支气管炎

【临床特点】

急性气管-支气管炎是由感染、物理、化学刺激或变应原引起的气管-支气管黏膜的急性炎症,常见于寒冷季节或气温突然变冷时。临床表现主要为咳嗽和咳痰。病因常见为感染,如病毒和细菌感染,也可由上呼吸道感染蔓延引起。冷空气、粉尘、刺激性气体等也可以引起气管黏膜的急性炎症。另外,气道的过敏反应也可导致急性气道炎症。

【诊断要点】

1.症状　起病急,常在上呼吸道感染后,干咳或伴黏痰,可有痰中带血、胸闷等。

2.体征　双肺呼吸音粗糙,可闻及散在干、湿性啰音,位置不固定,咳嗽后可消失。

3.化验检查　血白细胞计数可增高,痰涂片和培养可见致病菌,胸部 X 线表现为肺纹理增粗。

【急诊处理】

1.一般治疗　休息、多饮水,避免吸入刺激性气体和冷空气。

2.对症治疗　镇咳可使用美沙芬、苯丙哌林等;祛痰可使用盐酸氨溴索、乙酰半胱氨酸等;合并支气管痉挛的患者可给予氨茶碱、β_2 受体激动药等治疗。

3.抗菌治疗　通常首选青霉素类、大环内酯类、氟喹诺酮类等,口服为主,必要时可静脉滴注治疗。

【转院建议】

气管炎通常无须住院治疗,但部分患者治疗无效时可蔓延发展为肺炎。部分咳嗽变应性哮喘的患者仅表现为咳嗽,易被临床误诊为气管炎,故而在临床正规治疗无效的患者应进一步检查和治疗。

四、慢性支气管炎

【临床特点】

慢性支气管炎(简称慢支)是指气管、支气管黏膜及其周围组织的慢性非特异性炎症。临床上表现为反复发作的咳嗽、咳痰,或同时伴有喘息及气短的症状。病人常有吸烟史,发病或加重常见于冬季。随疾病加重可逐渐出现气道狭窄、气流受限,形成阻塞性肺气肿、肺动脉高压及肺源性心脏病。

【诊断要点】

1.症状 多为长期、反复、逐渐加重的咳嗽,多于冬春季节气候变化时加重。咳痰一般为白色黏液痰,合并感染后可变为脓性痰。喘息或气短的症状可同时伴发。

2.体征 早期可无明显体征,急性期可闻及干、湿性啰音,位置可不固定,喘息时可听到哮鸣音。

3.化验检查 合并感染时血白细胞计数及中性粒细胞可增高,痰涂片和培养可见致病菌,胸部 X 线表现为肺纹理增粗、紊乱,下肺明显。

4.肺功能检查 早期无异常,可逐渐出现小气道阻塞,发展为慢性阻塞性肺疾病(COPD)时,可出现阻塞性通气功能障碍,第一秒用力呼气量占用力肺活量的比例(FEV1/FVC)降低。

根据咳嗽、咳痰或伴喘息,每年发作持续 3 个月,连续 2 年以上,排除其他心、肺疾病后,即可做出慢性支气管炎的诊断。如发病时间不足,有明确的客观检查依据也可诊断。

【急诊处理】

急诊患者主要针对的是慢性支气管炎急性发作的患者。

1.控制感染 经验性使用抗生素治疗,同时尽量留取痰液标本用于病原菌的培养和药敏检查。轻症口服,重症肌注或静脉滴注抗生素。常用抗生素种类包括大环内酯类、β 内酰胺类、氟喹诺酮类等。

2.止咳、祛痰、解痉平喘 适当补液以稀释痰液,祛痰可使用盐酸氨溴索、乙酰半胱氨酸等,合并喘息的患者可给予氨茶碱、β2 受体激动药等治疗,不宜选用强镇咳药,如可待因等。

【转院建议】

慢性气管炎急性发作通常无须住院治疗,部分患者治疗无效、病变迁延或怀疑出现慢性支气管炎并发症(如慢性阻塞性肺疾病、肺心病)时,可根据病情适时转院进一步检查及治疗。

(郑 斌)

参 考 文 献

1.刘大为.实用重症医学(第1版)北京:人民卫生出版社:2010

2.于学忠.协和急诊医学.北京:科学出版社,2011

3.黄书润,李秀美,杨昌云.急症急治手册.北京:人民军医出版社,2011

4.(美)丹佩布洛克,朱力.重症监护速查手册.北京:科学出版社,2013

5.张翔宇.急症手册.上海:上海科学技术出版社,2011

6.关卫.急诊科辅助诊断速查.北京:人民军医出版社,2012

7.柴枝楠,顾承东.急症常见综合征诊治手册.北京:人民军医出版社,2011

8.刘凤奎.全科医师急症手册.北京:人民军医出版社,2012

9.蒋国平,李奇林,倪笑媚.常见急症诊疗思维.北京:化学工业出版社,2012

10.王晓军,许翠萍.临床急危重症护理.北京:中国医药科技出版社,2011

11.熊旭东,胡祖鹏.实用危重病急救与进展.北京:中国中医药出版社,2014

12.全国卫生专业技术资格考试专家委员会.重症医学.北京:人民卫生出版社,2010

13.姜笃银,邵明举,王兴蕾.急救医学.山东:山东大学出版社,2015

14.方邦江,刘清泉.中西医结合急救医学.北京:人民卫生出版社,2015

15.李春盛.急诊科疾病临床诊疗思维.北京:人民卫生出版社,2013

16.李春盛.急危重症医学进展.北京:人民卫生出版社,2016

17.杨毅,于凯江.重症肾脏病学.上海:上海科学技术出版社,2014

18.北京协和医院.重症医学科诊疗常规.北京:人民卫生出版社,2012

19.李树生,占成业.重症医学临床诊疗指南.北京:科学出版社,2016

20.康焰.临床重症医学教程.北京:人民卫生出版社,2015

21.王辰.呼吸与危重症医学.北京:人民卫生出版社,2015

22.中华医学会.重症医学.北京:人民卫生出版社,2015

23.王敬东,李长江.急危重症.上海:同济大学出版社,2014

24.张印明,鲍明征,沈凤娟.实用急危重症医学.广东:世界图书出版社,2014

25.蒋国平,蔡琛,王谦.急重症医学新进展.北京:中国环境出版社,2013

26.林兆奋,李文放.重症监护掌中宝-医师分册.北京:人民军医出版社,2013

27.邱海波.重症医学科建设管理规范.江苏:东南大学出版社,2011

28.洛斯卡奥.哈里森呼吸病与危重症医学.北京:北京大学医学出版社,2011

29.李昂.实用重症医学科查房医嘱手册.北京:北京大学医学出版社,2011

30.宋洪波,孙振卿,杨璞.急危重症三级处置.北京:人民军医出版社,2011

31.许铁,张劲松.急救医学.南京:东南大学出版社,2010

32.孙刚,刘玉法,高美.院前急救概要.北京:军事医学科学出版社,2010

33.赵继宗,周定标.神经外科学(第3版).北京:人民卫生出版社,2014

34.周建新.神经外科重症监测与治疗.北京:人民卫生出版社,2013

35.罗翌.急救医学.北京:人民卫生出版社,2012

36.许铁.急救医学.南京:东南大学出版社,2010

37.姚晨玲.急救医学-理论与实践.北京:军事医学科学出版社,2013

38.时绍红,朱宏斌.消化急危重症.北京:军事医学科学出版社,2011

39.袁园,李建伟,吴桂深.危重症患者肠内与肠外营养支持效果对比观察.当代医学,2012,16:12-13.

40.范元.重症脑卒中肠外肠内营养序贯治疗研究.中国社区医师(医学专业),2011,10:23-24.

41.杨尹默,陈国卫,张太平.重症急性胰腺炎合并感染的治疗策略.中国实用外科杂志,2011,09:880-882.